U0245832

# 临床医学研究
## ——基础与实践

主　编　李兆申　王兴鹏　廖　专

人民卫生出版社
·北　京·

图书在版编目（CIP）数据

临床医学研究：基础与实践 / 李兆申，王兴鹏，廖专主编. —北京：人民卫生出版社，2024.5

ISBN 978-7-117-36310-5

Ⅰ. ①临… Ⅱ. ①李… ②王… ③廖… Ⅲ. ①临床医学-研究 Ⅳ. ①R4

中国国家版本馆 CIP 数据核字（2024）第 093698 号



临床医学研究——基础与实践

Linchuang Yixue Yanjiu——Jichu yu Shijian

主　　编：李兆申　王兴鹏　廖　专
出版发行：人民卫生出版社（中继线 010-59780011）
地　　址：北京市朝阳区潘家园南里 19 号
邮　　编：100021
E - mail：pmph @ pmph.com
购书热线：010-59787592　010-59787584　010-65264830
印　　刷：北京瑞禾彩色印刷有限公司
经　　销：新华书店
开　　本：787 × 1092　1/16　　印张：48
字　　数：1168 千字
版　　次：2024 年 5 月第 1 版
印　　次：2024 年 6 月第 1 次印刷
标准书号：ISBN 978-7-117-36310-5
定　　价：249.00 元
打击盗版举报电话：010-59787491　E-mail：WQ @ pmph.com
质量问题联系电话：010-59787234　E-mail：zhiliang @ pmph.com
数字融合服务电话：4001118166　E-mail：zengzhi @ pmph.com

# 编者信息

## 指导委员会

钟南山　广州医科大学附属第一医院
顾玉东　复旦大学附属华山医院
周良辅　复旦大学附属华山医院
李兰娟　浙江大学医学院附属第一医院
郑树森　浙江大学医学院附属第一医院
陈香美　中国人民解放军总医院
张志愿　上海交通大学医学院附属第九人民医院
张　运　山东大学齐鲁医院
韩雅玲　北部战区总医院
樊代明　空军军医大学第一附属医院
贾伟平　上海交通大学医学院附属第六人民医院
于金明　山东第一医科大学附属肿瘤医院
樊　嘉　复旦大学附属中山医院
顾东风　南方科技大学医学院
陈子江　山东大学妇儿与生殖健康研究院
葛均波　复旦大学附属中山医院
宁　光　上海交通大学医学院附属瑞金医院
马　骏　中山大学肿瘤防治中心
范先群　上海交通大学医学院附属第九人民医院
邬堂春　华中科技大学同济医学院公共卫生学院

## 主　编

李兆申　海军军医大学第一附属医院
王兴鹏　上海申康医院发展中心
廖　专　海军军医大学第一附属医院

## 副主编

贺　佳　海军军医大学卫勤系
钱碧云　上海申康医院发展中心
张　黎　海军军医大学第一附属医院
杜奕奇　海军军医大学第一附属医院
柏　愚　海军军医大学第一附属医院

## 编　者（按姓氏笔画排序）

卫佳慧　海军军医大学第一附属医院
马海萍　海军军医大学第一附属医院
王　睿　海军军医大学卫勤系
王元辰　海军军医大学第一附属医院
王洛伟　海军军医大学第一附属医院
计一平　海军军医大学第一附属医院
孔凡扬　海军军医大学第一附属医院
田文华　复旦大学社会发展与公共政策学院
边　岩　海军军医大学第一附属医院
毕宇芳　上海交通大学医学院附属瑞金医院
刘建民　海军军医大学第一附属医院
孙枫原　海军军医大学第一附属医院
杜婷玲　复旦大学社会发展与公共政策学院
李　毅　北部战区总医院
杨雨薇　海军军医大学第一附属医院
杨鹏飞　海军军医大学第一附属医院
何雅琪　海军军医大学第一附属医院
张　伟　海军军医大学第一附属医院
张　颂　海军军医大学第一附属医院
张　莳　海军军医大学第一附属医院
张　磊　海军军医大学第一附属医院
张小曦　海军军医大学第一附属医院
张永鑫　海军军医大学第一附属医院
张优琴　海军军医大学第一附属医院

张恒琰　海军军医大学第一附属医院
罗　辉　空军军医大学第一附属医院
金志超　海军军医大学卫勤系
赵　岩　复旦大学社会发展与公共政策学院
赵胜兵　海军军医大学第一附属医院
赵娜萍　海军军医大学第一附属医院
施　泊　海军军医大学第一附属医院
贺子轩　海军军医大学第一附属医院
骆卉妍　中山大学肿瘤防治中心
顾　伦　海军军医大学第一附属医院
钱阳阳　海军军医大学第一附属医院
倪天翔　山东大学妇儿与生殖健康研究院
徐　颖　北部战区总医院
徐瑞华　中山大学肿瘤防治中心
高　野　海军军医大学第一附属医院
高　越　海军军医大学第一附属医院
郭　威　海军军医大学卫勤系
郭轶斌　海军军医大学卫勤系
郭晓晶　海军军医大学卫勤系
唐春霞　海军军医大学第一附属医院
唐玲珑　中山大学肿瘤防治中心
黄锐晨　海军军医大学第一附属医院
曹伊楠　北部战区总医院
章璐瑶　海军军医大学第一附属医院
隋向宇　海军军医大学第一附属医院
喻　快　华中科技大学同济医学院公共卫生学院
程　舒　复旦大学社会发展与公共政策学院
楼雨含　复旦大学社会发展与公共政策学院
赖永康　海军军医大学第一附属医院
蔡全才　海军军医大学第一附属医院
颜军昊　山东大学妇儿与生殖健康研究院
潘阳林　空军军医大学第一附属医院

魏小丽　中山大学肿瘤防治中心

## 编写秘书

薛　芊　海军军医大学第一附属医院
钱阳阳　海军军医大学第一附属医院
赵胜兵　海军军医大学第一附属医院
高　野　海军军医大学第一附属医院
赖永康　海军军医大学第一附属医院

# 主编简介

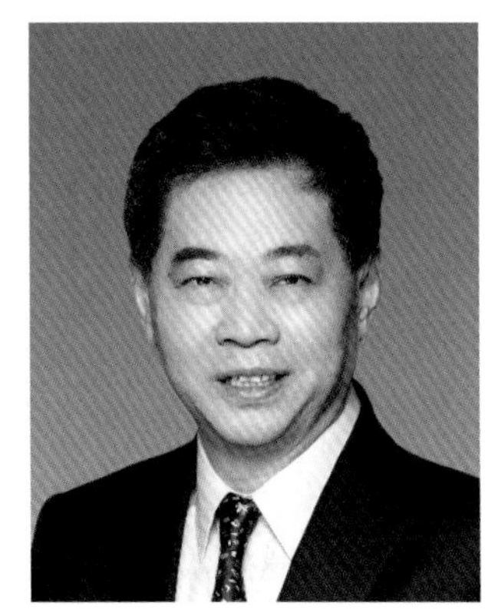

**李兆申**，中国工程院院士、主任医师、教授，中国医学科学院学部委员，现任中国人民解放军海军军医大学第一附属医院临床研究中心主任、国家消化系统疾病临床医学研究中心主任、国家消化内科专业医疗质量控制中心主任、免疫与炎症全国重点实验室主任、上海市胰腺疾病研究所所长，兼任中国医师协会常务理事、中国医师协会内镜医师分会会长，《中华胰腺病杂志》总编辑，曾任国务院学科评议组成员，中华医学会常务理事、中华医学会消化内镜学分会主任委员和中国人民政治协商会议第十三届全国委员会委员。

从事医教研一线工作 40 余年，在消化内镜和胰腺病诊治领域做了系统性创新工作：提出消化道肿瘤筛查新理念，研发两代胶囊内镜，建立质控标准和培训体系，显著提升我国消化内镜原始创新和规范诊疗水平；建立慢性胰腺炎“药物 - 碎石 - 介入 - 手术”微创治疗新模式，创建多项胰腺疾病诊疗新技术，显著提高我国胰腺病研究和临床诊治水平。在军事医学方面，开展野战内科学研究，为军队提供重要卫勤决策支持，牵头军队“双重”学科建设。

以第一完成人获国家科技进步奖二等奖 4 项及何梁何利基金科学与技术进步奖，荣获军队个人一等功 1 次，二等功 3 次，三等功 2 次。以第一或通讯作者在顶级期刊 *British Medical Journal*、*Lancet Gastroenterology and Hepatology*、*Gastroenterology* 等杂志发表 SCI 论文 400 余篇，被 *The New England Journal of Medicine*、*Lancet* 等引用 5 000 余次，研究内容写入 55 部国际指南和 33 部英文专著。牵头制定我国消化内镜和胰腺病领域指南或共识 40 余部。主持国家科技支撑计划、国家科技重大专项、国家自然科学基金重点项目和国际合作项目等课题 50 余项，获国家发明专利 25 项，主编专著 50 余部。

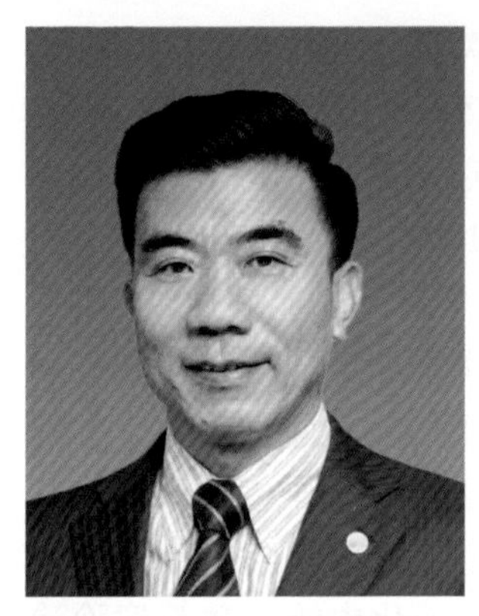

**王兴鹏**，中共党员。医学博士，主任医师，教授，博士生导师，二级教授，享受国务院政府特殊津贴。现任上海申康医院发展中心党委副书记、主任，兼任国家卫健委公立医院高质量发展专家组成员、中国医院协会副会长、上海市胰腺疾病重点实验室主任、上海市医院协会副会长。

曾任上海市第一人民医院院长、上海市第十人民医院院长。探索一院多址医院管理新模式，提出“错位发展、同质提升”总体方针，推进院区学科布局。创造性提出大型公立医院“六梁六柱”全质量管理体系理论，创建医院质量指数（HQI），率先实施医院人事评聘分离与考核竞聘制度，创新临床药师管理新体系，创新引入 SPD 一体化供应链管理模式，获管理科学奖 1 项，中华医学奖医院管理奖 1 项，中国医院协会医院科技创新奖 3 项，上海市企业管理现代化创新成果一等奖 1 项。

曾任中华医学会消化病学分会常务委员，中华医学会消化病学分会胰腺病学组组长，中国医师协会消化医师分会常务委员，中国医师协会胰腺病专业委员会副主任委员，上海市医学会消化系病专委会主任委员，上海市医师协会消化内科医师分会会长。长期致力于胰腺病的研究，提出“肠屏障功能障碍在重症急性胰腺炎发病中的作用”新理论，负责起草中国胰腺病诊治多项国家指南。先后获得科研资助项目 20 余项，培养硕士、博士研究生 40 余人，博士后 1 人。发表专业学术论文 400 余篇，主编学术专著 15 部。获国家发明专利 1 项、上海市科技进步奖 2 项、医学科技奖 3 项，中华医学科技奖 2 项。

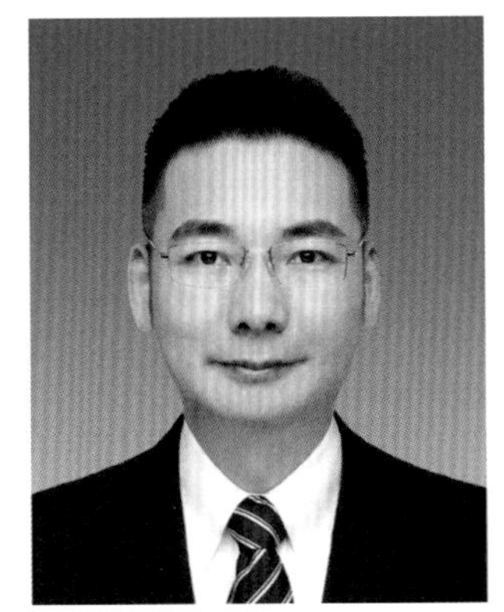

**廖专**，主任医师、医学博士、教授、博士生导师，师从我国著名消化病和消化内镜学专家李兆申院士。现任中国人民解放军海军军医大学第一附属医院院长、国家消化系统疾病临床医学研究中心副主任、免疫与炎症全国重点实验室副主任、上海市胰腺疾病研究所副所长，聚焦慢性胰腺炎的微创治疗和遗传致病机制及胶囊内镜转化应用，开展了系列研究，是相关领域的国内领军人物。

共发表中英文论文 300 余篇（SCI 论文 160 余篇），其中以第一 / 通讯（含共同）作者发表 SCI 论文 120 余篇，被引用次数超 3 400 次，研究结果被写入 46 部国际指南。主持基金 30 余项，总经费超 5 000 万元。获批发明专利 19 项，主编中英文专著 5 部，制定全国指南和共识 16 部。先后入选国家优秀青年、教育部“青年长江学者”、国家“万人计划”科技创新领军人才、国防科技卓越青年科学基金、教育部“长江学者”特聘教授等人才计划。获国家科学技术进步奖二等奖 2 项，上海市科学技术进步奖一等奖 2 项，上海市青年科技杰出贡献奖，上海市银蛇奖一等奖，树兰医学青年奖，“国之名医”称号，转化医学创新奖等。深入落实青年医学人才培养，团队中涌现国家优秀青年、“青年长江学者”、全军优博、优硕等人才，获评全国首届“卓越青年研究生导师奖励基金”。

# 前　言

临床医学研究以患者为对象，旨在将临床实践经验转化为循证医学证据，建立和完善诊治指南，探索疾病原因、优化防治策略、辅助疾病管理和临床决策。加强临床医学研究对于推进“健康中国 2030”战略，提升国家医学科研水平，改善人民健康素质具有关键意义。目前，临床医学呈现出微创化、亚专业化、规范化和多学科协作等新特征，研究的方法学不断迭代更新，对研究质量也提出了更高要求，开展更为规范的高水平临床研究已成为新世纪临床医学的大势所趋。

近年来，我国对临床医学研究的重视程度逐渐加强，但与国际水平仍存在一定差距，专业人才力量不足，配套机制不健全，评价体系不完善，在国际高水平临床医学研究中的竞争力仍然较弱，亟须加强临床医学研究人才的培养和完善临床医学研究体系的建设。目前，我国尚未有一本系统介绍临床医学研究理论方法和实践执行的专著，编写团队在广泛征求专家学者建议的基础上，决定组织国内专家编写并出版《临床医学研究——基础与实践》一书。

本书从内容上分为八篇，涵盖了临床医学研究的基础理论、伦理学、国内外发展历程与展望、战略规划与政策布局、方法学、数据管理与质量控制、临床试验研究与实践，以及相关案例介绍等章节。第一篇介绍基本概念和理论，包括临床医学研究的概念、起源、发展、类型以及临床试验设计的基本要素和原则等。第二篇介绍伦理学，探讨临床医学研究伦理原则，包括受试者权益保护、知情同意以及研究中的道德考量。第三篇介绍国内外临床医学研究发展历程与展望，回顾国内外临床医学研究的历史发展，介绍先进案例，并展望未来可能的研究方向和趋势。第四篇分析临床医学研究的战略规划和政策布局，包括国家层面的重要战略计划、项目管理和人才培养等。第五篇介绍临床医学研究相关的方法学基础，包括临床流行病学、卫生统计学、卫生经济学和卫生管理学。第六篇讨论临床医学研究中的数据收集、管理和分析，以及如何确保研究数据的质量和可靠性。考虑到临床试验在临床医学研究的特殊地位，第七篇着重介绍了临床试验的设计和实施。第八篇介绍国内顶尖团队的临床研究案例，展示不同类型临床医学研究的开展情况，为读者提供实践指导。

临床医学是一门基于科学和证据的学科，在编写本书的过程中，我们注重科学性和客观性，力求以严谨的科学态度，依据最新的理论与实践研究成果来撰写内容。同时，我们关注实用性和可操作性，编写团队将理论知识与实际应用相结合，针对医生、护士和其他临床从业人员的需求，提供建议和指导。此外，我们重视临床研究的伦理原则、战略规划、政策布局和方法学，并设定特定章节系统介绍了相关内容。

编写本书是一项复杂而又充满挑战性的任务。我们希望能为读者提供一本兼顾学术性与实用性的参考专著，为临床医学研究的设计及实践提供全流程指导。本书不仅适用于临床医生及科研工作者（特别是研究型医师）和相关管理人员，也适用于医学院校师生和医药企业从业者。

最后，我们要衷心感谢参与本书编写和出版的所有人员。没有他们的辛勤工作和付出，本书将无法面世。在编写本书时，我们尽力确保内容的准确性和可靠性，但由于时间仓促，遗漏或错误之处在所难免，请您不吝指正，我们将非常感谢。

李兆申　王兴鹏　廖　专

2023 年 10 月

# 目 录

## 第一篇 临床医学研究的基本概念与理论



## 第二篇 临床医学研究的伦理学

## 第三篇　国内外临床医学研究的发展历程与展望



## 第四篇　临床医学研究的战略规划与政策布局

# 第五篇　临床医学研究的方法学

## 第六篇　临床医学研究的数据管理与质量控制



## 第七篇　临床试验研究与实践

## 第八篇　临床医学研究实践经典案例

第一篇

# 临床医学研究的基本概念与理论

第一章

# 临床医学研究的概念、起源与形成

临床医学研究是现代医学不可或缺的、持续发展的重要途径。没有临床医学研究可能就不会有青霉素或各类疫苗以及各种肿瘤治疗药物的发明；临床医学研究使糖尿病等慢性病变得更易于控制和管理，使艾滋病等免疫缺陷疾病及肿瘤患者生存期大大提升。并且，临床医学研究是实现成果转化和产品应用的关键环节。人工智能的出现提升了临床医学的研究效率，组学等技术的应用驱动了精准医学的发展，先进治疗药物领域取得了较大突破。随着肿瘤疾病、神经系统疾病以及代谢系统疾病等一系列疾病研究重点的变化，真实世界研究和临床研究多样性获得更多关注。

## 第一节　临床医学研究的概念与意义

临床医学研究是指在医学领域中，通过对人类受试者进行系统性观察、试验和调查，以获取有关疾病诊断、治疗、康复、生物学特征及预防等方面的科学数据和信息的一种研究方法，衔接了基础研究和医学实践，推动研究成果应用的医学转化研究。其目的是改善人类健康，推进医学科学发展，验证治疗方法的有效性和安全性。在人类历史发展的早期，临床医学研究处于朦胧状态，人类社会对于临床医学研究尚没有清晰的概念，在国外，通过“巫术”“占卜”或者经验出现了最早的医学，是一种代代流传下来的混杂医学；而在我们国内最早记录在甲骨文中，相应概念以“巫术”为主。国内外早期均无系统的医学理论。直至距今 3 000 年前，国内外医学逐渐以经验和哲学思辨为主，各种原始的基于想象的病理理论出现，开启了医学进步的时代。尤其是在文艺复兴之后，临床医学研究逐渐受到重视，这促进了后来的科学医学的衍生。临床医学研究的概念在此过程中逐步丰满，并随着新型技术的出现及大数据时代的来临，其概念、理论、规范越来越清晰。

### 一、临床医学研究的概念

临床医学研究（clinical research）是医学科学的分支，是以疾病的诊断、治疗、预后和病因为主要研究内容的科学研究活动。临床医学研究是现代医学最基本，最不可或缺的研究手段，是连接基础医学科学研究和临床医学应用的关键环节。临床医学研究是医学发展的核心驱动力。临床医学研究是以患者为主要研究对象，由多学科人员共同参与组织实施的科学研究活动。其主要内容包括：人类疾病的发生机制、治疗性干预、人体临床试验、新型医疗技术等临床医学研究。临床医学研究是将科学研究概念引入临床领域，严格设计、测定和评价，从个体诊治扩大到群体，科学地探索病因，评价防治、诊断和治疗措施的效果和效益。

近年来，较多医学领域科学家逐渐意识到临床医学研究已成为生物医学发展的关键环节，所有基础科学研究成果必须要通过此关键环节才能转化应用并造福于患者。开展临床医学研究是评估治疗措施合理性、提高医疗质量、拓新临床理念的主要路径，也是临床医学人才培养和学科建设的重要手段。临床医学研究强调“以人为本”的理念，基于人口结构、生活环境、生活方式等开发新的预测方法，以实现早诊断、早预防、早干预、早治疗。

### 二、临床医学研究的意义

临床医学研究采用科学的方法和标准来探寻疾病的病因，确定与评价疾病诊断方法的效度，评估治疗和防治疾病措施的效果和效益，从而使临床医学不断发展进步。此外，临床医学研究可以确定某些防治措施或药物不良反应的发生率以及对患者的影响程度，更精细地评估这些措施的益处与弊端，以确定该措施是否可以继续使用。通过比较、评价、鉴定，能够确定疗法的价值，临床医学研究能够计算成本效益比，以决定研究成果能否在临床实践中推广应用以及应用的范围。临床医学研究还可以通过发现问题、提出问题、查阅文献、进行研究到解决问题等过程，使临床医生得到科学研究的训练，使他们的临床经验不断得到积累，临床技能不断得到提高。

### 三、临床医学研究的特点

临床医学研究是在临床医学的领域内引入科学研究的概念，按照严格的设计、测量和评价的方法学，从患者的个体诊治扩大到相应的群体的研究，探讨疾病病因、诊断、治疗和预后的规律，力求研究结果的真实性和科学性。它具有以下特点：①以临床医生为主体；②对象多为患者群体；③强调在临床实践中使用科学的设计、严格的测量来排除各种干扰因素并减少偏倚给研究结果造成的影响。

## 第二节　临床医学研究的早期发展阶段

### 一、中医领域临床医学研究的起源

医学的哲学起源可以追溯到文明伊始，因为它与人类的最基本需求——生存和健康密切相关。无论中外，最早的人类文明的文字记载中，都能找到关于医药的记录。随着医学的发展、文明的不断进步，站在现代医学的潮头回望，临床医学的内涵和展现形式早已今非昔比。临床医学作为一门实践科学，相关的临床经验和知识的积累、传承和探索也始终贯穿在医学发展的脉络之中。这种积累、传承和探索形式的演进构成了临床医学研究的演化史。

在远古时期中国就有“神农氏尝百草，日遇七十二毒，得茶而解”的传说，最终神农氏因尝断肠草中毒而亡。在这个过程中，神农氏通过亲自测试，识别百草特性和功效，教化先民用草药治愈疾病，因此神农氏也被奉为中医药的祖师。从这个传说中，我们能够发现，中国先民的祖先已经开始有意识地观察和记录从自然界中获取的动、植物对身体的各种作用，日久天长，形成最初的医学经验积累。这种对药物功效的逻辑认知，逐渐演化成寻药、试药、用药，并将具有特定功效的动植物名义固定下来，形成了中医的雏形。这个主动寻药、试药、用药的过程，其实就是药物临床试验的一种原始表现形式。而先民们这种使用药物，而后观察效果的方法，依然是今天临床医学研究的最基本逻辑方法。从今天的角度来看，这似乎是一个简单易懂的临床研究逻辑，可是回到文明萌芽时期，祖先就已经走上临床试验科学发展的探索之路，而且一路前行，绵延千年。

### 二、西医体系中的临床医学研究起源

在西方后荷马时代，当时的人们认为疾病的治疗和神灵紧密地捆绑在一起，这形成了那个时期的信仰体系，即对司掌医疗的神明“阿斯克勒庇俄斯”的崇拜。在这一时期，人们认为对疾病的认识及治愈方法均来源于超自然力量。“医学之父”希波克拉底将观察性研究的理念引入医学，在他的论述中主张医生运用理性规则来了解和观察疾病的表象，寻找其中的因果。从那时起，便开始有了对病例的描述，以体温、肤色、头发、腹部轮廓等作为观察病症的线索，其中一些指标直到今日也被作为诊断的部分依据。在希波克拉底时代，医生们还会通过亲口尝试味道等途径去检查患者的尿液、皮肤分泌物来建立对病症的分析。

在此之后的罗马时期，著名医学科学家盖伦不仅在解剖学上贡献了伟大的《论身体各部分的功能》，也细致观察研究了多种药物（包括植物、动物和矿物）的特性。盖伦的医学事业也是一项长期的充满矛盾的实践：他既是医学调查中实验性方法的创始人，也是超自然造物主的狂热信徒。医学作为一门实践科学，矛盾总是充斥于发展历程中。虽然盖伦对医学做出了巨大的贡献，但也在之后 1 300 多年里起到了不好的影响。这提醒我们，哪怕是再优秀的科学方法，也可能蕴含桎梏。文艺复兴的伟大精神之一是逻辑思维和观察法的回归。在这一时期，年仅 28 岁的维萨里和他的《人体构造》在医学史上留下了浓墨重彩的一笔。这本书标志着对医学直接性研究的回归，通过绘图的方式，将医学的观察研究方法提升到一个新的高度，也成为医学教育和传承史上的转折点。无论东方还是西方，早期都是通过观察这一最重要的探索方式来实现经验和知识的积累，该方法存在天然的缺陷和不足，比如无处不在的干扰条件和主观偏倚。所以临床医学，以及临床医学研究发展的另一个重要命题，就是如何去伪存真，排除或尽可能减轻混杂因素的干扰，更近一步接近真相。

## 第三节 临床医学研究进入科学发展阶段

希波克拉底去世 1 000 多年后，有一位医学巨匠凭借一个实验而流芳千古。“阿拉伯医学王子”阿维森纳，将两只体质相同、喂养方式也相同的小羊放在两个完全不同的环境里饲养——一只平静安逸，另一只则与狼为邻。不久之后，与狼为邻的小羊消瘦而亡。他通过这个实验来证明他的理论主张。以今天的标准来看，这可能是一个粗糙的对照研究，结论也并不可靠，但是其中蕴含的设立对照和确保可比性的理念，至今仍是临床研究的核心理念。近乎同一时期的中国宋代《本草图经》里也记载类似的“对照研究”，通过比较口含人参与否

的两个人长途步行后的反应来分辨人参的效用。这被认为是中国最早的关于临床研究的记载。文艺复兴促使科学冲破神学权威的牢笼，同样激发了人们对真理的思辨和探索，临床医学研究的发展正是在这样的时代背景下进入了快速发展时期。1747 年 5 月 20 日，詹姆斯・林德跟随着大航海的风帆开启了他的“坏血病”（维生素 C 缺乏症）试验，开创性地设计了系统的对照试验以验证药物的疗效，为临床试验方法掀开了全新的篇章，临床医学研究从主观观察时代迈进了系统试验时代。因此，每年的 5 月 20 日被定为“国际临床试验日”。随后，临床医学研究的体系发展不断充实和完善，每一步都留下里程碑式的足迹。1787 年，本杰明・富兰克林开展第一个盲法临床研究，1799 年海加斯证实了安慰剂效应，1925 年费希尔首次提出了试验设计的随机化原则，1964 年第一版《赫尔辛基宣言》发布。直到今日，临床医学研究发展不断完善，研究成果的数量和质量都达到了前所未有的高度，成为人类探索医学真理最为重要的工具之一。

进入 21 世纪后，美国医学家意识到美国的临床医学研究已经成为基础研究向临床实践转化道路上的瓶颈。为此，美国国立卫生研究院（NIH）于 2002 年组织讨论，为实现加快“从实验室到临床应用的研究转化”的战略目标，提出了 21 世纪的“工作路线图”。NIH 路线图的三个主题是：建立科学发现的新途径、建立未来的研究队伍、重振临床研究事业。通过这样的努力，在临床研究的过程中，让公众更广泛地参与进来。临床医学研究将不再是单一实验室或单一部门就可以独立完成的简单的研究项目，而是需要多个领域、多个部门，乃至跨学科跨专业通力合作、共同完成的合作项目。

21 世纪以来，临床医学研究在研究规模、技术水平、成果转化方面取得了巨大进步，临床医学研究也打破了单一学科研究的局限性，实现了跨学科跨领域的复杂医学研究模式。

## 参考文献

[1] 殷环，陈娟，严舒，等．我国国家临床研究网络组织结构研究[J]. 科技管理研究，2018，38(8)：110-114.

[2] 戴维・罗伯逊，戈登・H. 威廉姆斯．临床与转化医学：研究基本原则[M]. 李宁，时占祥，主译．北京：高等教育出版社，2015.

[3] 王燕芳，李会娟．美国临床研究的现状及发展方向[J]. 北京大学学报(医学版)，2010，42(06)：621-624.

（顾　伦　张　莳　贺子轩）

# 第二章

# 临床医学研究的发展与现状

## 第一节　临床医学的发展与现状

临床医学是一门具有丰富实践性的科学，其重点在于对疾病的诊断以及治疗。临床医学发展至今取得了很多成就，对人类健康做出了重大的贡献。随着科学技术水平的发展，信息技术的进步，现代医学也在不断地进行革新，对于疾病的认识以及治疗的理念也随之发生变化。其中包括了医学模式、医学领域分类的变化，以及多学科交叉。

2009—2018 年，Web of Science 和 MEDLINE 数据库共收录了 3 340 115 篇临床医学论文，其中 2018 年有 338 674 篇论文。中国在 2009 年至 2018 年共发表了 279 059 篇临床医学论文，中国临床医学论文数量的增速超过了全球平均水平。2022 年，临床医学研究依旧受到新型冠状病毒感染（corona virus disease 2019，COVID-19）（以下简称“新冠病毒感染”）的影响，临床医学相关的研究论文数量在 2020 年达到 424 743 篇，随后有所下降。2018 年，美国临床试验数据库上登记的临床研究项目数量为 25 001 项，其中，由我国参与或主持的临床研究项目数量为 1 782 项，居于美国（8 605 项）和法国（1 885 项）之后，位列第三。2014 年以来，我国登记的临床研究数量快速增长，干预性研究从 2014 年的 959 项增至 2018 年的 1 409 项，观察性研究由 2014 年的 233 项增至 2018 年的 373 项。临床试验的登记数量在 2021 年达到 34 734 项，2022 年数量略微下降。虽然研究与成果数量略微降低，但是新冠病毒感染对医疗系统的挑战促使研究人员和医疗人员开发并适应新的试验设计和工作方式。

此外，药物公示平台注册的临床试验数量在 2014—2018 年逐年增加，截至 2019 年 1 月 16 日，药物公示平台上累计登记临床试验 10 326 件，其中 2018 年共登记 2 570 件，较 2017 年增加 42.8%。

此外，随着临床医学研究数据的广泛使用，数据隐私和法规成为临床研究机构关注的首要因素，相关规范和指南正不断细化和改善，推动临床实践和医学应用向更规范、透明、安全、协调的方向发展。

## 第二节　现代临床医学研究技术的不断升级

在科技层面，分子生物学、神经生物学等学科理论和研究技术不断更新和优化，推动精准医学等新理念快速发展；材料科学、影像学等不断革新，促进了新型诊断技术、干预方法的广泛应用。在医疗需求层面，人口结构、生活环境等变化引发人类疾病谱的改变，慢性非传染性疾病逐渐成为威胁人类健康的主要因素。人们对临床诊疗新技术的需求不断增加，推动早诊断、早干预、早治疗的技术在临床诊疗中的应用比例不断提高。精准医学正是基于患者的内在生物学信息、临床症状和体征，为他们量身打造个性化的健康医疗决策。其核心理念在于充分利用人类基因组及相关系列技术的研究成果，深入分析疾病的分子生物学基础，并结合个体或全体患者的临床电子医疗病例进行综合评估。精准医学致力于满足疾病新分类的需求，整合生物医学研究与临床医学信息，依据不同分子学基础对疾病亚型进行定义。从而在分子层面为临床疾病亚型群体提供更为精确的诊断和治疗方案。

基因组学、蛋白质组学等组学技术的发展与应用，使研究人员能够获得更大规模、更多维度、更丰富人群的临床数据，利用更先进的统计学方法和高效的数学分析模型获得丰度更高的结果与知识，并将其转化应用至临床实践，这促成了 21 世纪以来临床与转化科学研究的新模式。在该模式下，数据与知识不断在以患者为中心的研究实践之间互相转化，有效整合了基础医学、转化医学、临床医学等领域的研究能力，推动临床医学研究由循证医学向精准医学发展。以人工智能、多组学技术、先进治疗药物（advanced therapy medicinal products，ATMP）等为代表的技术推动了临床医学的深刻变革，不仅改变了医学研究思维和疾病诊疗方式，还助力了生物医药、高性能医疗器械等新兴产业的发展。柏林夏里特医学院基于 UK Biobank 的血液代谢组学数据以及疾病相关的代谢谱训练了一种预测代谢、血管、呼吸、肌肉骨骼、神经系统疾病以及癌症等 24 种疾病风险的神经网络模型，发现代谢状态与 2 型糖尿病、痴呆、肾脏疾病、肝脏疾病、心脏衰竭等密切相关。近年来蓬勃发展的空间组学能够帮助研究人员更深入地解析细胞组织内部的相互作用，识别特定区域的转录产物和蛋白质丰度差异，从根本上提高了实验研究的广度和分辨率，为传染病、肿瘤等疾病的机制研究提供新驱动力。具体而言，亥姆霍兹慕尼黑中心等机构开发了一种完整的三维空间组学技术 DISCO-MS，能够在疾病早期精准识别病变细胞并获得其中的蛋白质组学数据。随着组学技术的进步和生物医学大数据的积累，研究人员开始评估组学技术的应用性能。美国退役军人事务部医疗中心通过一项随机临床试验证实，药物基因组学检测会对抑郁症患者的用药选择产生影响，进而改善患者护理结果。国内复旦大学相关学者对垂体神经内分泌肿瘤（pituitary neuroendocrine tumors，PitNET）患者开展了迄今为止规模最大的整合基因组学、转录组学、蛋白质组学和磷酸化蛋白质组学的分析，建立了一种新的、分子上无偏见的 PitNET 亚型分类。

随着信息化技术的不断进步，大数据时代的来临，现代临床医学研究也在发生着改变。随着计算机、5G 网络技术、现代通信技术、大数据时代、人工智能的出现，医疗相关研究设备的更迭，医学临床研究也呈现出网络化、信息化、智慧化等特点，这大幅改变了以往传统临床医学研究的面貌。

## 一、大数据时代的影响

临床医学研究是临床医学发展的源动力。信息技术的飞速发展为我国临床医学研究的发展提供了重要支撑。在临床医学大数据的背景下，我国临床医学研究有了飞速发展的契机。生物样本大数据库、临床医学大数据库是我国开展高质量临床医学相关研究的基础资源；另一方面，多组学和大数据的快速发展推动了基因组学、蛋白质组学等组学技术快速更新迭代，随着信息技术的不断发展，居民健康相关数据、医学信息系统数据结合生物信息数据等这些大数据共同勾勒出我国居民健康的多层次信息，具有重要的研究价值。

在生物医学大数据的时代背景下，鉴于其重要性，国家给予了高度的重视和重点的支持，我国的临床医学研究正迎来前所未有的新机遇。一方面，临床医学研究作为卫生与健康科技创新的核心组成部分，近年来在国家的顶层设计中备受关注，得到了重点的投入与支持，以推动临床研究的深入发展。依托国家重点研发计划，"十三五"时期国家组织实施国家重点研发计划"精准医学研究""重大慢性非传染性疾病防控研究""生殖健康及重大出生缺陷防控研究"等重点专项，建立了百万健康人群的前瞻队列、重大疾病专病队列等大数据平台和以及相应的知识库。同时，科技部、国家卫计委、军委后勤保障部以及国家食品药品监督管理总局联合发布的《国家临床医学研究中心五年（2017—2021 年）发展规划》明确指出，到 2021 年底，我国将针对重大需求，在主要疾病领域和临床专科统筹建设约 100 家中心，进一步增强临床医学研究创新能力。

另一方面，随着信息化技术的持续进步，人类社会和医疗活动的整个过程正逐步实现数字化。各种医疗数据，包括医疗卫生服务平台数据、公共卫生普查数据、生物信息数据等均得到了广泛的收集和存储。这些居民个体的信息数据不仅数量庞大、种类繁多，而且产生和更新的速度也非常快。它们蕴含着关于人类健康的丰富信息，涵盖多层次和高维度。将这些数据数字化、三维化，对于科学研究而言，具有极其重要的价值。然而，目前如何将临床医学大数据与生物基础医学大数据更有效地结合，仍然是一个需要深入探讨的问题。尽管我国拥有庞大的患者群体，从而拥有了世界上潜在规模最大的临床医学数据资源，但总体来看，我们仍缺乏符合科研标准的临床诊疗系统。面对当前生物医学和临床医学大数据所带来的挑战，我们迫切需要建立一个由国家政府主导的数据共享机制，为了实现这一目标，我们还需要寻求数据统计学家与临床科学家之间的广泛参与和深入合作。

## 二、5G 时代冲击的影响

随着 5G 信息时代的来临，人们获取信息的广度、深度以及效率在不断提高。具体而言，2019 年新冠病毒席卷全球，对新冠病毒感染相关的医疗数据、医疗相关病例、医疗诊疗的经验以及护理经验的共享，对于降低疾病的传播广度、人群感染重症率及改善患者预后具有巨大的推动作用。借助 5G 信息化，我们可以实现让相关医疗机构更加便捷、快速获取与共享医疗信息。我国幅员辽阔，各个地区医疗相关资源、临床医学研究理念以及技术水平仍然参差不齐。对于经济水平欠发达地区的医疗机构，开展临床医学研究的数量及质量与一些经济水平发达、医疗资源丰富地区的医疗机构仍有明显差距。5G 信息时代基于互联网的信息传输降低了沟通成本，使得边远地区的医疗机构有机会能够获取丰富的医疗资源并接触到最新的临床医疗研究理念，有助于弥补和改进偏远地区在开展临床医学研究及临床诊疗时医疗资源不足、理念相对落后的现状。这无疑对于我国整体的临床医学研究质量的提高具有重要意义。

## 三、人工智能的影响

人工智能（artificial intelligence，AI）自1956年以来，逐渐被大众所知晓。随着科学技术的不断进步，AI逐步融入现代医学以及现代医学研究的进程中，促使现代医学逐步向精准医学迈进，医学研究进入了大数据和精准化并行的融合时代。借助人工智能，医学研究对数学建模、信息技术、大数据的依赖大幅度提高。《国务院关于印发新一代人工智能发展规划的通知》部署中，将人工智能、生命科学等作为国家重点战略科技力量的瞄准方向。借助人工智能，可以提升基因测序、环境监测的水平，促使细胞编程、基因组编辑能力进一步提高，使得我们对生命健康的评估达到前所未有的清晰程度。随着大数据时代的来临，借助于深度学习，人工智能可以从海量的实验数据中进行分析，这极大地提高了临床医学研究的进展效率。

美国食品药品监督管理局（Food and Drug Administration，FDA）在成立数字化转型办公室后推行临床医疗和公共卫生领域的现代化框架，美国卫生与公众服务部（HHS）人类研究保护咨询委员会建议充分评估应用于人类受试者研究的AI技术。

技术进步正在引领临床医学研究进入崭新的创新阶段，其中大数据和人工智能发挥着关键作用。特别是以深度神经网络为代表的人工智能技术，在医学影像处理领域已经展现出巨大的应用潜力和价值。一项研究表明，经过深度学习的模型AlphaFold已经可以通过基因序列预测蛋白质的三维结构，其准确度可以与冷冻电镜等实验学解析的蛋白质三维结构相媲美。目前恶性肿瘤仍然是威胁我国居民生命健康的主要疾病之一，而胃肠道来源的恶性肿瘤占据其中较大一部分。为了尽早地发现和处理消化道病变，早期的消化道内窥镜筛查很有必要。然而由于每个内镜医师操作水平、病变识别能力不一，有一定概率会导致病变尤其是具有恶变倾向息肉的漏诊，进而对患者的健康造成了严重的影响。借助AI技术开展临床医学研究，让计算机系统学习海量的内窥镜图像，对不同病变的形态、特征进行深度学习，在内镜医师操作的同时，计算机系统辅助内镜医师对病变进行甄别，提高了内镜医师对病变的识别能力以及疾病诊断的准确性。人工智能在对科研大数据的深度发掘和学习以及临床医学研究的优化中蕴藏着巨大的潜能。将AI与机器人技术运用于人类医学健康领域，将为医生、研究者提供理论与诊疗方面的创新支持，有助于提升诊疗效果、降低医疗成本、促进医疗资源均衡分布。同时，借助数百万患者的庞大数据信息，人工智能系统通过深度学习的方式，正在逐渐展现其在计算机模拟药物筛选与研发、健康管理以及智慧医疗等领域的巨大潜在价值。

人工智能和机器学习进一步提升临床医学研究效率。人工智能和机器学习（machine learning，ML）能够处理并理解大量杂乱、非结构化的多模态数据，在医学研究、药物开发等领域具有广阔的应用前景和转化潜力，为研究人员和医疗人员提供此前难以获得的数据和信息。深度学习、自然语言处理、光学字符识别等技术能够加速医疗数据的收集、分析和解释。在疾病预测中，日内瓦大学的前瞻性研究使用AI技术评估了80名阿尔茨海默病（Alzheimer disease，AD）患者的磁共振成像（magnetic resonance imaging，MRI）结果，获得阿尔茨海默病相似萎缩指数（AD-RAI）、脑年龄差距估计（BrainAGE）、正常压力脑积水（NPH）

等评分结果，不仅提供了更多附加信息，还可以更准确地预测老年患者在确诊后的认知能力下降过程。与此同时，大量生物技术公司致力于为改善临床研究效率提供人工智能技术与服务。加拿大初创公司 Altis Labs 开发的 Nota 影像平台能够分析疾病组织和周围组织的特征，结合放射成像生物标志物实现早期癌症的个性化分层治疗。在诊疗实践中，AI 技术能够减少人工工作量并降低错误发生率，有望实现部分环节和流程的自动化。谢菲尔德大学等机构提出了基于 AI 评估双心室心脏 MRI 影像的方法，在临床试验中验证了心脏 MRI 影像自动测量与侵入性血流动力学的相关性；在与手工测量重复性相似的情况下，确定了 MRI 影像自动测量与右心导管检查结果的关联性更强。一项覆盖美国、中国、意大利等国家的多中心临床试验验证了通过胸部 X 光（chest X-ray，CXR）预测新冠病毒感染患者症状的 AI 模型——与放射科医生相比，该模型的灵敏度更高，能够用作新冠病毒感染的辅助诊断工具，在医疗资源匮乏地区具有重大应用价值。在药物研发中，ML 和计算机视觉（computer vision）能够大范围挖掘数据并快速筛选候选药物，为疫苗、新型疗法、生物材料等的研发持续提供候选分子。例如，复旦大学学者提出的深度“抗体 - 抗原”交互算法模型（a deep Ab-Ag interaction algorithm，DeepAAI），通过 ML 方法“动态适应性地”学习未知抗体与已知抗原的关系，预测未知抗体的中和能力，分析同一病毒不同变种和亚变种之间的相似关系，可为新出现的病毒亚种推荐潜在的中和抗体。

## 四、先进治疗药物研究取得较大突破并投入应用

目前，以基因疗法和细胞疗法为代表的先进治疗药物已在肿瘤、遗传性疾病等领域显示出巨大的治疗潜力，而嵌合抗原受体 T 细胞免疫治疗（chimeric antigen receptor T-cell immuno-therapy，CAR-T）、诱导多能干细胞（induced pluripotent stem cell，iPSC）、基因编辑等技术可助力先进治疗药物蓬勃发展。加州大学洛杉矶分校等机构基于 CRISPR/Cas9 同时敲除两个内源性 TCR 基因 TRAC（编码 TCRα）和 TRBC（编码 TCRβ），构建的 neoTCR T 细胞能够有效识别癌细胞中的突变，将免疫细胞定向至癌细胞。参与该临床试验的 16 名受试者中，5 名患者病情稳定，11 名患者出现最佳治疗反应。伦敦大学学院开发了治疗神经系统疾病和精神疾病的基因疗法，使用即刻早期基因 c-FOS 启动子驱动 KCNA1 钾离子通道基因表达，从而减少神经细胞放电，抑制神经系统疾病发生。这种活性依赖性的基因疗法能够在不干扰正常行为的情况下根据细胞特征自主治疗神经环路疾病，发挥持久的抗癫痫作用，具有较好的临床应用前景。2022 年 7 月，欧盟委员会批准 PTC Therapeutics 公司的 Upstaza（eladocagene exuparvovec）上市，用于治疗 18 个月及以上芳香族 L- 氨基酸脱羧酶（aromatic L-amino acid decarboxylase，AADC）缺乏症患者。临床试验期间，患者在治疗后 3 个月内表现出具有临床意义的运动技能改善，且改善效果可持续 10 年以上。与此同时，所有患者的认知技能都在治疗后得以提高，并显著减少了并发症的发生率。因此，Upstaza 成为全球首个直接注入大脑的基因疗法。斯坦福大学医学院验证了基于 1 型单纯疱疹病毒（herpes simplex virus 1，HSV-1）的局部基因疗法（beremagene geperpavec，B-VEC）能显著促进营养不良型大疱性表皮松解症（dystrophic epidermolysis bullosa，DEB）患者的伤口愈合，目前该疗法已经进入Ⅲ期临床试验。美国西达赛奈医学中心结合基因疗法和干细胞疗法开发了肌萎缩侧索硬化（amyotrophic lateral sclerosis，ALS）新疗法，通过对人类胎儿皮层来源的神经祖细胞系（CNS10）进行基因工程改造，使后者表达胶质细胞源性神经营养因子（glial cell derived neurotrophic factor, GDNF)，绕过血脑屏障在脊髓中持续为患者提供GDNF。对改造后的神经祖细胞(CNS10-NPC-GDNF)开展的人体临床试验确定了该疗法的安全性，目前已证实仅一次骨髓移植即可使工程细胞在体内最长存在42个月。近年来，基因治疗药物开始应用于多种疾病领域，埃尔朗根-纽伦堡大学开展的临床研究验证了CAR-T疗法对系统性红斑狼疮(systemic lupus erythematosus, SLE)患者的有效性。

### 五、疾病需求和人群多样性要求临床研究设计更加丰富

由于疾病谱和诊疗模式发生极大变化，临床医学研究不再局限于严格控制的医疗场所和研究机构，临床医学研究的多样性和真实世界研究(real world study, RWS)成为研究人员和医学管理人员的关注重点。

### 六、医学研究设备的不断更新迭代带来的影响

随着科学技术水平的不断革新，医学研究相关设备也在不断革新换代，例如可穿戴设备的研发，可以实时记录研究对象的数据信息，并进行自动汇总、数据分析，提高了医学临床研究的效率。

近年来，人工智能技术与医疗设备相融合的AI医疗设备(artificial intelligence medical device, AIMD)相继问世并迅速发展。AIMD的出现，一定程度上可以辅助促进临床医学研究的开展，对于临床医学研究的数据管理、数据的有效存储、数据的建模具有一定帮助。此外，AIMD对于实验数据的判别更加具有客观性，一定程度上降低了人工判别的主观性偏差。AIMD正处于迅速发展阶段，为临床医生、临床医学研究人员在临床诊断、临床研究等方面提供了有效的帮助，目前很多AIMD设备正在临床实践中使用，为我国临床医学研究事业提供了巨大的帮助。技术层面上信息与通信技术(information and communications technology, ICT)及数字化技术快速渗透并与临床医学深度融合，大幅提升临床医学研究效率。

## 第三节　现代临床医学研究理念的不断更新

### 一、现代医学模式的变化

以往医学模式主导生物医学模式，即，治疗疾病的本身。随着医学科学与技术水平的进步，各种尖端医疗设备、人工智能的出现，以及人们自身对于健康生活需求的改变，对人类的健康以及医疗事业产生了巨大的影响。当前我们仍然面临很多问题，例如精神心理相关疾病、功能性疾病及心脑血管疾病的高发取代了传统感染性疾病高发的局面。此外，我国目前处于老龄化社会，慢性疾病的高发加重了患者的精神心理及躯体的负担。据统计，我国由于精神障碍造成的疾病负担占所有非传染性疾病负担的近13%。与此同时，现代医学模式正由生物医学模式逐步向生物-心理-社会医学模式进行转变。针对患者罹患的疾病，医务工作者不仅要继续治疗患者的病情，在治疗疾病的同时还需要考虑患者心理、社会因素可能带来的影响。疾病的治疗方案逐渐以“疾病”为中心向以“人”为中心进行转变。现代医学已经从过去的治病、防病为重点逐步向维护和增加居民身心健康、提高生活质量为主要目标

进行转变。因此临床医学研究的导向也在这潜移默化中发生了细微变化，更多从以“人”为中心，以患者为中心去开展相关临床医学研究。

## 二、医学领域分类的变化

现代医学不仅在医疗模式及角度上发生了巨大的改变，在医疗领域的分类上较过去亦更加细致。步入 21 世纪，随着信息化技术水平的不断进步，现代医学在科学理论方面取得了巨大进步。医学知识不断更新、医学科学理论不断推陈出新、医疗技术不断进步、医学设备不断更新迭代。现代医学的专业分类越来越细致，方向性越来越强，这无疑更加有利于对患者疾病的精准诊治。随着医学领域分类的细化，开展临床医学研究也在不断细分，更加聚焦于实际问题的某个点，而不是对于临床问题泛泛而谈。亚专业的细分并非流于形式，而是依托各个专业方向的特点进行再细分，在此基础上开展的临床医学研究能够将学科建设进行得更加细致、更加深入。

## 三、各疾病领域的临床医学研究重点发生变化

临床医学研究朝着精准化、可及性等方向发展，推动各疾病领域的研究重点发生变化。在肿瘤领域，新冠病毒感染流行期间中断的肿瘤临床试验数量较其他疾病领域低，2022 年新启动的癌症相关试验继续增长。新增的临床试验关注精准医学发展前沿，约 3/4 的试验旨在扩大基因组检测的应用，识别更具预测性的生物标志物。小分子靶向药物的开发旨在提供更多候选的口服疗法，抗肿瘤生物制剂（T 细胞疗法、疫苗、药物抗体偶联物、双特异性抗体、仿制药等）的研发开始关注药物可及性。在神经系统疾病和精神疾病领域，罕见的儿童中枢神经系统疾病继续受到关注，研究重点由认知测量转向沟通改善和运动控制；抗精神病药在焦虑症、创伤后应激障碍等精神疾病中的应用再次获得关注；癫痫研究开始突破现有生物标志物的局限性，正寻找新的生物标志物以指导药物开发，并将其用于辅助诊断和预后改善。在代谢系统疾病领域，肥胖等公共卫生问题成为影响健康和经济的主要因素，由于此类疾病缺少临床表征数据，研究人员希望启动更多针对肥胖、超重以及相关不健康生活方式的临床医学研究。

## 四、真实世界研究的重要性日益凸显

真实世界研究（RWS）需要在真实世界环境下收集患者数据（real world data，RWD），除传统的医疗保健信息外，还包括电子健康记录（electronic health record，EHR）、医疗产品和疾病登记数据、医疗保险和账单、可穿戴设备和健康监测数据等，以获得医疗产品的潜在收益和风险相关的真实世界证据（real world evidence，RWE）。

近年来，真实世界研究已经广泛应用于癌症的诊断和预后分析。意大利博洛尼亚大学牵头的一项观察性、回顾性、多中心研究，重点关注抗 CD79b 抗体 polatuzumab 及相关药物偶联物治疗复发 / 难治性弥漫性大 B 细胞淋巴瘤（relapse/refractory diffuse large B-cell lymphoma，R/R DLBCL）患者的有效性和安全性，确定使用“polatuzumab 联合利妥昔单抗”（PolaR）疗法和“polatuzumab 联合苯达莫司汀和利妥昔单抗”（PolaBR）疗法，患者在疾病缓解和生存率方面无显著差异，但 PolaBR 疗法具有更严重的血液学不良反应，还可能导致更高的神经病变发生率。法国里昂医院牵头评估了 R/R DLBCL 患者接受 tislecagenleucel （tisa-cel）和 axicabtagene ciloleucel（axi-cel）两种 CAR-T 疗法后的结果，发现在 R/R DLBCL 三线及以上治疗中，axi-cel 比 tisa-cel 具有更好的疗效和更严重的血液学不良反应，建议临床医生权衡安全性和有效性来选择患者的 CAR-T 治疗方案。此外，香港大学比较了 Paxlovid 和 Molnupiravir 治疗新冠病毒奥密克戎变异株感染患者的效果，发现在疾病早期使用 Molnupiravir 或 Paxlovid 治疗，能够显著降低死亡风险和住院后疾病进展风险，Paxlovid 还能够有效降低患者住院率。随着统计方法的多元化及技术的进步，真实世界数据和真实世界证据开始被越来越多地应用于临床研究的试验设计、患者招募、数据分析、随访调查等，药物研发也将更多的真实世界证据用作开发、申请、审批的依据。

## 五、临床医学研究多学科交叉

在过去的一个世纪，医学领域的发展取得了辉煌的成绩。进入 21 世纪后，随着老龄化社会的来临，我国慢性病的罹患率在不断增加，社会经济负担也在不断加重。心脑血管疾病、肿瘤的罹患率较以往不断增加，单一因素的致病机理无法满足对一个慢性疾病患者的整体诊断思路，传统的一元化解释疾病无法全面阐述患者的病因进而给出诊断思路、治疗计划和预后判断。只有多学科交叉才能全面有效地评估患者的整体病情，使其获得综合性的治疗。对于临床医学研究也同样如此，促进发展多学科交叉的开放式研究平台，才能加速把实验室有意义的成果转化为临床的实用手段。近年来转化医学（translation medicine）这个概念被提出并广泛应用，其有效地将基础科学研究和患者的实际需求相联系，注重将基础生物分子医学研究和临床实际联系起来，把基础研究成果转化为临床上新的治疗方法。临床医学研究不仅仅依靠单个学科进行开展，很多临床问题涉及多个学科，利用各个学科之间不同的优势开展相关临床研究才能起到互补作用，相辅相成。在多学科发展的基础之上，医学、工学、理学在临床医学研究进行多学科交叉具有很大的应用前景，只有打破各个学科之间的壁垒，最大化地利用各个学科的优势，才能开展高质量的临床医学相关研究，才能更好地促进医学的不断进步。

## 六、临床试验的多样性获得持续关注

不同民族、种族、年龄、性别都可能导致同一药物或疫苗产生不同的效果，因此临床试验参与群体的多样性越高，研究人员就越容易了解潜在药物或疫苗对所有人群的安全性和有效性。然而，全球近三十年临床试验中各类人群的占比变化不大。以美国为例，临床试验中非西班牙裔白种人受试人群占比达到 78%，但此类人群的人口数量仅占全美人口的 61%，临床试验中其他人群的参与度相对较低。在癌症、心血管疾病、眼科疾病的临床试验中，儿童、老人、女性、少数民族等群体的代表性明显不足。

在美国前总统奥巴马宣布精准医学计划后，美国 NIH 启动包含百万人群的研究队列，跟踪参与者的临床数据，最大限度地提高队列多样性、包容性和健康差异。随后，NIH 要求：在无特殊情况下，NIH 资助的临床研究必须包括所有年龄段的个体。2014 年起，FDA 开始实施行动计划，支持制药公司和临床机构改善临床试验的多样性，并发布“药物试验快照”（Drug Trials Snapshot），提出每种新药临床试验参与者的性别、种族和年龄的分析要求。2022 年，FDA 在 2020 年《加强临床试验人群多样性——合格性标准、入组和试验设计行业指南》的基础上发布新指南草案，要求在临床试验中增加少数族裔的数据，确保提交给 FDA 的治疗肿瘤的医疗产品数据能够充分反映医疗产品所针对参与者的人口代表性。

面对增加临床试验多样性的要求,美国国家神经疾病和卒中研究所(NINDS)提出三个需要加强的措施:扩大合格参与者的筛选池、提高有参与意向人员转化为临床试验对象的数量、最大限度地保留参与者进行随访。医药研发企业和临床研究机构应当将多样性这一维度充分融入临床试验,针对患者多样性的相对优先级和驱动因素开展讨论,确定可持续的实施方案。

## 七、智慧医疗模式下临床医学研究的发展现状

智慧医疗源于IBM(International Business Machines Corporation,IBM)公司提出的"智慧地球"(Smart Planet)的战略概念,包括智慧城市、智慧医疗等在内的六大领域。智慧医疗是指借助现代通信技术、5G信息技术、人工智能的介入以及先进医疗相关设备的帮助,来满足社会各个领域多方面的需求。在智慧医疗的模式下,临床医学研究较以往的模式发生了巨大改变。

## 八、重视新技术研究及应用的伦理指南

医疗新技术是推动医学高质量发展、提升诊疗水平的核心动力之一,但胚胎干细胞、克隆技术、合成生物学、基因编辑等生命科学重大突破的临床研究及医学应用都可能引发一系列伦理问题和相关讨论。

国际组织及各国政府针对各类颠覆性技术先后出台伦理指导原则,确保在其研发和应用过程中最大限度地控制风险,为受试者提供更全面的保护。世界卫生组织(WHO)于2021年首次发布《医疗卫生中人工智能的伦理治理》指南,指出人工智能医学应用可能会导致人类主体的自主性弱化、潜在安全风险、隐私保护等问题,并提出针对性的指导原则,包括:保护人类自主权;促进人类福利、安全和公共利益;确保透明度、可解释性和可理解性;发展责任和问责制;确保包容性和公平性;提高响应性和可持续性。国际干细胞研究学会(ISSCR)于2021年发布《干细胞研究及其临床转化指南》,确立干细胞研究及其临床转化的基本伦理原则,涉及科研机构诚信、患者及受试者福利、患者尊重、透明性、社会分配公平性等内容。

美国FDA也在2022年发布《CAR-T细胞产品相关开发考虑》《包含人类基因组编辑的基因治疗产品》两份指南草案,对相关产品的临床前研究和临床研究提出建议,要求研究人员在提交新药临床研究审批(investigational new drug application,IND)时充分考虑产品的特性、测试、剂量和临床研究设计等因素。在人类基因组编辑产品的临床研究中,既要处理与基因治疗产品本身相关的风险(即药物有效性与安全性),也要处理与基因编辑相关的其他风险(即上靶和脱靶编辑导致的意外后果)。

基于"基因编辑婴儿"等事件的影响,我国加强了关于科技伦理和医学伦理的研究和监管。中共中央办公厅、国务院办公厅于2022年发布的我国首个国家层面的科技伦理治理指导性文件《关于加强科技伦理治理的意见》提出,"根据实际情况设立本单位的科技伦理(审查)委员会",重点强化生命科学、医学、人工智能等领域的科技伦理立法研究,严肃查处科技伦理违法违规行为。该文件为加强科技伦理治理划定了"红线"和"底线"。

临床医学研究正不断发展以满足新的临床需求,更复杂的设计、更精准的预测、更多的

技术平台，将潜在的候选产品和技术更快地推向市场，并反哺临床医学研究。在技术不断成熟、资源不断完善、需求逐渐清晰的过程中，临床医学研究将实现阶梯式发展，从传统的"碎片化研究"发展到基于大数据的"高通量研究"，进而形成整合大数据和高效分析技术的"定制化研究"。

高质量的临床医学研究是实现临床与科研基础有效结合的桥梁。从临床实际问题出发，借助基础生物医学理论开展研究，最后将科研理论成果转化为临床实际应用是现代临床医学研究的主要方向。工欲善其事，必先利其器。临床医学研究是现代医学持续发展不可或缺的重要的一环。从原始医学的朦胧状态开始，人类就已经逐渐形成了临床医学研究的初步思维；再到近代，相关医学基础理论的出现使得临床医学研究得到初步发展；而现代医学框架下，临床医学领域在大数据、人工智能、智慧医疗的背景下再进一步细分至亚专业，并且提倡多学科交叉、开展精准医学。医务工作者对于临床医学研究在临床工作和科研的过程中也有了更加清晰的认识。相信在不久的将来，我国临床医学相关研究的发展会越来越好，越来越规范！

## 参考文献

[1] 李恩泽 . 临床医学的发展及现状[J]. 临床医药文献电子杂志，2017，4(64)：12666.

[2] 袁天蔚，李萍萍，李苏宁，等 . 中国临床医学研究发展现状与未来展望[J]. 中国临床医学，2019，26(5)：673-678.

[3] 何明燕，夏景林，王向东 . 精准医学研究进展[J]. 世界临床药物，2015，36(6)：418-422.

[4] BUERGEL T, STEINFELDT J, RUYOGA G, et al. Metabolomic profiles predict individual multidisease outcomes[J]. Nat Med, 2022, 28(11): 2309-2320.

[5] PARK J, KIM J, LEWY T, et al. Spatial omics technologies at multimodal and single cell/subcellular level[J]. Genome Biol, 2022, 23(1): 256.

[6] BHATIA H S, BRUNNER A D, ÖZTÜRK F, et al. Spatial proteomics in three-dimensional intact specimens[J]. Cell, 2022, 185(26): 5040-5058.

[7] OSLIN D W, LYNCH K G, SHIH M C, et al. Effect of pharmacogenomic testing for drug-gene interactions on medication selection and remission of symptoms in major depressive disorder: the PRIME Care Randomized Clinical Trial[J]. JAMA, 2022, 328(2): 151-161.

[8] ZHANG F, ZHANG Q, ZHU J, et al. Integrated proteogenomic characterization across major histological types of pituitary neuroendocrine tumors[J]. Cell Res, 2022, 32(12): 1047-1067.

[9] 沈洪兵 . 大数据时代的临床医学研究：机遇和挑战[J]. 南京医科大学学报(自然科学版)，2020，40(3)：303-305.

[10] 仇小强 . 大数据和精准医学时代临床研究思维的转变[J]. 中国癌症防治杂志，2017，9(2)：85-89.

[11] 寿君妮，于观贞，余党会，等 . 人工智能与医学：发展历程[J]. 第二军医大学学报，2018，39(8)：806.

[12] 刘志红，陈听雨 . 人工智能：医学发展的新动力[J]. 肾脏病与透析肾移植杂志，2021，30(1)：1-6.

[13] 中华人民共和国中央人民政府国务院 . 国务院关于印发新一代人工智能发展规划的通知(国发〔2017〕35 号)[EB/OL].(2017-07-20)[2023-11-01]. https://www.gov.cn/zhengce/content/2017-07/20/content_5211996.htm.

[14] TORKAMANI A, ANDERSEN K G, STEINHUBL S R, et al. High-definition medicine[J]. Cell, 2017, 170(5): 828-843.

[15] SENIOR A W, EVANS R, JUMPER J, et al. Improved protein structure prediction using potentials from deep learning[J]. Nature, 2020, 577(7792): 706-710.

[16] ZHENG S R, SUN K S, ZHANG S W, et al. Report of cancer epidemiology in China, 2015[J]. Chinese Journal of Oncology, 2019, 41(1): 19-28.

[17] WU J Q, ZHAO S B, WANG S L, et al. Comparison of efficacy of colonoscopy between the morning and afternoon: a systematic review and meta-analysis[J]. Dig Liver Dis, 2018, 50(7): 661-667.

[18] ZHAO S B, WANG S L, PAN P, et al. Magnitude, risk factors, and factors associated with adenoma miss rate of tandem colonoscopy: a systematic review and meta-analysis[J]. Gastroenterology, 2019, 156(6): 1661-1674.

[19] ASLANIAN H R, SHIEH F K, CHAN F W, et al. Nurse observation during colonoscopy increases polyp detection: a randomized prospective study[J]. Am J Gastroenterol, 2013, 108(2): 166-172.

[20] 中国医师协会消化内镜人工智能专业委员会,上海市计算技术研究所,上海市医疗器械检测所. 消化内镜人工智能数据采集与标注质量控制体系专家共识意见(草案 2019,上海)[J]. 中华消化内镜杂志, 2020, 37(8): 533-539.

[21] 吴绯红,赵煌旋. 医学影像 + 人工智能的发展、现状与未来[J]. 临床放射学杂志, 2022, 41(4): 764-767.

[22] 韩晓光,朱小龙,姜宇桢等. 人工智能与机器人辅助医学发展研究[J/OL]. 中国工程科学: 1-12[2023-08-06]. http://kns.cnki.net/kcms/detail/11.4421.G3.20230802.1021.002.html.

[23] GIANNAKOPOULOS P, MONTANDON M L, HERRMANN F R, et al. Alzheimer resemblance atrophy index, BrainAGE, and normal pressure hydrocephalus score in the prediction of subtle cognitive decline: added value compared to existing MR imaging markers[J]. Eur Radiol, 2022, 32(11): 7833-7842.

[24] StartUs Insights. 8 clinical trial trends in 2023[EB/OL]. (2022-12-03)[2023-01-10]. https://www.startus-insights.com/innovators-guide/clinical-trial-trends/#: ~: text=Top%208%20Clinical%20Trial%20Trends%20in%202023%201, and%20exchange%20data.%20...%208%208.%20Blockchain%20.

[25] ALABED S, ALANDEJANI F, DWIVEDI K, et al. Validation of artificial intelligence cardiac MRI measurements: relationship to heart catheterization and mortality prediction[J]. Radiology, 2022, 305(1): 68-79.

[26] KUO M D, CHIU K W H, WANG D S, et al. Multi-center validation of an artificial intelligence system for detection of COVID-19 on chest radiographs in symptomatic patients[J]. Eur Radiol, 2023, 33(1): 23-33.

[27] ZHANG J, DU Y S, ZHOU P F, et al. Predicting unseen antibodies' neutralizability via adaptive graph neural networks[J]. Nature Machine Intelligence, 2022, 4(11): 964-976.

[28] FOY S P, JACOBY K, BOTA D A, et al. Non-viral precision T cell receptor replacement for personalized cell therapy[J]. Nature, 2023, 615(7953): 687-696.

[29] QIU Y, O'NEILL N, MAFFEI B, et al. On-demand cell-autonomous gene therapy for brain circuit disorders[J]. Science, 2022, 378(6619): 523-532.

[30] KEAM S J. Eladocagene exuparvovec: first approval[J]. Drugs, 2022, 82(13): 1427-1432.

[31] GUIDE S V, GONZALEZ M E, BAĞCI I S, et al. Trial of beremagene geperpavec(B-VEC) for dystrophic epidermolysis bullosa[J]. N Engl J Med, 2022, 387(24): 2211-2219.

[32] BALOH R H, JOHNSON J P, AVALOS P, et al. Transplantation of human neural progenitor cells secreting GDNF into the spinal cord of patients with ALS: a phase 1/2a trial[J]. Nat Med, 2022, 28(9): 1813-1822.

[33] MACKENSEN A, MÜLLER F, MOUGIAKAKOS D, et al. Anti-CD19 CAR T cell therapy for refractory systemic lupus erythematosus[J]. Nat Med, 2022, 28(10): 2124-2132.

[34] 巩高,黄文华,曹石,等. 人工智能在医学的应用研究进展[J]. 中国医学物理学杂志, 2021, 38(8): 1044-1047.

[35] GBD 2017 Disease and Injury Incidence and Prevalence Collaborators. Global, regional, and national incidence, prevalence, and years lived with disability for 354 diseases and injuries for 195 countries and territories, 1990-2017: a systematic analysis for the Global Burden of Disease Study 2017. Lancet, 2018, 392(10159): 1789-1858.

[36] ENGEL G L. The need for a new medical model: a challenge for biomedicine[J]. Science, 1977, 196(4286): 129-136.

[37] 徐大华,殷立平,吴意赟,等. 加强学科亚专业建设,提升医疗服务质量[J]. 临床医学研究与实践, 2016, 1(4): 114-1154.

[38] IQVIA Institute. Global oncology trends 2021: outlook to 2025[EB/OL]. (2021-06-03)[2023-01-12]. https://www.iqvia.com/insights/the-iqvia-institute/reports/globaloncology-trends-2021.

[39] WIRB-WCG. Clinical research trends & insights for 2022[EB/OL]. (2022-01-24)[2023-01-12]. https://www.wcgclinical.com/clinical-research-trends-insightsfor-2022/

[40] WIRB-WCG. Clinical research trends & insights for 2023[EB/OL]. (2023-01-12)[2023-01-12]. https://www.wcgclinical.com/clinical-research-trends-insights-for-2023/

[41] RUBIO HERRERA M A, BRETÓN LESMES I. Obesity in the COVID era: a global health challenge[J]. Endocrinol Diabetes Nutr (Engl Ed), 2021, 68(2): 123-129.

[42] SHERMAN R E, ANDERSON S A, DAL PAN G J, et al. Real-world evidence: what is it and what can it tell us?[J]. N Engl J Med, 2016, 375(23): 2293-2297.

[43] Center for Devices and Radiological Health. Use of realworld evidence to support regulatory decision-making for medical devices[EB/OL]. (2018-09-17)[2023-01-12] https://www.fda.gov/regulatory-information/search-fdaguidance-documents/use-real-world-evidence-supportregulatory-decision-making-medical-devices.

[44] ARGNANI L, BROCCOLI A, PELLEGRINI C, et al. Real-world outcomes of relapsed/refractory diffuse large B-cell lymphoma treated with polatuzumab vedotin-based therapy[J]. Hemasphere, 2022, 6(12): e798.

[45] BACHY E, LE GOUILL S, DI BLASI R, et al. A real-world comparison of tisagenlecleucel and axicabtagene ciloleucel CAR T cells in relapsed or refractory diffuse large B cell lymphoma[J]. Nat Med, 2022, 28(10): 2145-2154.

[46] WONG C K H, AU I C H, LAU K T K, et al. Real-world effectiveness of molnupiravir and nirmatrelvir plus ritonavir against mortality, hospitalisation, and in-hospital outcomes among community-dwelling, ambulatory patients with confirmed SARS-CoV-2 infection during the omicron wave in Hong Kong: an observational study[J]. Lancet, 2022, 400(10359): 1213-1222.

[47] 王菲,周永新,龚朱,等. 促进医工理学科交叉在临床医学科研研究中的实践与思考[J]. 科技创新导报, 2018, 15(16): 212-214.

[48] National Academies of Sciences, Engineering, and Medicine, Policy and Global Affairs, Committee on

Women in Science, Engineering, and Medicine, et al. Improving representation in clinical trials and research: building research equity for women and underrepresented groups [ M ]. Washington, DC: The National Academies Press, 2022.

[ 49 ] Diversifying clinical trials [ J ]. Nat Med, 2018, 24( 12 ): 1779.

[ 50 ] U.S. Food and Drug Administration. Enhancing the diversity of clinical trial populations-eligibility criteria, enrollment practices, and trial designs guidance for industry [ EB/OL ]. ( 2020-11-13 ) [ 2023-01-12 ]. https: //www.fda.gov/regulatory-information/searchfda-guidance-documents/enhancing-diversity-clinicaltrial-populations-eligibility-criteria-enrollment-practicesand-trial.

[ 51 ] U.S. Food and Drug Administration. Diversity plans to improve enrollment of participants from underrepresented racial and ethnic populations in clinical trials; draft guidance for industry; Availability [ EB/OL ]. ( 2022-04-13 ) [ 2023-01-12 ]. https: //www.fda.gov/regulatory-information/search-fdaguidance-documents/diversity-plans-improve-enrollmentparticipants-underrepresented-racial-and-ethnicpopulations.

[ 52 ] BODEN-ALBALA B. Confronting legacies of underrepresentation in clinical trials: the case for greater diversity in research [ J ]. Neuron, 2022, 110( 5 ): 746-748.

[ 53 ] 范月蕾,王慧媛,姚远,等 . 趋势观察:生命科学领域伦理治理现状与趋势 . 中国科学院院刊, 2021, 36 ( 11 ): 1381-1387.

[ 54 ] 隗冰芮,薛鹏,江宇,等 . 世界卫生组织《医疗卫生中人工智能的伦理治理》指南及对中国的启示 [ J ]. 中华医学杂志, 2022, 102( 12 ): 833-837.

[ 55 ] LOVELL-BADGE R, ANTHONY E, BARKER R A, et al. ISSCR guidelines for stem cell research and clinical translation: the 2021 update. Stem Cell Rep, 2021, 16( 6 ): 1398-1408.

[ 56 ] 周萍,李昂,李欣,等 . 干细胞研究与临床应用的伦理规范与监管 [ J ]. 上海预防医学, 2022, 34( 10 ): 1053-1057.

[ 57 ] U.S. Food and Drug Administration. Considerations for the development of chimeric antigen receptor ( CAR ) T cell products [ EB/OL ]. ( 2022-03-21 ) [ 2023-01-16 ]. https: //www.fda.gov/regulatoryinformation/search-fda-guidance-documents/considerations-development-chimeric-antigen-receptorcar-t-cell-products.

[ 58 ] U. S. Food and Drug Administration. Human gene therapy products incorporating human genome editing [ EB/OL ]. ( 2022-03-21 ) [ 2023-01-16 ]. https: //www.fda.gov/regulatory-information/search-fdaguidance-documents/human-gene-therapy-productsincorporating-human-genome-editing.

[ 59 ] 新华社 . 中共中央办公厅、国务院办公厅印发《关于加强科技伦理治理的意见》[ EB/OL ]. ( 2022-03-20 ) [ 2023-01-13 ]. http: //www.gov.cn/zhengce/2022-03/20/content_5680105.htm.

[ 60 ] 袁天蔚,李萍萍,李苏宁,等 . 中国临床医学研究发展现状与未来展望 [ J ]. 中国临床医学, 2019, 26 ( 5 ): 673-678.

（顾 伦 张 莳 贺子轩）

# 第三章

# 临床医学研究的类型

想要做好临床医学研究，了解临床医学研究的类型是十分必要的。临床医学研究分为观察性研究、干预性研究与二次研究。其中，观察性研究包括描述性研究和分析性研究，干预性研究包括随机对照试验和非随机对照试验，二次研究包括文献综述和 meta 分析。本章将从观察性研究、干预性研究以及临床试验的分期三个方面向大家介绍临床医学研究的类型。

## 第一节　观察性研究

观察性研究（observational study），又称非试验性研究或对比研究，确切地说其应该称为非随机化对比研究。此类研究的特点在于其研究者不能够人为地设置处理因素。并且，受试对象接受何种处理因素或者受试者接受何种水平的处理因素也不是通过随机化来确定的。例如，在探究母乳喂养与奶粉喂养对儿童生长发育情况的影响时，儿童是否被喂养并不是由研究者所决定的，儿童的喂养的方式也是根据母亲的实际情况而确定的，并不是随机确定的。

观察性研究可以细分为描述性研究和分析性研究，其存在两个基本要素，分别是研究对象和研究因素。在分析性研究中，我们将研究因素称为危险因素或者是暴露因素；而在描述性研究中，我们则称研究因素为影响因素。本节将对 3 种主要的观察性研究（队列研究、病例对照研究、横断面研究）进行详细介绍。

### 一、队列研究

#### （一）基本概念

队列研究（cohort study）基于研究对象是否被暴露于某种因素或接受某种治疗方法，将研究对象分为暴露组（治疗组）和非暴露组（对照组）。在经过一定的随访时间后，通过比较暴露组（治疗组）和非暴露组（对照组）之间研究疾病发生率或病死率的差异，试图探索暴露因素或治疗因素与疾病或疾病结局之间的关系。队列研究的效应指标为相对危险度（relative risk，*RR*），表示暴露组（治疗组）的发病或者死亡的危险度是非暴露组（对照组）

的多少倍。*RR* 值越大，表明暴露的效应越大，暴露与结局的关联强度越大。*RR*<1.0 表示该因素是结局的保护因素，*RR*>1.0 表示该因素是结局的危险因素，*RR*=1.0 表示该因素对结局并不产生影响。队列研究在循证医学临床疗效评价的证据等级仅次于随机对照试验，属于Ⅲ级证据（图 1-3-1-1、图 1-3-1-2）。

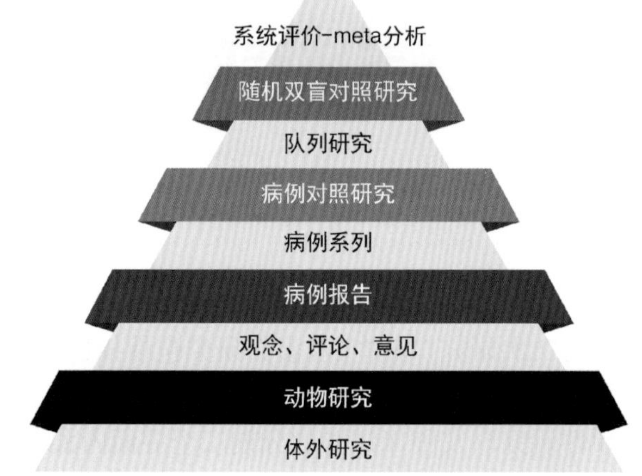


图 1-3-1-1 不同临床研究类型证据金字塔

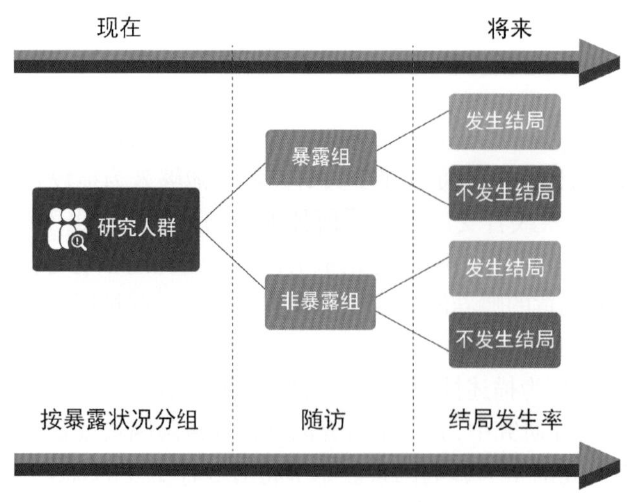


图 1-3-1-2 队列研究原理示意图

### （二）队列研究设计实施要点

队列研究的实施要点主要分为明确队列研究的类型、明确暴露并进行分组、资料的收集和资料的分析四个步骤。

明确队列研究的类型 队列研究有不同的类型，主要包括前瞻性队列研究、回顾性队列研究和双向性队列研究。虽然队列研究通常是以将来为视角的前瞻性研究，但是也可以采用回顾性的或者双向性的方式进行研究。回顾性队列研究根据以往资料将研究对象分组，根据是否接受某种治疗，以研究过去的暴露因素与当前结果之间的关系。双向性队列研究同样使用历史资料，追踪到过去的某个时间点并将此定为起点，根据已知的暴露因素将研究对象分为不同的组。然后从当前时间点开始进行随访，直到将来某个时间点观察到结果为止。与前瞻性队列研究相比，另外两种类型的队列研究可以节约很多人力、物力和财力。

明确暴露并进行分组　队列研究需要根据不同的暴露状况或暴露水平进行分组，因此明确暴露的定义至关重要。根据研究目的，可以选择其中一种或两种暴露因素作为对照组。对于多种暴露水平，例如服用某种药物的不同剂量与其疗效之间的关系，可以将最小剂量组作为对照组。

资料的收集　队列研究需要大量的样本，因此通常需要在多个中心或不同的研究场所进行。为了确保研究结果的准确性和一致性，需要对不同中心和研究场所的调查员进行统一的培训。在研究过程中，必须保持诊断、纳入和排除标准的一致性，以避免选择性偏倚。此外，研究人员在收集资料时应注意其准确性和即时性。由于队列研究的随访时间较长，研究人员应采取一系列措施来提高患者的依从性，并尽量将失访率降至最低。

资料的分析　将收集到的数据资料录入并形成数据库后，应对数据库中的数据进行核对和整理。然后，根据研究目的对数据进行统计分析。对于研究中的混杂因素，可以采用匹配、分层分析等统计分析方法。

## 二、病例对照研究

### （一）基本概念

病例对照研究（case-control study）主要用于对病因假说进行探索和检验，特别是在病因尚不明确或涉及多因素的疾病中。研究者通过询问病史、进行相关实验室检查等，收集患者过去可能暴露于的各种潜在危险因素的信息，并比较病例组与对照组中各因素的暴露比例。当病例组与对照组之间的暴露差异具有统计学上的显著性时，我们可以认为该因素与疾病之间存在统计关联。在充分评估了偏倚对研究结果的影响后，借助病因推断技术，我们可以进一步推断出哪些暴露因素是疾病的危险因素。病例对照研究的效应指标是比值比（odds ratio，*OR*）。尽管病例对照研究的循证医学证据等级仅为Ⅳ级，但它仍被广泛应用于探索各种与健康相关事件的危险因素。

### （二）病例对照研究的研究类型

病例对照研究主要分为以下 3 种类型：①病例对照不匹配；②病例对照匹配，包括个体匹配（以个人为单位进行匹配）和频数匹配（要求配比的因素所占的比例，两组一致）；③病例对照研究的衍生类型，包括巢式病例对照研究、病例 - 队列研究、病例交叉研究、单纯病例研究、病例 - 时间 - 对照研究。

### （三）病例对照研究实施要点

病例对照研究的研究步骤包括：①提出病因假设；②制订研究计划；③收集资料；④对收集的资料进行整理并分析；⑤对分析结果进行总结并提交研究报告。

病例对照研究的具体实施措施包括：①提出假设；②明确研究目的，选择适宜的对照形式；③病例与对照的来源与选择。病例与对照的来源与选择有：①以医院为基础的病例对照研究；②以社区为基础的暴露对照研究。其中病例的选择包括：①规定疾病；②规定病例其他特征；③保证病例达到有关标准。对照的选择包括：①同一或多个医疗机构中诊断的其他病例；②病例的邻居或在同一居委会、住宅区内的健康人或非研究疾病患者；③社会团体人群中的非研究疾病患者或健康者；④社区人口中的非研究疾病患者或健康者；⑤病例的配偶、同胞、亲戚、同学或同事（图 1-3-1-3）。

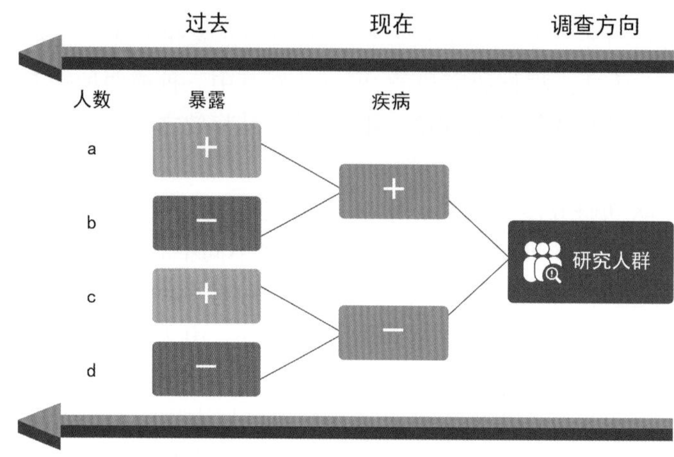


图 1-3-1-3 病例对照研究示意图

## 三、横断面研究

### （一）基本概念

横断面研究（cross-sectional study）是在某一时间点或较短时间区间内对相关描述性资料进行收集的一种调查方法。由于收集的资料为调查当时的现况数据，因此横断面研究也称为现况调查。它主要使用患病率作为指标，因此也被称为患病率调查。

横断面研究通常具有以下特点：①具有明确的时间或时期的概念；②通常不会在事先设立对照组；③对于那些不会发生的暴露因素，横断面研究可以提示因果联系；④通过定期重复进行横断面研究，可以获得患者的发病率资料；⑤横断面研究无法得到确定的因果关系。

### （二）横断面研究的研究目的

①阐述疾病与特定因素或特性之间的相关性；②阐述疾病或健康状态的地理、时间和人群分布特点；③为疾病监测或其他流行病学研究提供基础数据支持；④为评估防控措施及其效果提供有参考价值的信息。

### （三）横断面研究的设计要素

横断面研究的设计要素包括研究对象（纳排标准、样本来源、抽样方法、样本量）、测评指标（一般指标、主要变量、影响因素）、统计方法和偏倚控制等。

**1. 纳排标准与样本来源**

明确研究问题针对的是哪类人群，此类人群具有什么样的特征（纳入标准），其中什么样的人群会对研究结果产生影响（排除标准），这类人群主要集中在什么样的场所（样本来源：病房、门诊、社区等）。

纳入标准通常需要包括：患者的年龄范围、相关的诊断标准、患者病程处于哪一阶段、患者是否自愿参与本课题研究；排除标准则需要考虑患者是否因为患有严重并发症、精神障碍或其他躯体疾病等可能会对研究结果产生影响的因素。研究者在选定研究对象时还需要考虑课题的人力、物力、经费等研究力量来进行确定。

**2. 抽样方法**

（1）普查

为了获得某种疾病的患病率或某类人群的健康状况，调查或检查会在一段时间内对特定范围内的每个成员进行，这被称为普查。普查的重点是覆盖特定范围内的每个人，例如某个居民点的所有居民。普查的时间不宜过长，以免因患病人群或人群健康状况的变化而影响调查质量。普查的主要目的是在疾病早期发现病例，并及时给予治疗。最好选择人群中患病率较高的疾病作为普查对象，以便调查者可以在较短时间内获得足够多的病例，尽管这并非必然。普查所得数据有助于我们深入了解疾病在时间、地区及人群中的分布特点，进而为疾病的流行因素提供线索。由于参与普查的工作人员数量庞大，他们在调查技术和检验方法上的熟练程度参差不齐，导致调查员的质量难以有效控制。

（2）抽样调查

在实际工作中，研究人员常采用抽样调查的方式，即从整个人群总体中随机选取一部分观察单位进行调查。为了确保样本具有较高的代表性，抽样调查必须遵循随机化原则。与普查相比，由于抽样调查的范围相对较小，调查工作能够更为细致地进行。然而，抽样调查的设计、实施以及资料分析过程相对复杂，可能面临重复和遗漏的问题，并且不适用于研究变异性较大的对象。

常用的随机抽样方法包括单纯随机抽样、系统抽样、分层抽样以及整群抽样。

1）单纯随机抽样（simple random sampling）　是一种抽样方法，它首先要求对调查总体的所有观察对象进行编号，随后通过随机数字表或抽签等随机化的手段，从中选取部分观察对象组成样本。

在当前的横断面研究中，当调查涉及的观察对象数量过于庞大时，对所有观察对象进行编号确实会面临一定困难。尽管如此，单纯随机抽样仍然构成了其他抽样方法的基础，其重要性不容忽视。

2）系统抽样（systematic sampling）　也被称为等距抽样或机械抽样，其操作方式是将总体的观察对象依照一定的顺序划分为 $n$ 个部分。在抽样过程中，首先从第一部分随机选定第 K 号观察对象作为起始点，随后以相同的间隔从每个部分中选取一个观察对象，从而构成最终的样本。

3）分层抽样（stratified sampling）　又称分类抽样。首先，根据观察值变异较大的特征，将总体划分为不同的类型或组别。随后，在每个层中，我们采用随机抽样的方式选择一定数量的观察对象，这些观察对象的数量可以根据比例或最优分配原则来确定，最终这些观察对象共同构成了样本。

4）整群抽样（cluster sampling）　整群抽样不是以个体为单位逐一选择，而是选择由多个个体组成的集群。在此过程中，总体首先被划分为 $K$ 个群组（例如 $K$ 个国家或 $K$ 个地区），每个群组内部包含多个观察单位。随后，从这 $K$ 个群组中随机挑选若干群组，并将这些被选中的群组中的所有观察单位共同组成最终的样本。

（3）测评指标

测评指标需要根据研究的目的来确定，我们可以通过阅读相关文献来了解该变量常用的测评工具是什么。资料收集方面通常包含两大类:①现场询问、电话访问、网络在线调查、信函、自填问卷,其优点在于切实可行、易于操作;②体格检查或实验检查等,选择该资料收集方法时研究者应该选择简单易行的技术和灵敏度、特异度高的检验方法。

(4)统计方法

统计分析包括统计描述和统计推断两类,统计描述指采用统计指标及统计图表对数据进行一定的汇总,统计推断是指用概率论的方法对数据间的差异“是否有统计学意义”进行一定的推断。不同类型数据的统计描述和统计推断方法不同。了解统计方法的前提首先是要了解资料的类型。

(5)常见偏倚及控制

1)常见偏倚

A. 无应答偏倚(non-response bias) 指的是在访问或通信调查中,由于部分被调查的个体未能给出回应,进而导致的调查结果偏差。应答率,即参与调查并给出回应的比例,是影响调查结果准确性的重要因素。而应答率的高低受到多方面因素的影响,比如群众对调查的认知程度、调查的方式和内容是否合适、调查对象身体健康状况因而对疾病调查不感兴趣、调查对象因身体欠佳或高龄而拒绝参与,以及调查对象外出未能遇到等。

B. 回忆偏倚或报告偏倚 是由调查对象引起的偏差现象。例如,某些病患者可能更容易回忆起过去的暴露历史,而健康人则可能更容易遗忘过去的暴露情况。在调查敏感问题时,调查对象可能不愿意提供正确的答复,从而导致报告偏倚。

C. 调查人员偏倚 是指调查员有意或无意地在调查过程中对具有某些特征的对象进行更详细的调查,而对其他对象则不予关注。有时为了获取所需的信息或答案,调查员可能会采用引导性提问等方式。

D. 测量偏倚 仪器不准、实验条件不同等造成测量结果不正确,可使结果偏离。

2)偏倚控制

A. 在研究对象的选取过程中,应坚守随机化原则,并严格遵循抽样设计方案。同时要及时分析无应答的原因,以提高受检率,确保研究的准确性和完整性。

B. 为确保测试结果的精确与可靠,应选用高质量的仪器设备,并在使用前进行细致的校准工作。

C. 对调查员进行严格的培训,并实施有效的监督和质量控制措施,以确保他们掌握统一的调查程序和方法,从而提高调查数据的质量和可靠性。

## 四、观察性研究相关规范——STROBE 清单

为了避免在报道观察性研究时重要信息缺失、不全或含混等现象,提高报道质量,2004年,一个由方法学家、科研人员及编辑组成的国际性合作小组成立,并就 3 种主要的流行病学观察性研究(队列研究、病例对照研究、横断面研究)的报告内容制定了规范,即 STROBE 声明(表 1-3-1-1)。23 名来自 *JAMA*、*The Lancet*、*Annals of Internal Medicine*、*BMJ*、*Bulletin of the World Health Organization*、*International Journal of Epidemiology*、*Preventive Medicine* 的编辑人员以及来自欧洲和北美的流行病学专家、方法学专家、统计学专家和相关工作者,共同讨论并拟定了三种主要的观察性研究设计的第一版 STROBE 清单。之后经过不断更新修订,目前最新版为第 4 版(2017 年 10 月)。

表 1-3-1-1　STROBE 清单

| 项目与主题 | | 条目号 | 描述 |
| --- | --- | --- | --- |
| 标题和摘要 | | 1 | ①采用专业术语描述研究类型；<br>②摘要内容丰富，能准确表述研究的方法和结果，解释研究的科学背景和依据 |
| 引言 | 背景和合理性 | 2 | 解释研究的科学背景和依据 |
| | 研究目标 | 3 | 阐明研究目标，包括任何预先确定的假设 |
| 方法 | 研究设计 | 4 | 描述研究设计的要素 |
| | 研究现场 | 5 | 描述研究现场，包括具体场所和相关时间（研究对象征集暴露随访和数据收集时间） |
| | 研究对象 | 6 | ①队列研究　给出纳入标准，研究对象选择的方法和来源，并描述随访的方法；如果是配对设计，应说明配对标准、暴露和非暴露的数量；<br>②病例对照研究　给出纳入标准，选择病例和对照的方法和来源，确认病例的方法，病例和对照选择的原理；如果是配对设计，应说明配对标准和每个病例配对的对照例数；<br>③横断面研究　给出纳入标准，研究对象选择的方法和来源 |
| | 研究变量 | 7 | 明确界定结局指标、暴露因素、预测指标、潜在混杂因素及效应修饰因子，如有可能应给出诊断标准 |
| | 资料来源与评估 | 8 | 描述每一项研究变量的数据来源和详细的测定、评估方法（如有多组，应描述各组之间评估方法的可比性） |
| | 偏倚 | 9 | 描述潜在的偏倚及消除方法 |
| | 样本量 | 10 | 描述样本量的确定方法（样本量计算公式和依据） |
| | 定量指标 | 11 | 解释定量指标的分析方法，如有可能应描述如何选择分组及其原因 |
| | 统计学方法 | 12 | ①简述所用统计学方法，并说明如何控制混杂因素；<br>②概述亚组分析和交互作用的分析方法；<br>③简述缺失值的处理策略；<br>④对于队列研究，简述失访资料的处理；病例对照研究，简述匹配方法；横断面研究，简述抽样策略；<br>⑤简述敏感性分析方法 |
| 结果 | 研究对象 | 13 | ①报告各阶段研究对象的数量，包括征集者、接受检验者、检验合格者、纳入研究者、完成随访者和进行分析者的数量；<br>②描述各阶段研究对象退出的原因；<br>③可考虑使用流程图 |
| | 描述性资料 | 14 | ①详细描述研究对象的特征，涵盖人口学、临床和社会等方面，并提供了关于暴露因素和潜在混杂因素的详细信息；<br>②描述各相关变量存在缺失值的研究对象数量，以确保数据的准确性和完整性；<br>③对于队列研究部分，关注随访时间，包括平均随访时间和总随访时间 |

续表

| 项目与主题 | | 条目号 | 描述 |
|---|---|---|---|
| 结果 | 结局资料 | 15 | 队列研究报告发生结局事件的数量,或按照时间顺序对发生结局事件的数量进行总结;<br>病例对照研究报告各暴露类别的数量,或提供关于暴露的综合指标;<br>横断面研究报告结局事件的数量,或对暴露的测量结果进行总结 |
| | 主要结果 | 16 | ①提供未校正和经过混杂因素校正后的关联强度估计值及其精确度(如95%置信区间),并明确说明了哪些混杂因素被用于校正以及它们被校正的原因;<br>②在将连续性变量进行分组时,报告各组的分界值(即切分点);<br>③若存在关联,则将有意义时期内的相对危险度转换为绝对危险度 |
| | 其他分析 | 17 | 报告其他重要的分析结果,包括亚组分析和交互作用分析的结果,以及灵敏度分析的结果 |
| 讨论 | 重要结果 | 18 | 概括与研究假设有关的重要结果 |
| | 局限性 | 19 | 结合潜在偏倚和误差的来源,讨论研究的局限性及潜在偏倚的方向和大小 |
| | 解释 | 20 | 结合研究的目的、存在的局限性以及多因素分析的结果,同时参考类似研究的结果和其他相关证据,进行客观、全面的结果解释 |
| | 可推广性 | 21 | 讨论研究结果的普适性及可推广性(外推有效性) |
| 其他信息 | 资助情况 | 22 | 提供研究的资金来源和资助者信息,包括原始援助的资助情况 |

STROBE对文章各部分做了规范,包括“标题和摘要”“引言”“方法”“结果”“讨论”和“其他信息”六大部分。共列出了22个条目的清单和要求,并且对各部分规定了排序。你可以使用以上表单进行文章发表时的自查。需要注意的是,在这22个条目中,18个条目是三种研究共用条目,其余4个条目(条目6、12、14、15)则根据设计类型而定。

## 第二节 干预性研究

干预性研究(intervention study)又称为试验性研究(experimental study),主要分为随机对照试验与非随机对照试验,其特点是这种研究在操作过程中采取了干预措施。试验流行病学亦称干预研究,是指以人群为研究对象,以医院、社区、工厂、学校等现场为“实验室”的试验性研究,干预性研究是流行病学研究的主要方法之一。本节将主要从干预性研究的两种类型(随机对照试验与非随机对照试验)展开叙述。

### 一、随机对照试验

#### (一)基本概念

随机对照试验(randomized controlled trial, RCT)是一种常用的流行病学研究设计,用于测试医学干预措施的效果。该方法在人群中进行，具有前瞻性特点。首先，研究对象被随机分配到不同的比较组，然后对每组施加不同的干预措施。随后，通过适当的随访观察，比较不同组在重要临床结局发生频率方面的差异，以定量评估不同措施的效果差异。为了控制偏倚，随机对照试验通常采用分组隐匿、使用安慰剂、实施盲法、提高依从性和随访率，以及使用维持原随机分组分析等措施。随机对照试验被视为目前最严谨、最可靠的科学方法，用于验证医学干预措施在人群中的效果和可能性。

### （二）随机对照试验设计的原理

随机对照试验与其他流行病学研究方法的区别，在于它特有的控制偏倚的措施。下面我们将逐一对每一种措施的原理、原则和方法进行讨论。

#### 1. 对照的原理

（1）影响疾病转归的因素

一直以来，显示患者治疗有效的最有力且最直接的证据为患者病情的好转情况。然而，近年来大量研究发现，患者病情的好转并不一定代表治疗效果的有效性，也可能是由特异性治疗作用以外的其他的非特异因素所导致的，即患者病情的好转与治疗没有任何关系，因为没有接受任何治疗的患者其病情也有可能好转甚至痊愈。除治疗的特异性作用外，影响治疗后疾病转归情况的因素还有很多，主要包括疾病自然转归的作用（受性别、年龄和病情等因素的影响）、回归中位作用、治疗的非特异性的安慰作用。

1）疾病自然转归的作用　影响疾病转归（prognosis of disease）的一个重要因素是疾病发生、发展和转归的自然趋势，又称疾病的自然史（natural history of disease）。它与患者个体状况、年龄以及患者所处的环境等有着密切的关系，相当一部分患者在与疾病的斗争中会自然好转和痊愈。以感冒为例，即使未对患者采取任何治疗措施，大部分患者也会在两周左右痊愈。因此，即使某种新药能够使 90% 的感冒患者在两周内痊愈，那也并不能够说明此药在缩短病程上具有任何价值。

2）回归中位（regression to the mean）作用　该作用十分常见，体内任何随时间波动的指标如体温、血压、血糖、血清胆固醇等都受到它的影响。比如，一个人的长期平均或真实血压并不高，如果测量的那一刻他的血压刚好处于较高的水平，因此被误诊为高血压，那么这样的“高血压”患者，即使不接受任何治疗，几个月后再测量时，该患者的血压也会倾向于“回归”到平时的正常水平，表现出血压降低的假象，这种现象就是回归中位作用的结果，这主要由测量指标本身的自然变化以及测量的随机误差引起。例如，在初次筛查血清胆固醇含量后，回归中位作用可以解释 17 个月后胆固醇下降的 50%。

3）治疗的非特异性安慰剂作用　很多干预措施对病情都有一种非特异的安慰作用（placebo effect），安慰作用的产生与很多因素有关，比如医生在治疗过程中的态度、患者和医生对治疗的信心和期望、治疗环境、疾病特征等。安慰作用一般来说主要有改善病情的良性作用，但在某些情况下，比如患者对治疗持怀疑和悲观态度时，也会对疾病预后产生不良影响。安慰作用与治疗的实质无关，是无特异治疗作用的“假”治疗或安慰治疗。

依据情况的不同，安慰作用的大小变化很大，有时其作用的显著程度令人吃惊。例如，腰背痛的患者在接受假的电刺激仪治疗后，疼痛程度、频率以及功能评分均可改善 20%~40%；在接受假的磨牙治疗后，64% 的面肌功能失调性患者疼痛会完全或几乎完全缓解。安慰作用主要发生在例如疼痛、眩晕、失眠、瘙痒、乏力等主观性比较强的结局上，而对影像和病理等器质性结局，这类客观测量指标影响则较小。

（2）对照组的必要性

综合上述内容，我们发现疾病的发展受到治疗的特异作用、非特异安慰作用、疾病自然发展以及回归中位的共同影响。在一组接受治疗的患者中，很难分辨出这些因素之间的作用。只有设立对照我们才能明确治疗的特异作用是否存在及大小。采用对照的方法才能真实地反映出治疗特异作用在组间临床结局上的差异。对照是准确测量治疗作用大小的基础。

（3）对照的含义和要求

在随机对照试验中，对照一词包含两层意义。首先，它指的是对不同比较群组之间所采取的干预措施进行对比或比较。其次，对照也指的是为了这一比较目的而形成的可进行比较的群组，即对照组。这个可比较的对照组是所有临床试验都必须依据的科学基础。然而，不同组之间干预措施的对比方式则取决于具体的研究目的，因为研究目的的不同会导致采用不同的对比策略。

在多数试验中，都会设定一种干预措施（也可以是安慰治疗或无治疗）作为对比的基准或参照点，接受这一措施的研究对象被称为对照组。一个理想的对照组应该与干预组在各方面都具有完全的可比性，这意味着除了正在评估的那项干预措施外，从研究开始到结束，各比较组之间所有可能影响临床结果或疾病发展的因素都应当没有差别。只有当对不同组施加不同的干预措施时，我们才能将组间临床结局的差异归因于这些不同干预措施效果的差异。

**2. 随机分组的原理和方法**

随机分组的原理影响转归的因素在组间可比是准确估计和比较干预效果大小的前提。要获得组间的可比性，分组的程序必须与任何已知和未知的可能影响患者转归的因素无关，这种分组方式就是常说的随机分组。随机分组是在人群研究中获得组间可比性最可靠的方法，是随机对照试验重要的科学基础之一。

随机分组（random allocation 或 randomization）意味着所有的受试者具有相同的（或一定的）概率被分配到试验组或对照组，分组不受研究者、治疗者和受试者好恶的影响。随机分组可以用抽签、掷硬币、抛骰子等方法，更科学、更可靠的是使用随机数字（random number）进行分组。

尽管随机分组看上去非常简单，但还是经常会出现误解和误用的情况。比如，按照出生日期、病案号码或受试者参与试验时间的单双数，交替将患者分配到不同研究组的方法，它们经常被用作随机分组的方法，但是都无法使受试者有相同的机会进入不同的研究组。因此，这些方法不是严格意义上的随机分组，属于假随机分组或类随机分组。

**3. 随机分组可以获得比较组之间所有转归因素的可比性**

随机分组的主要目的是获得所有可能影响转归的因素在比较组之间的可比性（comparability）。随机分组完全独立于任何疾病转归因素，也不受任何人为因素的影响，因此随机分组能够真正实现比较组的可比，从而减少了任何其他选择性或随意分组可能引起的偏倚。这类偏倚是由于不恰当的选择性分组造成的，往往称作选择偏倚。从另一个角度看，这个偏倚是由于组间的不可比造成的，更确切地应该叫作混杂偏倚。

在观察性流行病学研究中，如队列研究，比较组间暴露的不同往往是研究对象人为选择的结果。比如，相较于女性，男性往往更容易有吸烟的习惯，因此在研究吸烟与肺癌的关系时，必须采取一系列复杂的措施，用以控制除吸烟外其他可能影响癌症发病的因素（例如性别、职业、年龄等）在吸烟者和不吸烟者之间的不同造成的混杂。控制混杂首先需要知道可能的混杂因素有哪些，然后通过特殊的研究设计方法（如配对和限制），来控制部分混杂因素，更切实有效的方法是收集混杂因素的资料，在分析资料时通过统计分析进行调整。由于预先知道和收集所有可能的混杂因素是不可能的，因此即使设计和分析都很严谨的观察性研究，也不能使所有的混杂因素都完全得到控制。

在比较不同治疗措施效果的干预研究中，由于研究对象还没有接受所比较的治疗，干预需由研究者施加，研究者有可能通过一定的分组方法，使比较组可比，避免观察性研究中由于选择性暴露引起的混杂。随机分组正是利用了干预研究的这个特征所采取的控制混杂的有效措施。

随机分组的一个重要特点是简单有效，它根本不需要知道可能影响转归的因素有多少、是什么，更不需要收集相关资料和进行统计调整。由于随机分组对疾病转归因素的平衡是无选择性的，因此可以无选择地平衡比较组间所有已知和未知的因素，这样获得的比较组在所有已知和未知的因素方面都是可比的。因此，不同于队列研究，随机分组获得的组间可比性是完美无缺的，因而对混杂的控制是全面、彻底的。

**4. 分组隐匿的原理和必要性**

上述随机分组方法存在着一个致命的缺陷。当审核患者入选条件的研究人员知道下一个（随机数字所对应的）患者治疗方案时，研究者可能会根据下一个患者的特征和自己对不同治疗方案的好恶，人为地决定入选或排除该患者；患者也会因此人为地决定是否参与研究。这样的分组会受疾病转归因素的直接影响，与非随机的分组方式无异，甚至更糟糕，不能实现随机分组的根本目的，无法起到控制选择偏倚的作用。

为了防止招募患者的研究人员和患者在分组前便知道了随机分组的方案，一种防止随机分组方案提前被解密的方法叫随机分组治疗方案的隐匿，或简称分组隐匿（allocation concealment），采用分组隐匿的随机分组叫隐匿随机分组（concealed random allocation）。没有分组隐匿的随机分组，是有缺陷的，不能起到预防选择偏倚的作用。研究表明，与采用隐匿分组的随机临床试验比较，没有采用隐匿分组的随机对照试验会高估疗效达 40%。

随机分组联合分组隐匿，才是真正意义上的随机分组，否则，随机分组将和随意分组没有任何区别。分组隐匿不同于盲法，前者在分组完成时结束，后者则在分组完成时开始。盲法不能用于所有的随机对照试验，如比较外科手术与药物治疗的临床试验，但是任何随机对照试验都必须使用分组隐匿。当然，在使用安慰剂对照的随机对照试验里，分组隐匿和盲法将成为不可分割的两个环节。

因此，进行随机分组时，必须特别注意以下四个原则：①随机分配方案必须隐匿；②随机数字的分配必须在确定纳入一个患者以后才能进行；③一个患者的分组时间应尽可能接近其治疗开始的时间；④一个患者随机数字的分配必须一次完成，一旦确定后绝对不能更换。

**5. 盲法和安慰剂对照的原理**

随机分组只保证了研究开始时组间的可比性，研究过程中可能会发生一些事件，如患者的退出、失访和组间治疗替换等，这些事件的发生往往不是随机的，可能与治疗组别有关，从而会破坏组间的可比性，当这些事件同时又与临床结局相关时，偏倚便会产生。

盲法（blinding或masking）会在一定程度上帮助降低这些事件在组间发生的不均衡性，从而维持组间可比。盲法是一种蒙蔽治疗分组的措施，就是在治疗和追踪随访期间，对每一个研究对象的治疗分组保密，使参与研究的人员（包括研究对象、医生、资料收集人员和统计分析人员）不知道分组情况。使用盲法时需注意以下几个方面：①应尽可能"蒙蔽"所有参与研究的人员；②盲法在使用主观结局（如疼痛）时尤其重要，应尽可能使用；③比较两种不同药物时也应该使用盲法；④盲法在使用主观结局（如疼痛）时尤其重要，应尽可能使用；⑤当无法对研究对象和医生进行盲法时，如比较外科和药物治疗，应尽可能对数据收集者采取盲法；⑥盲法应用尽用，即使盲法不完美。

安慰剂对照特指给予对照组的无效的安慰治疗。安慰治疗除不具有特异治疗作用之外，其他各方面都应尽可能与治疗一致。比如，安慰剂药片，在形状、颜色、大小甚至味道等方面都与真实药片相同，但可能是由无任何治疗作用的淀粉制作的。安慰剂一方面可以达到蒙蔽试验参与人员，实现盲法；另一方面可以产生安慰作用，在估计疗效时，排除治疗的安慰作用。研究表明，无双盲的试验有可能夸大17%的疗效。虽然安慰对照试验有其特殊的用途，由于伦理的原因，安慰对照试验正逐渐减少，并由采用现行有效治疗措施作为对照的临床试验所替代。

**6. 提高依从性和随访率的重要性**

依从性（compliance）指研究对象按照研究目的对治疗的要求实际进行治疗的程度。依从性是实现治疗效果的前提，患者在研究过程中没有按要求采取治疗措施，就无法从治疗中获益，治疗的效果就没有办法从研究中得出。依从性降低通常会造成低估治疗的真实效果。在评估药物效果的试验中依从性的高低十分重要。可以试想，当依从性为零时，即治疗组和无治疗组在治疗上的差别将等于零，两组在疾病转归方面的差别也将会等于零，显示治疗效果无效。

患者失访会造成研究对象转归资料的缺失。失访（loss to follow-up）会造成样本量的流失，降低研究的统计把握度。失访的原因多种多样，研究对象可能不愿继续参加接下来的研究，也可能移居到其他地方，可能在资料收集前已经过世，或由于其他各种各样的原因而失去了联系，造成这些患者结局资料的缺乏。其实，丢失已经收集到的资料的后果与失访无异，区别在于与研究对象没有完全失去联系，丢失的资料有机会补上。这一点应特别引起注意。任何有结局资料的研究对象都不属于失访，任何结局资料缺失的患者都属于失访。有些患者自始至终没有接受治疗（不依从的一种），在估计疗效时剔除这些患者似乎是合理的。失访对象由于缺乏结局资料，分析资料时人们可能觉得不得不剔除这些研究对象。然而，由于不依从和失访事件不可能是随机发生的，剔除这些研究对象势必造成各组余下患者的不可比，从而破坏了随机对照试验最重要的组间可比性原则。如果这些事件与转归有关，就形成了典型的混杂条件，从而造成效果估计的偏倚。解决这些问题的根本方法是做好患者的筛选、依从和随访工作，最大限度地降低这些事件发生的机会。

**（三）如何开展随机对照试验**

临床随机对照试验是一种广泛应用于医学和其他社会科学领域的用于评估药物、治疗方法或其他干预措施效果的临床研究设计。在这种研究中，研究人员将参与者随机分配到试验组或对照组，并通过对比两组之间的结果来评估干预措施的有效性。以下是开展临床随机对照试验的步骤。

**1. 研究问题的明确** 研究问题的明确是任何一项科学研究的关键步骤。在这个阶段，研究人员需要对自己想要探究的问题进行细致入微的界定，并确保试验的设计和实施都紧紧围绕着这个问题。明确研究问题和目的不仅可以帮助研究人员确定所需的样本量，以确保试验的可靠性和准确性，同时还可以让他们准确地预测试验的持续时间。

例如，如果一组研究人员想要评估一种新药对治疗某种疾病的效果，他们首先需要明确这种疾病的诊断标准。这不仅包括对疾病的生物化学基础的理解，也包括如何准确地对疾病进行诊断和分类。接下来，他们需要确定新药的给药方案，包括药物的剂量、给药频率和给药途径等。此外，他们还需要明确研究终点，也就是试验结束后他们将如何评估药物的效果。这些终点可能包括疾病的发病率、严重程度、恢复时间、生活质量等多个方面。最后，他们需要确定如何进行数据收集和处理，包括如何保证数据的质量、如何进行数据分析以及如何处理潜在的偏差和噪声等。

在明确这些问题后，研究人员可以更有针对性地进行试验设计和实施，避免浪费和偏差。同时，这也为他们后续的数据收集和分析提供了清晰的基础，有利于得出准确可靠的研究结果。

**2. 文献回顾** 在明确了研究问题和目的之后，研究人员需要进行全面的文献回顾。这种文献回顾是对已有研究成果、研究方法和结论的全面评估，有助于确定研究的空白和研究的新颖性，并有助于研究人员确定自己的研究方法和避免重复他人的错误。

在文献回顾过程中，研究人员需要搜索和评估与自己研究问题相关的所有文献资料，包括期刊论文、书籍、研究报告、会议论文等。这些文献资料中包含了关于该问题的最新研究成果、不同的研究方法和不同的研究结论。通过对这些文献资料的评估，研究人员可以了解到目前该问题的研究现状和研究空白，以及已有研究方法的优缺点和适用范围。

通过文献回顾，研究人员可以确定自己研究的新颖性和独特性。这有助于提高研究的创新性和实用性，为后续的研究工作提供更好的基础和支撑。同时，研究人员还可以从文献回顾中发现已有的研究成果和研究结论中存在的偏差和错误，避免自己重复犯错，从而提高了研究的质量和可靠性。

文献回顾是研究工作中不可或缺的一步，它有助于研究人员了解该问题的最新研究现状和研究空白，确定自己研究的新颖性和独特性，并避免重复他人的错误。

**3. 研究设计** 研究设计是科学研究中的一个关键环节，直接影响到研究结果的准确性和可靠性。根据研究问题和目的的不同，研究人员需要选择适合的研究设计来确保研究的科学性和有效性。在临床研究中，常用的研究设计包括随机对照试验、观察性研究和干预性研究等。

其中，随机对照试验是一种常见的临床研究设计，通常包括试验组和对照组。试验组接受新的干预措施，如新药或新的治疗方法，而对照组则接受传统的疗法或安慰剂。这种设计方法可以有效地排除偏倚和主观因素的影响，从而准确地评估新药或新治疗方法的疗效和安全性。

在随机对照试验中，研究人员还需要考虑一些设计要素来确保试验结果的可靠性。其中，盲法是一个重要的设计要素。双盲试验可以避免研究对象和研究者了解分组情况，从而减少主观因素的影响，提高研究的可靠性。此外，随机化也是试验设计中的一个关键要素。通过随机化分组，可以平衡各组之间的差异，从而避免偏倚和主观因素的影响。

除了盲法和随机化之外，对照的平衡也是试验设计中的一个重要考虑因素。在临床随机对照试验中，试验组和对照组之间的平衡是评估试验结果可靠性的关键因素之一。因此，研究人员需要仔细考虑如何选择研究对象、如何进行分组和如何调整各组之间的差异等因素，以确保试验结果的准确性和可靠性。

在临床研究中，研究设计是至关重要的环节。研究人员需要根据研究问题和目的的不同，选择适合的研究设计来确保研究的科学性和有效性。在随机对照试验中，研究人员需要考虑到盲法、随机化和对照平衡等设计要素来排除主观因素和偏倚的影响，从而准确地评估新药或新治疗方法的疗效和安全性。

**4. 样本量计算** 样本量计算是在进行临床研究时的一项重要任务，它涉及预期的效应大小、研究目的以及可用的资源。这个计算是为了确定为了达到研究目的并且避免统计错误和浪费资源，需要招募多少数量的研究对象。

在计算样本量时，通常使用Power分析来确定。Power分析是一种统计方法，可以帮助研究人员确定在给定的显著性水平下，能够检测出预期效应的最低样本量。这种分析可以帮助研究人员确定他们需要的受试者数量，以便在试验中有足够的统计学效力来检测出预期的效应。

例如，如果一项研究旨在评估一种新药的有效性，并且已知该新药的有效率为70%，那么研究人员需要通过Power分析计算出为了检测这种效果，需要招募多少数量的受试者。这是因为，如果样本量过小，可能会导致试验结果不准确或者出现假阴性结果；而如果样本量过大，则可能会导致资源浪费。

在进行样本量计算时，研究人员还需要考虑到研究目的和可用资源。例如，如果研究目的是评估一种新药对患者的长期影响，那么需要招募更多的受试者以观察更长时期的结果；如果可用资源有限，那么需要适当减少样本量以避免浪费资源。

总之，样本量计算是在临床研究中非常重要的一步。研究人员需要根据预期的效应大小、研究目的以及可用资源来确定适当的样本量，以确保试验结果准确可靠并且不浪费资源。

**5. 随机方案的制定** 随机方案的制定的主要目标是确保研究对象在研究过程中被公平和随机地分配到不同的研究组。为了实现这一目标，研究人员需要采用计算机生成的随机序列或随机表来分配研究对象。

在制定随机方案时，关键是保证所有可能的结果都是等概率的，这意味着每个研究对象都有相等的可能性被分配到试验组或对照组。为了实现这一目标，研究人员可以使用计算机软件来生成随机序列或随机表，然后根据这些序列或表格来分配研究对象。

另外，随机化过程应该是双盲的，这意味着研究对象、研究人员和数据收集人员都不知道分组情况。这种双盲设计可以避免主观因素对研究结果的影响，提高研究的可靠性和准确性。例如，如果研究对象或研究人员了解分组情况，他们可能会对研究结果产生期望或偏见，从而影响研究的可靠性。

为了确保双盲设计的效果，研究人员需要采取适当的措施来确保研究对象和数据收集人员对分组情况不知情。例如，研究人员可以在研究开始前制定一份严格的方案，规定所有与研究相关的信息都必须保密，并且不允许研究对象和数据收集人员之间有任何可能揭示分组情况的信息交流。

随机方案的制定是临床研究中的一项重要任务。为了确保其科学性和可靠性，研究人员需要采用计算机生成的随机序列或随机表来分配研究对象,并且需要确保整个随机化过程是双盲的。

**6. 伦理审查** 伦理审查是临床研究中的一项重要环节,它确保了研究过程的道德性和科学性。在正式开始临床随机对照试验之前,研究人员需要向相关的伦理委员会提交研究方案和知情同意书,并获得伦理委员会的审查和批准。

伦理委员会在对研究方案进行审查时,需要仔细考虑研究的目的、方法、风险和受益等方面。研究人员需要提供详细的研究方案,包括研究的设计、方法、样本量、干预措施、数据收集和分析等方面的详细说明。伦理委员会会对这些内容进行仔细审查,以确保研究方案的科学性和可行性。

除了研究方案之外,伦理委员会还需要对知情同意书进行审查。知情同意书是向研究对象充分说明研究目的、方法、风险和受益等情况的书面文件。伦理委员会需要确保知情同意书的内容充分、详细、易懂,并符合伦理原则。

在研究过程中,伦理委员会还需要对研究的风险和受益进行审查。研究人员需要仔细评估研究的风险和受益,并提供相应的证据。伦理委员会需要对这些评估进行仔细审查,以确保研究的风险最小化,研究的受益大于风险。

除此之外,伦理委员会还需要确保研究结果具有可重复性。研究人员需要按照伦理委员会的规定,详细记录研究的整个过程和结果,并提供完整的数据集。这些数据集可以用来进行重复分析,以验证研究结果的可重复性。

通过伦理审查,可以确保受试者的权益得到保障、研究风险得到最小化、研究结果具有可重复性等。因此,研究人员需要认真对待伦理审查,遵循相关的伦理原则,以确保研究过程的道德性和科学性。

**7. 知情同意** 知情同意是临床研究中的一项基本原则,它是指在开展临床研究之前,研究人员需要获得研究对象明确、自愿的同意,并在其知情的情况下进行的研究过程。在临床随机对照试验中,研究对象的知情同意更是至关重要的一环,因为这不仅保护了研究对象的权益,而且也确保了研究过程的合法性和科学性。

为了获取研究对象的知情同意,研究人员需要准备一份详细的知情同意书。该知情同意书应包含研究的目的、方法、潜在风险和受益等信息,以及研究对象在研究中的权利和义务。在编写知情同意书时,研究人员需要遵循科学、客观、清晰和透明的原则,确保研究对象能够充分了解研究内容,并在此基础上做出明智的决策。

在获取研究对象知情同意的过程中,研究人员需要与研究对象进行充分沟通和交流。首先,研究人员需要向研究对象介绍研究的目的、方法、潜在风险和受益等情况,并耐心解答他们的疑问。然后,研究人员需要给予研究对象足够的时间考虑是否愿意参加研究,并尊重他们的决定。

最后,在研究对象表示同意参加研究后,研究人员需要与研究对象签署书面的知情同意书。该知情同意书需要包括研究对象的姓名、联系方式、参加研究的意愿和签字确认等信息。签署知情同意书后,研究人员即可开始进行临床随机对照试验,并需要按照规定对研究数据进行详细记录和分析。

知情同意是临床研究中不可或缺的一环。通过获取研究对象明确的知情同意,可以确保研究的合法性和科学性,并保护研究对象的权益。因此,研究人员需要认真执行知情同意程序，遵循相关法规和伦理原则，确保研究过程的公正和透明。

**8. 数据收集和处理** 数据收集和处理阶段是临床研究中的一个关键步骤，涉及从研究对象中收集与干预措施相关的各种数据，并对这些数据进行适当的处理和分析。在这个阶段，研究人员需要仔细考虑如何准确地收集和处理数据，以保证研究的准确性和可靠性。

在数据收集阶段，研究人员需要制定统一的标准操作程序，以确保所有数据采集点的操作方法和流程都是一致的。这些标准操作程序应该包括详细的数据收集步骤、数据输入和数据清理等内容，以确保数据的准确性和标准化。此外，研究人员还需要设计合适的标准化数据收集表格，以记录研究对象的各项指标和相关信息。这些表格应该包括所有必要的字段和标签，以便准确记录和整理数据。

在实际操作中，研究人员可以通过各种方式收集数据。这些方法包括面对面访谈、在线调查、医学记录提取等。选择哪种方法取决于研究目标和可用的资源，但无论使用哪种方法，都需要确保数据的准确性和完整性。

在数据收集完毕后，研究人员需要进行数据处理。数据处理通常包括几个步骤，例如数据清理、数据转换和数据统计分析等。这些步骤需要按照预先设定的数据处理流程来完成，以确保数据的准确性和可靠性。在数据处理过程中，研究人员需要注意数据的异常值和缺失值，并采取适当的处理方法来解决这些问题。

总之，数据收集和处理是临床研究中的重要环节。通过统一的标准操作程序和标准化数据收集表格，可以保证数据的准确性和可靠性，从而为后续的分析和结论提供可靠的依据。因此，研究人员需要重视数据收集和处理的每一个步骤，认真执行相关程序，确保研究的科学性和有效性。

**9. 统计分析** 统计分析阶段是临床研究的关键环节之一，它涉及采用各种统计分析方法对收集到的数据进行分析和处理。在这个阶段，研究人员需要运用适当的统计工具来处理和分析数据，以得出可靠的研究结果。

在统计分析阶段，研究人员需要了解各种不同的统计分析方法，并根据研究目的和数据类型选择最合适的方法。描述性统计分析是基础，它涉及对数据的描述和整理。通过这种方法，研究人员可以获得关于数据集中变量的一般认识和了解。例如，研究人员可以使用描述性统计方法来计算每个组的平均值、标准差、频数等。

除了描述性统计分析，研究人员还需要使用更复杂的统计方法来进一步分析数据。例如，t 检验是一种常用于比较两组数据的统计方法。通过 t 检验，研究人员可以评估试验组和对照组之间的差异是否具有统计学意义。另外，卡方检验被广泛用于分析分类变量，例如研究两种药物治疗不同类型疾病的疗效。方差分析则是一种用于比较三个或更多组数据的方法，它可以帮助研究人员确定不同组之间的差异是否具有统计学意义。此外，回归分析可以帮助研究人员了解一个或多个自变量与因变量之间的关系，并预测因变量的值。

在选择适当的统计方法时，研究人员需要考虑研究目的和数据类型。例如，如果研究目的是评估一种新药的疗效，那么研究人员可以使用意向性治疗分析来处理所有分配到试验组和对照组的受试者的数据。这种分析方法旨在评估所有受试者的治疗效果，而不仅仅是那些实际接受治疗的人，从而避免选择偏倚和丢失数据对研究结果的影响。

在这个阶段，研究人员需要运用适当的统计分析方法来处理和分析数据，以得出可靠的研究结果。通过了解不同的统计方法并根据研究目的和数据类型进行选择，研究人员可以确保研究的科学性和准确性。需要注意的是,在分析数据时,研究人员还需要考虑到各种可能的偏倚和不确定性,以避免得出错误或误导性的结论。因此,统计分析阶段需要严谨的方法学和统计学思维,以确保所得结论的科学性和可靠性。

**10. 质量控制** 在临床研究的过程中,质量控制阶段是确保研究结果准确性和可靠性的关键环节。在这个阶段,研究人员需要采取一系列严格的质量控制措施,以便确保数据的准确性和完整性。

首先,对于数据收集人员,他们需要接受专业的培训和考核,以确保他们具备必要的技能和知识来准确地收集和记录数据。这些技能和知识可能包括如何与受试者进行有效的沟通,如何正确地操作实验设备,如何填写数据收集表格等。通过培训和考核,可以确保数据收集人员理解研究方案,并能够按照规定的程序进行操作。

其次,数据的准确性和完整性需要定期进行监测。在临床研究中,通常会设定一些关键的质量控制指标,例如数据的错误率、数据缺失率等。研究人员需要定期对这些指标进行监测,以便及时发现并解决任何可能影响数据质量的问题。此外,研究人员还需要对数据进行审查,以发现并处理任何异常数据。异常数据可能包括极端值、错误的数据输入等,这些数据可能会对研究结果产生不利影响。

除了对数据本身进行质量控制,研究人员还需要对整个研究过程进行详细记录。这些记录包括但不限于研究方案、数据收集和处理过程、统计分析方法等。这些记录信息可以帮助其他研究人员评估结果的可靠性和可重复性。例如,其他研究人员可以使用这些记录信息来评估该研究的内部和外部有效性,从而决定是否可以信赖该研究的结果。

此外,对研究过程进行详细记录还有助于在多个研究团队之间保持一致性。当多个研究团队同时进行一项研究时,他们可以使用相同的标准操作程序来收集和处理数据。这样可以确保所有团队都遵循相同的质量控制标准,从而减少由于操作差异导致的数据偏差。

总之,在临床研究中,质量控制阶段对于确保数据的准确性和完整性至关重要。通过培训和考核数据收集人员、定期监测数据质量、审查和处理异常数据以及对研究过程进行详细记录等措施,可以大大提高研究的可靠性和可重复性。这不仅有助于研究人员得出准确的结论,还可以为其他研究人员提供评估研究质量的基础,从而促进整个临床研究领域的进步和发展。

**11. 结果解释与报告撰写** 研究人员根据统计分析结果,对研究结果进行详细解释,并按照学术规范和撰写要求编写研究报告。

对于研究结果的解释,研究人员需要充分理解数据背后的含义,并将其以清晰、明了的方式呈现出来。他们需要阐述研究的主要发现、推论和解释,同时指出这些结果的可能解释范围和应用领域。在解释结果时,研究人员还需要考虑可能存在的偏差和不确定性,并对其进行适当的调整和修正。此外,研究人员还需将结果放在相关的科学背景下进行评估,以确认这些结果是否符合预期或颠覆现有的理论。

在撰写研究报告时,研究人员需要遵循一定的学术规范和撰写要求。报告的内容应包括详细的研究方法、结果和结论,以及必要的表格、图表和参考文献等。报告的格式通常需要满足所投期刊或会议的要求,并要确保内容的逻辑性和连贯性。此外,研究人员还需注意语言的准确性和简洁性,以使报告更易被理解和接受。

当研究结果被充分解释和整理后,研究人员通常会选择将其发表在学术期刊或会议上。

这些平台可以帮助其他研究人员、临床医生和公众了解该研究的发现和结论，从而提高该研究的可见度和影响力。此外，通过与其他研究人员的交流和讨论，研究人员还可以对研究结果进行进一步的验证和改进。

除了传统的学术期刊和会议，研究人员还可以通过其他渠道传播研究成果。例如，他们可以通过社交媒体、公众演讲等途径，向更广泛的受众介绍研究成果。这些渠道可以增强公众对该研究的认识和理解，提高研究的影响力和可见度。此外，这些渠道还有助于激发公众对科学研究的兴趣和热情，进一步推动科学的发展和进步。

通过准确解释研究结果、撰写高质量的研究报告并积极传播研究成果，研究人员可以全面展示其研究价值和贡献，同时也有助于推动科学研究的进步。

## 二、非随机对照试验

非随机对照试验（non-randomized controlled trial，NRCT）是未按随机化原则将研究对象分组，由研究者确定研究对象的分组或按不同地点加以分组，一组作为试验组，另一组作为对照组。经过一段实践观察后比较两组的研究结果。非随机对照试验是前瞻性研究，常用于比较临床不同干预措施的效果。该试验在研究对象的分组分配上，由于人为的因素，易造成试验组和对照组两组在试验前即处于不同的基线状态，缺乏可比性。在研究过程中难以盲法评价试验结果，使得许多已知 / 未知的偏倚影响测量结果的真实性。

### （一）非随机对照研究的适用范围

对于某些疾病的临床护理治疗性试验并不完全适宜作随机对照试验，如临床护理措施的某种特殊性，或者患者对某种治疗措施的主观选择性，或者临床上对某种疾病具有两种或以上护理手段而为患者备选等。对此可考虑采用非随机对照试验，其研究结果的论证强度虽远不及随机对照试验，但在尚无随机对照试验结果或不能进行随机对照试验时是可取的，但在分析和评价研究结果的价值及意义时，应持审慎的科学态度。

### （二）非随机对照试验的主要类型

#### 1. 历史对照

历史对照试验（historical controls，HCT）通过对比一组接受试验药物治疗的患者的临床结果与既往未接受该药物治疗的另一组相同疾病患者的结果，来评估该药物的疗效。历史对照组的患者可能没有接受治疗，或者只接受了常规治疗。这种方法的优点在于可以平衡已知影响预后因素的差异，有效评估治疗效果，包括通过根据预后因素对患者进行配对。

#### 2. 数据库对照

数据库对照（database comparisons）是通过将同种疾病患者在某一时段内的治疗情况组成数据库进行分析和比较。要对治疗组和对照组之间的差异进行有效的统计学平衡处理，需要满足以下条件：①确定具体的变量；②测量患者的这些变量；③正确使用这些测量值来平衡比较条件。

#### 3. 观察性研究

观察性研究是医学研究中一种重要方法，包括病例对照研究、横断面研究和回顾性研究。有些学者认为某些观察性研究可以得到与随机对照试验（RCT）类似的结果。

#### 4. 活性对照及延长研究

活性对照试验及延长研究用于评价已经证实具有疗效的药物的具体疗效，以及研究某种药物与其他药物的等效性。等效性研究基于一种假设，即待检药物在某一指标上不比对照药物差。由于新药物的预期疗效往往较小，为了确保新药物不比对照药物差，需要较大的样本量来得出足够小的可信区间。然而，为了获得有关待检药物在统计学上优于对照药物的证据，可能需要显著增加样本量，这可能存在一定的可行性问题。

### 三、干预性研究相关规范——CONSORT 清单

David Moher 和 Drummond Rennie 于 1996 年起草了第 1 版随机对照试验报告统一标准（consolidated standards of reporting trials，CONSORT）声明，并分别于 2001、2010 年进行修订。我们就最新版的 CONSORT 声明，从文题和摘要、引言、方法、随机方法、结果、讨论和其他信息等 7 个部分 25 个条目进行详细解读（表 1-3-2-1）。

表 1-3-2-1　CONSORT 清单

| 项目与主题 | 条目号 | 描述 |
| --- | --- | --- |
| 文题和摘要 | 1a | 文题能识别是随机临床试验 |
| | 1b | 结构式摘要，包括试验设计、方法、结果、结论几个部分 |
| 引言 | | |
| 背景和目的 | 2a | 科学背景和对试验理由的解释 |
| | 2b | 具体目的或假设 |
| 方法 | | |
| 试验设计 | 3a | 描述试验设计内容，包括受试者入组比例等 |
| | 3b | 试验开始后对试验方法做出的重要改变，并说明原因 |
| 受试者 | 4a | 受试者合格标准 |
| | 4b | 资料收集的场所和地点 |
| 干预措施 | 5 | 详细描述干预措施使他人能够重复 |
| 结局指标 | 6a | 完整准确说明预先设定的结局指标 |
| | 6b | 试验开始后是否对结局指标有更改，并说明原因 |
| 样本量 | 7a | 如何确定样本量 |
| | 7b | 必要时，解释中期分析和试验中止原则 |
| 随机方法 | | |
| 序列的产生 | 8a | 产生随机分配序列的办法 |
| | 8b | 随机方法的类型，任何限定的细节 |
| 分配隐藏机制 | 9 | 用于执行随机分配序列的机制 |
| 实施 | 10 | 谁产生随机分配序列，谁招募受试者，谁给受试者分配干预措施 |
| 盲法 | 11a | 写出分配干预措施后对谁设盲，以及盲法如何实施 |
| | 11b | 如有必要，描述干预措施的相似之处 |

续表

| 项目与主题 | 条目号 | 描述 |
| --- | --- | --- |
| 统计学方法 | 12a | 用于比较各组主要结局和次要结局指标的统计学方法 |
| | 12b | 附加分析的方法，诸如亚组分析和校正分析 |
| 结果 | | |
| 受试者流程 | 13a | 分配到组的受试者例数、纳入主要结局分析的例数 |
| | 13b | 被剔除的例数并说明原因 |
| 招募受试者 | 14a | 招募期和随访时间长短，标明具体日期 |
| | 14b | 为什么试验中断或停止 |
| 基线资料 | 15 | 利用一张表格列出每一组受试者的基线数据 |
| 纳入分析的例数 | 16 | 各组纳入每一种分析的受试者数目，以及是否按最初的分组分析 |
| 结局和估计值 | 17a | 各组每一项主要和次要结局指标结果，效应估计值及其精确性 |
| | 17b | 二分类结局，建议同时提供相对效应值和绝对效应值 |
| 辅助分析 | 18 | 指出所做的分析结果哪些是预先设定的，哪些是新尝试的 |
| 危害 | 19 | 各组出现的所有严重危害和意外效应 |
| 讨论 | | |
| 局限性 | 20 | 包括试验的局限性、报告潜在偏倚和不精确的原因 |
| 可推广性 | 21 | 试验结果被推广的可能性 |
| 解释 | 22 | 对结果做出对应解释 |
| 其他信息 | | |
| 试验注册 | 23 | 临床试验注册号和注册机构名称 |
| 试验方案 | 24 | 如果有，在哪里可以获取完整的试验方案 |
| 资助 | 25 | 资助和其他支持的来源，提供资助者所起的作用 |

## 第三节 临床试验的分期

临床试验是根据药物或治疗方法的研发过程，在不同的阶段进行的系统性研究。临床试验的分期是根据药物研发的阶段和目标进行划分的，主要包括四个阶段。

### 一、概述

#### （一）Ⅰ期临床试验

Ⅰ期临床试验作为临床试验的关键阶段，其核心目的在于进行初步的临床药理学探究及人体安全性的评估试验。在此阶段中，研究人员致力于观察人体对新药的耐受程度以及药代动力学反应，从而为后续制定科学、合理的给药方案提供至关重要的依据。

在Ⅰ期临床试验阶段，研究设计需要根据具体的研究目的进行灵活选择。为了确保结果的准确性和可靠性，通常采用多种形式进行研究，包括随机盲法对照临床试验。这种试验方法将受试者随机分为试验组和对照组，以确保每个受试者有同等的机会接受新药或对照药物。同时，为了减少主观因素对试验结果的影响，通常会采用盲法，即受试者和研究人员都不知道每个受试者接受的是新药还是对照药物。

在进行Ⅰ期临床试验时，研究人员还需要密切关注新药的安全性。除了观察受试者对新药的耐受程度和药代动力学反应外，还需对可能出现的各种不良反应进行严格的监测和记录。这些数据将为后续的Ⅱ期和Ⅲ期临床试验提供重要参考，以确保新药在更大规模的临床试验中具有足够的安全性和有效性。

总之，Ⅰ期临床试验是临床试验中至关重要的一个环节。通过严谨的研究设计和密切的监测，研究人员可以获取新药在人体中的初步药理学和安全性数据，为制定更加科学合理的给药方案提供重要依据，并为新药的进一步开发和注册奠定基础。

### （二）Ⅱ期临床试验

Ⅱ期临床试验，其主要目的在于初步评估药物在目标适应症患者群体中的治疗效果及其安全性。这一阶段的成果为后续进行的Ⅲ期临床试验提供了至关重要的依据。

在Ⅱ期临床试验阶段，研究人员通过在目标适应证患者中测试新药的效果和安全性，对药物进行初步评价。这一阶段的研究设计可以根据具体的研究目的和药物特点进行灵活选择，包括单组研究和随机对照研究。单组研究是指只对一组目标适应证患者进行研究，而随机对照研究则是将受试者随机分为试验组和对照组，以对比新药和对照药物的疗效和安全性。

在Ⅱ期临床试验中，研究人员还需要根据初步评价的结果，对药物的疗效和安全性进行严格的监测和记录。这些数据将为后续的Ⅲ期临床试验提供重要参考，以确保新药在更大规模的临床试验中具有足够的有效性和安全性。此外，在Ⅱ期临床试验中，研究人员还需要确定最佳给药剂量方案，以确保药物在目标适应证患者中的疗效和安全性。

通过严谨的研究设计和严格的监测，研究人员可以初步评价新药对目标适应证患者的治疗作用和安全性，为后续的Ⅲ期临床试验奠定基础，并为新药的进一步开发和注册提供重要依据。

### （三）Ⅲ期临床试验

Ⅲ期临床试验是临床试验中的关键一环，其核心目的是更深入地验证药物在目标适应证患者中的治疗效果和安全性，同时全面评估药物所带来的益处与潜在风险之间的关系。这一阶段的工作为药物注册申请的审查提供了坚实的依据，确保新药在获得批准并上市后，能够安全、有效地应用于目标适应证患者的治疗之中。

在Ⅲ期临床试验阶段，研究人员采用具有足够样本量的随机盲法对照试验进行研究。随机对照试验是一种常见的临床试验设计，它将受试者随机分为试验组和对照组，以对比新药和对照药物的效果和安全性。盲法试验是指受试者和研究人员都不知道每个受试者接受的是新药还是对照药物，以减少主观因素对试验结果的影响。

在Ⅲ期临床试验中，研究人员需要严格控制变量和干扰因素，以确保试验结果的可靠性和准确性。他们还需要对受试者的病情、病程、年龄、性别、种族等因素进行综合考虑，以制定更加科学合理的给药方案和研究计划。此外，研究人员还需要对不良反应、疗效、受益等数据进行深入分析，以得出更加准确的结论。

总之,Ⅲ期临床试验是临床试验中最为关键的一个环节。通过严谨的研究设计和严格的监测,研究人员可以进一步验证新药对目标适应证患者的治疗作用和安全性,评价药物的疗效和风险,为新药的注册申请提供重要依据,并为新药的上市和广泛应用奠定基础。

### (四)Ⅳ期临床试验

Ⅳ期临床试验是药物上市后的应用研究阶段,这一阶段的研究需要评估在各类普通或特殊患者群体中,使用新药所带来的益处与潜在风险之间的平衡。研究人员会深入分析Ⅳ期临床试验的数据,从而进一步优化和完善药物的给药剂量方案。这一阶段的研究设计可能涵盖各种不同类型的受试者,包括但不限于不同年龄、性别和种族的人群。通过长期追踪和监测这些受试者,研究人员能够收集到新药在实际使用环境中的疗效和不良反应数据,从而为药物的进一步优化和应用提供有力的科学依据。

在Ⅳ期临床试验中,研究人员还需要对利益与风险关系进行综合评估。这一评估对于医生和患者做出用药决策具有重要意义。在上市后应用研究中发现的新药不良反应和受益情况,可为药品监管部门和医疗专家提供更多参考依据,以便他们全面评估新药的疗效和风险。

此外,Ⅳ期临床试验还为研究人员提供了改进给药剂量等的机会。通过分析Ⅳ期临床试验数据,研究人员可以进一步探索药物的疗效和安全性,从而为医生提供更加准确的用药指导。这有助于确保患者在使用新药时获得更好的治疗效果,同时降低不良反应的发生率。

总之,Ⅳ期临床试验对于药物的广泛应用和改进具有重要意义。通过这一阶段的研究,我们能够更好地了解新药在真实世界中的疗效和不良反应,评估其在普通或特殊人群中的使用价值,并为医生提供更加完善的给药剂量方案。这将有助于提高药物的可及性和医疗水平,为患者带来更好的健康福祉。

## 二、临床试验分期的重要性

临床试验分期的重要性主要体现在以下几个方面。

确保受试者安全　临床试验分期可以确保在不同阶段对受试者进行充分的安全评估。在Ⅰ期临床试验中,通常是在健康人中进行小范围试验,以验证新药的安全性和药代动力学,从而确保新药在人体内的安全性。在后续的Ⅱ、Ⅲ、Ⅳ期临床试验中,通过对更大范围的患者进行试验,可以进一步验证新药的疗效和安全性,并对不良反应和受益进行综合评估,以保障受试者的权益和安全。

科学设计研究方案　临床试验分期可以科学设计不同阶段的研究方案。在Ⅰ期临床试验中,主要是对药物的安全性和耐受性进行评估,因此设计方案会围绕这两个方面进行。在Ⅱ、Ⅲ期临床试验中,主要是对药物的疗效和安全性进行评估,因此设计方案会更加注重这些方面。在Ⅳ期临床试验中,主要是对药物在实际使用条件下的疗效和不良反应进行评估,因此设计方案会更加注重这些方面。通过不同阶段的科学设计,可以确保临床试验结果的可靠性和准确性。

逐步推进新药研发　临床试验分期可以逐步推进新药的研发进程。在每一期的临床试验中,研究人员可以对新药的疗效、安全性、收益和风险等方面进行全面评估,从而为新药的研发提供可靠的依据。通过不同阶段的临床试验,可以逐步推进新药的研发进程,为患者提供更加安全有效的治疗方法。

符合法规要求　临床试验分期符合国家药品监管部门的要求。在进行临床试验时，必须按照国家药品监管部门的要求进行申报和审批，而临床试验分期是其中必不可少的一个环节。通过不同阶段的临床试验，可以向监管部门提供新药在不同阶段的数据和信息，从而获得新药的注册和上市许可。

总之，临床试验分期对于新药的研发和上市具有重要的意义，在确保受试者的安全、科学设计研究方案、逐步推进新药研发、符合法规要求等方面具有重要的作用。

## 参考文献

[1] 舒尔茨，格兰姆斯．柳叶刀临床研究基本概念[M]．王吉耀，译．北京：人民卫生出版社，2010.

[2] 李幼平．循证医学[M]．3 版．北京：高等教育出版社，2013.

[3] 刘续宝，王素萍．临床流行病学与循证医学[M]．4 版．北京：人民卫生出版社，2013.

[4] 王白璐．药物临床试验质量管理评价研究[D]．山东大学，2012.

[5] 吴宏涛，周东，何俐．非随机对照试验的意义[J]．中国循证医学杂志，2004(08)：570-572.

[6] 李德华．慢性稳定型心绞痛病情调查及循经取穴治疗的随机对照研究[D]．成都中医药大学，2015.

[7] 赵胜兵．基于结直肠肿瘤性病变的风险分层筛查模型及结肠镜退镜时间标准的探索建立[D]．中国人民解放军海军军医大学，2023.

[8] 王传池，吴珊，江丽杰，等．1990~2020 年我国冠心病中医证的流行病学调查研究概况[J]．中国中医基础医学杂志，2020，26(12)：1883-1893.

[9] 刘建平，牟钰洁．临床科研方法概论(二)——观察性研究[J]．内科急危重症杂志，2012，18(04)：243-245.

[10] 严卫丽．第四讲：如何报告遗传学关联研究——国际报告规范 STREGA 解读[J]．中国循证儿科杂志，2010，5(04)：304-307.

（顾　伦　张　药　贺子轩）

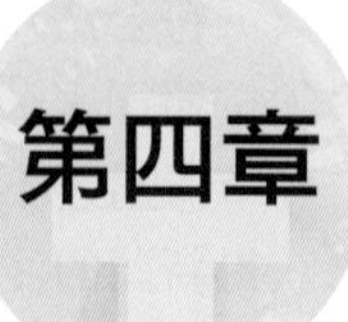

# 第四章

# 临床医学研究设计基本要素

明确临床医学研究设计的基本要素对于研究的科学性、可靠性和有效性起着至关重要的作用。首先，可以提高研究的科学性。明确研究对象的选择和入选标准可以确保研究样本的代表性，从而增加研究结果的可推广性；同时，合理选择研究类型和明确试验效应，可以确保研究目标清晰明确，有助于产生更科学的研究结论。其次，可以控制偏倚和混淆。基本要素的合理设置有助于降低偏倚和混淆的可能性，通过设定对照组和控制变量，可以减少其他因素对研究结果的干扰，提高因果推断的可信度。再次，能够增强研究可靠性。明确观察指标和测量方法可以确保数据的可靠性和准确性。合理选择观察方法和数据收集工具可以降低误差，增加结果的信度。第四，能够提高研究效率。良好设计的研究可以更有效地获得所需信息，节约研究资源和时间，合理选择研究类型和观察指标，有助于在相对较短的时间内得出结论。第五，能够保护研究对象权益。合理的研究设计有助于保护研究对象的权益和安全。临床试验等试验性研究需要明确干预措施，并遵守伦理标准，确保研究对象的知情同意和隐私保护。在多个研究结果相互印证的情况下，医学实践和决策可以更加可靠和准确（图 1-4-0-1）。

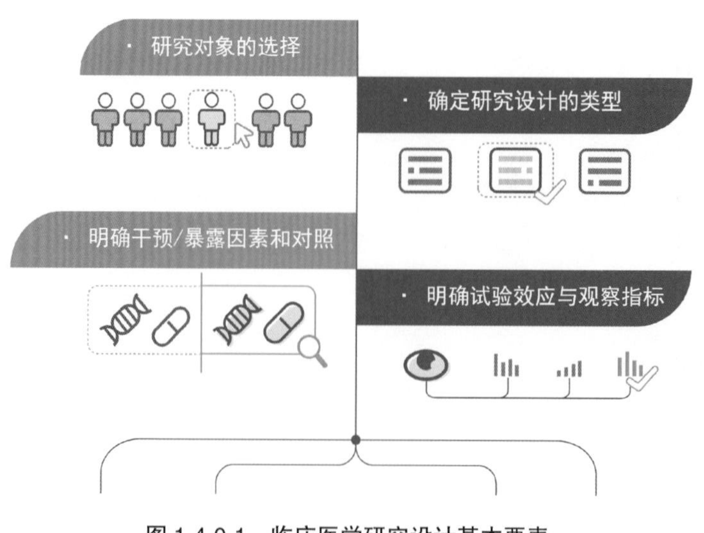


图 1-4-0-1　临床医学研究设计基本要素

因此明确临床医学研究设计的基本要素是关键的，它们有助于确保研究的科学性、可靠性和有效性。本篇就临床医学研究设计的基本要素中的研究对象的选择、确定研究设计的类型、明确干预/暴露因素和对照、明确试验效应与观察指标进行简要阐述。

## 第一节　选择研究对象

研究对象是指在一项研究中所涉及的研究主体或研究参与者。他们是研究者希望观察、调查或干预的个体、群体、组织或实体。研究对象的定义取决于研究的主题、目标和研究问题。在临床医学研究中，研究对象可以是患者、志愿者或特定人群。例如：对于一项评估新药物治疗效果的临床试验，患者将是研究对象，因为他们是接受干预措施（药物治疗）的主体。在一项研究探索吸烟与肺癌之间的关联性时，吸烟者和非吸烟者可能是研究对象，因为他们是暴露于特定因素（吸烟）与否的群体。如果研究目标是了解特定地区的流感传播趋势，该地区的居民可以作为研究对象。研究对象的选择是研究设计中的首要步骤。它涉及确定目标人群，通常是有特定疾病或表现出某种症状的患者。对于一项临床研究，研究对象的选择需要符合特定的入选标准和排除标准，以确保样本的代表性和结果的可推广性。在确定研究对象时，研究者需要明确定义研究对象的特征和范围，确保研究对象能够恰当地代表研究的目标群体。同时，研究者也需要确保研究对象的参与是在伦理标准下进行的，并获得研究对象的知情同意。

正确选择研究对象可以保证研究的可靠性和有效性，那么如何筛选研究对象呢？挑选研究对象的一般步骤和注意事项如下。

### 一、确定研究目标和问题

明确研究的目标和要解决的科学问题，明确研究目标有助于确定适合的研究对象。

### 二、确定入选标准

明确定义入选标准，即研究对象必须满足的条件。这些标准应该与研究问题紧密相关，以确保研究结果具有代表性和可推广性。例如，年龄、性别、疾病诊断标准、疾病严重程度等。

### 三、确定排除标准

确定排除标准，即那些不适合参与研究的条件。排除标准可以用于排除患有其他严重疾病、正在接受其他治疗或干预措施等不适合纳入当前临床研究的患者。

### 四、考虑样本的代表性

研究对象的选择应该尽量使样本代表整个目标人群。如果研究结果只适用于特定类型的患者，那么将难以推广到更广泛的人群中。

### 五、考虑随机化

如果研究设计需要进行随机对照试验或其他随机化研究，那么需要确保研究对象在分组时是随机分配的，以减少偏倚的可能性。

## 六、考虑伦理问题

在挑选研究对象时，必须遵守伦理准则，确保研究对象的权益和安全。研究对象必须明确知情同意参与研究，并有权利随时退出研究。

## 七、考虑研究可行性

在挑选研究对象时，要考虑研究的可行性和实施难度。确保能够在合理的时间内招募足够数量的研究对象。

## 八、考虑样本的来源

说明样本的来源，例如是否是来自特定医院、诊所、社区，或者是全国范围的多中心研究，又或者利用已有的资料和数据库进行分析得出的结论。在一些情况下，可以利用已有的资料和数据库，而不必重新招募研究对象，这有助于节约研究资源和时间。

挑选研究对象需要综合考虑研究目标、科学问题、样本代表性、伦理问题以及研究可行性等因素。合理选择研究对象是确保研究结论可靠性的关键步骤。在实际操作中，研究者需要仔细权衡这些因素，并根据研究的具体要求进行选择。例如在一项探讨新型药物治疗2型糖尿病的有效性和安全性的研究中，"设置研究对象为来自五个不同城市的2型糖尿病患者，年龄范围在30岁至65岁之间，被确诊患有2型糖尿病的时间不超过5年。入选标准包括糖化血红蛋白（hemoglobin A1c，HbA1c）水平大于7%且小于10%、未曾使用过其他非口服降糖药物，以及能够遵守研究方案的患者。排除标准包括合并其他重要疾病（如心脏疾病、肾功能损害）、孕期或哺乳期女性，以及正在接受其他临床试验的患者。研究对象通过门诊诊断，并经过详细的知情同意后纳入研究。该研究采用随机对照试验设计，将研究对象随机分配至药物治疗组和安慰剂组，治疗持续12个月。"以上描述涵盖了研究对象选择的关键要素，这些信息对于展示研究设计和结果的可靠性至关重要。

明确研究对象的意义在临床医学研究中是非常重要的，它涉及以下几个方面的意义。研究目标的明确性：研究对象的明确选择有助于确立研究的目标和问题，只有明确了研究对象，才能确定需要解决的科学问题，并针对性地设计研究方案。结果的可靠性和有效性：研究对象的选择对于研究结果的可靠性和有效性起着至关重要的作用。合理选择研究对象可以减少混淆因素的干扰，提高研究的内在有效性。结果的推广性：选择代表性研究对象可以增加研究结果的推广性。如果研究对象具有广泛代表性，研究结果就能更好地适用于更广泛的人群和临床实践。伦理合规性：明确研究对象有助于确保研究过程符合伦理标准，保护研究对象的权益和安全是科学研究的基本要求，而研究对象的明确定义有助于确保研究的伦理合规性。促进研究资源的合理利用：明确研究对象可以帮助研究者合理利用研究资源，避免对不符合研究目标的研究对象进行招募和研究，有助于节约时间和研究经费。研究结果的解释：在发布研究结果时，明确研究对象的选择有助于解释研究结果。读者和同行评审可以更好地理解研究的科学性和可靠性以及可以外推到哪些人群，从而对研究成果做出更准确的评价。

总体而言，明确研究对象的意义在于确保研究的科学性、可靠性和有效性，保证研究的内在合理性和外在推广性，同时保护研究对象的权益。在实际的临床医学研究中，科学家和研究者应该仔细选择和明确定义研究对象，以确保研究的高质量和可信度。

## 第二节　确定设计类型

临床医学的研究设计是指在医学领域进行试验、观察或调查的计划和安排，以回答特定的研究问题或检验某种假设。它是进行临床研究的蓝图，其包含确定研究的目的、研究设计类型、样本选择、数据收集方法、数据分析计划等一系列步骤。临床医学的研究设计需要精心规划和设计，以确保研究结果的可靠性和有效性。选择合理的研究设计类型对于产生有意义的研究结果，指导临床实践，提高医学水平和改善患者健康状况具有重要意义。

研究类型指的是研究的整体设计框架，包括观察性研究和实验性研究两种主要类型。观察性研究是观察和收集数据，然后分析其关联性，而实验性研究是对研究对象进行干预，然后观察其结果。研究者可以根据现实需求和研究目的选择观察性研究或实验性研究。如果研究目标是探索性的、描述性的或无法进行主动干预的情况，观察性研究可能更合适。如果研究目标是评估干预措施的效果、验证因果假说或实施随机对照试验的情况，实验性研究可能更合适。最终选择应该符合研究问题和资源可行性，并且要遵守伦理标准。

下面对临床研究设计的一些常见类型做简要枚举和阐述。

### 一、随机对照试验（RCT）

这是一种干预试验性研究设计，通过随机将研究对象分为干预组和对照组，对干预组施以特定的治疗或干预措施，对照组采用相应的措施或给予安慰剂，进而比较两组之间结局变量的差异。随机对照试验是评估干预措施效果最可靠的方法之一。

### 二、前瞻性队列研究（prospective cohort study）

这种研究设计观察一组人群并跟踪他们的发展情况，记录暴露于某种因素的人和未暴露于该因素的人的疾病发生率，并比较两组之间的差异。前瞻性队列研究可用于研究罕见的暴露因素或疾病，但需要较长的研究时间。

### 三、横断面研究（cross-sectional study）

这种研究设计在一个特定时间点收集数据，不考虑暴露与结果之间的时间先后顺序。它主要用于描述人群特征、疾病患病率以及暴露因素的概况。

### 四、回顾性研究（retrospective study）

回顾性研究是通过回顾过去的数据或文件记录来研究疾病的发生、暴露因素或治疗效果。它可以更快地获得结果，但数据收集的质量受到过去记录的限制。

### 五、病例对照研究（case-control study）

这种研究设计选择已经发生某种疾病（病例）的个体与没有发生该疾病（对照）的个

体,并回顾性地比较两组之间暴露因素的差异。病例对照研究通常用于罕见疾病或需要较短时间获得结果的情况。

### 六、病例报告(case report)

这是一种研究设计,描述个别患者或病例的临床表现、治疗过程和结果。单个案例研究通常用于罕见或特殊情况下的临床现象,为医学知识提供初步的探索。

这些临床研究设计类型各自具有不同的优势和适用范围,研究者应根据研究目标、资源和伦理考虑等因素选择适合的研究设计。那么如何确定临床研究的设计类型呢?确定研究设计类型需要考虑多个因素,包括研究目标、研究问题、资源可行性和伦理考虑等。确定研究设计类型的一般步骤如下。①明确研究目标和问题。确定研究设计类型要先明确研究的目标和要解决的科学问题。研究目标是指研究想要达到的总体目标,而研究问题是指研究想要回答的具体问题。②确定研究类型,根据研究目标和问题,确定是需要观察性研究还是实验性研究。如果目标是描述性或探索性的,或者无法进行主动干预,则通常采用观察性研究设计。如果目标是验证因果关系或评估干预措施的效果,则通常采用实验性研究设计。③考虑资源可行性。根据可用的研究资源,考虑研究设计的可行性。实验性研究可能需要更多的时间、人力和经费资源,因为涉及主动的干预措施和随机分组。因为不涉及主动干预和随机化,观察性研究通常较快且成本较低。④考虑伦理审查。确保研究设计符合伦理标准,保护研究对象的权益和安全。实验性研究需要进行严格的伦理审查,因为涉及给予患者临床干预措施,这要求我们要充分保护患者的权益和利益不受侵害。观察性研究的伦理审查相对简单,因为不涉及主动干预。⑤考虑研究问题的答案。确定研究设计类型时,要考虑哪种设计类型能够更好地回答研究问题。实验性研究可以提供更强的因果推断,而观察性研究则可以提供关联性和描述性信息。⑥考虑样本和数据收集。根据研究设计类型,考虑适合的样本选择和数据收集方法。实验性研究可能需要随机分组和系统的数据收集,而观察性研究可能需要更灵活的数据收集方法。最终,确定研究设计类型需要综合考虑以上因素,并选择最适合研究目标和问题的设计类型。研究者应该在研究问题、资源可行性和伦理审查等方面进行充分考虑,确保研究的科学性、可靠性和伦理合规性。

明确研究设计类型是临床医学研究设计中非常重要的环节。它是确保研究能够达到既定的研究目标的核心手段,选择合理科学、行之有效的研究设计,能够使研究结果具有较高可靠性、有效性和可推广性,在研究实践中,需要根据研究的目的和实际条件准确选择。举例来说,假设某个研究的研究目标是为了了解一种新药物对特定疾病的治疗效果。一般选择研究设计类型为实验性研究中的随机对照试验。该研究的目标是评估新药物的治疗效果,为了验证因果关系,应该采用实验性研究设计。通过将患者随机分配到接受新药物治疗的干预组和接受安慰剂或标准治疗或当前最好治疗的对照组,并对两组进行比较,可以得出新药物的治疗效果是否具备非劣效性或优效性。再例如研究人群中吸烟与慢性阻塞性肺疾病(chronic obstructive pulmonary disease,COPD)之间的关系。该例子选择研究设计类型为观察性研究中的前瞻性队列研究。这是由于目标是了解吸烟与COPD之间的关系,并不能主动干预研究对象的吸烟行为,所以采用观察性研究设计,将是否吸烟作为受试者的暴露因素以探究其与结果(COPD)之间的关联性。

总体而言,研究设计是整个研究过程的蓝图,选择合适的研究设计类型对于确保研究目标的实现、提高研究结果的可靠性、有效性、可推广性以及遵守伦理标准都具有重要意义。研究者应该在设计研究时认真考虑和选择合适的研究设计类型，以保证研究的科学性和可信度。

## 第三节　明确干预/暴露因素与对照

干预因素和暴露因素是在临床医学研究中经常用到的重要概念，它是指对参与研究的个体或群体进行特定的介入和处理，观察其结局有无差异，这种干预会造成研究对象接触某处处理的机会有别于不参与研究的样本。干预因素（intervention）是在研究中主动施加给研究对象的一种治疗、干预措施或特定行为，旨在观察其对研究对象的效果。在临床医学研究中，干预因素可以是新的药物、治疗方法、手术操作、行为干预、营养补充等。干预因素的作用是评估或验证其对特定疾病、症状或健康结果的疗效和安全性。举例来说，如果一个研究旨在评估一种新药物对高血压的治疗效果，该药物就是干预因素。研究者会将一部分有高血压的患者随机分配到接受新药物治疗的干预组，然后观察和比较干预组和未接受治疗的对照组之间的血压变化和症状改善情况。而暴露因素（exposure）是指研究对象在研究期间遇到或接触到的特定环境因素、生活方式、药物或其他外部因素。在临床医学研究中，暴露因素可以是生活方式习惯（如饮食、运动）、环境因素（如空气污染、辐射暴露）或药物暴露（如长期用药、服用某种特定药物）等。例如，一个研究旨在探索吸烟与肺癌之间的关联，吸烟就是暴露因素。研究者会收集一组患有肺癌的个体，并比较吸烟者和非吸烟者之间患肺癌的风险，以确定吸烟与肺癌之间的关联性。在研究中，明确干预因素和暴露因素的作用是为了研究者能够准确地观察和比较不同因素对研究对象的影响，从而得出科学、可靠的结论。

在实验性研究中，需要明确干预或暴露因素，即研究者有意地对某些研究对象进行干预。同时，需要设立对照组，与接受干预的研究对象进行比较，以评估干预效果的差异。明确干预/暴露因素与对照是临床医学研究中确保研究的科学性和有效性的重要步骤。这涉及在研究中明确哪些个体或群体接受了干预或暴露因素，以及哪些个体或群体作为对照进行比较。首先，明确研究中的干预或暴露因素，干预/暴露因素可以是药物、治疗、特定的行为、暴露于特定环境因素等。研究者必须明确描述干预/暴露因素的类型和实施方式。其次确定对照组，对照组是未接受干预/暴露因素的群体，用于与接受干预/暴露因素的群体进行比较。对照组的选择要确保在除了干预/暴露因素以外的其他因素上与干预组相似，以消除混淆因素的影响。

随机对照试验　在随机对照试验中，研究对象会被随机分配到干预组和对照组。这种随机分配的方式可以减少选择偏倚，使得两组在开始时就具有相似的特征。

非随机对照研究　在一些情况下，随机分组可能不切实际或不道德。在这种情况下，研究者可以采用非随机对照研究，通过其他方法匹配对照组和干预组，例如根据年龄、性别、疾病严重程度等特征进行匹配。

回顾性研究　在回顾性研究中，研究者会回顾过去已经发生的事件或已有的数据，然后选择合适的对照组进行比较。回顾性研究可以利用现有的数据进行研究，但需要注意数据质量和完整性。

根据干预/暴露因素确定设置对照组时，需要确保对照组在除了干预/暴露因素以外的其他特征上与干预组相似，这样可以尽可能降低或消除混淆因素的影响，保证研究结论的可靠性。根据研究问题和资源可行性，选择最适合的对照组设置方法，确保研究的科学性和可信度。总之，明确干预/暴露因素与对照是确保研究的科学性和有效性的关键步骤。合理选择干预/暴露因素和对照组，以及采用随机对照试验或其他适当的研究设计，有助于消除混淆因素的影响，从而得出可靠的研究结论。

明确干预/暴露因素与对照的意义在于确保研究的科学性、可靠性和有效性，从而得出准确的研究结论有重要科学意义。

## 一、确保因果推断

明确干预/暴露因素与对照组有助于进行因果推断。通过对照组的设定，可以更好地评估干预/暴露因素对研究结果的影响，排除其他因素对研究结果的混淆影响，从而判断是否存在因果关系。

## 二、控制混淆因素

对照组的设置有助于控制混淆因素的影响。混淆因素是指可能影响研究结果的其他变量。通过设定对照组，使得干预/暴露因素和对照组在除了干预/暴露因素以外的其他特征上相似，从而减少混淆因素的影响。

## 三、提高结果的可靠性

明确干预/暴露因素与对照有助于提高研究结果的可靠性。通过对照组的设置，使得研究结果更具可信度，增加研究的科学性。

## 四、增加结果的推广性

明确干预/暴露因素与对照也有助于增加研究结果的推广性。通过合理设置对照组，使得研究结果适用于更广泛的人群和实际临床实践。

## 五、合理利用研究资源

通过设定对照组，研究者可以合理利用研究资源。合理的对照组设置可以节约研究资源，提高研究效率。

## 六、遵守伦理标准

明确干预/暴露因素与对照也有助于确保研究符合伦理标准，保护研究对象的权益和安全。对照组的设置应该是在伦理标准下进行的，并获得研究对象的知情同意。

综上，明确干预/暴露因素与对照的意义在于确保研究的科学性、可靠性和有效性。合理设置对照组更是有助于进行因果推断，控制混淆因素，提高结果的可靠性和推广性，并符合伦理标准。研究者应该在设计研究时充分考虑和明确这些因素，以确保研究的严谨性和可信度。

## 第四节　明确试验效应与观察指标

在临床研究中，试验效应（trial effect）和观察指标（outcome measure）是两个重要的概念，它们用于衡量和评估研究的结果和效果。试验效应是指在临床试验中，由于接受特定干预（例如新药物、治疗方法等）而产生的预期或观察到的效果。它反映了干预措施对研究对象的影响，是研究者主要关注的研究结果。例如，在一项评估新药物治疗高血压的试验中，试验效应可能是药物治疗后血压的降低程度，即药物是否能够有效以及在多大程度上降低患者的血压。而观察指标是用于衡量试验效应的具体测量指标或评估方法。它可以是生物学指标、临床指标、心理学指标等，用于刻画干预措施对研究对象的影响。继续上面的例子，观察指标可以是测量患者血压的生物学指标，如收缩压和舒张压的数值，或者是临床指标，如患者的血压控制率。

在临床研究中，试验效应和观察指标之间有密切的联系。研究者通过测量和分析观察指标，来判断试验效应的大小和干预措施的效果。正确选择合适的观察指标对于评估试验效应的准确度和研究结果的可信度至关重要。研究者在设计研究时需要仔细选择适合的观察指标，并确保其能够准确反映研究对象的状态和干预效果。试验效应的目的是评估干预措施对研究对象的影响，明确干预是否有效及效应大小。观察指标的目的是用于衡量试验效应，通过测量和分析观察指标，来判断试验效应的大小和干预措施的效果。试验效应和观察指标密切相关：试验效应是研究结果的总体效果，而观察指标是具体用于测量和衡量试验效应的指标或方法。总的来说，观察指标是试验效应的衡量手段，通过观察指标的数据或值来判断试验效应的大小。

**例子 1**　在一项评估某种药物治疗效果的临床试验中，试验效应可以是药物治疗后患者疾病症状的改善情况，而观察指标可以是特定症状的量表评分或生物标志物的数值。

**例子 2**　在一项研究探究某种心理干预对焦虑患者的影响时，试验效应可以是焦虑程度的减轻，而观察指标可以是患者填写的焦虑自评量表得分。

总的来说，试验效应是评估干预措施效果的整体结果，而观察指标是用于具体衡量和评估试验效应的指标或方法。两者密切相关，正确选择合适的观察指标对于准确评估试验效应的大小和研究结果的可信度至关重要。

明确试验效应与观察指标在临床研究中是非常重要的步骤，它们直接关系到研究的目标和结果的评估，在明确试验效应与观察指标过程中，应该遵循一些一般原则。

### 一、确定研究问题

明确研究的目标和问题。了解研究想要解决的具体问题，以及研究中的干预措施或因素。

### 二、定义试验效应

基于研究问题，确定试验效应的具体定义。试验效应是研究者希望观察或期望在研究中看到的效果。它可以是特定治疗的疗效、疾病症状的改善、特定行为的变化等。

## 三、选择观察指标

根据试验效应的定义，选择能够客观、准确地衡量试验效应的观察指标。观察指标应该是可量化、可测量的，能够与试验效应直接相关，并反映研究问题的主要关注点。

## 四、确定测量方法

对于选定的观察指标，确定具体的测量方法或评估工具。这可能包括量表、问卷、生物学指标的测量等，取决于观察指标的性质和研究对象的特点。

## 五、预先计划数据分析

在设计研究时，应预先计划如何分析观察指标的数据以得出试验效应的结论。这包括使用何种统计方法、假设检验等，以确保数据分析的准确性和可靠性。

## 六、确保研究可行性

在明确试验效应与观察指标时，要确保研究的可行性和可实施性。考虑到研究资源、时间和样本大小等因素，选择适合的观察指标和测量方法，确保能够顺利完成研究。

## 七、伦理审查和知情同意

在进行临床研究时，需要进行伦理审查并获得研究对象的知情同意。确保研究符合伦理标准，并告知研究对象涉及的试验效应和观察指标。

总之，明确试验效应与观察指标需要仔细规划和确保与研究问题相契合。通过定义清晰的试验效应，并选择合适的观察指标和测量方法，可以保证研究的科学性、可靠性和有效性，从而得出准确的研究结论。

综上所述，明确试验效应与观察指标的意义在于确保临床研究的科学性、目标明确和结果可信。它们是研究中的两个核心概念，对于实现研究目标和得出可靠结论至关重要。它可以确保研究目标明确，明确试验效应是确保研究目标明确的重要步骤。定义清楚试验效应，即在研究中主要观察的结果，有助于研究者明确研究的目标和关注点。这样可以确保研究的焦点清晰，避免在研究过程中偏离研究目标。确定观察指标用于衡量效应，观察指标是用于衡量试验效应的具体测量指标或评估方法。选择合适的观察指标可以确保研究者能够客观、准确地衡量研究对象的状况和干预措施的效果。它们帮助将试验效应量化，并提供研究结果的量化数据，使得结果更具可比性和可解释性。评估干预措施的效果，明确试验效应和观察指标有助于评估干预措施的效果。研究者可以通过观察指标的测量结果，判断干预措施是否取得预期效果，是否能够满足研究的目标。提高研究结果的可信度，通过明确试验效应和选择合适的观察指标，可以提高研究结果的可信度。研究结果的可信度是评估研究质量的重要指标，有助于增加研究的科学性和可靠性。优化资源利用，明确试验效应和观察指标有助于优化研究资源的利用。合理选择观察指标和测量方法，可以确保在有限的资源下获得最有意义的研究数据，提高研究的效率和成本效益。明确试验效应和观察指标是确保临床研究科学性和可靠性的关键步骤。它们有助于确定研究目标、评估干预措施的效果，并优化研究资源的利用。通过正确明确试验效应和选择合适的观察指标，可以确保研究的质量和可信度，从而得出有意义的研究结论，为临床实践和医学进步提供有价值的指导。

选择研究对象、确定研究设计类型、明确干预/暴露因素与对照、明确试验效应与观察指标这几个基本要素在临床医学研究中是必不可少的，它们共同构成了研究的设计和实施的基础。旨在帮助研究者建立一个合理、科学和有效的研究设计，从而得出可靠的结论和推论。选择研究对象是为了确定研究的目标群体，研究对象是研究中的参与者或研究主体，研究的结果将直接影响这些对象的健康或疾病状态。研究设计类型是决定研究方法和数据收集方式的基本要素，直接影响研究的可靠性和结果的推广性。明确干预/暴露因素与对照是为了控制混淆因素、确保研究结果的可信度和评估干预效果的重要步骤。明确试验效应与观察指标是为了量化研究效果和衡量研究结果的指标，确保研究结果的科学性和可信度。它们相互关联，共同构成了研究的设计和实施的基础，确保了研究的科学性、可靠性和有效性。在设计临床医学研究时，研究者需要充分考虑和明确这些要素，确保研究的质量和结果的可信度，为临床实践和医学进步提供有价值的指导。

## 参考文献

[1] SU Q, CHENG G, HUANG J. A review of research on eligibility criteria for clinical trials[J]. Clin Exp Med, 2023, 23(6): 1867-1879.

[2] HULLEY S B, CUMMINGS S R, BROWNER W S. Designing clinical research[M]. 4th ed. Philadelphia: Lippincott Williams & Wilkins, 2013.

[3] VANDENBROUCKE J P, VON ELM E, ALTMAN D G, et al. Strengthening the reporting of observational studies in epidemiology (STROBE): explanation and elaboration[J]. Int J Surg, 2014, 12(12): 1500-1524.

[4] ALTMAN D G, BLAND J M. Treatment allocation by minimisation[J]. British Medical Journal, 2005, 330: 843.

[5] POCOC S J. Clinical trials: a practical approach[M]. New York: John Wiley & Sons, 1983.

[6] FRIEDMAN L M, FURBERG C D, DEMETS D L. Fundamentals of clinical trials[M]. Berlin: Springer Science & Business Media, 2010.

[7] MOHER D, HOPEWELL S, SCHULZ K F, et al. CONSORT 2010 explanation and elaboration: updated guidelines for reporting parallel group randomised trials[J]. Int J Surg, 2012, 10(1): 28-55.

[8] SCHULZ K F, CHALMERS I, HAYES R J, et al. Empirical evidence of bias: dimensions of methodological quality associated with estimates of treatment effects in controlled trials[J]. JAMA, 1995, 273(5): 408-412.

（顾　伦　张　药　贺子轩）

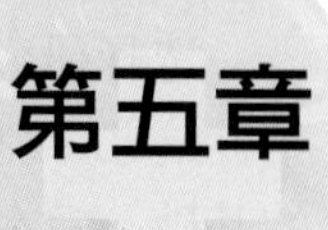

# 第五章

# 随机对照试验设计的基本原则

随机对照试验在临床研究中扮演着重要的角色，具有较高的循证医学证据等级。该设计的基本原理是根据随机原则将受试对象分组，然后对不同组别实施不同的干预，从而客观评价干预措施的效果。随机对照试验的研究设计需要精心规划和设计，以确保研究结果的可靠性和有效性。合理的研究设计对于产生有意义的研究结果、指导临床实践、提高医学水平和改善患者健康具有重要意义。本章将主要介绍随机对照试验设计的三个基本原则。

## 第一节　随机化原则

随机化是临床研究中的一种方法，将受试者随机分配到不同的研究组中，以消除潜在的偏倚和混杂因素的影响。这意味着每个受试者都有相同的机会进入不同的治疗组或对照组，从而增加了研究的可比性和可靠性。随机化是为了消除研究中的选择偏倚和混杂因素，使得研究组和对照组在入组时是相似的，从而提高试验结果的内部效度和可信度。

随机化的概念最早出现在 20 世纪早期。在当时，人们意识到在临床试验中需要采用一种更科学和客观的方法来评估治疗效果。随机化作为一种重要的方法，通过随机分组的方式，确保试验组和对照组在入组时是相似的，从而减少偏倚的影响。英国统计学家和生物统计学家 Austin Bradford Hill 在 1948 年提出了随机化在临床试验中的重要性。他强调临床试验需要进行随机化，以确保试验组和对照组之间的差异是由偶然因素引起的，从而更准确地评估干预措施的效果。随着统计学和临床研究方法的进步，随机化在临床试验中得到更广泛的应用。在 20 世纪 70 年代，随机对照试验（RCT）成为临床研究的“金标准”设计，成为评估干预措施效果的最可靠方法。至今，随机化在临床医学研究中的应用不断发展和完善。

### 一、随机化的常用类型

随机化是在临床医学研究中确保试验组和对照组在入组时相似的关键步骤，那么如何实施以保证随机化呢，以下是几种常见的随机化方法。

**（一）简单随机化**

这是最基本的随机化方法之一。在简单随机化中，参与者被随机地分配到试验组或对照组，每个参与者有相同的概率被分配到任一组。随机化可以通过使用随机数表或计算机生成随机序列来实现。

（二）分层随机化

当试验参与者的某些特征可能影响干预措施效果时，可以采用分层随机化。参与者根据一些特定的特征（如年龄、性别、疾病严重程度等）被分成不同层次，然后在每个层次内进行随机化。

（三）区组随机化

在多中心试验或群组随机化试验中，可以采用区组随机化方法。参与者被随机分配到不同的区组（例如医院、社区或学校），然后在每个区组内进行随机化。

（四）交叉设计

在某些情况下，试验参与者可能接受多个干预措施，如不同治疗方法的比较。交叉设计允许参与者在不同干预措施之间进行交叉，每个参与者都接受不同干预的序列，从而作为自己的对照。

（五）遮蔽随机化

为了防止研究人员或参与者在随机化过程中产生偏见，可以采用遮蔽随机化（也称为盲法随机化）。这意味着在随机化过程中，研究人员不知道下一个将被分配到哪一组的参与者属于哪个组。

随机分组的过程应该是完全随机的，确保每个参与者有相同的机会被分配到不同组别。使用随机数表或计算机生成的随机序列进行随机分组，避免人为干预和选择偏倚。注意确保随机分组的过程是透明和不可预测的，以避免研究人员和参与者知晓下一个分组结果而影响研究的科学性。有选择地排除或包括特定参与者时，要明确说明排除和包括的原因，并保持透明和公正。在实施随机化时，研究人员需要保证随机化的过程是透明和可信的，避免任何人为操作。随机化应该在试验开始前进行，以确保试验组和对照组的分配是随机的。同时，需要在试验报告中清晰地描述随机化的过程和方法，以便其他人能够评估试验的质量和可信度。

## 二、随机化的作用和意义

实施随机化在临床医学研究中具有重要的作用和意义，它可以为研究结果的可靠性和科学性提供保障。

（一）减少偏倚

随机化是最有效的减少选择偏倚（selection bias）的方法之一。通过随机分配参与者到试验组和对照组，可以使两组在入组时具有相似的特征和疾病状态，从而降低了因个体差异而引起的偏倚。

（二）提高内部效度

随机化可以提高试验的内部效度，即确保试验结果更有可能是由干预措施导致的。随机对照试验是评估因果关系的最可靠方法，因为随机分组可以减少其他可能的解释因素。

（三）保证可比性

通过随机化，试验组和对照组之间的差异是由偶然因素引起的，而不是由系统性因素引起的。这使得试验组和对照组在开始时是可比的，从而使得干预效果的比较更具有可信度。

### （四）有效控制混杂因素

在临床研究中，可能存在很多影响结果的混杂因素。随机化可以平均分布这些混杂因素，从而减少它们对试验结果的影响，提高试验的信度。

### （五）提高外部效度

尽管随机化主要用于提高试验的内部效度，但在某些情况下，随机对照试验的结果也可以推广到更广泛的人群，从而提高试验的外部效度。

### （六）增强伦理性

随机化可以增强试验的伦理性，因为它可以确保试验参与者在入组时没有被歧视或优待，每个参与者有相同的机会被分配到不同组别。

实施随机化是确保临床医学研究的可靠性和科学性的重要手段。随机化可以确保试验组和对照组在开始时具有相同的特征，使得两组的比较更具科学性，能够更准确地评估干预措施的效果。随机化能够最大限度地减少偏倚和混杂因素的影响，提高试验结果的信度和有效性。因此，在进行临床医学研究时，科研人员应该重视随机化的重要性，并合理设计和实施随机对照试验，避免研究人员的主观干预对结果产生影响，增加研究结果的可解释性，以获得更可靠和有意义的研究结果。

在药物临床试验中，随机化原则更是广泛被使用。例如，研究人员希望评估一种新的抗高血压药物的疗效，他们将招募一组有高血压的患者，并将其随机分配到两组。一组接受新药物治疗（治疗组），另一组接受传统的标准治疗（对照组）。通过随机化分组，可以消除可能导致结果偏倚的因素，确保两组在入组时的特征大致相似，从而更准确地评估新药物的疗效。在外科手术干预研究中，也会应用随机化原则。例如，研究者可能想要比较两种不同的手术技术在治疗某种疾病时的效果。他们会将符合研究标准的患者随机分配到两组，一组接受手术技术 A，另一组接受手术技术 B。通过随机分配手术技术方式，可以减少手术技术选择的偏倚，并确保两组患者在入组时的特征相似，使得结果更具有可靠性。在疫苗试验中，也经常采用随机化原则。例如，在新型疫苗的临床试验中，研究者将志愿者随机分配到两组，一组接受疫苗接种，另一组接受安慰剂（无活性成分的虚拟剂量）。通过随机化，可以避免研究者对参与者进行疫苗或安慰剂的选择，确保两组在研究开始时的特征类似，并最终比较接种疫苗对预防疾病的有效性。这些例子展示了在临床医学研究中，随机化原则是如何应用于不同类型的研究设计，以确保研究的科学性和可靠性。随机化是一个重要的工具，帮助研究人员控制混杂因素、排除偏倚，从而获得更加可信的研究结果。

随机化原则的应用，最重要的目标是减少各种偏倚对临床医学研究结果的影响，使得研究的结果更加科学可信。如果在开展临床研究时没有遵循随机化原则，由于受试者的选择方式可能受到研究者的个人倾向和偏好影响，往往会导致研究结果可能不具有代表性，进而导致推广能力降低，这也将降低研究结果的外部有效性，使得研究结论不易推广到更广泛的人群或实践中。由此可见，在临床研究设计中，缺乏随机化会带来明显的系统性偏倚，可能导致研究结果的可信度降低，甚至影响研究的科学价值和学术声誉。

偏倚是指在研究设计、实施、分析过程中人为因素产生的系统误差，具有一定方向性。它会导致研究不同程度的“失真”（图 1-5-1-1）。下面介绍一下常见的偏倚情况。

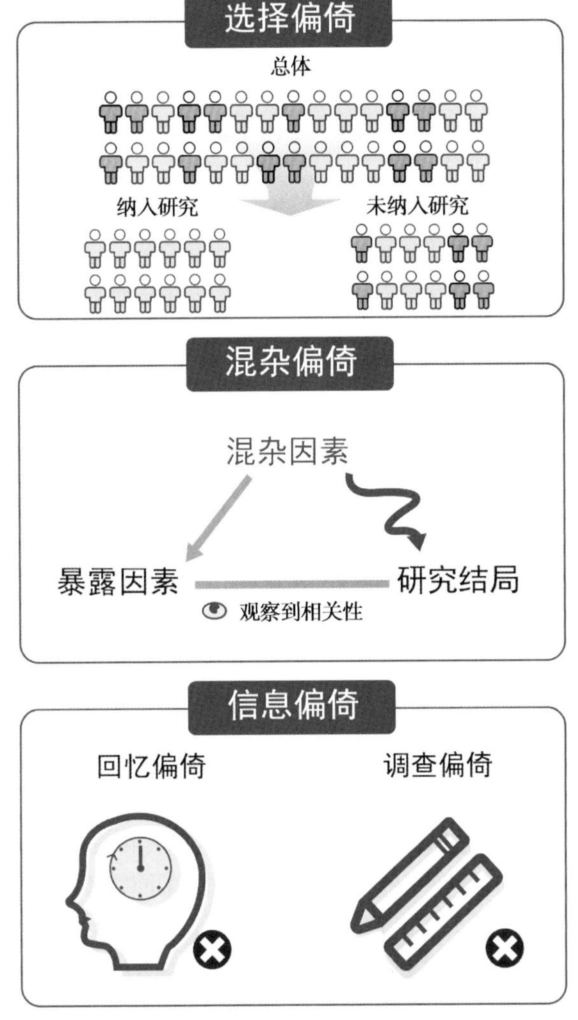


图 1-5-1-1　临床研究中常见偏倚类型

**1. 选择偏倚**　如果研究人员没有采用随机分组的方式将受试者分配到不同的研究组，而是根据主观判断或其他非随机方法进行分组，可能导致研究组之间在入组时存在显著的差异。这种选择偏倚可能会影响结果的准确性和可靠性，使得研究结果不能代表整个目标人群。假设有一项针对某种药物治疗高血压的临床试验，研究人员招募了一组有高血压的患者，然后将他们分成两组。一组接受新药物治疗（试验组），另一组继续使用传统的标准治疗（对照组）。然而，在招募患者时，研究人员没有采用随机分组的方法，而是根据患者的病情和其他特征将他们分配到不同的组别。在这个例子中，由于研究人员没有采用随机化，可能存在一些患者在招募时被选择进入某个组别的倾向。例如，研究人员可能倾向将病情较轻的患者分配到试验组，因为他们认为这些患者对新药物的反应可能更好。相反，他们可能倾向将病情较重的患者分配到对照组，因为他们认为这些患者需要更稳定的治疗。这样的选择偏倚可能导致两组之间在入组时存在显著差异，影响结果的解释和推断。由于选择偏倚的存在，试验组和对照组在入组时可能在某些特征上存在显著差异，例如年龄、性别、病情严重程度等。这将使得研究结果受到其他因素的影响，而不能准确评估新药物的疗效。

因此，缺乏随机化可能导致选择偏倚的产生，降低研究结果的可靠性和推广能力。在临床研究中，随机化是减少选择偏倚的一种有效方法，它能够平衡两组之间的潜在差异，确保结果的准确性和可靠性。

**2. 混杂偏倚** 混杂因素是指在临床研究中可能影响研究结果的，与所研究因变量和自变量无关的变量。这些因素可能干扰了因果关系的判断，因为它们与研究的主要关注点没有直接关联，但可能会影响因变量的变化，从而产生误导性的结果。在临床研究中，必须控制和考虑这些混杂因素，以确保研究结果的准确性和可靠性。混杂因素可以是多种多样的，例如以下几种。①年龄和性别。研究中的受试者可能在年龄和性别上存在差异，这些因素可能会影响他们对干预措施的反应。年龄较大的患者可能对药物治疗有不同的反应，而性别可能会影响患者的生理特征和激素水平。②基线疾病状态。研究开始时患者的疾病状态可能不同，例如疾病的严重程度或持续时间。这些基线差异可能影响研究结果，特别是在没有随机分组的情况下。③同时使用其他治疗。一些患者可能在接受干预措施的同时使用其他药物或治疗，这些因素可能干扰研究结果。④遵循干预措施的程度。患者对干预措施的遵循程度可能不同，这可能影响干预措施的有效性。⑤生活方式和环境因素。饮食、运动习惯、环境因素等可能影响研究结果。为了控制混杂因素的影响，研究设计中通常采用随机化、配对设计、回归分析、分层分析、使用对照组等方法。这些方法有助于将混杂因素的影响最小化，使研究结果更加可靠和准确，能够更好地评估干预措施对因变量的效果。随机化是一种平衡两组之间的潜在混杂因素的有效方法，潜在混杂因素即那些可能干扰干预效果评估的因素。如果没有随机分组，研究组之间可能存在重要的混杂因素，这会干扰研究结果的解释和推断。

**3. 信息偏倚** 信息偏倚是指研究实施的过程当中，获取关于暴露因素和疾病的信息不准确或不完整，或资料整理不正确而导致的系统误差。①回忆偏倚，是指研究对象在回忆以往研究因素的暴露情况等信息时，由于准确性或完整性上的差异而导致的系统误差。②报告偏倚，是指在研究信息收集时，由于某些原因，研究对象有意夸大或缩小某些信息而导致的系统误差。③暴露怀疑偏倚，研究者若事先了解研究对象的患病情况或某结局，可能会对其采取与对照组不可比的方法探寻认为与某病或某结局有关的因素，如多次认真地询问病例组某因素的暴露史，而不认真地询问对照组，从而导致错误结论。④诊断怀疑偏倚，研究者若事先了解研究对象研究因素的暴露情况，在主观上倾向于应该或不应该出现某种结局，在作诊断或分析时，有意无意地倾向于自己的判断，如对暴露者或实验组进行的检查比对照组更为细致等，从而导致错误结论。⑤测量偏倚，是指研究者对研究所需数据进行测量时所产生的系统误差。

我们探讨一例未做到随机化原则导致临床研究出现严重问题的案件——rosiglitazone与心血管风险关联的随机对照试验。

案例描述 rosiglitazone 是一种曾广泛用于治疗 2 型糖尿病的药物。2007 年发表的一项临床研究旨在评估 rosiglitazone 与心血管风险的关联。这是一项随机对照试验，将参与者随机分配到接受 rosiglitazone 或对照（不接受 rosiglitazone）的组别。

然而，该随机对照试验后来因为随机化失败而受到质疑。研究人员发现，参与者在入组后，试验组和对照组的基线特征有显著差异。试验组中有更多的患者有心血管疾病风险因素，而对照组中有更多的患者没有这些风险因素。这导致了试验组和对照组在入组时并不是相似的,可能对试验结果产生影响。结果是这个随机对照试验的结论是 rosiglitazone 与心血管风险有关。然而,由于随机化失败,研究结果的可靠性和解释性受到了质疑。这个案例凸显了随机化的重要性,因为随机化可以平衡潜在的混杂因素,确保试验组和对照组在入组时是相似的,从而更可靠地评估干预措施的效果。

## 第二节　对照原则

对照是指在研究中设置一个对照组,接受与干预组相同的评估、观察或测量,但不接受干预措施。通过与干预组进行对比,可以更准确地评估干预措施的效果和影响。对照是为了比较干预组接受新治疗、新药物或新干预措施的效果与对照组接受标准治疗、安慰剂或常规干预的效果,能够评估干预措施的真实效果。

临床试验设计中的对照原则的发展历史可以追溯到 18 世纪。1747 年,英国海军医生 James Lind 进行了一个关于治疗维生素 C 缺乏症的研究,这是首个临床对照试验。他选择了 12 名症状相似的船员,将他们分成 6 组,每组接受不同的治疗方法,其中包括醋、苹果酒等,以及柑橘和柠檬。结果表明,只有吃了柑橘和柠檬的船员症状得到改善。这一发现让英国海军开始供应柠檬汁,成功消除了海军中的维生素 C 缺乏症。这项研究于 1753 年发表,使 James Lind 成为临床对照试验的先驱者之一。

随着医学科学的发展以及科学设计理念的不断进步,20 世纪初,临床对照试验发展不断完善和进步。1926 年,Lane Claypon 进行了一项关于乳腺癌与生殖因素关系的研究。他选择了 500 名乳腺癌患者和 500 名非乳腺癌患者作为对比,仔细分析了两组女性的年龄、职业等因素,确保两组在基线资料上相似,以减少其他因素的干扰。研究发现乳腺癌与绝经年龄、首次妊娠年龄、分娩次数、哺乳等因素相关,这是第一个现代模式下的病例对照研究。而英国统计学家 Austin Bradford Hill 在 1948 年提出了临床试验的原则,其中对照原则强调在评估治疗效果时,需要与现有治疗方式进行比较,以确保结果更客观可靠。

在 20 世纪 60 年代,随机对照试验(RCT)成为临床研究的“金标准”设计方法,是评估干预措施效果的最可靠方法。1972 年,循证医学的奠基者英国流行病学家 Archie Cochrane 在其经典著作 *Effectiveness and Efficiency*:*Random Reflections on Health Services* 中首次明确提出,RCT 是临床决策的最高级别证据。随着时间的推移,对照原则在临床医学研究设计中的应用逐渐得到重视和完善,旨在确保试验结果的科学性和客观性,随机对照试验的设计逐渐得到广泛应用,确保试验组和对照组在入组时是相似的,减少偏倚的影响。随着临床研究方法的不断发展和完善,对照原则在临床试验中得到更广泛的应用。在临床医学研究中,即便是对照组亦是临床试验的重要组成部分,在评估新的药物、治疗和干预措施的疗效和安全性发挥重要作用。对照原则的发展历史反映了人们对临床研究可靠性和科学性的不断追求,为医学实践和决策提供更有力的证据支持。

如何选择设置对照是临床医学研究中非常重要的步骤,它直接影响到试验结果的可靠性和解释性。首先,需要明确研究的目的和问题是什么,明确比较的是哪两种或哪几种干预措施的效果。对照组应该是与试验组具有相似特征和疾病状态的群体,以便能够更准确地评估干预措施的效果,对照组作为一个参照,可以用来比较干预组接受的新治疗、新药物或新干预措施的效果。通过对照组,研究人员可以评估干预措施对疾病或健康结果的影响,判断其是否比现有治疗更有效。其次,根据研究设计的可行性灵活选择和设置对照组。在选择对照组时,要考虑可行性因素,包括参与者的可招募性、成本和时间等。有时可能无法获取理想的对照组,这时可以考虑使用历史对照组或其他合理的替代方法。如果研究的干预措施是一种新药物或治疗方法,常常需要设立安慰剂对照组,使得试验组接受新干预,对照组接受安慰剂,这有助于评估干预措施的疗效。有时试验组可能是接受一种新治疗,而对照组是接受目前通常使用的标准治疗。这样的对照设置有助于比较新治疗是否比现有治疗更有效或更安全。另外,在某些研究场景下,可能无法采用干预性对照,比如研究一种疾病的流行率或影响因素。这时可以选择非干预性对照,比如历史对照组或健康人群。如果可能,建议采用随机对照试验设计,将参与者随机分配到试验组和对照组,以确保试验组和对照组在入组时是相似的,减少偏倚的影响。最后,在选择对照组时,也需要考虑干预措施的安全性和伦理性。如果干预措施可能有一定风险,需要确保对照组接受的治疗或干预是安全的。在一些情况下,将试验参与者随机分配到接受不同治疗的组别可能不符合伦理规范。在这种情况下,设置对照组可以避免将试验参与者置于不恰当或不道德的境地。总的来说,选择合适的对照设置需要综合考虑研究问题、可行性、研究设计和安全性等因素。一个合理的对照组能够提高试验结果的可靠性和解释性,通过对照组的比较,可以得出更可靠的结论,从而为临床决策提供更有力的证据。

设置对照组可以减少选择偏倚和信息偏倚的影响。在对照组中,参与者接受的是标准治疗、安慰剂或其他常规干预,使得试验组和对照组在入组时具有相似特征,从而降低了因个体差异而引起的偏倚,这样能够增强研究的可信度,验证试验组的效果,并排除其他因素对试验结果的干扰,从而提高研究的内部效度。

总的来说,实施对照在临床医学研究中具有重要的作用和意义。通过合理设置对照组,可以更准确地评估干预措施的效果,降低偏倚和混杂因素的影响,增强研究结果的可信度和科学性,为临床实践提供更有力的指导。因此,在进行临床研究时,科学家和研究人员应重视对照的设计和实施,以确保研究的质量和价值。对照组的设置有助于控制混杂因素和信息偏差,提高试验结果的可比性和可信度,确保试验结果更具科学性。对照组的选择和设计要符合研究问题的科学性,使得试验结果对于临床实践有更直接的指导作用。

对照原则是在临床研究中设置对照组来与接受干预的试验组进行对比,以评估干预措施的效果。以下是一些对照原则应用的例子。

在药物临床试验中,研究者通常会将受试者随机分配到两组,一组接受待测试的新药物治疗(试验组),另一组接受安慰剂或传统的标准治疗(对照组)。通过对照组,可以评估新药物是否比传统治疗更有效,或者是否优于安慰剂。在外科手术研究中,研究者可能想要比较两种不同的手术治疗方式对某种疾病的效果。他们会将符合条件的患者随机分配到两组,一组接受手术治疗 A(试验组),另一组接受手术治疗 B(对照组)。通过对照组,可以比较两种手术治疗的疗效和安全性。在疫苗研究中,研究者可能想要评估一种新型疫苗的效果。他们会将志愿者随机分配到两组,一组接受新型疫苗接种(试验组),另一组接受传统的已知有效的疫苗接种或安慰剂(对照组)。通过对照组,可以比较新型疫苗的免疫效果和保护能力。

在心理学或行为学的临床研究中,研究者可能想要评估某种心理干预(例如认知行为疗法）的效果。他们会将受试者随机分配到两组，一组接受心理干预（试验组），另一组接受传统的标准治疗或等待观察（对照组）。通过对照组，可以评估心理干预的有效性和改善患者症状的程度。这些例子说明了对照原则在不同类型的临床研究中的应用。对照组的设置有助于评估干预措施的效果，并排除其他可能因素对结果的影响，从而使研究结果更可靠和具有说服力。

相反的，如果临床试验中没有遵循对照原则，可能会导致干预效果难以评估，对照原则的核心目标是提供一个对比组，以便评估干预措施的效果。如果没有对照组，就无法提供一个对比组来评估干预措施效果，因此无法确定干预措施是否有效。导致这种情况的原因包括以下几种。①无法排除其他影响因素。对照组有助于控制潜在的混杂因素和偏倚，从而确保研究组之间的差异可以归因于干预措施而非其他因素。如果没有对照组，研究结果可能会受到其他因素的影响，导致误导性的结论。②难以进行因果推断。对照组提供了一个参照点，有助于进行因果关系的推断。缺乏对照组可能导致研究结果只能描述相关性而不能说明因果关系，这对于指导临床决策和干预措施是不够有力的。

对照原则的缺失可能导致试验结果失真，以下是一个对照原则失败的具体案例。

### 案件　激素替代疗法（hormone replacement therapy，HRT）与心血管疾病的关联性研究

案例描述　HRT 曾被广泛用于缓解更年期症状，例如热潮红和骨密度下降。20 世纪 90 年代，一项名为“女性健康倡议”（Women’s Health Initiative，WHI）的大型随机对照试验旨在评估 HRT 对心血管疾病和癌症风险的影响。然而，该研究后来发现在试验开始时，试验组和对照组的入组特征存在显著差异。试验组中有更多的参与者是更年期症状较严重的人群，而对照组中有更多的参与者是健康人群。这导致了试验组和对照组在入组时并不是相似的，可能对试验结果产生影响。WHI 的结果最终发现长期使用 HRT 与增加心血管疾病、癌症和其他健康风险相关。然而，由于对照原则的失败，部分结果受到了质疑。因为试验组和对照组在入组时的差异，HRT 的风险评估可能存在误差。

综上所述，对照原则在临床医学研究中是非常重要的，它能够确保研究结果更加可靠、有效，并提供更有力的证据支持。缺乏对照原则可能导致研究的科学性和可信度降低，从而影响临床决策和医学实践。

## 第三节　盲法原则

盲法是指在临床试验中，研究参与者和 / 或研究者对于所接受的治疗干预或研究条件保持不知情的状态。盲法是为了减少主观偏见和信息偏差，使研究参与者、研究人员或评估者在试验过程中对干预措施的真实情况不知情。盲法（blind method）原则，也称为隐瞒法或蒙眼法，是临床试验中的一项重要原则，旨在确保试验参与者和 / 或研究者对干预措施（如药物、治疗或干预）的真实情况不知情，以减少主观偏见对试验结果的影响。盲法原则的历史可以追溯到几个世纪以前。18 世纪，医学实践和研究中普遍存在主观偏见和信仰，这可能影响医生和研究者对疗效的判断。然而，当时的研究设计并没有采取随机化和盲法等措

施来减少这些偏见。到20世纪早期,随着现代医学研究的发展,人们开始意识到需要更科学和客观的研究设计来评估治疗效果。在20世纪早期,盲法原则逐渐引入临床试验,用于避免主观因素的干扰,确保试验结果更加客观和可靠。在1948年,英国统计学家和生物统计学家 Austin Bradford Hill 首次使用"double blind"这个术语来描述试验参与者和研究者都不知道干预措施的状态。这个概念在当时被广泛接受,并成为盲法原则的代名词之一。随着统计学和临床研究方法的进步,盲法原则在20世纪60年代得到了更广泛的应用。双向盲法(双盲试验)逐渐成为临床试验的标准设计,以确保试验结果的客观性和科学性。20世纪80年代至今,随着临床研究的发展和临床实践的日益重视,盲法原则在临床试验中的应用不断完善和细化。现代临床试验中,单向盲法和双向盲法成为常见的研究设计,以确保试验结果的可靠性和有效性。

## 一、盲法的常见类型

盲法分为单盲(单向盲)和双盲(双向盲),具体取决于哪些参与者或研究者被保持不知情。单向盲法和双向盲法都是临床试验中常用的盲法原则,用于保持试验参与者和/或研究者对干预措施(如药物、治疗或干预)的真实情况不知情,从而减少主观偏见对试验结果的影响。它们的用法差异在于信息的隐藏程度。

单向盲法(single blind) 在单向盲法中,只有试验的某一方(通常是试验参与者)被"蒙在鼓里",而另一方(研究者或评估者)知道试验参与者所接受的干预措施。单向盲法主要用于确保评估结果的客观性。试验参与者不知道自己接受的是治疗还是安慰剂,从而减少了他们对结果的期望和主观评估的影响。研究者或评估者知道干预措施的分配情况,这样可以保证他们对结果的评估不受盲法的限制,并能正确地记录和解释试验结果。

双向盲法(double blind) 在双向盲法中,试验的两方(试验参与者和研究者或评估者)都不知道试验参与者所接受的干预措施。这意味着参与者不知道自己接受的是治疗还是安慰剂,同时研究者或评估者也不知道每个参与者所属的组别。双向盲法主要用于减少主观偏见的影响,既可以减少试验参与者对干预措施的期望和评估的影响,也可以减少研究者或评估者对结果的期望和解释的影响。双向盲法通常在试验设计中使用,特别是在对照试验中,以确保结果的可靠性和科学性。总体来说,单向盲法和双向盲法都有各自的优势和应用场景。选择哪种盲法取决于具体的研究目的、试验设计和研究人员的需求。无论是单向盲法还是双向盲法,在临床试验中它们都是重要的研究设计原则,有助于提高试验结果的可靠性和可信度。

除此之外还有一些特殊场景中运用到的盲法,特殊的盲法是指在临床试验或研究中,由于特定的情况或研究设计需要,采用了一些特殊的盲法措施来保持试验参与者和/或研究者对干预措施的真实情况不知情。以下是一些常见的特殊盲法。①逆向盲法(reverse blinding)。在逆向盲法中,试验参与者和/或研究者的盲态度与常规盲法相反。通常情况下,试验组接受安慰剂,而对照组接受实际治疗。这种盲法在某些特殊情况下使用,例如对于一些难以采用盲法的干预措施。②自盲法(self-blinding)。自盲法是指试验参与者自己对干预措施的知情状态不清楚,无法确定自己所接受的是治疗还是安慰剂。这种盲法通常用于一些个体差异较大或具有主观感受的干预研究中。③组间盲法(cluster blinding)。组间盲法是在群组或集体层面上进行盲态的控制。例如,在群体随机化试验中,整个医院、学校或社区可能被随机分配为试验组或对照组，而试验参与者在加入试验前不知道自己所属的组别。④组内盲法（within-group blinding）。组内盲法是在研究过程中，试验参与者在不同时间点接受不同干预措施，但自己并不知道所接受的具体干预是什么。这种设计可以用于交叉试验或序列试验。⑤观察员盲法（observer blinding）。观察员盲法是指对于执行结果评估的研究人员或评估者进行盲态控制。他们在进行结果评估时不知道试验参与者所属的组别或接受的具体干预措施，以减少主观偏见的影响。这些特殊的盲法措施是根据实际研究需要和试验设计来选择的，旨在确保试验结果的客观性和可靠性。在使用特殊的盲法时，研究人员需要谨慎考虑其适用性，并充分说明盲法的实施细节和可能的影响。

在实施盲法时，确保研究参与者、研究人员和评估者对干预措施的真实情况不知情。使用专门的方法，如使用安慰剂、标准化程序和数据处理，来实现盲法。在实施盲法的过程中，确保任何暴露干预的情况都能得到适当处理，以保持盲法的有效性。在试验结束前，保持盲法不揭示，直到所有数据收集和分析完成。

## 二、盲法的作用和意义

盲法在临床医学研究中是一种重要的研究设计原则，盲法在临床医学研究中具有重要的作用和意义。它可以减少偏倚和主观偏见，提高试验结果的可靠性和科学性。同时，盲法有助于保护参与者的隐私和权益，增强研究结果的可信度，为临床实践提供更可靠的指导。因此，在进行临床研究时，科学家和研究人员应重视盲法的设计和实施，以确保研究的质量和价值。盲法可以提高试验结果的可靠性和解释性，保护研究参与者的隐私和权益，增强试验结果的内部效度。盲法的使用可以减少观察者或参与者的期望对结果产生的影响，使结果更加客观，能够更好地评估干预措施的效果。以下罗列了设置盲法的作用和意义。

### （一）减少偏倚

盲法可以减少观察者和研究参与者在研究过程中的主观偏见。如果参与者或研究人员知道自己所接受或提供的是哪种干预措施（如治疗药物或治疗方法），可能会对结果产生影响。通过盲法，可以减少这些偏倚的发生，使得研究结果更加客观和可信。

### （二）控制安慰剂效应

在药物试验中，使用安慰剂对照可以评估药物的真实效果。然而，如果参与者知道自己正在接受安慰剂而不是真正的药物，可能会产生安慰剂效应，从而影响研究结果。盲法可以帮助控制安慰剂效应，使得药物的疗效得到更准确的评估。

### （三）保护参与者隐私

盲法可以保护研究参与者的隐私。在盲法下，研究人员不知道参与者的具体干预情况，这样可以防止个人信息的泄露。

### （四）增强试验结果的可靠性

盲法可以提高试验的内部效度，即确保试验结果更可能是由干预措施导致的。通过保持参与者和研究人员对干预措施的真实情况不知情，可以降低其他解释因素对试验结果的影响。

### （五）有助于推广研究结果

采用盲法可以提高试验结果的外部效度，即试验结果可以推广到更广泛的人群和情况中。在实际临床应用中，盲法可以使医生更好地根据试验结果制定治疗方案，从而提高患者的治疗效果。

**（六）伦理合理性**

在某些情况下，知情同意可能难以获得，或者干预措施对参与者可能产生不适或风险。通过采用盲法，可以降低参与者的担忧和负担，保护他们的权益和福祉。

虽然严格遵守盲法原则对于确保研究的可靠性和有效性至关重要，但在现实中，由于各种原因，有时可能会出现违反盲法或盲法失败的情况。盲法原则失效的具体案例并不常见，但在临床研究历史中确实发生过一些情况。以下枚举一些盲法原则失效的情况。

单盲试验过程中的揭盲　在一项涉及抗抑郁药的单盲试验中，研究者在试验进行期间错误地泄露了部分受试者所接受的治疗信息，尽管该试验本应是单盲设计，患者不应该知道自己接受的是何种药物。这导致了部分受试者知道自己接受的是安慰剂而非药物治疗，进而影响了他们对疗效的主观评估，试验结果可能受到影响。

双盲试验中的信息泄露　在一项双盲药物试验中，有时候试验药物和安慰剂的特定剂型可能有微小的不同，例如颜色或味道上的差异。在某些情况下，研究者或其他工作人员可能无意中泄露了特定受试者所接受的治疗药物，因为他们能够辨别出药物与安慰剂之间的微小差异。这可能导致受试者破盲，并影响了试验结果的可靠性。

参与研究者自行揭盲　有时候，研究参与者可能主动揭示他们接受的是何种治疗，尽管在试验中他们不应该知道这些信息。这可能是由于好奇心、自我判断治疗效果的需求或其他原因。自行揭盲可能导致结果的偏倚，因为知道自己接受的是哪种治疗可能会影响参与者对疗效的评估。

盲法失败可能会导致观察者或参与者的主观偏见影响研究结果，本文列举一个盲法失败的真实案例。

### 案件　ROSE（remote ischemic conditioning after stroke）试验

案例描述　ROSE 试验是一项旨在评估远隔缺血适应（remote ischemic conditioning, RIC）对脑卒中后患者的神经功能恢复的疗效的随机对照试验。研究中，参与者被随机分配到接受 RIC 干预或对照组。在该试验中，参与者和执行干预措施的医务人员知道干预组和对照组的分组情况，即未实施盲法。这导致了知情者效应和期望效应的产生，可能影响了研究结果的客观性和可靠性。试验结果显示，接受 RIC 干预的组的神经功能恢复效果明显优于对照组。然而，由于盲法失败，研究结果的解释受到质疑，无法完全排除干预组和对照组之间的主观干预和观察者效应对结果的影响。

这些例子凸显了盲法原则在临床研究中的重要性和容易受到干扰的脆弱性。研究者和研究团队需要采取严格的措施来维护盲法的完整性，例如使用专门的研究药物标识，确保研究人员和参与者无法识别治疗组别，以避免干扰试验结果。监管机构和伦理委员会也会对试验过程进行严格监督，以确保研究的合规性和质量。

## 三、总结

临床医学的研究设计是指在医学领域中进行研究时所制定的详细计划和步骤，旨在回答特定的科学问题，评估干预措施的效果，探索疾病的病因和发病机制，或者验证医学假设。

研究设计是整个研究过程的蓝图，包括研究目的、研究对象、研究方法、数据收集和分析等方面，以确保研究的科学性、可靠性和有效性。其中随机化原则、盲法原则和对照原则是临床医学研究中三个重要的研究设计原则，综合三者相结合的作用，可以得到高质量、科学可靠的临床医学研究结果。随机化可以保证试验组和对照组在开始时是相似的，减少混杂因素的干扰。对照原则可以比较不同干预措施的效果，提高试验结果的可信度。盲法可以减少主观偏见和信息偏差，使得研究结果更加客观。三者的结合应用，可以更好地评估干预措施的效果，为临床实践提供可靠的指导，增进医学知识和改善患者的治疗效果。

## 参考文献

[1] ALTMAN D G, BLAND J M. Treatment allocation by minimisation[J]. BMJ, 2005, 330(7495): 843.

[2] POCOC S J. Clinical trials: a practical approach[M]. New York: John Wiley & Sons, 1983.

[3] FRIEDMAN L M, FURBERG C D, DEMETS D L. Fundamentals of clinical trials[M]. Berlin: Springer Science & Business Media, 2010.

[4] SIBBALD B, ROLAND M. Understanding controlled trials: why are randomised controlled trials important?[J]. BMJ, 1998, 316(7126): 201.

[5] MOHER D, HOPEWELL S, SCHULZ K F, et al. CONSORT 2010 explanation and elaboration: updated guidelines for reporting parallel group randomised trials[J]. Int J Surg, 2012, 10(1): 28-55.

[6] SCHULZ K F, CHALMERS I, HAYES R J, et al. Empirical evidence of bias: dimensions of methodological quality associated with estimates of treatment effects in controlled trials[J]. JAMA, 1995, 273(5): 408-412.

[7] VASE L, RILEY J L 3rd, PRICE D D. A comparison of placebo effects in clinical analgesic trials versus studies of placebo analgesia[J]. Pain, 2002, 99(3): 443-452.

[8] NISSEN S E, WOLSKI K, TOPOL E J. Effect of muraglitazar on death and major adverse cardiovascular events in patients with type 2 diabetes mellitus[J]. JAMA, 2005, 294(20): 2581-2586.

[9] ROSSOUW J E, ANDERSON G L, PRENTICE R L, et al. Risks and benefits of estrogen plus progestin in healthy postmenopausal women: principal results from the Women's Health Initiative randomized controlled trial[J]. JAMA, 2002, 288(3): 321-333.

（顾 伦 张 葯 贺子轩）

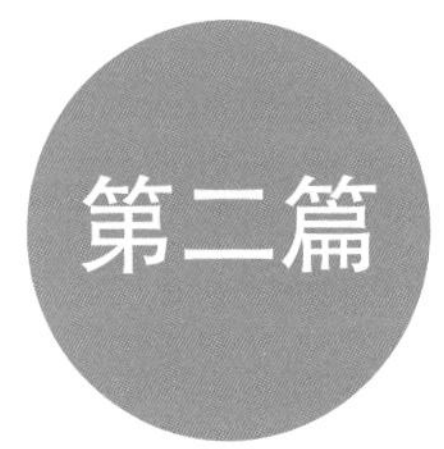


# 临床医学研究的伦理学

# 第一章

# 绪　论

## 第一节　伦理学的概念

伦理学的本质是关于道德问题的科学，广义上属于一种哲学范畴，也是道德思想观点的系统化、理论化。伦理学是以人类的道德问题作为自己的研究对象。“伦理”（ethic）这个词语来源于希腊文，本指品格（character）。“道德”则出自拉丁文，意思是习俗（custom）或礼仪（manners）。道德比较适合描述个人的品格，而伦理则更多地指人与人之间的关系。伦理学要解决的问题既多又复杂，但基本问题只有一个——道德和利益的关系问题，即“义”与“利”的关系问题。这个问题包括两个方面：一方面是经济利益和道德的关系问题，即两者谁决定谁，以及道德对经济有无反作用的问题；另一方面是个人利益与社会整体利益的关系问题，即两者谁从属于谁的问题。现代社会对伦理的理解，更多倾向于后者，即更关注个体利益和群体（社会）利益的关系。对这一基本问题的不同回答，决定着各种道德体系的原则和规范，也决定着各种道德活动的评判标准和取向。

伦理学作为一门学科，本身也是在不断进化中获得提升的，比如二十世纪的伦理学和二十一世纪的伦理学，在伦理法规、适用对象、参照系统等很多方面都有变化，在当时一些符合伦理的事件，在之后的时光中就会被认为不符合伦理。此外，还有许多伦理事件需要时间的检验，如二十世纪的美国梅毒事件、Hela 细胞事件，尽管时间过去很多年，但当人们重新思考并聆听当事人亲属的诉求时，会发现当时的行动是多么不符合伦理规范。

在医学伦理中，伦理的规范性和时效性显得尤为突出，随着医疗技术的不断进步，一些新的药物、器械或技术也对伦理提出了新的挑战。而伦理学作为一门学科也要不断进行修正，以适应时代的发展。例如，近年来新出现的干细胞治疗技术、基因编辑技术、人工智能技术等，各个国家也纷纷出台新的伦理法规，以适应这些新技术的要求。但归根到底，要看这些技术是否会给研究对象带来损害，而不仅仅是看对整个社会是否有利。从这点上来说，伦理学的更新和迭代，反映出社会的进步，以及人们对价值观认同感的变迁。

## 第二节 医学伦理学的研究对象、内容和方法

### 一、医学伦理学的研究对象

医学伦理学的研究对象是医学领域中的医学道德现象和医学道德关系。医学道德现象包括医德意识现象、医德规范现象和医德活动现象。

医学伦理学主要研究以下几种医德关系：医务人员与患者（包括患者的家属）的关系（医患关系）；医务人员相互之间的关系（医际关系）；医务人员与社会之间的关系（医社关系）；医务人员与医学科学发展之间的关系（医技关系）。

#### （一）医患关系

医患关系即医务人员与患者（包括患者的家属）的关系。医患关系是医疗活动中最基本、最核心、最首要的关系。

近几年来我国的医患关系日趋紧张，医疗纠纷日益增加，一方面经常有患者投诉、殴打甚至持凶器伤害医务人员的事件发生，另一方面医务人员也多有抱怨。医患关系的紧张与时下的医药机制关系密切。优势医药资源过度集中在大中城市，导致边远地区"看病难""无处可看"；"黄牛"泛滥导致专家号票价不合理升高、"一号难求"；看病就医手续复杂、过程冗繁让人叫苦不迭……这一系列的问题都是医患关系日趋紧张的"无形推手"。医患之间有着共同的目标。患者来到医院的目的，是希望早日恢复健康，医务人员的最高职责，也是帮助患者早日恢复健康。只有全心全意为患者服务，才是正确处理医患关系的基本原则。

#### （二）医际关系

医际关系即医务人员相互之间的关系。在一所医院内，为了完成任务，往往需要医生与医生、医生与护士、护士与护士、医护人员与行政和后勤管理人员通力协作。1981 年，上海第一钢铁厂青年工人陆德才的左下肢被卷扬机绞成两截，左下腹连同半个骨盆被撕脱，小肠外露，膀胱破裂，左上腹及胸背部软组织也严重挫伤，受伤部分几乎占整个躯体的四分之一。伤员被送到中国人民解放军海军军医大学第一附属医院（以下简称"上海长海医院"），当时医院的 14 个科室、40 多名医务人员在抢救陆德才的过程中，输血 9 200ml，输液 213 000ml，处理医嘱 3 760 多次，无一差错，使濒于死亡的陆德才重获新生的案例，就充分说明了医务人员之间同心协力、密切配合在医疗工作中的重要性。

现在医学各个学科的分工越来越细，例如普通外科分为胃肠外科、血管外科、胰腺外科等，在分工趋细的同时，却给患者整体的诊治带来一些盲区。因此，现代医学倡导的多学科团队（MDT）理念，是体现不同学科之间密切协作的很好方式，在医际关系中建议推广应用。

#### （三）医社关系

医社关系即医务人员与社会之间的关系。医学作为社会性事业，不仅涉及患者的利益，而且涉及整个社会的利益。比如，对人工流产、计划生育、残疾新生儿的处置、器官移植等这一类问题，如果不从整个社会利益着眼，就很难确定医务人员的行为是道德的还是不道德的。

例如社会上比较敏感的医生"灰色收入"等问题，也是社会发展不平衡所导致的，其根

源很深，对于造成高药价、高值耗材等有很多因素构成，因此应该从社会整体来看目前的医患矛盾问题。作为医务人员，应该洁身自好，坚决拒绝一切不良现象，廉洁从医，也是医学伦理学的普适性要求。

#### （四）医技关系

医技关系即医务人员与医学科学发展之间的关系。医务人员除了要完成防病治病的任务，还肩负着医学科研的重任。崇高的医学科研道德，是促进医学科学发展的重要因素。医务人员只有遵循科研医德的要求，才能在探求生命运动和疾病发生、发展规律中，寻找出保障人类健康、战胜疾病的有效方法和途径。

但是，医学科技的进步要遵循客观规律，并且依从医学伦理学的要求。历史上，曾有法西斯分子用活人进行冷冻试验、病菌试验、耐毒试验、活体解剖试验等案例，这是极其野蛮和残忍的犯罪行为，为伦理和天理所不容。医学研究的目的是判断一种技术（药物）的科学价值，造福更多全体和对象。医学研究的实质具有客观性和科学性，医学研究的过程需要患者（受试者）参与。医学伦理的目的是让人类生活得更幸福、更有尊严，医学伦理的实质具有主观性和感情性，医学伦理的过程需要第三方评判。从上述分析对照看，医学研究其实是和伦理相悖的，如何处理好二者之间的关系，既着眼于医学科技的进步、造福更多人类，同时又要保障少数受试者的权益，是医学伦理始终需要面对的问题。有些打着"医学研究"的幌子，实际对患者或受试者带来伤害的"医学进步"，是不可取的。

### 二、医学伦理学的研究内容

#### （一）医学道德的基本理论

包括医学道德的起源、本质、特点、发生发展规律、社会作用与影响；医学历史中出现的医学道德现象及其背景；医学伦理学的基本理论、医学伦理学的发展趋势等。

#### （二）医学道德的规范体系

包括医德的原则、规范和范畴等。

#### （三）医学道德的基本实践

包括医学道德教育和修养、医德评价的标准和方法、医学临床、医学科研、整个卫生保健领域、现代医学发展中的难题等。

### 三、医学伦理学的研究方法

常见的医学伦理学研究方法有：历史的方法、比较的方法、实践的方法、系统的方法、实证的方法等。

#### （一）历史的方法

所谓历史的方法，就是用历史的眼光去观察和分析医学道德对医学伦理学加以研究和进行学习的方法，是基于历史的医学伦理研究和学习医学伦理学的方法。

#### （二）比较的方法

比较的方法是现代众多学科研究和学习大量使用的方法，是探求研究对象与他物的共同点和不同点的有效的方法，有纵比、横比、同比、异比、交比等内容。所谓医学伦理学比较的方法，主要是与国际医学伦理思想进行比较研究和学习的方法。

#### （三）实践的方法

所谓实践的方法，就是结合医学科学发展和临床运用实践对医学伦理学进行研究和学习的方法。案例分析方法是一种具体的医学伦理学实践方法。案例分析方法是提取典型的医学伦理案例（分为进行文字概括和具体的实际案例），基于已有的医学伦理价值观和医学伦理规范，发现、分析其中伦理问题，提出医学伦理解决方案的医学伦理学研究和学习的方法。结合具体的案例可以检验医学伦理的优劣，深化对医学伦理的认识，甚至突破已有的医学伦理成果。

#### （四）系统的方法

所谓系统的方法，就是按照事物本身具有的系统性把研究对象放在系统形式中加以考察的方法。系统的特征有整体性、结构性、层次性和开放性。

#### （五）实证的方法

所谓实证的方法，就是对医学道德这种社会现象进行客观解释、静态和数量分析的方法。通过实证研究，找出医学道德产生和变化的外部原因；通过对大量样本的调查和数量分析揭示医学道德的内在联系。一个时期，人们注重了对医学道德现象的定性研究，认为不能运用定量方法研究医学道德。随着对医学道德研究内容深入，为了满足对医学道德的客观研究需要，医学道德研究方法也应该丰富，实证的方法就显得非常必要。

## 第三节　医学伦理学学科成熟的标志及其与相关学科的关系

### 一、医学伦理学学科成熟的标志

医学伦理学作为学科成熟的标志是伦理委员会的形成、生命伦理学的兴起、伦理教育与研究的加强。

#### （一）伦理委员会的形成

20世纪后半叶，随着医疗技术的发展和临床实践中出现的道德困境，许多医疗机构开始设立伦理委员会，专门处理涉及伦理问题的情况。这标志着对医学伦理学的关注和对道德问题进行专门探讨的需求。

#### （二）生命伦理学的兴起

生命伦理学是医学伦理学的重要分支，关注生命的起源、终结和发展过程中的道德问题。20世纪70年代，随着生命伦理学的兴起，医学伦理学开始成为一个独立的学科领域。

#### （三）伦理教育与研究的加强

医学伦理学开始在医学教育中得到更多关注，成为医学生和从业者必修的课程之一。此外，越来越多的研究机构和学者开始专门从事医学伦理学的研究，深入探讨与医疗实践相关的伦理问题。

### 二、医学伦理学与相关学科的关系

#### （一）医学伦理学与医学的关系

医学伦理学和医学的关系最为密切，因为伦理的标准随着医学的不断进步而改变，同时新的医学技术也对伦理带来新的挑战。例如新出现的人类胚胎基因编辑技术，实际上国际上很多实验室都掌握了该技术，但是否需要去碰“潘朵拉魔盒”，是否对未来人类的基因产生影响，目前没有定论，因此伦理目前处于禁止该类试验阶段。

临床医学和医学伦理学的结合更为紧密，因为其诊治或研究对象是以人为目标，现在基础研究也更多涉及医学伦理学，因为众多基础研究的成果即将转化用于临床，同时在以实验动物甚至细胞为研究对象时也要参考伦理准则，因此医学和伦理学的结合更为紧密。

### （二）医学伦理学与卫生法学

伦理学与法学有着密切的关系。法律法规是由国家制定并强制实施的行为规范。道德主张依靠内心信念、传统习俗、思想教育、社会舆论来调节和规范人的行为。法律依靠强制性的规范来约束人的行为；道德依靠自律性的道德修养来约束人的行为。二者相辅相成，缺一不可。伦理为法律提供辩护，法律又可保障伦理观念、规范的贯彻实施。

医学伦理学与卫生法学都是协调医疗卫生领域人际关系、人与社会以及人与自然关系的基本力量。卫生法学以医疗卫生领域的法律规范为主要研究对象，由国家以强制力保证执行。医学伦理学以医学道德为研究对象，靠内心信念、公众舆论和社会习俗等方式，靠自觉遵守医德规范来发挥效能。医学道德与卫生法规互相联系、互相补充、相互渗透。一方面，医学道德规范规定了医疗卫生领域的道德底线，如：不许克隆人、不准对人类生殖细胞系开展非医学目的的基因编辑等。同时又提倡更高的道德境界，例如科研人员和白衣天使要无私利他、自我牺牲等。另一方面，医学道德中弘扬的善、正义、公正、尊重等伦理原则体现在医疗立法中，卫生法律法规中对医生职责权利、义务的规定也体现在具体的道德要求中。卫生法律规范规定了医疗卫生领域人们的基本行为要求，也肯定公序良俗等道德原则，否则将产生不利的法律后果，违法者为此承担法律责任。

### （三）医学伦理学与卫生事业管理

医学伦理学与卫生事业管理之间是一个双向互动过程，一方面需要使用伦理学基本理论去解释、评价具体的公共政策；另一方面伦理理论本身在政策的制定和实施过程中又要不断受到现实的检验。医学道德原则和规则的细化和实施必须考虑到相应卫生政策的可行性、有效性、文化多样性和社会程序、社会公众的可接受性。医学伦理原则和规则为医疗卫生政策的评价提供了道德基础，但是政策的制定、贯彻实施和评价必须依靠经验数据、卫生经济学、法学、心理学等方面的知识。

### （四）医学伦理学与其他学科之间的关系

**1. 医学伦理学与医学心理学** 医学心理学是研究心理因素在人类疾病预防、诊断、病因、病理、症状、治疗以及康复过程中发挥作用的学科，它为理解医患互动和医患沟通提供了重要理论和方法依据。医学伦理学更加注重对医学服务对象的身心整体医护，倡导医德责任、医德态度、医德医风。医学伦理学与医学心理学相互促进和补充，只有医务人员医德高尚、患者信任医务人员，才能真正展开心理研究与心理治疗，而医学伦理学的发展也需要医学心理学的支持和补充。好的伦理修养和境界，常伴随好的心境，因而必然对生理产生好的影响。

**2. 医学伦理学与医学社会学** 医学社会学的研究涉及医学的社会性质、社会作用和医学所必须承担的社会职能、医学所发挥的社会保障作用，医生和患者承担的社会角色，医学与社会的互动形式和互动规律等。医学社会学强调了医学的社会性质，强调了医学与社会因素之间的相互作用关系，拓宽了医患关系的内涵，把医患关系置于广泛的社会关系网络之中。

**3. 医学伦理学与医学美学**　医学伦理学以善、恶作为评价标准，并依靠社会舆论、内心信念和传统习俗来维持；医学美学以美、丑为评价标准，以健康长寿为客观依据，并在一定程度上取决于医务人员的医学审美水平。任何具有医学伦理学意义的现象，一般都具有美学意义；而一些具有美学意义的现象，也常有医学伦理学的意义。

此外，医学伦理学还与医学哲学、人际关系学等诸多学科有着内在联系（图 2-1-3-1）。例如，医学哲学关于医学目的、生死观、医学模式、临床证据、临床决策、医学理论的哲学假定等内容研究开阔了医学伦理学的视野，为学科发展提供了哲学基础。总之，厘清医学伦理学与其他相关学科的关系，将医学生培养成为具有跨学科思维整合能力的高素质人才是践行医学教育科学发展的客观要求。

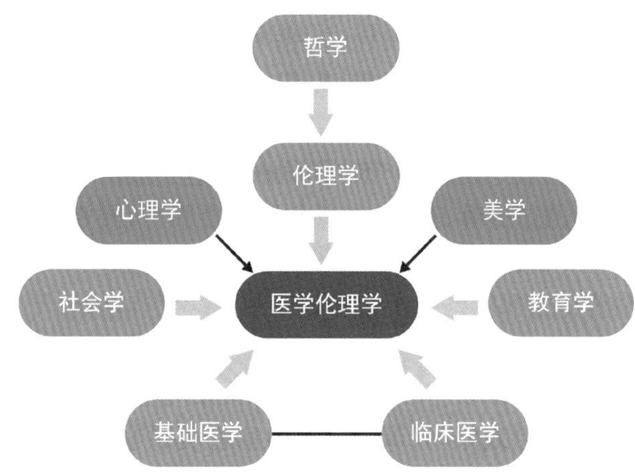


**图 2-1-3-1　医学伦理学与相关学科的关系**

# 第四节　学习医学伦理学的意义和方法

## 一、学习医学伦理学的意义

深入了解医学伦理学的任务和范畴，可以进一步促进医务工作者将医学伦理应用于医疗服务，有助于医务工作者树立崇高的医德风尚、有助于临床决策和医学难题的解决、有助于完善现代医学新体系、有助于医学生的全面发展。

医务人员在医疗实践中对自己和他人之间的行为关系、内心体验及其自然流露即医德情感，其建立在医务人员对病人身心健康高度负责的基础之上，不以医务人员的个人利益和自我满足为前提；医德情感深化即医德良心，其指医务人员在医疗活动中于意识和内心深处的对病人及社会的强烈道德责任感和自我实现的态度。

## 二、学习医学伦理学的方法

从总体而言，医学伦理学的学习和研究应该坚持唯物论和辩证法，正如恩格斯所指出的，一是要“从对象本身去认识”对象；二是要从“人们的现实社会关系”去研究对象，必须具有科学思维能力和使用科学的方法。学习和研究医学伦理学，应该坚持以下基本的方法。

### （一）观察法

就是用历史的眼光去观察和分析医学道德对医学伦理学加以研究和进行学习的方法。科学的观察不同于随意性的观察，它是抱着一定的研究目的进行的有意识的观察。观察应该有系统的设计，有观察的项目，观察的标准和期望得到的数据等。观察结果应有系统的记录。在观察中应避免任何主观和偏见，要坚持观察的客观性。观察法的优点是可以实时实地观察到现象或行为的发生，可以得到不能直接或不便报道的资料，可以在特殊设计下（如通过录像）或特别情景下最自然地观察研究对象的活动。观察法也有缺点，它不能在任何情况下都能得到所需要的材料。观察中所得到一个典型个案常可代表所研究对象的一般趋势。

观察法可分为无结构观察和有结构观察。无结构观察又分为非参与的和参与的两种。无结构观察是对研究问题的范围采取比较松懈且弹性的态度，进行的步骤和观察项目也不一定有严格的界定，观察记录的工具也较简单。参与与非参与是指研究者是否置身于他所研究的对象之中。无结构非参与的观察常被用作探索性的研究，或作为更有系统研究计划的初步工作。无结构的参与观察则置身于观察对象中，变为他们中间的一员，不被研究对象看作外人。有结构观察是指严格界定所研究的问题，依照一定的步骤和项目进行观察，采用准确的工作进行记录。

### （二）实验法

实验研究是科学研究的重要方法之一。在医学伦理学中实验法更多侧重于比较研究。应用这一研究方法需要具备两个基本条件。一是对所研究的问题的性质及所需知识应有相当基础。例如在研究医患关系现象时，就必须具备医患关系学基础知识。二是具有科学方法所必需的知识，包括逻辑学知识、统计学知识等。实验法的优点是可以获得事物变化的因果关系，它的特征是在严格控制的条件下研究事物的变化。实验研究的一般顺序是：确定研究问题，提出研究假设，设计实验方案，挑选实验对象，选择研究工具，进行实验观察，整理分析资料，撰写研究报告。实验研究因果关系时“因”是经实验者安排或控制的，即确立情景或条件；如果是研究者需要观察测量的，即在条件影响下发生的行为或反应。例如在研究人格和态度时，就必须处理三类变量：①有计划地操纵的自变量，即实验者有意安排的实验变量；②预先设计的观察、测量、记录因变量；③设法控制自变量以外一切可能影响结果的变量，包括干扰变量和中介变量。

实验者在控制自变量之外可能影响结果的其他变量的方法有：排除法、纳入法、配对法、随机法、共变量分析法。实验法中采用的测量工具和测量方法应当准确、有效。实验法用以研究社会和行为问题时，由于人类行为复杂多变，个体间差异很大，中介变量难以直接观察和测量，使实验法的应用受到很大的限制。在某种意义上，国际医学伦理思想交流的过程，通过纵比、横比、同比、异比、交比等筛选，将一些伦理规范的引入试点就是采用实验法进行研究的。

### （三）实地实验法

以人为方法操作研究因素而观察其变化情况的研究方法称为实验，包括研究环境或情景，由研究者控制操作的称为实验室研究。研究环境或情景处于现实情况下而进行的实验研究，称为实地实验研究。换言之，研究者在现实情况下，尽可能控制各种情况，操作一项或多项自变量，以观察因变量的变化情况，就属于实地实验研究。实地实验研究较之实验室研究，更便于在研究社会行为问题中施行。在实地研究中所选择的变量通常较实验研究中的变量具有更强大的影响力。

案例分析方法是一种具体的医学伦理学实践方法。案例分析方法是提取典型的医学伦理案例（分为进行文字概括和具体的实际案例），基于已有的医学伦理价值观和医学伦理规范，发现、分析其中伦理问题，提出医学伦理解决方案的医学伦理学研究和学习的方法。结合具体的案例可以检验医学伦理的优劣，深化对医学伦理的认识，甚至突破已有的医学伦理成果。

研究情况越近似现实，选择的变量越有价值，这种研究方法的实际应用的可能性也越大。实地实验研究适宜于检验理论的有效性，适宜于发现实际问题的解决方法。实地实验研究可以采取单因素设计，也可以采用多因素设计，还可采取全因素实验设计。实地实验工作的执行涉及所有参与研究的成员，应该对参与人员进行严格培训，使大家步调一致，提高工作效率，减少和避免偏差。对实验结果一般应采用统计分析方法，并应避免错误的发生。

**（四）调查法**

调查法是社会与行为科学最常用的研究方法，它可用于各种群体。一般是从群体中选取样本予以研究，以期发现社会各种变量彼此影响的状况、分配状况以及它们的相互关系。调查研究从所要研究的群体中，根据抽样原理选取样本，并以样本所得结果推论整体的状况。调查法适用面广，进行速度快，记录调查结果比较方便，调查员培训较容易，所得资料也便于分析，因而适合于大规模的研究。

调查法可以采取访谈法、问卷调查法，还可以利用互联网开展调查。通过对大量样本的调查和数量分析揭示医学道德的内在联系，进而找出医学道德产生和变化的外部原因。例如，医学伦理学不满足对安乐死的支持和反对理由分析，而且还要通过社会舆论调查，对不同的普通社会公众、不同的医务人员、不同的患者等不同的社会人群进行“同意、理解与否”的调查，然后进行数据分析，以反映人们对安乐死的医学伦理认识状况。

在很长的一个时期，人们注重对医学道德现象的定性研究，认为不能运用定量方法研究医学道德。随着对医学道德研究内容深入，为了满足对医学道德的客观研究需要，医学道德研究方法也应该丰富，调查法的运用为医学伦理学的定量研究开辟了新的思路。

## 参考文献

[1] 冯益谦 . 公共伦理学[M]. 广州：华南理工大学出版社，2004.

[2] 杨冠政 . 环境伦理学概论[M]. 北京：清华大学出版社，2013.

[3] 李勇，田芳 . 医学伦理学[M]. 3 版 . 北京：科学出版社，2017.

[4] 王宜静，罗京滨，王少君 . 中国传统文化对医学伦理之影响[J]. 中国医学伦理学，2003，16（4）：52-53.

[5] 王明旭，赵明杰 . 医学伦理学[M]. 5 版 . 北京：人民卫生出版社，2018.

（张优琴　杨雨薇　计一平　何雅琪　施　泊　唐春霞　杜奕奇）

# 第二章

# 医学伦理思想的历史发展

## 第一节　古代医学伦理思想

博大精深的中国传统医学伦理思想，在数千年的积淀下，经过医家践履的不断丰富和完善，成为中国传统文化的重要组成部分。历代医家正是在中国传统伦理思想的影响下，结合自身实践感悟，最终形成了独具特色的中国传统医学伦理思想。有学者就将中国传统医学伦理思想的主要精华概括为济世救人的职业观、“笃于情”的待患情感、重义轻利的义利观和重德自律的修养观。实际上，中国传统伦理思想给传统医学中的道德行为规范奠定了扎实的思想根基。

### 一、中国医学伦理思想的萌芽

在人类还处于茹毛饮血的原始社会，就已经萌生了医学化理思想。例如《资治通鉴外纪》中记载：“民有疾病，未知药石，炎帝始味草木之滋，尝一日而遇七十毒，神而化之，遂作方书，以疗民疾，而医道立矣”，说明上古时期就已经明确了医学的目的是治病救人，这也体现了医者自我献身的无畏精神和高尚品德。

医学伦理的发展在殷商时期因为巫医神学的盛行而受到了限制，人们对疾病的认识低下，社会的道德观念从属于宗教意识，从而未产生相对独立的伦理思想。从西周时期开始即出现了原始的人道观念。《周礼·地官司徒·大司徒》中有记载，“保息六养万民，一曰慈幼，二曰养老，三曰振穷，四曰恤贫，五曰宽疾，六曰安富。”其中“宽疾”为医学人道的体现。到周代时期，医疗活动已经较为规范，《周礼·天官》中出现了中国历史上最古老的医学职位分类记载：“医师上士两人，下士四人，府二人，史二人，徒二十人；食医中士两人，疾医中士八人，荡医下士八人，兽医下士四人”。《疡医》中也记载道：“凡有疡者，受其药焉”。林尹先生的注解为“凡国中有患疡疮的，都可以自疡医那里取得药物”，说明在当时的朝代对待疡病病人是不分贵贱贫富的。

春秋战国时期文化思想极大发展，诸子百家开创了“诸子蜂起，百家争鸣”的文化繁荣局面，学术思潮不断涌现，其中儒道墨等学派的思想更侧重对人性和自然的探究，这也为医学伦理道德的发展奠定了思想基础。

“仁”——中国传统医学伦理思想的理论精髓，正是根据儒家思想发展而来。“仁”最早出现在儒家圣贤孔子的学说中，是孔子的核心思想。儒家思想作为中国传统巧学的主干，在历代王朝都备受推崇，奉为正统思想。两千多年来，传统医学伦理思想就是在这种文化背景下得以发展，“仁”自然成为了贯穿中国传统医学伦理思想的理论内核。仁“作为中国传统医学伦理思想理论精髓的必然性由其自身特殊性决定”。另外，中国传统哲学中“天地人”合一的思维架构中对“人”的地位的十分推崇，即“天地各性，人为贵”，“唯人，万物之灵”，这也促进了中国传统医学产生“医乃仁术”的医学化理思想。这种基于这种强调人高于万物，具有最高尊严的思想是中国传统医学伦理得以发展的基础。

中国传统哲学还注重对生命的思考，包括以人为本的人贵论思想以及珍惜生命的贵生思想，这些都对中国传统医学产生了十分深刻的影响。中国传统医学认为“天地之中，惟人最灵，人之所重，莫过于命”，坚持“仁爱救人、生命至重”的价值观。道家学派的代表人物，唐代著名医家孙思邈在其《千金要方》发出“人命至重，贵于千金”的经典论述。受这种尊生贵人思想的影响，以人类生命为对象的传统医学伦理将医术称之为“仁术”。

从先秦时期开始，医德的受重视程度日益提高。《周礼・天官・医师》中记载“岁终则稽其医事”，即认为只有德才兼优的医生方能得到充分肯定。《内经・素问・金匮真言论》中也记载到“非其人勿教，非其真勿授，是谓得道。”

东汉时期，中国传统医学伦理思想的框架已初步确立。其中名医张仲景的医学理念尤为突出。他深受儒家思想熏陶，秉持着“上以疗君亲之疾，下以救贫贱之厄，中俱身长全，以养其生”的医学理念，认为医术不仅是治病救人的技艺，更是尽忠尽孝的重要表现。张仲景强调医德的重要性，倡导医德的良好传承与社会风气的提升，其在《伤寒杂病论》中批评当时社会“但竞逐荣势，企踵权豪，孜孜汲汲，惟名利是务”的不良风气，反对医生“各承家技，始终顺旧”保守的职业态度。晋朝杨泉在《物理论・论医》中进一步强调了医生的道德标准，指出“夫医者，非仁爱之士，不可托也。非聪明理达，不可任也，非廉洁淳良，不可信也”，认为医生首先是“仁爱之士”、“廉洁纯良”之人。

历代医家以他们丰富的医疗实践和严谨的治学精神，不断充实着中国传统医学伦理思想的内涵。在继承与发展中国传统医学的过程中，深刻认识到医德的重要性，持续在医德规范的探索与实践道路上迈进，最终构建出别具一格的中国传统医学伦理思想体系。

## 二、西方医学伦理思想的起源

古希腊是西方医学伦理学的发源地，古希腊医者、西方医学的鼻祖希波克拉底（图 2-2-1-1）最先谈论到医学道德问题。《希波克拉底誓言》这份以其名字命名的文献，是西方最早的医德经典文献，被誉为西方医学伦理的源头，对后来欧洲乃至世界的医学产生了巨大的影响。其中多处体现了医德观点：“凡授我艺者敬之如父母”、“为病患谋幸福”、“不作各种害人及恶劣行为”等等，他还指出“医术是一切技术中最美和最高尚的”。古罗马医学家盖伦深受希波克拉底医德思想的熏陶，认为医生不能利用职业之便谋取个人利益；此外，盖伦特别强调了医患关系的重要性，认为患者的合作和信任在疾病治疗的过程当中是十分重要的。

公元 476 年罗马帝国覆灭后，欧洲步入了中世纪的黯淡时代，宗教神学逐渐渗透到医

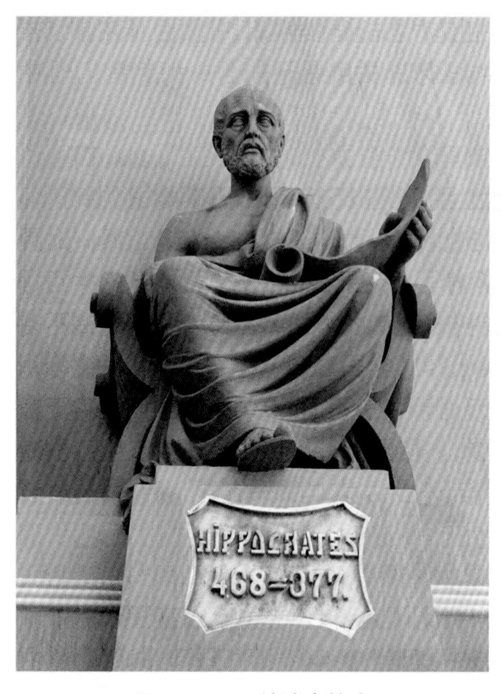


图 2-2-1-1 希波克拉底

学领域，严重阻碍了医学科学及医学伦理思想的发展。然而，随着 14 至 16 世纪欧洲文艺复兴的曙光初现，众多医学家在“人道”思想的启迪，开始倡导“认识自己”的理念，使得长期受宗教桎梏的医学领域焕发出新的生机。比利时解剖学家、人类解剖学奠基者维萨利勇敢地挑战教会禁律，投身于尸体解剖的研究，终于在 1543 年完成了划时代的著作《人体之构造》，为人类解剖学的发展奠定了基石。17 世纪，英国医学家威廉·哈维用凭借实验方法，成功揭示了血液循环的奥秘，并于 1628 年发表了《论动物的心脏运动和血液运动》。这一发现被恩格斯高度赞誉，认为它标志着生理学（包括人体生理学和动物生理学）正式成为一门科学。这些医学家的杰出贡献，不仅推动了医学科学的飞速发展，也为医学伦理思想的进步注入了新的活力。

## 第二节　近代医学伦理思想

医学伦理学伴随着医学科学的进步而不断演进。随着医疗卫生事业的社会化，医务人员的医德规范也从原先主要关注医生个体，扩展至整个社会群体，其内涵也日渐丰富。18 世纪，德国柏林大学医学家弗兰德对此进行研究，整理并发表了《医德十二箴》。这部著作提出了诸如救死扶伤、治病救人、尊重同业者等十二条医德要求，被视为《希波克拉底誓言》的延伸，并在西方医学界广泛传播。1803 年，著名英国医学伦理学家托马斯·帕茨瓦尔出版了世界上第一部《医学伦理学》（Medical Ethics）著作，首次正式提出了“医学伦理学”的概念，标志着医学伦理学作为一门学科的诞生。帕茨瓦尔认为，医学伦理的关注点应从过去单纯强调医者的个人德行，转向强调整个医疗行业的自律，以及医方内部和医患之间关系的和谐。这一转变，为医学伦理学的发展注入了新的活力，也推动了医学实践更加人性化和规范化。

### 一、医学人道主义与职业规范确定

中国的传统医学一直重视医学的人道主义。古称“医，仁术也。”这是人们对医学的崇高嘉誉。医者为患者治病，必须具有仁慈无私之心，必须对患者满怀人道主义精神。对于这一点医者所必须具备的医道准则，历代诸医家不仅论述颇多，而且以身力行。唐代医家孙思邈在《大医精诚》中提出的“见彼苦恼，若己有之，深心凄怆”，即把患者的痛苦视作自己的苦楚，对待患者如亲人，不应以社会地位或其他种种的差异而加以歧视。明代医家缪仲淳也强调“业作医师，为人司命，见诸苦恼，当以悲悯”以及“等心施治，勿轻贫贱”等观点。

正如孙思邈所说，给患者治病应“勿避险巇，昼夜寒暑，饥渴疲劳，一心赴救，无作功夫形迹之心，如此可为苍生大医，反此则是含灵巨贼。”又说：“其有患疮痍下痢，臭秽不可瞻视，人所恶见者，但发惭愧、凄怜、忧恤之意，不得起一念蒂芥之心，是吾之志也。”这种一切从救治患者、解除患者痛苦目的出发，不畏艰险，不避秽浊污臭，毫不考虑自己的健康乃至生命的崇高医德与言行，不仅是祖国医学伦理学之先声，而且是后世医家之楷模。

医者的人道主义还应表现在凡是医者为人治病，应力求以不增加患者的痛苦为原则。清代医家徐灵胎全力反对那种不顾患者之痛苦而滥施医术的粗劣作风。他指出某些医者“偶得一方……不顾人之极痛，一概用之，哀号欲死，全无怜悯之心。此等之人，不过欲欺人图利……故医者能正其术，虽学不足，尤不致害人。”徐灵胎在医德伦理方面也别具心得，他指出医者不同情患者之痛苦，是缺乏医德的表现，认为在选择治疗方法时，不应增加患者的肉体痛苦。同时还指出，凡是医者为患者治病，必须采用屡用屡验之药，万不可“不论何病，而试以笼统不切之药”，认为把患者作为用药试验，也是极端缺乏医德的表现。

相较之下，西方社会更重视职业规范的确立。自西方普遍步入资本主义社会以来，随着经济基础的深刻变革，金钱至上和私欲膨胀的利己主义观念逐渐蔓延。然而，由于古代西方的医德思想经过代代相袭已深入人心，希波克拉底誓言中提出的“医生乃是仁慈的，权威的，以病人之最大福利为己任”的核心理念依然得到广泛传承和弘扬。医者如何更好地为病人服务的核心思想仍被广泛传播。

规则伦理学领域专家康德在《实践理性批判》中深入阐述道：人类，就其属于感性世界而言，乃是一个有所需求的存在者，并且在这个范围内，他的理性对于感性就总有一种不能推卸的使命，那就是要顾虑感性方面的利益，并且为谋求今生的幸福和未来的幸福而为自己立下一些实践的准则。康德认为，遵循这些实践准则行事，将能够真正为病人谋取福利；反之，若背离这些准则，便无法实现病人的福祉。在他看来，这些实践准则不仅具有现实指导意义，更能够助力人们实现更高层次的目标。

规则伦理学通过设定一系列规则来规范医患关系，这是对医生的一种约束也是对医生的一种保护。为了确保医生遵守职业道德，许多国家都对医生制定了相关的规章制度。例如美国早在 19 世纪就颁布了《美国医学医德手册》，旨在为医生提供实践中的行为准则。英国和法国等国家也采取了类似的措施。法国在《医学专业指南》第二册《医务职务》中明确指出，医务人员应致力于在更广泛的层面上为病人营造心理上的舒适感；在言行举止上，应保持礼貌、和蔼可亲且坚定的态度；同时，还需妥善处理好与护理人员、病人及其家属以及药商等各方的人际关系。这些规定旨在确保医生在履行职责时能够遵循职业道德，为病人提供高质量的医疗服务。

## 二、健康伦理学思想的萌生

1987 年，我国学者针对健康内涵的不断丰富与人类健康面临的新威胁之间的矛盾，提出了“健康道德”这一重要概念。健康道德的核心内容为：人民的健康是包括卫生系统在内的一切社会部门的共同责任，所有部门都要把自己的工作与人民的健康联系起来，努力防止自己的工作过程和结果对人民健康带来可能的危害，并以自己的工作成效去维护和增进人民健康。在此基础上，有人进一步提出了“健康伦理学”这一学科。健康伦理学以健康道德为研究对象，这一学科的兴起，不仅有助于我们更全面地认识和理解健康道德的内涵和价值，也为推动社会各部门在维护人民健康方面发挥更大作用提供了重要的理论支持。

在健康伦理学的视角下，无论是“医疗”还是“卫生”，它们都仅仅被视为达成和维护“健康”目标的工具与手段，仅具备工具性和手段性的道德价值。而真正的核心和终极目标，是“健康”本身，其具有终极性的道德价值：健康是一种目的善、内在善和自身善。在“健康中国”战略下，健康伦理学被赋予新使命：该战略以健康为目的取向，明确了不同的社会主体的健康道德责任。

公共健康伦理学是与健康伦理学紧密相连的重要学科，起源于20世纪90年代初的美国，并迅速在欧洲和中国落地开花。“公共健康”一词从“public health”翻译而来，又被译为“公共卫生”，故有学者称之为“公共卫生伦理学”。有学者认为，如果把“public health”译作“公共健康”，则把“public health ethics”译为“公共健康伦理”或许更合适，理由在于：因为它更具公众性，更贴近英文原意，且能更全面地体现该领域的丰富内涵。该学科主要研究公共健康相关的伦理问题，包括危机应对、疾病预防、风险管理和公共卫生服务等方面的伦理原则和道德规范。在当前全球抗击新冠疫情的背景下，公共健康伦理显得尤为重要，甚至需要上升到“全球公共健康伦理”的层面。社群主义是公共健康伦理的主导价值取向。公共健康领域中所有伦理问题都围绕着“权利与善”的这一核心关系展开。当然，公共健康领域中权利与善的冲突，实质上是个人权利与公众权利之间的较量。因此，公共健康伦理学或公共卫生伦理学更多地聚焦于“公共”伦理，而非单纯的“健康”伦理，它更加关注健康或卫生领域中的公共伦理问题，其核心关注点在于公众健康的“社会目标”。

一方面，健康伦理学关注健康权利。健康权被视作一种与生俱来的自然权利，并被明确规定为人权和基本权利之一。其伦理内涵体现在，任何国家及其政府都应秉持对公民健康人权的尊重，并承担保障其健康权利得以实现的责任。相对于健康伦理学，公共健康伦理学关注的则是群体公众的健康权。值得注意的是，在维护公共健康权的过程中，诸如留观、隔离、封锁、强制检测等干预措施的实施，可能会不可避免地限制部分个人自由，甚至需要牺牲某些个人利益、局部利益和当前利益。

另一方面，健康伦理学同样聚焦于健康责任。为确保健康权的实现，国家及其政府不仅要致力于卫生与健康事业的蓬勃发展，更应积极倡导“健康融入所有政策”的理念，明确界定各部门和各方面在健康领域的道德责任。这样，我们才能真正尊重并保护作为积极权利的健康权，达成“共建共享健康”的美好愿景。与此同时，每一位自然人、法人或其他组织都应当严守底线，确保不侵犯健康权这一消极权利，共同维护健康权的神圣不可侵犯。此外，健康伦理还认为，公民是自己健康的第一责任人，每个人都应为自己的健康负起责任，并避免对他人健康造成损害。这正是“健康为人人，人人为健康”理念的体现。

## 第三节 现代医学伦理思想

第二次世界大战后，鉴于纳粹罪犯在战争中严重背离医学人道精神的劣行，医学伦理逐渐受到社会各界的深切关注，这标志着国外医学伦理迈入了现代医学的新纪元。在20世纪中叶，各国纷纷加强对医学伦理学的研究，使其蓬勃发展，同时一系列国际医学伦理文献和医德准则接连问世，极大地促进了西方医学伦理学的进步。以1948年为例，国际医学大会以古老的《希波克拉底誓言》为基石，制定了首个《日内瓦宣言》，这成为医学界共同遵守的行为规范，为医学伦理的发展树立了新的里程碑；此外，还有1949年世界医学会颁布的《国际医德守则》，1978年发布的《东京宣言》以及修订后的《赫尔辛基宣言》等。如今，中国医学界也在积极追赶，在重视、尊重并培养医学伦理的道路上持续努力。

## 一、生命伦理学的出现

二十世纪六七十年代，生命伦理学（bioethics）诞生。随着生命伦理学的兴起与进步，传统的医学伦理学研究范式正逐渐受到生命伦理学的挑战与渗透。生命伦理学如今已成为当代社会的一门“显学”，它被视为“一门具有指导实践作用的规范性伦理学”，“其重要任务在于协助医生、研究者、公共卫生工作者做出恰当且符合伦理原则的决策”。然而，尽管生命伦理学已独立成为一门学科，它依然拥有自身独特的研究对象与范畴，不应被简单视作某种哲学理论的“分销部”。生命伦理学，这一学科在生物医学技术时代的浪潮中应运而生，其核心研究对象聚焦于生命科学技术在开发和应用过程中所引发的伦理问题。它展现出鲜明的交叉学科特性，横跨生物学、医学、伦理学、社会学和法学等多个领域，从而形成了独特的学科架构。相较于传统医学伦理学，生命伦理学的研究范畴有了显著的拓展，它不再仅仅局限于医患关系的探讨，而是勇于挑战传统，重新审视并深入探索人与技术之间的根本性关系。正因如此，生命伦理学展现出了强烈的科学技术伦理学特质，与科学技术哲学之间形成了紧密的纽带，共同推动着人类对于生命科技伦理的深入思考与探索。

医学伦理学，它的起点与终点都深深根植于医学之中，而其背后的价值理念则始终如一，坚守着以病人为核心的伦理利他主义道德观。然而，这一学科并非停滞不前，它在不断的发展中，在一定程度上“汲取了生命伦理学的智慧，打破了医学家长主义的绝对权威，更加尊重患者的自主意愿，从而更全面地保障患者的健康权益。”这样的演进使得医学伦理学在关注患者的同时，也更加注重伦理与道德在医学实践中的应用与体现。

综上所述，生命伦理学的演进历程彰显了医学伦理学学科发展的重心转移，揭示了该学科研究中心和问题域的重大变革。然而，一些深层次的哲学伦理问题依旧稳固，尚未发生颠覆性的改变，也未引发真正意义上的方法论革命。新兴的生命伦理学，作为技术时代医学伦理知识图谱的显著标志，不仅对传统医学知识谱系进行了创新性的改造，更在生物医学时代的技术浪潮中注入了新的活力，成功地将医学伦理学从传统医患关系与医德教育的桎梏中解脱出来。同时，生命伦理学也深刻重塑了我们对道德知识与道德秩序的认知。与现代之前的社会想象中根深蒂固的道德秩序相比，我们所处时代的道德秩序展现出了迥然不同的特征。它不再仅仅局限于一系列规范与准则，而是包含了更为丰富和深邃的“本体”组成部分。生命伦理学进路敦促我们深入地对生物医学技术进行伦理层面的全面审视。从它最初的出发点来看，它是对医学技术本身的伦理思考，同时也是对技术应用在疾病治疗过程中的伦理准则设定。医学技术的不存在，医生、医患关系以及医德的概念也就无从谈起。医患关系表面看来似乎是医生与病人之间的直接互动关系，但实质上，这两者之间广泛存在着技术作为沟通桥梁的角色，构成了一种基于技术中介的“主体间性”关系。如果说传统中医的诊断方式在技术性上表现得还不够明显和直接，那么现代西医的诊断手段则充分展现了技术的强大力量，使得病人仿佛被置于一个由冷冰冰的高科技仪器设备所构成的技术体系中。现代医学技术过于强调客观的技术知识，几乎完全忽视了病人的主观感受，用纯技术性的知识取代了传统的人文关怀，无情地撕毁了笼罩在医患关系上的温情面纱。这无疑体现了技术取得的显著进步，但同时也是人性关怀逐渐消退的悲哀体现。因此，我们需要通过生命伦理学进路，对生物医学技术进行深入反思，以期在技术进步与人性关怀之间找到平衡。

然而，这两者又紧密相连——生命伦理学虽然源自医学这个广阔的领域，但并非起源于常态下的医学科学或医疗活动。实际上，它诞生于高新生命科技对医学和道德所提出的挑战。首先，高新生命科技的涌现正是生命伦理学得以产生的直接触发因素。正如邱仁宗所指出："生命伦理学的产生是为了应对先进的技术在生命科学和医疗保健领域应用时所引发的伦理难题。"生命维持技术的不断进步与应用，引发了关于人的本质与伦理问题的深入讨论。

此外，高新生命科技所带来的道德冲突是生命伦理学得以产生的另一关键原因。在医学伦理学中，医务人员往往需要在"义"与"利"之间做出抉择，且通常被期望以"义"为重，以"义"引导"利"。尽管有时也存在道德冲突，即"义"与"义"之间的冲突，但这些冲突经过长时间的文化积淀，已经形成了一个相对稳定的道德价值体系，为医患双方和社会大众提供了共识的基础。然而，生命伦理学所面临的情况则截然不同。高新科技所带来的道德冲突缺乏现成的、具有明确价值大小和高低层次的道德体系作为指导。以器官移植为例，器官分配问题涉及多个层面。宏观层面需要考虑国家公共卫生资源在器官移植与一般疾病防治之间的投资权衡；微观层面则需要决定在等待器官供体的人群中谁应优先获得器官，以及在紧急情况下如何分配有限的救治资源。这类问题没有现成的道德原则和规范可供遵循，即使是舍生取义的原则也显得无能为力。此外，救治对象的价值大小也往往难以确定。

最后，多元文化的社会背景是生命伦理学产生的社会基础。在全球化和信息时代的浪潮下，文化多元现象在全球范围内各个国家、各个领域均有所显现。多元化社会在应对伦理冲突时常常陷入困境，因为其缺乏普遍适用的道德准则和统御全球的行动力量在面临生命伦理问题时，这种多元文化背景下的伦理冲突表现得尤为突出。因为生命伦理问题通常超出了传统道德理论的考虑和研究范畴，它们创造了新的讨论语境，揭示了先前隐藏在传统道德观念中的冲突，触及了道德体系内的深层次问题。多元文化的道德主张使得人们在选择时更加迷茫，从而进一步推动了人们对生命伦理学的研究与探讨（表 2-2-3-1）。

**表 2-2-3-1 生命伦理学与医学伦理学的区别**

| 区别点 | 医学伦理学 | 生命伦理学 |
| --- | --- | --- |
| 哲学领域划分 | 医学伦理 | 科技哲学 |
| 性质 | 单一学科 | 交叉学科 |
| 讨论对象 | 常态医学医疗活动 | 高新生命科技下的伦理问题 |
| 解决态度 | 价值体系比较完善<br>"义""利"/"义""义"抉择 | 价值体系不完善<br>具体问题具体分析 |

综上所述，美国《生命伦理学百科全书》修订版（第二版）主编沃伦·托马斯·瑞奇（Warren Thomas Reich）对生命伦理学给出了这样的阐释："它是一门跨学科的学问，借助伦理学的分析工具，系统地探索生命科学和医疗保健中的道德议题，这包括道德观念、决策、行为以及政策等多个层面。"生命伦理学致力于探讨生命医学技术，如生命维持、生殖、基因及

器官移植等领域的研发与临床应用所带来的广泛社会、伦理及法律问题，因此，它又被称作生物医学伦理学（biomedical ethics）。这些技术领域的深入研究凸显了生命伦理学“以问题为中心”的鲜明特色。

在当代中国，医学伦理学研究展现出浓厚的生命伦理学特征。虽然医学伦理学与生命伦理学各自成立了学术团体，但研究群体在很大程度上是重叠的，二者之间难以划定明确的界限。在中国众多医学院校普遍采用的医学伦理学教材中，无论是理论架构的搭建还是具体方法的运用，从章节的编排到内容的阐述，均显著展现了“生命伦理学化”的倾向。

## 二、祖国医学伦理学的发展

祖国医学伦理学作为具有中国特色的现代医学伦理思想，重视从动机角度出发对医者的道德培养。祖国医学伦理学认为，在指出医者对于患者的义务与职责时，十分强调医者为患者治病的动机必须纯正，不能把医术作为谋取钱财、诋毁同道、自矜己道的手段。正如明代医家陈实功在《医家五戒十要》中指出：“无论病家大小贫富，有请便往，勿得迟延厌怠，药金勿计较轻重，一律尽心施治……”

祖国医学伦理学的另一重要观点是，除患者疾苦以外，医者还必须负有一定的社会责任，即医者必须为社会公益贡献自己的医术。关于这一方面的医学伦理内容也很早就有记载。《内经》指出，医者必须“入国问俗，入家问讳，上堂问礼，临病人问所便。”我国古代著名医者扁鹊，他行医就是应社会需要，随俗为变。他到赵国邯郸为带下医，到东周雒阳为痹医，到秦国咸阳为小儿医。这种根据社会需要而尽自己所能，把解除患者的痛苦作为自己义不容辞的社会职责的作为，也是崇高医德的表现。东汉杰出医家张仲景，对当时一些医者敷衍塞责的医疗作风极为不满，对于因战祸和疾病失于及时救治而夭亡的患者，寄予深切的同情。于是他勤求古训，博采众方，倾注毕生的精力，写成了《伤寒杂病论》一书，为祖国医学的发展做出了重大的贡献。孙思邈针对晋唐以来，追求长生不老而滥服药石的社会风气竭力反对，指出，“明其大猛毒，不可不慎也。”甚至提出“有识者遇此方即须焚之，勿久留也……不复须存，为含生害也。”

## 三、当代医学伦理学的不同进路与面向

当代医学伦理学在继承和发展古代医德学、近现代医学伦理学、生命伦理学、健康伦理学和公共健康伦理学（公共卫生伦理学）的基础上，展现出了其“宽广”的胸怀和“广阔”的视野，足以容纳并深化生命伦理学和健康伦理学的内涵。

首先，当代医学伦理学中的“医学”概念被赋予了更广泛的含义。正如部分学者所指出，当代医学不仅仅局限于防病治病的经验和技术，而是融合了生命科学及其他相关科学的学科知识，同时也包含了组织管理和工程实践等多方面的要素。在这样的背景下，当代医学伦理学中的“医学”更多地指向了医学科学、医疗技术以及卫生保健制度。因此，医学道德行为的主体不再仅限于医疗卫生从业人员（如传统医德学和近现代医学伦理学所关注的），而是扩展到了生命科学研究者（如生命伦理学所探讨的）。此外，这一主体还涵盖了政府及其主管部门，乃至一个国家乃至国际社会的层面（如健康伦理学所强调的）。这样，医学道德行为的主体就不仅包括医疗卫生的从业人员（医德学和近现代医学伦理学），而且包括生命科学研究者（生命伦理学）；不仅包括上述个体的医务人员和研究者，而且包括政府及其

主管部门、一个国家乃至国际社会（健康伦理学）。

其次，如上所述，尽管生命伦理学是从一个社会乃至整个国际社会的视角来关注和研究生命医学科技发展和应用引发的伦理问题，但最终还是落实到医学界按照社会的道德应对措施采取相应的医学行为。

最后，健康伦理学深入探讨了"应该如何实现人类的健康目标"这一核心议题，强调健康道德的至关重要性。尽管我们秉持着"健康共建共享"、"健康为人人，人人为健康"的伦理原则，但医疗卫生部门及其工作人员始终扮演着人类健康主要维护者的角色，承担着健康道德责任的最重要部分。

因此，当代医学伦理学展现出了多元化的面向和广阔的学术视野。它不再仅仅局限于医务人员的职业道德和行业道德的探讨，而是进一步扩展至生命医学科技所引发的伦理问题。

## 参考文献

[1] 曹永福. 当代医学伦理学视野中的医疗职业伦理、生命伦理与健康伦理[J]. 医学与哲学，2021，42(19)：1-4.

[2] 陈琼霞. 西方生命医学伦理"施益原则"与当代儒家生命伦理"仁爱原则"之对话[J]. 现代哲学，2017(5)：107-113.

[3] 王宜静，罗京滨，王少君. 中国传统文化对医学伦理之影响[J]. 中国医学伦理学，2003，16(4)：52-53.

[4] 徐天民，李传俊. 当代中西方医学伦理思想比较研究[J]. 中国医学伦理学，1997(1)：60-64.

[5] 李传俊. 西方国家的医学伦理与立法及其对我们的启示[J]. 医学与哲学，1995(1)：50-51.

[6] 孟继贤. 当代医学伦理学的发展趋向[J]. 医学与哲学，1982(10)：15-18.

[7] 吴伟伟. 论中国传统医学伦理思想的理论精髓："仁"[D]. 南京师范大学，2015.

[8] 黄康. 浅析佛教、伊斯兰教、基督教文化中的医学伦理思想[J]. 中国药物经济学，2014，9(01)：381-382.

[9] 汪幼琴. 西方医患伦理思想的演变[J]. 中国医学伦理学，2006，(03)：112-113.

[10] 李红文. 当代医学伦理学的四种研究进路及其反思[J]. 医学与哲学，2023，44(07)：8-11+46.

[11] 冯泽永. 医学伦理学与生命伦理学的联系与区别[J]. 医学与哲学，2020，41(19)：12-16+80.

[12] 熊璐. 我国"绿色"殡仪馆环境设计研究[D]. 南昌大学，2007.

（张优琴　杨雨薇　计一平　何雅琪　施　泊　唐春霞　杜奕奇）

# 第三章

# 医学伦理学的基本观点和理论

## 第一节　生命观与死亡观

### 一、生命观

#### （一）生命神圣论

生命神圣论（观）强调生命的价值和意义，强调对生命的尊重。生命神圣论认为人的生命是神圣的，旨在引导医学在道德上关心人的生命、尊重人的生命、维护人的生命，提倡患者的生命利益和健康利益高于一切。从这点上说，生命神圣论是医学伦理学的基础或基石。

生命神圣论认为人的生命是神圣不可侵犯的、极其宝贵的、具有至高无上的道德价值的，因而人们应该珍重、善待和救治每一个人的生命。生命神圣思想源远流长。例如，《黄帝内经·素问》指出，“天覆地载，万物悉备，莫贵于人”，即认为天地之间万物，没有比人的生命更为宝贵的了。《千金要方》认为，“人命至重，有贵千金，一方济之，德逾于此”，意思是人的生命最为宝贵，比千金还重要，用一方良药救人，功德无量。生命神圣论促使人们珍重生命，有利于人类的生存与发展。这种理论也促使医药技术、医疗职业与医学科学的产生，并促进其发展。

但其局限性也很明显，由于生命神圣论单纯强调生命至上和生命存在的绝对价值，这种生命观的思维方式本身就存在缺陷，在看到生命存在绝对意义的同时，没有认识到生命存在的相对性和有条件性。生命的神圣与否应当取决于生命价值与质量的统一，其局限性在于只重视个体生命意义，而忽视了作为人类的整体利益的重要性，这对于控制人口数量、提高人口质量是有伦理阻碍的。例如对于人工流产的实施，不同的国家法律不同，也是对于生命神圣论理解的差异所造成的，甚至对于究竟受精卵到胚胎发育多少天算是人类也存在分歧。

#### （二）生命质量论

生命质量论是指在认同生命神圣的基础上，把注意力集中在对生命质量的考察，主张医学不仅在于保存人的性命，更重要的是要努力提高人的生存质量。质量应从体能和智能两个方面加以判断和评价。价值是指社会价值，生命个体扮演一定角色，有意识，并能为他人和社会做出贡献，才算有价值的生命。

生命质量论认为，可以根据人的自然素质的高低优劣，对人的生命采取不同对待方式。所谓生命质量，就是人的生命自然素质（包括体力和智力）的状况，它通常用“健康程度、治愈希望、预期寿命、智力状况”等来体现。例如，根据生命质量论，对于生命质量极其低下的严重缺陷新生儿，有可能根据其父母的意愿停止救治。

其局限性也很明显。生命质量论的形成和发展为人们认识和处理生命问题提供了重要的理论依据，对长期以来困扰人们的生与死的权力及生与死的选择问题，提供了重要的理论依据。但这种生命论只就人的自然素质谈生命存在的价值，显然是失之偏颇的，而生命质量高低的判断标准也难以达成共识，更难以操作。例如对于安乐死的实施，不同的国家都有法律的差异，归根到底还是对生命质量论认识的不统一。

**（三）生命价值论**

生命价值论是一种把生命神圣与生命质量相统一的崭新的生命伦理观。生命价值包括两个方面，一是生命所具有的满足这个人自身的效用，即生命的内在价值和自我价值，它是由生命质量来决定的；二是生命的外在价值，即把内在价值发挥出来，为社会创造物质财富和精神财富的社会价值，或称生命的社会价值。生命的内在价值与外在价值的统一，构成了一个人的生命价值。生命价值论认为，可以根据生命对自身和他人、社会的效用如何，而采取不同对待方式。

生命价值论是对生命神圣论和生命质量论的一种继承，但同时也是一种发展。这一理论是当代医学发展的需要，同时也是医学向人文回归的一种必然。

**（四）患者生命论**

在医学伦理学中，患者因其和健康人之间的差异性，尤其是就医行为这一过程，造成医学伦理的特殊视角，强调医生在医学活动特别是医患关系中表现出来的同情和关心患者、尊重患者的人格与权力、维护患者的利益、珍视人的生命价值和质量的伦理思想和权力观念。

患者生命论体现在以下几点。尊重患者的生命，是医学人道主义最基本的或最根本的思想，医者应当珍重生命，尊重人的价值和权力，尽力救治患者；尊重患者的人格，患者具有正常人的权利也具有一些特殊的权利，是提高医疗质量及效果的必须要求；尊重患者的平等，医疗中应当尽量排除非医疗因素，让每个患者都能人道地、平等地实现医疗目的；尊重患者的生命价值，要求重视患者的生命质量和价值。

## 二、死亡观

死亡观，又叫生死观，是指如何认识人的死亡和应该如何对待人的死亡。死亡是人的生命活动的终了，是意识和自我意识的消失。人可因生理衰老而自然死亡，或因机械的、化学的或其他因素引起意外死亡，但大多数是因各种疾病而致的病理性死亡。

**（一）我国古代的死亡观**

不同文化和宗教持有不同的死亡态度。例如儒家的“未知生、焉知死”，即你尚未知道生是怎么回事，怎么能知道死是怎么回事；“舍生取义、杀身成仁”，即为了仁义，可以舍弃生命和身体的美德至上、超越死亡。道家的“方生方死，方死方生”，即生就是死，死就是生，生是死的开始，死是生的开始的生死齐一观点，以及“飘雨不终朝，骤雨不终日，天地尚不能久，而况于人乎"，即狂风不会刮一个早晨，暴雨也不会下一整天，天地都不能长久永远不变，更何况是人呢？佛家的因果报应与生死轮回，物我两空、追求涅槃，即无为、自在、不生不灭等。

儒家推崇积极入世的理性主义死亡观，"生则重生，死则安死""乐天知命，故不忧"；道家信奉超然物外的自然主义生死观，"生死齐一，死而不亡"；墨家追崇实用的经验主义死亡观，"生者见爱，死则见哀"；法家提倡务实主义的死亡观，"定理有存亡"；佛家宣扬逃避现实的出世主义死亡观，"轮回六趣，具受生死"。

### （二）西方文化的死亡观

与更注重生命循环、自然和谐的东方文化不同，西方文化中的生死观受宗教影响更大，西方文化认为人的生命是有限的和充满诸多不确定因素的，而死亡归宿是永恒的和确定的。如基督徒认为人死亡后可以进入"天堂"得到永恒。基督教对死亡持有独特的见解，其信仰理念始终贯穿于基督徒的生死之间，其更为看重灵魂的救赎，而非肉体的短暂存在。

从某种方面来说，西方死亡文化上主要表现为社会化服务和义务化服务。具体来说，社会化服务通过社区层面的细致关怀得以实现，它彰显了社区在支持个体生命终结过程中的重要作用。而义务化服务作为社会福利的具体展现，不仅体现了西方社会对个体生命尊严的尊重，也凸显了西方社会工作体系的高度发达与成熟。以英国、德国、法国、瑞士等为代表的西方资本主义发达国家在70年代号称"从摇篮到坟墓"一切由国家承担。

### （三）科学的死亡观

死亡的本质是个体自我生命的终结，是自我意识的消失。科学的死亡观认为死亡是一个复杂的过程，是人的本质特征的消失，需树立自然归宿信念，积极充实人生价值，并坦然面对死亡。面对死亡的不可逆性以及医学的有限性，人们应当珍惜生命，正视死亡，持有科学的死亡观。

倡导科学的死亡观，具体来说包括如下4个方面：①树立自然归宿信念，正确认识死亡；②充实人的生命价值，积极对待人生；③消除鬼神作祟臆念，理性面对死亡；④减轻消除疾病痛苦，安详度过死亡。

## 三、生命观和死亡观的对立和统一

生命观和死亡观看似是对立的两个方面，实际内涵是统一的。只有正确认识生命的存在及其意义，才能更好地理解死亡；反之，只有更深刻地理解死亡，才能对生命的存在及其价值显示尊重。为此，医务人员应该正确看待死亡教育。所谓死亡教育，又叫生死教育，是指在对死亡形成正确认知基础上的对敬畏生命、珍爱生命的教育。死亡教育对于医务人员来说，具有双重意义：一方面，医务人员应该适时对患者及其家属进行死亡教育，帮助其正确认识死亡，面对死亡；另一方面，医务人员本人也应通过死亡教育正确认识死亡，面对死亡。

从生视死，才能更坦然地面对死亡和意识消失；由死观生，才能更好地敬畏生命和珍爱生命。

## 第二节 医学伦理学的基本理论

### 一、美德论

美德论，又称为德性论、德行论。这种理论相信：一个人只要拥有适宜的美德，自然就会做出好的道德判断，即做出合乎伦理的行为决策、评价和辩护。当然，美德论对美德的理解也不光指个人的修身养性方面，还强调个人与其人生环境的和谐。“修身 - 躬行 - 生活 - 成人”构成了东方儒家德性伦理的自我生存图景。“传统 - 实践 - 共同体 - 幸福生活”则是西方美德伦理的基本生存图景。医学美德论主要讨论行医者的职业美德，如仁慈、诚挚、严谨、公正和节操等，并在医疗行业中提倡这些美德。

美德论的特点为一方面强调个人行为的稳定性，另一方面也强调个人行为的自律性。美德论以品德、美德和行为者为中心，研究和探讨人应该具有什么样的道德品质，有道德的人是什么样的人，人应该具有什么样的品德或品格。不同的时代、不同的国家、不同的民族对美德内容的理解和概括有所不同，要求也不一样。美德论及其包含的具体美德要求无疑对医学伦理学的理论和实践产生了重要的影响作用。因此，持续开展的医疗行业整风问题，归根到底是要求从医者具有基本美德，但目前的医德水平还不能达到所有从业者均达到美德水平。

医学美德论是医学伦理学理论体系的重要组成部分，医学美德论有利于医务人员塑造完美人格。医学美德论仅仅是从直观的层面上、从医学职业本身对医务人员提出了“应该具备什么样的美德”的要求，还缺乏在某种情景下医务人员应该具体如何做的建议；当下的医疗行为由个体走向集体和社会，医疗实践不仅涉及疾病而且涉及一种社会责任，美德论仅仅停留于主观品性、人格等精神形态的存在方式之中，缺乏制度化，只能有赖于个人的道德修养，不能更有效地提高整体的更宏观的行业道德；当下价值多元化，每个人对美德的理解或者侧重点并非统一，在医患关系的处理中，由于价值观的不同，单独通过美德论指导医务人员的行为往往不能达到良好的效果。

### 二、后果论

后果论，即一种强调行为的功利后果和对他人、对社会的普遍功用作为对人的行为道德价值判断和评价根据的伦理学理论。“最大多数人的最大幸福”是代表和反映这种伦理思想本质的核心原则。

后果论类似功利主义思想。古典功利主义伦理思想包括：①个体道德理论；②社会功用理论；③法律调节理论；④个人的自由权和自我发展；⑤作为人们内心情感的良心。现代功利主义思想包括：行为功利主义和准则功利主义是现代功利主义具有代表性的两大派别。行为功利主义伦理学的主要观点是强调根据具体情况下的具体行为所产生的效果来确证一个行为的正当性，而准则功利主义则强调人的行为的道德价值要根据这一行为与某类具有普遍意义的规则是否具有一致性来加以确证。

后果论的特点是强调行为的结果，不重视行为的动机。同时，以个体经验为基础，以经验生活中的苦乐感受为标准。功利主义伦理理论为世人提供了一种基本的道德思考模式，为伦理学的研究和应用提供了理论上的有益启示。无论是确定生命质量、判断生命价值、选择死亡方式，还是合理分配有限的卫生资源、制定医疗卫生事业的宏观决策，都需要依据一定的标准来进行价值判断和道德选择。在这个过程中，功利主义伦理学的理论在方法和原则上扮演着不可或缺的角色，其功用是无法被替代的。

后果论在人们做出具体的道德行为判断时，也强调后果，最终以行为后果的好坏作为标准，即终极的道德标准就是行为后果的好坏。这里的道德判断包括道德行为决策、道德行为评价和道德行为辩护等。道德行为的决策过程是：①列举一切可供选择的行为方案；②计算每一种方案可能的后果；③比较这些后果，看哪个更符合行为者的需要和目的；④择优做出选择，确定行为方案。道德行为的评价过程是：①描述伦理行为，尤其是伦理行为的结果；②分析行为的后果是否最好；③得出道德行为评价的结论。道德行为选择的辩护过程是：①描述自己的道德行为选择；②推断行为的可能结果；③说明自己的道德行为将是效果最好的；④自己的行为得到伦理辩护。

后果论从人的本性而不是从神的目的去说明价值和道德的起源和目的，在思想领域产生了巨大的影响。后果论强调行为的效用是否是其道德的基础，有效地防止了因空谈道德和义务所导致的道德至上论和教条主义。后果论力图把个人对幸福的追求同利他和公益事业结合起来，对人类社会的发展具有积极的推动意义。只是专注于效果而不考虑动机，评价趋向片面；功利主义的出发点和落脚点最终是个人主义，容易走向利己主义。

### 三、道义论

道义论又称为义务论，或非目的论等，是一种与功利论相互平行和对照的道德思维向度。道义论的内涵包括以下几点。①社会确立道德的目的在于道德自身，在于完善每个人的品德，是为了实现人之所以异于禽兽、人之所以为人。②行为是否道德，其终极的标准只能看它对道义和行为者的品德的效用如何，而不能看它对全社会和每个人利益的效用如何。例如儒家倡导的先义后利。在西方现代伦理学中，道义论是指人的行为必须遵照某种道德原则或按照某种正当性去行为的道德理论。例如康德的道德理论包含如下主要内容：①可普及性；②人是目的；③意志自律。

我国古代对道义论也有很好的诠释。孟子曰，“人之有道也。饱食、暖衣、逸居而无教，则近于禽兽”（《孟子·滕文公上》），意思是说做人有做人的道理，如果只是吃得饱，穿得暖，安乐逸居，却不接受教育，不知礼义，那就和禽兽差不多了。一个行为是否道德，其终极的标准只能看它对行为者的品德和道义的效用如何，而不能看它对全社会和每个人利益的效用如何，凡是能够使行为者品德达到完善、实现人之所以为人者的行为，不论它如何减少行为者和整个社会的利益总量，因符合上述道德目的，就是应该的、就是道德的；相反，则是不应该的、不道德的。西汉大儒董仲舒将这一思想概括为，“正其义不谋其利，明其道不计其功”（《汉书·董仲舒传》），意思是说做任何事情都是为了匡扶正义，而不是为了人们的利益。

道义论的特点在于道义论在道德评价中注重行为本身是否符合道德规定，强调行为的动机而不是以结果为评价善恶的依据。伦理道义论以社会或群体的整体利益及其公正分配为道德考量目标。道义论对规范有效性的寻求总是普遍主义的，甚至是绝对道义性的。

道义论在医学实践中的运用体现在，道义论强调履行义务的行为动机和观念在医学实践中有着悠久的历史传统。人道主义精神是道义论的具体体现,在医学领域发挥着积极的道德引导作用。

道义论对于整个人类社会的稳定与发展起着重要的维系作用。道义论在医学伦理学发展中和医德实践中发挥着重要的历史作用,甚至可以认为义务和美德是医学行为的道德底线。“善良意志”“道德原则”或“绝对命令”从何而来,这个哲学基础问题并没有得到根本性的解答;由于对道德行为全过程的把握不够全面和彻底,它有可能忽视人的需要、目标和派生价值而走向极端;科学和技术的发展带来的一系列道德难题和医学道德的时代性困境,仅以道义论作为理论基础和方法手段同样是十分软弱和无力的。

## 第三节 医学伦理学的其他理论

### 一、伦理相对主义与境遇伦理学

伦理相对主义认为一切道德原则都仅仅相对于一定的文化或个人的选择方式才是有效的,而不存在普遍适用的道德原则,代表人物是维斯特马克。

境遇伦理学实质上就是坚持从实际情况出发做出道德决断,以具体的境遇和实际经验作为道德评价的标准,在道德判断中把实用主义和存有质疑的道德相对主义结合起来,代表人物是弗莱彻。

### 二、生命政治学与身体伦理学

生命政治学的定义:①对象是作为总体的人口,即人口安全;②为了人口整体的安全,就必须将所有威胁人口安全的因素加以隔离和排斥,这种隔离和排斥必然区分正常的政治生活(bios)和被排斥的赤裸生命(zoē);③正常与不正常、bios与zoē的区分需要可以作为机制的话语和知识体系来运作。没有这种知识体系,我们便不可能在正常和不正常之间做出区分。而现代知识的生产,尤其是医学知识和生物科学的知识,在很大程度上推进了这种区分话语的发展,这种话语就是生命政治学最原初的基底,代表人物是福柯。

身体伦理学将“身体”这一范畴又拉回到了生命伦理学的视野,并作为批判性思维的出发点,反思在后现代境域中生命科学的发展到底对“涉身主体”意味着什么,以此来观照生命伦理学传统理论框架的局限性和实践的有效性。从这个意义上看,身体伦理学可以说是生命伦理学发展的新阶段,代表人物包括玛格瑞特·许尔德瑞克与罗仙妮·麦基丘克。

### 三、商谈伦理学与对话伦理学

商谈伦理学是在理性论证基础上的道德共识,而非自上而下制定的他律性的道德规范。这种伦理的建构,是一种旨在达到主体间的相互理解的交往行为的结果,是在没有外在强制因素影响的对话中,通过对论证与反驳的权衡,依靠理性的信服力建构起来的。代表人物是哈贝马斯。

对话伦理学既是一种认知的、普遍的伦理学,也是一种形式的、程序的伦理学,同时还是一种超越了基础主义和相对主义的后形而上学的伦理学。代表人物是阿佩尔和哈贝马斯。

## 四、中国医学伦理学的理论发展

我国的医学道德思想源远流长，学科发展至今有 30 多年的发展历程。我国医学伦理学在学科概念、理论基础、研究方法、研究内容、实践应用等各个层面上已经取得了多方面进展。立足当下，面向未来，对自身的“发展”问题进行持续性的伦理追问，体现自身的生命力。

哲学和伦理学的不同流派和不同理论形态的思想观点都对医学道德和医学伦理学产生了重要的影响，随着医学实践的不断发展和各种文化因子的影响，新的医学伦理学理论形态也不断兴起，共同促进医学伦理学的丰富与发展。对医学伦理学理论基础进行哲学探索并随着经济、科技、文化的发展进行理论创新，是医学伦理学研究的一项重大课题，也是一项持久的课题。

中国医学伦理学正立足本土实践，继续深化理论根基和拓展实践应用，使其在当下的医学和生命实践中真正发挥价值导向的功能和作用，保证医学发展的正确方向。

## 参考文献

[1] 杨小丽 . 医学伦理学[M]. 5 版 . 北京：科学出版社，2020.
[2] 龚玉秀，方珏 . 医学伦理学[M]. 2 版 . 北京：清华大学出版社，2018.
[3] 刘剑 . 现代医学伦理原则的探析与构建[D]. 上海：华东师范大学，2006.

（张优琴　杨雨薇　计一平　何雅琪　施 泊　唐春霞　杜奕奇）

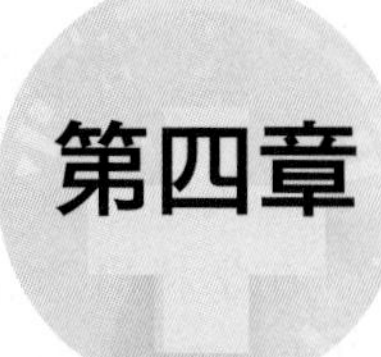

第四章

# 医学伦理规范体系

医学伦理规范体系是指医学伦理学中的道德原则、规范和价值观的系统。医学伦理规范主要围绕着在临床实践中出现的伦理难题进行指导，以保证医学实践的道德和法律合理性。医学伦理规范体系主要由医学伦理原则和具体规范构成，在医学实践及其发展过程中形成了一系列原则和规范，这些原则和规范的确立，又对医学实践引导和评价等产生作用，以指导医学实践向符合医学道德要求、体现医学伦理的方向发展。医学伦理原则是对医学伦理规范、准则抽象和概括的产物，而具体规范是原则的具体化。医务人员在医疗实践中都应该遵循这些原则和规范，这也是作为评判医务人员行为的标准。

## 第一节　医德基本原则

### 一、我国医德基本原则的由来及其历史背景

医学道德学（简称医德学）是医学伦理学在中国的早期学科形态。我国更多地使用“医学道德”的概念并围绕这一概念逐步形成了医学道德学的一些早期理论和思想，医学道德观念形成和基本理论的建构，是基于中国传统伦理文化及其在不同历史时期的继承和发展，是对当时中国医学科学和技术的整体水平以及医疗卫生事业发展的总体状况的一种反映。我国医德学研究和学科理论雏形的建构，为其后中国医学伦理学的全面和系统发展奠定了良好的基础，我国医德学形成的医德基本原则以及在此基础上确立的一系列医德规范和准则等，都成为中国医学伦理学的基础。

我国现代的医德基本原则相关内容的提出大约在 20 世纪中叶。1941 年 7 月，毛泽东同志为中国医科大学的毕业生亲笔书写了“救死扶伤，实行革命的人道主义”的题词，成为革命战争年代党领导的军队卫生人员遵循的根本医德准则。毛泽东同志的题词也成为特定历史条件下对医德基本原则的精辟表述和阐释。

中华人民共和国成立后，医疗卫生工作成为党和国家社会建设的一项重要内容，医疗卫生工作的目标和方针更加明确，救死扶伤的人道主义精神在中国特色社会主义事业起步中不断得到彰显。1950 年，第一届全国卫生会议在北京举行，会议提出将“面向工农兵”“预防为主”“团结中西医”作为新中国卫生工作的三大方针。1952 年，周恩来根据毛泽东“动

员起来，讲究卫生”的号召，提出了“卫生工作与群众运动相结合”的方针。从此，面向工农兵，预防为主，团结中西医，卫生工作与群众运动相结合这四大方针，为新中国卫生事业的发展指明了方向。自此，救死扶伤、革命的人道主义成为贯穿于医疗卫生工作方针中的鲜明的医学道德精神和基本原则。

### 二、医德基本原则的内容

在现代医学伦理学理论建设和学科发展初期，1981 年在上海举行的“全国第一届医德学术讨论会”上首次明确提出了我国的“社会主义医德基本原则”，其内容表述为“防病治病，救死扶伤，实行革命的人道主义，全心全意为人民服务”。后续进一步完善为“防病治病，救死扶伤，实行社会主义医学人道主义，全心全意为人民身心健康服务。”这种理论的完善不仅反映了“社会主义”制度意义上的特定性，而且体现了政治伦理意识和传统在医学道德原则上的交互。随着医学科学和技术的不断进步，医德基本原则的确立是符合新中国时代精神的，为后续进一步完善打下了坚实支撑。

具体而言，防护治病、救死扶伤”是医德的基本要求，体现了治病救人的基本理念；“医学人道主义”是医学道德的基本要求，医生应当充分发挥这种人道主义；“全心全意为人民身心健康服务”则要求医护人员应当投入全部精力为人民健康做出保障。

### 三、医学伦理原则形成和确立

医学伦理原则的确立，与现代医学伦理学孕育和产生的这种社会背景有密切关联。相对于中国的医学道德原则而言，医学伦理原则着眼于对已经发生和可能发生的生命科学与技术以及医疗领域的种种问题的认识和解决，而不是局限在抽象的概念集合和对原则的高度概括上。在医学科学发展和医疗实践基础上，相关学者提出的若干伦理原则，对认识和解决现实的医学伦理问题，具有更为直接、明确的价值判断和伦理评价的作用。

美国国家保护生物医学和行为研究受试者委员会出台了《贝尔蒙报告》(1978 年)，报告主要涉及人类受试者研究当中的保护问题，提出了尊重人(respect for persons)、有利(beneficent)、正义(justice)三个伦理原则，这被认为是西方医学伦理学界对原则的最早阐释。1989 年，比彻姆(TL. Beauchamp)和查尔瑞斯(J. F. Childress)在《生物医学伦理学原理》一书中提出了“四原则说”。他们认为，自主原则、不伤害原则、行善原则、公正原则是生命伦理的基本原则。由美国学者比彻姆和查尔瑞斯提出的生命伦理四原则，即自主原则、不伤害原则、行善原则和公正原则，这四原则得到更多认可，并被欧美等国家和地区的医学组织视为医生执业的行为依据，被同行广泛地接受。这些观点的提出和在实践中探索逐步形成了医学伦理原则。

## 第二节　医学伦理原则

### 一、尊重原则

#### (一)尊重原则(principle of respect for autonomy)

要求医务人员尊重患者，广义上的尊重原则还包括医务人员尊重患者及其家属的人格，欧美一般称为自主原则。对人的自主性尊重，以及知情同意、知情选择、要求保守秘密和隐私等均是尊重患者的体现。

（二）尊重原则的内容

**1. 尊重患者的生命** 生命是人存在的基础，是人的根本利益所在。尊重患者的生命，首先要尽力救治患者，维护其生命的存在，这是对人的生命神圣性的尊重。其次，要通过高质量医疗照护提高患者的生命质量，以维护其生命价值，这是尊重人的人格生命的具体体现。尊重人的生命及其生命价值是医学人道主义最根本的要求，也是医学道德的基本体现。

**2. 尊重患者的人格尊严** 即把患者作为一个完整的人加以尊重。尊重患者作为独特个体的生命存在，重视患者生命的质量，体悟患者因病痛所忍受的痛苦，将减少对患者的身体伤害和缓解痛苦作为伴随患者救治过程的道德主旨。尊重患者的内心感受和价值理念，重视社会和心理因素对患者的影响，肯定患者对自我生命的理解和抉择；肯定患者生命存在的价值和意义，每个生命个体都有权利得到善意和尊重，而无论其生命体处于何种状态。

**3. 尊重患者的隐私** 隐私是指一个人不容许他人随意侵入的领域。主要包括两方面内容：一是个人的私密性信息不被泄露，二是身体不被随意观察。医疗职业的特点决定了医生常常可以了解到患者的某些隐私，涉及患者从未向他人谈到或暴露过的身心领域。医生有义务为患者保守秘密，以免泄露信息给患者带来伤害。同时，医生也有义务在为患者实施检查、治疗时保护患者的身体不被他人随意观察。

**4. 尊重患者的自主权** 自主主要指自我选择、自由行动或依照个人的意愿自我管理和自我决策。患者自主权（right of autonomy of patients）是指具有行为能力并处于医疗关系中的患者，在医患有效沟通交流之后，经过深思熟虑，就有关自己疾病和健康的问题做出合乎理性的决定，并据此采取负责的行动。这是患者享有的一种重要权利，与其生命价值和人格尊严密切相关。

尊重患者自主权意味着患者自己做出选择和决定，这需要具备一定的前提条件。这些条件包括：医生应为患者提供正确、适量、适度且患者能够理解的信息；患者必须具有一定的自主能力，丧失自主能力和缺乏自主能力的患者无法实现；患者的情绪必须处于稳定状态，过度紧张、恐惧、冲动的患者无法自主决定；患者的自主决定必须是经过深思熟虑并和家属商量过的，如果患者的决定过于草率，则无法反映其真实的自主性；患者的自主决定不会与他人、社会的利益发生严重冲突，也就是说患者的自主决定不会危害到他人和社会的利益，否则需要加以限制。

尊重原则对医务人员的要求 一是尊重患者的生命、人格尊严，保护患者的隐私。二是处理好患者自主与医方做主的关系。医生要尊重患者的知情同意和知情选择的权利，对于缺乏或丧失自主能力的患者，应尊重其家属或监护人的此项权利。但当患者病情危急需要立即进行处置和抢救，家属不在场，来不及获取患者家属知情同意的时候，医务人员出于对患者责任和利益的考虑，可以行使特殊干涉权，做出对患者有利的决定。三是履行帮助、劝导、限制患者及其亲属选择的责任。医务人员首先要帮助患者，为其提供正确、适量的信息并帮助患者理解，以利于患者的选择。其次，应劝导患者。如果患者的选择与医务人员的期望不同，医务人员应劝导患者，而不要采取听之任之、出了问题患者责任自负的态度。如果劝导后患者及家属仍坚持己见，则应尊重他们的自主权。最后，如果患者的选择与他人、社会的利益发生矛盾，有可能损害他人和社会利益，医务人员应首先协助患者进行调整，以履行对他人和社会的责任，并使其对患者的损害降到最低。一旦患者的选择对他人的生命和健康构成威胁或者对社会利益造成危害，医务人员适当限制患者的选择是符合道德的。而对于家属做出的对患者不利的选择，医务人员也有责任予以干涉。

## 二、不伤害原则

### （一）不伤害原则（principle of nonmaleficence）

要求医务人员在诊治过程中，应尽量避免对患者造成生理上和心理上的伤害，更不能人为有意地制造伤害。

### （二）医疗伤害的种类

依据不同标准，医疗伤害可以划分为多种类型。例如依据伤害性质可分为正当伤害和不当伤害；依据伤害后果可分为躯体伤害、精神伤害和经济损失；依据伤害影响时间可分为近期伤害和远期伤害等。与医学伦理关系最为密切的是与医方主观意志及其责任息息相关的医疗伤害。在临床医疗过程中，依据伤害与医方主观意志及其责任的关系，可以做出如下划分。①有意伤害与无意伤害。有意伤害是指医方极不负责任或出于打击报复，拒绝给患者以必要的临床诊治或急诊抢救；或者出于增加收入等狭隘目的，随意增添不必要的临床治疗项目造成的相关伤害。与此相反，不是医方出于故意而是实施正常诊治所带来的间接伤害，则属于无意伤害。②可知伤害与不可知伤害。根据医疗方是否可预先知晓来划分。③可控伤害与不可控伤害。超出控制能力的伤害是不可控伤害，反之亦然。④责任伤害与非责任伤害。责任伤害是指医方有意伤害以及虽然无意但属于可知、可控而未加认真预测与控制，任其出现的伤害。如果意外伤害虽然可知但不可控，则属于非责任伤害。有意伤害、责任伤害以及可知可控却没有正确预知及控制造成的伤害都是不道德的。

### （三）不伤害原则的相对性

在医疗活动中，绝对的不伤害是不可能的。很多检查、治疗措施都可能给患者带来生理或心理上的伤害。例如肿瘤化疗，虽能抑制肿瘤，但会对血液和免疫系统造成伤害。在医疗实践中，任何诊治手段只要符合医疗需求或属于适应症的范畴，都被视为符合不伤害原则。相反地，如果诊治手段对患者无益、多余或是禁忌，并且故意或无意中勉强进行，导致患者受到伤害，这就违反了不伤害原则。同时，我们必须特别注意在适应症范围内的可能伤害，力求尽量避免或将伤害控制在最小限度。

不伤害原则之所以具有相对性是因为伤害具有双重效应。双重效应（double effect）是指某一诊治行为的结果产生了一个有害效应，但这个有害效应不是直接的、有意造成的，而是为了正当的动机所产生的间接的并且是可预见的效应。也就是说，该行为基于善的动机和目的，带来了明显的诊治作用，即善效果的直接效应。但同时，也带来了一些不可避免的伤害和副作用，即恶效果的间接效应。例如引产救母、必要截肢、隔离治疗等。

为预防对患者的有意伤害或将伤害降到最低限度，对医务人员提出如下要求：①树立不伤害的意识，在医疗活动中首先想到不伤害患者，杜绝有意和责任伤害，把不可避免但可控的伤害控制在最低限度；②善于权衡伤害和受益，对有危险或有伤害的医疗措施进行评价，只有相对于受益，危险或伤害能够接受，才符合不伤害原则。

## 三、有利原则

### （一）有利原则（principle of beneficence）

要求医务人员的诊治行为应该保护患者的利益、促进患者健康、增进其幸福感。有利原则也称为行善原则。

《希波克拉底誓言》中明确提出并阐明了“为病家谋利益”的行医信条。《日内瓦宣言》规定：“在我被吸收为医学事业中的一员时，我严肃地保证将我的一生奉献于为人类服务。”“我的患者的健康将是我首先考虑的。”这些都体现了有利原则。

### （二）有利原则对医务人员的要求

有利原则要求医务人员：①首先考虑患者的利益，做对患者有益的事，努力维护患者的生命健康，当患者利益与科学利益、医生利益发生冲突时，应该将患者的利益放在首位；②准确诊断、有效治疗，努力提高医疗业务能力，为患者提供最为准确的诊断和最为有效的治疗，通过高超的医疗技术提高患者的生命质量，满足患者的健康需求；③提供最优化服务，对利害得失全面权衡，选择受益最大、伤害最小的医学决策；④坚持公益原则，将有利于患者同有利于社会健康公益有机地统一起来。

## 四、公正原则

### （一）公正（justice）

公正即公平、正义。公正包括程序性质的公正、回报性质的公正和分配性质的公正等不同形式。

公正原则（principle of justice）要求医务人员合理分配和实现人们的医疗和健康利益。

公正原则包括形式公正原则和内容公正原则。形式公正原则，又叫完全平等原则，是指应该同等分配负担和收益。在医疗实践中，此项原则要求类似的个案以同样的准则加以处理。内容公正原则，又叫合理差别原则，是指应该合理差别分配收益和负担。到底应该依据什么来判断谁是应得者，应得什么，应得多少，学者们提出可依据需要、个人能力、对社会贡献、在家庭中的角色地位等进行判断。

在医疗卫生领域，公正原则首先强调基本健康权人人平等，在基本医疗保健需求上保证人人应该同样享有。1948 年 4 月 7 日生效的《世界卫生组织宪章》中提到：“享有可能获得的最高标准的健康是每个人的基本权利之一，不因种族、宗教、政治信仰、经济及社会条件而有区别。”对于公民所具有的基本的合理的医疗护理以及获取健康的权利要予以保障，体现人人平等。要坚持基本医疗卫生事业的公益性，通过完善制度、扩展服务、提高质量，让社会公众享有公平可及、系统连续的预防、治疗、康复、健康促进等健康服务。在基本医疗卫生服务领域政府要有所为，将公平可及和群众受益作为医疗改革和发展的目标。

但是，公正原则并非意味着平均分配，应承认非基本健康权的合理差别，对于患者超越基本健康权的医疗需求也应予以恰当满足。随着我国经济和社会发展，公民之间的收入差距不断显现，高收入群体拥有更高的医疗需求和更强的支付能力，对于某些超越基本医疗范围的需求，在条件允许的情况下应予以满足。但此类医疗服务不是由政府承担，而是依靠市场调节，通过释放市场活力提供不同层次的医疗服务，满足不同群体的不同健康需求。

### （二）公正原则的伦理要求

公正原则的伦理要求需要医务人员做到以下三个方面。①公正地分配医疗卫生资源。

医务人员既有分配宏观资源的建议权，又有参与微观资源的分配权，因此应该公正地运用自己的权利，尽力保证患者享有的基本医疗和护理等平等权利的实现。②在医疗态度上平等对待患者，特别是对老年患者、年幼患者、残疾患者、精神疾病患者等要给予足够的耐心和尊重。③公正地面对医患纠纷、医疗差错事故，坚持实事求是，站在公正的立场上。

除上述四原则外，也有学者将"互助"列为生命（医学）伦理的基本原则。所谓互助原则要求医务人员在医学服务中互助互惠、互相合作。在现代的信托、契约式医患关系中，互助精神更为突出和重要。现代医学高度社会化，交往多元化，如果缺少各种互助合作，就不可能有良好的医疗服务，也不可能实现医方的价值。互助原则要求医务人员尊重患者、平等对待患者。互助原则还涵盖医际关系，要求医务人员尊重同事、团结协作。

### 五、医学伦理原则的应用

在通常的医学活动中，人们在医学决策时并不会有明显的困惑。但在某些特殊情境下，医务人员会面临医疗决策的困难，这种决策困难会表现出医德原则之间的冲突，这提示人们在运用医学道德原则时应该特别注意其内含的冲突问题。

有利原则与不伤害原则间的冲突主要表现为医务人员认为的对患者有利的医疗行为有可能给患者带来伤害。因此，如何使医务人员的行为对患者有利，而减少或避免伤害，很关键的一点是要充分了解患者的价值观，并给予充分的尊重。

有利原则与尊重原则的冲突主要表现为医务人员合乎科学的决策与患者的自主决定无法达成一致。例如，某孕妇如果继续妊娠会对健康非常不利，医生出于对患者健康的考虑，劝说其终止妊娠，但孕妇出于某种原因坚持要将孩子生下来，这时，医务人员基于有利的医疗决策就与患者的自主决定之间发生了冲突。在这种情况下，存在两种可能的选择：一是医务人员一心行善而干预甚至违背患者的意愿，采取自认为对患者有利的医疗措施；二是医务人员让孕妇自己和家人商量后做出决定。在以往义务论占主导地位的年代，第一种做法比较普遍，这种忽视患者自主性由医生做主的做法被称作"医学父权主义"。"医学父权主义者"认为对患者行善重于尊重其自主性，患者由于某些原因可能会做出对自己不利的决定，为患者的利益着想是医生的天职。但现在，越来越多的医生认为患者自主性更为重要，患者也更看重自己选择和决定的权利。当然，如果患者及其家属的决定会明显危害患者健康甚至会伤害其生命，则应积极采取措施有效化解冲突。

有利、不伤害、尊重三个原则与公正原则的冲突表现为：依据前三项原则对某个患者进行积极救治时，可能会损害他人及社会利益甚至威胁到另外一个人的生命，使医务人员陷入两难境地。

## 第三节　医学道德规范

### 一、医学道德规范概述

#### （一）医学道德规范的概念

医学道德规范（medical morality code）是指依据一定的医学道德理论和原则制定的，用以调整医学实践中各种利益关系、评价医学行为善恶的准则。医学道德规范是医学道德行为和道德关系普遍规律的反映，是社会对医务人员的基本道德要求，是医德原则的具体体现。医德规范不仅包括普遍适用于医疗活动的一般准则，也包括专门适用于不同科室、不同专业的特殊准则。

**（二）医学道德规范的构成**

医学道德规范以"哪些应该做、哪些不应该做"为内容，多以简明扼要且易于记忆、理解和接受的"戒律""宣言""誓言""法典""守则"等形式存在。"戒律"是较为古老的形式，在我国古代医学著作中有所体现，是古代医家在医学实践中对自身道德感悟的总结和提炼，强调医德底线和自律。"宣言""誓言"等形式的医德规范是医家和医学职业或行业承诺的集中体现，强调进取精神和职业要求，以激发医务人员的职业神圣感和使命感，从而忠实地履行自己的职责，例如《希波克拉底誓言》《中国医学生誓言》等。法典、守则等形式的医德准则是现代医家群体对医德规律深刻认识和科学总结的结晶，强调专业伦理及其权威性，接近于法律法规，如《纽伦堡法典》、美国《病人权利法案》等。

## 二、国际、国内主要医学道德规范

**（一）国际上具有代表性的医学道德规范**

**1.《希波克拉底誓言》** 该规范是古今中外医德文献的经典。它集中具体地体现了古希腊名医希波克拉底的医德思想，全面提出了至今仍有现实意义的医德准则，其影响远远超出了时空的限制。主要内容有：①尊师敬业；②为病家谋利；③不伤害患者；④保守医密等。

**2.《日内瓦宣言》** 第二次世界大战后，医务人员面临许多医学道德方面的新问题，重新审议传统医德准则的任务被提上日程。1948 年，世界医学会全体大会在日内瓦召开，与会者认为，希波克拉底誓言提出的总的医德精神应加以尊重，但应依据医学发展情况对其加以修订。于是，会议通过了《日内瓦宣言》，这是世界医学会颁布的第一个国际性医德文件，并进行过多次修订。以《希波克拉底誓言》为蓝本的《日内瓦宣言》成为国际医学伦理权威文献，具有极强的规范、指导和激励作用，在全球医学界和医学伦理学界都有重要影响。

**3.《国际医德守则》** 1949 年 10 月，世界医学会第三次会议于伦敦通过《国际医德守则》，也称《伦敦守则》。该守则涵盖医师的一般职责、医师对患者的职责和医师相互之间的三个方面职责。

**4.《新世纪医学职业精神——医师宣言》** 随着社会的发展，医学界面临着科技飞速发展、市场化、全球化等挑战，医生发现越来越难以承担他们对患者和社会所肩负的责任。针对这种情况，2002 年美国内科医学委员会（ABIM）、美国医师协会 - 美国内科学会（ACP-ASIM）基金会和欧洲内科医学联盟（EFIM）共同发起和倡议实施《新世纪医学职业精神——医师宣言》，以重申和强化医学职业精神的根本与普遍原则和价值。该宣言明确提出了医学职业精神三项基本原则和十项职业责任。三项基本原则为：把患者利益放在首位；患者自主；社会公正。十项职业责任为：致力于提高专业水准；对患者诚实，为患者保密；和患者保持适当关系；不断提高医疗服务的品质；推动医疗服务的普及；对有限的资源进行公平分配；进行科学知识的创新；保证知识的可靠性；解决利益冲突而维护信任；承担本专业内部的责任。

中国医师协会于 2005 年正式签署该宣言，加入推行《医师宣言》的活动。随后，我国医学伦理学界对医学职业精神进行了理论研究和实践探索，推动医学伦理的发展。

### （二）国内主要医学道德规范

**1.《医疗机构从业人员行为规范》** 2012年6月我国卫生部、国家食品药品监督管理局和国家中医药管理局组织制定的《医疗机构从业人员行为规范》，提出了医疗机构从业人员应遵循的八条基本医德准则，其主要内容为：①以人为本，践行宗旨；②遵纪守法，依法执业；③尊重患者，关爱生命；④优质服务，医患和谐；⑤廉洁自律，恪守医德；⑥严谨求实，精益求精；⑦爱岗敬业，团结协作；⑧乐于奉献，热心公益。与1988年《中华人民共和国医务人员医德规范及实施办法》相比，新的医德准则突出了以人为本、敬畏生命、医患和谐，更加强调医疗保健服务的公益性和公平性、医德要求的理想性与底线性的统一、医德实践作用的针对性和高效性等。

**2.《中国医学生誓言》** 1991年，教育委员会（现教育部）发布了《中国医学生誓言》。全文如下："健康所系，性命相托。当我步入神圣医学学府的时刻，谨庄严宣誓：我志愿献身医学，热爱祖国，忠于人民，恪守医德，尊师守纪，刻苦钻研，孜孜不倦，精益求精，全面发展。我决心竭尽全力除人类之病痛，助健康之完美，维护医术的圣洁和荣誉。救死扶伤，不辞艰辛，执着追求，为祖国医药卫生事业的发展和人类身心健康奋斗终生。"誓言揭示了医学的本质和医德基本理念，概括地提出了学医和行医的基本要求，成为广大医学新生入学宣誓、树立职业理想的重要信条，点燃了医学生的职业信仰之光。

**3.《临床医师公约》** 1996年，中国科学院和中国工程院两院医学界的28名院士联名提出了《临床医师公约》，提出五条医学道德规范：①全心全意为人民健康服务，为我国社会主义医疗卫生事业服务；②医术上精益求精，团结协作，保证医疗质量，努力进取创新；③维护严肃、严格、严密的医德医风，廉洁行医，抵制一切不正之风；④提倡敬业尊师，积极扶植后学，努力提高临床服务艺术；⑤积极开展卫生科普工作，提高群众防治疾病知识和自我保健意识。此规范具有极强的现实针对性，充分体现了医学职业精神的坚守和创新，体现了我国顶尖医学家群体高度的自律精神。

**4.《中国医师道德准则》** 2014年6月25日，中国医师协会颁布了《中国医师道德准则》（以下简称"《准则》"），明确医师应处理好与患者、同行、社会及企业的关系，共列出40条准则，为医师划出了道德底线。要求医师遵从行业自律，把职业谋生手段升华为职业信仰，赢得社会的尊重。我国最新颁布的《中国本科医学教育标准——临床医学专业（2022版）》指出，"能够根据《中国医师道德准则》为所有患者提供人道主义的医疗服务"。上述作为医生的重要职业素养，凸显了该准则的重要地位。《准则》强调，医师应坚守患者为本的理念，给予患者充分的尊重与关怀；敬畏生命，以慈悲之心给予患者适当的照顾与关爱；医师应坚守职业道德，拒绝参与或支持任何违背人道主义的行为，确保职业行为不受任何因素的干扰；在临床实践、教学、研究、管理或宣传中，医师应承担起符合公众利益的社会责任；医师应坚持终身学习，不断提升自身的专业知识和技能；在分配医疗资源时，应遵循公平、公正的原则，使其效用最大化；同时，医师还应维护职业的荣耀与尊严，保持优良的执业状态。

在处理与患者的关系方面，《准则》强调，医师应始终坚守职责，不因任何理由拒绝或歧视患者；应耐心倾听患者的陈述，努力构建基于相互尊重的医患合作关系；医师在与患者交流时，应采用患者易于理解的语言或方式，并尽力解答患者提出的疑问；医师应杜绝虚假宣传或不当手段来吸引患者；同时，医师不得利用自身的医学知识和技术对患者造成危害或使其处于不必要的风险之中；医师应将手术、特殊检查和治疗前的知情同意作为与患者深入沟通和宣教的重要环节，而非简单的免责手段或负担；在选择医疗措施时，医师应充分考虑患者的经济状况，并为经济困难的患者提供必要的医疗援助或协助其寻找救助途径；医师应谨慎对待患者关于维持生命治疗的选择；对于丧失能力的患者，医师应尊重其丧失能力前所表达的意愿，竭尽全力保护患者的权益。

在与同行关系方面，《准则》提出医师应彼此尊重，相互信任和支持；正确对待中医、西医各自的理论与实践；公正、客观评价同行医师的品格和能力，不包庇和袒护同行，积极参与医疗技术鉴定和出庭作证等法律程序；不应相互诋毁，更不得以不正当方法妨碍患者对其他同行的信赖；应与同行相互学习与交流，并将自己的技术和知识无私地传授给年轻或下级医师。

在与社会关系方面，《准则》提出医师应为急需医疗帮助的人提供适当的医疗帮助并负有专业责任；应成为公众健康的倡导者、健康知识的传播者和公众健康危险的警示者；要意识到团体、社会和环境在患者个人健康方面的重要影响因素。要在公共健康、健康教育、环境保护、生态平衡、社会福利以及相关立法等方面发挥积极作用；应确保所参与的项目研究符合科学和伦理道德要求。

在处理与企业的关系方面，《准则》明确要求医师不得因医药企业的资助而从事违反科学和伦理原则的研究活动，更不得出于个人利益而推销医疗产品或进行学术推广；医师应坚决拒绝参与或接受任何可能影响医疗公正性的宴请、礼品、旅游、学习、考察等休闲社交活动，对于企业的公益资助、临床研究或学术推广活动，必须依照相关规定进行申报和说明；同时，医师应坚决抵制医药企业以各种名义进行的处方药品搭售、附赠等促销活动，以维护医疗行业的公正性和患者的权益。

## 三、医学道德规范的基本内容

从我国医德建设现实需要出发，结合《医疗机构从业人员行为规范》及古今中外医德准则的精华，概括和阐释如下医德基本规范。

### （一）以人为本、救死扶伤

坚持救死扶伤、防病治病的宗旨，秉持“大医精诚”理念和弘扬人道主义精神，以患者为中心，全心全意为人民健康服务。以人为本就是要在医疗活动中尊重人的价值，强调患者的中心地位；救死扶伤是医学服务的最高宗旨，是医务人员应该承担的基本职责。

### （二）严谨求实、精益求精

严谨求实、精益求精是医务人员在学风方面应该遵循的医德规范。医学发展日新月异，社会公众的健康需求不断提高，医学模式正在由生物医学模式向生物 - 心理 - 社会医学模式转变。这些都需要医务人员终身学习，培养全面、高超的业务素质。

### （三）平等交往、一视同仁

平等交往意味着医患双方需以平等的态度相待，而一视同仁则要求医务人员对每一位患者都保持同等的关注和尊重。这一准则可简洁地概括为平等待患，它不仅彰显了对患者权利和尊严的深切尊重与关怀，更是人际交往中社会地位和人格尊严平等的生动体现。

### （四）举止端庄、语言文明

医务人员举止端庄、语言文明，不仅是自身良好素质和修养境界的体现，也是赢得患方信赖与合作的重要条件，有助于患者的救治和康复。举止端庄首先要讲究行为文明，做到态度和蔼可亲，举止稳重，动作轻盈敏捷、潇洒大方，遇到紧急情况沉着冷静、有条不紊；举止端庄还要讲究装束文明。医务人员在着装、服饰上应与职业相适应，即规范、整洁、朴素、大方，既不主观随意，又不刻意“包装”。语言文明是指使用文明语言进行沟通。语言是人们交流思想和情感的基本工具，是体现文明修养的基本要素。医务人员良好的愿望、热情的态度、诚挚的关心，都需要通过语言来表达。因此，医务人员不仅应当运用礼貌语言，还应当突出其医学特点，用简单易懂的话说明一件复杂的、专业性强的事情。

（五）廉洁行医、遵纪守法

医务人员在医疗活动中必须清正廉洁、奉公守法。廉洁行医、遵纪守法是古今中外优秀医家十分重视和始终坚持的医德操守。在改革开放、发展社会主义市场经济的背景下，特别是在新旧体制交替、利益格局深刻调整以及思想观念发生变化的复杂环境中，医务人员更应坚守廉洁行医、遵纪守法的职业准则，以维护医疗行业的公正与纯洁。

（六）诚实守信、保守医密

诚实守信是医务人员对待患者的一条基本的要求。诚实守信首先要求医者心诚，即忠诚于患者和医学事业；其次要求言行一致，做实事、守信用。倡导和践行诚实守信准则，必须摒弃弄虚作假、背信弃义、欺诈取巧等不良医风。保守医密是诚实守信的一个重要体现。《日内瓦宣言》规定，“我要保守一切告知我的秘密，即使患者死后也这样。”我国在 2022 年 3 月 1 日生效的《中华人民共和国医师法》中规定：“关心、爱护、尊重患者，保护患者的隐私。”保守医密已成为我国保护性医疗的重要措施。

（七）互尊互学、团结协作

互尊互学、团结协作是正确处理同事、同行之间关系的重要准则。这一准则要求医务人员彼此平等，互相尊重；彼此独立，互相支持和帮助；彼此信任，互相协作和监督；互相学习，共同提高和发挥优势。共同维护患者利益和社会公益。

（八）乐于奉献、热心公益

随着社会的进步，人们期望医学不仅仅能治疗疾病，更能成为社会文明和人类幸福的重要支柱。乐于奉献、热心公益要求医务人员在认真完成本职工作的前提下，积极参加政府安排的抗灾救灾、应对突发性卫生事件等医疗任务和扶贫、义诊、助残、支农、援外等社会公益性医疗活动，主动开展公众健康教育及社区保健服务，促进和改善公众的健康状况。

（张优琴　杨雨薇　计一平　何雅琪　施　泊　唐春霞　杜奕奇）

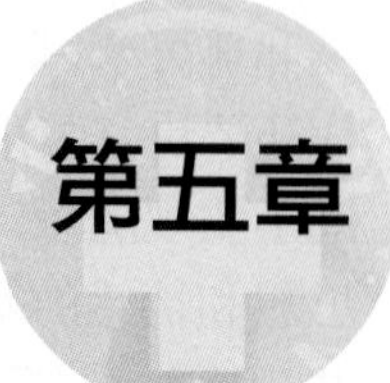


# 医疗人际关系伦理

医疗人际关系是在医疗活动中所结成的人与人之间的关系，它包括医患关系、医际关系等。这些关系是否和谐，直接影响着医疗服务质量的高低，是医学伦理学研究的重要内容。

## 第一节　医 患 关 系

### 一、医患关系概述

#### （一）医患关系的概念与特征

人类是社会生活的主体，人际关系是人们在一定的社会生活条件下形成的。医患关系作为人类社会中一种特殊的人际关系，是整个社会人际关系，也包括护理人员、医技人员的一部分，但它又不完全等同于整个社会的人际关系。医患关系中，“医”与“患”是相对而言的：“医”既包括医师、药技人员、医疗管理人员及后勤服务人员等，有时也包括医疗卫生机构本身；“患”既包括患者，也包括与患者利益相关的亲属或监护人、代理人、单位组织等，尤其是患者失去或不具备行为能力时（如精神病的患者、婴儿等），患者的利益相关人往往直接代表患者的利益。但是，医患关系中的“患”未必就是患有疾病的人，也应包括正常的健康者，因为有求医行为的人或者说到医院的求医者未必就是身患疾病的人，如参加正常体检者、进行产前诊断的孕妇、接受预防疫苗接种的儿童等，未必就是患疾病者，但相对于医务人员而言，他们可统称为“患者”。因此，广义的医患关系就应指在医学实践活动中，医方与患方之间的人际关系，其中把提供医疗服务的一方统称为“医方”，把以“患者”为中心的需要借助于医疗帮助的一方统称为“患方”。在医患关系中，需要注意以下几点特征。

**1. 明确的目的性**　在医患交往中，尽管交往的形式多种多样，但其目的只有一个——为了诊治疾病，提高患者的健康水平，而且这一目的是医患双方所共同期望的。患者就医，目的是减轻自身的痛苦或同时治愈疾病；医务人员为患者提供诊治服务，根本目的也是减轻患者的痛苦或治愈患者的疾病。因此，医患交往不仅具有明确的目的性，而且表现出高度的统一性。

**2. 利益的相关性**　在医疗实践活动中，广大医务人员之所以能将救死扶伤视为己任，并积极展开相互合作，其根源在于他们拥有共同的利益诉求。这些共同的利益又催生出统一的医学道德原则和规范，为个体医疗行为提供明确的指导和约束，进而确保医疗集体的声誉，赢得患者的信赖。同样，医患之间之所以能够彼此配合，共同维护和谐关系，也在于他们之间存在协调一致的健康、经济、价值诉求等利益关系。这些利益关系实际上是社会整体利益的体现，共同指向消除疾病、促进人类健康发展的目标。然而，由于医患双方可能受到其他利益因素的影响，有时会出现某些方面利益的不一致性。

**3. 平等性和不对称性** 在医患关系中，医患双方的人格尊严、权利是平等的，任何一方的人格尊严、权利都不应该受到对方的不尊重或者侵犯。但是，医务人员拥有专业的医学知识和技能，而大多患者对医学却不懂或一知半解。因此，医患双方在医学知识和能力的占有上存在着事实上的不平等性。从这个意义说，患者处于脆弱和依赖的地位，而医务人员则处于主导地位，因此对医务人员的医德和医术的要求也应该更高。

**4. 选择的不对等性** 救死扶伤，防病治病，是医疗工作对医务人员提出的道德要求，医方应当平等地对待所有的患者，一视同仁，不应当有选择地挑拣患者，但是，患者对医方却有较大的选择权，患者可以根据自己的病情、经济状况、对医方的了解程度等选择不同的就医对象。但是，在医疗过程中，医务人员有权利了解患者的心理活动及其与疾病有关的隐私，而患者则无权利要求了解医务人员的心理活动及隐私，这是信息知情上的不对等性。

**5. 医患矛盾的不可避免性** 在医患关系中，尽管医患双方具有目的的统一性，但是由于医疗卫生服务涉及千家万户，是一个面向公众的窗口行业，社会关注度、期望值较高。而且，由于医患双方对医学知识的理解、价值观念、医疗期望等方面存在差异，发生矛盾或冲突在所难免。随着社会和时代的发展，有些患者对医生的敬畏减少，有些医生缺乏职业道德，越来越多的医患冲突出现在了大众视野之中。那要如何避免这种问题的出现呢？医生和患者之间就一定要有一个良好的关系，这个良好关系的建立，不仅仅是基于良好的沟通上，也需要医生有一个良好的职业道德。

以上表明，医患关系具有一般人际关系所不具有的内在规定性，故而在医疗活动中医务人员不应当用处理一般人际关系的方法处理医患关系。

### （二）医患关系的性质

目前，学术界关于医患关系的性质有不同的观点，部分学者从法学的视角主张医患关系为法律关系，但在具体的法律适用方面，又存在较大的分歧，如民事法律关系说、行政法律关系说、医事法律关系说等；也有部分学者从市场经济的视角主张医患关系为经济关系；还有部分学者主张医患关系是一种文化关系、伦理关系等。这些观点从不同的侧面反映了医患关系的不同属性，但是，就医患关系的实质而言，无论将其归结为法律关系、经济关系，还是归结为文化关系、伦理关系，都是不全面的。

持法律视角看待医患关系的学者，着重指出了关系中的强制制约性，但法律并非万能，它也有其无法触及的领域和固有的局限，因此法律关系无法完全阐释医患关系的全部内涵。而且，仅依赖法律的约束的医患关系可能失去其本有的人道主义关怀和温情。法律和道德相辅相成，二者在医患关系处理中均不可或缺。因此，在应对医患关系时，我们要充分将法律和道德的作用有机结合起来。持经济视角的学者，虽然强调了市场经济下医患关系的物化特性，揭示了其经济实质，但医患关系本质上是建立在经济关系之上的人际关系，属于上层建筑的范畴，其涉及的领域更广泛，包括法律关系、伦理关系等。过度强调经济关系可能会加剧医患关系的物化趋势，不利于医患和谐及医德医风的建设。持伦理视角的学者则强调了医患关系的人道主义特性，将医患关系的基础建立在医方对患者的道德责任之上。然而，道德作为社会规范，主要依赖于舆论、良心、情感等非理性因素维持，这使得仅以道德为基础的医患关系缺乏稳固的基石，不利于关系的持久。因此，要深入揭示医患关系的本质，必须从其特殊性出发，进行综合、全面的分析。实质上，医患关系应当是建立在诚信基础之上的具有契约性质的信托关系。

首先，医患关系是以诚信为基础的。战胜疾病、促进健康是医患双方的共同目标，该目标的实现需要医患之间的密切配合以及相互支持和鼓励，因此，就离不开彼此之间的真诚信任，诚信是医患关系的基石。一方面，医者要对患者诚信，拒绝过度医疗、防御性医疗，要尽力提供最优化的诊治方案。

另一方面，患者也要对医者诚信，如实主诉病情甚至包括相关的隐私等信息。但是，当前受市场经济负面作用的影响，个别单位、个别医务人员把医患之间的这种诚信关系加以扭曲，看成单纯的商品供应者与消费者的经济关系，片面追求自身的经济利益；而部分患者对医务人员进行无端的猜测和怀疑，将不理想的诊治结果完全归责于医务人员，这在一定程度上导致了医患之间的不信任。

其次，医患关系具有医疗契约的性质。所谓契约，是在两个或两个以上的当事人之间为设立、变更或终止法律权利和义务而达成的协议。而医疗契约是医、患双方之间为设立、变更或终止法律权利和义务而达成的协议。此协议之达成涵盖患者发出的要约与医者所做的承诺两个核心要素。具体来说，患者前往医疗机构挂号求诊是患者发出的要约；而当医疗机构接受挂号则表示对患者要约的承诺。由此，医患双方之间的医疗契约关系得以确立，但是其与常规契约关系存在显著差异。这种契约对患者方的约束力相对宽松，而对医方则赋予了更重的责任。

再次，医患关系是一种信托关系。所谓信托关系，是指患者及其家属基于对医者的信任，将患者的生命健康委托给医者，在医者对其生命和健康进行管理处分的过程中所结成的利益关系。在这种关系中，由于患者的医学知识和能力的缺乏，对医务人员和医疗机构抱着极大的信任将自己的生命和健康交托给医务人员和医疗机构，甚至把自己的隐私告诉医务人员，促使医务人员努力维护患者的健康，完成患者的信托，并且双方在人格上是平等的非主从关系。因此，这种关系不同于商品关系或陌生人之间的关系。

但是，医患之间的信托关系又与一般的信托关系不完全相同。其一，从信托客体来说，在一般的信托关系中信托的客体是财产，而在医患关系中信托的客体是生命和健康；其二，从受托权利来说，在一般信托关系中除了信托文件和法律的限制外，受托人享有以自己的名义处分财产所必要的一切权利，而在医患关系中医务人员在以自己的名义对患者的生命和健康进行管理处分时，需要经过患者的知情同意；其三，从意愿的达成来说，在一般的信托关系中受托人管理处分信托财产必须按照委托人的意愿进行，而在医疗活动中医务人员只能按照患者和家属的意愿尽力而为，并不能确保一定能达到患者和家属的意愿。

因此，医患关系既不同于单纯的契约关系，也不同于单纯的信托关系，而是以诚信为基础的具有契约性质的信托关系。

## 二、医患关系模式

医患关系模式（physician-patient relationship model）是对不同情形的医患关系进行概括

和总结的基本式样,其主要作用在于描述医患之间的技术关系和非技术关系。

1956 年美国医生萨斯和荷伦德发表了《医患关系的基本模式》,依据在医疗措施的决定和执行中医生和患者各自主动性的大小分为主动 - 被动模式、指导 - 合作模式和共同参与模式。

**1. 主动 - 被动模式**　在这种模式中,医患双方不是双向作用,而是医生对患者单向发生作用。因此,医生的权威性得到了充分肯定,处于主动地位;患者处于被动地位,并以服从为前提。这种模式适用于昏迷、休克、精神病患者发作期、严重智力低下者以及婴幼儿等一些难以表达主观意志的患者。这种模式类似于父母与婴儿的关系,医生的责任是"为患者做什么",从而有益于发挥医生的积极性,但对于具有自主能力的患者来说则不利于其积极参与医疗过程,进而可能会影响诊治效果。

**2. 指导 - 合作模式**　在这种模式中,患者被看作有意识、有思想的人,具有一定的主动性,能够主动述说病情,反映诊治情况,配合检查和治疗。但对医生的诊治措施既提不出异议,也提不出反对意见,医者仍具有权威性,仍居于主导地位,这种模式适用于大多数患者。它类似于父母与青少年的关系,医生的责任是"告诉患者做什么"。这种模式与主动 - 被动模式相比,有助于发挥患者的积极性,提高诊治效果,也是目前较普遍采用的一种模式。

**3. 共同参与模式**　在这种模式中,医患双方共同参与医疗方案的讨论、制定与分享。这种模式适用于具有一定医学知识背景或长期的慢性病患者,它类似于成人与成人之间的关系,医生的责任是"帮助患者自疗"。从理论上讲,这种模式是最理想的,不但可以提高诊治水平,而且有利于建立和谐的医患关系。但是,并不是所有患者都具有参与的能力或意愿,即使具有自主能力的患者也往往因缺乏必要的医学知识而难以真正实施。

尽管以上三种模式在它们特定的范围内都是正确、有效的,但对大多数患者来说应当按照指导 - 合作模式或共同参与模式来组织诊疗。尤其是随着公众受教育程度的提高及医学知识的普及,共同参与模式将成为一种理想的模式。

## 三、医患关系的内容

医患关系的内容,是指医患关系主体所享有的权利和负有的义务,包括法律权利和法律义务、道德权利和道德义务。

### (一)医方的权利与义务

**1. 医方的权利**　医师和护士是医疗活动的主体,目前在我国关于医疗机构从业人员的权利与义务有明文规定的也主要局限在这两个群体,具体文件包括《中华人民共和国医师法》和《护士条例》。其中,《中华人民共和国医师法》以法律的形式规定了医师的下列权利:在注册的执业范围内,按照有关规范进行医学诊查、疾病调查、医学处置、出具相应的医学证明文件,选择合理的医疗、预防、保健方案;获取劳动报酬,享受国家规定的福利待遇,按照规定参加社会保险并享受相应待遇;获得符合国家规定标准的执业基本条件和职业防护装备;从事医学教育、研究、学术交流;参加专业培训,接受继续医学教育;对所在医疗卫生机构和卫生健康主管部门的工作提出意见和建议,依法参与所在机构的民主管理;法律、法规规定的其他权利。医师的以上法律权利,同时也是医师的道德权利。除此之外,医师的道德权利还有要求患者及其家属配合诊治、对患者的不当行为进行特殊干涉等。医师的特殊干涉权只有在患者的行为涉及自主权与生命健康权、个人利益与社会公益等发生根本冲突时才具有合理性,其目的在于确保患者自身、他人和社会的更为重要的权益不受到损害而限制患者的某些自主权利。

**2. 医方的义务** 这里主要对医师的义务加以阐述。所谓医师的义务是指医师应尽的责任,它包括医师对患者的义务和对社会的义务两个方面。

(1)医师对患者的义务 根据《中华人民共和国医师法》《医疗机构从业人员行为规范》等,医师有以下义务:第一,遵守法律法规,遵守技术操作规范;第二,树立敬业精神,遵守职业道德,履行医师义务,尽职尽责为患者服务;第三,关心、爱护、尊重患者,保护患者的隐私;第四,努力钻研业务,更新知识,提高专业技术水平;第五,宣传卫生保健知识,对患者进行健康教育。此外,还包括不得拒绝急救处置;在履行告知义务时,应避免对患者产生不利后果;不得利用职务之便获取不正当利益等。

(2)医师对社会的义务 医师对社会的义务是对传统义务概念的深化与拓宽,其内涵主要涵盖以下四个方面。首先,医师肩负着开展预防保健工作的责任,他们应主动推广医药卫生知识,以提升公众的自我保健意识和疾病预防能力,并积极参与卫生防疫和环境治理等社会活动。其次,医师有义务致力于提升人类的生命质量,通过进行医学遗传咨询、优生优育宣传、计划免疫工作等方式,提升人类的健康素质;同时,他们还应开展关爱生命与临终关怀的教育,以推动社会的文明与进步。再者,医师承担着参与社会现场急救的责任,在面临突发性的自然灾害、工伤、车祸等紧急情况时,医师应迅速赶往现场,竭尽全力进行抢救;在传染病爆发或流行时,医师应听从组织安排,积极投身防治工作和医疗前线。最后,医师还肩负着发展医学科学事业的使命,其需要不断钻研新理论、新知识、新技术,以献身和求实的精神,为医学科学的进步贡献力量。

一般来说,医生对患者和社会的义务应是一致的。但是,由于利益的基点和指向不同,也经常存在矛盾和冲突。当产生矛盾时,医生必须首先进行多元利益的对比分析和优化选择,确保根本利益不受损害,多方利益合理兼顾,若不顾一切给患者以满足,则会严重损害社会利益,此时要以社会利益为重,说服患者使个人利益服从社会利益。

### (二)患方的权利与义务

**1. 患者的权利** 患者的权利是患者在就医期间所拥有的权力和应该享受的利益。在医疗活动中,患者权利主要包括法律权利和道德权利,法律权利反映的是患者的基本健康权利,道德权利反映的则是患者的全面健康权利,它是一种道义上的、以道德的力量来维持的权利。道德权利的实现受医务人员的道德水平、医疗卫生和医学科学发展水平等诸多客观因素的制约,脱离和超出社会现实条件,是不可能得以普遍实现的。根据我国法律法规以及相关道德规范,患者拥有的权利主要有以下几种。

(1)基本医疗权 世界卫生组织(WHO)明确提出:“健康是人的基本权利”。我国《宪法》第二十一条规定:“国家发展医疗卫生事业……保护人民健康。”保护人民健康的最根本途径就是确保公众患病时能够得到必要的、合理的、平等的、最基本的诊治。任何医疗机构或个人不得以任何理由推脱、阻碍这种基本权利的实现。

(2)知情同意权 所谓知情同意,是指在临床实践中,医务人员在对患者进行诊断并制定治疗方案后,有责任向患者提供全面而真实的信息,这包括诊断结果、治疗计划、病情发展预测以及诊疗费用等方面。特别是关于诊疗方案的具体性质、功能、依据、可能产生的损伤、潜在风险以及不可预知的意外情况,都应详细告知患者或其家属。这样做的目的是让患者或其家属在充分了解情况的基础上，能够经过深思熟虑，自主作出选择，并通过适当的方式表明他们是否接受该诊疗方案。只有在获得患方的明确承诺后，医务人员方可最终确定并实施所制定的诊治方案。知情同意权包括知情权和同意权两个方面。知情权是指患者有权了解和认识自己所患疾病，包括检查、诊断、治疗、处理及预后等方面的情况，并有权要求医生做出通俗易懂的解释；有权知道所有为其提供医疗服务的医务人员的身份、专业特长、医疗水平等；有权查看医疗费用，并要求医方逐项作出说明和解释；有权查阅医疗记录，知悉病历中的信息，并有权复印病历等。同意权是指患者及其家属有权接受或拒绝某项治疗方案及措施。但是在患者履行拒绝治疗权利时，医务人员应注意以下问题：其一，当患者或其家属拒绝治疗时，应要求患者或其家属在病历中签字，以示其对自己拒绝治疗的决定负责；其二，对于急救患者，建议患者家属慎用拒绝权并做好解释说明工作，因为医师提出的急救措施往往直接关系到患者的生命安全，家属由于医疗知识所限，不容易做出准确判断；其三，当医务人员知道患者或其家属的拒绝对患者的诊治有较大损害时，应进行充分的告知和劝解，在劝解无效时，应报告有关的负责人同意后再决定具体的处理措施。

患者知情同意的理想状态是患者或其家属的完全知情并有效同意。完全知情，指的是患者在作出承诺前，必须获得所有必要的医学信息（通过医生的详尽说明介绍来获得）并全面了解诊治决策的利与弊。有效同意，则是指患者在完全知情的基础上，自主、自愿、理性地作出负责任的承诺。这种同意的有效性，依赖于患者或其家属拥有自主选择的自由，他们有权随时撤回、终止或要求改变其承诺。此外，患者或其家属还必须符合法定的责任年龄和责任能力，这也是作出有效同意的必要条件。关系重大的知情同意还应遵循特定的程序，即签订书面协议、备案待查，必要时还需经过公证。此外，正确对待代理知情同意问题也是实现知情同意权有效保障的重要内容。代理知情同意的合理性和必要性取决于以下因素：①代理人受患者委托代行使知情同意权；②特殊患者（婴幼儿患者、认知障碍患者、残疾患者、精神病患者等）或需要实施保护性医疗的患者，因本人不能行使或不宜行使知情同意权，而由其家属或其他适合的代理人代行此权；③代理人的意见能够真实反映患者的意志。

（3）隐私保护权　医务人员的职业特点决定其有权了解患者与病症诊治有关的一些隐私，但是患者也有权维护自己的隐私不受侵害，对于医务人员已经了解的患者隐私，患者享有不被擅自公开的权利。但是，如果患者的“隐私”涉及他人或社会的利益，对他人或社会具有一定的危害性，如甲类传染病等，医务人员有疫情报告的义务，应当如实上报。但是，对非直接利益相关人应当做好保密工作。

（4）经济索赔权　在医疗活动中，因医疗机构及其医务人员违反医疗卫生管理法律、行政法规、部门规章和诊疗护理规范、常规，造成患者人身损害或财产损害时，患者及其家属有权提出经济赔偿要求，并追究有关人员或单位的法律责任。

（5）医疗监督权　在就医过程中，患者及其家属有权对医疗活动的合理性、公正性等进行监督；有权检举、控告侵害患者权益的医疗机构及其工作人员的违法失职行为；有权对保护患者权益方面的工作提出批评、咨询和建议。

（6）社会免责权　患者在获取医疗机构的证明文件后，有权根据自身的病情性质、程度以及对功能的影响程度，选择暂时或长期地、主动或被动地免除与之相关的社会义务，并有权相应地免除或减轻一定的社会责任。同时，患者享有获得休息和康复的权利，在此期间，他们有权获得来自社会、家庭或他人的支持与谅解。

**2. 患者的义务** 医患关系的维系不仅需要医方履行自己的责任，正确行使自己的权利，也需要患方践行自身的义务。在医疗活动中，患者应履行的主要义务如下。

（1）保持和增进健康的义务 健康不仅是每个人的权利，也是每个人的义务，它直接关涉个人、家庭的幸福，也关涉着人类种族和社会的发展。每个人都有义务保持或恢复自身健康，维护良好的健康环境，并为自己、他人和社会做出健康贡献的道德义务。因此，每个人都有义务响应国家提出的健康教育和预防为主的卫生政策，树立科学的健康观念，建立合理的生活方式，养成良好的生活习惯，积极锻炼身体，增强抵抗力，减少疾病的发生。

（2）配合诊疗的义务 在医疗实践中，患者为了早日恢复健康有义务配合医方的诊疗，例如，在医疗过程中，应如实陈述病史、病情，按医嘱进行各项检查并按医师的指示接受治疗等。《中华人民共和国民法典》第七编第六章第一千二百二十四条规定："患者或者其近亲属不配合医疗机构进行符合诊疗规范的诊疗"而发生损害的，医疗机构不承担赔偿责任；但是，如果"医疗机构及其医务人员也有过错的，应当承担相应的赔偿责任"。这说明，患者及其家属应为自己不配合诊疗的损害后果承担其应有的责任。

（3）遵守医院规章制度，尊重医务人员及其劳动的义务 为发挥医院职能，提高医疗质量和工作效率，保障正常工作秩序，患者必须自觉遵守医疗卫生机构的各种规章制度，尊重医务人员的辛勤劳动，尊重医务人员的人格尊严。如住院患者不能随意离开医院，患者不得擅自修改医嘱等。

（4）给付医疗费用的义务 从某种意义上说，医疗服务是一种特殊的商品，它并不以治疗是否有效或是否成功作为收取费用的前提，即使治疗失败，只要医务人员付出了劳动，并且尽职尽责不存在过错，患者及其家属就应缴纳相应的医疗费用，不得拒绝交费。但是，医务人员若有强制诊疗义务时（如对未交纳医疗费用的急危重症患者），不得主张患者未付报酬而拒绝治疗。另外，如果医务人员在诊疗时未尽到告知说明的义务，患者有权拒绝缴纳未告知事项所产生的相关费用。

综上所述，医患双方的权利和义务是多方面的，法律上的权利、义务必然是道德上的权利、义务，但道德上的权利与法律上的权利又有所不同。在法律范围内，公民或法人尽到了自己的义务，就可以依法行使一定的权利，享有一定的利益。但在道德范围内，义务的履行并不以权利的享有为前提，不主张有权利就尽义务，没有权利就放弃责任。如果把获得权利看成义务的条件，把得到某种利益作为履行责任的前提，就失去了道德本真的意义和道德善的价值。

## 四、和谐医患关系的构建

改革开放以来，随着人们价值观念、权利意识、生活期望、健康需求等方面的变化，医患关系出现了被物化、扭曲的现象，滋生了诸多不和谐因素，引起了学者、社会、政府的高度关注和重视。2014 年 4 月我国最高人民法院、最高人民检察院、公安部、司法部、国家卫生和计划生育委员会联合下发了《关于依法惩处涉医违法犯罪维护正常医疗秩序的意见》，2016 年 6 月国家卫生和计划生育委员会、中央综治办、中宣部等 9 部门还颁发了《关于印发严厉打击涉医违法犯罪专项行动方案的通知》等。这些文件和行动，为打击"医闹"、保护医务人员的合法权益、确保医疗执业环境的安定有序创造了条件，提供了法律保障。但是，和谐医患关系（harmonious relationship of doctor-patient）的构建，除了政府需要调整卫生政策、加快医疗体制改革、加强医疗卫生法治建设和行政管理以及医务人员不断地提高医疗技术外，医患双方还必须注意互动中的伦理要求和道德规范，即以道德保障促进医患关系的和谐。

### （一）强化医患沟通与交流

医患关系首先是人与人的关系，沟通交流是人际交往的基本方式。因此，为了防范医患纠纷，促进医患关系的和谐，必须加强语言和非语言的密切沟通与交流，并且要注意克服彼此的心理障碍、文化差异，医务人员还要主动并正确使用沟通技术，以达到相互之间的了解、理解和发生矛盾时的宽容、谅解，将医患纠纷消灭在萌芽状态。

### （二）维护医患双方的权利

随着时代的发展和观念的改变，医患双方的权利作为人权的组成部分，已经受到医患双方的关注，并且大量的事实也说明医患双方中的任何一方不尊重或侵犯对方的权利都是引起医患纠纷的原因之一。因此，要防范医患纠纷和促进医患和谐，必须对公众和医务人员普及伦理、法律的基本知识，使之认识到维护患者的权利是医务人员、医疗卫生机构和社会的天职，同样也需维护医务人员的权利，消除一些观念上的误区，如医患双方在履行各自的义务时，必须发自内心认为是必须或应尽的责任，而不能认为是约束自由。医务人员要克服长期形成的患者寻求其帮助是“求医”的观念和由此产生的权威心理或“家长作风”，患者要克服把医疗卫生机构和医务人员理解为卖方、把自己理解为买方，并认为只有卖方有义务而买方只有权利等错误的认识。再次，双方履行各自义务的关键是做到“尊医爱患”。“尊医”是要求患者尊重医务人员的人格尊严、权利和劳动价值，在任何情况下都不能侮辱医务人员，更不能谩骂和殴打医务人员；“爱患”要求医务人员不仅要为患者诊治疾病，而且要关爱患者，不仅要关爱患者的“病”，更要关爱作为患者的人。

### （三）增进医患双方的道德自律意识

在医患关系中双方加强道德自律和遵守共同的道德规范是防范医患纠纷和促进医患关系和谐的关键。就医务人员而言，首先在医疗卫生保健服务中要重视对患者的情感投入，开展人性化服务，视患者为亲人，使患者有一种温暖感和信赖感；其次，要认真负责，一丝不苟，提高责任感和事业感；再次，要做到廉洁服务，不接受患者的“红包”等。就患者而言，首先要文明就医，要理解医务人员的辛苦和医疗卫生保健的困难；其次，要尊重医务人员的劳动和人格尊严，不恶语伤人，不做违法之事；再次，要实事求是地对待疾病，冷静、客观地要求医务人员。此外，医患双方还要遵守以下共同的道德规范：互相平等和尊重；互相理解和信任；互相关爱和帮助；共同遵守法律和法规等。总之，和谐医患关系的构建既需要医者有医德，也需要患者有“病德”。

### （四）正确认识和处理权利与义务之间的关系

在医患关系中，医患双方既有法律、道德权利，也有法律、道德义务。但是，医患双方都要认识到：法律权利与法律义务是一致的，互为条件的；而道德权利与道德义务并非必然一致，即履行道德义务时未必以获得道德权利为前提，如医务人员在正常的医疗活动之外救治急危重症患者，就不能以经济回报为条件。一般说来，在医疗实践中医务人员与患者各自的权利与义务，以及医患之间的权利与义务都是统一的。但是，在一些特殊的情形下，同一利益主体或不同利益主体之间的权利与义务也会产生冲突和矛盾，这就需要医患双方正确认识和妥善处理权利与义务之间的关系。

## 第二节 医际关系

### 一、医际关系的概念及特点

#### （一）医际关系的概念

医际关系可从广义与狭义两个方面来理解。从广义上说，医际关系包括医疗单位与医疗单位之间、医务人员与医务人员之间、医务人员与医疗单位之间、医疗单位与卫生行政主管部门之间等因素之间的关系。从狭义上说，主要是指医务人员与医务人员之间的关系。医务人员是医疗活动的中坚力量，是医疗机构的主体，其技术水平、道德修养、沟通能力等综合素质的高低，直接决定着医疗机构的服务质量及服务水平，关涉着医疗机构的对外形象和声誉，影响着医患关系的和谐。本章将从狭义的层面对医际关系加以阐述。

所谓医务人员，是指依法获得卫生技术人员资格及相应执业证书并从事卫生技术工作的人员。根据业务性质的不同，可将医务人员分为：医师、护士、药学技术人员、医技人员等。

狭义的医际关系即医务人员之间的关系，就是指在医疗活动中不同医务人员之间所形成的业缘关系，包括医师与医师之间的关系、医师与护士之间的关系、医师与医（药）技人员之间以及护士与护士之间、护士与医（药）技人员之间的关系等。

#### （二）医际关系的特点

医务人员作为特殊的具有高度专业性的群体，他们之间的关系与一般的人际关系不完全相同，有着其特殊的规定性，这主要表现在以下几方面的统一上。

**1. 主导性与平等性的统一** 在医疗活动中，由于专业分工和职责的要求，医师对医疗方案的制定具有最终的决定权，他们有权根据患者病情的需要决定检查的项目、药品的配伍、治疗的手段等，其他医务人员甚至患者本人在实施中尽管可以提出自己的看法或意见，但一般不得擅自修改或变更，即使需要修改或变更也应征求经治医师的同意，这是捍卫医师的自主诊治权及其权威性所必需的，也是要求医师对其诊治方案负责的前提。如果其他医务人员发现医师的诊治方案中存在不适当的问题，有权勘误或要求其进行修改或变更。现实的医疗活动需要各个学科之间、不同的专业人员之间亲切配合，相互支持，优势互补，只有这样才能发挥医疗团队的整体合力。因此，在医疗活动中的医师离不开其他医务人员的平等合作，主导性与平等性是完全统一的。

**2. 协作性与竞争性的统一** 在现代医学高度分化与高度综合的背景下，患者的诊治往往需要诸多科室的医务人员共同参与和配合，如一台手术，除了医师，还有护士、麻醉师、化验员、药剂人员等多方人员共同努力才能完成，缺少其中的任何一方，患者都难以恢复健康。没有其他医务人员的配合，再高明的医师也将一事无成。但是，医疗活动中的这种协作又是以竞争为动力的，现代医学技术的飞速发展，要求所有的医务人员不能满足于已有的知识和技术，要不断地学习知识、完善技术，只有在“比、学、赶、帮、超”的人际关系环境中，才能保持知识和技术上的先进性，否则就会跟不上与他人协作的步伐，就会被时代所淘汰。竞争的根本目的是一致的，均在于提升医疗质量、护理质量、技术水平、科研能力、服务内容质量，并最终为患者健康服务。当然，在竞争中也可能产生不正当的竞争现象，这无论对于医务人员之间的协作，还是对于患者都是不利的，需要加以正视和引导。

**3. 差异性与同一性的统一** 在医疗活动中，医务人员之间由于专业的不同、分工的不同，有着各自不同的工作内容和任务，每一个医务人员都应当严格按照其执业范围、执业内容开展执业活动，而不能相互替代。但是，他们之间又有着一个共同的工作目标，每一个医务人员都应以救死扶伤、防病治病为己任，为满足患者的健康需要而工作。就此而言，他们又是完全统一的，不存在根本的利益分歧，只有在确保患者利益的前提下，才能实现各自的利益追求。

## 二、协调医际关系的道德要求

### （一）医师之间关系的道德要求

医师是指依法取得执业医师或执业助理医师资格，经注册在医疗机构从事医疗、预防、保健等工作的人员。在医务人员之间的关系中，医师之间的关系至关重要。

**1. 尊重同道，彼此信任** 每一个人都有被尊重的权利，也有尊重他人的义务。无论年长医师与年长医师之间，还是下级医师与上级医师之间，都应当把同行视为朋友、伙伴，应当相互尊重，相互信任，而不应当把彼此看作对手，相互诋毁或猜忌。孙思邈强调，从医之人不得“炫耀声名，訾毁诸医，自矜己德”。医师之间只有相互尊重、互相信任，才能得到患者的尊重，密切合作。

**2. 取长补短，互相学习** 现代医学日新月异，突飞猛进，临床实践不仅需要医学知识，更需要临床经验，需要知识与经验的结合。在这样的境况下，任何医师都不可能“包治百病”。因此，医师之间要取人之长，补己之短，相互学习，共同提高。既要虚心学习他人的优点和长处，也要向他人无私地传授自己的业务专长和经验，做到既不固步自封、自以为是，也不垄断技术、压制他人。只有取长补短，相互学习，才能共同进步，彼此提高。

**3. 精诚合作，互谅互让** 医疗活动是一项群体性活动，需要不同专业医师之间的通力合作，每个医师都应在为患者服务的理念下，互相支持，密切配合，勇挑重担，主动为同行分忧解难，在认真履行自己的职责的同时，分工协作，互相帮助。力避互不通气、相互推诿、互相拆台、以邻为壑、各自为政的错误倾向。特别是当同行出现差错等问题时，要从患者利益和友爱精神出发，既实事求是、客观公正地给予批评指正，更要给予善意的帮助和关心，决不能幸灾乐祸甚至落井下石。

**4. 求同存异，公平竞争** 医师之间往往在思想观念、工作方法、学术观点、医疗方案等方面存在或多或少的分歧，只要这种分歧不影响对患者的正确诊治，不影响正常工作的开展，医师之间要秉承求同存异的理念，以百花齐放、百家争鸣的科学作风，尊重他人的学术见解和学术自由，不能搞“一言堂”、唯我独尊或学术霸权，要允许不同声音的存在，包容反对的意见。也只有在这种包容、协作中竞争，才能避免针锋相对、互相攻击的竞争局面，把竞争当作动力和激励，真正建立团结友善的工作环境。

### （二）医师与护士之间关系的道德要求

护士是指经执业注册取得护士执业资格证书，依法在医疗机构从事护理工作的人员。在不同的历史时期，受医学发展水平及人们的医学认识能力、社会经济条件等因素的影响，医护之间存在着不同的关系模式，有着不同的道德要求。

**1. 主导 - 从属型** 在近代，护士作为医务人员的组成部分，承担着部分的治疗处置工作，此时护士的地位从属于医师，护士的工作只是机械地执行医嘱，医护关系是一种支配与被支配、主导与从属的关系。这种关系模式在一定程度上影响了护理工作的协调性与连续性，易引发医疗与护理的脱节现象。

**2. 并列 - 互补型** 随着生物 - 心理 - 社会医学模式（biopsychosocial medical model）在临床中的影响日益增强以及系统论等理论的发展，护理作为一门独立的学科，从单纯执行医嘱的疾病护理，发展到以人的健康为中心的整体护理，医护关系从主导 - 从属型转变为并列 - 互补型。所谓并列，即护理与医疗两个要素之间无主次、从属之分，二者在诊治疾病的过程中发挥着同等重要的作用。所谓互补，即医护之间互相协作、互为补充。医疗与护理两者密不可分，没有医师的诊断治疗，护理工作无从谈起；没有护士的整体护理工作，医师的诊断治疗无法落实。

**3. 相对独立型** 现代整体护理模式，要求护士对患者进行评估，做出护理诊断，制定护理计划，实施护理措施，而绝非单纯地执行医嘱。为保持护理工作的连续性，责任护士有权开出护嘱，让协作护士遵照执行。协作护士有权对责任护士制定的护理计划和护嘱提出修改意见。在这种模式中，护士在执行医嘱及完成整体护理活动中，具有相对独立性，就护理活动而言占有主导地位。而医师的主导地位主要表现在诊断和治疗中。

因此，医学技术的发展和护理教育水平的提高，对护理工作提出了越来越高的要求，具有医疗卫生实践活动中其他任何学科无法替代的价值。在这种背景下，医护人员的密切配合显得更加重要，这就需要医护之间遵守以下道德要求。其一，相互支持，合作互补。医生的正确诊断仅仅是患者疾病治疗和康复一个方面，一个完整的医疗过程还离不开护理人员的支持，尤其对于住院患者来说，护理工作显得更为重要。特别是在观察病情变化、拟定和实施护理计划、收集整理医疗文件、解除患者心理痛苦等方面，护士都发挥着十分重要的作用。因此，医护之间的相互支持是医疗工作的基础，医师制定的医疗方案为护理工作提供了依据，护士认真、负责、仔细地观察，为医生正确做出诊断提供了参考，只有二者的相互支持和互补，才能确保诊疗工作的顺利进行。其二，主动协作，互相监督。由于一个医师可能分管多个患者，偶然会出现给某床患者开的处方却写了其他患者名字的情况，这时发药的护士只要严格核对，就会发现姓名与床号不符。严格查对，多几种识别确认患者的方法，就能有效避免抽错血、派错药的现象发生。在患者病情突然发生变化时，需要医护人员密切配合，抓住时机，积极抢救。护士可以根据观察和了解，对诊治工作提出合理意见，主动协助医生工作，认真执行医嘱。医生在制定治疗计划时，应考虑到护理工作，重视护士所提供的患者的情况，使医疗与护理相互渗透，推动医学科学的发展。

### （三）医师与医（药）技术人员之间关系的道德要求

医（药）技术人员包括药学技术人员、医技人员。其中，药学技术人员是指依法经过资格认定，在医疗机构从事药学工作的药师及技术人员。医技人员是指医疗机构中除医师、护士、药学技术人员之外从事其他技术服务的卫生专业技术人员。

**1. 正确评价，相互尊重** 在传统观念中，人们常常把医（药）技科室错误地认为是临床科室的附属，不重视他们的工作。随着医（药）学新技术的发展，医（药）技科室在诊治疾病过程中发挥着越来越重要的作用，如：检验标本的采集直接关系着检验结果的基本要素，如果标本采集不合格，即使最好的仪器设备也难以弥补在采集标本时引入的误差和错误。但是，由于部分医师不懂得一些采集标本的常识，常导致标本留取失败或者检验结果不符等。除了合格的标本、准确的操作外，临床用药等治疗措施也会影响检验结果。这就需要检验人员与临床医师定期交流，交换意见，检验人员可将其建议和涉及本专业的问题进行深入阐述，提出自己的看法，医师也需要了解医（药）技科室的工作内容、特点、规律和要求，端正认识，尊重医（药）技人员的劳动。

**2. 互相支持，共同提高**　为保证患者得到正确的诊断和及时的治疗，医（药）技科室人员必须具备为临床提供优质服务的思想，为临床诊治提供及时、准确的依据。医师也要及时主动学习新的医疗技术，促进医（药）技与临床更好地结合，提高疾病的诊治水平。如：医师可以向检验人员学习检验知识，熟悉影响检验结果的潜在因素，以确保检验结果的准确性等。只有这样，才能保证高质量的血液标本，这是任何先进仪器所不能替代的。

**3. 彼此监督，技术适宜**　在临床中，诊疗技术并非越高精尖越好，关键在于所选技术与患者的病情是否适宜。任何一项新技术都是双刃剑，如重症监护病房（ICU）大量高技术监护设备的应用，使部分护理人员放松了刻苦钻研业务的态度，过分依赖仪器。虽然患者的安全性得到了一定的提高，但导致了医护人员形成依赖心理，在高技术监护设备的使用上是否坚持了最优化原则，是否考虑了适应证和患者的费用？大量监护设备的应用，使监护人员很容易通过计算机终端遥控监测，收到大量关于患者的生理指标数据信息，而不直接接触患者，这样导致医患关系冷漠。因此，医护人员与医技人员应加强沟通和监督，共同维护患者的最佳利益。

## 三、协调好医际关系的意义

正确处理医际关系，不仅是当代医学发展的需要，有利于医务人员之间的合作和合理竞争，也有利于发挥医疗卫生机构的效应。

### （一）当代医学发展的客观需要

在当代医学高度分化与高度综合的背景下，任何人不可能精通所有专业的知识。为了适应这种状况，一方面医务人员要尽力“以博促专”，在努力扩大自己知识背景的情况下发展专业知识，同时加强专业间的学术交流；另一方面不同专业的医务人员之间必须加强协作和互相配合。否则，就可能会影响正常诊疗活动的进行和医疗质量的提高。这种协作和配合除依靠医疗卫生保健的规章制度外，主要还是靠医务人员的自觉和建立在共同医学道德基础上的良好医疗人际关系。

### （二）有利于医疗卫生保健机构整体效应的发挥

医疗卫生保健机构作为一个有机整体，其功能的发挥与每一个医务人员的积极性、主动性和创造性，以及心情状况、工作兴趣等密切相关，只有在和谐的人际关系状态下，其功能才能得以充分发挥。和谐的人际关系能够使每个人的潜力得以充分展现，使群体产生一种超乎个体能力简单相加的集体力。因此，要发挥医疗卫生保健单位的整体效应，提高其各项工作效益，正确处理医务人员之间的关系是至关重要的。

### （三）有利于医务人员的成长

医学人才的成长依赖于社会的宏观条件和单位的微观条件以及个人的主观条件。在社会的宏观和单位的微观条件中，人际关系是很重要的，尤其是单位内的医务人员之间的关系是医学人才成长的重要环境。国内外大量的事实表明，医务人员之间良好的关系是自己在同行中保持主动和获得信任、支持、帮助的前提，它有助于事业的进步、心理健康和才能的发挥。因此，在一个整体中，不仅每个医务人员都应经常反省自己的人际关系，而且从组织上也要加强协调并促进人才流动,使医务人员能够健康成长。

### (四)有利于和谐医患关系的构建

在医疗卫生保健实践过程中,医务人员之间的相互联系和交往是以患者为中心进行的。医务人员之间的相互支持和密切协作,有利于患者疾病的诊治和康复,因此也有助于医患之间和谐关系的建立。相反,医务人员之间发生矛盾,出现冲突,彼此之间的联系会发生障碍,行动不能很好协调,那么正常的医疗卫生保健活动将受到影响,甚至难以进行。其结果是危及患者的利益,引起医患之间的矛盾或纠纷,从而恶化医患关系。所以,良好的医务人员关系有助于医患关系的融洽,促进医患关系的和谐。

## 参考文献

[1] 王明旭,赵明杰. 医学伦理学[M]. 5版. 北京:人民卫生出版社,2018.

[2] 路薇. 医学伦理学(4)——基本原则及范畴[J]. 诊断学理论与实践,2006,(03):281-284.

(张优琴 杨雨薇 计一平 何雅琪 施 泊 唐春霞 杜奕奇)

# 第六章

# 健康与公共卫生伦理

## 第一节 健康伦理

### 一、健康与健康观

#### （一）古代健康观

在古代，朴素的哲学思想对人们健康观、疾病观影响较大，人们多把健康理解为一种平衡、协调状态，要么理解为机体内环境的完整统一，要么理解为机体与外界环境的和谐、平衡。中国古代医学认为，人体组织结构可划分为阴阳两部分，阴阳协调平衡就是健康，如《黄帝内经》认为一个健康的人必须在天时、人事、精神方面保持适当的和有层次的协调；西方著名的"医学之父"希波克拉底认为"健康是自然和谐的状态"，他创立了"四体液"学说，认为人体存在血液、黏液、黄胆汁和黑胆汁，当人身体各部分与体液协调就是健康，反之则为疾病。

#### （二）近代健康观

到近代社会，在生物医学模式的影响下，随着人们对细菌、病毒等致病微生物的发现，健康被认为是人体各组织器官和系统发育良好、功能正常，或者是机体的各种功能处于平衡的一种状态。若平衡被打破就发生疾病，这种对健康的认识忽视了人的社会特征和心理特征，有其局限性和片面性。哈佛大学科学史系教授、医史学家查尔斯·罗森伯格（Charles E. Rosenberg）认为"从某种意义上，在我们感知、命名和应对疾病，以承认它的存在之前，疾病并不存在"。从这个意义上来说，单用有无疾病来定义是否健康，也是片面而不完整的。

#### （三）现代健康观

1948 年世界卫生组织（WHO）在其宪章中提出了健康的概念："健康不仅是免于疾病和虚弱，而且是保持身体上、精神上和社会适应方面的完美状态"。自 1948 年提出"三维"健康观，至今已使人们对健康的认识拓宽到心理、生理和社会学等领域。1978 年国际初级卫生保健大会签署的《阿拉木图宣言》中重申了这一定义，并强调"健康是一项基本人权，达到尽可能高的健康水平是世界范围的一项最重要的社会目标，而这一目标的实现需要卫生部门及其他多种社会及经济部门的共同行动"。

## 二、健康伦理的基本内容

### （一）健康权利

健康权是公民的一项重要的基本权利，也是公民享受其他权利的前提。

健康权是基本人权。1946 年通过的《世界卫生组织宪章》承认健康为基本人权。健康权作为人权，意味着毫无例外地向所有人提供健康方面的保障，不论其购买能力、职业地位、宗教信仰、社会等级、性别、是否残疾以及任何其他可能引起歧视的因素。

健康权是基本权利。健康权被纳入《中华人民共和国宪法》之中作为基本权利，有助于避免健康权受到国家公权力的侵害，有益于确保国家承担保障公民健康权的义务。《中华人民共和国宪法》第二十一条规定，国家发展医疗卫生事业，发展现代医药和我国传统医药……保护人民的健康，国家发展体育事业……增强人民体质。

健康权是民事权利。健康权应属于民法保护下的民事权利，很多国家都将健康权写进本国民法典。《中华人民共和国民法典》第四编第二章第一千零二条中明确规定“自然人享有生命权”，第一千零四条中明确规定“自然人享有健康权”。身心健康是公民生存和进行正常民事活动的前提条件，也是公民作为民事主体所应享有的基本权利。

### （二）健康责任

责任与权利并重，健康既是一项权利也是一项责任。

健康的个人责任。个人的健康责任意味着选择一个健康的生活方式，意味着在个人能够合理控制的范围内减少健康风险因素。当个体患病时，应充分认识到患病是不符合社会需求的一种状态，并尽可能地寻求和利用医疗服务，把康复作为己任。在生物 - 心理 - 社会医学模式下，个体的健康责任包括保持身体的安全与健康，保持精神与心理的和谐、体格与生理的健康，持有乐观向上的生活态度、良好的生活方式，进行积极的体育锻炼，以及合理膳食与适当休息等。

健康的社会责任。个体健康的实现离不开其所在的社会群体，个体的健康汇聚成群体的健康，群体的健康又能促进个体的健康。公民应积极参与人群健康有关的社会公共活动，如植树造林的环保活动、戒烟的宣传教育、艾滋病的防治活动等。公民应不做危害他人健康、损害他人健康权益的行为，如不在公共场合吸烟、不乱扔垃圾、不随地吐痰等。

健康的政府责任。在健康责任中，政府的责任最为重要，政府应保护个体的健康权，有效维护社会公众的健康利益，并在健康与医疗相关的政策、制度与行为中彰显健康权的公正与平等。政府的健康责任主要包括：国民医疗保障体系的建立与健全、公共卫生体系的建设与公共卫生状况的改善、国民健康教育体系的完善、全民健身体育设施的建设与提供、健康服务体系的完善与保障、健康生活方式的普及、健康公平的保障等。

### （三）健康公正

健康公正的核心在于卫生资源分配的公正性，这一分配过程需要从宏观和微观两个层面进行综合考虑。宏观分配公正涉及如何确定国民总收入中用于医药卫生领域的合理比例，以及这些资源在各项具体卫生项目中的再次分配如何体现公正性。而微观分配则聚焦于医务人员如何根据具体情况在患者之间合理分配各种医药资源和服务，特别是在紧缺医药资源和高昂服务方面的分配，需要确保公平与合理。

健康公正的根本出发点和最终归宿在于实现结果的公正性。世界卫生组织（WHO）与瑞典国家国际发展合作署在《健康与卫生服务的公平性》中指出：健康公正的核心在于确保生存机会的分配以需求为导向。鉴于此，卫生保健工作应致力于缩小社会人群在健康和卫生服务利用方面存在的不公正和不应有的社会差距，消除不同社会群体之间的系统性差异，从而通过结果的公正性推动健康的实质性公正。

健康公正的核心聚焦于弱势群体的健康状况。目前，健康不公正的现象呈现多样化特点，而社会中的弱势群体往往是主要受害者。因此，我们应将关注弱势群体健康作为实现健康公正的重中之重。美国哈佛大学的著名教授约翰·罗尔斯提出的"差异原则"，正是强调了实现社会公平与平等的重要性。世界卫生组织欧洲地区委员会所制定的 38 个工作目标中，第二条明确指出了到 2020 年的具体目标：通过显著提升社会弱势群体的健康水平，确保各成员国之间不同社会经济群体之间的健康差异至少缩小四分之一。这进一步凸显了关注弱势群体健康在推动健康公正过程中的核心地位。

## 三、全球健康伦理

### （一）全球健康的产生与内涵

全球健康的产生与兴起主要源于三个方面。首先，全球化进程的迅猛推进及其所带来的深远影响，已经导致跨国健康风险显著上升，这意味着任何一个国家或地区的健康威胁都可能迅速波及全球。其次，随着"跨国界"健康问题的日益凸显，健康的社会决定因素也逐渐呈现出全球化的趋势。这意味着，一个国家居民的健康状况和安全不仅受到本国社会和卫生发展水平的制约，同时也深受全球社会经济、环境及卫生状况的影响，每个国家国民的健康和安全都不是孤立的。因此全球各国需要携手合作以共同应对和解决那些危害健康的因素和问题，进而实现全球健康事业的共同发展和进步。

全球健康理念将"健康"视为一种公共物品，其核心目标在于实现国家和不同人群之间健康的公平性。美国科学院医学协会对全球健康给出了如下定义：全球健康涉及那些超越国界、可能受到各国自身条件和遭遇所影响的健康问题与重大争议，而解决这些问题的最佳途径在于各国间的联合行动。此外，美国埃默里大学全球健康研究所主任柯普兰及其同事认为全球健康的核心目的在于推动全球范围内所有人健康公平性的实现。

为促进全球健康，世界卫生组织于 1986 年 11 月 21 日在加拿大渥太华召开了第一届健康促进国际会议。会上首先提出了健康促进。《渥太华宪章》认为"健康促进是促使人们维护和改善他们自身健康的过程。"在第一届健康促进国际会议召开 30 年后，2016 年 11 月第九届全球健康促进大会在中国上海召开，大会以"可持续发展中的健康促进"为主题。

### （二）全球健康伦理

全球健康伦理的核心原则在于致力于改善全球健康公平性，这一原则的形成正是源于全球健康领域对全球性健康不公平问题的有效应对策略，它为达成全球健康公平目标提供了新的视角和解决方案。世界经济发展的不均衡性导致了各种难以预测的灾难和风险，特别是在全球某些地区，贫困与疾病往往如影随形，严重危害了当地人的生命健康，且对全人类的健康造成了潜在危害。因此，全球健康伦理深入探究健康和疾病及其决定因素的全球分布状况，重视全球化进程对健康的深远影响以及全球卫生治理性质的变化。同时，它还强调超越国家和政策部门界限的相互依存关系，推动制定和实施有效的应对策略，以期共同促进全球人类健康的均衡提升。

在全球健康的语境下，我们应尊重各国在健康认知上的差异，并展现对多元文化的包容态度。由于道德文化背景的迥异，各国在对待全球健康问题的道德标准上是有显著区别的。举例来说，有的国家和民族的性观念和性道德显得相对开放，而另一些则相对保守。与此同时，尽管全球化趋势使得世界各国在某些价值观上呈现出趋同的态势，但这并不妨碍价值取向的多元化和多样化继续存在，形成了一种潜在的矛盾。不同国家在全球健康及其他经济与社会发展的各个领域中，均持有各自独特的价值取向。因此，构建全球公共健康伦理时，我们应以人类健康的公共理性为基石，积极促进包括国家在内的不同道德共同体之间的对话与交流，以期达成共识并推动全球健康的共同进步。

以 2020 年发生的全球新冠病毒感染疫情为思考，如果把全球公共健康伦理概念应用于全球新冠病毒感染疫情防控实践，可以启发人们从三个维度进行思考：保护全球健康和生命安全的伦理目标；人类卫生健康共同体的价值观；公正与关怀的伦理原则。这些一并构成全球一致行动的伦理共识和保障。

## 四、“健康中国”战略的伦理解读

### （一）“健康中国”战略的提出

2015 年 3 月 5 日，李克强在第十二届全国人民代表大会第三次会议上所作的政府工作报告中指出：“健康是群众的基本需求，我们要不断提高医疗卫生水平，打造健康中国。”由此，“健康中国”这一概念首次从政府层面被正式提出。2016 年 8 月全国卫生与健康大会在北京举行。习近平发表了主旨为“把人民健康放在优先发展战略地位 努力全方位全周期保障人民健康”的重要讲话。他强调：“没有全民健康，就没有全面小康”，“推进健康中国建设，是中国共产党对人民的郑重承诺”，“努力为人民群众提供全生命周期的卫生与健康服务”，“要坚持提高医疗卫生服务质量和水平，让全体人民公平获得”，要实现涵盖“全体人民”的生命“全周期”健康。2016 年 8 月 26 日，习近平主持召开中共中央政治局会议，审议通过了《“健康中国 2030”规划纲要》。至此，“健康中国”政策已经上升为一项国家战略，成为中国经济社会发展的重要内容和中华民族伟大复兴的基本保障。2017 年 10 月，习近平在党的十九大报告中提出“实施健康中国战略”“人民健康是民族昌盛和国家富强的重要标志。要完善国民健康政策，为人民群众提供全方位全周期健康服务”，对健康中国战略有了更高的定位。习近平总书记在党的二十大报告中指出：“推进健康中国建设”，“人民健康是民族昌盛和国家强盛的重要标志。把保障人民健康放在优先发展的战略位置，完善人民健康促进政策。”

### （二）“健康中国”战略的伦理分析

**1. 彰显了健康道德的终极伦理价值** 将“健康中国”上升为国家战略，从“发展医疗卫生”到“推进健康中国建设”，意味着要“以健康为中心”，这必然会大大提升“健康”的道德价值和道德地位。“医疗”和“卫生”只是保障和维护人们“健康”的一种手段而已，仅仅具有工具性和手段性的道德价值，而“健康”才是根本的目的，才具有更终极性的道德价值。

**2. 体现了国家政策的制度伦理设计** 当前，《“健康中国 2030”规划纲要》将“健康中国”作为一项国家战略提了出来，明确维护人民健康的国家责任，是党对人民的郑重承诺，凸显了党和国家对保护国民健康的高度重视和坚定的政治决心。同时,也是中国积极参与全球健康治理、履行对联合国“2030 可持续发展议程”承诺的重要举措,向国际社会承诺中国国家和政府的健康道德责任。

**3. 反映了执政为民的人本伦理诉求** 《“健康中国 2030”规划纲要》提出“人民共建共享”健康以及“倡导健康文明的生活方式”,正好契合了“人人为健康,健康为人人”的健康道德基本原则。“健康中国”聚焦的是每一生命个体的健康需求和健康利益。在全民视域覆盖下的“健康中国”,以人民群众健康需求为导向,以提高健康水平为目标,以公平、公正为制度设计,强调全社会人人参与,人人尽责,加强对与健康有关的重大的和长远的问题的有效干预,从而实现个人健康利益的最大化。

## 第二节　公共卫生伦理

### 一、公共卫生的伦理价值

#### （一）维护健康环境

1988 年,美国医学研究所在其研究报告《公共卫生的未来》中提出公共卫生的定义,即“通过保障人人健康的环境来满足社会的利益”。公共卫生的产生即在于对健康环境的关注。1853 年,英国 3 个城市死于霍乱的就高达 10 675 人。1854 年,伦敦一条街附近曾经出现两周内死亡 500 多人的悲剧。公共卫生产业出现之前,人们对此只能消极地躲避和无奈地接受。等到公共卫生及其传染病控制、检疫、免疫接种、安全用水和污物处理等技术的出现,城市才首次在历史上成为比农村更健康的居住地,发达国家工业革命后的人口城市化才变成现实。今天,在经济全球化的背景下,人员交流频繁,发达的交通可以在 24 小时之内将疾病带到世界的任何人口密集地,使传染病的快速流行成为现实。维护全球健康环境更是公共卫生事业刻不容缓的责任。

#### （二）保障全民健康

相关研究证明,公共卫生在 20 世纪为各国人民的寿命延长作出了举足轻重的贡献。以美国为例,1900 年至今,美国人的平均寿命增加了 30 年。可以说这 30 年中,25 年归功于公共卫生,5 年是医疗卫生服务的功劳。而医疗卫生增加的 5 年寿命,3.7 年是治疗改善的结果,1.5 年是临床预防服务（如预防接种和筛选检查）的功劳。归功于公共卫生的 25 年是通过社会政策、社区努力、个人选择的预防活动（减少婴幼儿的传染病和成人的慢性病）来达到的。

#### （三）促进健康公平

公共卫生的核心在于它所具有的“公共性”,这也决定了居民享受公共卫生服务时的重要核心价值是“公平性”。国民的社会地位差异往往显著影响其健康状况,这些健康不公平现象与社会环境和医疗制度的紧密关联不容忽视,而社会环境又受到政治、经济等多种因素的深刻影响。因此,世卫组织报告《用一代人时间弥合差距:针对健康的社会决定因素采取行动以实现公平》在结尾部分明确指出,“缓解健康不公平现象”已成为当前亟待解决的任务,同时也是一项不容推卸的道德责任。将其落实到行动上,我们需通过制定和实施有益于人民健康的基本公共卫生服务政策,以充分利用有限的卫生资源,推动人类健康事业的持续发展，确保人类健康安全，努力缩小健康差距，进而消除健康贫穷的困境。

## 二、公共卫生实践中的伦理难题

公共卫生伦理面临一系列道德难题，如个人权利与公共善的冲突、平等主义正义观与自由主义正义观的冲突、国家利益与全球公共健康利益的冲突、稀缺资源分配中公平与效率的冲突等。其实，最为激烈的道德难题表现在两个方面。

### （一）个人权利与公共善的冲突

在公共卫生领域，个人权利与公共福祉之间的冲突是一个普遍现象。例如，强制隔离措施与个人自由之间的张力、公开健康信息与保护个人隐私之间的矛盾，以及强制免疫与个人健康权益的冲突等。多数研究者从公共卫生的角度出发，认为在维护公共卫生方面，对个人权利的限制是符合伦理原则的。南希・卡斯（Nancy E. Kass）强调，"公共卫生的核心目标是提升整个群体的健康水平，这通常意味着采用以社会为导向的策略，而非过分强调个人行动。" 换言之，在公共卫生实践中，公共福祉通常被置于个人权利之上，要求个体在一定程度上服从于公共福祉的需求，但是在维护公共卫生采取强制措施的同时也要充分考虑到个人的利益。

### （二）平等主义正义观与自由主义正义观的冲突

平等主义正义观主张公民平等享有社会经济权利，基本平等超越差异，社会应保障成员平等健康，关注弱势群体，其健康责任重大，弱势群体获利多也属公平。而自由主义正义观则认为权益分配应依据个人贡献和价值，即使造成差距也是公平的。自由主义正义观注重利益与负担的公平分配，个人负担与利益相称；平等主义正义观以社会为本，追求健康结果平等与社会责任，缩小健康差距，保障基本健康资源。自由主义则强调个人健康机会平等与责任，公平分配利益与负担，捍卫个人社会经济权利。

## 三、公共卫生的伦理原则

### （一）效用原则

效用或称效果，是指人的一个特定行动带给人类的后果，包括"正效用"和"负效用"两方面。衡量公共卫生政策效用时，需综合考虑其对目标人群和全社会的健康促进、疾病预防正面效益，以及可能带来的风险、负担和权益负面影响。效用原则在于全面评估行动的正负后果，分析风险与受益比，评价其实际效用。这种分析对于是否实施某个方案或有可供选择的多种方案时尤其重要。

一项公共卫生行动，有时候不可避免地会牺牲某些个体的某些权益。恰当的公共卫生行动，一定是社会净受益的最大化。此时并不是简单地对个人利益和负担进行加减。例如对传染病患者的隔离，肯定会使当事人的某些权益受限制甚至受到损害，但社会整体却从中受益。效用原则不仅要求尽可能实现最大的受益，同时也强调将可能造成的伤害降至最低，从而进一步增加行动的净效益。换句话说，在追求最大化的健康受益时，我们不应随意、不必要地损害特定个体的利益。只有在损害特定对象利益不可避免时，并采取措施使必要的损害最小化、整个人群的受益最大化，此时效用原则才能获得伦理学辩护。例如被隔离的传染病患者应得到充分的生活方便和医学照顾，有时还必须给予经济补偿。

### （二）公正原则

为了约束效用原则的负面效应，还应坚持公正原则，以纠正追求效用最大化行动所导致的不公正现象。公正原则要求：在同一个社会，所有成员都有均等的机会获得相同的公共卫生资源，或者是按照某种相对公平次序分配资源。该原则主要是针对经济、阶层、种族、文化、宗教信仰等社会因素，所造成的资源、风险、负担、受益等分配不公正的社会现实。

公正原则一般包括以下几个方面的内容。

**1. 分配公正**　即在所有社会成员之间公平、公正地分配资源、受益和负担。包括形式公正和实质公正两个方面。形式公正即一视同仁，是一种形式上的平等。例如当甲型流感疫苗生产出来后，所有社会成员均应有机会接种。疫苗的生产者、分配者、销售者不应因有直接接触机会获得优先接种的权力。实质公正则规定了可用来作为分配资源、受益和负担所依据的标准。例如为了整个社会在甲型流感流行期能获得良好的医疗服务，医务人员在疫苗有限时接种次序优先；当疫苗充足时，医务人员接种时间优先。

**2. 程序公正**　即确保所实施的公共卫生行动过程的公正性。实现程序公正的基本要求主要有：公共卫生信息保持公开与透明，公共卫生行动政策与决策公开，每一个利益攸关方与公众有机会参与等。程序公正可以保证公共卫生行动代表不同群体的利益，而且能够反映少数人的观点和利益诉求。

**3. 回报公正**　社会对于在公共卫生行动中作出了贡献的人应予以适当的回报；反之，导致公众健康严重损害者应受到相应的处罚。回报公正是社会有效运转的控制机制。其方式有经济、精神或两者共用等。

### （三）尊重原则

尊重原则实际上是医学伦理的最基本和最重要的伦理原则，所以同样适用于公共卫生伦理。其核心是要求尊重每一个人的自主性、自我决定权、隐私权。其要点有两个方面。一是以人为本，人本身是公共卫生活动的目的，而不能成为实现公共卫生目的的工具。二是成年人拥有自我决定和处理个人事务的权力，个人选择不应受他人操控；若遇到未成年人或其他特殊情况，应由法律规定的代理人代为处理。在公共卫生伦理规范中，尊重原则作为一种机制，旨在制约效用原则可能带来的负面效应。过度追求公共卫生行动效用的最大化，可能会忽视对少数人的尊重，甚至侵犯部分个体的权益。其逻辑前提是，公共卫生致力于保护公众的健康，而公众虽然是个体的集合，但公众与个体间的权益有时会有冲突。例如某些公共卫生行动，甚至不可避免地会限制个体自由，或者侵犯个体隐私权。此时，尊重原则就起“刹车”的作用，在保护个人权益与保护公众权益之间寻求一个恰当的平衡点。

总之，每一个公共卫生行动都必须在涉及的个体权益和公众权益之间进行权衡、取舍。在伦理上，允许为了公众利益在一定程度上侵犯个体权益，其前提是必须采取的公共卫生行动有效且侵犯不可避免、可允许与合理，同时尽可能确保侵犯的性质最轻、程度最小、时间最短。

### （四）互助原则

互助原则是与尊重原则相对应、对公共卫生行动涉及的社会成员的原则要求。在实施公共卫生行动时，公共卫生机构和工作人员一定会或多或少地影响或侵犯个体权益。但作为社会成员的个体，则应理解公共卫生行动对个体、群体及全社会健康的重要性，以积极合作的态度参与公共卫生行动的实施。另外,当个体行为影响他人或群体健康时,应依据公共卫生知识,主动自我约束,并采取有效的预防措施,控制带给他人和社会的负面后果。互助原则强调社会成员在公共卫生工作中的主动性以及应承担的社会义务。

互助原则是个人与社会复杂关系的体现。互助原则强调个人权益的保障不能离开他所在的社会自发地实现。每个个体来到这个世界之前,已经有一个先于他的社会存在。人不是孤立的存在,而是在一种人与人之间权利与义务的关系网络中的存在。人类社会就是以人与人之间互助合作的方式逐渐发展成熟起来的。因此,没有相互帮助,就没有公共卫生事业。所以人不仅追求自己的公共卫生权益,还应该维护他人同样的权益。

从公共卫生活动的目的看,个人乃至群体是否健康,在一定程度上取决于社会环境,包括其他人的行为等复杂因素。现代社会的重要特点是个体、民族、国家之间的联系已经变得日益紧密。公共卫生问题的解决,必须由政府、民族、地区、社群、个体密切合作,才能真正实现。可见,公共卫生与每个人密切相关,互助原则强调了所有社会成员促进公共健康的共同责任。

## 第三节 疾病防控伦理

### 一、疾病的伦理关涉

疾病是指个体内环境稳定的破坏及机体同外环境的失调,表现为一定层次、一定部位的结构损伤、代谢紊乱、功能障碍。在不同历史时期,人们对于疾病的认识和理解存在差异,这从一定程度上反映了当时社会的伦理观念和文化背景。

医学伦理的基本原则中,防病治病、救死扶伤、全心全意为人民健康服务等理念,为疾病的伦理关涉提供了重要指导。这些原则要求医生在治疗疾病的过程中,不仅要关注疾病的生理层面,还要关注患者的心理、社会等方面,尊重患者的知情权和自主权,以实现患者的全面康复。

在疾病防控和流行病学研究中,伦理问题同样不可忽视。研究者需要遵守相关的伦理准则和法律法规,确保个人信息的保密性,避免利益冲突,关注社会经济差异,以及接受研究道德委员会的审查。这些措施旨在保护患者的权益,确保研究的公正性和客观性。

综上所述,疾病的伦理关涉涵盖了从疾病认知、医学伦理原则、疾病防控和流行病学研究,到个体权益保护等多个方面。在现代医学实践中,我们需要充分考虑这些伦理因素,以实现医学人道主义的目标,全心全意为人民健康服务。

### 二、疾病管理伦理

疾病管理属于公共卫生的范畴。在面对不同类型的疾病实施疾病管理时,医务人员的主要职责是疾病防控。为了真正实现相应的医学目标,疾病管理尤其是防控必须遵循基本的伦理要求。

**(一)慢性非传染性疾病防控伦理**

慢性病全称是慢性非传染性疾病,不是特指某种疾病,而是对一类起病隐匿、病程长且病情迁延不愈,缺乏确切传染性生物病因证据,病因复杂且有些尚未完全被确认的疾病的概括性总称。

**1. 全面贯彻实行三级预防理念与措施**　一级预防是预防慢性病发生的第一道防线。包括三个方面：一是针对个体的预防；二是针对环境的预防；三是对社会致病因素的预防。二级预防通过早期发现、早期诊断、早期治疗，可有效地延缓慢性病进程，提高患者的生活质量，减少社会损失。三级预防采取对症治疗，并辅以各种康复治疗，减少痛苦，延长生命，力求病而不残，残而不废，促进康复。

**2. 强化对患者及其家属的知识教育与行为指导**　慢性病患者往往将要带着疾病长期生活。因此，加强对患者及其家属的相关知识教育和健康行为指导，是公共卫生工作人员的基本职责。

**3. 关注慢性病患者的心理健康，提供足够的社会支持**　给予慢性病患者充分的心理和社会支持，改善其心理感受，促进其对待疾病的积极态度，提高其战胜疾病的勇气，并提供足够的社会资源，以分担患者及其家庭的生活压力。

### （二）传染病防控伦理

传染病具有传染性，能迅速在人群中散播，影响公众健康，社会危害性大，自古至今都是危害人类健康的主要杀手。随着免疫技术、抗生素、公共卫生等医学知识和技术的进步，目前人类在与传染病的斗争中取得了辉煌的成就，也总结出了传染病防控的伦理要求。

**1. 严格执行隔离消毒措施和各项操作规程**　隔离、消毒是传染病管理与防治工作中最重要的环节，也是公共卫生工作者与传染病斗争的重要内容。隔离是通过物理阻断的方式，防止传染病扩散。隔离对象包括：传染病患者、传染动物，疑似患者、疑似传染动物。消毒主要是采取有效措施杀灭传染病患者可能散播的细菌、病毒或其他传染源，对象包括居住的场所、日常用品、排泄物、分泌物、接触使用过的医疗器械等。与传染病患者接触的医务人员，在离开病区时必须采取消毒措施，避免将传染源带出病区。

**2. 坚持预防为主的积极防疫思想**　与一般疾病相比，传染病患者的治疗十分重要，同等重要的还有易感人群保护，控制其流行范围，避免社会灾难。从实际情况看，人类消灭天花是主动预防观念的胜利。通过预防接种，部分烈性传染病尤其是好发于儿童的烈性传染病得到有效的控制，明显降低了传染病的发病率。

**3. 尊重传染病患者的人格和权利**　在世俗观念中，传染病患者，特别是性传播疾病、艾滋病患者，往往受到不应有的歧视、排挤，有时甚至发生惨剧，医务人员应该认识到传染病患者是传染性疾病的受害者，指责、歧视、排挤是错误的做法。在工作中，公共卫生工作者应尊重传染性疾病及疑似患者的各项正当权益。

**4. 遵守国家法律规定，及时收集与上报疫情**　现代社会已经建立了相对完善的传染病防治体系，及时发现、隔离、治疗各种传染病患者。相关的医务人员应按照国家法律规定主动关注、通报疫情。这既是法定义务，又是最基本的公共卫生道德要求。

### （三）职业病防控伦理

职业病是指特定职业的劳动者，因工作原因接触到粉尘、放射性物质或其他有毒、有害物质而引起的疾病。

职业病防控伦理要求主要有两条，具体如下。

**1. 始终坚持“预防为主，防治结合”的工作理念**　职业病预防重于治疗，随着知识和技术的进步，相当一部分职业病已经有了成熟的预防方法。公共卫生工作者应以《中华人民共和国职业病防治法》为指导，贯彻“预防为主，防治结合”的职业病防治方针，积极主动地进行普及职业卫生知识和技术的宣传教育，加强对特定职业劳动者的健康保护力度。

**2. 始终坚持“深入一线，监督指导”的工作方式** 监督指导包括两个方面：一是生产单位，二是劳动者。在职业病预防与控制工作中，公共卫生工作者只有始终坚持“深入一线，监督指导”的工作方式，才能取得真实的效果。从相关劳动场所的设计审查、竣工验收，到开工后的经常性监督检查；从对相关劳动者进行培训与职业病预防行为指导、及时开展体检，到发现职业病问题后及时报告与进行治疗，都需要第一手资料并亲临一线。

在工作中，公共卫生工作者还应针对社会发展中新出现的职业病问题开展科学研究工作，以提高对职业病未知领域的认识，促进职业病预防与控制工作与时俱进。

### （四）地方病防控伦理

地方病又称水土病，是由水源、土质原因引起的具有地域局限性的疾病。其特点是发生在某一特定地区，同特定自然环境密切相关，在一定地区内长期流行，且有一定数量的患者表现出共同的病征。在中国分布广泛的地方病有克山病、大骨节病、地方性氟中毒、地方性甲状腺肿、克汀病等。地方病的防控必须坚持相应的伦理要求。

**1. 吃苦耐劳的工作精神** 地方病多发生在经济不发达、交通不便、生活条件差、卫生保健条件落后的地区。在开展地方病的预防保健与疾病控制工作中，公共卫生工作者要能够吃苦耐劳，主动深入到条件艰苦的地区，坚持在一线发现问题，进行现场指导并解决问题。

**2. 强化知识教育、技术指导和行为训练** 地方病的预防与控制，需要生活在特定地区的每一个社会成员都了解地方病的预防与控制知识，熟练掌握相应的预防与控制技术，采取恰当的行为方式以避免疾病的发生。因此，公共卫生工作者应广泛开展认真细致的教育与训练工作，检查受教育者的行为表现，核实教育效果。教育工作不能走形式，要落实到每一个居民的具体生活之中。

**3. 加强公共卫生体制与制度建设** 在地方病流行地区，加强当地的公共卫生体制建设，才能将地方病的预防与控制转为经常性的工作。除了建立专门的地方病预防与控制体系之外，通过已有的社会体制实施公共卫生活动也十分重要。例如依托已有的教育体系，强化知识教育和技术培训；依托已有的行政体系，强化预防与控制措施的落实；依托已有的卫生医疗体系，强化地方病的监测与治疗等。

## 参考文献

[1] 王明旭，赵明杰. 医学伦理学[M]. 5版. 北京：人民卫生出版社，2018.

[2] 姜安丽. 护理学导论[M]. 上海：复旦大学出版社，2015.

[3] 韦军湘，兰兰，赵继勇. 体育与健康教程[M]. 天津：南开大学出版社，2014.

[4] 杨静. 中医生命伦理学[M]. 成都：四川大学出版社，2021.

[5] 张肖阳，肖巍. “全球公共健康伦理”：建构危机时刻的全球伦理共识[J]. 探索与争鸣，2020(4)：78-85.

[6] 邹艳晖. 健康权的权利性质界定[J]. 济南大学学报(社会科学版)，2015，25(01)：69-73.

[7] 程新宇. 健康公正问题探析[J]. 中国医学伦理学，2005，(03)：49-50.

[8] 任苒．全球健康的内涵与特征[J]. 医学与哲学(A), 2015, 36(08): 1-3, 47.

[9] 丛亚丽．公共卫生伦理核心价值探讨[J]. 医学与哲学(A), 2015, 36(10): 1-5.

[10] 喻文德，李伦．国外的公共健康伦理研究[J]. 河北学刊, 2010, 30(01): 26-29.

[11] 张玉龙，陈晓阳．疾病的伦理判读及其意义[J]. 道德与文明, 2010,(03): 134-137. DOI: 10.13904/j.cnki.1007-1539.2010.03.018.

[12] 李鲁滨．当代全球卫生概况及走向—全球卫生峰会及《费城协议》简介[J]. 解放军预防医学杂志, 2005,(04): 311.

（张优琴　杨雨薇　计一平　何雅琪　施　泊　唐春霞　杜奕奇）

第七章

# 临床常规诊治伦理

## 第一节 诊断伦理

### 一、诊断的伦理准则

疾病的诊断是医生通过采集病史、体格检查以及各种辅助检查措施等方式收集患者的病情资料，然后将资料进行整理、分析和归纳，从而做出概括性判断的过程。在临床诊疗中要同时遵循及时、准确准则。

#### （一）及时准则

及时准则就是要求医务人员力争尽早、尽快地对疾病做出分析判断。早确诊才能早治疗，才能取得事半功倍的效果。例如，对于乳腺癌要早发现早根除，对于甲型 H1N1 流感及早诊治可以大大降低死亡率，对于心理卫生疾病如儿童心理障碍也应早诊断早治疗。再例如，肾脏血流异常丰富，脆性大，外力强度稍大即可造成肾的损伤，故肾损伤往往是严重多发性损伤的一部分，及时诊断并妥善处理是肾损伤救治成功的重要基础。

#### （二）准确准则

准确准则，就是要求医务人员充分利用现有条件，以严肃认真的态度，结合病人实际病情，做出精准判断，确保医疗行为的科学性和有效性。准确诊断包含如下三方面的要求。

**1. 树立科学的诊断目的** 准确准则是对医务人员在诊断方面即认识疾病正确程度方面的要求。这就要求必须从诊疗活动的总体上去把握和理解准确准则，即准确的诊断是手段，而不是目的。这一手段是为正确有效的治疗服务的，如果偏离了为治疗服务的目的，单纯追求诊断的精确度，就会出现患者罪也受了，钱也花了，病也查清了，治疗机会也失掉了的情况。准确准则强调，医务人员应从整体视角理解和把握诊疗工作，确保诊断思想的正确性，始终以治疗服务为宗旨，而非单纯追求医学科研或其他非治疗目的。

**2. 积极利用现实条件** 医务人员应从询问病史、物理检查等基础诊断方法出发，积极利用其他诊断条件，特别是医疗适宜技术，遵循循证医学原则，以提升诊断准确性。在运用现代诊断技术时，应避免盲目进行广泛检查，也不应局限于单一方法，而应结合患者具体病情，全面考虑，审慎选择。

**3. 严肃认真地做出判断** 医务人员应严谨认真地对待诊断方法所获取的医学事实，需踏实细致、全神贯注地进行分析研究。在通过筛选提炼、辨别真伪、深思熟虑后，方可作出诊断结论，坚决摒弃粗心大意、草率从事、主观臆测的不良风气与行为。

## 二、问诊的伦理要求

### （一）举止端庄，态度和蔼

举止端庄体现了对患者的尊重。医患信任是正确诊断的重要因素，医务人员如果衣冠不整就会失去患者的信任，而态度和蔼可以使患者产生亲切感，缓解患者紧张心理，有利于患者倾诉病情，从而获得全面可靠的病史资料。

### （二）语言得当，通俗易懂

问诊语言作为观察和描述疾病状况信息的载体和桥梁，使问诊中医患的沟通和疾病信息的获得成为可能。具有医学谈话性质的程序性问诊、聆听与回应问诊、差异性问诊、过渡性问诊等语言，蕴含着丰富的伦理价值判断，坚持问诊时语言得当是问诊的基本伦理要求。同时由于就诊的患者文化程度不同，他们对语言的理解能力也存在不同，因此，在与患者沟通时选择能被患者所理解的语言，也是医务人员在问诊时应尽的伦理义务。

### （三）专心致志，慎言守密

孙思邈在《千金要方》中明确提出“凡大医治病，必当安神定志”，因此医务人员在问诊时要安神定志，精力集中，不能心不在焉，要紧紧围绕与疾病判断有关的情况进行交谈。另外还要为患者保守秘密，这既是伦理学上的要求，也是法律上对于患者隐私权保护的要求。为了诊治疾病，患者毫无保留地向医生倾吐自己躯体和精神方面的秘密和隐私，这是患者对医务人员的信任。因此，要求医务人员严格为患者保守秘密。

## 三、体格检查的伦理要求

体格检查是指医生运用自己的手、眼、耳等感觉器官和简便的诊断工具对患者的身体状况进行检查的方法。在体格检查中，临床医师应遵循以下伦理要求。

### （一）全面系统，认真细致

要求医务人员在体格检查过程中按一定的顺序检查，不遗漏身体部位和内容，不放过任何疑点，尤其是对重点部位的检查。对于模棱两可的体征要反复检查或请上级医生检查，做到一丝不苟，在体检的过程中要避免主观片面、丢三落四、草率行事，以免造成漏诊和误诊。

### （二）尊重患者，心正无私

医务人员在体格检查时，应充分尊重患者的人格与自尊，遵循专业规范，按顺序暴露和检查相关部位。对于异性或畸形患者，医务人员需保持庄重态度；在检查敏感部位时，应通过语言等方式转移患者注意力。此外，男性医生为女性患者进行妇科检查时，应有护士或第三者在场。

### （三）关心体贴，减少痛苦

在体格检查中，既要查清病情，又要尽可能地减轻患者的痛苦。体格检查要注意动作轻柔，检查手法做到准、稳、轻、快，关注患者的需求，体贴关心患者，让患者感受到温暖、舒适，减少患者的身体和精神上的痛苦，医务人员在面对畸形或者具有生理、心理缺陷的患者时，更需要关心和体贴，要避免旁观者围观议论，注意做好患者隐私的保护。

## 四、辅助检查的伦理要求

辅助检查包括实验室检查和特殊检查，它是借助于化学试剂仪器设备及生物技术手段，对疾病进行检查和辅助诊断的方法。辅助检查很多时候对疾病的诊断起着关键的作用，在辅助检查中临床医生应遵循以下伦理要求。

### （一）诊治需要，目的正当

在确定检查项目时，应综合考虑患者的诊治需求及耐受性。对于需要诊治且身体状况允许的患者，即使需要进行多项或反复检查也是合理的。然而，若简单检查即可解决问题，则应避免进行复杂且可能带来风险的检查；若少数几项检查已能说明问题，则无须进行更多检查。以追求经济效益为目的的过度检查或为满足科研需求而进行的与疾病无关的检查，均属不道德行为。相反，因怕麻烦或图省事而忽略必要的检查项目，则属于失职行为。

### （二）知情同意，尽职尽责

医生确定了辅助检查的项目以后，一定要向患者和家属讲清楚检查的目的、意义、费用、医疗风险等，让其理解并表示同意后再进行检查，特别是一些比较复杂、费用昂贵或危险性较大的检查更应该得到患者的理解和同意，有些患者对某些检查比如腰椎穿刺、骨髓穿刺因惧怕痛苦而拒绝检查，只要这些检查是必要的，医生应尽职尽责地向患者进行解释和规劝，以便尽早确定诊断。

### （三）综合分析，相互协作

为了避免辅助检查的局限性，需要将辅助检查的结果和患者的病史、体格检查的资料一起综合分析，才能做出正确的诊断，切忌片面夸大辅助检查的诊断价值。同时临床医生应当同医技人员相互协作，共同完成对患者的诊断任务。如果出现辅助检查与临床检查不一致的地方，双方应主动协商沟通，通过沟通达成共识，以便更好地作出临床诊断。

# 第二节 治 疗 伦 理

## 一、治疗的最优化准则

疾病的治疗包括药物治疗、手术治疗、心理治疗等方法。各种治疗方法的效果都与医务人员的技术和医德水平密切关系。因此，医务人员应严格地遵守治疗中的医德要求，在治疗中应贯彻最优化准则。

### （一）最优化准则的内涵

最优化准则是指在选择和实施治疗方案时，医务人员尽可能用最小代价取得最优效果，使治疗达到最佳程度。最优化准则本质上是一项技术原则，但随着技术手段的正确选择和运用，最优化准则体现出医务人员对就医者的高度负责、真诚关爱，因而也就具备了伦理学的意义。

**1. 治疗方法的最佳化** 最优化准则要求医务人员认真仔细地选择使患者受益与代价比例适当的最佳的治疗方法，使患者受益大而付出代价小。最佳治疗方法的选定，是基于当前的医学发展水平和现实条件，与其他治疗方法相对比而得出。在选择过程中，我们应致力于减少患者所承受的各种代价，包括身体的不适、心理的负担以及经济的压力。具体来说，就是选择那些痛苦最小化、副作用最少、费用相对较低，且能迅速达到治疗目标的方法。因此，医务人员需全面考虑患者的疾病性质、个人意愿、医院与医务人员的条件、患者的经济状况以及可利用的医疗卫生资源等因素，从而确定相对最佳的治疗方案。

**2. 医疗服务的最优化** 最优化准则不仅要求治疗方法的最佳化，同时也要求医疗服务的最优。有一些治疗方法虽然达到了治疗的目标，但其医疗服务不是最优的，如手术未能做到稳、准、轻、快，或者护理中发生了失误，给患者增加了痛苦，即使最终取得了最佳疗效，也不能认为是最优化的医疗。最优化准则反映出医务人员对患者全面负责、周到服务的高尚品质，是最大限度维护患者利益的有效保证。

#### （二）最优化准则的伦理意义

**1. 体现了医学的宗旨和价值目标** 全心全意为人民健康服务是医疗卫生行业的核心宗旨与价值追求。最优化准则为医务人员在选择、实施、调整和完善最佳治疗方案等决策环节设定了总体目标与要求。通过引导医务人员作出最佳决策，旨在确保正确的诊疗实践得以进行，并最终实现最佳的治疗效果。实际上，最优化原则已上升为医学宗旨与价值目标实现过程中的重要指导原则。

**2. 体现对患者的负责和关爱** 最优化准则要求医务人员深刻洞察患者病情，精通医学新技术、新方法、新药物，拥有丰富的临床经验，秉持优良的医风和高尚的医德。准则强调以患者为中心，旨在最大限度地关爱患者，坚决维护其医疗保健权益，力求为每位患者带来最佳的诊疗效果。最优化准则将追求疗效与避免伤害、减轻痛苦与防止过度医疗相结合，贯穿治疗全过程，展现了对每位患者高度负责与深切关爱的医学人道主义精神。

### 二、药物治疗的伦理要求

药物治疗伦理是医学伦理学原则的具体运用，是医务人员在实施药物治疗过程中应遵循的准则。医务人员进行药物治疗时应遵循的伦理要求包括以下三个方面。

#### （一）认真负责，安全有效

在临床实践中由于用药错误或不当而延误病情使病情加重甚至造成患者死亡的例子屡见不鲜。因此医务人员在用药治疗中要认真负责，使其掌握在安全有效的范围内，特别是一些效能高、安全范围窄、代谢较慢的药物，因易于过量而导致机体的严重损害，在用量上要加以严格控制。在药物治疗中医务人员还应注意药物的近期疗效和远期疗效，同时密切关注药物的副作用，防止用药不当或错误，保障患者的用药安全。

#### （二）对症下药，因人施治

对症下药是指医务人员根据临床诊断选择相适应的药物进行治疗。为此必须首先明确疾病的诊断和药物的适应证和禁忌证，然后选择治本或者是标本兼治的药物，如果疾病诊断未明而且病情较为严重或者诊断明确，而无可供选择的标本兼治的药物时可以暂时应用治标的药物，以减轻病痛和并发症。在对症下药的前提下还要求医务人员因人而异，掌握好药物的剂量，因为用药剂量与患者的年龄、体重、体质、重要脏器的功能、用药史以及对药物反应的差异性等多种因素有关。

#### （三）合理配伍，适时调整

由于药物的两重性，医务人员在用药时要发挥其有利的治疗作用，尽量减少和避免不良反应。单种药物能治好的疾病就不联合用药,必须联合用药或使用副作用大的药物要根据药理性能合理配伍,以提高抗病能力,克服和对抗一些药物的副作用,从而使药物发挥更大的疗效。

## 三、手术治疗的伦理要求

手术治疗是临床中重要的治疗方法,患者接受手术治疗,往往是处于疾病威胁情境中迫不得已的选择,因此会存在情绪上的焦虑和紧张。这些客观和主观的种种因素,决定了在选择手术诊疗时会遇到更具体的伦理问题,需要更详细的伦理指导。根据手术过程,从手术前、手术中和手术后三个阶段来讨论诊疗过程中的伦理要求。

### (一)手术前的伦理要求

**1. 确定手术治疗的充分性和必要性** 手术治疗因其风险性和技术复杂性,对手术环境和器械有着严格的要求。在决定对患者进行手术治疗时,医务人员必须确保自身技术足以胜任,并确认医院手术室环境、消毒及器械等条件均符合手术需求。此外,在选择诊疗手段时,医务人员不仅需考虑患者能否康复,还需全面衡量是否能达成治疗目标。在选择治疗方案时,医务人员必须深入了解疾病情况和手术指征,充分考虑患者对手术创伤的承受能力,并评估治疗效果与患者所付出代价之间的比值。经过综合比较,只有当手术治疗效果最佳、代价相对较小且患者完全接受时,此选择才符合医德要求。

**2. 保证患者的知情同意权** 医务人员应以通俗易懂的语言,向患者及其家属客观分析并解释病情,明确阐述选择手术或非手术治疗的理由,以及不同治疗手段可能带来的后果、效果和代价。在此基础上,应充分尊重患者或其家属的意愿,确保他们充分了解并同意治疗方案,以维护患者的权益。进一步地,需在患者及其家属知情且同意的前提下,签订麻醉和手术的书面协议。这一环节在治疗流程、法律及伦理层面均至关重要,不可或缺。

**3. 认真做好术前准备** 在手术前,应由经验丰富的医务人员主导,结合病患的具体性质和患者的实际情况,考虑到麻醉和手术过程的突发状况,制定一安全可靠的手术方案及应对突发状况的预案。麻醉医师应当提前访视患者,根据手术需求和患者的具体状况来选择最佳的麻醉方法,以确保手术过程的安全。此外,医务人员不仅应当让患者做好生理准备,同时应积极协助患者做好心理准备,帮助其树立对手术的信心,摆脱不良情绪。在这一阶段,医务人员的耐心、细致和认真负责的工作态度,以及所展现出的自信,对患者的心情和手术效果有着极为重要的影响。

### (二)手术中的伦理要求

**1. 严密观察,处理得当** 在手术中,麻醉医生要为手术患者提供无痛、安全、良好的手术(麻醉)条件,以配合手术医生完成手术治疗;还应运用自己所掌握的监测、复苏知识和技术,对患者进行认真观察。一旦观察指标出现异常,麻醉人员不应惊慌失措,而要及时冷静地进行处置,并将情况告诉手术人员,以便相互配合,排除险情,消除异常,保证手术的顺利进行。对全麻的患者在手术过程中遇到的难题应及时与家属取得联系,以取得患者家属知情,避免引起医疗纠纷。

**2. 认真操作,一丝不苟** 在手术过程中,医务人员必须秉持严肃认真、细致入微的态度,时刻将患者的生命安全放在首位。这种高度的责任感和敬业精神,不仅是对主刀医生的医德要求,更是对所有参与手术及辅助工作的医务人员的共同要求。手术者对手术的全过程要有全盘考虑和科学的安排，手术操作要沉着果断、有条不紊，对手术中可能发生的意外应做好思想上、技术上和客观条件上的准备。一旦手术中遇到问题，要大胆、果断、及时地处理。对于意识清醒的手术患者，医务人员还应经常给予安慰，不时告知手术进展情况；在讨论病变情况时，也应注意方式方法，避免给患者造成不良刺激。

**3. 互相支持，团结协作** 手术治疗的整个过程都需要医务人员相互之间的密切配合与协作。随着医学的发展，手术规模、难度的增大以及现代医疗技术的应用，这种协作的意义就显得更为重要。因此，所有参加手术的医务人员都应该把患者的生命和健康利益看得高于一切，不计较个人名利得失，把服从手术需要和保证手术的顺利进行看作自己应尽的义务，互相支持、互相协作、互相谦让、以诚相待、紧密配合、齐心协力地完成手术。

#### （三）手术后的伦理要求

**1. 严密观察患者的病情** 由于术后患者刚刚经历了机体的严重创伤，身体虚弱，病情不易稳定、变化莫测。因此，要求医生、护士共同以认真负责的态度，严密观察患者及病情的变化，遇到异常，及时处理，及时记录，尽可能减少或消除术后可能发生的意外，以防止出现各种不良后果。

**2. 努力解除患者的不适** 在术后，患者常常会出现疼痛和其他不适。医务人员应抱着对患者负责的态度，满腔热忱尽力加以解除。这不仅体现在采用具体的措施上，也体现在精神方面无微不至的关怀。那种认为术后疼痛是“正常的”，对患者术后不适表现得麻木不仁、漠不关心的行为是违背医德的。

### 四、心理治疗的伦理要求

心理治疗是运用心理学的方法，通过语言或非语言因素，对患者进行训练、教育和治疗，用以减轻或消除身体的症状，改善心理精神状态，适应家庭、社会和工作环境。在心理治疗中，应遵循以下伦理要求。

#### （一）保密

**1. 保护患者隐私** 在心理治疗过程中，不可避免地会涉及患者的隐私，而且诊疗本身可能就是隐私的一部分。因此，保密在临床实践中显得尤为重要，患者向心理医生倾诉的信息，特别是秘密或隐私，不能泄露，甚至对患者的父母、配偶也要保密，否则会失去患者的信任，使心理治疗难以继续进行下去。心理医生有责任保护来访患者的隐私权，但是同时也要认识到保密要求在内容和范围上受到国家法律和专业伦理规范的保护和约束。

心理医生应清楚地了解保密要求的应用有其限度，在以下情况发生时保密会受限：患者有伤害自身或伤害他人的严重危险时、患者有致命的传染性疾病等且可能危及他人时、未成年人在受到性侵犯或虐待时、患者行为违反法律时等。在这些情况下，医务人员可以在患者事先知道的情况下，转告给其家人或他人。在通常情况下，患者能理解医务人员的行为在于保护自己或他人的生命，因而是符合医德要求。

**2. 医学科研需要的隐私保护** 对于心理诊疗过程中涉及的内容，例如心理咨询或治疗过程进行录音、录像或演示等，心理医生只有在得到患者的书面同意时，才能进行相应的处理或应用。因研究或教学工作需要，心理医生对心理咨询或治疗的案例进行讨论，或采用案例进行教学、科研、写作等工作时，应隐去可能会辨认出患者身份的有关信息。

**3. 青少年心理咨询的特殊要求** 在青少年心理咨询中，除了需要向青少年来访患者解释保密的伦理要求外,也需要对其监护人进行解释和介绍,并对保密事宜作详尽清晰的说明,以确保各方对保密有同样的理解,有利于配合咨询和治疗过程的顺利开展。需要强调的是,在心理咨询和治疗过程中,很多医务人员在面临危急情况时,往往会担心自己要承担知情不报的后果,或担心社会、相关机构和患者家属给予的责难,而轻易违反保密伦理要求,失去了很多本来可以帮助来访患者成长的机会。

（二）尊重

**1. 尊重患者的知情同意权** 心理治疗的第一步就是征得患者对治疗的知情同意,确保患者和心理医生都充分理解即将共同参与的治疗。心理医生有义务告知患者以下情况:咨询的特点、性质、预期疗程、费用、保密范围等,如果患者在没有被充分告知的情况下做出知情同意,在法律上被视为无效同意。

**2. 尊重患者的决定权** 患者有权决定是否接受评估和治疗,是立即开始还是稍后进行,有权改变治疗方法、更换医生或者终止治疗。心理医生需要尊重患者的性别、民族、国籍、宗教信仰、价值观、性取向等。对于与自己有着不同的社会文化背景和价值观念的患者,心理医生必须充分认识、接受和尊重他们的社会文化、经济背景和价值取向,避免把自己的价值观和看法强加给患者。同时心理医生不应以自己的社会文化和经济背景为基础,在制定治疗方案时先入为主,影响和干扰或者试图改变来访者的自主选择。当心理医生不能接受患者的个人文化和价值观念时,必须将患者转诊,以免耽误治疗时机、影响治疗效果。

（三）科学

**1. 运用心理治疗的知识和技巧开导患者** 对于任何一个患者,心理咨询都必须采用规范、恰当、系统的程序和方法,并严格按照这些程序和方法开展工作。只有这样,才能通过规范作业来避免出现临床伦理问题。只有掌握了心理治疗的知识,才能在与患者的交谈中了解心理疾病的发生、发展机制,从而做出正确的诊断。只有掌握了心理治疗的技巧,才能在诊断的基础上,有针对性地进行相应治疗,并取得较好的效果。

**2. 以专业的态度处理与医生和患者的关系** 心理医生不得与患者发生任何形式的亲密关系。如果建立的专业关系超越了专业界限,应立即终止专业关系并采取适当措施,例如寻求同行的建议。

**3. 关注患者的同时更应关注自我保健** 心理咨询和治疗是一种情绪劳动,个人内在环境很容易受到来访者的情绪感染和干扰。当意识到个人的生理或心理可能受到了患者的影响并对患者造成伤害时,应寻求其他专业人员的帮助,警惕自己的问题对服务对象造成负面影响的可能性;必要时应限制、中断或终止临床专业服务。

（四）真诚

**1. 对心理咨询和治疗本身的真诚** 在工作中,需要介绍自己情况时,心理医生应实事求是地说明自己的专业资历、学位、专业资格证书等情况,在需要进行广告宣传或描述其服务内容时,应以确切的方式表述其专业资格,不得以虚假、误导、欺瞒的方式对自己或自己的工作部门进行宣传,更不能进行诈骗。心理医生认为自己已不适合对某位患者进行治疗时,应向对方明确说明,并本着对对方负责的态度将其转介给另一位合适的心理医生。

**2. 对患者的真诚** 当来访的患者需要诉说自己最隐私的事情、最痛苦的心情时,心理医生真诚的态度是打开沟通之门的钥匙,医务人员要有深厚的同情心,理解患者的痛苦,耐心听取患者倾诉苦恼的来龙去脉,在此基础上帮助患者找出症结所在,并通过耐心解释、支持和鼓励，使患者改变原来的态度和看法，逐渐接受现实和摆脱困境，培养新的适应能力，从而达到帮助患者治疗的目的。

## 第三节　康复伦理

康复伦理是运用医学伦理学的理论和方法，研究和解决康复医学实践中的道德问题，是伦理学的理论、观点与康复医学实践相结合的产物。康复治疗是康复医学实践中的重要内容，它通过物理疗法、言语矫治、心理治疗等功能恢复训练的方法和康复工程等代偿或重建的技术，使患者的功能复原到最大限度，提高其生活质量。

### 一、康复治疗工作的特点

#### （一）患者病程长、康复慢

康复服务的对象功能障碍一般存在时间较长，有的甚至是终身存在。因此医护人员不但要重视早期康复，而且要防范继发性残疾或者其他并发症的形成。在这一过程中，应注意心理康复很重要。大多数残疾者会有一种"自己是无用人"的自卑心理，有的需要长期卧床，有的交流存在困难，只有唤起他们的康复信心，树立新的生活目标和力所能及的愿望，康复治疗才能产生满意的效果。功能康复是根本。康复是最终目的，在残疾允许的范围内让残疾者逐步锻炼成为不依靠医护人员或家属的独立生活者。因此在康复过程中要帮助残疾者掌握必要的康复知识和技术，促进肢体和器官功能的康复，提高残疾后适应工作和生活的能力。

#### （二）康复治疗需要团队合作

由于康复需要关注患者的躯体功能、情感及心理状况，因此康复的治疗往往是以团队的形式去帮助患者。团队的每一个成员都有其专职的职责和治疗内容，其中也存在互相覆盖的部分。康复方案通常由康复医师主导，在与相关临床医学科研人员共同协作的情况下进行制订和实施，并在治疗实施的过程中根据病、伤、残者情况的变化及时进行小结，调整治疗方案，直到治疗结束时为止。

#### （三）家庭成员的参与对患者康复十分重要

在康复医学方面，很多患者的残疾是可预防的，不同原因的残疾，有不同的预防措施，康复专业人员应该在尊重个人权利和责任的基础上提出一些预防措施建议。在康复过程中，要充分发挥家庭成员的积极性和参与意识，这对于患者功能障碍的恢复具有极其重要的意义。

### 二、康复治疗的伦理要求

#### （一）理解尊重、平等相待

不论是先天或后天、疾病或外伤等所致的各种残疾，都会给残疾者带来终身，甚至难以挽回的损失。他们不仅有躯体上的创伤，而且还有轻重不等的自卑、孤独、悲观、失望等心理痛苦。因此，在康复治疗中，医务人员要理解与同情他们，绝不能讥笑和伤害他们的自尊，医务人员要选择效果佳且患者乐于接受的康复方法，以建立起和谐的医患关系，并促进他们尽快康复。

### （二）热情关怀、耐心帮助

残疾人行动不便，有的生活难以自理。因此，在康复治疗中，医务人员应该特别注意自身的素质、沟通方法、对患者心理感受的敏感性，要在细微之处关怀与帮助他们的生活与训练。训练前向患者讲清其目的、方法及注意事项，以利于安全保证；训练中要随时鼓励他们的点滴进步，使他们逐渐由被动状态达到主动参与治疗，以增加他们的信心与毅力，同时还要关注患者的情绪变化，改善患者的心理状态，会让患者的治疗收效更好。

### （三）合作密切、加强协作

残疾人的康复，需要多学科的知识和多学科的医务人员、工程技术人员、社会工作者、特种教育工作者等人员的共同参与和努力。因此，在康复治疗中，康复科医务人员除了必须扩大自身的知识面外，还要与各种人员密切联系，加强协作，避免发生脱节，出现矛盾要及时解决，共同为达到残疾人的康复目标而尽心尽力。

### （四）坚持公平、合理分配

随着人口老龄化以及慢性病患者的增多，社会的康复需求日益增加。在健康服务体系资源不足时，应坚持公平、公正原则，避免区别对待，促进康复资源的合理化分配。

## 参考文献

[1] 王明旭，赵明杰. 医学伦理学[M]. 5版. 北京：人民卫生出版社，2018.
[2] 马长永，马晓. 医学伦理学概论[M]. 西安：第四军医大学出版社，2020.
[3] 施旺红，杨群. 临床心理学[M]. 西安：第四军医大学出版社，2018.
[4] 杜治政. 医学伦理学[M]. 北京：中国协和医科大学出版社，2020.
[5] 邢华燕，张烨，张银萍. 康复医学概论[M]. 武汉：华中科技大学出版社，2012.
[6] 张鸽. 提升职业病诊断效能的伦理关切和对策考量[J]. 医学与哲学，2022，43(15)：5-9.
[7] 李静妍，唐正华，叶萌，等. 心理治疗的伦理问题与对策[J]. 医学与哲学，2021，42(24)：21-24.
[8] 孟丽君，吴世彩. 践行康复伦理促进康复事业发展[J]. 中国康复理论与实践，2021，27(2)：237-242.
[9] 吴世彩. 康复医学的伦理性设定及其实践研究[J]. 中国康复理论与实践，2021，27(2)：125-130.
[10] 高志炎，郭永松. 医学伦理学(6)——临床诊治工作中的伦理道德(Ⅰ)[J]. 诊断学理论与实践，2006，(03)：288.
[11] 郭照江；刘秦；赵登臣. 诊疗最优化原则的伦理学探析[J]. 医学与哲学，2005，(07)：20-21，41.
[12] 周鸿艳，闫忠红.《仁医》：医学叙事文学中的美德伦理意蕴[J]. 中国医学人文，2023，9(05)：28-31.
[13] 郭照江，刘秦，赵登臣. 诊疗最优化原则的伦理学探析[J]. 医学与哲学，2005，(07)：20-21，41.

（张优琴 杨雨薇 计一平 何雅琪 施 泊 唐春霞 杜奕奇）

# 第八章

# 医学科研伦理

## 第一节　科研诚信与医学科研人员道德规范

科研诚信是科技进步和科技创新的重要基石。目前我国政府及学术机构都已经出台了大量规范文件，2022 年 1 月 1 日，新修订的《中华人民共和国科学技术进步法》正式施行，法案专门设立了“监督管理”专章，提出加强科研法治化建设和科研作风建设、建立科技伦理委员会、加强科研诚信建设等具体措施，甚至还将科研诚信失信记录写进法案中。

21 世纪的医学科学研究者身处一个机遇与危险并存的年代，即使是职业科研人员也常常难以自如地应对这个时代的挑战和机遇，以及随之而来的利益冲突。现有的科学教育内容缺乏价值观、道德观、责任伦理方面的充分引导，但公众却比以往任何时候都对科学更加挑剔和质疑。坚持正确的义利观，从道德层面上培养医学从业者的自律性势在必行。医学作为一直被社会各界瞩目的特殊行业，其科研人员所面临的诱惑巨大，如何坚守初心成为讨论重点。

### 一、医学科研过程中可能出现的矛盾冲突

面对科学研究中的矛盾冲突，研究者需要理性地认识、辨别、权衡，进而做出恰当的选择。

**（一）利益冲突**

利益冲突（conflict of interests）的定义：利益冲突是一种处境，在这种处境中，当事人或者机构对于主要利益的专业判断，容易受到次要利益的不当影响。对于从事科学活动的科学家来说，利益冲突是指一种境况，在这种境况下，科学家因处于某种（某些）利益之中，而有可能干扰他在科学活动中做出客观、准确、合理的判断。在科学的建制化完成之后，学院科学渐渐走出了象牙塔，越来越多地参与到社会发展中。企业对大学 / 医院科研的投入急剧增加，成为政府以外科学研究最大的资助者，大学 / 医院也开始主动与企业合作。科学家逐渐拥有了“双重角色”，既要科学研究又要成果转化，既要科研成果又要经济效益，既立足于大学 / 医院又就职于企业。因此，现代的很多研究者处于无法避免的利益冲突之中。

利益冲突的来源不同、层级不同，影响也不同，因此对待不同的利益冲突我们的警惕性

和态度也有所不同。首先，是科学事业内部的利益冲突，例如科学家的教育背景、理论偏好、科学声望、获得认可等，这些都是推动科学事业发展的原始动力，且是固有的、不可避免的。其次，是所有科学家都可能面临的利益冲突，包括宗教信仰、民族情结、政治立场等，这些冲突可能导致偏见，需要通过科学共同体的集体努力来识别和纠正，同样，这些也是固有的、无法彻底消除的。最后，是科学事业外部的利益冲突，例如科学家接受企业的出场费、奢华旅游和食宿安排，或为了获取企业资助而采用不当的研究方法和模型，甚至接受研究相关企业的股份或职位等。科学家对这些利益的追逐可能会阻碍科学事业的进步，可以通过制度安排尽量合理化和避免此类利益冲突。

由此可见，利益冲突并非必然代表负面或邪恶，它只是一个中性的词汇，不具有明确的道德评价。在科学活动中，利益冲突展现出两个显著特点：其一，它仅仅代表一种可能的状况或遭遇，而并非已经发生的具体行动；其二，当同一个主体面临两种或更多种不同的利益冲突情境时，这种冲突有可能对科学的真实性和客观性产生影响，会对科研诚信产生威胁。而在医学临床试验中，利益冲突可能会威胁到受试者的健康与生命，一个典型的例子就是宾夕法尼亚大学的基因治疗试验，18 岁的 J. Gelsinger 在试验中死亡，这个试验中因存在诸多利益冲突而导致在受试者招募、受试者知情同意等方面存在重大伦理缺陷。因此，还是要对重大的、明显的利益冲突进行控制。根据利益冲突的大小，应对涉及人员分别采取回避、在不同范围内公开、审查、教育等不同对策，以控制和减少利益冲突带来的负面影响。

### （二）义务冲突

义务冲突产生的客观原因是每一个人的能力、精力所限，难免遇到一些个人其他重大事务与科研时间发生冲突，在同一时间无法很好地同时完成多项工作。主观原因是个体对自己的能力、精力估计过高，一人身兼两职或多职，无法同时满足两组或多组职业义务，从而导致自身处于“两难困境”。

义务冲突在科研方面具体表现为科学家、教授、主要研究者、导师除了必须完成本机构的教学、科研、服务工作之外，还拥有很多社会兼职，经常应邀去参加各种会议，进行讲学、发言，或者同时还有管理职务需要履行管理职责，以至于无法教授预定课程、监督自己的研究项目、指导研究生和见习研究人员、承担分内的管理和服务职责，甚至一定程度上造成了学术界“包工头”和“打工仔”现象的出现。

当然，机构管理层在一定程度上鼓励科研人员参与此类活动及兼任各种学术组织的职务，并将其作为考核、晋升职称、加薪和任期的评价标准。然而过犹不及，虽然义务冲突不会直接导致科学判断方面的偏见，但由于人的时间、精力、能力有限，一旦身兼数职，就容易顾此失彼，损害判断能力，降低决策质量，导致哪一项义务也无法履行好，进而造成科研活动中的行为失范。事实上，很多科研人员把太多的时间花在了本机构以外的事务上。

因此，在大学或研究机构的科研人员，应保证完全履行教学、研究和对本机构的公共服务义务，严格遵守学术机构规定的机构外活动的类型和数量，及时如实向本机构上报自己的机构外服务情况。

## 二、医学科研过程中可能出现的学术不端行为

随着时代发展，科学技术与人们的生活日益相关，政府、公司、财团对科研的经费投入越来越多，科研成果对人类的衣食住行乃至生命健康的影响越来越大，科研人员的责任和压力

也越来越重，学术不端行为开始出现，提醒我们要对学术研究进行约束和监督。

### （一）学术不端行为概念

世界各国对学术不端行为的界定不完全一致。美国白宫科技政策办公室于2000年公布了一个“共同的定义”（common definition），指出学术不端行为中简称“FFP”的三项主罪：在计划、完成或评审科研项目或者在报告科研成果时伪造（fabrication）、篡改（falsification）或剽窃（plagiarism）。欧洲各国的定义比美国在范围上更加广泛。中国学术界和政府部门对科研学术道德问题也很重视，近些年相继出台了一系列相关规范性文件，如2018年中共中央办公厅、国务院办公厅印发了《关于进一步加强科研诚信建设的若干意见》，国家卫生健康委员会、科技部、国家中医药管理局2021年修订了《医学科研诚信和相关行为规范》等。

医学科研不同于其他研究领域，有其特殊性。医学科研中的学术不端行为是指开展医学科研工作的机构及其医学科研人员在科研项目的申请、预实验研究、评估审议、检查、项目执行过程以及验收等环节中，故意伪造、篡改各类信息数据，抄袭、剽窃他人科研成果，侵害受试者权益，违反出版伦理规范，以及其他违背违反学术共同体公认的准则等行为。

### （二）医学科研学术不端行为举例

当前医学科研领域最典型的学术不端行为就是，伪造、篡改、剽窃和虚假同行评议。具体来说，根据《医学科研诚信和相关行为规范》以及国际相关规定，医学科研领域的学术不端行为具体体现在以下几个方面。

**1. 研究选题与资源配置不合理** 缺乏相应的研究基础，对科研项目的理论意义和实用价值进行夸大宣传；选题缺乏创新，进行低水平的重复研究，或盲目跟随他人研究路径，或重复自己以往的研究内容；当选题涉及人类受试者、实验动物，或需要使用涉及生物安全和生命伦理等敏感问题的特殊材料时，未经专门伦理审查机构的批准；研究任务设置超出了可承受的最大工作负荷，未能合理协调临床工作与科研时间的安排；课题经费预算设置不合理；将研究资源用于其他非研究目的，包括但不限于挪用研究时间；研究资源配置不足，包括但不限于承诺的研究配套经费或其他必要的研究条件未能得到满足。

**2. 主观因素造成数据收集、保护和共享出现重大偏倚** 在科研材料的描述中，未能真实反映实际使用的材料、仪器设备以及实验过程；对数据进行不恰当的修改、删除，或篡改记录、图像及结果，导致研究过程及结果无法准确呈现；未经个人同意便擅自收集和使用其个人信息；对于公众健康或公共卫生等具有关键影响的数据，未能及时上报或公布；数据发生损坏、丢失或被篡改；本应保密的数据被泄露；对于数据的归属和使用缺乏必要的监管措施。

**3. 学术成果署名与学术成果生产各环节不真实** 存在将研究成果重复发表、自我抄袭、奉行“搬来主义”、随意摘取或拼凑他人内容的行为；将同一稿件多次投递至不同刊物；在科研查新过程中伪造或提供虚假信息；存在署名不当的情况，如应署名者被遗漏，不应署名者却出现在作者列表中，甚至冒用他人名义署名；署名的顺序未按照实际贡献大小进行合理安排；剽窃他人的学术观点、研究计划或成果；伪造证明材料，提供不真实的信息；编造审稿人或同行评议的反馈意见；在申请、评议、公示、审稿等环节中，通过拉拢、贿赂等手段影响评审人员或项目管理人员的公正判断。

**4. 科研管理与同行评议不严肃、不公正及隐性抄袭** 科研项目在申请、审批、检查、督查及成果报奖等环节，材料真实性和准确性审核以及程序公正性存在不足；科研经费管理混乱无序；科研管理中存在不当行政干预和违规行为；评议过程中出现私下接触、不客观公正的现象；未经许可泄露他人科研成果；同行评议中隐瞒重要成果或压制不同观点；对已知科研不端行为视而不见或予以纵容。

学术不端行为不包括诚实的错误或者观点的分歧。判定某科学行为属于学术不端行为，必须依据：该行为严重违背了相关研究领域普遍遵循的规范和做法；此举系故意为之，明知不可为而为之，甚至肆无忌惮；对于此类行为的判定，必须基于确凿无疑、正当合法的证据。

#### （三）科研诚信建设策略

学术不端行为亵渎了科学研究对真理追求的纯洁性，也阻碍了科学技术的发展和应用，是一种严重背离学术道德甚至违反相关法律法规的不良行为。各国政府和学术机构、学术团体等一直致力于制定相应的伦理甚至法律规范，以减少和遏制学术不端行为的发生。

我国有关部门和大多数医学院校、医学科研机构都对防范、惩处医学科研不端行为提出了相应的对策。首先，医疗行业和医学院校应当设立并完善专门负责处理学术不端行为的工作机构，确保惩处措施既具权威性又具科学性。其次，应成立学术委员会，并确立其作为处理学术不端行为的最高学术调查与评判机构。学术委员会需下设执行机构，负责推动科研道德建设，以及调查、评判学术不端行为等工作。再者，各级学术机构需针对科研不端行为，制定明确的界定、处罚标准和惩罚力度。同时，主管部门应依据学术不端行为的性质与情节轻重，依照相关法律法规对行为人进行相应处罚，包括各等级行政处分；若触犯国家法律，应移交司法机关处理。对于涉事者的学术工作，可采取暂停或终止科研项目、追回已拨付经费、撤销学术奖励与荣誉，并在一定期限内取消其申请科研项目与学术奖励或担任项目评审专家的资格等措施。查处结果应公开透明，接受社会监督。最后，应强化科研道德教育，尤其是针对出现相关问题的学者，预防科研不端行为的发生，并合理设定科研工作考核标准，避免过度追求短期成效的倾向。

### 三、医学科研过程中的道德规范与主体自律

总之，抵制科研不端行为是一项长期任务，需要从工作考核机制、科研道德教育、行为规范约束等多方面采取措施，才能够取得成效。显而易见，在强化他律的同时，也需要医学科研人员的严格自律。这就要求医学科研工作者必须遵循一定的道德规范，以确保医学科研工作健康、有序地进行。

#### （一）尊重科学，严谨治学

科学来不得半点虚假，医学科学研究必须尊重事实，坚持真理；假的科研成果不仅危害科学，而且违背国家、人民的利益，这是医学科研道德绝对不允许的。在医学科研实验中，实验材料、数据等是否客观、精确、可靠，直接影响着科研的进展及其结论的正确性，在实际运用时还可能影响到患者的健康、生命的安全。在实验中，如果研究人员只按自己的主观愿望和要求，随心所欲地取舍数据，甚至仿造资料、杜撰不真实的结果，都是不符合科研道德的行为，有损于医学科研的信誉。

#### （二）动机纯正，勇于创新

纯正的动机能激励研究者发扬勇于创新、直面挑战、百折不挠、奋斗不息的精神。医学科研的目标是繁荣医学，造福人类，背离这一目标的研究是不道德的。医学科研的复杂性和

艰巨性要求研究者不图名利，遵循医学伦理基本原则，遵循医学科研试验的道德要求，坚持救死扶伤、防治疾病、增进健康的目标。创新的伦理素质主要包括：科学精神与人文精神的统一；实践品格与理性素养的统一；科学的怀疑精神与坚持真理的统一；精英意识与群体意识的统一。

（三）谦虚谨慎，团结协作

科学研究是有继承性的，任何一项科学研究，都是以前人的研究成果为基础，牛顿曾形象地说，"如果我比笛卡尔看得远些，那是因为我站在巨人的肩膀上"。疾病和健康问题需要生物学与物理学、化学、计算机科学、心理学、伦理学、社会学等多学科的相互交叉与渗透才能获得解决。一项科技成就往往不是依靠个人的力量就能取得的，而是需要各方面力量的有机组合。

## 第二节　动物实验伦理

实验动物科学作为现代科学技术不可或缺的一环，为生命科学的发展提供了坚实支撑。如若没有动物实验作为基石，现代医学与生命科学的辉煌成就便无从谈起。随着对动物实验需求的日益增长，动物实验伦理应运而生。

### 一、动物实验概述

动物实验（animal experiment）指在实验室内，为了获得有关生物学、医学等方面的新知识或解决具体问题而使用动物进行的科学研究。动物实验必须由经过培训的、具备研究学位或专业技术能力的人员进行或在其指导下进行。

自古以来，医学研究便与动物实验紧密相连。早在公元前350年，古罗马医生盖伦便利用猴和猪进行实验，证明血管中运输的是血液而非空气。历经千年，动物实验已然成为人体临床试验前不可或缺的环节，为人类医学研究做出了巨大贡献。

在16、17世纪，英国医生威廉·哈维（William·Harvey）在狗身上发现了"动物的心血运动"，并据此提出了著名的血液循环理论。自此，动物实验在医学研究领域的重要性逐渐凸显。19世纪的法国医生伯尔纳（Claude·Bernard）在其经典著作《实验医学研究导论》（*Introductionals Mededine Experimantale*，1865）中强调，病理生理学的发展离不开在可控环境下使用实验动物进行研究。1628年，哈维的《心血运动论》问世，提出了血液循环假说，这标志着科学实验正式进入医学领域。随后，在1865年，伯尔纳发表了《实验医学研究导论》，系统地论述了医学中采用实验方法的重要性，这标志着现代医学已将科学实验作为推动其发展的核心动力。然而，当时的医学科学实验主要局限于动物、微生物、人的离体组织和分泌物，以及人的尸体上，因此基础医学常被称为实验医学，以与应用医学——如临床医学和预防医学——相区别。

自实验医学问世以来，动物实验便成为人类医学探究的主要手段。利用各类动物进行实验，已成为筛选内外科治疗手法的核心方式。由于实验动物在生理层面与人类存在显著的相似性，动物实验因而具有不可估量的价值。医学生自接触解剖学、组织胚胎学、生理学、药理学、病理学等基础学科起，直至后期通过动物实验验证医学理论，每一步都离不开动物实验的参与。这些实验不仅帮助医学生熟练掌握注射、采血、麻醉、皮肤切开与缝合等技能，更是医学教育中不可或缺的一环，对医学生技能培养的重要性不言而喻。因此，动物实验无疑成为推动生命科学和医学发展的强大助力。

今日的实验科学之所以能取得丰硕的成果，离不开动物实验结果的积累。动物实验的最终目的在于治疗与预防人类疾病，推动国家科技水平的提升。无论是病毒侵害，还是日常生活中常见的工业污染、食品安全等问题，其解决都要依赖动物实验所提供的科学依据。因此，动物实验日益受到人们的关注与重视，其作为生物医学研究的重要手段，确保了实验结果的科学性、解决了人类疾病研究过程中的众多医学难题，并且在药品、食品等安全性评价的关键环节为实验顺利进行提供了有力保障。

在医学领域，新的医疗技术和治疗药物在应用于人体之前，都必须在动物身上进行严格的测试。然而，随着人类文明的进步，人们对动物的感受越来越重视，对自身道德的要求也越来越高。因此，动物实验的伦理问题、动物福利以及动物权利的保护等议题逐渐受到关注。尽管有“3R”原则和动物福利相关法律法规的约束，但动物实验仍然是一个充满争议的话题。总的来说，实验动物在动物实验过程中扮演着不可或缺的角色，但往往是以人类的替身身份，承受着实验带来的痛苦。未来，我们需要在尊重动物生命的同时，不断探索和完善动物实验的方法和伦理准则，以实现医学研究的进步与动物福利的平衡。

## 二、伦理学视域下关于动物实验的理论观点

关于动物实验的合理性，以及被试验的动物该享受什么权利，如何保障它们的权利，伦理学界有不同的意见，并展开热烈讨论。

动物权利论者坚信动物与人类在道德层面享有同等的地位，因此动物同样拥有诸如自主生活和受尊重等权利。它们具备内在价值，不应仅被视为工具使用，动物实验在伦理上是不被接受的，应予以全面禁止和废除。《动物解放》的作者彼得·辛格认为大多数动物实验都是缺乏正当性的，这些实验给动物带来痛苦却鲜少带来有价值的科学知识，而这些知识通常可通过其他途径获得。辛格指出，人们往往过度关注人类利益，却忽视了具有相当甚至更高能力的其他物种的利益，这就是所谓的“物种主义”，它与种族主义无异，都不应得到伦理学的支持。辛格强调，我们对待动物的基本准则应是关注它们是否遭受痛苦，并且动物的痛苦应与人类的痛苦同等地被考虑。

然而，强势人类中心主义持有截然不同的观点，它认为人类是宇宙的主宰，动物仅仅是人类的附属品，人们可以根据自己的意愿随意对待它们，无需考虑动物的感受。卡尔·科亨，作为《动物权利论争》的作者，他支持动物实验，并认为动物缺乏自由道德判断的能力，因此不具备道德地位，自然就没有权利。科亨主张，为了减轻人类痛苦和延长人类生命，人类有责任进行动物实验。物种主义是正确行动的必要条件。实际上，动物实验在药物研发和其他产品安全性测试方面发挥着不可或缺的作用，它是医学科学发展的关键工具，其他方法无法替代。至于一个实体是否拥有道德地位，仍需要进一步界定。

### （一）动物解放论

辛格所倡导的动物解放论，源于边沁的功利主义思想。他主张，一个存在物是否拥有利益，是判定其是否应受到道德关怀的首要条件，而是否具备感受苦乐的能力，则是判断该存在物是否拥有利益的关键标准。鉴于人类具备感知痛苦与快乐的能力，自然应受到道德关

怀。同样的，大多数动物都具备感知能力，并能追求利益、规避害处，因此，它们应当享有与人类同等的利益待遇。因此，他主张利用非人类动物的行为应被视为物种主义，这在道德层面是不合理的。平等作为一种道德理念，动物权利的基石在于对所有物种的平等考量，故对待动物应如同对待人类一般。然而，在辛格的功利主义框架下，人们必须权衡动物实验过程中所涉及的所有动物的痛苦与人类利益的得失。因此，他并不一概反对动物实验，而是认为在某些特殊情境下，为了更大的人类利益，动物实验可以具备一定的正当性。

### （二）动物权利论

雷根是动物权利论的代表人物，其核心观点之一是强调天赋权利。这一观点主张，无论是人类还是动物，天生即拥有各自的权利与内在价值。人类之所以享有权利，正是因为我们具备成为生活主体的能力，能够独立于外在因素，自主决定生活方向。雷根认为，动物同样作为生活的主体，它们拥有感受苦乐的能力，具备思维、推理和判断能力，能够感知周围环境，并通过语言或动作进行表达。因此，动物与人类一样，具有内在价值。对于拥有内在价值的动物，人类不应将其视为工具或资源加以利用。动物权利主义认为，人类在对人类自身给予道德关怀的同时，也应给予动物同等的道德关怀。无论出于何种目的，即使是为了人类健康，动物也不应成为科学实验的牺牲品。从国家层面来看，英国无疑是动物伦理福利领域的先驱，为此做出了诸多努力。早在 1822 年，英国就率先制定了《马丁法案》，这是全球首部专注于动物福利的法案。随后，在 1876 年，英国又通过了《防止动物虐待法》，这标志着与动物实验相关的法律规范的诞生。此后，《实验动物法》的出台进一步明确了实验动物的使用准则，旨在减少它们的痛苦。相较于英国，美国在动物伦理福利方面的活动起步较晚。1866 年，美国成立了“防止虐待动物学会”，这是该国首个专注于动物福利的组织。而在 1873 年，美国颁布了首部反动物虐待的法律——《二十八小时法》。1966 年，美国又制定了《动物福利法》，该法案经过多次修订，如今已覆盖极为广泛的领域。中国的动物伦理福利的研究发展较晚。1988 年，我国通过了《中华人民共和国野生动物保护法》，这标志着我国首部旨在保护动物权益的法规的诞生。同年，我国还出台了《实验动物管理条例》，作为我国首部实验动物管理的法规，该条例在随后经历了三次修订，现行版本为 2017 年 3 月 1 日的修订版。

## 三、动物试验的伦理原则

早在 1954 年，英国动物福利大学联合会（UFAW）的查尔斯・休谟（Charles Hume）教授便着手制定了一项旨在研究人道主义动物试验技术的科学计划。随后，在 1959 年，英国动物学家 William Russell 与微生物学家 Rex Burch 承接了这项计划，并共同发表了《仁慈实验技术原理》一书。在这本书中，他们首次全面而系统地提出了动物实验的三项仁慈技术原理，即减少（reduction）、优化（refinement）和替代（replacement）的“3R”理论。这一理论的提出，引发了全球范围内对动物实验替代方法的研究热潮。经过数十年的发展，“3R”理论已经得到了美国及众多国家科研工作者的广泛认可。如今，旨在拯救动物生命、减轻动物痛苦的动物实验替代方法已在世界许多国家和地区得到应用，甚至有些国家通过立法来确保这些替代方法的推广与实施。

动物实验替代方法，即在确保实验结果的科学性与可靠性的基础上，运用非生物材料或无知觉的低等生物材料来替代使用活体动物的方式。但是替代方法必须达到科学可靠的标准,因为动物实验所获取的数据信息直接关系到人和动物的健康乃至生命。无论是人类疾病模型研究、新药品和生物制品的安全有效性评价,还是日用品、食品、化工产品和环境的安全性监测等,这些领域在很大程度上都依赖于动物实验的数据。因此,采用替代方法必须经过反复验证,确保在维持实验结果科学可靠的前提下,有效地替代动物实验。

目前,常见的动物实验替代方案包括多个层面:首先,可以使用较低等的动物代替高等动物,或者选择体型较小的动物替代大型动物进行实验;其次,可以通过组织学实验来取代对整个动物的实验;再者,分子生物学方法也可以作为整体动物实验的替代手段;此外,还可以利用人工合成材料来代替使用整体动物进行实验;最后,借助计算机模拟程序同样可以模拟整体动物实验。

除此之外,我们在进行动物实验审查时还应遵循以下原则,以确保动物福利的最大限度实现。

**(一)必要性原则**

在涉及实验动物的饲养、使用以及任何具有伤害性的实验项目时,必须确保这些活动具备充分的科学意义和必要的实施理由作为前提。同时,坚决禁止任何无意义的重复性实验,以确保实验动物的福利得到充分的尊重和保护。

**(二)福利原则**

在实验动物的整个生存期间,包括运输过程中,应尽可能确保它们享有五项基本福利自由。对于各类实验动物的管理和处置,必须严格遵循规范的操作技术流程,确保它们的权益得到充分保障。

**(三)伦理原则**

我们必须尊重动物的生命权和福利,严格遵守社会公共道德,并坚决反对一切对动物的残忍或非人道的行径。同时,实验动物所涉及的项目目标、实验手段以及处理方式,都应当符合国际公认的伦理道德观念和通行做法。同时,动物实验过程中,必须确保从业人员和公共环境的安全,以维护社会的和谐稳定。

**(四)利益平衡性原则**

在全面客观地评估动物所受伤害与人类潜在利益的基础上,我们应该遵循当代社会公认的道德伦理标准,同时考虑并平衡动物与人类的利益,以负责任的态度给出实验动物项目的福利伦理审查结论,以确保实验活动的合理性和人道性。

**(五)公正性原则**

审查监管工作应保持独立、公正、公平、科学、民主、透明,并严守机密,确保不受任何政治、商业及自身利益的干扰,以维护其客观性和公信力。

**(六)合法性原则**

项目目标、动物来源及操作方法等各个环节,均应严格遵循法律法规及相关标准,不得存在任何违法违规的情形,以确保实验的合规性和可靠性。

在动物实验的实际操作过程中,每位参与科研人员都应秉持善待实验动物的原则,充分考虑动物福利问题。这包括改善实验动物的生存环境,依据其生活习性构建适宜的生活空间,并确保它们获得充足、适口的食物和清洁的饮水。在实验设计环节,应首先审视实验方法,并在充分评估动物实验必要性后方作决策。若存在其他替代方法,如计算机模拟,则优先考虑使用,以减少对动物的依赖。同时,应优先采用细胞培养技术,避免进行整体动物实验,并力求使用最低数量的动物获取科学和统计学上有效的结果。在实验操作中,科研人员应致力于最小化动物的痛苦,避免不必要的伤害,并假设引起人类疼痛的方法同样适用于动物,因此应采用镇静、无痛或麻醉方法进行实验。对于非麻醉状态下的动物,严禁进行任何手术或疼痛性实验。在实验过程中或结束后,对于无法缓解痛苦、抑郁或残疾的动物,应在麻醉状态下予以仁慈的安乐死处理。

另一方面,为确保实验动物福利并防止对动物造成不必要的伤害,建立动物伦理审查委员会、强化动物实验的监管力度,以及制定相应的法律法规是至关重要且有效的措施。动物伦理审查委员会承担着对科研人员的实验技能、实验动物福利以及动物实验的必要性、安全性等方面的全面审查职责。同时,国家在制定动物实验管理法规时,必须充分考虑动物的福利问题,并明确规定动物实验的必要性、安全性、可行性以及实验过程的规范性,从而为动物实验提供有力的法律保障。

综上所述,动物实验作为医学科学研究的关键手段之一,在医学领域的进步与发展中发挥了不可替代的作用,所取得的医学成就与突破也是不容忽视的事实。然而,允许进行动物实验并不意味着对其滥用或虐待的纵容。为确保动物实验的合理使用,动物伦理委员会的严格审查与评价以及国家法律的全面监管是不可或缺的保障措施。

## 第三节 人体试验伦理

医疗技术,尤其是那些基于人体临床试验的技术,绝对不能背离传统的人道主义原则。医疗技术不仅是实现特定目的的工具,更是人的活动的体现。作为具备理性和道义的人,在创造和使用医疗技术的过程中,我们必然受到人道主义的制约。医疗技术作为人性的展现,应当是非暴力的、非毁灭性的,虽然它仍然以支配自然为前提,但这种支配应当是自由的,而非压抑的。医疗技术的目标是重建现实生活,在这样的重建中,人们将走向一种平和的生存状态,实现人与自然以及人与自身的和谐共处。

### 一、人体试验概述

人体试验指的是在人体(无论是病人还是健康人)上进行的试验,旨在收集试验者所需的资料。这种试验为医学知识奠定了科学基础,对医学的发展至关重要。现代医学伦理学虽然认可人体试验的必要性,但为防止其滥用,设定了诸多严格的限制条件。而且,在药物进入人体试用前,必须经过医学伦理学委员会的严格审查并获得同意。相较于盲目地在广大人群中推广并让更多人承担潜在风险,这种做法更加符合人道主义的原则。

由于人体试验的特殊性,早在 20 世纪 60 年代,临床药理学家们就在验证药物疗效的临床实践中,总结出了合乎伦理的人体试验方法。进入 70 年代后,一些临床医生进一步将这些科学的人体试验方法广泛应用于临床研究的各个领域,从而催生了临床流行病学。

临床验证是评估新药临床效果的重要环节。根据中国的药品管理法规,新药的临床试验被明确地分为三个阶段。一期临床试验旨在评估新药在人体中的可接受性,并研究其药物代谢动力学特点,通常以健康人群为受试者。进入二期临床试验后,焦点转向对药物疗效的评估,这是新药验证中最为核心的阶段。在这一阶段,需要从适合的病人中挑选受试者,并设置给予安慰剂的对照组。经过前两个阶段的验证之后,进入三期临床试验,此阶段主要监测新药在临床广泛应用后的反应,以及时发现那些较为罕见或潜伏期较长的副作用。任何违背上述规定的人体试验均被视为违法。在选择受试者时,应从健康的成年人和合适的病人中挑选,并始终遵循自愿原则。为了试验的公平性,男女受试者的数量应尽可能平衡。同时,除非在儿科研究中有特殊需求,否则孕妇和儿童不应作为受试者。此外,必须始终保障受试者的安全,并提前准备好应对紧急情况的急救措施,对用药后可能出现的不良反应提供及时有效的治疗。最后,为了表达对受试者的尊重和感谢,应给予他们适当的报酬。

中医中药的临床验证也基本上遵循以上原则。

在医学界,人体临床试验研究根据是否直接服务于临床治疗目的,被划分为临床性试验研究和非临床性试验研究两大类。前者直接关联疾病的治疗,而后者则更多地服务于医学基础理论研究。对于人体临床试验研究的概念,医学领域有着基本一致的界定:它是以人体作为试验对象,通过控制性的试验手段对人体进行观察和研究的过程。在这个过程中,受试者既可以是病人,也可以是健康个体。当以病人为受试对象时,人体临床试验研究能够加速医生对病情的及时控制,探索新的治疗方法,减轻患者痛苦,维护患者的健康权益。因此,进行人体临床试验研究的根本目的在于推动医学科学的发展,维护人类健康,同时确保在获取医学新突破的过程中,不给试验对象带来严重的伤害。基于这样的原则,人体临床试验研究对于推动医学科学的进步具有深远的意义。人体临床试验研究在医学科研中的作用主要体现在三个方面。

**（一）人体临床试验研究是推动医学发展的主要动力**

自古以来,人体临床试验研究便已存在,这一事实在古代传说和文献记载中都有所体现。在历史长河中,众多医药学家在研发新技术和新药物时,都曾采用人体试验的方式。不仅古代的医学者如此,现代的中外医学界亦然。例如,美国医生拉奇尔勇敢地以自身为试验,证实了蚊子是黄热病的传播者;英国医师琴纳更是在家人和邻居中首次成功接种牛痘,从而预防了天花。无论是 SARS 病毒疫苗的研制,还是 H1N1 抗病毒疫苗的开发,都离不开人体临床试验的支撑。因此,可以说医学理论的建立与发展,与人体临床试验研究紧密相连,互为促进。

**（二）人体临床试验研究为医学研究提供了一个不可或缺的平台,有力地推动了医学研究成果的转化和应用**

动物实验得出的研究成果在投入临床应用前,必须经过人体试验的最终验证,以明确其在临床上的实际效用。由于人与动物在种属上存在根本差异,人类还具备与动物不同的心理活动和社会特征,某些特定的人类疾病更是难以通过动物复制成疾病模型。因此,自民国时代起,尽管中医逐渐式微,但西方医学（西医）却在此时期迅猛崛起,尤其在日本、美国、英国以及中国等地表现尤为突出。然而,在当前的医学界,活体人体试验已经逐渐被摒弃,相反,更倾向于将仅在动物实验中验证过的药品和技术直接且广泛地应用于临床实践,这严重威胁着广大人民的健康和生命安全,是一种不道德的行为。

**（三）人体临床试验研究对人类健康做出了巨大贡献**

随着社会经济不断向前迈进,科技的迅猛进步,广大民众的生活水平获得了显著的提升,这一点尤为明显地体现在人类寿命的延长上。在日常生活的疾病防治中,我们已经能够战胜大部分常见的健康问题。然而，对于某些罕见疾病，即便是医术高超的美国也尚未找到根治之道，比如，SARS、H1N1、艾滋病、乙肝、癌症、白血病等。因此，为了更有效地维护人类健康、推动医学领域的进步，进行科学的、合乎规范的人体试验不仅是必要的，而且是迫切的。这样的试验应当得到理论上的充分论证与支持，它们在医学的进步和人类健康的提升上发挥了无可替代的巨大作用。

## 二、关于人体试验的伦理问题讨论——以新药试验为例

### （一）人体临床试验研究的动机不纯和负面影响并存

无数次的实践深刻揭示，人体临床试验的核心驱动力在于帮助研究机构识别不足，这是因为无论是研究机构还是医生，都无法确保能够完全治愈每一位患者。将新药用于病人身上的试验，其效果好坏只能通过病人的临床试验记录来判断。我们可以大胆设想，一旦新药试验失败，对于患者家庭乃至整个社会来说，负面影响将是深重的。在缺乏十足把握治愈患者的情况下，研究机构和医生不应带有任何不当动机对待患者，因为这无疑是以牺牲患者健康为代价，是对道德的背弃。一个真正具有纯正动机和目的的人体试验研究，应当始终将病人的利益放在首位，致力于增进和维护人们的身心健康。因此，人体临床试验研究的动机必须纯洁无瑕，为后世留下积极的影响，促进医学与人类的和谐共进。

### （二）试验的对象和试验者都是被动的

在真实的医学治疗实践中，那些参与人体临床试验的受试者，对于试验治疗的效果往往并不明确，面对试验中遇到的问题常常感到无能为力，几乎完全依赖于医生的决策。同时，负责治疗病人的医生对于新药试验的最终效果也常感模糊，至少大部分医生难以明确预见，对于试验过程中可能出现的问题及潜在后果也缺乏足够的预估。这种情境下，医生的行为往往受到一种“死马当活马医”的心态所驱使，带有一定的盲目性和冒险性。因此，人体试验研究的道德争议焦点并非是否能在病人身上进行试验，而是如何规范、科学地进行这类涉及人体的临床试验，确保不出现滥用情况，从而最大限度地保护受试者的权益和安全。

### （三）人体临床试验研究有损科学、社会、个人利益

人体临床试验研究，无论其结果如何，都对科学的发展起到了推动作用，进而造福社会和人类。然而，对于旨在治疗疑难疾病的人体试验，我们需要以更加审慎的态度对待。当新药人体临床试验研究取得成功时，我们可以从中总结经验，广泛推广其应用，为医生治疗白血病等世界性难题提供更多可能性。然而，若试验失败，可能导致试验对象遭受严重伤害甚至丧命，对科学、社会和个人利益构成威胁。因此，医生或医学研究机构在研制新药后，进行人体临床试验时，必须综合考虑科学利益、社会利益和个人利益的统一，努力化解三者之间的潜在冲突，确保试验的安全性和有效性。

### （四）人体临床试验研究有违医学宗旨

医学，作为施行人道主义的崇高术业，其核心在于爱人、救人，致力于帮助人们摆脱疾病的困扰，这是医学的宗旨与本质所在。然而，人体临床试验研究在某些方面似乎偏离了这一宗旨。其最终对人类的价值尚存不确定性，由于人体间的差异性，试验对象可能产生截然不同的反应。医生，作为医疗工作的从业者，肩负着沉重的道德责任，他们的行为应当始终遵循医学的内在道德原则。因此，那些违背医学道德原则的新药试验，不仅难以接受，更是对患者知情同意权的剥夺。在推进人体临床试验研究时，我们必须审慎行事，确保尊重和保护

受试者的权益，同时追求科学的发展和人类健康的提升。

总的来说，人体临床试验研究向我们揭示了一个现实：随着经济的蓬勃发展和社会的不断进步，突发性传染疾病的爆发几率日趋上升，且愈发难以控制。为了有效治疗这些患者，新药的研发变得至关重要。然而，新药的人体临床试验往往伴随着潜在的风险，可能导致试验对象遭受严重伤害甚至丧命，造成不可逆转的损害。因此，从伦理角度审视，新药的人体临床试验研究存在道德上的争议。在进行医学人体临床试验研究时，我们必须坚守医学伦理原则，将其作为出发点，努力使医学科学为人类社会创造更多的福祉。

## 三、人体试验的伦理原则

### （一）法律层面

自从近代试验医学出现以来，关于人体试验研究的道德争议就从未停歇。由于对人权和生命健康权的高度重视，国际社会对医疗刑法问题给予了特别的关注。英国在 1876 年就通过了试验限制法，法国也制订了《反对动物残暴法》。

从国际法律的角度来看，二战中日本的彻底失败也终结了其臭名昭著的 731 部队人体试验。为了规范人体试验研究，防止其被滥用和发生不道德行为，1946 年纽伦堡军事法庭对医学战犯进行了严厉的审判，并推动了人体试验的首个国际性规范文件——《纽伦堡法典》的诞生。该文件自发布以来，就受到了许多国家的认可和采用。到了 1964 年，第 18 届世界医学大会通过了一份重要文件，该文件旨在为医务卫生工作者在从事包括人体试验在内的生物医学研究时提供指导。这份文件是首份由国际医学组织和大会共同制定的、关于人体试验道德规范的标志性文件，它确认了人体试验在医学中的必要性和地位，并强调人体试验必须建立在普遍科学原理和动物实验的基础上。该文件特别强调了保护试验对象利益的重要性，并指出了在人体试验中应遵守的自主原则、无伤害原则以及知情同意原则。同时，它也赋予了医生在从事医学研究时的科学责任和道德使命。

从国内法律的视角来看，自改革开放以来，中国经济迅猛发展的同时，党和国家对人民生命健康的重视程度也达到了新的高度，大力支持医学科学的进步，从而让许多以往难以解决的疑难杂症得到了有效的治疗。然而，在追求医学发展效率的过程中，医学伦理道德问题逐渐浮出水面。例如，进入 80 年代以后，我国逐渐开展各种形式的人体试验，涉及人群范围日益广泛。以药品人体试验为例，直接参与试验的人员达到数万人，若以大规模样本计算，至少涉及 50 万人以上。然而，令人担忧的是，我国当时在人体临床试验研究方面的立法仍不完善，这导致一些人体试验在法律上难以追究责任。这不仅对那些遵循合法程序申请人体试验的研究造成不公平待遇，还可能对参与者的权益造成损害。因为这些研究往往需要更长的时间和更难的数据获取过程，而那些非法的研究则可能通过捷径走在科学研究的前列。此外，由于我国刑法中并未直接规定非法人体试验犯罪，因此，在那个时期，对于进行非法人体医学试验的医师之外的研究者，我们只能依据非法行医罪、过失杀人罪或过失重伤罪的相关规定来追究其相关责任，同样只能依据这些规定来追究其刑事责任。

因此，2007 年，卫生部发布了关于医学伦理的规范性文件。《中华人民共和国药品管理法》《药品临床试验管理规范》《医疗器械临床试验质量管理规范》亦作了类似规定。《民法典》对中国医学人体临床试验研究中的不道德行为进行了规范，通过法律来惩治那些为了巨额利润，不惜铤而走险的道德败坏者。

### （二）理论层面

康德认为世界上唯一有价值的东西就是善良的意志，这也是我们要培养的医生所必须具备的道德素质。

人体临床试验研究是医疗流程中常用的手段，然而，这种行为往往被医生和患者都视为理所当然，尤其在患者群体中更是被普遍接受。然而，事实上，这种缺乏充分把握的人体临床试验研究本质上是一种错误的行为。患者通常是在几乎绝望的境地中，医生才会建议他们接受这种带有风险的试验。作为一名医务工作者，实际上是不应该建议患者及其家属接受这种试验的。同时，新药的人体临床试验研究往往以患者的生命可能面临危险为前提，医生在针对患者的病情决定进行临床试验时，通常会与家属签订责任书。这种做法在某种程度上剥夺了患者的健康权利，将最大的风险转嫁到了患者自己身上，这无疑是一种极端的不道德行为。

尽管存在风险，但人体临床试验却是必要进行的，它关乎着更广大人群的利益。在过去，临床医学研究的方法相对滞后，对疾病的认知和治疗方法难以得到验证，导致一些错误的认识和疗法流传了数百年而未能得到纠正。尽管动物试验为临床医学提供了重要的辅助，但由于动物与人体之间存在显著的差异，动物实验无法完全替代人体试验。以青霉素为例，尽管它在人体中是一种既有效又安全的药物，但对于常用的医学实验动物——豚鼠来说却是致命的。即便某种药物或治疗方法已经通过了药理研究和动物实验的验证，当它首次应用于人体时，仍存在一定的风险。因此，为了医学的发展，我们允许进行一定的人体试验以积累经验。

对于医学领域的人体临床试验研究，我们必须严格遵循以下四个医学伦理原则：

人道主义原则是以人为中心和准则的一种哲学或伦理原则，其起源可追溯至拉丁文，经过长期的发展，现已具有极为丰富的内涵。这一原则为人类行为提供了善恶的判断标准，其核心在于高度重视人的价值，将每个人的自由、平等与幸福视为最高追求。它倡导人们应合理保护和提高自我价值，同时对待他人充满爱心，遵循“己所不欲，勿施于人”的准则，以体现人道主义的精髓。

自主与尊重原则是医学伦理的核心之一，它涵盖了知情同意以及保护脆弱群体的重要方面。在新药的人体临床试验研究中，若忽视患者的自主权利，将严重损害其身心健康。由于新药的研发旨在攻克疑难病症，这一过程中患者的自主意识往往容易受到忽视和侵犯。当患者被迫牺牲个人利益接受治疗时，若未获得其知情同意，这种人体临床试验便是不道德的，违背了医学科研的基本原则，即任何人都不得以社会公益之名侵犯他人的自主权利。因此，为确保受试者的权益，获得知情同意是开展人体试验研究的先决条件，这体现了对受试者自主与尊重原则的严格遵守。

行善与不伤害原则强调在医疗实践中需审慎权衡伤害与潜在利益之间的风险，力求将伤害程度最小化，以实现患者福祉的最大化。这一原则要求医务人员在进行医疗操作时，应充分考虑患者的利益，选择对患者伤害最小的方案，并尽可能提升治疗带来的益处。通过这一原则的实践，我们旨在为患者提供安全、有效的医疗服务，保障其身心健康。

公正原则要求我们在医学研究过程中公平地选择研究对象和人群，确保研究结果的公正性和普适性。同时，我们也应努力为对研究做出贡献的人和人群带来有益的研究结果，以回报他们的付出和贡献。这一原则体现了医学研究中的公平性和责任感，是保障研究质量和伦理性的重要基石。

## 参考文献


[1] 彼得·辛格.动物解放[M].北京：中信出版社，2018.

[2] 汤姆·雷根，卡尔·科亨.动物权利论争[M].杨通往，江娅，译.北京：中国政法大学出版社，2005.

[3] 金玫蕾.我国实验动物科学带来的动物伦理及福利问题[J].生命科学，2012，24(11)：1325-1329.

[4] 杨国斌.生物医学研究中实验动物伦理学问题的思考[J].中国医学伦理学，2010，23(3)：10-13.

[5] 李小媚，舒安利，肖素军，等.关于实验教学中实验动物的伦理学研究[J].中国医学伦理学，2014，27(06)：876-878.

[6] 袁达.人体临床实验视角下的医学伦理探讨[J].怀化学院学报，2010，29(02)：124-128.

[7] 唐道林，肖献忠.动物实验面临的伦理问题[J].中国医学伦理学，2003，16(5)：29-30.

[8] 吴正一，陆尔奕.医学科研中学术不端行为的界定与防范[J].中国口腔颌面外科杂志，2011，9(05)：411-414.

[9] 王春水.动物实验在伦理学上可以得到辩护吗？[J].中国医学伦理学，2007，(03)：45-46，59.

[10] 汪婷婷，曲巍.基于动物实验引发的医学伦理问题及对策探究[J].锦州医科大学学报(社会科学版)，2021，19(06)：24-27. DOI：10.13847/j.cnki.lnmu(sse).2021.06.005.

[11] 杨玉婵.中医文化视域下的实验动物伦理探究[D].山东大学，2019. DOI：10.27272/d.cnki.gshdu.2019.000779.

[12] 武晓琳，何远清，周洁.实验动物伦理福利的研究概述[J].畜禽业，2019，30(07)：59. DOI：10.19567/j.cnki.1008-0414.2019.07.042.

[13] 曹文斌.浅谈动物保护的科技手段[J].遵义师范学院学报，2011，13(04)：20-23.

[14] 中华人民共和国国家质量监督检验检疫总局，中国国家标准化管理委员会.GB/T 35892—2018，实验动物　福利伦理审查指南[S].

[15] 中国医院协会，国家卫生健康委医学伦理专家委员会办公室.涉及人的临床研究伦理审查委员会建设指南(2023版)[EB/OL].[2023-08-30]. https://www.cha.org.cn/site/content/393b419e529469ef3f4c0ddaddb347ca.html.

[16] 文剑英.科学活动中的利益冲突[J].科技导报，2009，27(3)：118-119.


（张优琴　杨雨薇　计一平　何雅琪　施　泊　唐春霞　杜奕奇）

# 第九章

# 临床研究伦理审查委员会及伦理审查

## 第一节 伦理审查委员会

### 一、伦理审查委员会宗旨与原则

#### （一）伦理审查委员会宗旨

伦理审查委员会对所有以人作为受试者的临床医学和健康研究项目进行事先的审查、提出修改要求、是否批准，对进行中项目的跟踪复审，对研究在科学、伦理和规范方面是否符合国际和国内相关规范和指南发挥监督作用。其宗旨是保护研究受试者的权利和福祉。

#### （二）伦理审查委员会审查原则

尊重和保障预期的研究受试者是否同意参加研究的自主决定权，严格履行知情同意程序，防止使用欺骗、不当利诱、胁迫（包括变相胁迫）等不当手段招募研究受试者，允许研究受试者在研究的任何阶段撤销对参加研究的同意而不会受到不公正对待。

对研究受试者的安全、健康和权益的考虑必须重于对科学知识获得和社会整体受益的考虑，力求使研究受试者最大程度受益和尽可能避免所受伤害大于最低风险。

免除研究受试者在受试过程中因受益而承担的经济负担。尊重和保护研究受试者的隐私信息，如实告知涉及研究受试者隐私信息的保存和使用情况（包括未来可能的使用）及保密措施，未经有效授权不得将涉及研究受试者隐私和敏感的个人信息向无关第三方或者媒体泄露。

确保研究受试者受到与参与研究直接相关的损伤时得到及时免费的治疗和相应的补偿或赔偿。

对于丧失或者缺乏维护自身权益能力的研究受试者、患严重疾病无有效治疗方法的绝望患者，以及社会经济地位很低和文化程度很低者等脆弱人群，应当予以特别保护。

开展生物医学临床研究应当通过伦理审查。国家法律法规和有关规定明令禁止的，存在重大伦理问题的，未经临床前动物实验研究证明安全性、有效性的生物医学新技术，不得开展临床研究。

#### （三）监管责任

医疗机构对在本机构开展的临床研究负有责任。医疗机构也可以委托授权机构内一个部门行使监管职责，并受理对研究中有关研究受试者保护问题的投诉。

医疗机构或授权监管部门对伦理审查委员会开展工作负有组织管理以及提供支持性的工作保障的责任，包括提供必要的人力资源、工作环境、设施设备和工作时间以及经费的支持，并负责对委员会委员科研伦理培训提供机会和经费的支持。伦理审查委员会委员的工作时间和精力付出应当得到合理的报酬。所有相关监管措施应有书面备案记录。

医疗机构或授权的监管部门应避免对审查工作的行政干预，确保伦理审查工作和道德判断上的独立性。

### 二、伦理审查委员会组织与管理

#### （一）伦理审查委员会组成

伦理审查委员会应由多学科专业背景的委员组成，可以包括医药领域和研究方法学、伦理学、法学等领域的专家学者。应该有一名不属于本机构且与项目研究人员并无密切关系的委员（同一委员可同时符合这两项要求）。人数不少于 7 名。必要时可聘请特殊领域专家作为独立顾问。对独立顾问的资质、聘请程序及工作职责应有明确制度规定，对独立顾问的聘请过程记录备案（放到文件记录内容中）。

医疗机构应当设立直接隶属于医疗机构、独立行政建制的伦理审查委员会办公室，确保伦理审查委员会能够独立开展伦理审查工作。办公室应根据审查工作实际需要配备能够胜任工作的专（兼）职秘书和工作人员。

伦理审查委员会应能够依据法规、伦理准则和相关规定，独立地审查和批准在科学价值、社会价值及研究受试者保护方面符合指南的研究项目。

伦理审查委员会应对伦理审查委员会人员名单、联系信息、人员任命的变更等予以及时更新，并提交至机构或者授权监管伦理审查委员会的部门备案，并按照规定完成国家卫生健康委员会和国家药品监督管理局（National Medical Products Administration，NMPA）所要求的备案程序。

#### （二）委员资格

所有委员在开始工作之前，应当经过科研伦理的基本专业培训并获得省级或以上级别的科研伦理培训证书。参与药物临床试验伦理审查的委员应按照要求获得国家药监局认可的药物临床试验质量管理规范（GCP）培训证书。委员应具有较强的科研伦理意识和伦理审查能力，应每 2 年至少参加一次省级以上（含省级）科研伦理专题培训并获得培训证书，以及参加科研伦理继续教育培训（包括线上或线下）并获得学分，其中 I 类学分应不少于 5 分，以确保伦理审查能力得到不断提高。

#### （三）委员任命程序和任期

伦理审查委员会主任委员、副主任委员和其他委员人选由医疗机构负责提议推荐。伦理审查委员会主任委员、副主任委员人员应当在医疗机构内具有较高的威望与声誉，其推举也可由伦理审查委员会委员协商决定。医疗卫生机构的法人代表或科研主管部门的负责人不担任主任委员 / 副主任委员。所有委员产生程序以文件形式备案，该备案文件包括推荐职务和任期，以及所有委员的个人简历。

委员每届任期不超过5年,可连任,最长任期无限制。委员离任时,伦理审查委员会秘书应及时通知机构或授权的主管部门。委员的换届工作应按照程序进行并记录在案。

如伦理审查委员会需要解聘尚未到期的受聘委员,必须对其未能履职的原因予以说明(例如,经常缺席会议、行为不当,或有尚未解决的利益冲突问题等)。伦理审查委员会应做出免职决议,并向主管部门提出提前终止委员任期的申请,并需要获得批准。如果委员接受伦理审查委员会的免职决议,由伦理审查委员会主管部门向其发出书面免职通知。

### (四)委员职责

**1. 主任委员职责**

(1)主持会议:根据国际国内科研伦理准则和管理要求,主持审查所有以人为受试者的研究项目,敦促每个委员都应有机会参与伦理审查的决议过程。

(2)了解并确定处理利益冲突:询查委员是否与试验项目存在利益冲突。如果存在利益冲突,则需要确定:①在委员会内部公开利益冲突;或②要求该委员回避对相关研究方案的审查,并且不参与投票。

(3)确保研究者及主审委员向伦理审查委员会所提交的对试验方案的审查报告遵循伦理审查委员会的审查指南,包括在细节上符合国际和国内通用的科研伦理准则。

(4)主任委员可根据委员专业背景、审查能力及待审查项目专业领域,为项目指定1个或若干委员在会议审查之前先行重点审查某些研究方案(主审制),然后将审查报告提交伦理审查委员会进行会议审查。

(5)确保伦理审查委员会对所有试验方案进行初始会议审查和复审。

(6)向委员、科研人员和其他相关人员提供对涉及人的受试者的临床研究的工作指导意见和专业指导意见,并与全体委员协作,以高水准行使伦理审查委员会的职能。

(7)及时通告国际国内新颁布和制定的相关政策和伦理准则,保证委员有学习提高审查能力的机会,以便加强对伦理准则和规范的理解。

**2. 副主任委员职责** 当主任委员缺席时,行使主任委员既定的所有职责。

**3. 委员职责**

(1)对会议的议事项目进行充分的准备,例行参加审查会议,准确审评会议的各项内容,对研究项目进行审核并做出审查决议。

(2)伦理审查委员会委员应当签署保密协议,承诺对承担的伦理审查工作履行保密义务,对所受理的研究项目方案、受试者信息以及委员审查意见等保密。

(3)接受相关教育和培训,包括科研伦理继续教育和培训,不断提高审查能力。

### (五)委员会议出席率要求

伦理审查委员会应制定关于委员会议出席率的相关要求。

### (六)培训和继续教育要求

**1. 伦理审查委员会应建立培训机制** 所有委员(包括主任委员、副主任委员)及专(兼)职秘书和办公室工作人员在行使其职责前至少接受过一期相关法律法规、部门规章、伦理审查知识,以及伦理审查委员会指南操作规程的培训并获得省级(含省级)以上培训证书后方可任职。培训的记录保存在伦理审查委员会办公室。

**2. 委员定期接受相关的继续教育并保存培训记录** 对于伦理审查委员会制度、指南及指南操作规程的更新,全体委员须进行培训。伦理审查委员会负责定期对医疗卫生机构内相关人员进行伦理知识的培训。

要求伦理审查委员会主任委员、副主任委员和委员参加多种继续教育培训（线上或线下），包括相关伦理课程、伦理审查研讨会、伦理报告和经验分享等学术活动及较高质量的其他学术活动，其中每两年应该获得Ⅰ类学分不少于5分。

**（七）伦理审查委员会管理**

伦理审查委员会应按照档案管理规范对档案文件的保存、管理、查阅和复印做出相关规定，以保证文件档案的安全和保密性。伦理审查文件的保存期限应符合不同研究类型的规定。

医疗机构需要为伦理委员会提供独立、充足的档案保存空间，保证档案的安全性和保密性。

为不断完善伦理审查质量，完善对伦理审查委员会管理和审查制度，伦理审查委员会应对工作质量的检查和评估中发现的问题及时改进，并保存相关记录。

伦理审查委员会还应建立相应的制度文件和指南操作规程，可包括但不限于以下内容。

（1）伦理审查申请指南。

（2）伦理审查的保密措施。

（3）独立顾问的选聘制度。

（4）利益冲突的管理。

（5）培训制度。

（6）经费管理制度。

（7）受试者咨询和投诉的管理制度。

## 三、伦理审查委员会职责和权力

**（一）做出审查决定**

伦理审查委员会应对审查的研究项目做出批准、不批准、修改后批准、修改后再审、暂停或者终止研究的决定。为满足受试者保护的伦理要求，委员会行使批准或否决某个研究项目的职责和权力，有权要求修改研究项目。因研究项目进行中发生意外伤害或违规行为，有权要求暂停或者终止某个已经批准的研究项目。对方案及知情同意书的修正案进行审查，对严重不良事件和违背方案等事件进行审查。

**（二）知情同意要求**

有权对知情同意征询过程提出要求。

**（三）跟踪审查要求**

根据研究风险发生的可能性和风险程度，有权要求对已经批准的研究项目进行定期跟踪复审。

**（四）其他**

按照国家有关分级管理的规定，完成对不同风险级别的生物医学新技术临床研究项目的审批，确保在本机构伦理审查委员会备案和/或审查。

# 第二节　临床研究的伦理审查

## 一、伦理审查委员会审查内容及要求

### （一）审查内容

对于临床研究项目，伦理审查主要包括以下方面：研究者的资格、经验；研究方案；受试者可能遭受的风险程度与预期获益；受试者信息资料是否保密；入排标准是否公平；是否明确告知受试者权利；受试者是否获得合理补偿等。

### （二）审查要求

**1. 研究的科学价值**

医疗机构对拟议的临床研究设计的科学性已经进行了充分的专业评审，确认该研究设计在科学上合理，并可能产生有价值的科学信息。科学性的评审意见应在伦理审查委员会的文档中备案。

**2. 研究的社会价值**

（1）为了满足伦理学上的要求，所有临床研究，包括对临床病例信息、临床诊断医疗剩余的人体组织或样本数据信息的研究都必须具有社会价值，包括临床研究拟产生科学信息的质量，以及与重大临床问题的相关性：是否有助于产生新的临床干预方法或有助于对临床干预的评价、有助于促进个人或公共健康等。

（2）评价研究社会价值的关键要素是临床研究是否产生有价值的，且无法用其他方法获得的科学信息。例如，研究的目的只是增加医生开具与研究相关的处方，则属于伪装成科学研究的营销行为，不能满足临床研究社会价值的要求。

（3）国际合作研究的目的应当着眼于解决受试人群需要优先考虑的医疗健康问题，关注研究成果所产生的干预措施是否能使本国本地区人群获益，以及研究成果的可及性问题。

**3. 受试者保护**

（1）科学价值和社会价值是开展研究的根本理由，但研究人员、研究申办者、伦理审查委员会都有道德义务确保所有研究受试者的权利得到尊重和保护。

（2）研究的科学和社会价值不能成为使研究受试者受到不公正对待的伦理辩护理由。任何情况下，医学科学知识增长的重要性和未来患者的健康利益，都不能超越当前受试者的安全和健康福祉。

**4. 受试者招募**

（1）受试者的招募应当是出于科学原因，而不是因其社会、经济地位，或绝望中患者所处的健康弱势地位易于招募。

（2）研究受试人群应尽可能包括能够反映出年龄、性别与民族多样性的不同群体，以便研究成果能被普遍应用于所有相关人群。

（3）将弱势人群排除在受试者之外，曾被视为最便捷的对他们的保护方式，但这样的保护方式使弱势人群无法享用研究成果，影响这些群体疾病的诊断、预防和治疗，因此导致对他们的不公正。应当鼓励脆弱受试者参与临床研究以纠正这些不公正。

（4）当部分或全部被招募的受试者为易受不当影响的弱势人群（如儿童、智力障碍和精神障碍者，或者绝望中的患者等）时，研究方案中需包括额外附加的保护措施以维护这些弱势受试者的权益。

（5）伦理审查委员会需要对受试者招募广告和招募信函进行审查。在研究进程中，伦理审查委员会亦可要求对招募广告和招募信函加以必要的修订。

（6）作为通用的伦理原则，不应使受试患者承担验证临床研究的安全性及疗效所产生的费用。选择资助临床医学发展的机构，应该承担验证安全性及疗效所产生的所有费用。

**5. 知情同意**

征得受试者的知情同意是研究开展的必要条件，但不是充分条件，保护受试者免受伤害是研究者的责任。

（1）征得受试者书面知情同意

1）除关于知情同意豁免条款外，伦理审查委员会要求在临床研究开展之前须征得预期受试者或其法定监护人的知情同意，并在伦理审查委员会备案。

2）知情同意书应以受试者或其法定监护人能够理解的方式和通俗的语言表达，知情同意是在受试者和/或其法定监护人未受到不当影响并经充分考虑的情况下征得的。

3）不允许在知情同意书中使用任何可能使受试者或其法定监护人被迫放弃，或倾向于放弃任何合法权利的理由，亦不允许使用任何可使研究者、申办者、研究机构或相关代理机构免责（或暗示免责）的语言。

4）知情同意必须由临床研究负责人或者其指定的该研究项目的研究人员获取，由受试者本人或其法定监护人签字并标明日期。

5）在代理同意的临床研究中，须严格保护受试者，努力避免由于增加非治疗程序（出于研究目的）带来的风险超过最低风险。

6）在知情同意书中，研究者应告知受试者向其提供研究结果的方式。当无法向受试者提供研究结果时，也应在知情同意书中向受试者说明。

7）伦理审查委员会批准的知情同意书被认为是唯一正式的同意文件，在研究中不允许使用任何与此版本不同的知情同意文件。

8）已经获得伦理审查委员会批准版本的知情同意文件保存在伦理审查委员会办公室。

（2）征得受试者口头知情同意

伦理审查委员会在下列情况下可以允许征得受试者口头知情同意。

1）该临床研究对受试者可能造成的风险不超过最低限度。

2）受试者为文盲或盲人时，可以将知情同意书的内容向受试者或法定监护人口头提交，一名与受试者和研究者均无利益关系的任何成年人可以作为证人签字证明受试者的同意。也可以留有音像资料作为证据。

3）受试者与临床研究的唯一联系是将要存档的知情同意文件，并且受试者参加研究的首要风险是由于敏感信息和隐私泄露可能导致的风险或伤害（包括但不限于涉及暴力、强奸、艾滋病患者的调查和访谈，涉及性工作者或吸毒的社会和行为学研究等），受试者可能担忧签署知情同意书会对受试者的隐私保护构成威胁，在此情况下伦理审查委员会经过讨论和评价，可以批准征得口头同意，但应留有声音文件等证明文件作为同意的证据。伦理审查委员会仍可要求研究人员向受试者提供有关知情同意书的内容。

（3）事后知情同意

某些特殊的心理和行为社会学研究，如果要求征得受试者的知情同意，研究将无法进行。伦理审查委员会可批准事后（研究结束后）知情同意。伦理审查委员会应该对研究的风险加以评价，确认研究的风险不大于最低风险，并且事后知情同意可以被受试者理解和接受。

（4）豁免再次征得知情同意

符合下列必要充分条件时，伦理审查委员会可以批准豁免再次征得受试者的知情同意。

1）临床研究需要对知情同意书进行微小修改，否则该研究实质上将无法完成。

2）受试者可能遭受的风险不超过最低限度。

3）修改知情同意的内容和征得程序，以及豁免再次征得受试者的知情同意并不会对受试者的权益产生负面影响。

4）豁免再次征得知情同意，不意味着免除伦理审查委员会的审查。

（5）豁免知情同意

在满足下列必要充分条件时，伦理审查委员会可以批准豁免知情同意。

1）受试者可能遭受的风险不超过最低限度。

2）豁免征得受试者的知情同意并不会对受试者的权益产生负面影响。

3）利用可识别身份信息的人体材料或者数据进行研究，已无法找到受试者，且研究项目不涉及个人隐私和商业利益。

4）生物样本捐献者已经签署了知情同意书，同意所捐献样本及相关信息可用于所有医学研究。

5）豁免征得知情同意，不意味着免除伦理审查委员会的审查。

**6. 对研究可能的风险与获益的评估**

（1）如果研究的目的使受试者个人在诊断、治疗或预防方面直接获益，应该通过论证确定研究的风险和获益与现有的其他干预方法相比，至少可以有同样的获益。对这类“能够获益的”干预的风险需要与对受试者个人预期的获益进行权衡和合理性论证。

（2）如果研究的目的不是使受试者直接获益，那么对受试者个人的风险必须与研究预期的社会受益（可以获得被普遍化的医学知识）进行权衡和论证。研究带来的风险对于可能获得的知识而言必须是合理的。

（3）为了重要的科学价值，允许受试者可能遭受的风险略高于最低风险时，应严格将风险限制在一定范围之内，不可使受试者遭受严重的或不可逆的伤害。

（4）研究涉及无行为能力或限制行为能力的受试者时，应该对招募此类受试者在科学上和伦理上的合理性进行论证。不能使受试者个人直接获益的研究，其风险不可大于常规医疗的风险。如果允许稍微增加的风险，必须存在极充分的科学或医学上的理由和根据，且须获得伦理审查委员会的批准。

（5）在对研究的风险与受益进行评估时，伦理审查委员会仅考察研究本身可能引起的风险和受益。

（6）研究所获得的数据信息可能在日后被使用，而日后应用可能涉及的风险不属于对本研究风险的评估之列。

（7）在初始审查和复审时，应评估并记录受试者的受益如下所示。

1）无预期受试者个人的直接获益，但有可能获得有关该受试群体疾病的信息。

2）无预期受试者个人的直接获益，但有可能获得基于所研究疾病可能产生的深远社会效应和科学知识的积累。

3）研究包括对受试者个人的直接获益。

（8）在初始审查和复审时，应评估并记录受试者所面临的风险程度如下所示。

1）不超过最低限度的风险。

2）比最低限度稍微增加的风险或更高的风险。

**7. 保护隐私与保密**

（1）伦理审查委员会需确保研究项目有充分措施以保护受试者隐私并维护受试者个人信息的保密性。

（2）当出于受试者健康需要、科学研究和重大公共利益需要，使用受试者个人健康信息时，须经有效授权。

### （三）批准指南

该研究的科学性已经得到充分的学术论证，其社会价值以及受试者权利得到充分的尊重和保护。伦理审查委员会经过充分的讨论，以法定有效票（根据伦理审查委员会章程及国家相关规定确定）批准一项研究申请。

申请伦理审查的研究项目，已经按照国家相关规定获得相应审批。如适用，包括但不限于人类遗传办公室批件、国家药监局临床试验批件、放射性或生物安全委员会等机构的批件。

申请伦理审查的研究项目有数据安全管理（DSM）措施，确保受试者安全。

对于风险程度不同的生物医学新技术临床研究，符合国家颁布的有关规定。

## 二、伦理审查委员会审查方式和类别

### （一）伦理审查方式

**1. 会议审查**

召开伦理审查委员会会议进行审查，包括但不限于对研究方案的初始审查和复审。

**2. 简易程序审查**

伦理审查委员会主任委员可指定一个或几个有相关专业背景和经验的委员，对研究方案进行简易程序的审查。符合简易审查的条件如下所示。

（1）已经获得伦理审查委员会批准并在批件有效期内，对研究方案的微小改动。微小改动是指一种不导致研究风险受益状况变化的改动；一种不影响研究中受试者的意愿的改动；一种不改变研究设计的科学有效性的改动。微小改动的例子包括（但不限于）进一步降低风险的程序、为加强受试者安全性而增加的实验室测试等。

（2）在多中心临床研究中，参与单位可通过简易审查程序认可单一伦理审查的决定。

（3）在实施简易程序审查时，伦理审查委员会主任委员（或者指定委员）接收并且审查申请材料。简易程序可以履行伦理审查委员会所有职权（除不批准该研究之外）。

（4）如果对简易审查的决定是不予批准，或者认为不符合简易程序条件的，应将决定书提交伦理审查委员会。

（5）简易程序审查并不意味着审查指南的不同，也不必然意味着审查过程在时间上的缩短（虽然由于审查程序的简便，审查时间上通常会更短）。简易程序只是意味着在程序上免除了会议审查。

（6）简易程序审查结果应该通知伦理审查委员会全体委员。

**3. 紧急情况受试者研究的审查**

（1）即使是紧急情况下，未经伦理审查委员会事先审查和批准，也不允许开展以人作为受试者的临床研究。

（2）当紧急医疗涉及使用研究中的药物、设备或者生物制剂时，患者不能被认为是紧急情况下的临床研究的受试者。这样的紧急处理是医疗而不是研究，涉及该医疗的任何数据也将不会被包含在任何一个前瞻性研究活动的报告中。

（3）当紧急医疗涉及使用研究中的药物、设备或者生物制剂时，必须满足我国权威管理部门的相关规定和要求。

**4. 应急审查**

疫情暴发期间开展疫情相关研究的紧迫性对伦理审查委员会的审查工作提出巨大挑战。伦理审查委员会应当坚持以最高的科学与伦理学标准对研究项目进行独立且公正的审查，保证伦理审查的质量与时效。

**（二）伦理审查类别**

为确保临床研究项目伦理审查申请符合规范以及伦理问题得到及时的考虑和处理，伦理审查委员会应进行初始审查和复审程序。

**1. 初始审查**

初始审查是指研究者在研究开始实施前首次向伦理委员会提交的审查申请。

**2. 复审**

复审包括再审、修正案审查、跟踪审查、严重不良事件审查、违背方案审查、暂停和/或终止研究审查、结题审查等。

（1）伦理审查委员会对已经批准实施的临床研究根据研究风险程度和发生的可能性进行一定频率的跟踪审查。

（2）除对符合简易程序审查条件的方案进行简易程序审查外，伦理审查委员会要求对研究方案的初始审查进行会议审查，审查决定有效期最长不超过 12 个月。对于超过一年的临床研究进行跟踪审查，直到不再从受试者那里产生新的数据为止。

（3）进行跟踪审查时，须将所有先前批准的或者修改的内容一并整理到试验方案中。

（4）如果研究项目负责人逾期一个月仍未按审查决议规定向伦理审查委员会递交跟踪审查的相关材料，委员会可以终止其试验的继续进行。重启已被终止的试验方案需要向审查委员会重新递交试验方案申请。

（5）伦理审查委员会秘书应为会议审查准备好完整的试验方案、跟踪审查报告以及伦理审查记录等文档，以供会议审查时委员查阅。

（6）对已批准的试验方案进行修改

如果项目负责人在试验过程中需要对已获批准的研究方案进行修改，需要得到伦理审查委员会对修改后方案的批准方可按照修改后的方案实施。除非符合简易程序审查的要求，试验方案的修改需经伦理审查委员会会议审查批准。

（7）对终止试验方案申请的审查

1）由项目负责人提交的试验方案终止申请，须经伦理审查委员会会议审查，要确保其受试者的安全和福祉不会因试验终止而受到危害。

2）对违反伦理规定试验方案的终止应由伦理审查委员会提出，并经会议审查予以审查。

（8）合作项目/多中心合作研究项目的审查

1）对国际合作项目的审查需要提供国际牵头单位伦理审查委员会审查批准文件，无论资金来源如何。

2）国内合作研究项目，向各医疗机构间伦理审查委员会所提交的试验方案一致，以及同意文件应基本一致。伦理审查委员会承认知情同意书在不同机构可以有细微差别。

3）多中心研究项目中，如果医疗机构伦理审查委员会认为对项目的核查是必要的，医疗机构的伦理审查委员会可以独立做出审查决议，或可以对研究项目提出修改意见。也可以参考其他机构的伦理审查委员会做出的审查意见及决定或接受研究项目的单一审查决定。

（9）严重不良事件或非预期事件审查

1）项目负责人有责任及时向伦理审查委员会报告研究过程中发生的严重不良事件。

2）伦理审查委员会需要对事件是否为非预期事件、其严重程度，以及对研究造成不利影响的相关程度做出判断，并将其评估记录备案。

3）对非预期严重不良反应，伦理审查委员会可以要求修改、暂停或是终止临床研究。并应及时将决定与研究项目负责人、机构负责人、研究管理部门负责人沟通，并将其记录备案。

4）研究实施中发生的其他事件，研究项目负责人须在跟踪审查中向伦理审查委员会递交报告。

## 三、受理伦理审查所需材料及准备工作

### （一）研究项目负责人的责任

研究项目负责人对研究设计、实施和监督负责。在涉及人的临床研究开始之前，项目负责人有责任确保已经征得受试者的知情同意，并确保同意是充分了解临床研究方案之后的自愿的同意。

项目负责人需要向伦理审查委员会递交临床研究方案和知情同意书（包括知情过程）及其他相关的文件。

### （二）研究项目负责人需要向伦理审查委员会递交的文件

**1. 初始审查申请递交的文件，包括但不限于以下内容。**

（1）完整的研究方案

临床研究方案的内容包括但不限于标有日期、版本号和页码的完整研究方案，包括项目简介、研究目标、研究设计和方法、纳入和排除指南、受试者的保护措施（研究受试者选择的理由，招募计划及程序，对征得知情同意过程的说明；对受试者隐私保护和保守受试者机密信息的措施；对研究受试者合理补偿的计划；不良事件报告的计划）。如适用，还应该包括数据和安全监测计划、使用和贮存生物样本的计划等内容。

（2）知情同意文件

适当时，伦理审查委员会可要求提供知情同意书的翻译文件（如受试者为少数民族时）。知情同意文件内容包括以下内容。

1）研究目的、研究背景和产品介绍，以及受试者参与研究预计持续的时间。

2）对研究过程和招募受试者大致数量的说明。

3）对可预见的风险及受试者可能遭受的不适或不便的说明，并估计其发生的可能性。适当的话，说明采取的预防、减轻和处理这些风险或不适的措施。

4）对受试者从研究中预期可能的任何获益的说明。

5）如果可能，对受试者可能有好处的、适当的替代程序或疗程。

6）对受试者隐私和机密信息的保护措施，对谁可能接触或获得研究记录的说明。

7）如果研究涉及可能超过最低风险限度，对于一旦发生的伤害，受试者可获得医疗以及补偿和/或赔偿的说明。

8）回答受试者有关研究涉及的科学问题、研究受试者的权利问题的联系人及其联系方式。

9）说明参与研究是自愿的，受试者拒绝参与研究或在任何时候退出对研究的参与，不会受到不公正对待，不会影响受试者与临床医生的关系和正常医疗，也不会因此而丧失任何应得的健康受益。

10）适当时，伦理审查委员会可以要求研究者对受试者提供下列额外的信息：①治疗或研究程序可能对受试者（或对胚胎或婴儿，如果受试者是孕妇或可能怀孕的妇女）有风险，而风险是目前还无法预见的；②研究者可以未经受试者同意而可能终止预期受试者参与研究或者终止该研究；③研究过程中新的重大发现，可能关系到研究受试者继续参与的意愿，新的发现信息将被提供给研究受试者；④关于研究方案中研究者是否存在潜在利益冲突的申明，以及对潜在利益冲突的说明和解释。

（3）项目科学性审查通过文件

项目负责人所在医疗机构研究项目管理部门对拟申请伦理审查研究项目的科学性审查通过的文件。

（4）研究者手册（如有）。

（5）国家相关规定所要求的其他文件。

**2. 跟踪审查需要向伦理审查委员会提交的文件**

（1）跟踪审查申请。

（2）跟踪审查的摘要报告，其内容可以包括如下几项。

1）简要说明研究的进展和发现。

2）自前一次审查时研究方案所做任何改动的摘要。

3）增加受试者的数目，受试者退出研究的摘要。

4）不良事件和涉及任何意料之外的对受试者或其他人的风险的摘要。

5）自前次研究伦理委员会审查后，对于研究的任何投诉的报告。

6）任何有关的多中心临床试验的报告。

7）任何来自数据安全监查委员会（Data and Safety Monitoring Board，DSMB）的报告（如适用）。

8）对任何其他相关信息的文献研究，尤其是与研究有关的风险信息的文献研究。

9）增加任何额外的知情同意内容要求。

10）研究继续开展的理由。

**3. 修改研究方案时需要向伦理审查委员会提交的文件**

（1）对任何修改研究方案的说明。

（2）修改研究方案给研究带来任何影响的说明，关于受试者可能承受的风险和获益的说明。

（3）增加额外知情同意的要求。

**4. 结题时需要向伦理审查委员会提交的文件**

研究项目负责人向伦理审查委员会提交项目结题报告。

**5. 终止研究时需要向伦理审查委员会提交的文件**

研究项目负责人向伦理审查委员会提出终止试验方案的申请时，应递交有关以下内容的文件。

（1）一份完整的终止研究申请。

（2）终止原因的简单说明。

（3）终止研究对已经接受干预治疗的受试者的影响。

（4）对目前仍在研究随访中的受试者的后续安排。

（5）项目在接受审查时期完成的出版物清单。

## 四、组织审查会议

### （一）会议有效人数

1. 会议有效人数是到会参与审查的委员应达到全体委员人数的半数以上且包括医药专业、非医药专业，独立于研究/试验单位之外的人员和不同性别的人员，会议方为有效。

2. 通过视频参加会议的委员，如果在会议之前已经接收到所有适当的材料，并且积极、公正地参与到讨论中，这些委员被计入有效委员人数并允许参与投票。

3. 有效人数中至少应包含一名资深有专业背景的临床医生委员。

### （二）会议表决

每一位参与审查的委员都应投票。

会议以全体委员人数的1/2以上（有特殊规定者例外）的意见做出对审查方案的决议。

特邀独立顾问不是正式委员会，不参与投票，但他们的专业意见对委员会做出最终决定是重要的。

不允许代理投票。

存在实质性利益冲突的委员不参加投票。

### （三）会议管理

**1. 会议时间和日程安排**

伦理审查委员会需要定期安排审查会议。日程由伦理审查委员会秘书处负责安排，并及时通知临床研究申请者和审查委员会委员。

**2. 受理审查申请需要的文件**

在会议前至少25个工作日，研究项目负责人需要向伦理审查委员会提交供审查的材料副本以及电子文本材料。

（1）初始审查需要递交的材料如下。

1）伦理审查申请表。

2）完整详细的研究方案及支持性文件。

3）知情同意的文件（申请豁免者除外）。

4）补充材料（如适用）。

（2）长期项目的跟踪审查需递交一份简要的研究进度报告。

**3. 文件的分发**

供审核的文件由委员会秘书处准备、整理和分发。会议之前至少5个工作日内，每个委员应该收到会议文件，包括通过视频参加审查会议的委员应该收到电子文本文件。会前分发文件包括以下内容。

（1）会议日程（包括时间、地点、审查项目列表、审查要求等）。

（2）与本次会议审查项目相关的先前会议纪要。

（3）提供足够详细的研究方案，以帮助委员做出符合相关规定和管理要求的决定。

**4. 会议主持程序**

（1）确定出席会议的委员达到有效人数，宣布会议开始。

（2）需要时对先前会议纪要进行表决。

（3）在项目负责人离席后，委员会委员讨论研究方案（长期方案的年审/短期复审/修正案或者其他方案的审查）。

（4）做出审查动议，进行表决。

（5）在审查和讨论过所有议程项目后宣布休会。

（6）伦理审查委员会正式通知项目负责人审查决定。

（7）参会委员，特邀独立顾问、委员会工作人员、经允许参加会议的研究生和访问进修人员都需要尊重伦理审查委员会审议过程和审查结果的机密性，并在会前签署有关审查项目、受试者信息和相关事宜的保密协议。

**5. 会议决议**

（1）伦理审查委员会应有完整录音记录，秘书记录会议审查内容并在会后及时整理会议讨论摘要和审查决定，形成会议记录。参加会议的委员审阅无异议后由主任委员（或被授权者）签字并备案。

（2）秘书应根据会议记录和投票结果形成书面的伦理审查意见和决定明确的审查批件。批件由主任委员（或被授权者）签名并加盖伦理审查委员会公章有效。

（3）伦理审查委员会对提交的研究方案可做出下列决定之一：批准、修改后批准、修改后再审、不批准、暂停或者终止研究的决定。批准有效期限最长为12个月，如果伦理审查委员会认为受试者可能面临的风险程度较高，频率更高的跟踪审查是必要的。伦理审查委员会可以根据具体研究做出定期跟踪审查（期限少于12个月）的要求。审查决议和方案批准日期应记录备案。

1）批准

伦理审查委员会可以无条件批准一项初始审查研究方案和跟踪审查方案。

批准有效期最长不超过12个月，批准后研究可以立即开始/或者继续进行。

2）修改后批准

伦理审查委员会可以有条件地批准一项研究方案。伦理审查委员会提出的修改意见得到项目负责人接受回应，则批准决定生效。

3）修改后再审

当伦理审查委员会对审查中研究方案需要更多的实质性信息时，委员会可以做出暂缓审议的决定，直至委员会收到新的信息时，对研究方案重新进行会议审议。

4）不批准

伦理审查委员会可以投票反对一项研究方案。不批准的决定和不批准的原因应及时通知项目负责人。不批准的决定只能在会议审查中做出，并应给予项目负责人申辩的机会。

如果项目负责人不同意伦理审查委员会的决议，他应该在申辩过程中同委员会共同解决问题。

5）暂停或终止研究

伦理审查委员会可以根据研究项目的进展情况做出暂停或终止研究的决定。

除多中心项目的伦理审查外，提交给某个伦理审查委员会审议的方案，既不能同时也不能在该委员会作审查决定之后提交给另一伦理审查委员会审议。

**6. 会议审查记录**

（1）法定会议有效人数记录

1）参加伦理审查会议的委员人数不少于全体委员数的 1/2 为会议有效人数。

2）应记录参会委员的名单及其专业领域。

3）应记录缺席委员名单及其专业领域。

4）应记录其他到会人员，包括独立顾问、来访学者的名单和机构。

（2）投票文件记录

1）投票可以按照下列规则进行记录：总计票数 =××；批准票数 =××；修改后批准票数 =××；修改后再审票数 =××；不批准票数 =××；回避票数 =××。

2）会议应尽可能通过充分讨论和论证达成一致意见。当意见不一致时，不应仅仅以简单多数的意见加以记录，应将少数人的意见分别记录。

3）任何关于争议性意见及伦理问题的讨论与解决方案均应记录在案。

（3）受益 / 风险评估记录

伦理审查委员会需要根据临床研究方案使受试者可能承担风险程度和发生的可能性，以及潜在受益做出评估，并在记录中说明批准某研究方案的决定是基于对该方案的评估做出的，将记录存档。

1）成人受试者可参与的临床研究的风险程度为：①不大于最低限度的风险；②比最低限度风险适度增加的风险（由伦理审查委员会对“适度”做出判断）。

2）成人受试者可参与的临床研究的受益等级为：①无预期的受试者直接获益，但有可能在受试群体相关疾病的理解方面获益；②无预期的受试者直接获益，但可能有科学知识积累方面的社会受益；③该临床研究包括使受试者个人的直接获益。

3）儿童受试者可参与的研究：①只有表明研究有可能针对在预防、减轻影响儿童健康和福祉的那些严重问题方面获得知识时，研究才可获得批准；②不超过最低限度风险的研究；③适度超过最低限度的风险，但预期会使儿童受试者个人直接获益的研究；④适度超过最低风险的限度，且没有预期使儿童受试者直接获益，但可能使儿童受试者群体获益的研究。

（4）审查决议和其他记录

会议审查决议记录，以及对任何有关研究方案和知情同意书改变的细节均应记录在审查文件中。

**7. 伦理审查委员会决定传达**

伦理审查委员会应在审查后 10 个工作日内给出书面的审查意见 / 批件。

### 五、利益冲突管理政策

#### （一）委员选择

医疗机构科研管理部门的负责人或临床研究部门的负责人不应作为伦理审查委员会的主任委员或者副主任委员。

#### （二）回避投票

与研究项目具有显而易见和实质性利益冲突的委员不能参与伦理审查委员会研究方案的审查。在审查时，主任委员需要询问是否所有的委员都知晓利益冲突政策和伦理要求，以及是否有需要申明与审查中的研究方案有利益冲突的委员，回答将被记录在案。有明显和实质性利益冲突的委员应回避参与最终关于该研究方案的讨论以及投票。回避事项应记录备案。

## 第三节　医疗新技术临床准入及应用的伦理审查

### 一、医疗新技术的概念及特点

#### （一）医疗技术

医疗技术被定义为医疗机构及其医务人员以诊断和治疗疾病为核心目标，采用多样化的医学专业手段与措施，精确判断疾病状况，致力于消除病患、缓解病情、舒缓患者疼痛、优化身体机能、延续患者生命，并最终辅助患者实现健康复原的综合性技术体系。这些技术是国内医疗单位已经开展的、成熟的、取得一定经验包括纳入各个指南中的、专业范围内较为推崇、无重大争议的医疗技术项目。医疗技术临床应用是指将经过临床研究论证且安全性和有效性确切的医疗技术应用于临床，并用以诊断或者治疗疾病的过程。

#### （二）医疗新技术

医疗新技术是指医疗机构开展或引进本机构尚未开展的医疗技术，如临床技术、手术方式、诊断技术、检验项目等在本机构应用。新技术的“新”体现在是首次在本机构开展临床应用。由于各家医院的人员资质条件、操作技能水平和设施配备不一样，在本机构实施的时候，需要结合本机构的条件来做考量、把关和监管，无须进行临床研究，但应该进行技术评估和伦理审查。医疗新技术的准入、评估和伦理审查，主要目的是规范医疗行为、提高医疗技术水平、保障医疗质量和患者安全、维护人民群众健康权益。即重点是保障医疗质量安全、提高医疗服务能力与水平。

国家卫生健康委员会在 2018 年 11 月 1 日正式发布了《医疗技术临床应用管理办法》，

该办法将医疗技术明确划分为两大类：禁止应用于临床的技术以及需要重点监管的技术，即禁止类技术和限制类技术。其中，限制类技术主要指的是那些技术难度较高、风险较大、消耗稀缺资源、涉及重大伦理风险以及可能存在临床不合理应用的医疗技术，这些技术需要受到特别的监管。本文所探讨的医疗新技术，特指那些被归类为“限制类技术”的，以及那些尚未被纳入禁止类技术和限制类技术目录的医疗技术。

## 二、医疗新技术临床准入及应用伦理审查的必要性

《医疗技术临床应用管理办法》，首次以法规条文的形式突显了伦理审查的重要性，医疗技术临床应用应当遵循科学、安全、规范、有效、经济、符合伦理的原则。安全性、有效性不确切的医疗技术，医疗机构不得开展临床应用。医疗机构若计划开展涉及重大伦理风险的医疗技术，必须向本机构的伦理委员会提交审议申请，如遇特殊情况，还需向省级或国家医学伦理专家委员会寻求咨询意见。任何未经本机构伦理委员会审查通过的医疗技术，特别是那些被归类为限制类的医疗技术，均不得在临床中应用。此外，根据2020年发布的三甲医院评审标准，明确要求医疗机构应建立新技术新项目的准入制度，编制并定期更新本院医疗技术临床应用目录，同时设立新技术和新项目的审批流程。所有新技术和新项目在获得本院医学伦理委员会和医疗技术临床应用管理委员会的批准后，方可开展临床应用。

医疗技术的应用和开展，是一种创新实践活动，具有探索性和创新性等特点，很可能会在技术、法规和伦理等方面存在风险。大量新技术在临床推广使用，为广大患者提供便捷优质的医疗服务，但肆意开发和滥用医疗新技术会给社会带来灾难。有些医疗新技术尽管通过了严格的准入审核，但广泛应用于临床后，势必会受到许多因素的影响，仅开展准入审查，不进行严格的跟踪审查，不能准确地进行全面审查与监督，也无法规避可能遇到的风险。因此，医疗机构仅进行科学性审查存在单一性，科学、系统的管理及伦理监督是必要的。

## 三、医疗新技术准入与应用的伦理审查

### （一）准入审查

#### 1. 送审材料的准备

医疗新技术临床应用伦理审查的材料应包括：医疗新技术伦理审查申请表；医疗技术临床应用申报书；临床应用背景综述；技术实施方案；相关管理制度和质量保障措施；风险评估及风险防范预案；知情同意书；项目人员的资质证明、利益冲突声明；其他涉及项目相关资质证明文件；新技术前期临床研究的总结报告 / 安全性和有效性的证明文件等。

#### 2. 根据新技术实施的安全程度选择不同审查方式

对审查项目进行分类，针对医疗技术的项目领域、伦理问题及患者群体的不同，根据实施的安全程度的高低，分为安全性较高、安全性适中、安全性较低（涉及重大风险）三类，根据分类的高低选择不同的审查方式。

安全性较高、风险较低且成熟引进的非限制类医疗新技术、有些伦理风险小且不存在伦理缺陷的限制类技术，可以选择两位主审委员进行简易流程审查，如检验科开展的不涉及基因检测的新技术。

安全性适中的限制类技术，选择会议审查并进行充分的讨论和答辩。

安全性较低、涉及重大伦理风险的限制类技术和较大伦理风险的医疗新技术，如外科的

某些改良性技术，由于项目风险高且涉及重大伦理问题，必须进行严格审查，批准开展的项目需要做好跟踪审查。

**3. 审查要点**

（1）科学性与必要性

科学性、必要性是伦理审查的重点。所有的伦理审查均离不开科学性审查，医疗新技术应用的科学性体现在相应的医疗新技术具备科学价值和社会价值，如可以改进现有的预防、诊断和医疗手段。项目方案的科学性应基于充分的科学依据，这包括文献综述的深入剖析、临床经验的总结提炼、临床前期研究数据的精确分析以及治疗探索的积极实践。同时，方案必须确立可靠的疗效和安全性指标，确保治疗的有效性和患者的安全性。此外，方案还应包含合理到位的安全保障措施，以及预防和控制潜在风险的策略。对于风险较大的项目，更应预先制定严重不良事件的紧急处理预案，以应对可能出现的突发情况。

任何缺乏科学性的项目都无法通过医院医疗技术委员会与医疗技术伦理委员会的严格审查。即使项目具备科学性，但如果没有充分展示其必要性，同样不会被批准进行实施。因为缺乏必要性的项目，从根本上来说，是对医学伦理学四大基本原则的彻底背离。开展这种无必要性的项目，申请者实际上是在对实施对象表现出不尊重和不公正的态度，这是必须坚决予以制止的。对患者实施无必要的医疗技术项目，不仅是对患者的身体造成伤害，也会在经济上给患者带来不必要的负担，因此这种行为必须避免。

（2）可行性与社会性

一项医疗新技术在医疗机构获得准入，这一过程涵盖了技术本身的准入、医疗技术实施主体的准入以及相关质量管理制度的准入。医疗机构必须具备开展此技术的实施能力和条件，项目参与人员要有相应的资质和条件。审查评估开展医疗新技术的条件是否完备，需要审查评估科室资质和人员资质。科室资质包括科室规模、人员配备与开展项目所涉及的药品、医疗器械、耗材等设备设施是否符合要求。人员资质包括技术负责人及团队的人员配备、工作分工、专业技术职称、业务能力、经验水平等是否具备要求，以及是否具备该项技术的相关管理制度对项目人员的资质要求，如开展心血管疾病介入治疗，必须具备心血管疾病介入诊疗技术相关知识和技能培训合格证书。

医疗活动是一项实践性质极高的工作，而医疗技术的提升则与实践机会的获取紧密相连。如果当地病源不足，实施对象远远达不到预设例数，也就涉及项目的可行性与社会性。对于某些高精尖、罕见的手术，应当将其集中至少数具备相应条件的医疗机构进行实施。盲目开展此类手术不仅是对患者的不尊重，还可能给患者带来伤害、不利和不公正的影响，同时也会增加医疗风险。

医疗新技术的开展对于疾病诊疗水平的提升具有阶段性的促进作用，并常常能够在专业领域实现重大突破。然而，医疗新技术发展的核心应是最大化地实现患者利益、维护患者健康，这与医院规模发展、经济创收以及医生个人职业发展和经济回报的追求存在潜在的利益冲突。若缺乏对利益冲突的公开披露和有效管理，可能导致新技术滥用、过度医疗、乱收费等不良后果。因此，申报医疗新技术的申请者被要求填写《利益冲突声明》，以确保新技术应用的公正性和患者利益的优先性。

（3）风险控制与知情同意

科学性和伦理合理性是医学伦理审查的两大基石。医疗新技术的伦理审查也应从这两个方面出发，着重其科学设计，科室实施能力，参与人员资质，实施过程中存在的风险相对于患者接受相应诊疗得到的益处的合理性的权衡，知情同意告知是否充分，对弱势群体的保护是否合理等。伦理审查中风险控制与知情同意是必须要求。

即使伤害并未涉及侵入性医疗行为或药物副作用，我们也必须评估“治疗风险”是否有所提升，是否已经将潜在的高风险人群排除在外，以及安全性检查是否充分。同时，我们需要审视为推广医疗新技术项目而进行的患者“招募”活动，是否会给患者带来心理和社会方面的伤害，甚至进一步造成经济上的损失。在实施新的医疗技术项目时，我们应努力将风险降至最低，并针对可能出现的风险制定相应的应对措施，包括不良事件发生时的紧急医疗处理方案及预案。

医疗新技术的知情同意有别于医患之间的知情同意和临床研究的知情同意。医患之间的知情同意关键点在于开展诊疗活动，临床研究的知情同意关键点在于开展的是一项临床研究，而不是正常的诊疗活动，通过介绍研究项目、受试者利益与可能存在的风险，受试者的权益等，合理安全地开展临床研究，这两种告知均与医疗新技术的告知不同。医疗新技术是尚未开展的技术，由于存在一定的未知性和治疗结果不可预见性，对知情同意的告知与承诺的要求较高。如果告知不充分或者告知内容与治疗结果之间存在偏差，很容易导致医疗纠纷的发生。一份针对该医疗新技术的知情同意书应至少涵盖以下方面：①该技术是本医疗机构新技术；②技术的简介及技术人员的资质；③患者的风险及获益；④可供选择的其他治疗方法及优缺点；⑤出现不良后果的保护措施；⑥适应证和禁忌证。知情同意书的审查应重点关注的是告知的真实性、全面性和可理解性，既不能盲目追求患者例数而过分夸大疗效，也不能遗漏技术本身及手术过程中可能出现的风险和不良反应。

**4. 审查决定的表达**

审查的决定可以是“同意技术应用”“补充某条件后同意技术应用”“不同意技术应用”。是否需要跟踪审查，跟踪审查周期等。

### （二）跟踪审查

**1. 年度跟踪审查**

医疗新技术一般以1年为管理周期，技术负责人提交医疗技术临床应用年度报告。内容包括：诊疗病例数、患者姓名、住院号、诊断情况、适应证掌握情况、临床应用效果评价、后期随访情况、是否签署知情同意书、是否保护患者隐私、是否发生并发症、是否发生不良事件、是否有患者投诉、技术人员是否有变更、技术人员资质是否符合、相应的设备和设施是否齐全。

审查的侧重点在于是否存在影响技术应用的情况；操作过程中是否向患者履行了应尽的充分告知义务，使患者享有选择权；是否有明确的隐私保护措施；是否已经及时报告了重要医疗不良事件；是否做好患者的保护性医疗措施或补救措施；是否存在影响患者权益的其他问题。

审查的意见可以是“同意技术继续应用”“补充某条件后同意技术继续应用”“暂停/终止技术应用”。

**2. 医疗不良事件报告**

技术应用过程中发生不良事件，技术负责人提交不良事件报告。伦理审查委员会通过个案分析和趋势分析，及时对医疗技术进行风险评估，并提出安全警示建议。

审查的侧重点是受损伤的患者应急处理措施是否合理，诊疗环节持续改进措施是否恰当，以及是否让其他患者面临更大风险。

审查的意见可以是“同意技术继续应用”“对 ××× 人员 ××× 培训后同意技术继续应用”“对 ××× 环节 ××× 改进后同意技术继续应用”“暂停/终止技术应用”。

**3. 暂停/终止技术应用审查**

技术负责人提交暂停/终止技术应用报告发生的情况有：①所涉技术项目已被上级行政主管部门明令禁止应用；②所涉技术项目被排查出相关安全隐患或质量缺陷；③所涉技术项目明确要求进行临床研究论证而恶意隐瞒未进行的；④所涉技术项目的客观因素发生重大变化（包括临床专业技术操作人员、硬件设备及其他相应的技术条件等），导致临床应用无法正常进行；⑤所涉技术项目未达申报效果预期，甚至效果相左；⑥所涉技术项目使用过程中产生了严重的不良反应或造成严重的社会影响；⑦所涉技术项目在伦理道德性方面与新时代社会主流价值观不符。

审查的侧重点在对于患者后续的治疗及随访观察措施是否合适、患者的安全与权益是否得到保证、是否有必要采取进一步措施保护患者。

审查的意见可以是“同意终止技术应用”，“同意暂停技术应用，待完善 ××× 后重新提交审批”。

**4. 结项审查**

当新技术临床应用试用期满后准备项目结项时，技术负责人应提交新技术结项申请报告。内容包括诊疗总病例数、患者姓名、住院号、适应证、临床应用效果评价、知情同意书签署情况、患者隐私保护情况、是否发生并发症、不良事件及采取措施和患者随访情况。如需修正知情同意书，须同时递交修正知情同意书的申请。

审查的侧重点是从技术安全性、实用性、风险性、社会效益、经济效益、个人受益和社会受益等方面进行全面评估，结合医疗技术临床应用管理委员会的审批意见，共同形成审查结论如“成熟完成的新技术同意结项：可当作适宜技术进行推广并在临床常规开展”“未完成的新技术继续按照要求进行管理”“不同意技术继续开展，撤销项目”。同意结项可以常规开展的新技术，知情同意书内容可以不体现新技术。

对不能按时结项的项目，需要填写“跟踪审查表”，说明不能按时结项的原因，对无充分理由不能按期完成的项目则撤销项目。撤销项目方式包括技术负责人自行申请、医疗技术委员会建议撤项、医疗技术伦理委员会终止技术应用或不同意继续开展等形式。

**5. 实地访查**

由医疗技术临床应用管理委员会和伦理委员会组成实地访查小组，每半年对可能涉及重大技术风险或伦理风险的科室开展情况进行现场督察。伦理监管的内容包括：患者是否签署了知情同意书；必要时，可观察知情同意的过程，是否“充分告知，自主选择”；是否出现伦理争议；检查操作人员的资质；检查技术应用的设施设备；核实不良事件的信息及处理措施。

## 四、医疗新技术伦理监管的重点问题

### （一）管理利益冲突

医疗新技术的费用往往比传统治疗要高，采用这些新技术不仅能显著提升医生和医疗机构的经济收益,还能为医生带来因技术突破所获得的声誉、职称晋升的满足感及成就感等。利益冲突的核心在于不同“利益”主体间的选择矛盾,即坚持患者利益最大化原则与医方追求经济利益、名誉声望、职业晋升等目标之间的冲突。

（二）最优化原则

对于本医疗机构而言,大部分医疗新技术都是首次尝试,但这些技术在其他医疗机构已得到广泛应用,其安全性和有效性在业内已获认可。因此,绝大多数医院在引进新技术时,首要考虑的是该技术对于提升专科声誉和影响力的作用。然而,部分医院在推广新技术时,由于未能准确评估患者需求,可能出现病源不足的情况,导致技术设备闲置,造成医疗资源的浪费。有时为了应用新技术,甚至可能为患者安排不必要的检查。为确保医疗资源的优化利用,我们必须坚持最优化原则,要求医生始终以患者为中心,从检查到治疗方案的设计、实施和调整等各个环节,都进行恰当且必要的治疗实践。

（三）公平公正

推广医疗新技术在增强人体机能、改善患者生命质量、提高患者生活满意度等方面具有显著优势,然而医疗资源的有限性对新技术的应用提出了新的伦理考量。因此,在技术的准入与实施阶段,医务人员必须秉持公平公正的原则,结合临床医学标准、医学伦理标准以及非医学因素的社会标准进行综合评估,确保技术评估的结果能够切实有效地应用于临床实践中。此外,广泛应用的排队原则也充分体现了公平性的重要性。

（四）知情同意

医疗新技术其未知性和治疗效果的不确定性使得对患者的知情同意要求格外严格。在新技术临床应用中,患者知情同意权的缺失是导致医疗纠纷的关键因素。因此,医务人员在与患者沟通时,应突出知情同意原则的重要性。医生需多次与患者沟通,确保准确掌握患者的真实意愿,并帮助患者全面、正确、公正地理解新技术带来的风险与收益。

## 五、医疗新技术伦理审查存在的问题和实践建议

### （一）存在的问题

#### 1. 顶层未出台管理细则和伦理审查操作指南

目前,医疗技术临床准入与应用的伦理审查受到了越来越多的重视,现有的医疗技术管理法规不仅进一步强化了医疗机构作为主体应承担的技术评估责任,也明确提出了伦理审查的具体要求。国家出台了《医疗技术临床应用管理办法》,十八项医疗核心制度和等级医院评审标准中也都提及伦理委员会对医疗技术进行伦理审查的要求。但各级医疗卫生监管部门没有出台与之配套相应的管理制度,更未有相应的伦理审查操作指南出台。

#### 2. 医疗机构缺少医疗技术临床应用伦理审查体系文件

医疗新技术伦理审查尚不成熟,缺乏详细的管理规定和操作指南,仍处探索阶段。多数医疗机构无专门伦理审查体系文件,存在组织、制度、人员配置不足等问题。这导致伦理审查标准不严、监管不力、审查质量低。

#### 3. 审查能力不足

由于医疗技术临床应用的伦理审查缺少合乎医疗技术临床应用的伦理审查标准,医疗技术伦理审查专题培训的内容也较少,委员对技术应用伦理审查的要点和操作细则缺乏充足的了解,委员的审查能力有待提高。

机构伦理委员会和科研伦理委员会，法规对委员构成有明确要求，可以包括医药领域和研究方法学、伦理学、法学等领域的专家学者，委员专业背景有限。因此在面对医疗新技术伦理审查时，委员专业知识往往无法满足实际需要，尤其是对医学前沿技术的临床研究和应用了解相对不足，很难把握鼓励新技术与保护患者的平衡问题，审查新技术的能力相对不足，需要聘请独立顾问进行咨询，这在一定程度上影响了伦理审查的质量和效率。

### （二）实践建议

#### 1. 呼吁政策出台

目前，国家相关部门虽然已经通过部门法规提出了医疗技术伦理审查的必要性，但在伦理审查的具体实施细则方面发展仍然比较迟滞，在行业范围内没有形成与国际相接轨的标准化规范。

从国家层面建立与医疗技术相关的伦理审查指导指南，厘清审查要点、审查要求、审查流程、跟踪审查类别和跟踪审查内容等关键环节，建立评价指标体系，不仅可以为生命科学与医学技术的快速发展保驾护航，而且也是保护患者权益的切实需要。

#### 2. 设立专门的伦理委员会

（1）设立医院医疗技术伦理委员会

设立专门的医疗技术伦理委员会，依据主要原则性文件《医疗技术临床应用管理办法》，参照主要技术性文件《涉及人的生物医学研究伦理审查办法》《涉及人的临床研究伦理审查委员会建设指南（2023版）》，制定医疗技术伦理委员会章程、管理制度、标准操作规程。

医疗技术伦理委员会负责公正审查医疗新技术的伦理学问题，保护患者隐私和权益，确保技术安全。委员会还监督正在进行的医疗活动，关注技术引进和限制类医疗技术，遵循统一审查标准和程序。

在委员会人员构成上，扩大委员的专业领域，鉴于医疗新技术项目常涉及众多医疗器械和手术操作，我们在组建审查团队时，特别注重吸纳医疗质量、护理、医疗器械管理以及手术科室的专家。为确保团队的多样性和全面性，我们也关注性别比例的平衡。此外，我们还积极聘请院外的医学伦理学专家、社会人士以及法律工作者。同时不断丰富独立顾问库专家成员。

（2）制定科学审查流程

新技术临床准入时需进行伦理审查，指定伦理委员参与技术论证，排查伦理风险。伦理审查流程独立严谨，包括形式审查、讨论、反馈等环节，确保有效监管，避免形式主义。

（3）明确审查内容及职责

伦理委员会对医疗技术的准入，根据安全风险等级进行分类管理，采取不同审查方式。对于涉及重大伦理风险的限制类技术和较大伦理风险的医疗新技术进行会议审查，明确伦理审查要点。

1）技术负责人及团队人员的资质和所在科室的规模、设备设施是否符合新技术应用的要求。

2）项目方案是否科学，开展技术的目的、意义和方案的科学性和可行性是否合理；对患者疾病治疗是否有可预期的受益、是否排除了潜在的风险人群、安全性检查是否足够等。

3）在审查知情同意书时，应着重关注告知内容的真实性、完整性以及患者的理解能力。

医生在向患者解释时，不仅要详细阐述该技术在本院的实施情况以及技术的优缺点，还需明确告知患者技术应用过程中可能面临的风险。同时，医生需确保患者能够充分理解所告知的内容，因此在知情同意书的语言表达上，应考虑到患者群体的普遍理解水平，确保信息的传达既准确又易于理解。

（4）准入审查与跟踪审查相结合，做好全过程监管

医疗实践因其不确定性和探索性本质，使得即使经过严格准入审核的医疗新技术，在广泛应用于临床后，其长远的疗效、潜在的安全隐患以及伦理上的争议仍需长时间观察和评估。因此，对医疗新技术应用后的长期风险进行持续监测显得尤为关键，开展跟踪审查工作至关重要。为构建有效的跟踪审查模式，我们需要依据医疗技术的设计方案，对项目实施的各个环节实施严格且系统的监督与管理。这包括对可能产生的伦理风险、技术风险以及患者和社会直接受益的持续关注。一旦发现技术项目有违伦理原则，伦理委员会有权果断暂停甚至终止该项目的进行。

（5）建立合理科学的风险评估机制

医疗技术临床应用开展必须以患者的安全、治疗行为的有效为前提，否则该技术的开展将毫无意义。因此，建立合理科学的风险评估机制在医疗技术审查过程中尤为重要。因为医疗新技术开展的评估不单单只是对技术本身进行评估，还需特别注重对实施主体进行评估，在完成这两项评估后，还需对开展医疗新技术后的结果进行评估。

对医疗技术本身进行评估，首先需根据伦理学原则，来探讨是否会产生伦理风险和争议，因为医疗新技术具有不确定性，该技术很可能带来不良的社会效应。其次，对是否具备资质开展该技术的主体进行评估，此项评估对医务人员提出了较高的技术水平要求，也是保证医疗行为正当性的合理依据；最后，对结果进行评估，比如该技术是否达到了诊疗目的，是否符合医疗机构管理规定，是否在医疗质量质控范围内合理地进行开展，既充分评价了该医疗技术的有效性，还为未来开展该技术提供了保障。

**3. 开展普及性及专业性的伦理培训**

当前，随着我国药物临床试验的日益壮大，各医疗机构在进行药物临床试验时，均明确要求主要研究者及其团队必须接受全面系统的药品临床试验管理规范及伦理培训。然而，对于计划开展医疗新技术的医务人员而言，由于伦理培训的机会较为有限，他们在处理患者权利、风险、受益、安全及隐私保护等伦理问题上，往往显得意识较为薄弱。因此，医疗机构伦理委员会应当有针对性地组织委员参与医疗技术伦理审查的专题培训，旨在提升委员的审查能力。同时，各医院应根据自身伦理工作的实际情况，精心制定培训方案，通过多样化的方式，在本机构内开展既有普及性又有专业性的伦理培训，旨在引导医务人员培养伦理思维，解决在实际工作中遇到的伦理难题。此外，还应为计划开展医疗新技术的医务人员提供伦理咨询服务，针对技术可能带来的伦理问题和风险给予专业指导，从而提升医务人员的伦理自律性，并增强他们应对伦理风险的能力。

## 六、结束语

医疗技术伦理评估与监管制度建设任务艰巨。技术准入政策变化增加了伦理委员会的管理责任。技术更迭带来挑战与契机。如何通过伦理监管保障技术健康发展是重要问题，需行政部门指导、医疗机构建立审核体系，并需专家和实践者深入思考。

## 参考文献

[1] 国家卫生健康委医学伦理专家委员会办公室,中国医院协会.涉及人的临床研究伦理审查委员会建设指南(2023版)[EB/OL].(2023-06-28)[2023-11-24]. https://www.cha.org.cn/site/content/393b419e529469ef3f4c0ddaddb347ca.html.

[2] 中华人民共和国国家卫生健康委员会.医疗技术临床应用管理办法[EB/OL].(2018-08-13)[2023-11-24]. https://www.gov.cn/gongbao/content/2018/content_5346680.htm.

[3] 常乙玲,张妞,马丽丽,等.医疗新技术临床准入与应用的伦理审查实践及思考[J].中华医学科研管理杂志,2022,35(2):86-90.

[4] 张爽.医疗新技术临床准入与应用的伦理监管探究[J].医学与哲学,2021,42(5):32-35.

[5] 崔悦,程欣,刘园,等.医院医疗新技术伦理委员会运行机制研究[J].中文科技期刊数据库(全文版)医药卫生,2022(8):204-207.

[6] 鲁旭.我国医院伦理委员会制度建设及其运作机制的实证研究——以广州地区为例[D].广州医科大学,2013.

[7] 赵海涛,王鑫,刘宝军.三类医疗技术伦理审查应关注的几个问题[J].医学与哲学(A),2016,37(04):34-36.

[8] 曹树军,张东海,刚君,等.医疗技术专门伦理委员会的建立与必要性[J].中国现代医生,2021,59(27):157-160.

(张优琴　杨雨薇　计一平　何雅琪　施泊　唐春霞　杜奕奇)

# 第十章

# 医院管理伦理

## 第一节 医院运行中的伦理问题

### 一、公立医院的社会效益与经济效益难以协调

#### （一）医院的社会效益

公立医院把维护人民群众健康权益放在首位，以提高人民健康水平、促进社会和谐幸福为宗旨，深化体制改革，促进机制创新，努力为群众提供安全、有效、方便、价廉的医疗卫生服务。在我国，公立医院作为社会医疗卫生服务体系的重要组成部分，本质属性是“实行一定福利政策的社会公益性事业”。医疗服务不同于一般商业服务，坚持公立医院的公益性质，保护人民健康权益，最大限度地提高群众的健康水平和生命质量。

医院的社会效益是指，医院为社会提供医疗服务的质量、数量、服务态度等得到社会认可。总而言之，医院的社会效益就是公众对医院的评价，医院在老百姓中的威信。医务工作者与患者建立和谐友善的医患关系，最终赢得老百姓对医院的信任和支持。社会效益也是民生问题，是人民群众最关心、最直接、最现实的利益，当经济效益的获得要以社会效益为代价，那就违背了人民群众的根本利益，违背了以人为本的发展观。在社会主义市场经济体制下，经济效益固然重要，但是我国卫生事业是公益性福利事业的性质，决定了公立医院必须把社会效益放在首位，不能以盈利为主要目的，应合理利用有限的卫生资源，最大限度地满足群众多元化的服务需求，充分发挥医疗卫生服务独有的社会价值。

#### （二）医院的经济效益

医院的经济效益是指医院在提供医疗服务过程中，通过合理的资源分配和管理，提高服务质量，减少成本，从而获得更高的经济效益。在市场经济的背景下，作为非营利性机构，医院的主要职责是提供医疗服务，包括诊断、治疗和预防疾病。但是医院开展各项活动离不开人力、物力、财力的投入，尤其在政府投入不到位的情况下，还要承担筹集资金的职能。同其他一般企业一样，医院也需要自负盈亏。在社会主义市场经济下，医院的经济效益高低反映了医院是否能够在满足社会需求的前提下，有效地管理其资源，并以最小的代价提供医疗服务。

20 世纪 90 年代，政府大幅度减少对公立医院的财政拨款，公立医院从全额预算拨款单

位转变为差额预算拨款单位，政府的直接投入占公立医院总收入的 10% 左右，远远低于公立医院维持运营的成本。公立医院不得不走上了商业化经营之路。众所周知，医院盈利的主要途径是药品的出售和检查服务。据统计，药品收入约占总收入 48%，医疗服务收入约占 47%，由此可见，药品收入是医院经济效益的主要来源，政府曾允许公立医院实行 15% 的药品加成政策，促使“以药养医”的局面形成，“看病贵、看病难”成了老百姓生活的一大难题，甚至导致过度医疗和高消费医疗的出现。这些行为促使医患矛盾升级，患者将此归结于医院管理片面地追求经济效益，弱化了其社会效益。2017 年我国全面推进公立医院综合改革后，明确要求公立医院取消药品加成，全面取消“以药养医”，健全药品供应保障制度，要让老百姓看得起病，看得上病。

随着我国医疗制度改革的稳步推进，医院想要谋求发展，必须加强医疗经济效益研究，实现效益最大化。影响医院经济效益的原因有很多，主要分为内部因素和外部因素。

**1. 内部因素** 包括医疗质量、服务质量、管理政策、医疗环境。

（1）医疗质量 作为评价医院好坏的首要指标，直接影响医疗服务的效率和效果，通过门诊人次和抢救人次、平均开放病床数、急诊抢救成功率、七日确诊率、病床使用率、抗菌药物临床应用相关指标、非预期的 24/48 小时重返重症医学科率、重症患者预期死亡率与实际死亡率、重症患者压疮发生率等统计指标中反应。

（2）服务质量 随着生活质量的提升，人们对医院服务质量的要求水涨船高，医患关系已成为医院服务质量考评的一项重要指标，也是一项不容忽视的内容。工作人员对患者需求的迅速响应、文明用语使用情况、后勤服务规范等都将影响医院的服务质量。

（3）管理政策 管理者在树立“以患者为中心”服务理念的同时，常常缺乏“以人为本”的管理理念。医院的管理政策涵盖了战略管理、财务管理、人力资源管理、行政管理、智能化管理等，只有制定适合本院发展的管理政策，医务人员的工作积极性才能得到提高。在强化规章制度的同时，人文关怀和心理激励也需要同步提高。单纯地应用药物和手术疗法，忽略患者的情感和心理需要，是无法赢得患者的信赖的，甚至会影响医院的经济效益。

（4）医疗环境 医院需要购买各种先进的仪器设备，提高医院的技术水平，改善医院环境，提供良好的病房环境，能够让医生和患者感受到以人为本的氛围。医疗环境一定程度上影响医院的经济效益。

**2. 外部因素** 包括体制政策改革、地理位置、市场经济环境。

（1）体制政策改革 当前医疗体制改革进程中，医院受到的最大的冲击来源于经济方面。药品加成的取消，人力成本的增加，政府投入不及时，对医院经济效益的影响，已经开始制约医院的自我发展和全面质量。政府能否出台有利于公立医院发展的政策，决定了医院未来经济效益的走向。

（2）地理位置 医院的地理位置可以影响辖区内人口数量，从而影响医院的业务量，也可以影响交通情况，从而影响患者的就医便利性。在选择医院位置时，应考虑到这些因素，并确保医院位于交通方便和商品经济集中地带。

（3）市场经济环境 社会主义市场经济下，医院面临着激烈的竞争，需要通过提高服务质量和效率来吸引患者，为了更好适应经济发展，医院经营模式也在不断发生变化，医院的服务价格会受到市场供求关系的影响，如果供应大于需求，医院可能会降低价格以吸引患者，从而影响到医院的经济效益。总的来说，市场经济环境对医院经济效益的影响是复杂而深远的，需要医院在提供优质服务的同时，也要注重经济效益的提高，以适应市场经济的发展需求。

### （三）社会效益与经济效益的统一

社会效益与经济效益有时是互相矛盾的，在社会主义市场经济体制下，公立医院既要生存发展经济，又要发展医疗卫生公益事业，如何正确处理两者关系，是医院伦理管理中的一个突出问题。

通常情况下，社会效益与经济效益在许多情况下并不成正比，在坚持以社会效益为最高准则的前提下，充分利用市场机制，实行全面成本管理，实现效益最大化；流动资产的管理和资金使用率的提高，对医院经济效益的提高意义重大；适度负债经营，增强医院声誉，可以为医院的后续发展提供强有力的保障，加快医院发展的步伐；加强风险管理，建立预警机制，努力探析收益和风险的平衡点，保证医院财务工作的高效有序运行，使医院得以健康发展。

医疗服务产品的社会效益和经济效益既矛盾又统一，不应将两者对立起来，要正确处理好二者之间的关系，努力求得二者的统一。随着社会的进步，医院的社会效益将逐步增强，体现在救死扶伤和对患者健康权的尊重上。与此同时，需要经济效益作为支撑。社会效益与经济效益缺一不可，实现两者统一，才能促进医院的可持续发展。

## 二、管理制度和人文关怀理念的矛盾

现代医学人文教育不足，医院管理仍受传统理念影响，导致沟通不畅，管理和服务缺乏情感体验。管理者虽倡导“以患者为中心”，但未树立“以人为本”的理念，在日常管理中常忽视情感关怀和个性化管理，只依赖规章制度，造成双方矛盾加剧。若管理者伦理意识不足，医院将难以团结，面临分裂风险。

### （一）制度是医院管理的基石

制度管理，其核心在于构建一套完整的规章准则体系，旨在引导员工遵循并恪守。这套规章准则不仅用于约束和规范员工的行为，确保其符合组织的期望和标准，同时也作为一种激励机制，激发员工追求卓越，创造更为出色的业绩。在实施制度管理的过程中，我们必须始终坚守制度为上的原则，确保所有行为都严格遵循制度的规定，无论是个人还是事务，都不能凌驾于制度之上，以此确保制度的权威性和有效性。

“不以规矩，不能成方圆。”制度就是“规矩”，在医院伦理学中，医院的规章制度是其具体体现，是医院进行管理的基础，具有不可替代性，与医院管理过程中伦理学有效结合并渗透。只有制定出适合团队发展的规章制度，员工的行为才会受到约束，及时纠正自己的不良行为，对患者个人权益加强保护。医院规章制度的是否完善和健全，与医院的道德水平密切相关，医德原则以及医德规范通常会编入常规制度中，而医院管理伦理也是由各项规章制度来限制，同时院内全体员工的道德行为也将受到此规章制度的约束。迄今众多医院在对医学伦理学加强建设的过程中，管理制度延伸到了医德管理方面。医院通过对各科室、各部门及工作人员的各种道德行为进行规范，采用激励政策，调动员工工作积极性，激发工作潜能，促使他们积极为患者服务。制度在一定程度上让医院的医疗程序实现了简约化、和谐化及规范化，不仅缩减了诊治环节，同时增强了医院管理工作的效率。

制度管理在现实生活中，会遇到一些特殊情况，如果一味按照规章制度办事，难免陷入僵局，尤其在医疗上，经常会遇到生命安全与制度流程冲突的情况，此时医生陷入的是两难抉择，一边是患者的生命，一边是制度的约束，由此带来的医患矛盾，让医院处在道德的风口浪尖。制度管理有着不可替代的特点，但是流程的繁杂也是其不可忽视的缺点。

### （二）人文关怀是医院管理的润滑剂

人文管理，就是在管理中实践人本思想，将尊重人、关心人、体贴人贯彻于管理工作之中。与制度管理不同，人文管理突出强调了人的情感和人的主观能动性在管理中所起到的作用。相较于制度管理，人文关怀的作用乍看起来，似乎只是出于人道主义的作用，实则不然，医院作为为特殊人群提供服务的组织，它服务的对象是患者，相较于健康人，患者的内心尤为敏感脆弱，因此人文管理显得尤为重要。通过人文管理提升员工对医院的归属感，激发他们的荣誉感，有助于增强团队凝聚力，一台手术不是主刀一个人的"战场"，需要的是一个医疗团队通力合作。医务人员在工作时得到了人文关怀，自然而然会感受归属感，形成积极的医疗文化氛围，进而提升医疗服务，营造医患和谐相处的良好格局。

人文是制度的润滑剂，缺了它，制度将难以顺畅运行，造成矛盾。人们常说的"制度是死的，人是活的""法理外有人情"，就是强调人文的重要性。如果医院只注重于制度管理，忽视人文管理，医患矛盾会日渐突出，从而患者对医院失去信心，不利于自己病情的治疗，医院也将失去发展的动力。

人文管理强调对人的需求和情感的重视，它的弊端也是显而易见的，每个人的观念受到自身的生活经历、学习经历等各种因素的影响，参差不齐，人文管理的尺度没有明确的界定，很有可能导致一些无理的要求。人性难测，也正因为人无完人，有些要求甚至可能违背了制度管理，"以人为本"无法避开这些问题。

### （三）制度与人文相辅相成融入管理

制度构成医院管理的基础，而人文则为其顺畅运作提供润滑，这两者各具重要性且无法相互取代。秉持"以人为本"的管理理念，医院管理者应实施个性化的管理方式，摒弃片面应对、仅解决问题的表象而忽略根本原因的做法。在追求经济效益和技术管理能力的同时，更需要从伦理的视角出发，加强规章制度的约束，并注重情感投入、人文关怀以及心理激励，以弥补过去医院管理和医疗服务中普遍缺失的情感体验。

社会在飞速发展，传统的管理模式已经无法应对现代化医院的发展需求。与此同时，患者面临着"就医难，就医贵"等诸多问题，在现实问题下，医院不得不转变原有的管理模式，在管理实践中，建立和完善相关规章制度的同时，将人文因素融入其中，两者相辅相成，双轨并行，才能为医护人员提供良好的工作环境，使医护人员体会到医院大家庭的温暖，为病患提供舒适的就医环境，增强其治愈的信心，从而突显管理成果的有效性。医务人员作为医院发展的主体，他们积极地工作、热情地为病患服务；患者才能接受到更好的治疗，医院的核心竞争力才能日渐增强，从而在众多医院竞争中立于不败之地。

## 三、医联体的伦理问题

医联体是指区域医疗联合体，是将同一个区域内的医疗资源整合在一起。通常由一个区域内的三级医院与二级医院、社区医院、乡村医院组成一个医疗联合体，使医疗资源能够在联合体内共同分享，使得优质医疗资源下沉，构建科学有序的就诊秩序，切实方便群众就医。

2020 年 7 月 9 日，国家卫生健康委员会在官网公开发布与国家中医药管理局联合印发的《医疗联合体管理办法（试行）》，提出加快推进医联体建设。国家卫生健康委员会将医疗联合体建设作为构建分级诊疗制度的重要抓手加快推进，会同国家中医药管理局启动城市医联体和县域医共体建设试点，在全国118个城市、567个县推进紧密型医联体、医共体建设，逐步实现医联体网格化布局管理。

### （一）建设医联体的目的

建设医联体的目的在于加强三级医院与基层医院之间人才、利益、内涵建设的一体化，更好地发挥三级医院的资源优势及带头作用，为老百姓解决看病难的问题，提高医疗卫生服务质量。作为一种跨越层级类别、行政隶属及资产关系的医疗机构联合组织模式，在一定程度上起到了推动优质医疗资源纵向流动，充分发挥现有区域医疗卫生服务体系的作用。

### （二）医联体面临的困境

**1. 医联体内部管理制度和运行机制不完善，导致医联体内各级医疗机构分工不明确** 由于缺少平衡各方诉求的利益分享机制，原本属于优化资源配置，引导合理就医秩序的医联体模式陷进利益博弈的泥潭。我国的医疗卫生资源主要集中在大医院，门诊作为主业务量，很难下沉到下级医院。基层医院的医疗服务能力远不及三级医院，医联体建设产生的“虹吸”效应，会导致三级医院吸引更多的人才和病患，从而壮大技术力量和医院收入，一定程度上削弱了基层医疗机构的诊疗能力。

**2. 医保的支持和支撑不够** 因为受到医保、编制、财政等多部门的制约，医联体内医疗机构的医保资金需分别进行总额控制，当基层医院医保总额达到饱和时，会拒收下转患者，造成新的“看病难”现象。另外大医院能提供更多服务，医保资金会向上走，各层级医院报销比例和服务价格没有明显差距。药品方面，社区慢性病用药却受到限制，许多患者对基层医疗机构并不信任，习惯性挤到大医院看病，对缓解三级医院的就医压力效果不明显。

**3. 基层卫生服务机构建设薄弱** 主要体现在人员学历普遍偏低和专业技能不高，不能满足上级医院向下转诊的需求上。据统计，2022年末，每万人全科医生数为3.28人。这意味着在中国的卫生人员总数中，每一万人有3.28名全科医生，与发达国家相比我们有明显的短板；基层医务人员待遇不高，加上大型公立医院规模过度扩张，他们容易被三级医院“虹吸”，从而导致医务人员频繁更换，对患者来说，也是一种不便。

**4. 缺乏信息共享平台，影响机构间的互联互通** 各级医疗机构都设有本医院独立的信息管理系统，并没有开放互通端口，导致患者转诊的时候，医生无法调阅就诊信息，影响患者就诊速度，甚至是检查检验互不相认，造成患者的医疗成本增加，从而加剧了“看病贵”的局面，分级诊疗更加难以推行。

### （三）医联体可持续发展对策

医联体应通过完善医保政策、财政补偿和人事制度等，建立起收益分享、风险共担机制，形成利益共同体和责任共同体，在发展过程中可采取以下对策。

**1. 推进内部医疗资源整合** 医联体内部实现统一的医疗护理管理制度、服务行为规范和诊疗规范，同时也要处理好主体及客体之间的关系，提升医联体的科学化、规范化、精细化管理水平。加强医疗质量与安全管理，规范药事耗材管理。统一医联体内用药目录，为基层就诊、转至基层治疗患者提供必要的药品供应保障。

**2. 建立规范双向转诊机制** 充分发挥医联体内核心医院在人才、技术及设备等方面的优势，同时利用各成员单位的服务功能和网点资源，建立双向转诊绿色通道。医联体内部本着急慢分治、治疗连续、科学有序、安全便捷的原则，引导患者自愿配合，畅通双向转诊。二级医院发挥承上启下的枢纽作用，基层医疗机构发挥其便利、廉价的服务优势，形成资源优势互补机制。

**3. 加大技术帮扶和科室援建力度** 三级医院要发挥资源优势，加速推进医疗质量同质化进程，更新基层医院的管理模式，创新基层医院的思维模式，改变基层医院的管理理念。尤其在绩效分配上，要实现统一和接轨，对调动工作人员积极性、推动医联体向着持续发展有着至关重要的作用。定期下派专家下基层，强化医联体上级机构对下级机构的业务指导和技术支持职能，加强下级机构薄弱科室建设，积极推广适宜技术，争取为各成员单位发展1~2个特色品牌科室。

**4. 强化"三位一体"保基本** 推广家庭医生签约服务，以全科医生为核心，科学组建家庭医生服务团队，通过签约服务让签约居民优先享受健康指导、门诊预约、慢病管理、家庭病床、双向转诊等政策。适时补充、稳定优化乡村医生队伍，不断夯实"网底"，发挥好群众健康"守门人"的作用。

**5. 实现信息系统整合** 依托区域人口健康信息平台，实现医联体内医疗卫生机构之间信息系统的互联互通，形成协同机制，有效共享服务资源，及时畅通就诊信息，实现居民电子健康档案"上推"和电子病历核心内容"下传"。

**6. 完善区域医疗资源共享平台** 充分发挥区域影像会诊中心、心电会诊中心、检验检测中心、消毒供应中心的作用，为医联体内各医疗卫生机构提供同质化、一体化服务，实现区域内检查结果互认。

## 第二节 医院管理伦理原则

随着生物医学技术的飞速发展，伦理因素的重要性在医院建设中的重要性日益显现。将伦理与管理相结合，深入卫生实践领域，对医务人员的医疗、科研、新技术等项目的准入进行伦理审查，已经成为医院管理的重要任务。

医院管理伦理聚焦于医疗机构管理工作中的道德现象，借助伦理原则来揭示、论证和阐释这些道德问题。审视现代医院的管理实践，医患双方均追求利益最大化，同时医院也致力于可持续发展，兼顾社会与经济效益。然而，由于缺乏管理伦理理念和原则，医院常面临管理上的两难困境。针对这些挑战，我们提出了医院管理的伦理原则。

### 一、患者利益至上原则

以患者为中心，是指医院管理应该从维护患者的利益出发，将满足患者合理医疗保健需求和其他生活需求作为医院各项工作的中心，使患者至上。一切为了患者的医院管理道德要求，体现在医院各项措施之中。患者利益至上原则是医护人员必须遵循的法律规定。这项规定的核心是确保患者获得最佳的医疗保健服务。在此条例下，医护人员必须遵守一些基本的道德准则和行为准则，确保患者获得高质量的医疗保健服务。

患者利益至上原则条例是医疗行业的基础准则。为了保证患者获得最好的医疗保健服务,必须严格遵照该原则。确保患者的健康和福祉是医疗工作的主要关注点,主要有以下几点。

**1. 医护人员应当遵循职业道德标准,为患者提供专业、适当、及时的医疗服务** 在患者的医疗服务方面承担起责任。医护人员必须根据患者的病情和身体状况,时刻关注患者,及时为患者提供必要的看护和照顾。

**2. 医护人员应当保护患者的生命和健康,必须把患者的生命和健康放在第一位** 在医疗过程中,如遇到患者健康状况危急,医护人员必须及时采取救护措施。对于患者的病情,医护人员必须做到即时、熟练地处理,尽力减轻患者的痛苦。

**3. 医护人员应当尽可能地为患者提供选择和参与决策的机会** 患者具有决策自主权。医护人员在治疗过程中,应该向患者详细介绍治疗方案、预后等信息,帮助患者进行合理决策、做出最好的选择。

**4. 医护人员应当保护患者的隐私和保密权** 医护人员必须尊重患者的隐私和保密权,确保患者的个人隐私信息不会透露给未授权的人员。在患者的健康问题上,医护人员必须对患者的隐私和保密权负责。

**5. 医护人员应当秉持诚实、客观和清晰的态度,向患者提供充分的信息沟通** 在医疗过程中,医护人员应该与患者充分交流、介绍病情,并向患者讲解治疗方案和潜在预后等信息。

**6. 医护人员应当在医学道德和法律的规范下行医** 在医疗过程中必须遵守医学道德和法律规范,以确保为患者提供少量、全面、质量卓越的医疗服务。必须杜绝个人私利、错误的医疗决策等原因对患者造成不良影响。

## 二、服务质量第一原则

服务质量第一原则是指医院管理者在各项医院事务管理中,必须把服务质量管理置于医院管理的核心地位,视服务质量为医院管理的生命,当诊疗质量与其他事务发生矛盾的时候,坚持诊疗质量至上。

医院管理中若不能有效控制医疗差错和院内感染及其他负性事件的发生,或不能积极改善患者的就医体验及满足其合理的服务需求,均是违背服务质量至上原则。医疗服务质量是医院生存和发展的根本,是医院整体实力的体现。为进一步提高医疗服务质量,保障患者安全,强化医务人员的质量意识和安全意识,促进临床合理用药、规范诊疗,使医疗服务质量安全管理工作有章可循,需要医院制定符合自身医院的医疗服务质量控制方案,保证正确有效地实施标准化医疗质量管理。具体可通过以下几点提升服务质量。

**1. 明确医疗服务质量管理目标和标准** 一套科学可操作的医疗服务质量管理规定,在专业、医疗服务水平、科技设备、诊断技术、保障质量、服务态度、信息安全等各方面均须作出合适的规定。医疗机构需要根据自身特点,确定适合自身的相关管理目标和质量标准。这可以通过市场调研和客户反馈等方法获得。很多医疗机构并未充分发挥上述方式的优势,仍以过往经验为出发点,重点在针对医生、护士等特定群体的指导方面进行制定。

**2. 优化医疗服务流程** 医疗服务质量管理规定在优化医疗服务流程方面提出了要求。建立科学的医疗服务流程和高效的工作流程,让患者的就医经历更加顺畅、高效简单。在流程优化方面,医疗机构可从门诊、急诊、住院等方面出发,对各环节实行专门的管控,充分发挥护理、诊断、专业管理等核心专业人员各自所长。

**3. 完善医疗管理制度**　医疗服务质量管理规定对医院的完善管理制度提出了严格要求。其中企业文化、医院安全、诊所管理、人才管理、质量文化、绩效管理等方面都要做出严格的规定。通过完善医疗管理制度，使每一位员工及医疗机构有规可依，极大地提高了医院行政管理的素质，保证了病患的合法权益，达到提升整体医院质量的目的。

**4. 加强医院工作人员的培训和教育**　医疗服务质量管理规定在医院加强医疗工作人员的培训与教育中提出了严格要求。通过有效的教育培训，引导医务工作者不断学习提升自身的素质和专业能力，并有效提高医疗服务质量，让医院成为专业的医疗服务机构。

医疗服务质量管理规定的出现，标志着医院日益重视医疗服务质量，在医疗服务质量的提高道路上更快更稳步向前迈进。只有坚持质量持续改进的理念，才能不断提高医疗服务水平，保障患者安全，树立医院良好形象，获得社会对医院的认可。想要提升核心竞争力，实现可持续发展，必须将原有的管理模式向精细化管理转变，才能提高资源利用率，降低成本，真正地做到资源利用最大化。

## 三、公平正义原则

公平正义是人类文明的重要标志，要求医院管理中确保患者公平使用卫生资源，特别关照弱势群体。医院管理者应摒弃经济利益至上观念，更重视患者利益，回归医学使命和宗旨，使医护人员、患者、社会之间的相互关系处在合理的状态，不仅要维护患者就诊的权益，对医护人员享有的基本权利同样要维护，才能让社会的公平公正得到健康发展。公平正义原则主要通过以下几个方面体现。

**1. 伦理管理制度公平合理**　在管理工作的实践中，医院管理伦理化的基石在于制度的伦理化。这要求我们以制度化的方式，确立一系列清晰明确的医院管理道德规范，确保这些规范深深融入管理制度之中，并与伦理关怀相辅相成。通过这种方式，无论是管理者还是被管理者，都能拥有正确的道德价值定位和价值取向，从而推动医院管理伦理化的进程。尤其在涉及利益分配的时候，应该实行多劳多得的激励机制，而不是一味地实行“大锅饭”制度。对不同的人，无论是医护人员还是患者，必须一视同仁，不能因为社会地位、个人能力等差异而区别对待。

**2. 权利和义务平等**　医务人员的权利是指在医疗卫生服务的过程中，医务人员得以行使的权利和应享有的利益，包含了医疗诊治权、设备使用权、科学研究权、继续教育权、人身安全权、经济待遇权、民主管理权等。患者的权利包含了知情同意权、保护隐私权、医疗选择权、医疗诉讼权等。无论是医务人员还是患者具有充分享有自由权利的同时，也有自己的责任和义务。《中华人民共和国执业医师法》规定了执业医师的义务包含了遵纪守法，遵守技术规范，遵守职业道德，履职尽责，尊重患者，保护患者隐私，提高技术水平，对患者宣传宣教等方面。患者在接受医疗服务过程中，也需要履行相应的义务，例如：遵守医疗的各项规章制度，接受医院的相应管理；尊重医务人员的人格及工作；积极配合医疗服务；严格遵照医嘱进行治疗；接受强制治疗义务；交纳医疗费用的义务；防止扩大损害结果发生的义务等。权利和义务相互联系，互为因果，对每个人都是平等的。

**3. 机会和分配平等**　每个医护人员，都是独立的个体，他们应该平等地享有自由发展的机会，在自己的岗位上平等地发挥自己的才能，对医院的工作条件、仪器设备等资源平等地享有使用的机会，学习和培训应该公开透明化，让所有想进步的人都能参与其中。医院应根据医护人员对医院和社会的贡献度，公平分配相应的利益。对于患者来说，每一个患者都需要同等的机会得到相应的治疗，分配到同等的医疗资源，不应以所谓的“高低贵贱”将患者分成三六九等，不应将医疗资源差异化。

### 四、人道主义和社会效益优先原则

医学人道主义的核心内容是指以救治患者的苦痛与生命，尊重患者的权利和人格为中心的医学道德的基本原则之一。医学人道主义与医学同时存在，经历了一个从不自觉到自觉、从不完整到比较完整的发展过程。医院管理中的人道主义原则指的是在医院管理中视“人”本身为最高价值，善待、仁爱所有医护人员和患者，把医护人员的自我发展、自我完善和自我实现奉为管理的最高目标。在医院管理中贯彻人道主义原则有利于医院的发展和进步，可总结为以下几点：将医护人员视为管理的最高价值；以医护人员的“全面而自由发展”作为管理的最高目标；树立“以医护人员为本”的管理理念；坚持仁爱和宽容所有医护人员。

社会效益优先原则，是指医院管理可以强调经济效益，但是不能一味地“向钱看齐”，以免损害患者、集体甚至国家的利益。经济效益是医院发展的物质基础和强大后盾，社会效益是医院发展的资源供给，医院管理者始终要把对国家、集体的义务放在首位，当发生利益冲突时，要以社会效益优先为准则。在社会主义市场经济条件下，医疗卫生事业的发展也离不开物质条件，即必然受到经济效益的影响，如果不求经济效益，医院就失去了存在的条件，社会效益也无从谈起。因此，从伦理学的角度看，强调医疗卫生事业的福利性质并不排斥通过正当途径不断提高医院的经济效益。应当在坚持社会效益第一的原则的基础上，加强医院的经济管理，通过优化管理，挖掘潜力，增收节支，使有限的资源发挥更大的作用，以取得更大的社会效益和经济效益，在管理实践中取得双赢。

## 第三节　现代医院的社会伦理责任

### 一、医院的社会伦理责任

医院的社会伦理责任，是指医院在经营过程中对社会应承担的责任或应尽的义务。公立医院具有公益性，人民的健康权益永远是放在第一位的，承担着为社会提供优质医疗服务的责任，秉承着服务民生、强化医疗质量的宗旨，积极响应如突发事件、重大灾害的紧急救援，重大活动的医疗健康保障，履行公共卫生职能，开展健康教育、科普宣传，以及对基层医院卫生人才的技术支持等。民营医院也要勇于承担社会责任和义务，随着医药卫生制度深入改革，国家的重视和支持也为民营医院提供了有利条件，无论民营医院将来如何发展，或者会遇到哪些问题，最重要的还是治病救人，同时也有义务参与公益事业，开展公益活动，协助政府处理公共卫生事件。由于现代医院日益与国际接轨，新的医疗护理模式的改变要求医护人员有更高的社会责任心和道德观。医疗体系改革的路艰难曲折、医患矛盾日渐突出等问题，制约着现代医院的发展。技术管理的单一性无法与现代医院可持续发展相匹配。制度、伦理共同参与现代医院管理，这是必然发展。医院管理者应秉持高度的社会责任感，倡导正确的价值观，确立伦理、诚信、责任的价值理念用以服务患者，主动承担社会责任，弘扬救死扶伤的精神，加强行业自律，增强抵制腐败作风，在社会竞争中制胜，赢得发展的好机遇。

在现阶段，部分医院由于社会责任的缺失，公益性淡化引发的社会问题层出不穷。公立医院的公益性受到了严重质疑，这与医院管理者对社会责任尚未形成规范的认识有很大关系。目前公立医院运行机制出现了市场化倾向，公益性质弱化，存在向群众就诊收费维持运行和发展的状况，致使群众"看病难、看病贵"问题不断凸显，医疗机构社会形象受到严重影响。由此可见，医院管理者如果只关注医院的经济利益，最终会使医院陷入生存困境。政府应制定公立医院公益性服务项目绩效评价标准，将公立医院投入和补偿标准与公益性服务的绩效评价结果相关联，形成以公益目标为导向的投入和补偿机制，促进医院社会责任的切实履行。现代医院的社会伦理责任不仅仅是服务于患者，也要服务于社会大众，同时要保障医务人员权益。医院应该以健康为中心，发挥社会服务的作用，成为一个全面服务社会的机构。

## 二、疾病预防管理

疾病预防管理，是指一个国家或地区通过法律法规和相关政策组织卫生资源，对影响人群健康的重大疾病采取有效措施，以达到控制和降低这些疾病在人群中的发病率和死亡率，最终控制或消灭相应的疾病，提高人群健康水平的过程。

定义中卫生资源的主体，就是我们所熟知的医院。医院承担健康教育、突发公共卫生事件报告、传染病诊疗及疫情管理、结核病和艾滋病等重大传染病专病管理、重点传染病哨点监测、死因报告、重点慢性非传染性疾病监测等综合管理、组织协调和技术指导等职能。医院可以通过开展疾病预防控制工作绩效评估，全面分析薄弱环节，采取针对性措施，不断推进疾病预防控制体系建设。加强城乡疾病预防控制和卫生应急网络建设，进一步完善人员、投入和绩效考核等长效工作机制，不断提高疾病预防控制和卫生应急工作的财政保障水平。

为了及时有效地进行疫情控制管理工作，加强对各级医疗机构的检查和指导，组织开展医务人员疾病预防控制和卫生应急知识岗位培训，提高广大医务人员对传染病的警觉性和诊治能力；提高疾病预防控制和公共卫生应急信息网络直报实时监控的质量；完善卫生应急预案，坚持平战结合；加强实验室建设，加快公共卫生应急重点实验室的建设进度；科学有效做好传染病、地方病、慢性非传染性疾病的疾病防控工作。在政府部门的扶持及基层医疗卫生机构的配合下，推动院前急救的有序运行和良性发展，不断提高疾病预防控制水平和管理质量。

## 三、参与现场急救

现场急救所抢救的对象、环境、条件与在医院大不相同，非专业人士一般不建议参与。此时医院作为专业的机构，有责任和义务参与现场急救。现场急救总的任务是采取及时有效的急救措施和技术，最大限度地减少伤病员的疾苦，降低致残率，减少病死率，为医院抢救打好基础。经过现场急救能存活的伤病员优先抢救，这就需要医务人员专业的急诊急救能力，为患者赢得黄金抢救时间。根据大量急救实践，急救者越早接近伤病员，受伤后急救时间越会缩短，伤病员的存活率就越高。除了专业的医疗技术，还需要过硬的心理素质，无论现场的状况有多糟糕，作为急救人员，此时你就是患者最后的希望。通过参加现场急救，提升医院的知名度，以及公信度，吸引更多患者前来就诊，医院的经济效益自然“水涨船高”。

## 四、参与社区卫生服务

社区卫生服务是社区建设的重要组成部分，它在政府领导、社区参与、上级卫生机构指导下，以基层卫生机构为主体，合理使用社区资源和适宜技术，以人的健康为中心、家庭为单位、社区为范围、需求为导向，满足基本卫生服务需求。它融合了预防、医疗、保健、康复、健康教育、计划生育技术服务功能等为一体。有利于提高群众的自我保健水平，改变不良生活习惯，提高全社会疾病预防控制水平。

医院与社区卫生服务机构合理分工、密切协作，引导广大居民充分、合理使用城市社区医疗卫生资源，满足群众根本医疗需求，通过参与社区卫生服务，将健康防病知识带入社区。目前社区卫生服务还在起步阶段，居民对社区卫生服务机构还没有产生我们期望的影响力，社区居民对上级医院的医生信任度远远高于社区的医护人员。通过医生的讲解，可以让居民掌握一些基本的医疗保健知识和保健方法，提高生活质量和自我保健意识，效果非常明显。定期派医生到社区卫生服务机构工作，对广大的居民保健意识的提高有很重要的推动作用，既可以使医院与社区的关系变得更加紧密，也可以树立医院在社区的良好形象，同时还可让医务人员切身体验职业奉献感和成就感。

2006 年卫生部、国家中医药管理局在《关于印发公立医院支援社区卫生服务工作意见的通知》中提出：“医院与社区卫生服务机构合理分工、密切协作，引导广大居民充分、合理使用城市社区医疗卫生资源，满足群众基本医疗服务需求。”“建立和完善具有可持续性的医院支持社区卫生服务的长效工作机制，逐步提高社区卫生服务机构的医疗服务能力和管理能力。”公立医院与社区卫生机构在协调各方经济利益和社会利益的过程中，应齐心协力，相互依存，相互配合。

参与社区卫生服务，也是为了提高医院的社会效益，有助于打响医院的品牌效益，在市场经济的大环境下，公立医院和卫生服务机构有着不同的使命和担当，各地应抓住市场需求，探索建立公立医院与社区卫生服务机构定点协作关系和有效的双向转诊渠道，实现资源共享，有利于推进分级诊疗制度的实施，切实做到“以人为本、群众自愿、公平可及”。

## 五、支持基层医疗工作

建立公立医院与基层医疗卫生机构的分工协作机制，是深化医药卫生体制改革保基本、强基层、建机制的重要举措。公立医院与基层医疗卫生机构通过建立多种形式的分工协作，实施基层首诊、分级诊疗、双向转诊的医疗服务模式，达到优化医疗资源配置，提高卫生资源利用效率，加快卫生人才队伍建设，缓解群众“看病难”“看病贵”问题的目的。

《江苏省基层卫生条例（草案）》提请省十三届人大常委会第三十四次会议审议，这是全国省级层面率先开展的基层卫生立法。条例草案提出，采取多种措施切实提升基层卫生事业在经济社会发展全局中的优先度和地位，提高基层服务能力。草案明确要求整合县域医疗卫生资源，组建县域医共体；与辖区内二级、三级公立医院等建立对口协作关系，提升基层医疗服务能力与管理水平，这意味着医院管理者应肩负起对基层医疗卫生机构的技术指导、培养人员、输送技术骨干的责任。

立法调研中，基层医疗卫生机构普遍缺乏全科医生。条例草案提出，县级以上地方人民政府应当支持农村订单定向医学生培养工作，建立完善以全科医生为主的基层卫生骨干人才遴选机制，推动乡村医生向执业（助理）医师转化。同时，在财政、医保、价格、绩效分配等方面提出了重点保障措施。通过一系列政策的扶持，基层医疗工作必将得到深化改革，其中离不开公立医院的指导和扶持，主要通过加强管理、明确职责分工；开展驻点医疗帮扶，建立双向转诊“绿色通道”；实现医疗信息互联共享这一系列措施推进基层医疗机构的持续健康发展。

## 六、开展医德教育

随着医疗改革的不断深化，开展公立医院人员医德教育培训工作，促进医疗技术和医德共同提高已经成为医院人力资源工作的重中之重。与此同时，医德教育也是医学界和全社会关注的问题，如西方的《希波克拉底誓言》、孙思邈的《大医精诚》都把医学道德作为医学教育的核心内容。

医德教育的重要意义可以从以下几个方面体现。

（一）使医务人员明确自己职业所担负的责任，从道德责任、道德情感上严格要求自己，尊重患者，献身事业，从而使医务人员队伍的政治素养和业务素质不断提高。

（二）拥有高尚的医德和精湛的技术同样是提高医疗质量的基本条件，具有高尚的医德的人，能做到对技术精益求精，给患者提供优质服务，让患者心态得到改变，提高治疗效果，甚至可以重塑医院形象和声誉，达到增进社会效益和经济效益的目的。

（三）具有良好的医德医风的医务工作者，把发展医学科学、献身医学科学视为为人类造福的崇高事业，更执着于攀登科学高峰。

（四）良好的医德是搞好医院管理的伦理学基础。

管理首先是对人的管理，但绝不是把人当作消极的被管对象，而是激发他们的主动性、积极性，自觉地做好本职工作。进行医德教育，树立良好的医德医风，可以使医务人员感到职业的光荣和重要，热爱本职工作，热心为患者服务，从而使医院管理工作和医务人员的道德信念统一起来，主动支持和参加医院管理。

《中华人民共和国执业医师法》中也明确规定了医师应具备的职业道德以及履行救死扶伤的职责。但是医德教育在医疗卫生服务的市场竞争中没有得到应有的重视，导致不良行医行为经常在新闻中曝光，降低了人民群众对医院的信任。有些医生开出的是大处方、多检查、用贵药，为自己创造经济利益，这些问题都属于医德问题，其影响不可低估，它不仅使医患之间产生了信任鸿沟，而且给医保基金造成了冲击，影响了医疗改革事业的发展，给政府造成了不良影响。

医疗卫生事业的发展，既依赖于先进的医学科学技术和医疗设备，更需要一支道德高尚的医务人员队伍，树立良好的医德医风，首先做到“教育使其不为”，加强教育，不断提高医务人员的职业道德素质和维护医务人员形象的自觉性。医护人员树立一个全心全意为伤病员服务的世界观至关重要。切实防止执行制度过程中失之过软的现象，采取内外联动，不断完善医德医风建设的监督制约机制，加强医德医风建设，是医疗卫生行业职业道德建设的核心。采取多种教育手段，调动医患双方参与医德医风建设，提高医疗行业人员的积极性和自觉性。

## 参考文献

[1] 赵春宁 . 谈公立医院社会效益与经济效益的统一[J]. 青海交通科技，2011(4): 10.
[2] 王明旭，赵明杰 . 医学伦理学[M]. 5 版 . 北京：人民卫生出版社，2018.
[3] 杜萍，邱影悦，王璐颖，等 . 医院管理伦理原则探讨[J]. 解放军医院管理杂志，2021，28(7): 659-660.
[4] 赵玉琴 ."制度"与"人文"在医院管理中重要性的探索[J]. 当代经济，2015(17): 104-105.
[5] 田广勤 . 医院管理者关注医院管理伦理的方式及意义分析[J]. 中国医学创新，2017，14(19): 152-154.
[6] 罗军，左建文，李华，等 . 医院管理者应重视医院管理伦理的应用[J]. 中国医学创新 . 2015，12(22): 105-107.
[7] 陈佩，许善华 . 现代医院管理伦理的实践与探索[J]. 医院院长论坛 . 2012，9(2): 30-33.
[8] 谭海涛 . 试论医院管理的伦理原则[J]. 邵阳学院学报(社会科学版)，2008，7(6): 16-18.

(张优琴 杨雨薇 计一平 何雅琪 施 泊 唐春霞 杜奕奇)

第十一章

# 医学伦理决策

## 第一节　医学伦理决策概述

面对医学伦理难题，不同的人往往有着不同的抉择方式，不同的抉择方式会产生不同的决策效果。正确的伦理决策有助于医学伦理难题的解决。

### 一、医学伦理决策的概念

所谓决策，是指根据已有问题或特定目标拟定许多可行性方案，然后从中选出最能达成目标的方案。伦理决策即“做伦理上的决定”。在伦理上做决定是一个复杂的过程，既受到个人的价值观的影响，也受到社会文化、宗教信仰、法律法规、社会环境及个人当时的情绪等诸多因素的影响。所以，决策者或参与决策者的道德水平、知识程度及其对伦理理论、原则应用的水平和能力都会影响决策者在某一情景中所采取的道德行动的正确性。

医学伦理决策，也就是在医疗活动中的伦理抉择，是从医学伦理的角度来思考问题，以做出最恰当的、最符合医学伦理的决定。医学伦理决策是医学伦理理论、原则和规范在医学活动中的具体运用和贯彻。医学伦理决策有个人决策和团体决策两种方式。个人决策是指由医务人员个人做出伦理决定的过程。团体决策是指由医务人员组成的医疗小组或由医疗单位组织的由各类医务工作者参加的伦理委员会在共同讨论后所做出的决策。医务人员在每天的工作中，几乎随时都需要应用个人决策。当情况简明，或情况紧急，没有时间找人商量时大多采用个人决策方式；当情况复杂或牵涉到整体利益时，会给医务人员带来很大的压力，而且决策的品质也不一定高，这时就需要进行团体决策，由各方面专家集思广益，由团体来做决定。例如：对于心理素质脆弱的患者该不该告知其不良的疾病实情；如何处理讲真话与落实保护性医疗的关系；当资源有限而又有多人需要时谁有权优先获得等，都要做出判断和决定。

### 二、医学伦理决策的模式

#### （一）席尔瓦伦理决策模式

席尔瓦伦理决策模式是席尔瓦（Silva）于20世纪90年代提出的，他将解决伦理问题的过程分为以下五个步骤。

**1. 收集资料，评估问题**　当医务人员碰到伦理问题时，首先收集资料并通过评估回答三个方面的问题。①该事件是否属于伦理的问题。包括：引起伦理争议的情境是什么？这些情境是如何引起伦理的争议的？②哪些人受到这一事件的影响。包括：哪些人与这一伦理事件有关？有关人员的背景（教育程度、价值观）如何？哪些人会受到决策结果的影响？③所在机构（或医院）的性质及任务是什么？机构的价值观、政策以及相关的行政程序如何？

**2. 确立问题**　有了以上的基本资料后，应该考虑以下情况，以确立问题所在。①伦理的考量。包括：哪些问题是与伦理有关的？这些伦理问题解决的优先顺序怎样？②做非伦理的考量。包括：哪些问题不属于伦理问题？这些不属于伦理的问题与伦理的问题有何相关？

**3. 考虑可能的行动**　如果以功利论的观点来思考，则应该考虑以下问题：①在这一案例中功利的原则应该如何界定；②可能采取的行动是什么；③受到决策影响的人们，在采取行动后可能出现的后果是什么；④每项行动的结果所产生的内在价值及不符合该价值的影响有哪些；⑤有哪些行动方案，对受到影响的人可以有最大的益处及最少的不良后果。

如果以义务论的观点来思考，则应该考虑以下问题：①有哪些道德的规范及原则互相有冲突；②根据这些道德的规范及原则应该有哪些义务；③这些义务中与哪些相等或更大的义务是有冲突的；④如果有冲突存在，哪些由道德规范及原则中衍生的义务，在权衡之后是较正确而且应该被考虑的。

**4. 选择及决定行动的方案**　在决定行动之前，要考虑以下因素。①内在或团体的影响因素：为谁做决定？由谁做决定？牵涉其中的有关人员有哪些？有哪些偏见或价值观念影响决定？②外在的影响因素：机构中有哪些因素会影响决定？法律上有哪些因素会影响决定？社会上有哪些因素会影响决定？③所做的决定及所采取行动的品质：做了什么决定？决定采取哪些行动？所做的决定及要采取的行动是否符合道德的要求？如果不符合道德的要求，可以进行怎样的修订？所采取的行动是否是根据所做的决定来执行的？

**5. 检讨及评价所做的决定及采取的行动**　①检讨及评价所做的决定：是否根据所做的决定来采取行动？如果没有，为什么？所做的决定是否达到了原有的目的？如果没有，为什么？你认为所做的决定是否符合道德要求？理由是什么？②检讨及评价所采取的行动：是否根据前述决定来选择行动方案？如果不是，为什么？所选的行动方案是否达到了原定的目的？如果没有，为什么？你认为所采取的行动是符合道德要求的吗？理由是什么？

### （二）阿洛斯卡伦理决策模式

阿洛斯卡（Aroskar）认为解决伦理难题时，必须在有限的时间内及现有的价值系统下，了解事实的现况，对于所面临的伦理问题，根据伦理的理论加以澄清来做决定。他认为解决伦理问题时必须考虑三个要素：①基本资料；②决策理论；③伦理理论。其伦理决策模式如下所示。

**1. 收集相关资料，确定事件中是否有伦理问题**　在这一过程应该了解：①所涉及的人和事；②要采取的行动；③行动的目的；④还可以做哪些选择；⑤采取行动的后果，等等。

**2. 分析伦理问题** 在这一过程中应该考虑：①应该由什么人参与决策的过程（医生、护士、患者及亲属，或是伦理委员会）？应由谁做最后的决定？为什么？②为谁做决定（自己、代理别人或是其他人）？③要根据哪些条件做决定（社会的、法律的、经济的、生理的、心理的或其他的条件）？④是否需要当事人的同意？⑤所采取的行动符合或违背哪些伦理原则？

**3. 根据伦理原则选择要采取的行动** 阿洛斯卡认为伦理思考和伦理决策，是根植于功利主义、利己主义和道义主义三个理论基础上的。不同的信念和价值观，会有不同的决策结果，但无论是根据哪一种理论来看伦理问题，都有其优缺点及限制。所以，做决策的人要了解，对所面临的伦理难题可能有不同的解决方法。

伦理决策除了考虑以上三要素外，时间和价值观也是决策时要考虑的要点。如要了解个人及专业的价值观对所做决定的影响。同时也要注意有些伦理问题的解决是具有时效性的，必须在短时间内做出决定，无法进行过多的评估和权衡；而有些伦理问题的处理并不赶时间，则可以有机会多做评估，并在采取行动前衡量不同方案的结果。

### （三）汤普森的伦理决策模式

这一伦理决策模式是由汤普森（Thompson）等提出的。其伦理决策的步骤如下所示。

了解所发生的情况，评估有关的伦理问题，并找出相关的人和涉及的健康问题及所需做的决定。

收集其他资料以澄清现况。

确认相关的伦理问题。

确认个人及专业的道德立场。

了解其他有关的人的道德立场。

确认是否有价值的冲突。

了解谁最有能力做决定。

根据预期的结果来确认行动的范围。

决定行动方案并付诸实施。

评价决策及行动的结果。

### （四）柯廷伦理决策模式

柯廷（Curtin）对伦理困境的分析步骤包括以下六项。

收集背景资料。

确认伦理问题。

评估伦理决策相关人员的权利、义务及责任。

考虑各种可能的行动方案及其后果。

应用伦理原则并考虑不同的价值观的影响。

根据以上分析，在配合社会的期望及法律的要求下，采取最合适的行动。

### （五）德沃尔夫伦理决策模式

德沃尔夫（DeWolf）提出的临床伦理决策模式认为医务人员解决伦理争议问题应采用以下六个步骤。

感受到有伦理争议情况存在。

选择较喜欢或合适的意见。

应用各种因素支持较合适（喜欢）的意见。

将所选择的意见提出与其他相关人员沟通。

实行所选择的意见。

评价决策过程和他们的行动。

#### （六）海因斯伦理决策模式

海因斯（Hynes）的伦理决策模式包括以下步骤。

感受到问题。

列出所有可行的方案。

做决策。

做伦理描述。

列出可能的结果。

分析每一个可能的结果。

审视个人的价值观。

将结果与价值观比较。

在考虑所有重要的结果之后，做出正确伦理决定。

海因斯建议应用这个模式时，应该询问下列问题，以便确立、澄清和解释伦理争论。①健康问题是什么？相对的伦理问题是什么？例如，终末期疾病是一个健康问题，它常常会引起是否应该施以积极治疗或任其死亡的伦理问题。②谁牵连在健康/伦理争论中？是所有的人都对参与决策有兴趣吗？还是除了患者，其他的医疗活动提供者都对决策有兴趣？当所做的决策是限制积极的治疗时，家属、专业人员、相关的照护提供者都有可能经历个人或专业价值观的冲突。③每一位有关的人的角色是什么？④我是健康问题或伦理问题的决策者吗？⑤我自己和其他有关的人，可能应用什么决策？⑥是否获得决策者一致的反应？

以上所介绍的伦理决策模式，各有其优缺点。综合以上模式可以看出，在进行伦理决策时，决策程序一般都应该包括以下几个步骤。

1. 先确定是否是伦理问题，并区分其伦理道德上与非伦理道德上的成分。
2. 取得与该情境有关的事实资料。
3. 列出各种具有可行性的行动方案，并分析各种方案的优缺点，或可能导致的结果。
4. 考虑各项基本伦理原则和伦理规范，并以此作为伦理决策的依据。
5. 依据个人判断或伦理委员会审议结果做伦理决策。
6. 依据所做的伦理决策采取行动。
7. 评价具体结果。

## 三、影响医学伦理决策的因素与对策

### （一）影响医学伦理决策的因素

**1. 决策的主体因素** 面对一项医学伦理事件，决策者的医学专业能力、伦理和法律知识储备、承担风险的责任意识、对患者价值诉求的理解、自我心理素质等因素，都会对决策者的动机、行为产生不同程度的影响，左右其对待事件的态度和抉择。

**2. 决策的客体因素**　不同的伦理事件往往关涉不同的伦理问题，对于利害冲突的伦理问题容易辨识和决策，但对于两利相权或两害相权的伦理事件，尽管可以按照“两利相权取其重，两害相权取其轻”的一般共识来决策，但在医疗实践中面对价值多元化的患者，往往出现医务人员的伦理决策与患者的价值选择相冲突的情形，从而影响医务人员的正常伦理决策。

**3. 决策的环境因素**　任何一项决策都离不开特定的决策环境，决策者所处的政治经济条件、社会价值取向、医学科技水平、医疗卫生政策、法律制度规范、宗教文化传统等因素，都是决策主体在决策时所必须考虑的因素。在医疗实践中，面对相同或相似的医学伦理事件，往往由于决策环境的不同，同样医务人员个体或群体会做出不同的伦理决策。

### （二）提高医学伦理决策能力的对策

**1. 提高医学专业知识技能**　仅有医学专业知识技能不能成为一个苍生大医，但没有医学专业知识技能绝不可能成为一个合格的医师。一定的医学专业知识技能是作为合格医师的基本要求。只有掌握丰富的医学专业知识，具有高超的医学专业技能，才可能准确有效地诊治病症，也才可能从多个诊疗方案中确定出最佳的、符合伦理要求的诊疗方案。

**2. 掌握基本的医学伦理知识**　进行伦理决策，必须首先知道有无伦理问题、有什么样的伦理问题，能够明晰技术问题、事实问题与伦理问题之不同。这就需要较为系统地学习医学伦理学知识，接受医学伦理学教育。只有树立以人为本的价值理念，把握医学伦理学的基本理论、范畴、原则和规范，具备基本的医学伦理判断能力，才能够将医学伦理学知识与医学专业知识有机结合，做出正确的医学伦理学决策。

**3. 养成遵纪守法的敬畏意识**　医务工作与患者的生命息息相关，稍有过失就可能给患者造成身心伤害。在医患纠纷高度紧张的当下，医务人员只有掌握基本的法律法规知识，尤其与医疗卫生有关的法律、法规和规章，形成遵纪守法的敬法畏法意识，恪守医院各项管理制度，才能不侵犯患者的利益，也只有不侵犯患者利益，才能保护自身在医疗执业活动中的合法权益。一般来说，正确的伦理决策不应当与法律法规相冲突，社会需要倡导高尚的利他行为，但并不鼓励违法而行。在医疗活动中，既需要以德行事，更需要依法行事，二者不可偏废。

**4. 增进对他人价值观的理解**　医务人员面对伦理问题，在熟悉本专业价值观的基础上，还需要了解患者及其相关人员的文化价值，尤其要注意患者及其家属不同文化背景或宗教信仰对其价值观的影响。在进行伦理决策的时候，充分把握患者及其家属价值诉求，不能简单地将医务人员的价值判断代替患者及其家属的价值判断，避免主观臆断，形成错误的伦理决策。

**5. 强化医患之间的沟通能力**　医患沟通障碍是影响当前医患关系的重要问题之一，医务人员应不断提高自身的沟通能力。在沟通过程中，当无力改变患者及其家属的决定时，可以向上级请示或接受患方的选择，但当无奈地接受患方的选择时应做好相关的记录和签字，这不仅是对患方的尊重，也是伦理决策的重要依据。

**6. 充分发挥伦理审查委员会的作用**　医院伦理审查委员会是医院内设立的医学伦理审查的决策咨询机构，它是为解决和防范本单位医疗实践中的医学道德问题、开展医学伦理学教育培训、提供伦理咨询、指导医学伦理学审查的参议组织。充分发挥医学伦理委员会的咨询和决策职能，有助于更好地解决伦理难题。

## 第二节 普通医学伦理问题的决策

### 一、普通医学伦理问题决策的概念

普通医学伦理问题决策是指医生面对善与恶的行为选择而进行的医学伦理决策。此时，医生必须遵循社会医德要求。自古医乃仁术，医德的发展对医学发展至关重要，需要付诸行动，即有道德的诊疗活动。

从医学道德终极标准来看，不道德的诊疗行为主要体现以下情形：第一，在医患双方利益发生冲突或矛盾不能两全时，牺牲患者的利益而损人利己；第二，在处理不同患者之间利益关系时，不能公平合理地予以对待，实现最大多数人的最大利益；第三，在人们利益并不冲突而愉快两全时，并没有做到无害一人，甚至是损人利己。

### 二、影响普通医学伦理决策的因素

#### （一）个体因素

个体因素通常是指医生个人的道德人格，也是医生的医德品质。医生的医德如何往往决定着医生做出的临床决策是否符合伦理及医疗行为是否道德。

#### （二）组织和环境因素

医生个人的价值观是在一定的社会组织环境中形成的，并且受到环境因素的影响，处于不断的变化过程之中。持此观点的理论被称为“染缸”理论，即由社会组织环境因素决定的，不能单纯从医生个体身上找原因；也可以理解为“大染缸”内，医生习得了不道德的行为。

#### （三）个体和组织的互动

医生不道德的临床诊疗决策会受到个体和情境两个方面因素的相互作用，简称互动理论。此理论认为，一个医德不太高尚的医生，如果在良好环境中，不道德临床决策较少；反之，在不道德行为的环境中，一个富有良好道德的医生也会受到某些负面影响。与此同时，医生个体也会影响组织与环境，好组织好环境有好医生，整体会建立一种积极向上的氛围。

#### （四）对医学伦理问题的认知

医学伦理决策源于医生对医学伦理问题的认知。医学伦理决策应该关注医学伦理问题本身，医生从道德层面上，考虑医学伦理决策的后果会影响的人群，此人群与自己的远近，采取的治疗行为会产生怎样的后果。

### 三、普通医学伦理决策的顺利进行

#### （一）医生优良个体道德人格的培育

医生的医德品质是影响其普通医学伦理决策的重要因素，首先尽可能消除不道德决策的个体因素源头。一方面，医院尽量选择医德修养较高的医务人员，以减少或消除医院中违反医德的行为。另一方面，医院加强医生的医德培育，通过医学伦理教育和继续教育，促进医生的医德修养，形成正确的医学伦理价值观，提升自身的医学执业精神。

### （二）良好医学道德生态的营造

医学道德生态是指每个医生所处的社会和医疗机构道德环境。医生的道德标准都是从卫生组织和社会中习得的，其行为受到医院及其成员的影响和制约，并受到社会的评判。建立医生的医德规范、培育鼓励道德行为的伦理氛围，为医生树立道德楷模和行为榜样。

### （三）个体与组织互动平台和机制的构建

努力构建医生优良医德与良好的组织、社会道德环境之间的平台和机制，并通过这些平台和机制促使医生正确进行普通医学伦理决策。

### （四）医生医学伦理决策能力的训练

伦理决策应关注具体的医学伦理问题，关注在医学伦理问题的具体情境中医生的道德直觉和经验，应该训练医生的医学伦理决策能力，个体也要注重掌握这种能力，以便顺利进行普通医学伦理决策。

# 第三节　医学伦理难题的决策

医学道德判断和行为选择的伦理难题，既有其产生的理论根源，也有其产生的现实原因。可以根据不同的分类标准，对医学伦理难题进行不同的分类。

## 一、医学伦理难题的含义

在医学科研、临床诊治、医学技术应用等医学活动及其相关的伦理分析中，在对某一特定境遇下的道德现象进行道德判断或行为抉择时，不同利益主体由于各自的价值理念、文化传统、生活习俗、宗教信仰等因素的差异，或者同一利益主体在不同角色立场上的不同考虑，都有可能合乎逻辑地得出两种或更多不同程度相互冲突的方案。这种在医学道德判断和行为抉择过程中所面临的困境，我们称之为医学伦理难题。

在一般的医学活动中，医务人员和患者所面对的主要是对与错、是与非、善与恶的选择，在这种选择中答案是非常明晰的，也是唯一的。但是，在某些特殊境遇下，人们很难用简单的善、恶来评判。例如：就大多数情况而言，面对一个需要立即救治的肢体外伤患者，给予其及时救治是道德的应然性要求，不存在选择上的伦理难题。但是，如果该患者因经济所迫交不起费用，医院就遇到了履行救治义务与获得医疗费用权利的冲突之难题。这种难题，其实质表现为利益冲突。

杜治政教授认为，所谓利益冲突是指“不同利益主体对各自利益目标的互不认同，是利益主体一方的利益要求构成了对另一利益主体的威胁，是指一个利益主体为了保护自身利益对另一方采取敌对行动。”不同主体间的利益冲突，通常发生在特定的境况下，在这一境况下某一主体对另一主体承担着特定的义务（而这种义务又是对方的权利），而当其追求自身利益时影响了他对另一主体承载的义务。

## 二、医学伦理难题的类型

根据不同的分类标准，可对医学伦理难题进行如下分类。

其一，根据化解难题路径之不同，可分为医学活动中的伦理难题和医学伦理理论中伦理难题。医学活动中的伦理难题，是指在具体的医学活动中，受卫生法律法规、卫生政策、医院管理等因素的制约所产生的伦理难题，如辅助生殖技术实施中的伦理难题等。这些难题皆与现实的社会因素有关，需要通过健全卫生法律法规、完善卫生政策、强化医院管理等途径来解决。而医学伦理理论中的伦理难题，是指由于医学伦理理论自身的不自洽性或理论之间的冲突所造成的伦理难题。如著名的"电车难题（The Trolley Problem）"，该难题最早是由哲学家 Philippa Foot 提出，其内容大致是：一个"疯子"把五个无辜的人绑在电车轨道上。一辆失控的电车朝他们驶来，并且片刻后就要碾压到他们。幸运的是，你可以让电车变轨，让电车开到另一条轨道上。但问题是，那个"疯子"在那另一条轨道上也绑了一个人。基于以上状况，你应该让电车变轨吗？这一难题常被用来批判伦理学中功利主义，从一个功利主义者的观点来看，明显的选择应该是变轨，拯救五个人只杀死一个人。但是功利主义的批判者认为，一旦变轨，你就成为一个不道德行为的同谋——你要为另一条轨道上单独的一个人的死负部分责任。然而，问题在于身处这种状况下就要求你有所作为，你的不作为将会是同等的不道德。该难题反映出在特定的境遇下不存在最佳的、至善的、完全道德的行为，而存在着非最佳的、非至善的、非完全道德的做法之情形。这种伦理难题的产生主要源于伦理学基本范畴、基本理论、基本原则的不完备性和矛盾性。其解决需要通过伦理学理论的自身建设来完成，更多的属于"元伦理学"研究的内容。医学伦理学难题主要研究的是现实医学活动中的伦理矛盾。

其二，根据所涉及利益主体的不同，可分为同一主体自身的医学伦理难题和不同主体之间的医学伦理难题。所谓同一主体自身的医学伦理难题，就是在医学活动中，利益冲突的主体是同一个体，是同一主体不同角色所承担的职责与个人其他利益之间的冲突。如：一个身患慢性风湿性心脏病的患者，其本身就是一名主任医师，在住院期间，对经治医师的诊治水平主观上持有疑义，此时作为患者他应对经治医师寄予信任，不应无端猜疑。但是，作为有着较深资历的医师，其内心又总存在着挥之不去的疑虑。在这里，患者的病患角色与其原有的医师角色就出现了冲突。所谓不同主体之间的医学伦理难题，是指在特定的医学境遇下，不同利益主体基于不同的价值判断标准出现了彼此矛盾的行为选择方案，造成了两难或多难选择的情形。如：上述北京某医院的手术签字案例中，家属的价值判断就与医务人员的价值判断出现了冲突，造成了行为抉择中的困难。事实上，在现实的医学活动中，以上两种形式的伦理难题往往是交织存在的，形式上的区分只是研究上的需要。大多情况下，发生冲突的利益都是不同主体的利益，即使同一主体利益的冲突，也是该主体的个人权利与其所承载义务的冲突。而这种义务正是他人的利益，其实质是不同主体的利益冲突。

其三，根据难题所产生的领域不同，可分为临床医疗工作中的伦理难题、预防保健工作中的伦理难题、医学科研工作中的伦理难题、卫生管理中的伦理难题等。这些难题皆与现实的社会因素有关，属于上述"医学活动中的伦理难题"之细化。

以上分类，只是为了研究和分析方便，即使医学活动中现实的伦理难题也总是与医学伦理理论中的伦理难题交织在一起的，在医学伦理理论的难题中蕴含着现实的伦理难题。

## 三、医学伦理难题产生的原因

医学伦理难题可能由一个因素引发，也可能由多个因素共同作用产生。导致医学伦理难题产生的原因很多，归纳起来大致可以分为理论根源和现实因素两大部分。

### （一）医学伦理难题产生的理论根源

**1. 伦理学基本理论之间的深刻差异**　医学伦理学“四原则”理论可以看作义务论、效果论和美德论的“完美”结合体。自主原则体现了义务论的理论宗旨，有利原则体现了效果论的利益最大化诉求，公正原则体现了美德论的理论要求。然而，义务论、效果论和美德论的理论旨趣却大相径庭，比如义务论强调行为动机，而效果论看重行为结果。回避伦理学基本理论之间的深刻差异，无疑会消解“四原则”的规范力。因此，在医疗实践中，“四原则”之间的冲突往往成为医学伦理难题之源。

**2. 文化差异及其认同障碍**　为了使医学伦理学理论在医疗实践中切实发挥作用，我们必须认真对待医学伦理学和文化之间的关系问题。一方面，产生于西方社会的医学伦理学如何能跨越地域、跨越民族、跨越文化地发挥作用；另一方面，舶来于西方社会的医学伦理学理论如何在特定社会、特定文化中发挥作用。文化差异及其认同障碍是当代医学伦理学难题产生的主要原因之一。

**3. 生命理论的嬗变**　随着人们的健康观和生命观等观念的变化，生命理论也随之变化发展，从生命神圣观转向生命质量和生命价值统一观。受此影响，人们对于很多医学问题转变了看法。例如，传统观点坚持“生命极为宝贵，不论何时都应该不惜一切代价地抢救”的生命神圣观，而当今有些人对尊严死的追求体现了生命质量和生命价值统一观。

### （二）医学伦理难题产生的现实因素

**1. 权利与义务的冲突**　融洽、和谐的医患关系是一种理想状态，其本质是医患双方权利与义务的辩证统一。医患权利义务的构成复杂，在具体医疗实践活动中的不同情况下有不同的内容。一般来说，患者的权利主要有基本医疗权，疾病认知权，知情同意权，决定权，保护隐私权，免除一定社会责任权，要求赔偿权等；患者在就医过程中有如实提供病史，对医生的诊疗建议做出决定，遵循医嘱，尊重医护人员的劳动等义务。医生有根据患者病情对疾病做出判断，决定治疗方法、使用药物、检查项目，决定是否进行手术等权利，医生的这些权利独立行使，不受外界干扰；医生的义务则是尽最大能力救治患者，帮助患者解除病痛，运用自身的医学知识和经验保障患者的健康。然而，上述规定较分散，缺乏系统性，个别条款的描述不够具体，并且有些内容并没有以法律的形式加以规定。因而，在医疗实践中医患权利义务冲突常常导致医学伦理难题。

**2. 个体价值追求的多元化**　在多元化的时代背景下，多元的价值选择极大丰富和拓展了人们的生活空间和意义世界，为个体全面自由发展创造了更为丰富的机遇和条件。然而，在享受自由选择的同时，人们也承受着多元化带来的前所未有的迷茫。例如，在著名的《日内瓦宣言》中提出：“我对人的生命，从其孕育之始，就保持最高的尊重，即使在威胁下，我也决不将我的医学知识用于违反人道主义规范的事情。”然而，当医务人员面对因宗教信仰而拒绝输血的患者时，应该如何处置，这也是个体价值追求的多元化带来的一类问题。

**3. 高新生命技术的伦理挑战**　20 世纪 60 年代之后，生命科学的迅猛发展令人瞩目。器官移植开始大规模进入临床，基因疗法已经开始挽救患者的生命，克隆技术的重大突破已使生命复制成为可能。人类数千年来的梦想正随着生命科学的发展逐一实现，如要让肝硬化肝衰竭的患者续存生命，及时找到合适的肝源进行移植等。这些领域中的高新技术，大大增强了医学专业人员的能力和知识。于是，新技术带来的“应不应该”的新问题取代了以往“能不能够”的老问题。例如，产前基因筛查可以广泛使用吗？新问题会带来新的伦理难题。

**4. 卫生法律法规不够健全** 通常情况下,法律代表着最低限度的道德标准。卫生法应该与医学伦理学的要求相一致。为了规范和解决临床相关问题,我国已经制定了一系列的医疗法规,如《医疗事故处理条例》《药物临床试验质量管理规范》《 中华人民共和国执业医师法》《中华人民共和国药品管理法》《医务人员医德规范及实施办法》,等等。但是,相较于医疗实践,法律法规通常相对滞后。于是,在具体案例中,相对滞后的法律规定往往与医学伦理要求发生冲突,从而产生医学伦理难题。

**5. 医疗机构管理欠规范** 医疗机构既要引进企业的经营理念,又要保障公益机构的社会责任,相应的管理问题日益凸显。医疗机构许多措施政策的出台主要关注经济收益,明确规定了临床科室的各项经济指标,并以此为基础分配医务人员收益,导致部分医务人员错误地将医疗服务的根本目的看作是追求经济收益。于是医疗机构管理的天平倾斜了,医疗机构缺乏守法尚德的意识和动力,在医疗实践中时常会出现借口法律规定推卸责任的情况。医院管理过于强调经济目标,过分依赖条文法规,忽视了医学的根本目的以及社会责任,这些管理层面的缺失都可能引发伦理难题。

## 四、典型医学伦理难题及其思考

医疗活动中的伦理难题表现情形多种多样,归纳起来,典型的医学伦理难题主要有以下几种。

### (一)医疗欠费难题

医疗欠费是指患者在医院接受医疗服务和使用医疗药品而未预先或按时支付给医院相应费用的一种经济关系,包括赊账享受医疗服务和出院后欠费未结等。严重的医疗欠费会导致医院财务资金周转困难,无法按时支付医药公司货款,影响医院日常业务的正常运行,制约其未来发展。从伦理上说,救死扶伤是医生的天职,医生有责任救治每一个求医的患者,尤其是对于急危重症患者,无论其经济状况如何,医生都有责任及时救治,这也是法律上的强制义务。但在医疗实践中,面对无力支付医疗费用而需要立即救治的患者,如果因收治而欠费,医疗费用应当由谁支付,向谁追偿。尤其,有些医院为了减少医疗欠费,明确规定:谁负责收治或主管的患者欠费,费用由谁承担,这些都是医疗实践工作中可能发生或已发生过的问题。如:某医院为了解决医疗欠费难题,在制定的《关于规范医疗欠费有关问题的规定》中明确规定:"欠费 50~500 元的根据欠费原因,由造成欠费责任科室承担责任并负责追回欠款,无法追回的直接在该科室当月奖金中扣除相等欠款予以冲账;凡未按规定办理'暂欠费申请单'手续擅自记负账,造成所欠费无法追回的,由责任科室承担 20% 损失,并在该科室当月奖金中扣除予以冲账。"一边是法律的强制,一边是经济的制裁,医务人员该何去何从,实在左右为难。尽管部分地区规定,对于符合条件的患者,可通过医疗救助途径加以解决,但在实际操作中程序繁杂且额度有限,难以解决当前的医疗欠费问题。2009 年,中华人民共和国民政部、财政部、卫生部、人力资源和社会保障部等部委联合颁布了《关于进一步完善城乡医疗救助制度的意见》,对解决城乡困难群众的基本医疗保障,做好医疗救助问题提出了具体的要求和措施,这对于解决医疗欠费问题必将发挥积极的作用。

### (二)放弃治疗难题

从广义上说,放弃治疗泛指患者本人或其家属、代理人,以及医疗机构及其医务人员等,对已确诊的病情不给予或撤除相应治疗措施的行为。从狭义上说,特指根据临床诊治标准,医师结合患者本人或其家属、代理人的意愿，对濒死患者或生命质量极度低劣且不能恢复意识的患者，不给予或放弃人为地延长生命的支持措施，包括最初不提供生命支持措施和提供后撤除支持措施两种情形，前者关涉到应不应当提供，后者关涉到应不应当撤除。

根据“谁决定放弃”“放弃什么”“为什么放弃”“怎样放弃”等因素的不同，可将放弃治疗分为：患方（患者本人及其家属）放弃与非患方（医疗机构及其医务人员、医疗保险的承保者）放弃、放弃全部治疗与放弃部分治疗、疾病原因的放弃与非疾病原因的放弃、程序性放弃与非程序性放弃等。其中，非患方的放弃、对全部治疗的放弃、非疾病原因的放弃、非程序性放弃，潜在较多的伦理问题。集中表现在：①放弃治疗权问题，生存作为人的基本的自然权利，同时也是一种义务，放弃治疗即意味着选择死亡，人有无放弃治疗的权利尚无定论；②条件规制问题，受医学科学发展水平的限制，以及医患双方在治疗期望、心理因素等方面的差异，对是否应当放弃治疗往往存在不同的看法和认识；③利益取舍问题，放弃治疗对不同利益主体有着不同的意义，患方、医方以及医疗保险承保者的利益与是否放弃治疗有着直接或间接的关系，甚至存在利益冲突；④权利义务冲突问题，在选择是否放弃治疗时，患者的自主权与生命权、知情权与保密权、家属的代理权与患者的自主权、医方的救治义务与特殊干涉权等，都可能出现伦理冲突。

为了确保放弃治疗的严格实施，维护患者的切身利益，美国心脏协会主张，对于终末期患者，只有当其处于无意识状态、继续治疗的经济成本远超出其益处，且有科学数据表明复苏成功机会渺茫时，方可考虑放弃治疗。同样，中华医学会医学伦理学分会在其第九届学术年会上通过了《慢性病患者生命末期治疗决策与伦理要求》，该文件对终止（放弃）治疗做出以下规定：“存在明确的临床死亡体征，可不予复苏；对按常规进行心肺脑复苏且 30 分钟后仍无效者可中止复苏。”

同时，在临床过程中实施放弃治疗时应考虑以下程序。首先，需要医学专家对患者的病史、临床表现、治疗过程进行详尽的考察，并结合实验室、影像学检查等各项客观检查结果进行充分的论证。在必要时，还需邀请其他相关科室的专家进行会诊，从而对患者预后及生存质量进行科学判断，分析患者是否满足放弃治疗的条件。其次，专家需要向患者或其家属详细解释病情，这包括诊断结果、诊断依据、治疗效果、当前状况、预后情况以及治疗费用等，确保患者或其家属对患者的病情有全面、深入的了解。接着，在患者或其家属完全理解病情并作出放弃治疗的决定后，他们需要在相应的医疗文书上签字确认。最后，一旦放弃治疗的医疗文书得到履行，经治医师将根据文书的内容实施相应的治疗措施终止。

考虑到临床中可能出现患者与家属、医务人员之间、医务人员与患者及其家属之间的意见分歧，医疗单位可成立专门的认定与协调组织，以审查放弃治疗要求及措施的合理性。若患者或其家属的放弃治疗选择明显有误，或是出于某种利益或压力而做出的无奈决定，医务人员有责任进行详尽且客观的病情说明，为患者及其家属提供正确的选择依据。即便医务人员努力劝阻，若患者及其家属仍坚持错误决定，我们应尊重他们的自主选择权。

**（三）过度医疗难题**

过度医疗指的是医疗机构及其医务人员在提供诊疗服务时，未遵守诊疗规范或进行了超出疾病实际需要的治疗行为。故意实施的不必要的诊断和治疗行为或过程，其表现情形主要有：①对某种疾病的诊断措施超过了其实际需要，超越了学术界公认的、可行的、适宜的诊断方法和手段；②采用了超常规的、多余的、无效的，甚至有害的治疗方法和手段，如扩大手术指征和手术范围、放宽放疗和化疗的标准、盲目地采用生物治疗等；③诊治费用超过了医学界公认的诊治要求的一般标准；④超越了特定患者体力和财力的可支持度；⑤对属于正常生理范围的现象，或虽有异常但这种异常可以通过自身调节很快得以恢复正常的现象进行医疗干预；⑥对某些死亡征兆已经很明显或死亡不可逆转的患者仍进行挽救生命的无效治疗等。

过度医疗与最优化医疗不同，其动机主要是医者为了维护自我经济利益或自我保护，其收益可能是最大的，但消耗绝不是最少的，不符合以最少消耗获得最大收益的伦理要求。而后者则是医者从患者真正合理的医疗需求及公正的立场出发，综合考虑患者整体利益的体现。同时，它也不同于防御性医疗，过度医疗包括但不限于防御性医疗，部分过度医疗行为完全以医院或个人的经济利益为目的，而防御性医疗是以避免医疗风险或诉讼风险发生为目的。但是，由于患者对医学知识的低认知，很难知悉医者是否实施了过度医疗，也难以区分是过度医疗还是防御性医疗。

过度医疗有其发生的体制性原因，不能仅仅视为医者的个人行为或医院的偶然现象，它不仅增加了患者的经济负担，造成卫生资源的浪费，而且有可能给患者带来不应有的痛苦与不适，影响医疗机构的信誉，引发医患矛盾。

**（四）保护性医疗难题**

《医疗事故处理条例》第十一条规定："在医疗活动中，医疗机构及其医务人员应当将患者的病情、医疗措施、医疗风险等如实告知患者，及时解答其咨询；但是，应当避免对患者产生不利后果。" 以上规定，均明确了保护性医疗之要求。

医学伦理难题是不同主体或同一主体不同角色间利益冲突的反映，根据不同的分类标准可将其分为同一主体自身的医学伦理难题、不同主体之间的医学伦理难题，以及医学活动中的伦理难题与医学伦理理论中伦理难题等形式。伦理难题可能由一个因素引发，也可能由多个因素共同作用产生，总体上说，可将导致医学难题的原因归纳为理论原因和现实原因两个方面。在医疗活动中，医学伦理难题的表现情形多种多样，如医疗欠费难题、过度医疗难题、放弃治疗难题、保护性医疗难题等。医学伦理难题的解决，不仅需要提高医患双方的人文素质，完善法律法规，规范医疗管理，也离不开正确的伦理决策。不同的伦理决策模式有着不同的优势与劣势，模式的选择需要根据所处的伦理境遇而取舍。

## 参考文献

[1] 刘俊荣 . 厘清医学伦理难题，关注保护性医疗[J]. 医师在线，2017，7(6)：43-44.

[2] 刘俊荣 . 放弃治疗的伦理关涉[J]. 伦理学研究，2011，(1)：84-89.

[3] 王安富 . 过度性医疗与防御性医疗辨析及其法律救济路径[C]// 中国卫生法学会 . 卫生法学与生命伦理国际研讨会论文集 . 大连医科大学公共卫生学院法学教研室；辽宁省卫生法学会，2014：4.

（张优琴　杨雨薇　计一平　何雅琪　施　泊　唐春霞　杜奕奇）

# 第十二章

# 医学道德教育、评价与修养

## 第一节　医学道德教育

医学道德作为一种特殊职业道德的表现形式，是整个道德体系的有机组成部分，是一般社会道德在医学领域中的具体体现，是医学领域范围内医务人员从事医疗服务时的思想指导和行为规范，也是调节医务人员与患者、医务人员内部以及医务人员与集体社会之间关系的行为准则和规范总和。医学道德教育是一门理论性和实践性都很强的职业道德教育课程，加强医学道德教育，关系到未来能否成为德才兼备的医学人才，从而担负起社会赋予的职业使命。

### 一、概述

#### （一）医学道德教育的含义

医学道德教育，是指在医学教育和医疗卫生实践中，遵循道德教育的基本规律，对医学生和医务人员系统地开展医学伦理精神传承、医学伦理文化培育、医学道德规范灌输，以及如何转化为职业行为的教导和训练过程。医学道德教育的目标是把医学道德的原则和规范转化为医务人员的医学道德信念和行为，从而提高他们的医学道德品质，促使他们立志做一名德艺双馨的医务工作者。

医学道德教育是医学教育的一个重要组成部分。它是培养医学生职业道德和职业素养的关键环节，涉及医学伦理、医疗纪律、人文关怀等多个方面的内容。

#### （二）医学道德教育的特点

**1. 理论与实践相融合**　医学道德教育中必须贯彻理论联系实际原则，理论是行动的指南，实践需要理论的指引，离开实践的医德规范，只是纸上谈兵，毫无意义；离开医德规范的实践，是盲目的，缺乏科学性的。因此，两者缺一不可。结合中国特色社会主义市场经济、医药卫生体制改革及现代科学技术条件，医学伦理学面临的诸多新问题，医学道德教育可以让医务人员在实践中正确地处理面临的医学道德问题，自觉履行医学道德义务。当今医学模式的转变要求医务人员不仅要在医疗技术水平上得到提升，还要关注社会、心理因素对患者的影响等问题，从某种程度上来说，这是医学的进步，是社会的进步，因此就更需要医务人员在医学道德上给予关注。

**2. 长期与渐进相配合** 良好的医学道德品质不是一朝一夕可以形成的，是一个不断积累、由浅入深、长期教育的过程。医德教育是一项长期性，且循序渐进的工作。古人常说“无恒德者，不可以作医”，如果没有坚持不懈的毅力，学医这条路注定不适合。当今社会，广泛地存在着非道德行为和道德困惑，如果不能长期坚持道德教育，提升自己的道德素养，很容易误入歧途，让这些负面影响断送自己的医学前途。这就需要我们在医务人员医学道德素质的形成过程中坚持开展经常性教育，把医学道德教育当作一项长期的战略任务，从实际出发，持之以恒地进行。

**3. 整体与层次相统一** 医德教育的过程体现的是医务人员在医德认知、情感、意志、信念和行为习惯等方面相互渗透、相互促进、整体发展的过程。这五个环节是整体性与层次性的统一。在整体性方面，医学道德教育应该注重培养医生的整体素质和道德观念，使其成为有良好道德修养的医学人才。医学道德教育也应该具有层次性，即从基础阶段、中级阶段和高级阶段逐步深入，不断提高医生的道德素质。基础阶段应该注重医生的基本道德观念和礼仪意识的培养；中级阶段应该加强医生的职业道德和专业素养的提高；高级阶段则应该注重医生的终身学习和自我完善，使其不断提高职业水平和道德水平。

**4. 复杂与多样相结合** 医疗工作的复杂性决定了医德教育的多样性，主要体现在以下几个方面。①职业特殊性：医生是一种职业，与其他职业相比，医生的职业特殊性较强。医学道德教育需要针对医生的职业特殊性进行定制化的设计和实施。②医患关系的复杂性：医生与患者之间的关系非常复杂，需要考虑到各种因素，如医生的职业责任、患者的权益和医患沟通等。医学道德教育需要注重提高医生的沟通技巧和情感管理能力。③文化多样性：不同地区、不同国家的文化差异较大，医学道德教育需要考虑到文化多样性的因素，避免出现文化冲突或误解。④道德标准的多样性：在不同的社会和文化环境中，人们对于道德标准的定义和认知也存在差异。医学道德教育需要尊重不同社会和文化环境下的道德标准，同时注重培养医生的跨文化意识和敏感性。⑤医学行业的不断变化：随着医疗技术的不断发展和医学行业的变化，医学道德教育也需要不断更新和改进，以适应新的情况和需求。

### （三）医学道德教育的目的

医学道德教育的目的是要引导医学生遵循医学职业道德准则，树立正确的医学伦理观念，培养敬业爱人、关爱患者、尊重生命、维护尊严的专业精神和行为。

具体来说，医学道德教育的目的应该涵盖以下几个方面。

1. 培养医学生尊重生命、关爱患者的情感素质和人文素养 通过案例教学、演讲等方式，让医学生了解医患关系的复杂性，并引导他们在实践中体验和关注情感的细微变化。

2. 引导医学生遵守医学职业道德准则，深入了解不同医学伦理事件的实质和内涵 比如对患者的保密、临床化验和试验的知情同意、医疗抉择和生命扶持、医疗错误和医疗赔偿，等等，这些都是医学伦理教育的重要内容。

3. 培养医学生的责任意识和团队精神。让他们明确自己作为医生应该承担的社会责任，强化责任担当、策略性思考和行动方案的制定能力。

4. 推动医学生的自我认知和自我调适，激励其发挥潜能，提高情绪稳定性，适应临床工作中的多样性。

## 二、医学道德教育的过程

医学道德教育是一个培养和提高医务人员医学道德品质的过程。医德品质的培养过程,是医德认知、情感、意志、信念和行为习惯这五大要素逐渐确立和形成的过程。具体来说就是提高医务人员的医学道德认知、培养医学道德情感、锻炼医学道德意志、树立医学道德信念,最终养成良好的医德行为习惯。

### (一)提高医学道德认知

医德认知是医学生和医务人员对医德关系,以及调节这些关系的原则规范和范畴的认识、理解和接受。提高医学道德认知的重要性有以下几点。

**1. 医学道德是医务人员在职业生涯中遵循的基本准则,其核心是以患者利益为先,维护患者的权益和尊严** 提高医学道德认知可以让医务人员更好地理解和遵守医学道德准则,保障患者权益。

**2. 医学道德不仅涉及医务人员的职业道德,还包括医务人员的专业素养、医疗技术和服务质量等方面** 提高医学道德认知可以帮助医务人员提高专业知识和技能水平,提高医疗质量。

**3. 医务人员是社会信任度和形象的代表,他们的职业道德和行为举止直接关系到整个医疗行业的形象和声誉** 提高医学道德认知可以帮助医务人员更好地树立良好的医务人员形象。

**4. 医学道德是医疗行业健康发展的重要保障之一** 提高医学道德认知可以促进医务人员更好地维护医学道德的核心价值,推动医疗行业健康发展。

### (二)培养医学道德情感

医学道德情感是指医务人员在医疗实践过程中对职业以及对象的爱恨、好恶态度及其遵循医德要求履职后的内心体验。医德情感是产生行为的内在动力,因此培养医务人员的医德情感是医德教育的重要环节。医学道德情感是医务人员遵循医德医风的内在驱动力,只有具备医学道德情感,才能够真正尊重患者的权利和尊严,以促使医务人员更加关注患者的心理健康,为患者提供高质量、安全、有效的医疗服务。同时关注社会公益事业,积极参与社会志愿服务活动,从而增强医务人员的社会责任感。培养医学道德情感需要医务人员自身的努力,加强医学道德意识,学习医学伦理,模仿榜样,加强沟通技巧,并通过实践来实现。

### (三)锻炼医学道德意志

医学道德意志是指医务人员在职业实践中秉持的、对患者和职业有强烈责任感的内在力量。它表现为医务人员在面对复杂的医学伦理问题时,能够保持良好的职业道德观念和行为准则,坚守职业道德底线,始终将患者的利益放在首位。医德意志是行为的杠杆,因此锻炼医学生和医务人员的医德意志是医德教育的关键环节。

如果医务人员缺乏医学道德意志,可能会存在以下几点问题:不尊重患者的人格和意愿,侵犯患者的权利和尊严,给患者带来不必要的伤害;忽视患者的身心健康和疾病治疗效果,不给予患者必要的安慰和支持,导致患者治疗效果不佳;忽略患者的安全,不采取必要的防护措施,导致医疗事故的发生;在经济大环境的影响下,难免受到功利至上的价值观和拜金主义人生观的影响,只考虑个人得失和利益,而不是以患者为中心,无法为患者提供最好的医疗服务。

因此，医务人员应该注重锻炼和提高自己的医学道德意志，才能更好地为患者服务，实现医疗行业的良性发展。

（四）树立医学道德信念

树立医学道德信念是医务人员必须具备的素质之一，医学道德信念是医务人员根据医德认识、医德情感和医德意志确立起来的对医德理想、目标坚定不移的信仰和追求。医学道德信念包括对患者的尊重、保密、保护隐私等方面的信念，对医学研究和实践过程中的诚信、公正、负责等方面的信念，对医疗行为合法性、安全性和有效性等方面的信念。医学道德信念还涉及医务人员的自我约束、责任担当、良心回归等方面的信念。

医学道德信念是医务人员内心深处的坚定信念，是一种持久的、不可动摇的信念，能够引导医务人员秉持正确的医学道德准则，是一种不断追求的行为准则，能够引领医务人员不断学习和提高自身的医学道德水平；在医务人员的行为中具有普遍的适用性；是一种具有实践指导意义的行为准则，能够指导医务人员在实践中处理医学伦理和道德问题，让医务工作者在迷茫困惑时，不忘初心、牢记使命。

（五）养成良好的医学道德行为和习惯

医德行为是医学道德的外在表现，是医学生和医务人员在一定的医德认知、情感、信念和意志的共同作用下所表现出来的行为。医德习惯是指医务人员在日常工作中形成的一种经常性、持续性、无须施加任何意志力和外界监督的自然而然的行为习惯。医德行为习惯是医德教育的目的，是衡量医学生和医务人员水平高低和医德品质好坏的客观标志，也是医德教育的最终环节。

医学道德认知、医学道德情感、医学道德意志、医学道德信念、医学道德行为和习惯，构成了医学道德教育的基本过程。这五个过程是相互制约、相互渗透和相互促进的。在医学道德教育过程中，提高对医学道德的认知是前提和依据，培养锻炼医学道德情感和意志是两个必备的内在条件，确立医学道德信念是核心和主导，养成良好的医学道德行为和习惯是医学道德教育的目的。

## 三、医学道德教育存在的问题及解决措施

目前，我国正处于医疗卫生体制改革的关键时期，医务人员和医学生都面临着社会价值多元化、道德信仰碎片化和利己主义思潮的影响，医患关系日趋紧张，医疗纠纷日益增加，患者普遍对医生存在不信任感，导致医患冲突不断升级，学术界对当前医护人员思想道德教育的现状作出深刻反思，认为医学道德存在的问题是导致医患矛盾激化的原因之一，迫切需要解决。

（一）医学道德教育存在的问题

**1. 教育内容单一** 传统的医学道德教育主要以伦理学、法律法规等为主，缺乏实践性和个性化的教育内容。医学生对于具体实践问题的处理能力缺乏培养，难以满足医务人员实际工作需求。长期以来，医学院校设置的自然科学与社会科学课程比例不平衡，过分专注专业技术提升而忽略了人文素质培养。近十年，我国经济迅速发展，群众受教育水平不断提升，患者的就医需求也越来越高，这就要求医德课程内容也应该与时俱进，跟上社会、经济的发展速度。

**2. 教育方法单一** 传统的医学道德教育主要采用讲授方式，医学生被动听讲，缺乏互

动性，难以积极思考和参与。这种方式不能激发医学生的学习兴趣和主动性，对道德素养的培养效果有限，医学生的参与度和自主性不高，难以提高道德素养和职业操守。医学道德教育也存在缺乏实践性，很少有机会将道德理论知识应用到实践中，医学生除了在案例分析中进行道德讨论外，很少有机会参与到实际的医疗工作中，缺乏实践经验。医德教育本身应该密切联系临床，但是目前的这种教育方式完全跟临床脱节。

**3. 教育时间短缺**　医学生面临着严重的学业负担和繁忙的临床工作，很难抽出足够的时间来进行道德教育，医学道德教育往往只在医学生的前期教育阶段进行，而医学生在临床实践中面临的道德问题具有复杂性和多样性。医学道德教育不应该只是在医学生阶段进行一次性的培训，应该将道德教育融入医学生涯的全过程中，让道德教育成为医学生职业道德素养不断提升的重要支撑。

**4. 教育评价不够科学**　目前医学道德教育的评价方法可能过于单一、缺乏多样性，主要以道德测验和问卷调查为主，评价结果的科学性和准确性有待提高，评价程序可能不够严谨，缺乏科学性和公正性，这些方法可能忽略了医学生的实际表现和行为。应该引入更为科学的评价方法，如模拟演练、实践考核等方式，以确保医学道德教育的有效性和实效性。

**5. 受众范围狭窄**　目前医学道德教育主要面向医学生和在职医务人员，缺乏对医疗机构管理人员和医疗政策制定者的教育，不同医学院校和教育机构可能采用不同的评价标准，导致医学道德评价标准不够统一，评价结果不公正，影响评价的可信度和可靠性，导致教育对象的范围狭窄，无法全面提高医疗行业的整体道德水平以及职业操守和医疗服务质量。

**6. 教育资源不足**　目前医学道德教育资源相对匮乏，缺乏专业的师资力量和教育设施，难以支持广泛开展医学道德教育。目前，医学院校的德育课程主要由专业的思想政治教师承担教学任务。然而，这些教师主要专注于哲学、法学、思想政治教育学等领域的学习，普遍缺乏系统的医学理论知识和医学知识背景。因此，他们在授课过程中难以将临床实践与医德教育紧密结合，导致对医学生的思想政治教育只能停留在较为基础的层面，缺乏与医学专业的深度融合和特色展现。医学教育和德育如果脱离学生的医德教育，教学效果可想而知，对医学生的思想观念甚至可能起到误导作用。

### （二）具体解决措施

**1. 完善医德教育课程内容**　医德教育的内容应该更加全面、多元化，涵盖医学伦理、法律法规、沟通技巧、职业素养等多个方面。这样可以让医生在实践工作中更好地应对各种情况，提高医生的职业素养和技能水平。根据不同医学专业和实践领域的需求，制订更有针对性的医德教育计划，让医生针对不同情况进行有针对性的学习和实践。医德教育不但要培养医学生良好的政治思想道德素质，还应该对其进行系统的职业教育，使学生能够更好地适应医学模式的转变。

**2. 采用多种医德教育手段**　制定多元化的教育方案，包括面对面授课、案例解析、小组讨论、角色扮演、线上学习等多种教育方式，以丰富医德教育的形式和方法，满足不同学习者的需求。引入情境式教学，将医学伦理、法律法规、沟通技巧、职业素养等医德教育内容与实际情境相结合，通过情境式教学的方式，帮助医生更好地理解和应用医德教育的核心内容，让学生在锻炼和尝试中养成良好的医德行为和习惯，为以后融入社会打好基础。

**3. 多种方式增加道德教育时间**　通过制订医学道德教育计划，将医学道德教育纳入正式的教育体系中，确保医学道德教育的实施和推进；在医学教育课程中增加医学道德教育的内容，将医学道德教育融入各门医学课程中，如医学伦理学、医学心理学、医学法律；通过电子科技手段，如微课、网络课程、在线讨论和交流，增加医学道德教育的学习时间和学习内容，改善医学道德教育的效果；通过实施医学实践项目或者医学义诊等活动，增加医学道德教育的实践环节，让学生通过实践来感悟医学道德的重要性。

**4. 完善道德教育评价的科学性** 制定科学的评价指标，包括道德行为的量化和定量指标，多角度、多维度地评价学生的道德表现。针对不同的道德教育内容和目标，制定明确的评价标准，让学生清楚了解自己的评价标准，从而更好地实现道德教育目标。采取多元化评价方式，例如问卷调查、考试、观察记录等，可以更加客观全面地反映学生的道德表现。加强医学道德的研究工作，提高医学道德的理论水平和实践操作水平，为医学道德规范的制定和实践提供更加科学的依据。

**5. 扩大受众范围** 加强医学道德知识的普及工作，通过开展医学道德教育、宣传医疗诚信等方式，扩大医学道德的社会影响力，提高医学道德的认知度和落实度；强化医学道德宣传，通过多种宣传渠道，如网络、媒体、宣传画等，让更多的人了解和关注医学道德，提高医学道德的知名度和社会影响度。

**6. 加强医德教育投入** 医德教育需要投入足够的人力、物力、财力等资源，包括编写教材、安排教师、开展教学活动等方面的投入；医德教育需要优秀的教师来授课和指导学生，因此需要加强教师队伍建设，提高教师的教学水平和医德素养，培养双师型医德教育人才；定期组织医德教育教师到临床一线进行走访，就临床中的一些经典医德案例进行集体备课，让医学和伦理学知识有机结合；社会各界应该关注医德教育，包括设立医德教育基金会、捐赠医德教育设施和设备、支持医德教育课程的编写和推广等。

## 第二节 医学道德评价

### 一、医学道德评价概述

医学道德评价是医学道德实践活动的重要形式，是依据一定的道德要求和标准，对医务人员的行为所做出的一种判断。它是一种无形的精神力量，以独特的方式影响和制约着医务人员的医疗实践。它对于提高医学道德品质，形成高尚的医学道德风尚，促进医学科学发展和推进社会主义精神文明建设有着重要的意义。

#### （一）医学道德评价的定义

医学道德评价是指对医学行为和医学职业人员行为进行伦理、道德、法律等多方面的评价和监管。它是基于医学职业人员在医疗实践中的特殊地位和职责，对医学行为和医学职业人员的行为进行规范和监督，确保医学职业人员遵守职业道德准则和法律规定，维护患者的人权和合法权益，保障医学行业健康发展的一种评价方式。医学道德评价通常包括医学职业道德评价、医学伦理评价和医学法律评价。

#### （二）医学道德评价的作用

**1. 规范医学行为** 医学道德评价是对医学职业人员行为进行规范和监督的重要手段，可以帮助医生遵守职业道德准则和法律规定，保护患者的隐私，不接受不当利益和回扣，不进行虚假宣传等，保证医学行为合法、公正、透明，避免不当行为的发生。促使医务人员提供优质医疗服务，增强医德医风，加强医学职业教育，为患者提供更好的医疗服务。

**2. 保障患者权益** 医学道德评价可以帮助维护患者的人权和合法权益，防止医生滥用权力、违背职业道德和规范，避免医疗纠纷的发生。同时，在医疗纠纷的处理中，医学道德评价可以起到引导和约束的作用，使医生遵守医学道德和规范，保障患者合法权益，促进医生与患者之间的良好关系，通过加强患者教育，提高患者的医学素质和健康意识，增强患者对医学职业人员的信任和支持，提高患者的满意度和信任度，从而增强医疗机构的社会声誉和公信力。

**3. 提高医学职业人员素质** 通过医学道德评价使得医务人员必须具备高度的职业责任感和道德素养，要求其在医疗服务中始终以患者为中心，坚持医学伦理和规范，为患者提供高质量、安全的医疗服务，促进医学职业人员对自己的医学行为进行自我审查和评价，及时发现和纠正不当的医学行为，从而提高医学职业人员的道德素养和医学行为水平。

**4. 促进医学行业发展** 医学道德评价可以促进医学行业的健康发展，建立良好的行业声誉，提高医学行业的规范化和标准化水平，增强医学行业的社会责任感和使命感及自律能力；医学道德评价要求医学从业者注重职业道德和职业精神，不断提升自身素质和专业能力，这将提高整个医学行业的敬业精神和专业水平，推动医学行业的科学发展和创新。

## 二、医学道德评价的标准和依据

### （一）医学道德评价的标准

医德评价的标准，是在医德评价中用来衡量被评价客体时，评价主体所运用的参照系统或价值尺度，通俗地说是对医疗行为善恶判断的尺度。在不同的时代，不同的社会环境下，医务人员因所处地域、环境、受教育水平的差异，再加上每个人的道德认知和道德修养有所不同，在对医德评价上存在着很大差别。此外，是与非，善与恶总是有一定客观标准的，这种客观标准是根据广大人民群众的健康利益及社会进步而确定的。随着环境和条件的变化，标准也会发生相应改变，需要人们随时调整和完善医学道德标准，以适应时代的发展。

合理的医学道德评价对医学行业和患者来说都具有重要的意义，目前我国公认的道德评价客观标准，主要有以下几点。

**1. 医疗标准** 医务人员的医疗行为是否有利于患者的康复或疾病的缓解和根除，是医学的根本目的之一，更是评价和衡量医务人员行为是否符合医学道德以及医学道德水平高低的重要尺度。医生在诊断疾病时应该遵守医疗标准，采用科学、客观、精准的方法进行诊断，避免依赖主观判断或根据患者的个人信息做出诊断结果；治疗患者时应该遵守医疗标准，采用科学、合理、安全的方法进行治疗，保证医疗服务的稳定性和可靠性，为患者提供安全、有效、及时的医疗服务，遵循医学伦理的规定，维护患者的人身安全和尊严。如果医务人员采取某些可以预见的对患者不利的措施或行为，不论其主客观原因如何，都是违背医学道德的。

**2. 社会标准** 主要体现在医务人员的医疗行为是否有利于人类生存环境的保护和改善，医学的目标不仅仅是医治疾病，更重要的是预防疾病，改善全人类生存的环境，医务人员的医疗行为应当遵循节约资源的原则，减少医疗行业对环境的污染，比如合理使用医疗设备、药品等资源，减少医疗废弃物的产生；医疗行为应当遵循环保原则，正确处理医疗废弃物，严格遵守环保相关法规；可以通过科技创新，开展绿色医院建设、推广绿色医疗技术等为环境保护和改善做出贡献，推动医疗资源的合理分配和使用，这也是医务人员应承担的义不容辞的道德责任。

**3. 科学标准** 医学道德评价的科学标准即医务人员的行为是否有利于医学科学发展和社会进步。医学是保护人的生命、增进人类健康的科学，随着社会的发展，人类对医学的期望，已不仅仅满足于疾病的消除，还希望延长寿命，保持健康，这就需要医务人员通过对疾病的研究和探索，不断深化对疾病的认识，发现新的治疗方案和方法，通过临床实践，充分了解不同疾病的特点，积累丰富的经验，积极进行科学研究，从社会利益出发，以促进医学科学的发展。

上述医学道德评价标准是相辅相成、缺一不可的整体，其中心和实质是为了维护患者的身体健康。一个完整的道德评价标准应该具有客观性、公正性、可操作性、实用性，能够反映社会的共识和普遍价值观念，而不是个人主观意识，不偏袒任何一方，对所有人都适用，能够在实际生活中指导人们的行为，让人们知道什么是对的，什么是错的。只有当这些方面都得到了充分的考虑，才能形成一个完整的道德评价标准。学习道德评价标准，需要从多个方面入手，全面了解道德评价标准的内涵和要求，才能更好地指导自己的行为，遵守社会公德、职业道德和个人道德规范。

### （二）医学道德评价的依据

在对医务人员的品行进行评价时，究竟是看行为的动机还是看行为的效果，是看行为的目的还是看行为的手段，这就是医学道德评价的依据问题。在医学道德评价中，既要考虑行为的动机和目的，也要考虑行为的效果和手段，而且需要综合考虑各个方面的因素。只有这样才能准确评价医务人员的道德品质和行为表现，进而推动医疗行业的发展和进步。

**1. 动机与效果的统一** 动机是指引起人们行为趋向的具有一定目的的主观愿望和意向，是人们为了追求某种预期目的的自觉意识。效果是指人们按照一定的动机开展活动所产生的结果。动机和效果既相互联系，又互相对立，相互转化。在实际的评价过程中，应该坚持动机与效果的辩证统一。

动机和效果互为因果关系，医务人员的行为动机是促使其进行某些行为的原动力，而行为效果则是这些行为的结果。动机和效果是相互关联的，动机决定了行为的方向和目标，效果反过来又会对动机产生反馈和影响。

动机和效果的统一必须建立在符合伦理和法律规范的基础上。医务人员的行为动机应该是出于对患者的真诚关怀和负责任的态度，行为效果应该是能够给患者带来良好的治疗效果和健康体验。动机和效果的统一必须建立在符合伦理和法律规范的基础上，才能保证其合理性和有效性。

动机和效果的统一需要通过不断的实践和反思来实现。医务人员的行为动机和效果之间的关系不是一成不变的，需要不断地实践和反思，才能找到合适的平衡点。医务人员需要不断地反思自己的动机和效果是否一致，是否符合伦理和专业规范，并且及时调整自己的行为方向和目标，以确保动机和效果的统一。

由此可见动机和效果的辩证统一是一种复杂而又重要的关系，需要医务人员积极探索和实践，以确保自己的行为动机和效果之间的统一，为患者提供更好的医疗服务。

**2. 目的与手段的统一** 医学目的是指医务人员在医疗实践活动中期望达到的目标，在医疗工作中，目的是为患者提供最优质的医疗服务。医学手段是指医务人员为达到某种目标所采取的方法和途径，例如医疗技术、药物治疗、康复训练等。在实现某个目标的过程中所采用的手段必须与目标相一致，二者不可偏离或相悖。

在实际的评价过程中，应该坚持目的与手段的辩证统一。

目的和手段之间存在着内在联系。目的和手段是相互依存、相互制约的，目的决定手段，手段反过来也会影响和调整目的。因此，医生在制定治疗方案时，应该充分考虑目的和手段之间的关系，确保手段的选择和应用符合目的的要求。

目的和手段之间存在着矛盾和对立。目的和手段的选择和应用不可避免地会受到各种因素的制约和影响，有时候目的和手段之间会存在矛盾和对立，需要进行折中和协调。例如，在治疗某些疾病时，既要考虑到治疗效果，又要考虑到药物的副作用和安全性，需要在目的和手段之间进行权衡和取舍。

目的和手段之间需要不断调整和完善。医疗实践是一个不断探索和创新的过程，在实践过程中，医生需要不断调整和完善手段，以更好地实现目的，与此同时，更新自己的知识和技能，掌握最新的医疗技术和治疗方法，以提高治疗效果。

由此可见目的与手段的辩证统一十分重要，需要在医疗实践中不断加强和完善。医生需要深刻理解其内涵，灵活运用，不断探索和创新，以提高医疗服务的质量。

## 三、医学道德评价方式

### （一）社会舆论

社会舆论指的是某一社会群体，以社会所导向的道德规范体系作为标准，对医德行为在一定范围内公开进行评价，形成带有明确倾向的共同看法，从而对医学道德现实及建设施加有力影响，是医德评价的主要方式。

社会舆论评价医学道德的方式包括以下几种。

**1. 曝光不良医疗行为** 媒体会报道一些医生的不良行为，如暴力伤害患者、虚假宣传、诊疗过程中不尊重患者隐私等，这些曝光可以引起公众的愤慨和对医生职业道德的质疑。

**2. 网络讨论和社交媒体** 公众在网络上发表对医生职业道德的观点和看法，社交媒体上还可以展示医生的好评和差评，这些都能够反映医生在患者心目中的形象和信誉。

**3. 披露医疗纠纷和医患冲突** 随着医疗纠纷和医患冲突的增多，公众对医生的职业道德提出了更高的要求，社会舆论也对医生的道德和责任提出了更高的期望。

**4. 支持医生良好行为** 公众对医生的良好行为也会给予赞扬和支持，如医生在抗击疫情中的表现、医生在患者治疗过程中的关心和照顾等，反映了公众对医生职业道德的认可和支持。

社会舆论是医学道德评价的常见方式，在调节医学的职业道德行为方面，社会舆论总是发挥着重要的影响。无论是医学界，还是医务人员个体，经常受到社会舆论的评价，其职业道德行为肯定受社会褒贬的影响。

### （二）传统习俗

传统习俗作为人们长期生活中逐渐形成的、具有独特民族文化色彩的行为习惯，是社会评价医学道德的无形标准，传统习俗对医德行为有着很大的约束和评价作用，这种作用可以促进医生遵守职业道德和提供高质量的医疗服务。

传统习俗可能会以一种道德标准来评价医生的职业道德。医生必须保持高度的道德标准,做出正确的决策,为患者提供最佳的医疗服务。如果医生没有遵循适当的职业道德,可能会受到传统习俗的批评和约束,在某些文化中,传统医学被视为治疗疾病和伤害的有效方式。传统习俗可能会评价医生是否尊重传统医学的权威性和历史性,是否能够将现代医学与传统医学相结合,为患者提供全面的医疗服务。

传统习俗的评价方式只是社会评价的补充,但是它影响深远,渗透广泛,所以我们应该积极发挥它的正效应。由于传统习俗具有历史惰性和新旧并存等特点,在医学道德评价中必须进行具体情况具体分析,同时也要注意克服其负效应。

**（三）同行评价**

同行评价也叫同行评议,在医疗行业中,同行评价通常是由其他医生、护士或医疗专业人员对医生或医疗团队的工作进行评价。

同行评价可以帮助医生或医疗团队了解他们的工作表现,发现自身的不足之处,并及时予以改进。此外,同行评价还可以促进医生或医疗团队的持续职业发展,提高医疗服务的质量和安全性。

同行评价通常采用匿名方式进行,以保证评价的客观性和公正性。评价的内容可能包括医生或医疗团队的专业知识、技能、态度、沟通能力、责任心等方面。评价结果可能会被用于医生或医疗团队的职业评估、升职晋级、学术发表等方面。

尽管同行评价有很多优点,但也存在一些限制和挑战。例如,评价者可能存在偏见或不公正的情况,评价结果可能受到个人情感因素的影响,评价的标准和方法可能存在争议等。因此,在进行同行评价时,需要充分考虑评价的客观性和公正性,并采用科学、规范的评价方法和标准。

**（四）组织与政府评价**

组织和政府对医学道德的评价是保障患者权益和医疗质量的重要手段。

组织评价一般依据政府主管部门、卫生行业组织、本单位等制定的各类医务人员从业规范,以确保医生和其他医疗专业人员在工作中遵守道德标准;医院会制定严格的隐私保护政策、患者知情同意书等,以确保患者的权益得到充分保障;许多医疗机构还会定期进行道德培训和考核,以确保医护人员始终遵守医学道德规范。

政府会制定相关法律法规和监管政策,以确保医生和医疗机构在提供医疗服务时遵守道德和伦理标准。同时政府会对医疗机构和医生的行为进行监督和评估,对不遵守医学道德的行为进行处罚或惩戒,对医学道德优良的医务人员开展表彰活动,通过表扬先进的方式提倡高尚的职业道德行为。

**（五）内心信念**

内心信念指的是个人在内心深处坚信的观念和原则,是个人价值观的核心。它们指导着个人的行为和选择,影响着个人的态度、情感和思维方式。它通过道德良心发挥自律作用,能促进医务人员自觉地进行善恶评价和行为选择。

医学道德评价要求医生维护患者的利益,而医生的内心信念对于他们是否真正关心患者、愿意为患者付出影响很大。如果医生内心深信自己的职责是为患者服务,那么他们在医疗过程中会更加关注患者的病情和需求,不断努力为患者提供更好的医疗服务,这样的医生会得到更高的医学道德评价。反之,如果医生只是在追求利益或者遵守规定,而忽视了患者的真正需求,那么他们的医学道德评价就会受到质疑。

内心信念对医学道德评价起着非常重要的作用,医学道德评价体现的是医生行为是否符合职业道德规范和伦理原则,而个人的内心信念是自己行为和选择的重要指导原则,也是职业道德规范和伦理原则的来源之一,只有医生的内心和行为都符合职业道德规范和伦理原则,才能得到更高的医学道德评价。

## 第三节　医学道德修养

修养的目的在于培养人的内在素质,使其具有深刻的思想、优雅的品位、高尚的情操和健康的心态。随着医学科学的快速发展和医药卫生体制改革的不断深化,医学道德修养作为提高个人素质和实现自我价值的基础,已然成为医学道德学的一项重要课题。

### 一、医学道德修养概述

#### (一)医学道德修养的含义

修养是一个多义的概念,是一个人内在素质的体现,是一个人通过自我修炼、不断学习和提高所形成的素养和品质。可以从不同角度进行解释。从道德角度来看,修养指的是一个人的品德、道德修养,包括诚信、正直、宽容、尊重等方面。从文化角度来看,修养指的是一个人的文化素养、艺术修养、审美品位等方面。从心理角度来看,修养指的是一个人的心理素质、情感管理能力、自我控制能力等方面。

医学道德修养是以医学道德教育为基础,医德品质养成的重要方法之一和关键环节,是医务人员依据一定的医德原则和规范所进行的自我教育、自我锻炼和自我提高。医务人员的道德修养是医学实践中不可或缺的一部分,它关系到医务人员的职业形象和社会信任,也直接关系到患者的生命安全和健康。它是医疗主体在职业活动中,处理与患者、同行及社会关系中对自己医德品质的锻炼和改造的过程。同时医德修养的过程,也是不断学习和实践的过程,是长期、渐进的过程,需要医务人员不断学习、实践和反思,在实践中逐步提高自身的医疗水平和职业素养,以满足患者的需求并赢得社会的信任和尊重。

#### (二)医学道德修养的重要性

医学道德修养对医务人员来说非常重要,如果医学生在学习阶段和走上工作岗位之后,缺乏医学道德修养,可能会导致医务人员在诊治患者时不遵守规范,从而影响医疗质量,增加医疗事故的风险,破坏患者信任,增加医患矛盾,丧失职业形象和社会信任等等一系列问题。

医学道德修养是医务人员开展医疗工作的基本准则和行为规范,只有按照规范进行医疗行为,才能保证医疗质量,有效地预防和控制医疗事故;医务人员只有具备高尚的道德品质和职业操守,才能得到患者的信任和尊重,从而提高医疗工作的成功率和诊疗效果;要想真正成为有理想、有道德、有纪律、有文化的合格人才,必须加强医德修养,提高综合素质,只有具备了有一定高度的医学道德修养,才能赢得社会的认可和尊重,提高医疗工作的社会地位和责任感。

## 二、医学道德修养的原则

### （一）坚持读与悟相统一的原则

在阅读医学道德方面的相关知识和规范时，医务人员需要仔细阅读和理解相关条款和规范，并深入思考其所涉及的道德原则和医疗伦理问题，需要从不同的角度去思考、分析和理解，以达到全面深入的效果。同时，医务人员也需要将所学的道德知识与实际工作紧密结合，不断运用到实践中去，提高自己的实践能力和道德修养水平。

在悟的过程中，医务人员需要将自己的实践经验与所学知识相结合，全面分析、深入思考和总结经验，找到其中的优点和不足，并加以改进和提高。医务人员需要不断总结自己的工作经验和教训，不断完善自己的道德修养和专业素养，提高自己的医疗技能和服务质量。

### （二）坚持知与行相统一的原则

坚持知与行相统一是指在学习和实践中，要将所学的知识和理论与实践相结合，将理论知识变成具体的操作行为，将实践中的问题和经验反馈到理论学习中去，不断提高自己的实践能力和专业素养。即要求医务人员需要掌握医学道德规范的知识，例如诚实守信、勤勉尽责、保守秘密等基本原则，并将这些知识应用到具体的医疗实践中去。只有将知识转化为行动，才能真正提高医务人员的道德素养和职业水平，保护患者的生命和健康。

### （三）坚持他律与自律相统一的原则

坚持他律与自律相统一的原则是指在行为准则和规范方面，既要遵守外部的规定和要求，同时也要自觉地约束自己的行为和言语，以达到更高的道德自律和职业规范。

在医学道德修养方面，坚持他律与自律相统一的原则非常重要，医务人员需要遵守医学伦理和职业规范，不得违反相关法律法规和职业准则，保护患者的隐私和利益，确保医疗行为的安全和有效性。同时，医务人员也需要自觉地约束自己的行为和言语，不得利用职权谋取私利，不得滥用职权，不得贪污受贿，不得涉及医疗纠纷和医疗事故等违法行为。

综上所述，读与悟相统一、知与行相统一、自律与他律相统一这三项原则密切相关，具有整体性。读与悟的统一是前提和基础，可以把握医德修养的正确方向；知与行的统一是根本途径和目标，有了这个根本途径和目标才能有医德修养评判的标准和依据；自律与他律相统一是医德修养的动力，是深化知与行统一的基本保障。

## 三、医学道德修养的目标

医学道德修养的目标是医务人员形成医学道德品质，提升医学职业精神，以保证医疗行为的合法性、合理性和道德性，提高医疗服务质量和安全水平，保护患者的生命健康和合法权益，维护社会公正和良好秩序。

### （一）医学道德品质的结构

**1. 医学道德认知** 医务人员应该意识到医学道德规范对于医务人员的行为和决策具有重要的指导意义和影响力，理解医学伦理的基本原则，包括尊重患者自主权、不伤害、善良、公正、诚实和保密等，掌握医学道德规范的实践方法，包括与患者的沟通技巧、隐私保护、医疗风险评估和决策等方面的实践技能，认识到医学道德教育的重要性，不断学习和探索医学道德的新思想和新实践，提高自己的医学道德水平和素质。

**2. 医学道德情感** 是指医务人员对医学道德的情感体验，分为正性的医学道德情感，负性的医学道德情感，无动于衷的医学道德情感。

正性的医学道德情感是指医务人员在实践中表现出的积极、健康、有益的情感态度和情感反应，负性的医学道德情感是指医务人员在实践中表现出的消极、不健康、有害的情感态度和情感反应。无动于衷的医学道德情感是指医务人员在实践中表现出的毫不关心、漠不关心、无所谓的情感态度和情感反应。

一般来说，只有具备正向的医学道德情感的医护人员，才能建立良好的医患关系，提高医疗服务的质量和效果，增强自我满足感和成就感，同时也能够给患者带来积极的情感体验和心理支持，承担起医学实践的责任和义务。

**3. 医学道德意志**　是指医务人员在面对医学伦理和职业道德突发事件时，能够保持冷静、坚定、果断的决策和行动能力。这种能力是医务人员所必需的，因为医疗工作中经常涉及复杂的伦理和道德问题，需要医务人员在短时间内做出正确的决策和行动，以保障患者和医务人员自身的权益和利益。医务人员坚毅果敢的医学道德意志，成为医学道德行为修养的终极追求。

### （二）医学职业精神

医学职业精神是指医疗工作者在工作中所表现出来的一种道德价值观和职业操守，包括对患者的关爱、责任感、专业水准、医德医风等方面的表现。医学职业精神是医务人员必须具备的一种职业素质，也是医疗工作的基本要求和核心价值。

医学职业精神是由多种要素构成的，从职业认识的开始到职业作风的养成，是一个逐渐完善的过程，医学职业精神是医学文化的重要组成部分，是医学传统和文化的延续和发展，有助于保持医学事业的连续性和稳定性，加强医务人员的职业道德教育和监督，维护医疗秩序和社会公正，对于医学事业和社会发展具有重要的意义和价值。医学道德修养的终极目标是医务工作者形成稳定的医学职业精神。

## 四、医学道德修养的途径和方法

### （一）医学道德修养的途径

医学实践是医学道德修养的根本途径，医学实践是医学工作者在临床实践中，通过对患者的诊断、治疗和护理等工作，展现医德医风，体现医学道德的实际行动。

医疗实践活动对医务人员的医德修养起到了至关重要的作用，在医疗实践活动中，医务人员需要严格遵守职业道德，坚持尊重患者、保护患者隐私，遵守医疗规范和行业准则。同时，医务人员还需要不断提高自己的医学知识和技能，积极探索新的医疗方法和技术，从而提高医学素养和医德修养。只有结合医疗实践，身体力行，才能分辨哪些行为合乎道德，才能不断修正不足，做到言行一致。因此，医务人员应该积极参与医学实践活动，不断提升自己的医德修养和专业水平。

### （二）医学道德修养的方法

**1. 认真学习，明确标准**　首先，要认真学习道德修养，需要了解其核心原则和价值观，如真、善、美、爱、宽容等，这些原则可以指导我们的行为。学习关于道德修养的经典著作和文献，如《论语》《大学》《中庸》《礼记》等，可以帮助我们更加深入地了解道德修养的内涵和价值。在汲取古今中外医德理论精华的同时，与时俱进，不断总结接受时代发展进步中医学道德方面的先进知识和理念，使自己的修养具有科学依据和确切标准。其次，在日常生活中医务人员要向身边的榜样学习，取长补短，从榜样的事迹中汲取力量，帮助我们更好地认识和理解自己，激发我们的内在动力和热情，从而更好地实现自己的目标。

**2. 坚持内省，贵在自觉** 内省法是一种自我反思的方法，可以帮助人们深入了解自己，找到内心深处的答案，从而更好地面对生活中的问题和挑战。

古代中国的儒家思想中，提倡“内省”，强调个人应该关注自己的内心，反省自己的行为和思想，以达到“修身齐家、治国平天下”的目的。儒家经典《大学》中就有“修身齐家，治国平天下”的思想，而“修身”就是通过内省来提高自己的道德水平和自我认知。古希腊哲学家苏格拉底也曾提出“知己”的思想，认为只有通过深入自我反省，才能真正认识自己的本质和价值。他认为，人们应该通过对自己的思想和行为进行质疑和反省，找到真正的答案。虽然古代的内省法可能没有现代的系统和科学，但这些古代思想和方法，仍然对现代人们的内省和自我认知有着很大的启示和帮助。

医学道德修养过程中，外部因素虽然起到一定的作用，关键还是取决于个人是否有自觉性。自觉地对自己展开自我批评，敢于剖析自己，主动而自觉地分析自己的言行、思想、行为，定期检查自己的行为是否符合道德标准，以便自我改进和发展。

**3. 持之以恒，力求慎独** 高尚的医学道德向来不是一蹴而就的，是由多年积累而成的，这就要求医务人员必须坚持不懈，持之以恒。医务工作者需要不断学习和更新医学道德知识，紧跟科技的发展，借鉴国际经验，拥抱社会变革，更好地服务患者，维护医学伦理的核心价值。与此同时，社会生活具有复杂性，医务人员对自己的医学道德行为的要求，也可能停滞不前，或者发生反复和摇摆，因此要求医务人员在医德修养方面永远不能停留在一个固定的水平上。

“慎独”是指在独处时要保持谨慎和自律，明确自己的目标和方向，不断反思自己的行为和思想，以达到自我提升的目的。在儒家文化中，“慎独”被视为修身的重要方法之一，《论语》中提到“君子慎其独，不失道。”这句话表达了一个人在独处时要慎重行事，不要违背道德准则。一个人的修养，只有懂得慎独，才能在社交场合中表现得更加得体。在医学道德修养层面，“慎独”显得尤为重要，由于医务人员在工作时，常常是单独操作，专业性较强，业外人员很难监督，另外医务人员在处理患者病情时需要保持独立、审慎和认真的态度，不能被外界因素左右，很大程度上依靠的是自己的自觉性和责任感。“慎独”是医学道德修养的一种方法和境界，也是一种自律。

## 参考文献

[1] 李佳颖，哈斯也提・艾力．医学人文素养与医学道德教育[J]. 卫生软科学，2013，27(3)：167-168.

[2] 王明旭，赵明杰．医学伦理学[M]. 5 版．北京：人民卫生出版社，2018.

[3] 崔瑞兰．医学伦理学[M]. 2 版．北京：中国中医药出版社，2017.

[4] 王明旭，尹梅．医学伦理学[M]. 2 版．北京：人民卫生出版社，2015.

[5] 李玉红．加强医学道德教育，改善医患关系[J]. 中国当代医药，2016，23(12)：156-158.

[6] 邵英杰，汪秀荣，秦晓明．中职护生医德教育现状调查[J]. 卫生职业教育，2014，32(5)：119-122.

[7] 向鸿梅，马春梅，李树森，等．培养医学生医学伦理职业操守的探究[J]. 中国医学伦理学，2012，25(6)：702-704.

（张优琴 杨雨薇 计一平 何雅琪 施 泊 唐春霞 杜奕奇）

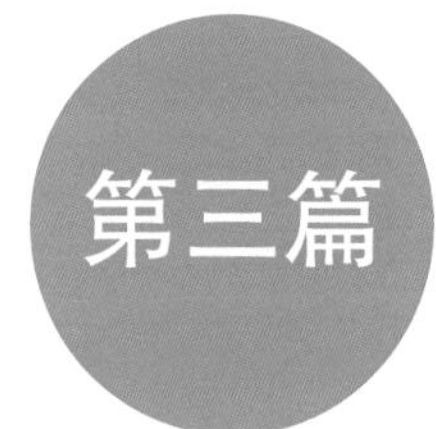


# 国内外临床医学研究的发展历程与展望

# 第一章

# 国内外临床医学研究发展史

《世界医学史》的作者卡斯蒂格略尼曾说过，“每一种事态在一定时间内不论怎样简单、恒定，它的构成怎样呆板，在本质上都是一种发展的现象”。由此可见，历史上的万事万物的发展都是绵延不断，密切相关的。临床医学研究的发展也是如此，如埃及的法老时代，希腊的光辉时代以及意大利的文艺复兴时代一样，它并不是持续不断直线上升，然后突然出现在沙漠之上的。从史前的“鬼神魔术”到现代疗法，从希波克拉底的体液论到现代的免疫学，临床医学研究的发展是经历过无数矛盾和曲折的，是错综复杂的，是“螺旋式上升，波浪式前进”的。临床医学研究就如同一棵茂盛的参天大树，虽然它有无数复杂而致密的枝条，但所有营养都来自其盘结在地下的树根，因此要充分了解临床医学研究的发展就必须从其错综复杂的根茎开始探索，就必须从临床医学的起源开始追寻。这样才能使我们在解决目前临床医学发展所面临的新问题时从以往无穷的源泉中得到启发，才能在前人的建议和教诲中进行没有偏差的实验。本节试图对国内外临床医学研究发展史进行回顾，从历史上总结和对比国内外临床医学研究发展情况，旨在从根源上探寻我国临床医学研究的问题所在，为我国临床医学研究的建设提供些许参考与建议。

## 第一节　国外临床研究发展史

### 一、早期的医药文明

国外医学实践与临床研究在远古时期便初现雏形，无论是从“鬼神”致病与“巫术”治疗到巴比伦的“星象医学”，还是从古埃及的“灵气医学”到古希腊的“四体液论”，我们都可以看到临床医学研究的雏形。《旧约全书》中的《但以理书》记载了科学医疗方法与临床研究的雏形——但以理对太监长所派管理但以理、哈拿尼雅等人的委办说：“求你试试仆人们十天，给我们素菜吃，白水喝，然后看看我们的面貌和用王膳那少年人的面貌，就照你所看的待仆人吧”。委办便允准他们这件事，试看他们十天。过了十天，见他们的面貌比用王膳的一切少年人更加俊美肥胖。于是委办撤去派他们用的膳，饮的酒，给他们素菜吃（《但以理书》第一章 11：16 节）（图 3-1-1-1）。

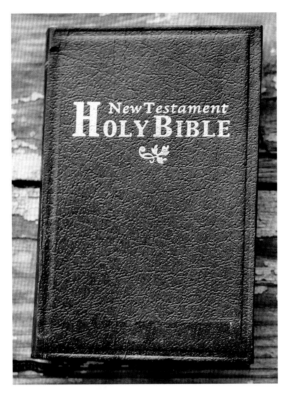


图 3-1-1-1　犹太教与基督教的经典著作《圣经》

（一）“鬼神”致病与“巫术”治疗

医学的起源应来自人的本能，正如痛苦最初的表现也来自本能一样，这种本能常见于动物，比如用舌头舔舐创面以缓解疼痛，用冷水缓解发热等。但当疾病不能通过感官直接了解时，如生长变化及死亡，远古时期的人便将疾病的原因归为超自然的“鬼神”。因此，超自然力的救助就成为当时的必需，有时直接祷告，或借助所崇拜的神兽，或依赖与此种超自然神灵沟通的人类，用占卜、祷告或诅咒以转祸为福。由于这种观念，远古时期的医学便寄托在这种迷信之上，这样精于占卜或祷告或药草的人便成为有权力的人。此后便诞生了“巫医”，这便是远古时期最早的医生。

“巫医”一词最早源于英国作家罗伯特·蒙哥马利·马丁（Robert Montgomery Martin）在其 1836 年出版的著作《南部非洲的历史：好望角、毛里求斯、塞舌尔等》中对非洲给人治病的术士的描述。虽然这是对当时非洲“医学人士”的描述，但在原始部落时期，人们认为疾病是由某种超自然力量施加在他们身上的，因此当时的人们在解决健康问题时往往通过开展宗教仪式、念咒语、占卜、画符等“巫术”手段，“巫术”治疗是当时所有种族部落的主要医疗方法。古时候的“巫医”虽然认为疾病与鬼神信仰有关，但他们中的大多数人也是熟习植物效能的人，因此他们除了常用符咒与仪式治疗疾病，还善于应用植物和大自然的其他天然药物，通过几代人大量的尝试与探索，这些由远古人类通过经验获得的各科药物疗效的知识也为今后的医学临床研究发展奠定了些许基础。比如北美印第安人，他们在十九世纪还过着石器时代的生活，因此他们的医疗水平在一定程度上也反映了国外古代文明的医疗水平。虽然他们常用“符咒”治疗，但是对于呼吸器官疾病知道用桔梗、亚麻和其他药物，对于消化不良知道应用“吐泻药”“驱风药”及“灌肠”法。在斯顿列出的144种印第安人用来治病的药物中,其中59种仍出现在现代药典中,由此可见,在远古时期临床医学研究便开始萌芽。此外,远古时期也出现了外科手术的雏形,其中最具代表的就是颅骨穿孔术。古人认为邪灵寄居在人的大脑中,颅骨穿孔可以让邪灵从大脑中跑出去,这也可能是为了缓解头痛和癫痫。在公元前6500年的一个法国墓葬发现的120个头骨中,约1/3的颅骨有孔洞,且很多孔洞有愈合现象,这表明颅骨穿孔在当时比较普遍且在接受这种手术后人仍可存活(图3-1-1-2和图3-1-1-3)。

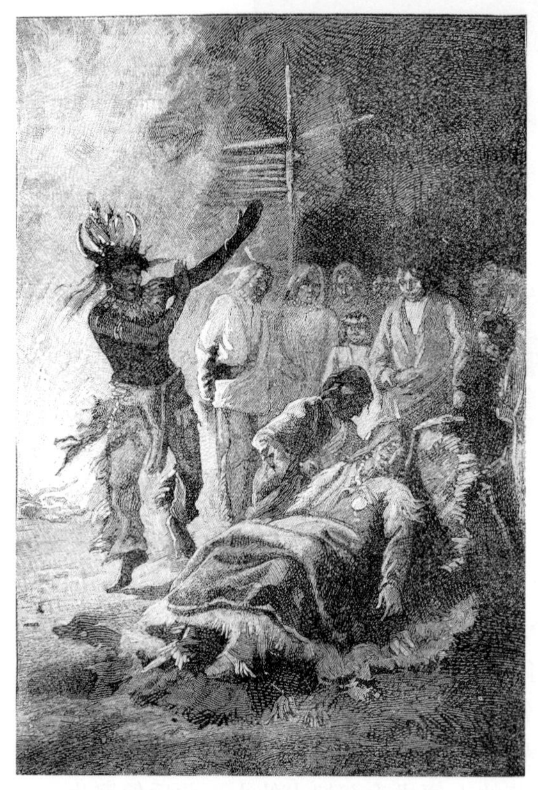

图3-1-1-2 西方“巫医”治病

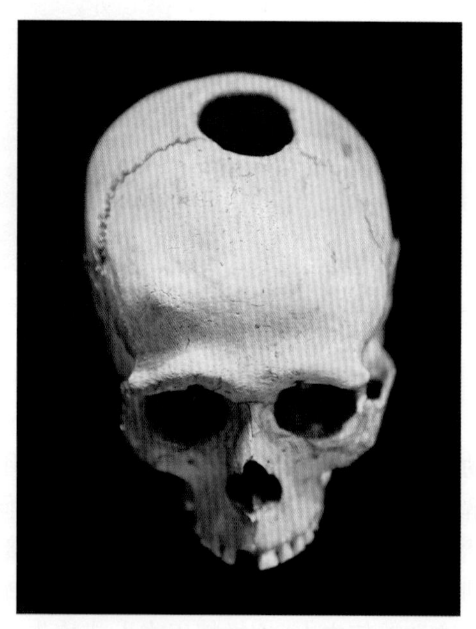

图3-1-1-3 开颅术

### (二)古巴比伦医学

公元前5000—公元前4000年,地中海的幼发拉底河和底格里斯河中间的平原地带诞生了美索不达米亚文明。而大约在公元前2000年时,这里建立起了古巴比伦王国,诞生了我们所熟知的四大文明之一的古巴比伦文明。根据两河流域出土的泥板记载,古巴比伦医学继承了远古时期的经验医学,同时将天体星辰变化与人类的疾病联系在一起,他们认为人体内的现象与天体是密切相关的,人体内的体液的运行受星辰的影响,恰如星辰之影响自然力,月球盈亏之影响海洋潮汐一样。因此,当时的医学研究常与天体星象相连,以观察性研究为主。同时古巴比伦人已按身体部位对各种疾病进行分类,并对心脏病、肿瘤、脓肿及各种皮肤病进行了记载,这也是早期的医学研究记载。此外,从古巴比伦人古城下发掘的供水管和黏土制的排水管以及当时的法律规定麻风患者必须远离城市中可以发现,古巴比伦的临床医学研究已形成了医疗卫生以及传染病需隔离的思想。而古巴比伦医学对临床医学发展最具贡献的莫过于古巴比伦第六代君王汉谟拉比颁布的《汉谟拉比法典》，其作为人类历史上第一部完整的法典对医学研究进行了规定，具有极大的历史意义。《汉谟拉比法典》规定了内科医生进行各种手术时，其手术效果和医生报酬之间的关系，并明确了医师治疗致患者死亡下的处理情境，以法律形式明确规定了医生与患者之间的关系。

### （三）古埃及医学

公元前2850—公元前525年，古埃及医学盛行一时。与古巴比伦认为肝脏是人体最重要的器官不同，古埃及人认为呼吸是极其重要的生命功能，因而产生“灵气”的概念，这是古埃及医学的特征。古埃及的医学记录保存相对完善，从现有的纸草文记录中我们可以发现古埃及的临床医学研究发展在当时位于世界前列。仅埃伯斯纸草文便记录了近1 000种药方，更有催吐剂、灌肠剂、软膏、麻醉术和绷带等的记载。此外，古埃及医学的解剖与外科技术也在当时较为完善，有史料证明，埃及人在远古时期便已经进行包皮环切术，且该技术较为成熟。在约四千年前卢克苏尔北面160.93千米［100英里（mi），1mi=1.61km］的那加·阿得尔的史前期坟墓中可以发现，所有的男尸都曾做过包皮环切术。同时，古埃及医学重视教育，因此其医学教育也较为发达。在当时，医生习业需在神庙内接受学校式的教学训练，而医圣希波克拉底也曾在古埃及游学。古埃及人伊姆霍泰普是其有记载的第一位医生，他就曾进行过外科手术，从植物中提取药物，解剖人体等临床医学研究。

### （四）古希腊医学

古希腊文明最早产生于克里特岛。根据其著名史书《荷马史诗》记载，在当时，古希腊人已有丰富的医药知识，他们已经具有处理瘟疫、战伤、眼病以及止痛、止血等的医疗经验。此外，《荷马史诗》中还记载了140余种创伤，还提到了体内异物摘除。虽然他们当时的医学水平较为发达，但在治疗疾病时仍会诉诸宗教信仰，术士和神灵在治疗疾病时所扮演的角色仍是犬牙交错，相互重叠的，直到希波克拉底的出现。

希波克拉底摒弃了很多古老的医学观念，比如疾病是由一些超自然因素引起的，并提出了著名的“四体液论”，即人体存在四种体液：血液、“黏液”“黄色胆汁”和“黑色胆汁”，其中血液来源于心脏，“黏液”来源于头，“黄色胆汁”来源于胆管，“黑色胆汁”来源于脾脏，四种体液还有个共同的来源——胃。而疾病是由人体四种体液不均衡造成的。此外，希波克拉底还提出了疾病发展存在三个阶段：未成熟阶段、混合阶段以及危机阶段。他指出致病物质在被清除出体内之前会经历一个过程。例如在“发热”这个疾病中，致病物质的排出就是发生在规律的几天内，这些日子被他称为“临界日”。虽然希波克拉底关于疾病发展阶段的理论基本源于想象，但每个阶段的区分标志都被划分得非常详细，这为后续诊断学的建立奠定了基础。希波克拉底还曾在他的著作《流行病学》（*Epidemics*）中提出“自然才是最好的医师”，在他区分的疾病的三个阶段中，自然都能发挥强大的自愈能力，若自然的治愈能力不足，则通过一些手段加强它，若自然的治愈力量过强，则想办法削弱它。虽然希波克拉底的理念在后来被证实是不准确的，但其突破前人的“鬼神”论创新性提出的一些医学概念还是为后续的临床医学研究提供了理论基础。同时，希波克拉底强调临床检查、观察和文档记录，其42份精细的临床病例是有史以来最早的临床观察记录。此外，他还制定了《希波克拉底誓言》规定了医生的道德规范，为今后的医学研究提供了一个较为合理且近乎科学的规则。希波克拉底对于诊断学、症状学等医学学科的革命性发现使他在医学发展中做出了卓越的贡献，他教导医师治病的要务是观察疾病的进展过程,并强调观察是医学的基础。医学从希波克拉底开始进入了基于事实的实验科学阶段,可以说希波克拉底促使临床医学研究出现了重大的转折。然而,希波克拉底的成功经验和方法在当时并未完全被继承,医学研究的发展仍在曲折前行。

而在古希腊临床医学研究发展史中另一个较为重要的便是米特里达提解毒剂,它由米特里达提六世发明。因担心被暗杀,米特里达提六世不断将解毒剂配方完善并在罪犯和奴隶身上试验,到最后解毒剂包含了45种以上的成分,而在后人们的不断改进下,这种解毒剂不仅可以用来解毒还可以用来治疗诸如黑死病等多种疾病。然而,该解毒剂成分超过了100种,因担心药物质量的问题,这种药也是公开配制,这也促成了最早的药物监管思想的形成。

"我……宣誓:我要恪守誓约,不给患者带来痛苦与危害"——古代西方医师就职时宣读的希波克拉底(图3-1-1-4)誓言部分内容。

### (五)古罗马医学

在引进了古希腊医学的精华后,古罗马医学也有了长足的发展。因为古罗马对外征战频繁,古罗马医学在军事创伤医学上有了显著的发展。同时,为方便处理伤员,古罗马首创了公共医疗设施——"医院",这为后续的临床医学研究提供了基本单位。而在古罗马医学研究发展中最值得提及的便是继承了希波克拉底学说的盖伦。在希波克拉底"四体液理论"的基础上,盖伦进一步提出了"气质学说",即每一种体液的失衡都对应着一种性格。比如,如果一个人缺少"黑胆汁",那么他就拥有忧郁的性格。虽然盖伦的理论并非完全正确,但却在一定程度上促进了临床医学研究的发展。此外,盖伦是最早用动物进行人体疾病研究的人之一,通过动物实验,他总结出不同脊髓阶段的功能,同时提出了"三灵气学说",即所谓"自然灵气""生命灵气""动物灵气"的理论。他认为这三种灵气,在人体分别位于消化系统、呼吸系统和神经系统(图3-1-1-5)。

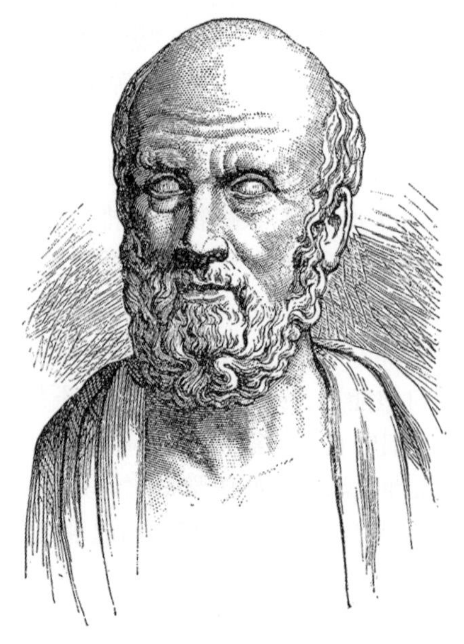

图3-1-1-4　希波克拉底

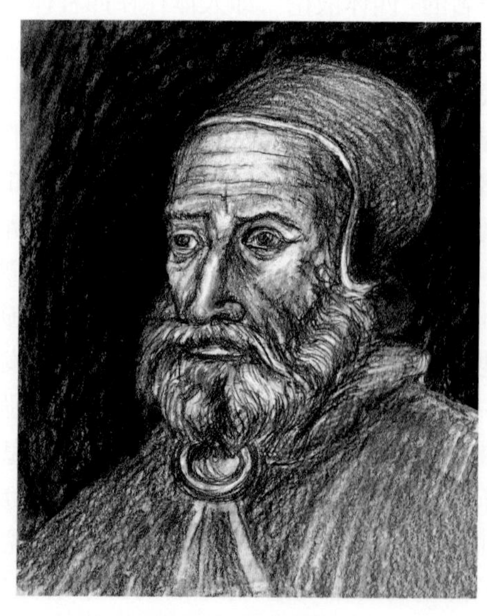

图3-1-1-5　盖伦

## 二、中世纪时期

中世纪时期西方临床医学的研究因为持续不断的战争以及基督教的控制等因素被停滞，医学思想似乎在当时随着古罗马文化一同消失，或者被认为是迁徙到远方去了。但实际上，虽然古典文化已被推翻，而且大部分被摧残了，虽然征服者改变了国内的制度，掠夺了古代的荣光，但是文化与积累下来的学识并未完全消灭。就是在最低潮的时候，临床医学研究的发展也在缓步前行。14世纪欧洲暴发的黑死病是西方医学发展的转折点，其对于现代临床医学研究发展产生有着不可磨灭的影响。同时其对于现代西方社会的公共卫生制度的影响也是不可忽视的。而中世纪时期，阿拉伯医学在吸收了古希腊和古罗马医学文化后逐渐兴起，在融入东方文化精神后进入了阿拉伯医学的黄金时代。

### （一）中世纪初期

中世纪初期，在医学领域，一方面，罗马帝国的崩溃使得医学理论损失巨大，掌握古代医学技术的行医者减少；另一方面，持续不断的战争、疾病、饥饿和灾荒对社会和生命造成的灾难让人们心理上产生恐慌，使得人们在心理上再次接受了神秘主义和“魔术医学”。此外，基督教统治的逐渐扩张以及他们提倡的兄弟情谊、平等慈爱的观念使得人们再次信奉“信仰治疗”。当时的疾病治疗手段主要是祈祷、行按手礼等，因此，在这种观念下，临床医学研究陷入了一段黑暗时期。所幸，在这不景气的时期，医学研究的发展还是在缓慢前行的，就比如驰名于世界的“希波克拉底之国”的萨勒诺学校的形成。由于地理位置的关系，各种各样的医学思潮都相继向此处汇集，虽然也受到战争的影响，但其不受宗教羁绊的医学活动从未间断。这也使得古代医学思想和技术得以保存，其中较为著名的就是萨勒诺学校早期的著作《萨勒诺·尼古拉的解毒方》的编撰。该书记载了古代经典处方，同时也加入了阿拉伯作者们的一系列的药品，是一部宝贵的药物集成，这在一定程度上促进了后续的临床医学研究的发展。这一时期较为出色的是拜占庭医生保罗。在这一时期，保罗进行了骨折整复、睾丸摘除等手术，并对外科手术处理进行了描写记录，这极大地促进早期外科学研究的发展。同时，他提出的使用石榴和低糖度的蜂王浆作为糖尿病患者的主要治疗食物也对糖尿病的临床研究起到了促进作用。

同一时期，阿拉伯医学逐渐兴盛起来，尤其是阿拉伯药学知识的传播。而阿维森纳的《药典》无疑将阿拉伯医学研究推上了顶峰。在《药典》中，他提到了药物试验，他认为在试验期间，药物必须纯净，且要在多种疾病的患者中进行试验，这样才能弄清楚药物能治疗什么病，有什么不良反应。而且，服药时间也必须有规定。另外，他还提出临床试验应在不同的患者中重复开展。这些思想和理论成为今后临床研究的雏形。

### （二）中世纪后期

在中世纪后期，西方遭遇了黑死病的侵袭。人们逐渐认清迷信和“信仰医学”，临床医学研究再次得到发展。中世纪后期的医学发展与大学医学教育相伴相随，因此这一时期的医学教育得到了充足的发展。“为了避免王室成员因那些经验不足的医生而遭受危险”，腓特烈二世认识到萨勒诺学校的重要性，因此在1224年颁布了医学学习和医生开业的严密法令，法令严格规定了医学生的学习年限，同时规定了只有医学院毕业的人才能从事医生职业并进行医学研究。这规范了当时医学研究的正当性，也在一定程度上保证了临床医学研究的质量。

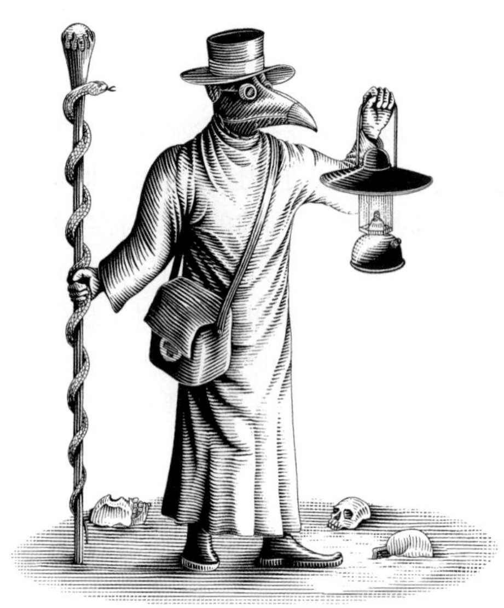

图 3-1-1-6 中世纪医生形象

记录描述病历仍是当时临床研究的基本特征之一。这一时期涌现的医学著作主要是收录一些临床医生的行医记录。例如，解剖学家巴尔托洛米欧对绞窄性疝、龋齿及泪腺瘘管手术进行了描述并记录。此外，还有证据显示当时的临床医学研究已经出现了统计学方法。比如在意大利著名诗人彼特拉克的一封书信中记载："……我确信，如果 100 或 1 000 个性格、习惯相同且处于同样环境的同龄人同时患同一种病，如果一半遵照当今的医嘱治疗，另一半不治疗而依靠自然恢复，我敢肯定哪一半能够痊愈。" 而与此同时，阿拉伯医学研究逐渐衰退，在融入东方文明和希腊古典医学文化重新传回欧洲后，它完成了历史使命（图 3-1-1-6）。

## 三、文艺复兴时期

在文艺复兴时期，随着艺术、科学和文化的复兴，人们对医学的兴趣和热情也得到了提升。医学学科重新成为研究的重心，实现了许多以前几乎不可能的新发现和进步。医学成为一门真正的科学，人们开始重新发现古代的医学知识，并开始进行更加系统化和科学化的研究。文艺复兴时期医学革新的核心是解剖学的研究。人们开始探索人体的解剖结构，尝试更加深入地了解人体的内部结构，发现了许多新的解剖学知识。这些发现促进了外科手术和其他治疗手段的发展，使医学能够更加有效地治疗各种疾病。在文艺复兴时期，医学学科的进步主要归功于众多重要人物的贡献，他们在整个时期中不断发展和改进医学知识，推动医学领域达到了新的高峰。

在文艺复兴时期，医学界的重要人物有很多，其中最著名的可能是安德里亚 · 维萨里、安德烈亚斯 · 瓦萨里和帕里西 · 法连奇等人。这些人的思想和研究，深刻影响了医学学科的发展。同时，文艺复兴时期的医学进步也受到了众多不同领域知识的贡献，如科学、人文和哲学等。维萨里家族是文艺复兴时期医学史上最著名的家族之一，他们的贡献对于现代医学的发展产生了深远的影响。安德里亚 · 维萨里是维萨里家族的代表人物之一。他被誉为"解剖学之父"，他的书《人体构造》被认为是解剖学历史上的里程碑之作。这本书对于医学学科的发展产生了重要的影响。维萨里对解剖学进行了深入研究，同时也是第一位使用人类尸体进行解剖研究的医生。他的书中包含了大量的解剖图和文字描述，这对于解剖学学科的发展产生了深远的影响。瓦萨里是另一位文艺复兴时期医学界的重要人物。他是一位德国医生，称为"现代药物学之父"。瓦萨里将药物学引入医学学科，发表了一本名为《药物学》的著作，系统地总结了药物学的知识。他强调了对天然物质的研究，并提出了一些治疗方法和疾病预防措施的建议。文艺复兴时期医学的实践性表现在医学家们开始采用解剖学的方法来研究人体的结构和功能，同时也开始使用实验方法来研究疾病的病因和治疗方法。文艺复兴时期的医学家也开始使用实验方法来研究疾病的病因和治疗方法。最著名的实验医学家之一是威廉 · 哈维，他通过实验研究证明了血液是通过心脏而不是肝脏进行循环的。

文艺复兴时期医学的人文性表现在医学家们开始将医学与哲学、文学、艺术等人文学科联系起来，将医学看作一门综合性的学科。此时的医学家们认为，医学不仅仅是一门实践性的学科，更是一门具有人文精神的学科。达·芬奇是文艺复兴时期最具代表性的艺术家之一，他对人体解剖学的研究对医学的发展起到了重要的推动作用。达·芬奇使用自己的艺术技巧来描绘人体解剖结构，并记录了许多人体结构的细节。这些记录成为医学研究的重要资源，使医学发生了重大的变革。此外，达·芬奇还设计了许多外科手术工具，并发明了一些手术技术，促进了外科手术的发展。与此同时，米开朗琪罗也是文艺复兴时期最具代表性的艺术家之一，他对人体的艺术表现和解剖学研究都起到了重要的推动作用。他还使用自己的艺术技巧来描绘人体结构，并记录了许多人体结构的细节。这些记录都成为医学研究的重要资源，促进了医学的发展。

在这个时期，医学家们开始将医学与哲学联系起来，探讨人体的本质和意义。他们认为，人体是一种复杂的机器，其运作原理应该被视为一种哲学问题。文艺复兴时期的医学家们还开始将医学与文学、艺术等人文学科联系起来，探索人体和生命的意义和价值。

## 四、近代临床医学研究

西医学的完整名称是“近代和现代西方国家的医学”，它是近代西方国家的学者通过汲取古代西方国家的医学之后发展出来的。所以我们常说的西医主要指的是近代开始的西方医学。文艺复兴之后，西方医学逐渐从经验医学转变为了实验医学。也是从这一时期开始，西方国家的临床医学研究不再局限于单纯的观察性研究，在各位近代学者的创新性开发下，逐渐发展出了一门建立在科学和实验的基础上的全新医学体系。近代，是医学临床研究新征途的开始。

### （一）17世纪

17世纪是实验科学的兴起时期，这一时期因血液循环的发现而闻名。1619年，时任英国伦敦医学院解剖学教授的威廉·哈维首次向他的学生们公布了血液循环假说，他指出血液在整个人体内是不断循环的，正如众星绕太阳循环运动那样，人体的血液也是通过心脏的收缩和舒张并通过血管系统做循环运动的。哈维这一学说的提出不仅诠释了血液在人体内循环的机制，为生理学奠定了基础，还将医学引向了科学发展的道路，为临床医学的研究指明了新的正确的方向（图3-1-1-7）。然而，这一学说的提出在当时备受争议，甚至在长期一段时间内从各方面被质疑与攻击。直到哈维去世后几年，意大利医生马塞洛·马尔比基就用显微镜观察到了细小的毛细血管，正是这些血管将动静脉连接在了一起，这进一步证实并完善了哈维的血液循环学说。此外，这一时期的解剖学也取得了惊人的进展，例如1642年，德国医生维尔松通过解剖发现了胰管；1652年，丹麦医生托马斯·巴托林通过解剖发现了淋巴管，并对淋巴系统进行了全面描述。这些研究结果的发现都使得临床医学研究逐渐走向科学的道路。1662年，英国统计学家约翰·格朗特在其著作《关于死亡率的自然观察和政治观察》中首次采用了将死亡率按人群划分的方法比较了不同国家、年龄、城乡、性别的人口数和死亡率，这种统计学方法对后世的临床研究产生了深远的影响。

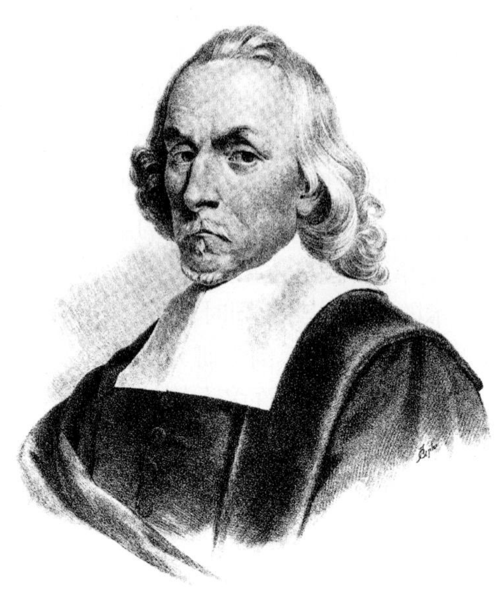

图 3-1-1-7 《心血运动论》的作者威廉・哈维

### （二）18 世纪

18 世纪是西方医学临床研究取得进步和发展的重要时期，西方等主要资本主义国家均在此期间相继完成工业革命。层出不穷的解放运动使当时的人们极其崇尚自然科学与精密科学。因此，临床医学研究在这一背景下得到了飞速的发展，医学知识获得了重大进步。医疗机构以及研究疾病和治疗的系统方法也在这一时期陆续出现。

首先是医院的兴起，18 世纪见证了欧洲医院的建立与发展，成为医学知识进步和演进的重要时期。这些机构为医生提供了一个有利条件，使他们可以系统地观察患者和疾病。其中最著名的就是巴黎的 Hôtel-Dieu 医院和伦敦的盖伊医院。Hôtel-Dieu 医院最初成立于公元 651 年，是由巴黎的主教圣兰贝尔托建立的。最初的目的是为贫穷、病弱和孤儿提供住所和护理。在 18 世纪，Hôtel-Dieu 医院经历了重要的扩建和改造。也是 18 世纪，Hôtel-Dieu 医院成为一处具有重要意义的临床试验地点。在这里，医生们通过观察和治疗患者，积累了大量的临床经验和知识。医生们通常会详细记录患者的症状、治疗方法及治疗结果，形成病例报告。这些病例报告对于疾病的研究和治疗方案的改进具有重要意义。通过积累大量的病例数据，医生们能够更好地了解各种疾病的病程、表现和可能的治疗方法。此外，18 世纪的 Hôtel-Dieu 医院还成为了医学教育的中心。年轻的医生和医学生在这里接受临床培训和指导，由经验丰富的医生带领他们参与临床实践和治疗患者。这些举措为系统研究疾病和治疗方法奠定了基础。

18 世纪的解剖学和病理学也有了显著进展。意大利解剖学家乔瓦尼・巴蒂斯塔・莫干尼被誉为现代病理解剖学之父。在他的重要著作《疾病的位置与病因》（1761 年）中，莫干尼强调了研究器官水平的病理变化的重要性。他的工作奠定了现代病理研究和对疾病过程的理解的基础。

18 世纪最重要的医学突破之一是疫苗的发展。英国医生爱德华・詹纳观察到，感染牛痘的挤奶女工似乎对天花有“免疫”作用。1796 年，他进行了一项试验，给一名小男孩接种了来自牛痘疱疹的物质，然后暴露于天花，证明了疫苗的保护效果。詹纳的工作导致了疫苗接种的广泛应用，标志着预防医学的开端。

18 世纪的外科医生在手术技术方面取得了显著进步。苏格兰外科医生约翰・亨特在这方面发挥了重要作用。他强调实验手术和科学观察的重要性，主张对外科手术进行系统研究以及对其结果进行评估。亨特的工作对现代外科实践的发展做出了贡献。英国外科医生珀西瓦尔・波特首次系统地描述了脊柱结核，这使得脊柱结核也被称为“波特病”。

而在流行病学观察方面，18 世纪的一些医生开始对人群中的疾病发生模式进行重要观察。例如，英国医生约翰・格朗特是最早分析死亡数据并观察疾病趋势的人之一。他在其著作《关于死亡率的自然观察和政治观察》（1662 年）中分析了 60 多年伦敦居民死亡的原因及人口变动的关系，首次提出通过大量观察，可以发现新生儿性别比例具有稳定性和不同死因的比例等人口规律；并且第一次编制了“生命表”，对死亡率与人口寿命做了分析，使人口统计学成为一门相对独立的学科，为人口统计学和早期流行病学的发展奠定了基础。

临床研究法规的设立也在这一世纪开始萌芽，1767 年的“Slater v. Baker and Stapleton”案中，法院首次做出医生在实施手术前需取得患者的知情同意书的判定，指出这应该是“外科医生之惯例和法则”。该案例为后续临床研究法规《纽伦堡法典》及《赫尔辛基宣言》的制定奠定了基础。

除此之外，18 世纪见证了欧洲各地医学学会和学院的建立。这些组织为医生和研究人员提供了交流知识、展示研究成果及开展合作项目的平台。著名的例子包括法国的皇家外科学院（成立于 18 世纪 30 年代）。

尽管取得了这些进展，我们也必须认识到 18 世纪仍存在一些限制。对疾病成因的认识仍然有限，许多医学治疗还是基于传统实践而非循证医学。此外，现代临床试验所遵循的伦理标准和法规在当时还未出现，导致部分医学实验可能存在伦理问题。然而，18 世纪为现代临床研究和循证医学的发展奠定了基础，第一个对照试验，第一个盲法临床试验，首次证实安慰剂效应，等等。在这一世纪，一个个充满智慧且意义非凡的临床医学研究如群星闪耀般照亮了医学的万古长夜。

### （三）19 世纪

承继 18 世纪的医学研究成果，19 世纪的临床医学研究继续为人类的医疗技术的进步做出卓越的贡献。在这个时代，医学知识和研究方法不断发展，带来了重大发现，并建立了现代医学实践。

19 世纪 30 年代初，德国物理学家约瑟夫・冯・夫琅和费发现了光的折射率和色散之间的关系。他注意到，材料的折射率会随着波长的变化而改变。这为后来的显微镜改进提供了灵感。随后，19 世纪 30 年代，科学家们利用丁达尔效应的原理，制造出了没有色差和像差的高质量显微镜及分辨率极高暗视野显微镜，这个设计使得显微镜能够获得更高的分辨率和更清晰的图像，使得科学家们能够更好地观察细胞和细小结构。随着暗视野显微镜的广泛应用，19 世纪的显微镜技术迈入了一个新的阶段。它使得科学家们能够观察和研究细胞、细菌、组织和其他微观结构。除细胞生物学方面的进展，19 世纪麻醉的发现和应用也彻底改变了外科手术。在 1846 年，威廉・莫顿成功地演示了乙醚作为麻醉剂在手术中的应用，使手术过程对患者来说更加无痛且更安全。这一突破导致外科手术的大量增加，并进一步推动了外科手术技术的进步。

19 世纪的医生强调临床观察的重要性，并系统地记录患者数据。他们继续写详细的病例报告，使他们能够分享临床发现并与同行合作。1825 年，法国医生皮埃尔・布雷顿诺提出有意义的研究必须建立在对许多患者的观测上，在对 2 000 多个临床病例资料进行统计分析后，他精确描述出了肺结核的症状和病变。而后，他用同样的方法首次确切描述了伤寒的病理改变。

除此之外，19 世纪还见证了现代流行病学作为一门科学学科的出现。约翰・斯诺在 1854 年伦敦布罗德街霍乱暴发中的调查就是一个标志性的例子。通过仔细观察和病例分析，他将疾病来源追溯到了特定水泵的污染，为卫生在公共卫生中的重要性提供了关键证据。

19 世纪临床医学研究的另一重要成果是认识到医生洗手消毒的重要性。1843 年，美国医学家温德尔・霍姆斯指出进行过产褥期感染患者尸检的医生应该用漂白粉洗手并更换衣物，这可能是减少产褥期感染传播降低产褥期感染病死率的有效措施。但这一说法备受争议，直到 1848 年匈牙利产科医生菲利普・塞麦尔维斯通过详细观察产科各种现象，记录数据，发现产褥期感染极高的病死率与医生和医学生尸检后未做良好清洁便给产妇接生相关。因此，他设计了一项预防性临床试验，嘱医生用次氯酸钙洗手、用刷子刷洗指甲缝隙，并改善产妇环境卫生清洁度。结果发现，当年塞麦尔维斯所在医院的产褥期感染病死率下降为 1.27%。除此之外，19 世纪对于传染病学的研究也取得了巨大的突破。1874 年，汉森在挪威流行病学调查研究的基础上推测出麻风分枝杆菌是麻风病的致病菌。1897 年，意大利细菌学家莎纳瑞里通过给五人注射微生物发现了引起黄热病的病毒。

总体而言，19 世纪的临床研究取得了显著进步，为现代医学打下了基础。对系统观察的重视、麻醉和无菌技术的引入，以及流行病学的发展等是转变医学实践并为未来医学突破铺平道路的关键因素。

## 五、现代临床医学研究

如果没有前几个世纪的积累，如今的临床医学研究不可能取得如此惊人的成果。随着医疗体系以及医学院建设的日益完善，医学教育再次被抬上舞台，西方国家继续加大了对医学教育的投资。除此之外，西方还加大了医学研究以及制药工厂的投资，这无疑进一步促进了基础医学研究向临床的成果转化。例如，1921 年胰岛素的发现促成了激素类药物的研究，1928 年青霉素的发现促进了抗生素类药物的发展。而临床医学研究方法学也在这一时期得到了空前的发展。1936 年托拉尔德・苏尔曼在《医院治疗方法的评价》中提出“表观的结果必须用盲法来复查验证，即在条件允许的前提下，另设研究者未知的治疗组或安慰剂组”。在盲法和随机对照试验大量开展的情况下，许多能有效治疗人类疾病的新药得以投入市场，例如治疗癫痫的苯巴比妥，治疗抑郁症的 iproniazid（异烟酰异丙肼），以及治疗高血压的药物可乐定、普萘洛尔和硝苯地平等。

回顾国外临床研究发展史，临床医学的研究在经历数个世纪以及无数先人前辈的沉淀下已步入正轨。而今，人类进入了大数据及人工智能化的时代，这个时代对于医学临床研究的组织模式及技术形态无疑是充满挑战的。然而，我们坚信，未来医学临床试验必将以更加完美的姿态为人类的健康安全做出更加卓越的贡献。

## 参考文献


[1] 郑航．临床试验简史[M]．上海：上海交通大学出版社，2020.

[2] 邹生泉，龚建平．外科学：前沿与争论[M]．2版．北京：人民卫生出版社，2005.

[3] 克利福德・皮寇弗．医学之书[M]．褚波，张哲，译．重庆：重庆大学出版社，2020.

[4] 约翰・加林．临床研究原理与实践[M]．张玉峰，译．北京：科学出版社，2008.

[5] 罗布利・邓格利森．医学史[M]．李洪浩，刘淑，译．天津：天津科学技术出版社，2020.

[6] 余前春．西方医学史[M]．北京：人民卫生出版社，2009.

[7] 刘雅莉，谢琪，刘保延，等．临床试验百年历程概述[J]．中国循证医学杂志，2016，16(11)：1241-1249.

[8] 高静韬，刘宇红，李亮，等．从链霉素到贝达喹啉：抗结核药物临床试验发展70年历程回顾[J]．结核病与肺部健康杂志，2016，5(1)：14-18.

[9] 黄德娟．浅谈显微镜的发展史及其在生物学中的用途[J]．赤峰教育学院学报，2000(2)：51-52.

[10] 疫苗的发展史就是人类与病毒和疾病的对抗史[J]．科学大观园，2022(24)：14-17.

[11] 柳云，边林．疫苗工程本体论哲学论纲：从疫苗发展史出发的思考[J]．医学与哲学，2021，42(14)：11-15.

[12] 罗英．中西医麻醉学发展史比较[J]．甘肃中医，2005，18(10)：45-47.


## 第二节　国内临床研究发展史

### 一、我国古代医学的发展

#### （一）夏商西周时期——由表及里的开端

夏商西周时期，经历了我国古代奴隶制社会的起始、兴盛到衰竭的历史全过程。夏朝的建立标志着早期国家的出现。400年后，商朝取而代之。此后进入西周时期，奴隶制社会进入鼎盛时期，人口、生产力、经济均达到一个新的高度。在夏商西周时期，医学也逐渐从蒙昧的“巫术”逐渐作为一门经验科学诞生了萌芽。考古学的发现表明，在那个时代，不论是战事成败，还是农业丰收与否，抑或是疾病与寿命等都由“卜卦”预测吉凶，医疗保健行为完全受到“巫术”的控制。尽管如此，医疗技术，尤其是对于人体的理解，以及疾病诊断和治疗的进步等方面，都经历了重要的启示和改变。

在疾病认识方面，无论是殷商时期的甲骨文，抑或西周时期的文化典籍《周礼》《诗经》中，都体现了人们对疾病的认知发展。在殷商年代，对于人体的理解主要基于直接的外部特征，例如头部、耳朵、眼睛、鼻子、嘴巴、舌头、牙齿等。疾病的命名也主要是基于身体部位，例如头病、耳病、眼病等。然而到了西周时期，对疾病的理解大幅度提升，甚至出现了内科和外科的划分。内科主要专注于四季常见的多发性疾病，比如“春时有痟首疾，夏时有痒疥疾，秋时有疟寒疾，冬时有嗽上气疾”。而外科主要分为四类，分别是肿疡、溃疡、金疡、折疡。

夏商周社会后期，对于疾病的诊治已初具雏形。在《周礼・天官》一书中记述，“掌养万民之疾病”，“以五味、五谷、五药养其病，以五气、五声、五色视其死生。两之以九窍之变，参之以九脏之动”。这说明当时的医者已可从多因素、多手段诊治疾病，这是十分突出的进步。

在西周时期，医学专门领域在中国已经存在。《周礼·天官》中明确记录了食医、疾医、疡医和兽医的各自职责，这反映了那个时期医学发展的水平。除此之外，随着社会生产力的发展和科学文化的发展，逐步出现了病因学的萌芽，并由此产生了一定的预防思想。《礼记·月令》所述：“孟春行秋令，则民大役；季春行夏令，则民多疾疫；仲夏行秋令，则民殃于疫”。这表明此刻已有了对气候变化可能导致特定疾病大规模暴发的认知。并且，人们也逐渐学会根据气候的变化与疾病发生的关系，探寻其背后隐藏的规律并尝试采取一定的措施规避，这意味着预防思想的诞生。

**（二）春秋战国时期——单方到复方的过渡**

战乱频仍的春秋战国时期也标志着中国社会从奴隶制向封建制度的重大转型时期。在此时期，出现了专职的医生队伍和医学专著。春秋战国时期百家争鸣的哲学发展，有力地渗透在医学的发展中，推动医学理论的逐步形成，并随着医学经验的积累，出现了明显的分科趋势。

在此时期，医者所使用的治疗手段和药物更加丰富，而且不只采用单药治疗，复方的使用已极其普遍。在《万物》和《五十二病方》等医学专书中，详细列出了当时所知道的大量药物，并且就药物的功效一一进行了细致解释，例如“鱼与黄土之已痔也”，“姜叶使人忍寒也”，“倍力者以羊与龟”等。而中医的方剂学，在这个时间段里初现端倪，《素问·至真要大论》对此有记载：“主病之谓君，左君之谓臣，应臣之谓使，非上下三品之谓也”，“君一臣二，制之小也；君一臣三佐五，制之中也；君一臣三佐九，制之大也”。这对方剂理论和组方配伍原则进行了归纳总结，对后来中医学的发展有很大影响。

在战国年代，中华民族已经在执行使用药品和酒精对外伤的清洗和消毒的做法，这一点在被发掘的《五十二病方》中有详细的记录。该书还记载了用水银方药治疗如癣病等外科疾病的情况，这也是全球医学史上的最早记录。

**（三）秦汉时期——承前启后、继往开来**

在先秦两汉时期，经由长久的经验沉淀，《黄帝内经》《黄帝八十一难经》《神农本草经》及《伤寒杂病论》这四部医学经典之作随即诞生，这标志着中医科学的成形。由四大经典形成的理法方药体系是中医学说的核心架构，历经千年，其核心未曾大幅度改变，仍保留着明显的特质。《内经》和《黄帝八十一难经》（现称《难经》）整理的基本医学理念包含阴阳五行、脏腑经络、疾病原因和病理机制，还有气血和津液、精神的学说。这些根本性的理论共同构筑了中医的生理学、病因学和病理学，揭示了中医体系下疾病的起因及其演变。而中医学的法则，则指涉诊疗的规则，覆盖了中医诊断和治疗疾病所须遵守的各种准则。使用各种方剂的组合进行治疗疾病是中医学的一大特色，在此时期，出现了丰富的配制方法，并且总结了多种规范，是后世制方的典范。对于药的论述具有系统完整的内容，无论是《黄帝内经》还是《神农本草经》，对于药学的理论都有系统的论述，并且包含大量的药物记载。《黄帝内经·灵枢·四时气》在全球医学历史上首次记录了使用腹部穿孔以排出腹水的技术，这个过程包括在腹部皮肤上刺入一根粗大的针，接着套上一个管状的针，刺入腹腔，并将其中的水分全部排出。华佗所创制的麻沸散，是全球医学历史上最初的全身麻醉剂。

但中医学的理论体系不是建立在实证的结构基础上，很难采用实证的方式去检测，也难于与人体的解剖组织部位对应。因此，中医学的各种诊治手段，也难以制定出严格、准确的统一标准。

再者，从湖北省云梦县睡虎地挖掘出的秦简中，记载了“疠迁所”，这是全球医疗史上最早识别的麻风病隔离设施。在云梦秦简里还注册的有“封诊式”，从信息来看是法医考察的鉴别方式。秦朝法规重视，因此秦简里法规信息占据了大部分。“封诊式”记载的考察信息十分翔实，涵盖了对死者死因、创伤、身材及周边环境的猜测等。这是全球历史上最早的法医考察鉴别文件格式和样板。

出自马王堆汉墓的《足臂十一脉灸经》中，详细描述了三联律脉，并阐述了这种脉象具有的潜在危险：“循脉如三人参春，不过三日死。”这是全球医学史上首次关于三联律脉的理解和识别。帛书《胎产书》是我国最早的妇产科专著，在其中对胎儿在母体内的成长过程进行了完整的记载，而且还对孕期十月内胎儿形态的各阶段转变做出了描述。帛画导引图储备了 44 幅人物图示，图示中呈现的是一套预防疾病和保持身体健康的导引术形态，这是全世界最早提出的医疗健康保健操图。

**（四）三国两晋南北朝时期——动荡中发展**

三国两晋南北朝是一个战乱频发、社会动荡、民族融合、文化交流的时期。在这个特殊的时期，公众和大量的医生有了更多的机会去治疗疾病，并从中获得实践经验，从而进一步丰富了临床医学，使各科的治疗经验得以进一步累积，诊疗方法也有了创新的发展。资料显示，这个阶段出版的医学相关的书籍数量达到了 200 余本。

在那个时代，玄学家将儒家的理念与道家的“自然”观念融为一体，提炼并发扬光大，形成了被称为玄学的哲学思想体系，对医学进步产生了一定推动力。许多学者致力于炼丹，服用矿石，通过这个过程揭示和积累了大量的化学变化原理和经验，同时也诞生了一些全新的疾病和治疗方法，这以间接方式推进了医学的进步。

诊断学、针灸学、药物学经过大量的实践和经验的积累，有了长足的进步。《脉经》《针灸甲乙经》《本草经集注》《雷公炮炙论》等均是该时期的代表著作，对后世产生了深远影响。

在晋代，葛洪的著作《肘后备急方》中首次明确提出了用狂犬脑的组织精华进行狂犬病预防的策略，这被视为免疫疗法的先驱。这本书在阐述抗疟疾策略时，讲解了“青蒿一握，以水二升渍，绞取汁，尽服之”的做法，并明确表述该法并非通过煮水来提取。此种方案激发了屠呦呦，促使她通过低沸点溶剂成功提纯青蒿素，此成果使她在 2015 年荣获了诺贝尔生理学或医学奖。

在南北朝时代，《僧深集方》记载了一种名为“五瘿丸”的药方，其由鹿甲状腺制成，用于缓解甲状腺素不足导致的甲状腺肿大问题，这是最初且行之有效的器官治疗方法的记录。此外，梁朝的《类苑》还记载了全球最早的牙粉药剂配方，以对牙齿进行保养。

**（五）隋唐时期——医药文化绚丽纷呈**

隋唐时期社会稳定、国家统一，民族融合、经济文化空前繁荣，为医学的总结和发展奠定了坚实的基础。在这个时期，同时发展的医学理论、药物学、方剂学和临床科学使得传统医学呈现出整合和汇编的倾向。在此时期产生了很多综合性的、空前绝后的医学巨作，涵盖了《诸病源候论》《四海类聚方》《千金要方》和《新修本草》等。

在隋唐时期,医生秉承着“医之作也,求百病之本,而善则能全”的理念,对医疗实践做了新的尝试,对单单的疾病和证候进行深入研究,取得了不少重大发现,对疾病原因和证实学做出了显著的贡献。在这一时期编撰的《诸病源候论》是一部具有理论性的专著,系统地阐述了各种临床疾病的原因、病理及症状表现。这本书详尽地记录了各种临床疾病,包括内科、外科、儿科、妇科和五官科等,并且提出了有关疾病原因的新理论,还以详细、准确的方式描述了疾病证候的表现。

隋朝的《诸病源候论》著作中,记录了大量的科学发现和技术创新,涵盖了对肠吻合术和漆树过敏的描绘,对天花和麻疹的识别,以及使用血管结扎技术止血的描述等。在唐朝阶段,《外台秘要》详述了糖尿病患者尿液甜味的出现,和黄疸病患者的尿液检查手段,以及运用金针疗法治疗白内障的技巧等。除此之外,唐朝还具备了制造珠质假眼的技术,并建立了世界首个官方医科学校——太医署,编辑并推广了世界首份官方药典——《新修本草》的成就。

此外,由于民族的交融与中外交际引入了众多的异国药物及其应用经验,再结合晋唐时期流行的“炼丹术”,为今后化学药品的制造奠定了基础,并进一步推动了药学的进步。在这个阶段,政府积极推动了医学教育的发展,形成了相当完善的医学教育模式。更进一步的,对主流医药学知识和防病方法的规范化和普及,也培育出了大量的医学人才,从而推进了医疗卫生行业的发展。

隋唐时期经济文化达到一个新的高度,医学也逐渐打破局部地区或个人经验的局限,走向全面融合和全面总结的阶段,为医学的理论和实践在更高层次的发展奠定了基础。

### (六)宋元时期——“古方不能治今病”

宋元时期,医学发展达到一个新的高度,积累了众多新的经验。在这个时期,思想开始解放,儒学内部孕育了大批新的学派,并提出了众多创新的理论和观点,这为深化医学理论的研究奠定了理论基础。

在《四库全书总目提要·医家类》中,记述了这样的历史:“儒之门户分于宋,医之门户分于金元”。在金元时期,医师们的观点不仅在理论上带有创新的色彩,更重要的是打破了之前深陷于晦涩难解的困局,突破了一味追随传统,过于崇尚古籍的守旧观念,为中医学的众多学者争夺发展开创了新篇章。刘完素、张从正、李杲、朱震亨就是当时的杰出学派代表,日后人们称赞他们为“金元四大家”。

这些杰出医家在总结前人经验的同时,又推陈出新,形成了不同的医学学派,即河间学派和易水学派,开创了医学发展的新局面。其中,河间学派又有火热论、攻邪论、滋阴论,三者思想立论相同,各有变化,对后世医学的发展起到启发作用。易水学派则以寒热虚实的脏腑辨证体系为根,在脏腑病机和辨证疗法方面取得巨大成就,为后世温补学派的产生奠定了基础。

在宋朝时期,我国建立了世界首个药品管理机构,包含了负责药品制剂的和剂局,负责药材购买、检测和鉴定的药材所,负责药物销售的卖药所,以及慈善性质的惠民局。为了编校医学书籍,宋朝政府还创立了全球首个专门负责校订医学文献的官方机构——校正医书局。在医学教育领域,宋朝创新出全球首个医学教学模具——针灸铜人。关于医药研究,宋朝有众多的发现和创造,例如采用烧烙断脐和烙脐饼子贴敷来预防脐风等,从人的尿液中提炼可视为性激素的秋石(尽管这一说法有争议),使用兔脑制剂催生(实则来源于垂体后叶激素)。此外,宋朝还出产了全球较早期并且系统理论最完善的法医学著作——《洗冤集录》。元朝时期,在骨科和外科领域创造了悬吊复位法治疗脊椎骨折和外科手术缝合曲针的方法。

当时疾病发生的实际情况正好与金元医家的创新和学术立场相吻合。这些学术主张对当时、后世,乃至国内外都具有重大的影响。即便他们的观点在现代看来都有些偏颇,然而优点仍然显著,这些创新极大地推进了中医理论的探索,并为未来各种学术派别的形成打下了基础。

**(七)明清时期——鼎盛与革新**

明清年代标志着我国封建社会发展的晚期。国家长期统一稳定,经济高度发展,文化与科技方面也有很多成果,推动了中医学发展至鼎盛时期。在明清时期,医学领域继承了金元时期的基础,而社会经济文化的推动进一步促成了其发展。此时期不乏医术高人,医学著作如同雨后春笋般涌现。此外,此阶段的基础理论及临床各科的发展达到了前所未有的成熟境地,整个医学领域已经步入了一个全面、系统并且规范化的总结阶段。

在此阶段,西方的一些科学技术随着传教士传入中国,有许多知识分子习得了一些西方的科学文化知识,对医学产生了一定的影响。但清朝闭关锁国政策的实行,大大阻碍了外来科学文化知识传播的速度。

明清时期,中医学术最大的突破当属于本草学、温病学及解剖生理学。药物学的研究以李时珍为代表,提出了众多与以往不同的新认识。

李时珍所编撰的《本草纲目》集明代以前药物学大成,共收录 1 892 种药物。此外,李时珍采用了“物以类聚、目随纲举”的药物分类方法进行分类。其“总体为纲,部分为目”的纲目体系对世界植物学的发展乃至进化论的产生都有积极的影响。《本草纲目拾遗》是药学界的重要科研文献之一,其对《本草纲目》的进一步补充产生了巨大影响。该书作者赵学敏明确认识到环境差异对生物的重大影响,较早地提出生物进化观点。例如“物生既久,则种类愈繁”,并对此以石斛、白术等的产地不同为例进行了说明。

在明代末年,《白猿经》详细记载了如何精炼纯粹且结晶度很高的乌头碱(清朝时期的赵学敏在其《本草纲目拾遗》中也有类似的描述)。不过,有关乌头碱的提取历史能够追溯到宋朝,《日华子诸家本草》中已经记录了这个过程,并把其称之为“射罔膏”,含有大量的乌头碱。这可能是关于生物碱提取的最早记载。

温病学的诞生源于医学界探寻急性传染病新的解决方案。在缺乏显微镜查看致病微生物的环境下,吴有性通过《温疫论》创新性地提出了“戾气学说”,从而全面地研究了温病的发病原因和传播路径。

明代医学史上一大突出创新是有关于天花的认识和人痘接种的应用。这项创新在欧洲的牛痘接种技术之前就已经出现,并且开始了防止天花在人类中传播的新时代。天花约在公元 1 世纪时传入我国,明朝后期,工商业发达,南北交通发达,人员流动大,天花流行日益加剧。在与天花病魔的抗争中,人类和医界找到了一种新的防止天花的方法。虽然有传言表示,我国的宋朝时期,就有峨眉山的“神人”给王旦的儿子接种痘苗,但是却没有实质性的证据可以证明。然而,可信的历史记录显示,最晚在明代隆庆年代(1567—1572 年),安徽的太平县已经开始了“种痘”活动,进而在全国范围内推广。人痘接种法,是通过从天花病患者体内提取痘苗,注入没有患病的人体内,使他们拥有天花的免疫力,从而防止他们感染重症天花。这种方式后期在全世界广泛使用,传播到亚、欧各国。在1798年牛痘接种法被发明以前,人痘接种法是主要的防止天花的方式。

此时期的解剖生理学也取得了一定成绩,其中以王清任为代表的医者对此做出了切实探索。王清任通过对义冢和刑场的尸体进行长时间的观察,画出了人体内部器官的形象,并描述了这些器官的生理构造,纠正了以往的许多误解。他在自己的《医林改错》中明确写道:"血府即人胸下膈膜一片,其薄如纸,最为坚实"。这是中国医学史上首次对膈的描绘。他还明确指出,思考和记忆是大脑的职能,表述为"灵机记性,不在心在脑"。除此以外,王清任还描述了主动脉、静脉以及它们的分支、主气管、胆总管及其开口、视神经等。

明清年代,传统中医学得到了空前发展,当时编制的海量经典著述及创新的医疗手段,对于中医学未来的进步有着重大的启示。

### (八)我国古代医学中蕴含的临床医学研究思维

我国医学的发展极其悠久,早在殷商甲骨文中,已有关于疾病的记载。辨证论治的诊疗体系,经历了千年的历史沉淀与形成,已经转化为中医学临床医学研究的理论根基。

在宋代的《本草图经》一书中,描述了一个简洁而实用的识别真正人参的方法,这可以视为中国古代的一项实用比较试验。文献记载:"相传欲试上党人参者,当是二人同走,一与人参含之,一不与,度走三五里许,其不含人参者,必大喘,含者气息自如者,其人参乃真也"。这个示例使用了两人进行比较,一个人含有人参,另一个人没有。两人走过相同的路程后,未含人参者会明显感觉呼吸困难,而含有人参者可以保持呼吸平稳,通过这种比较,人参的功效得以显现。我国医学在漫长的发展史中,众多医家采用了朴素的临床研究方案,总结众多的临床诊疗经验,奠定了传统的中医学体系基础。

我国古代医学发展史中普遍采用了真实世界研究的思想。在1993年,"真实世界研究"这个概念首次被使用在外国的学术论文中。它侧重于基于大范围的样本数据,依据患者实际的病情和选择,进行非随机的治疗方案选择。随后,进行长期的效果评估,重视那些有影响的治疗结果,以便提高干预措施的普适性和效果。神农尝百草是一个耳熟能详的神话故事,这可能是有记载的最早的真实世界研究。神农氏尝遍百草,检验药性,总结药理,在实践中总结了多种具有治病疗效的药草。在我国古代医学中,这样的例子不胜枚举,有不少诊疗方案和医方经过大量的临床应用和长期评价,从而代代流传下来,至今发挥着突出的作用(图3-1-2-1)。

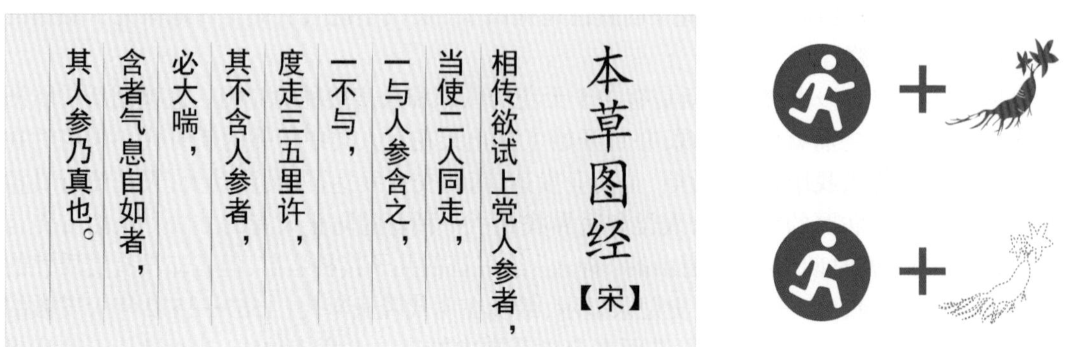


图3-1-2-1 我国古代的朴素对照试验

## 二、我国近代医学的发展

近代激荡的百年历史中，中国屡经列强入侵，灾难深重，社会矛盾复杂，积弊已久。此时，随着西方列强的入侵，西方医学也大规模传入中国，从此，中国出现了两种医学并存的局面。如何正确认识和处理两种医学的关系也成为了近代以来医学发展的核心问题。

### （一）中西医论争

建立在现代科学技术基础上的西医体系对中医学产生了巨大的冲击，传统的中医学面临着众多的问题。其中，如何处理这两种医学的关系成为最核心的问题。这个问题在近代医学界出现了不同的主张和态度。

一说主张全盘西化，一概否定中国传统文化，是一种民族虚无主义。对于医学，更是言称医学无中西之分，只有玄学和科学之别。这种思想成为民国官僚买办阶级试图消灭中医学的思想武器。还有一种守旧观念认为西医方法不适用于中国环境，主张中西人的内脏理解存在差异，坚决否定所有新观念和事物。而进步主义理念则承认中西医各自的优点，倡导互相学习，取其精华，达到融会贯通的目的。

随着西方科学技术和西方医学在我国的传播，我国医学界产生了中西医汇通的主张和中医科学化的思潮。中西医汇通的思想来源于近代洋务派提出的“中体西用”论，但这种思想无法正确地处理这两种医学的关系和指导医学实践。这主要是因为，中西医学不仅仅关注“体”与“用”的关系，而且在技术理论层面上的差异之外，它们的文化基础和科学思维方式也有着明显的不同。中医科学化思潮积极回应当时社会上废止中医的主张，为中医的保存和延续做出了一定的贡献。中医的科学化观点源于两个层面：一是以科学方式整理中医，二是中医经验可贵，但理论不科学。这两种观点都是为了满足当今社会对传统医学的需求，但它们的基础和核心思想却有所不同。从根本上讲，中医的经验和理论都是具有独特的民族特色的。中医的研究和整理是一个复杂的科学和文化课题，需要经过系统的科学分析和深入的研究才能得出结论。

### （二）近代医学的发展

在近现代，中医学的进步面临了重大的挑战。起初，清朝的早期政府实行了过度尊崇古代经典的政策，使得医学界严重脱离了临床实践，妨碍了医学创新的发展。而北洋政府时期多次排斥、限制中医发展，片面推崇西医。尽管在如此艰难的境地下，中医仍取得了一定的成绩。

这一时期的经典文献整理取得了较大的成就，关于《内经》《难经》《伤寒论》《金匮要略》等经典的研究著作多达300余部。另外，发布了大量研究发热病的专著、医药文集、医疗案例、参考手册等。在药理学和配方研究方面也取得了一些成果。尤其是在药理学上，最显著的成就是对《神农本草经》的研读和整理，揭示并出版了古代的药材著作，同时完成了关于病患用药参考和药物辨别的书籍。在配方研究领域，单调、秘制、验方的搜集和整理十分出色，最大的配方书是《古今医方集成》，该书共收集了超过一万个处方，简单论述了每个处方的主治疾病、效应、药物配制、使用方法和用量、注意事项等，是近代处方研究的代表作。

随着欧洲各国与东方各国的通航，带来了西方的医学和药物。西方医学首先是通过传教士带入中国。一位名叫罗伯特·马礼逊的传教士，作为最初来到中国的一员，于1807年踏足广州，并联手李文斯敦在澳门成立了首家医务所。逐渐地，教会医疗模式引导下的多个医务所和医院开始陆续展开工作。到1937年止，在华教会医院达300所，病床21 000张，小型诊所约600处。除此之外，创办了众多医学校和吸引中国留学生远赴美国、日本等国学习。这些医学校培养的学生和赴国外留学的学生大多数为我国的医学事业做出了一定的贡献。一些来华的传教士还积极翻译西医书籍、创办医学期刊，对西医知识的传播起到了推动作用。

总括而言，西医学的引进实际上为中国引入了高层次的医疗知识和技术。其自身的科学技术和理论构架超过了国籍、种族、宗教的边界，是具有普世客观性的。西医学逐渐在我国发展壮大，为人民的卫生健康事业做出贡献。

## 三、我国现代医学的发展

### （一）现代医学的早期传入

源于古希腊和罗马时代的西方医学学说，大概经历了三个层次的演变：早期的经验医疗、近期的实验医疗，以及现在的现代医疗。在先前的经验医学年代，尽管希腊和罗马的医疗技术尚未完善，但其实际主要依据的透析性趋势与中医极为相似。然而，当踏上近代实验医学阶梯，医学界的面貌发生了根本的转变，通过实验来发现和解读自然的规则，建立了包括解剖学、生理学、病理学、病原学和药理学在内的多门学科。在第三个阶段，也就是现代医学时期，基础医学和临床医学均取得了突出的成就，医学的研究逐步触及分子水平。

我国现代医学体系的建立离不开早期传教士带来的西方医学知识。传教士在宣传宗教，增强西方国家影响力的同时，大量建立诊所和医院，培养了不少医学学生，为我国带来了一种新型的医学体系，奠定了我国现代医学的基础。

广州博济医院，诞生于1859年，堪称中国最具历史的宗教医疗机构。不久后的1862年，北京便有由伦敦工会所建的“双旗杆医院”。1906年该医院召集了大量其他医疗单位，最终转型为国内医疗水平领先的北京协和医院。1866年，美国医药传道会在广州开设的博济医学院，作为最早一批的教会医学院，赢得了广泛的赞誉。孙中山曾在此就读，而如今该校的旧址已经翻新为中山大学中山医学院。随着《辛丑条约》的签署，教会医学院的数量大幅增加。领先的两所分别是，1902年在广州创立的夏葛女子医学校和1906年由伦敦教会、美国长老会等合办并立足北京的协和医学校。后者后来由美国洛克菲勒基金会接手并重组为协和医学院，得到了中国政府的正式认可，同时也成为当时规模最大的教会医学院。

大批传教士翻译的西医书籍对我国早期现代医学的传入和体系的建立发挥了极大的作用。本杰明·合信，这位英国的传教士同时也是医生，他是最初通过翻译书籍的方式将西医西药知识引进到中国的。1851年，他首度翻译的西医书籍是《全体新论》，然后又陆续翻译了《西医略论》（1857年）《内科新书》《妇婴新说》（1858年）等一系列的医学专著。而美国教会的医生嘉·约翰（John Glasgow Kerr），他也为中国读者翻译了超过二十本的医学书籍，其中包括《内科全书》（1883年）《病症名目》，以及《西药名目》（1899年）等。来自英国的傅兰雅（John Fryer，1839—1928年）和德贞（Dudgeon）也分别对《化学卫生论》《西药大成》《内科理法》《全体通考》《西医举隅》《英国官药方》等书进行了翻译。1859年，美国传教士在上海建立了“美华书馆”，并出版了很多医学书籍的中文版。从19世纪50年代到辛亥革命前，我们的国家发行了有一百多种由外国人翻译的西医书籍。

传教士们不仅仅是翻译医学书籍，而且还参与了中外医学期刊的编辑工作，比如1806年创立的《广州新报》（1884年更名为《西医新报》），以及1887年汉口圣教会发起的《益文月刊》和1888年创办的《博医会报》，这些都是为了普及西医知识。

除了这些，许多在日本和欧洲各地留学后回国的学生也为我国医疗系统做出了重大贡献。我国首位前往英国留学的医学博士黄宽（1828—1878年），在获得爱丁堡大学的医学博士学位后，回到广州的博济医院进行医疗工作，他是我国第一批进修西方医学的医生。同样，金韵梅（1864—1934年），作为我国第一位赴美留学的女医生，在纽约获得了医学博士学位后，回国并在厦门、成都和天津行医，并创建了护理学校。

**（二）现代医学体系的初创**

现代医学在我国的发展经历了一个曲折而又缓慢的过程。

20世纪初，现代医学的根基——基础医学的研究队伍十分薄弱，设备简陋，工作水平十分低下。20世纪30年代后，随着医学教育的发展，基础医学队伍逐渐成长起来。在当时简陋的条件下，虽然大多数学科仍处于空白状态，但在部分领域也取得一定成就。在解剖学的领域，诸如对比解剖学、神经解剖学、实验胚胎学以及组织学等多个分支领域，都已经进行了深入的研究。生理学方面，开展了包括皮肤电反射、视觉中枢对光反射、神经肌肉接头生理等众多生理学实验。在生物化学领域里，蛋白质变性、抗原和抗体的化学构成等课题都被进行了探究。药理学方面开展了许多中药的药理研究，比较出名的是1932年陈克恢实验发现麻黄素的药理作用。

伴随着现代医疗科技的发展，诸多医学机构逐一出现并逐渐成长，其中最有影响力的是中华医学会、中国药学会还有中华护理学会。1915年，中华医学会于上海正式运营，并在同年启动了《中华医学杂志》的发行。中国药学会则是由留日学生组织发起的。中华护理学会则在1914年召开全国第一次大会，1920年发行《护士季刊》，1922年成为国际护士会的成员。

在1922年，中国共产党第二次全国代表大会确立了“实施八小时工作制、建立工人医疗设施以及其他健康设备、采取工厂保险”等政策。进入1928年，毛泽东在其论文《中国的红色政权为什么能够存在》中阐述了加强革命立足点的三个策略，其中一个便是“建设较好的红军医院”。尽管在第一次国内革命战争时期中国共产党创办了“罢工医院”和“农民医院”，但全面建立人民医疗卫生机构是在创建工农红军、开辟农村革命根据地的过程中。

1928年的11月，南京的国民政府构建了诸如“卫生部”和“中央卫生委员会”等多个卫生相关的组织机构。在那一年的12月，南京政府发布了《全国卫生行政系统大纲》。这个大纲里明确指出，各省须设立卫生处，各市县需要成立卫生局，并要求在所有重要海港和边界口岸成立海陆检疫站。进入20世纪30年代的中段时，国家的卫生行政体系已经开始逐步建立并完善，近代化的医疗系统也已基本全面建立。

1931年是军事委员会总卫生处成立并领导红军医疗保健工作的一年，该机构在次年更改名字为红军总医疗部。紧随其后，红军的军团和师级纷纷建立了各自的医疗部门，并分别组织了军团卫生队和连的卫生员。红军卫生行政管理体系初步建立。同时，在“苏区”的地方政府结构中，同样建立了由“内务部”进行监督的卫生工作的管理体系（图3-1-2-2）。

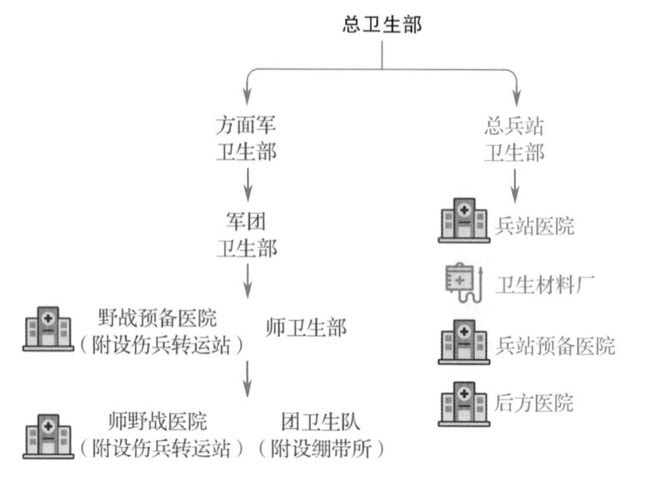


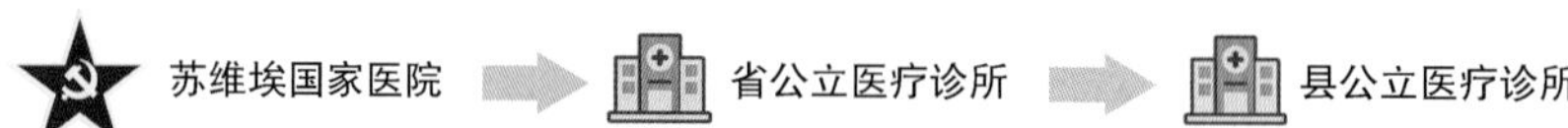


图 3-1-2-2 红军卫生体系架构

日军非法入侵导致我国医学现代化进程受阻。抗日战争时期，战场救护成为医学界的首要目标，林可胜离开实验室担任红十字救护总队队长。国际医学界亦伸出援手，派来大量医护人员和医疗物资前来支援，白求恩便是其中杰出的代表。

抗日战争时期，我国医学在曲折中艰难发展，医疗体系总的来说为战场救治服务。1936 年 10 月，军委“总卫生部”到达陕北。于 1937 年的 8 月，主力红军转型为八路军，其麾下的三个师均设有军医部门。1938 年 7 月，军事委员会“总卫生部”进行了改组，转变为中国共产党主导的抗日武装的卫生工作的总负责机构，开启了全方位抗战的人民军队卫生事务。在抗日战争时期，陕甘宁边区作为中共中央及中央军事委员会驻地，一定程度上体现了当时各革命据点卫生设施建设的基本情况。在陕甘宁边区，除军委卫生系统之外，还设有中央总卫生处体系以及边区政府卫生系统。与土地革命战争时期根据地的卫生组织状况相比，陕甘宁边区的卫生机构设置有了一定的发展，出现了制度化的倾向（图 3-1-2-3）。

解放战争时期，中国共产党的革命战争环境发生了很大的变化，从抗日战争时期以游击战为主转变为大兵团运动作战，军队卫生工作的制度化与规范化进一步提升。从另一个角度来看，随着解放区不断壮大和民心转变，解放区地方的卫生事业开始专业化发展，规章制度的设立越来越频繁，任务的划分也越来越细致（图 3-1-2-4）。

### （三）现代医学体系的建立与发展

中华人民共和国刚成立时，医疗构架、医疗设备以及医疗技术人员的状况都面临着严重的短缺。1949 年全国医院数量仅为 2 600 家，而当时中国人口已经超过五亿。在这种实际情况下，由中国共产党主导的中华人民共和国政府决定把部分解放军的野战医院转化为地方医院，而且还接管了一些由国民政府、外国教育机构和慈善组织留下的医疗机构。

在 1950 年的第一届全国卫生会议确立了“面向工农兵，预防为主，团结中西医”的国家卫生工作方针。1952 年第二届全国卫生会议中，又附加了“卫生工作与群众运动相结合”这一重要方针，成为指导我国卫生工作的基本纲领。

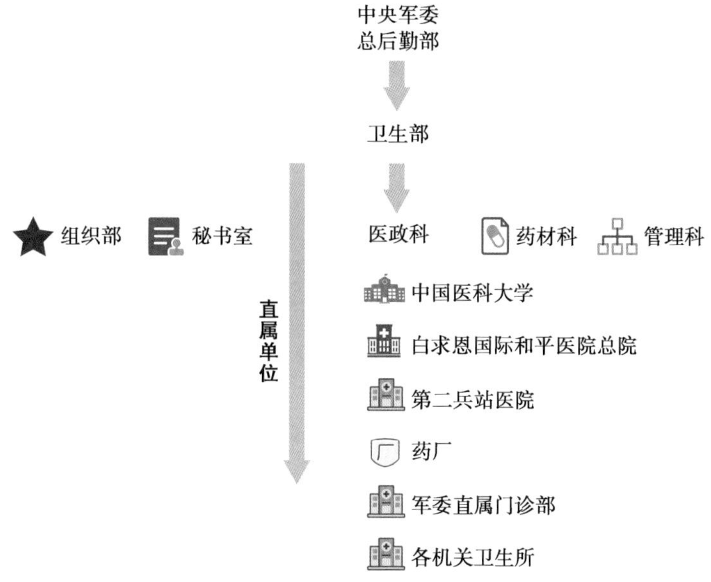


图 3-1-2-3　抗日战争时期我军卫生体系架构

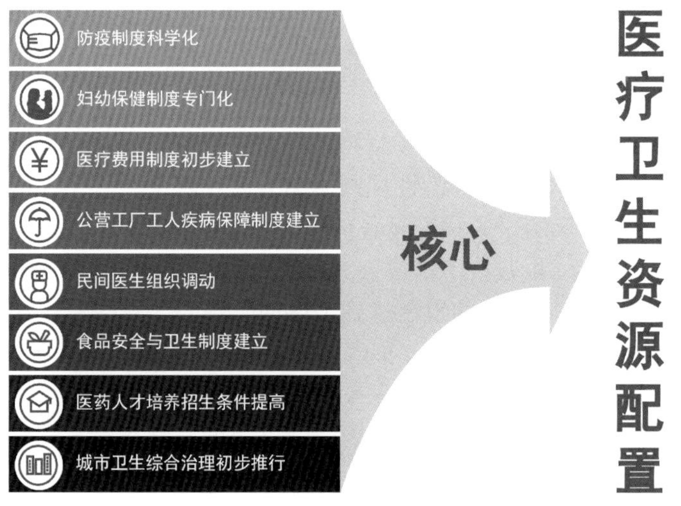


图 3-1-2-4　解放战争时期解放区卫生体系架构

在 1951 年，中国着手规划首个五年计划，该计划于 1953 年启动执行。随后，我国政府投入大量资金建设许多公立医院。除了隶属于政府的卫生部门的医院，还包含属于工业和其他部门运营的医院，构成了多元化的医疗机构模式。1956 年年初，一些私营医疗机构在社会主义改革的推动下，也逐渐改建为公立医院。到 1965 年，中国县及县以上医院数量已经达到 5 445 家，新中国城市公立医院体系基本构建完成。

中华人民共和国成立之初，我国的医疗卫生状况较差，经济也十分薄弱。基于此，中国共产党把群众路线与卫生防病工作结合起来，发起了轰轰烈烈的爱国卫生运动，号召人民群众用自己的双手改变生产、生活环境。经过一段时间的努力，在重大传染病、寄生虫病、营养缺乏性疾病防治等各领域均取得了显著成绩。

1965 年 6 月，毛泽东坚定地表达了“把卫生工作重点放到农村去”的观点，这一指示激发了农村合作医疗和“赤脚医生”运动的热情。在建立全国包括省、市、县三级的公立医院系统以及覆盖农村的县、乡、村三级医疗保健服务系统之后，我国医疗卫生服务的三级网络结构呈现出雏形，公立医院的服务网络也基本完善。在那个时代，我国的医院是福利为主导的事业单位，遵行计划经济的运行方式。

在这个时期，国家逐步建立了县、乡、村三级医疗服务网络。国家致力于寻找满足广大民众基本医疗保健需求的有效途径，诸如组织巡回医疗队深入各地农村，为当地群众提供诊疗服务，同时，也在农村地区积极培养“赤脚医生”等基层医疗力量。在外科技术方面，我国取得了显著进展，如断肢再植技术的成功应用以及大面积烧伤治疗的突破。此外，我国科学家还从中药中研发出了治疗疟疾的良药“青蒿素”。

在这个阶段，中国仅通过花费占全球公共卫生支出 2% 的总费用，就成功解决了全世界四分之一人口的健康问题。在 1978 年在阿拉木图召开的国际初级医疗保健大会上，“中国模式”以“县、乡、村三级医疗结构、农村合作医疗制度、赤脚医生”为主要理念，赢得了与会者的一致肯定，并被世界卫生组织推荐给发展中国家作为示范案例。

在 20 世纪 60 年代至改革开放的初始阶段，中国的卫生体系受到了资金短缺和投入不足的双重打击，再加上三次大规模的医疗费用标准的削减，导致公立医院遭受了严重的损失。另外，严苛的政策措施也加剧了公立医院在“大锅饭”的困境中挣扎。在 1979 年 1 月，卫生部当时的部长钱信忠在接受新华社采访时提出：“要运用经济手段管理卫生事业。”

在 1992 年确立了构建社会主义市场经济体系的改革方向后，公立医疗也开始引入现代企业制度的改造路线，并且在市场的隐性规则驱动下进行运营。

在这个阶段，公立医疗的财务状况显著优化，全面能力增强，医疗诊断准确度大幅度提升。对医疗体系的立场为“给政策不给钱”，大型公立医院积极筹集资金，并在“以工助医以副补主”的政策推动下，公立医疗的发展达到了盛期。然而，医疗服务的市场满意度及其公正性和公益性显现出下降趋势（图 3-1-2-5）。

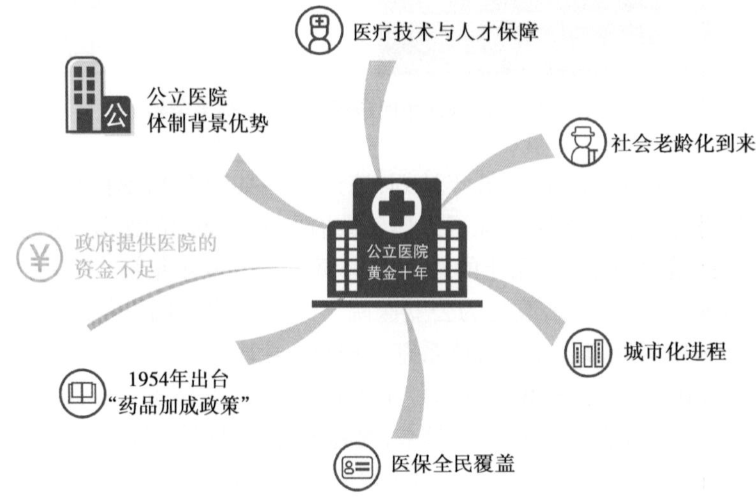


图 3-1-2-5 改革开放时期的公立医院发展“黄金”十年

### （四）现代医学体系的改革与完善

2009年新医改开始后，卫生总费用占国内生产总值（GDP）比例增速加快。自2008年起至2015年止，公立医院平均收入以每年19.3%的比例递增，不过从2012年起，涨幅显然放缓。在同一时期，公立医院的平均结余每年提升了24.6%，然而波动较大。并且在2015年，出现了8年来的首次降低，降低高达25%。公立医疗进入到以成本为中心的精细化管理阶段。在2020年的全国两会中，习近平总书记提出："完善公共卫生应急法律法规""改革疾病预防控制体系""健全重大疫情救治体系""提升疫情检测预警和应急响应能力""健全重大疾病医疗保险和救助制度""健全统一的应急物资保障体系"（图3-1-2-6）。

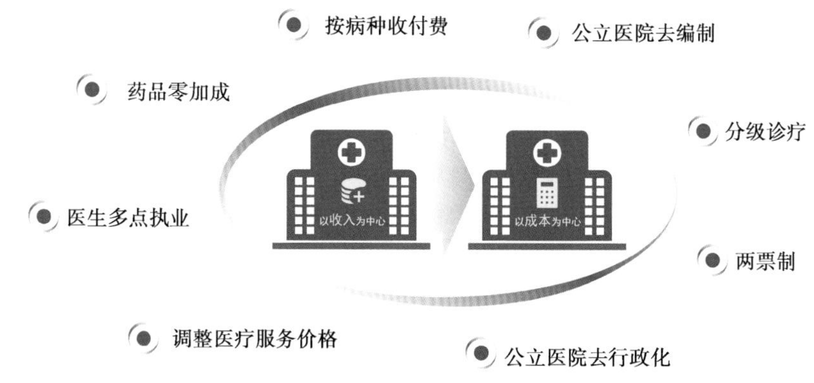


图3-1-2-6 新医改下公立医院发展趋势

现代医学发展到如今阶段，取得了众多辉煌的成就，但也面临着众多的挑战。目前，医学技术的发展延长了人类的预期寿命，但相应地也增加了经济的压力。人们在享受先进医疗技术带来的便利时，也支付了病痛、伤残和更多的经济代价。

随着社会生产力的进一步发展，现代社会疾病谱发生了很大的改变，但人们的健康观念却没有随之变迁。目前，主要威胁人类健康的是心脑血管疾病和恶性肿瘤等慢性病，而非急性传染病和寄生虫病等。在面对慢性病时，目前的医疗水平尚没有像青霉素治疗感染一样的"特效"药出现。针对慢性病的治疗和管理，目前的医疗体系应该随之做出改变，并进一步推动人们健康观念的转变，以正确的态度管理健康和面对疾病。

医疗技术的发展极大地提高了人们的预期寿命，老龄化社会不可避免地到来。老年人群的慢性病的治疗和管理加大了社会医疗保障的压力，如何妥善处理有限医疗资源和逐渐增长的医疗保健需求是当代医学体系永恒的命题。

在2016年，中共中央、国务院印发《"健康中国2030"规划纲要》，明确了"共建共享，全民健康"的战略主题。该主题旨在优化全体公民的健康生活方式，加强全方位的公共卫生服务，推动其让公众健康得到公正对待，进一步完善健康保障体系，同时也注重打造健康的生活环境。"健康中国2030"规划的推进，必将进一步提高人民健康水平。

## 参考文献

[1] 张成博，程伟. 中国医学史[M]. 北京：中国中医药出版社，2016.

[2] 陈邦贤. 中国医学史[M]. 上海：上海书店出版社，1984.

[3] 李经纬,林昭庚. 中国医学通史(古代卷)[M]. 北京:人民卫生出版社,2000.
[4] 邓铁涛,程之范. 中国医学通史(近代卷)[M]. 北京:人民卫生出版社,2000.
[5] 范行准. 中国医学史略[M]. 北京:中国古籍出版社,1986.
[6] 赵璞珊. 中国古代医学[M]. 北京:中华书局,1983.
[7] 俞慎初. 中国医学简史[M]. 福州:福建科学技术出版社,1983.
[8] 甄志亚. 中国医学史[M]. 上海:上海科学技术出版社,1997.
[9] 邓铁涛. 中国近代史[M]. 广州:广东高等教育出版社,1999.
[10] 李经纬. 中外医学交流史[M]. 长沙:湖南教育出版社,1998.
[11] 马伯英. 中国医学文化史[M]. 上海:上海人民出版社,1994.
[12] 中国科学技术协会. 中国中医药学科史[M]. 北京:中国科学技术出版社,2014.
[13] 和中波. 图说中医学史[M]. 南宁:广西科学技术出版社,2010.
[14] 医学界. 1921—2021:中国共产党领导下的百年医疗发展史[EB/OL].(2021-07-01)[2023-07-27]. https://user.guancha.cn/main/content?id=542437.
[15] 张大庆. 300多年来,现代医学如何步履蹒跚地在中国落地生根[EB/OL].(2021-04-17)[2023-07-27]. https://k.sina.com.cn/article_5225475115_137766c2b01900vwzc.html.

(赖永康 边 岩)

# 第二章

# 国内外临床医学研究发展沿革

作为以疾病的诊断、治疗、预后以及病因为主要研究内容的科学研究活动，临床医学研究通过以受试者为主要研究对象，达到探讨疾病的发生和治疗机制，研究疾病预防诊治和改善临床实践以及判断治疗方法的疗效、价值和安全性的目的。而其中，临床试验方法学以及临床试验法规在其中扮演了重要的角色。追溯历史，我们可以发现早在神农尝百草的时代就出现了最原始的"真实世界研究"，而后逐渐出现诸如"坏血病"试验的临床对照研究，进而产生出盲法、安慰剂、随机和重复等重要临床试验方法学理论。进入21世纪以来，"真实世界研究"逐渐步入临床医学研究的舞台中央，高层次的现代真实世界研究与随机对照双盲研究互相补充，共同为药物临床价值做出了卓越的贡献。而临床试验法规的发展则伴随着临床试验方法学的发展日趋成熟，从20世纪初开始，各种关于临床试验的法律规则如雨后春笋般出现。临床试验法规的建立使得临床试验逐步进入标准化与规范化阶段，促使临床试验进入了全球化阶段。

## 第一节　国外临床研究发展沿革

### 一、国外临床研究设计与实践方法的发展

国外临床医学试验的发展如图3-2-1-1所示。

#### （一）临床对照试验的发展

国外临床试验最早可以追溯至中世纪时期，伊斯兰教的医学王子阿维森纳开展了西方医学史上的首个对照研究：他将两只体质以及喂养方式相同的小羊分别放在生活安静且舒适的环境和邻狼环伺的环境中圈养，饲养一段时间后，与狼为邻的小羊逐渐消瘦而死。这一实验有力地证明了不良环境对生命环境状态的影响。不同于之前希波克拉底和盖伦等人的具有随机性的观察性研究，阿维森纳不仅设立了对照组来观察干预措施的作用，同时还控制了受试对象的其他可比性，如体质及喂养条件等。虽然这次阿维森纳的试验设计仍略显粗糙，但其通过对照来求证干预效果的临床试验思维无疑是人类医学研究史中的重大进步。然而，这种设置对照组的思想并未在当时引起重视，直到1747年英国海军医生詹姆斯·林德

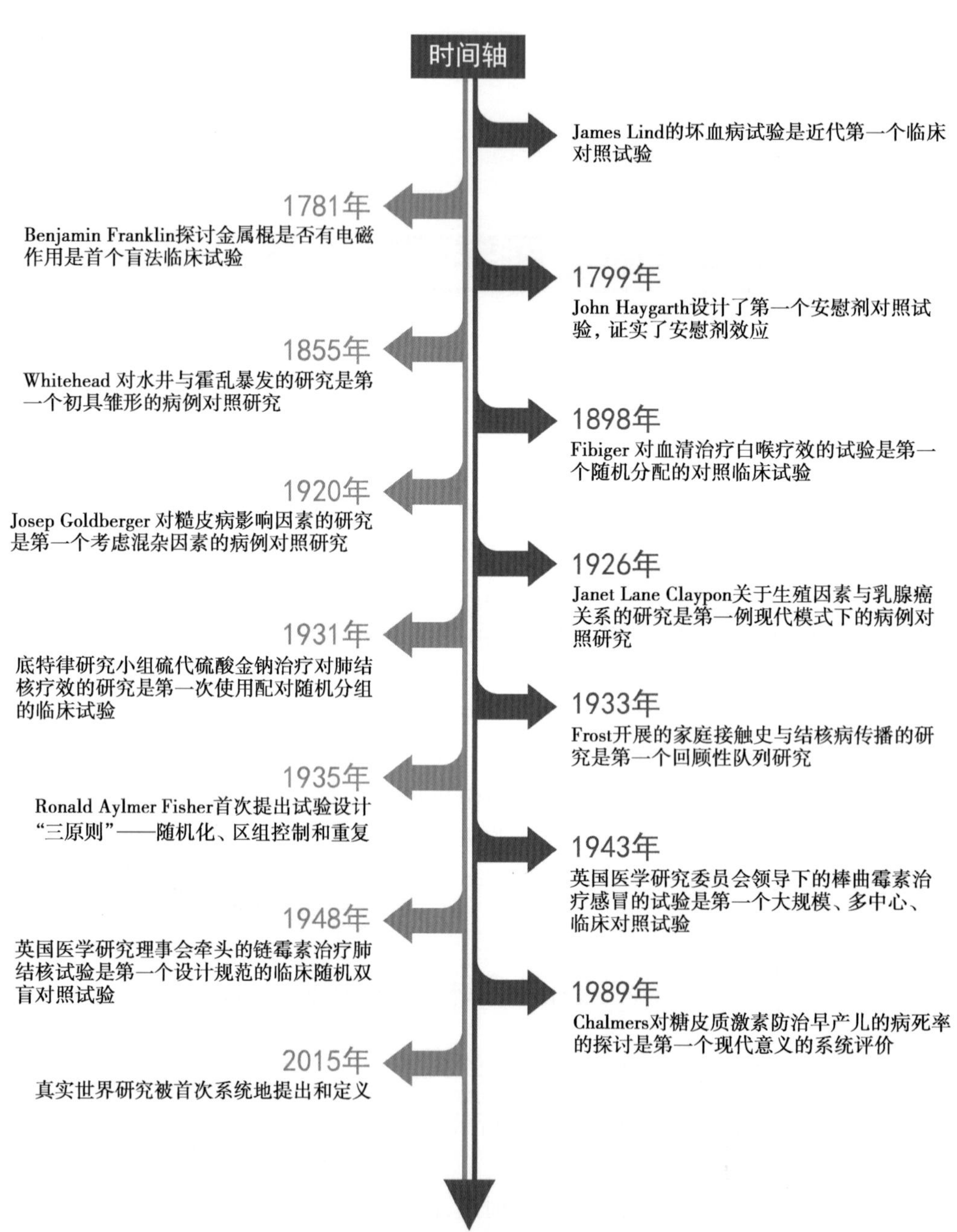


图 3-2-1-1　国外临床医学试验历史轴

系统地开展了临床对照试验。在当时，“坏血病”一直是远洋海员最为恐惧的“夺命瘟神”，但其病因及治疗方法一直备受争议。为探寻“坏血病”的有效治疗手段，林德在其某次出海任务中选择了 12 个病情程度相似的“坏血病”患者并将他们随机分成了 6 组，每组采用不同的辅食治疗方式。6 天后，辅食为橘子和柠檬的患者基本康复，而采用其他辅食治疗的患者病情仍在恶化，这表明橘子和柠檬能治疗“坏血病”。林德的临床试验不仅证实了

"坏血病"的有效治疗方法，更是历史上第一次用系统的对照试验方法检验药物的疗效，其用对照试验系统科学检验药物疗效的思想如万古长夜的一盏明灯，为后人指明了方向（见图 3-2-1-1）。

继詹姆斯·林德的"坏血病"试验之后，采用临床对照研究验证疾病治疗方法的思维逐步在临床医生们的思想中扎根。然而，对于在对照试验中如何选择对照组却成为另一个难题。其中一个思路就是选择旧的治疗措施作为对照，但在古代更常见的情况则是，一个疾病往往没应用已被证实有效的治疗措施，而且对于像腮腺炎这样的自限性疾病，根本无法探寻哪种治疗方法才是其有效的治疗方法。因此，另一种思路就是设置不施加任何措施的空白对照组。然而，后续研究发现，即使在不施加任何有效措施的空白对照组中，仍有部分患者的病情得到了好转，这一神奇效应就是安慰剂效应。1801 年，英国医生约翰·海加斯开展了第一个安慰剂对照试验：针对当时热门的某牵引器治疗头面部炎症及风湿病，海加斯用木头模拟治疗仪并将其用在了 5 位风湿病患者的治疗上。人为地设置了"安慰剂对照组"。通过与这种牵引器治疗效果的对比，海加斯发现两者治疗效果并无区别，这让海加斯认识到心灵的热情与由想象产生的期待可能使身体和疾病产生强大的效应。安慰剂效应使国外临床医学研究的发展发生了历史性的突破。而其后的临床对照研究，诸如第一个病例对照研究，第一个半随机对照研究，第一个随机对照研究……在前人对照研究的思想上继续蓬勃发展。

**（二）盲法的发展**

盲法的出现是临床医学研究的另一重大突破。如上一节所述，安慰剂之所以能引起正面效应，是因为患者不知道自己使用的是没有活性成分的药物，而如果患者知道自己使用的是没有活性的药物，那么产生的可能就是"反安慰剂效应"。因此，为了消除临床试验中主观因素的影响，通过一定的技术手段让受试者不知道自己被施加的是何种处理方式，这就叫盲法试验。1781 年，法国国王路易十六组织了一个调查委员会来评估由当时德国医生安东·梅斯梅尔发明的"动物磁疗"。委员会由本杰明·富兰克林牵头并设计了一项试验，试验前，委员会让受试者蒙住双眼，并在试验过程中告知受试者可能相反的治疗信息。结果发现，感觉"动物磁力"的都是那些被告知接受了"动物磁疗"的患者，而不是真正被实施该项治疗的人。这显然是受试者心理暗示造成的治疗效果，而非"动物磁疗"本身的治疗价值。这是世界上第一个盲法临床试验，该试验开启了人类盲法的大门，并在 19 世纪得到了大量的推广。

盲法的设置主要是为了避免受试者的心理受到被施加的治疗因素的影响而产生的所谓的"安慰剂效应"。但在临床实践中，如果研究者知道谁服用的是真正的药物就可能不由自主将注意力投射到这些患者身上，从而更容易在言语与态度上表露出来，可能引起更强的安慰剂效应。这种由研究者的原因引起的受试者心理的改变，进而导致结果改变的现象称为"霍桑效应"。因此到了 20 世纪，单盲试验逐渐进化为了双盲试验。双盲试验就是指实验过程中，受试者和研究者都不知道受试者接受的是何种处理。双盲法的出现有效避免了"安慰剂效应"和"霍桑效应"对实验结果的影响，使研究者对临床医学研究的结果能有更加客观的评价，对新药的疗效解释更为准确与科学。1918 年，德国医生阿道夫·宾格尔就用双盲试验检验了"白喉抗毒素马血清"的真实疗效。宾格尔将 937 名患者分成了两组，一组使用"白喉抗毒素马血清"，另外一组则使用"普通马血清"，除宾格尔自己之外，所有的患者与参与治疗的医生，均不知道分组与药物的具体情况。最终的结论是两种药物的疗效是一样的。双盲法试验的出现可以说是临床医学研究的一个重大的进步。1932 年，德国药理学家保罗·马提尼对盲法进行了系统阐述，总结出了关于对照、分组、盲法、安慰剂等的临床试验基本原则，为临床试验方法做出了奠基性工作。

然而，进入到当代后，临床试验工作中出现了另一个角色：数据收集及处理人员，这就使得临床试验结果还可能出现受到数据收集及处理人员优先剔除不好数据所引起的偏差的影响。因此，为进一步避免数据收集和分析过程中的主观人为因素所导致的倾向性偏移，"三盲试验"的概念应运而生。"三盲"就是让研究对象、研究人员和数据收集者及分析者都不知道研究对象分组及用药情况的盲法设置方法，这能最大化减少人为因素导致的试验结果评价的不客观和不公平。盲法的出现使临床试验能在设置对照的基础上尽可能使用安慰剂进行疗效的评估。目前，盲法已经是临床试验设计的关键方法和基本原则。

### （三）随机化研究的发展

随机临床研究的思想最早萌发于 17 世纪，在对照试验与盲法出现后，临床医学研究结果已基本可有效避免受试者的"安慰剂效应"与研究者的"霍桑效应"所带来的偏移。然而研究个体本身的差异所带来的影响成为当时临床医学研究面临的另一个难题。如果临床研究在分组的时候有意或者无意地将病情轻的分在治疗组，将病情重的分在空白组，那试验结果肯定会受受试者个体的差异所影响。1662 年，针对这一问题，比利时医生范·海尔蒙特提出了成组随机的思想，他将所有受试者根据抽签的方式随机分成治疗组及对照组，而后通过计算每组的治疗成功率来比较不同治疗方法的疗效。1898 年丹麦医学家约翰尼斯·菲比格对该方法进行了改进。菲比格根据患者的入院时间（隔日交替）将患者随机分成治疗组（标准治疗 + 皮下注射白喉血清）与对照组（标准治疗），结果是白喉血清可降低白喉病死率。这是第一个尝试随机分配的临床对照试验，虽然相对于抽签法，隔日交替更加科学且简单易行。然而这样的随机分组也并不能让两组患者基本特征达到均衡化，所以隔日交替法也不能算真正的随机。而后英国的统计学家罗纳德·费希尔总结前人的随机化试验经验并在《研究工作的统计方法》中首次提出了试验设计的随机化原则，并在其后出版的《试验设计法》中提出了"试验设计三原则"——随机化、区组控制和重复，这为未来临床随机化试验的设计奠定了理论基础。

虽然随机化试验的理念提出较早，但这些试验的设计都不能算是一个科学的、成熟的随机化临床试验。现代意义上的临床随机化分组的提出和应用，是英国医学研究理事会牵头开展的链霉素治疗肺结核的临床试验。1948 年，为验证链霉素治疗肺结核的疗效，英国统计学家布拉德福德·希尔纳入了 107 例确诊的急性进展性双侧肺结核患者，采用随机数字表随机将患者分为治疗组与对照组。研究结果表明链霉素治疗确可降低肺结核的病死率。这一研究对于临床试验起了科学的引领作用，从根本上改进了临床研究的质量，从此开创了临床随机对照试验的新纪元，并逐渐成为临床试验的标准设计。

### （四）临床流行病学研究的发展

人类在与疾病做斗争的过程中最早发展起来的是临床医学。随后为了了解疾病发生的内在机制，从微观和宏观两个方面发展形成了基础医学和预防医学。流行病学（epidemiology）是对健康问题在人群中的流行规律、发病原因和影响因素进行探讨，并采取相应对策的一门学科，流行病学是预防医学的一门重要学科，因此，流行病学研究也是临床医学研究的一种，对维护人类健康具有重要意义。流行病学最早用于揭示传染病流行的原因，随后，流行病学方法被成功应用于对慢性病如心血管疾病、肿瘤等病因的研究，其原理和方法现已广泛应用于临床医学研究领域，两者有机地结合从而形成了临床流行病学。

流行病学的出现是历史发展的必然选择。国外早期的流行病学研究可以追溯到公元前5世纪，希腊名医希波克拉底在其所撰写的《空气、水和土壤》中总结了在特定地点、季节、风和空气中发生的常见疾病，这算是流行病学研究的雏形。自18世纪开始，资本主义社会的出现使得劳动力开始聚集于城市，人类开始出现密集生活，这使得传染病也逐步对社会产生巨大的影响，为预防及控制传染病的传播，流行病学研究在这一时期得到了长足的发展。如1796年英国医生詹纳证实牛痘对天花的免疫就是这一时期的成果。而流行病学研究在这一时期做出的最突出的贡献是英国流行病学专家约翰·斯诺通过流行病学研究发现了霍乱传播的病因。1854年伦敦暴发霍乱，三周内死亡人数达到了500人。斯诺为调查霍乱传播的原因通过标点地图分析的方法将疫情发生的地点与死亡的病例标在地图上，同时通过大量的走访调查，斯诺得出了霍乱通过水源传播这一重要的结论。而后，在关闭疫情地区的水泵后，霍乱死亡率开始急剧下降。这一经典的流行病学研究使人们在后来能够针对性地预防霍乱的流行，为人类的健康做出了卓越的贡献。而后，流行病学研究开始大量开展并发现了许多重要的问题，如吸烟导致肺癌，不良性行为与艾滋病的相关性，心脑血管疾病的各种危险因素等。作为临床医学研究的重要部分，临床流行病学的发展不仅深化了人们对于疾病的发生发展的宏观认识，而且提高了对疾病的诊断和治疗水平。2020年新冠疫情的暴发，临床流行病学研究在维护人类的健康与安全上再次发挥了重要的作用。

国外流行病学的发展史如表3-2-1-1所示。

**表3-2-1-1　国外流行病学发展史**

| 时间 | 时期及事件 |
| --- | --- |
| **公元前500年—18世纪** | **流行病学学科形成前期** |
| 公元前460—公元前377年 | 古希腊著名医生希波克拉底用“epidemic”来表示疾病的流行 |
| 1423年 | 威尼斯政府在圣玛丽岛修建了第一所传染病医院 |
| 1662年 | 英国医生格朗特提出使用生存概率及死亡概率来替代对数和死亡比，同时提出在流行病学研究中设立比较组 |
| **18世纪—20世纪初** | **流行病学学科形成期** |
| 1747年 | 詹姆斯·林德使用对比治疗法研究“坏血病”病因，开创了流行病学临床试验的先河 |
| 1796年 | 英国医师詹纳发明接种牛痘，使天花得到有效控制 |
| 18世纪 | 英国统计学家法尔用生命统计来研究公共卫生问题，提出了“特异危险度”“超额危险度”“人年”“生存概率”及“标化死亡率”等重要概念 |

续表

| 时间 | 时期及事件 |
| --- | --- |
| 1848—1854 年 | 英国内科医师斯诺针对伦敦霍乱流行应用标点地图的方法进行了调查，论证了霍乱流行与水源的关系 |
| 1850 年 | 1850 年"英国伦敦流行病学学会"成立，标志着流行病学学科的形成 |
| 19 世纪中叶 | 皮埃尔·路易斯引入统计学分析方法评价临床治疗措施放血疗法的治疗效果 |
| 19 世纪末—20 世纪初 | 英国高尔顿创立了相关系数，皮尔森提出可卡方分布，查宾明确了二代发病率的概念 |
| **20 世纪至今** | **流行病学发展期** |
| 1948 年 | 英国的多尔和希尔证实了吸烟是肺癌的主要危险因素，开创了慢性病病因学研究 |
| 1951 年 | 康菲尔德提出了相对危险度和比值比的概念和计算方法 |
| 1959 年 | 曼特尔提出分层分析法 |
| 20 世纪 60 年代 | 米业蒂尼发展了配比、偏倚、混杂及效应修饰等概念 |
| 1973 年 | 曼特尔提出巢氏病例对照研究 |
| 1979 年 | 萨基特总结了 35 种潜在偏倚 |
| 1986 年 | 普伦蒂塞提出了病例队列研究 |
| 1991 年 | 麦克卢尔提出病例交叉设计 |
| 1992 年 | 循证医学诞生 |
| 1995 年 | 乌维斯提出病例时间对照设计 |

## 二、国外临床研究管理机构与注册平台的发展

良好的项目结构管理是实现高效率临床研究试验不可或缺的因素之一。通过对人员以及项目的管理，通过掌握立项审查的要点和关键点，可以为临床试验顺利开展把好第一关，是临床试验质量控制不可或缺的重要环节。而临床研究管理机构与相关支撑平台的建立与完善是实现临床研究规范化管理，促进临床研究稳步前行的关键。本篇将分别对临床研究管理机构、注册平台的发展，以及临床研究规范与指南的建立进行简述。

### （一）临床研究管理机构的发展

优异的研究成果离不开良好的临床研究管理，临床研究管理机构通过在项目审批、资助方向、临床研究数据、临床研究人员培训及伦理审批等方面的层层把控使临床研究得以高质量地产出。美国临床研究一直位列世界前茅。据 ClinicTrials.gov 统计，在过去十年间，美国每年平均有超 8 000 项的临床研究登记，美国 FDA 每年平均批准 40 种创新药，且呈逐年上升趋势。2021 年，美国 FDA 批准的创新药已达 50 种。在监管方面，美国临床研究主要由 FDA 和美国 NIH 进行管理。美国 FDA 成立于 1906 年，1938 年美国国会以立法的形式正

式赋予FDA对临床研究监管的权利。而美国NIH初创于1887年,其主要作用是通过对美国大多数临床研究进行基金资助,从而间接对项目起着管理作用,但这也使得NIH可以通过对科研领域的资金分配对美国临床研究项目的调控发挥重要作用。首先,NIH对临床研究的管理具有资助计划性强,针对性强,重视临床常见病与多发病,适当倾斜罕见病与遗传病的特点。而且对于将基础科学研究成果转化至临床应用,NIH尤为重视。早在2010年,NIH便提出转化医学的概念,并重视将资金投入到以临床应用价值为导向的项目上去。同时,NIH也尤为重视对疾病预防资助,这也间接促进了一些疾病临床研究,如早癌筛查临床研究的开展。而在临床数据管理上NIH也发挥重要作用。2018年,NIH发布了数据科学战略计划。其目的主要是储存、管理、标准化和发布生物医学研究产生的大量数据,使数据具备可检索、可访问、可交互使用和可重复使用四大原则。该计划最大限度提高了临床研究所产生的数据价值,进一步促进了美国临床研究的发展。此外,NIH还重视临床科研人员教育与培训。早在20世纪60年代,NIH便设立了医学科学家培训规划。而在21世纪初,NIH更是在临床与转化科学基金项目(Clinical and Translational Science Award,CTSA)中设立临床研究导师资格培训基金项目。此外,为加快博士、博士后等临床科研人员快速掌握临床研究统计学、核心方法、管理与伦理等相关技能,NIH还资助临床科研人员的培训计划。而未来,美国还计划进一步训练专业技术人员和社区合作人员。在伦理审查方面,美国是世界上最早建立伦理委员会的国家。伦理审查制度的建立主要是对临床研究过程中的受试者进行保护,同时也是确认临床研究人员及机构的合法资格。在美国,进行临床研究前必须通过伦理审查委员会(IRB)的审批,并且IRB又由美国人类研究保护办公室和FDA定期评估,这保证了临床研究的质量。此外,IRB在监督美国临床研究的过程中不断推进与科技发展、医疗手段的进步密切相关,而且与特定的社会、文化和历史因素紧密结合的制度革新,保证IRB制度体系能与科技和社会协同发展,这大大提升了美国临床科研的发展水平。

欧洲临床研究数量仅次于美国,也是全球临床研究的领先者。2021年,欧盟批准52款创新药(新活性物质),其中包括用于治疗新型冠状病毒的4种疫苗。与美国不同的是,欧洲独特的临床研究管理模式,同时强调各成员国之间的协同合作与数据共享,开展高质量的临床研究。欧洲临床研究主要由欧洲药品管理局(European Medicines Agency,EMA)监管。EMA成立于1995年,是欧盟唯一负责对人用药物进行科学评估的审评机构,其使命是保护欧盟的人类和动物的健康与安全并获得安全且高质量的药物。当研究人员拟开展药物临床试验时,须先向EMA旗下的EU Portal门户网站提交临床试验申请,科学审评和伦理审查通过后方可至欧洲临床试验注册中心(European Union Drug Regulating Authorities Clinical Trails Database,EudraCT)注册并开展临床试验。而当研究人员拟开展手术或医疗器械等其他人体试验时,须先经过伦理及各国相关部门审批,然后到世界卫生组织认证的国际临床试验注册平台注册后开展。而在临床试验审批和开展过程中,欧盟各成员国都可参与协作,这样大大提高了欧洲临床研究的质量,保证了欧洲临床研究的安全性及有效性。2021年,欧盟颁布了临床试验条例(Clinical Trials Regulation,CTR),其目的是促进欧洲大规模临床研究的发展,增加临床研究信息的公共透明度与临床研究参与者的安全性。此外,当临床研究需在欧洲几个国家跨国开展时,该条例允许发起人只需通过名为临床试验信息系统(the Clinical Trials Information System,CTIS)的单一在线平台提交一份在线申请便可，与之前临床试验发起人必须分别向各国主管部门和伦理委员会提交临床试验申请相比，CTR 的颁布大大提高了开展此类跨国临床试验的效率。2021 年底，欧盟委员会、药品机构负责人（HMA）和 EMA 联合通过了欧盟加速临床试验倡议（Accelerating Clinical Trials in the European，ACT EU），该倡议通过促进更大规模的多国试验，建立多方利益相关者平台，加强 EudraCT 审批和设计之间的协调等十项政策旨在加强欧洲临床试验环境，同时加快临床研究审批流程，促进临床试验的开展。这两项举措进一步促进了欧洲临床研究的发展。

### （二）临床研究注册平台的发展

临床研究注册是指在临床研究开展前预先将试验的重要信息在规定的网站上进行登记，以便向大众提供可靠信息。这有利于增加临床试验信息的透明度，减少发表偏倚，使临床试验能够高质量、规范化地开展。目前，在研究开展前，临床试验注册已成为当今临床试验发展的主要趋势。1970 年，为发展美国尼克松总统提出的“抗癌运动”，同时也为了减少临床试验结果的发展偏移，美国最早提出“临床试验注册”这一概念，并于 1977 年在美国成立了全球首个临床试验注册中心——癌症临床试验注册中心。1997 年，美国于《食品药品监管现代化法》中指出凡是符合法规要求的药物临床试验必须在美国 NIH 建立的网站上进行注册，这是美国第一次从立法的层面上要求临床试验必须注册。然而，临床试验注册的发展并非顺利无阻，事实上，在当时，临床试验注册一直受到企业的多方阻拦。临床试验注册的烦琐性以及多数企业赞助的利益至上原则使得临床试验注册仍未广泛推行。加之当时政府缺乏有效措施，公众知之甚少，虽然当时的医学杂志一直呼吁临床试验注册，但涉及具体实现方法时，大家仍显得茫然无措。直到 2002 年，美国临床研究注册平台 ClinicalTrials 通过互联网向公众开放，人们通过网络即可实现临床研究的注册。2004 年 8 月，国际医学期刊编辑委员会（ICMJE）发表宣言：“临床试验在招募首个受试者之前，应在向公众开放的临床试验注册机构注册，并以此作为试验结果发表的先决条件。”同年 10 月，世界卫生组织（WHO）在《纽约宣言》中声明 WHO 将会“牵头制定正规程序以引领全球实现统一的临床试验注册体系”。随后 WHO 很快付诸行动，于同年 11 月开始建立国际临床试验注册平台（ICTRP）。ICTRP 最初的核心工作是确立临床试验的注册标准，并构建相应的注册数据库。随着其日益发展，逐渐确立起 ICTRP 国际领导地位。它开始广泛收集全球各地试验注册中心的试验记录，建立了一站式的检索平台，并且承担起为临床试验分配全球唯一注册号的重任。2008 年 10 月，第 59 届世界医学大会通过了《赫尔辛基宣言》，宣言指出“所有临床试验必须在纳入首个受试者前，在向公众开放的注册机构注册”，这使得临床试验注册成为医学研究伦理学国际公约的重要规定，临床试验注册成为了临床研究必不可少的一步。

目前，临床试验注册平台较多，国外较为重要的主要有英国国立研究注册库（BNNR），澳大利亚临床试验注册库（ACTR），英国当前对照试验注册库（CCT），美国临床试验注册库（ClinicalTrials）。随着大数据时代的到来，临床试验注册平台必将发挥更加重要的功效。

### （三）临床研究规范与指南的建立

临床研究给社会带来了巨大的利益，然而与之同行的是意义深远的伦理问题，以及如何能确保临床试验能够有效设计和实施。因此，在大量临床试验开展的同时，人们开始逐步思考建立临床研究标准化法规与指南，以便指导临床试验的设计与实施符合质量标准。20 世纪之前，世界上并无系统的关于食品与药品的法案，直到 1906 年，美国作家阿普顿・辛克莱在其畅销书《丛林》中首次揭露了美国食品加工的黑幕，同年 6 月美国国会才在众多压力下通过了第一个医药法规《纯净食品和药品法案》（Pure Food and Drugs Art，PFDA），虽然该法案只要求产品在其标签上注明真实可靠的成分也不涉及任何临床试验的规定，但该法案具有里程碑般的意义，确立了政府打击商业腐败行为的职责。1930 年，负责 PFDA 的化学局正式更名为“食品和药品监督管理局”（Food and Drug Administration，FDA）标志着药品监管时代的开始。然而，PFDA 完全不对疗效做出规定也不对药物本身进行限制，使得许多商家投机取巧干脆不说明产品成分或列举虚假成分。直到 1937 年，“磺胺事件”的发生彻底暴露了该法案的不足。因此，1938 年，美国国会通过了《食品、药品和化妆品法》（*Food*，*Drug and Cosmetic Art*，FDCA），该法规要求新药上市前必须向 FDA 提供安全证明，并经过审批后方可上市。FDCA 的实施促使制药企业不再依靠虚假广告吹嘘疗效，而是脚踏实地研发新药，因此，1938—1955 年，新的有效药物数量急速增长，远远超过了之前人类历史的总和。但法案只提及药物上市前应达到安全性，却未对上市前的临床研究做出任何规定。1957 年，西德的梅瑞尔制药公司研制了一种作为非处方用药上市的新型镇静剂——沙利度胺（thalidomide），因其声称能减轻孕妇在妊娠早期的呕吐反应，又名“反应停”，并很快在药品监管宽松的欧洲、南美洲等地区的 20 多个国家上市。1960 年，该公司向美国 FDA 申报，试图开拓“反应停”的美国市场。由刚进入美国 FDA 工作不久的凯尔西（Kelsey）医师负责该药的审批，但她认为产品的临床数据不足，要求公司提交更详尽而可信的研究数据。沙利度胺当时在欧洲等地上市三年，已有超过 200 万人服用，公司认为其疗效良好，并不在意凯尔西的要求；然而凯尔西坚持原则、不肯放行。双方僵持之时，欧洲国家的医生们开始发现越来越多的畸形婴儿诞生：有些五官或内部器官异常，有些形似海豚被称作“海豹肢”婴儿，更有死胎或出生后即死亡案例。直到 1961 年，由德国医生通过流行病学研究，终于确定了导致这些畸形婴儿的祸根正是“反应停”，骇人听闻的“海豹儿”惨况震惊世界。德国政府紧急取缔了“反应停”之后，梅瑞尔公司最终在 1962 年撤回其在美国 FDA 的申请及该药在全球的销售。“反应停”事件爆发后，美国国会在 1962 年迅速通过《科沃夫 - 哈里斯修正案》。该修正案首次规定，制药商在新药上市前必须提交经临床试验验证的安全性和有效性双重信息，并严格规定药物在上市前必须经过三期临床试验。1995 年，WHO 发布了《世界卫生组织药物临床试验质量管理规范指南》［*WHO Guildlines for Good Clinical Practice*（*CCP*）*for Trails on Pharmaceutical Products*，WHO-GCP］，又称《药物临床试验质量管理规范》（*Good Clinical Practice*，GCP），该指南将药物临床试验规范化要求的相关内容整合在了一起。

至此，临床研究方法学的发展与临床研究规范化法治化的进程终于汇总在一起，临床研究开始在方法学和规范化指导下稳步前行（图 3-2-1-2）。

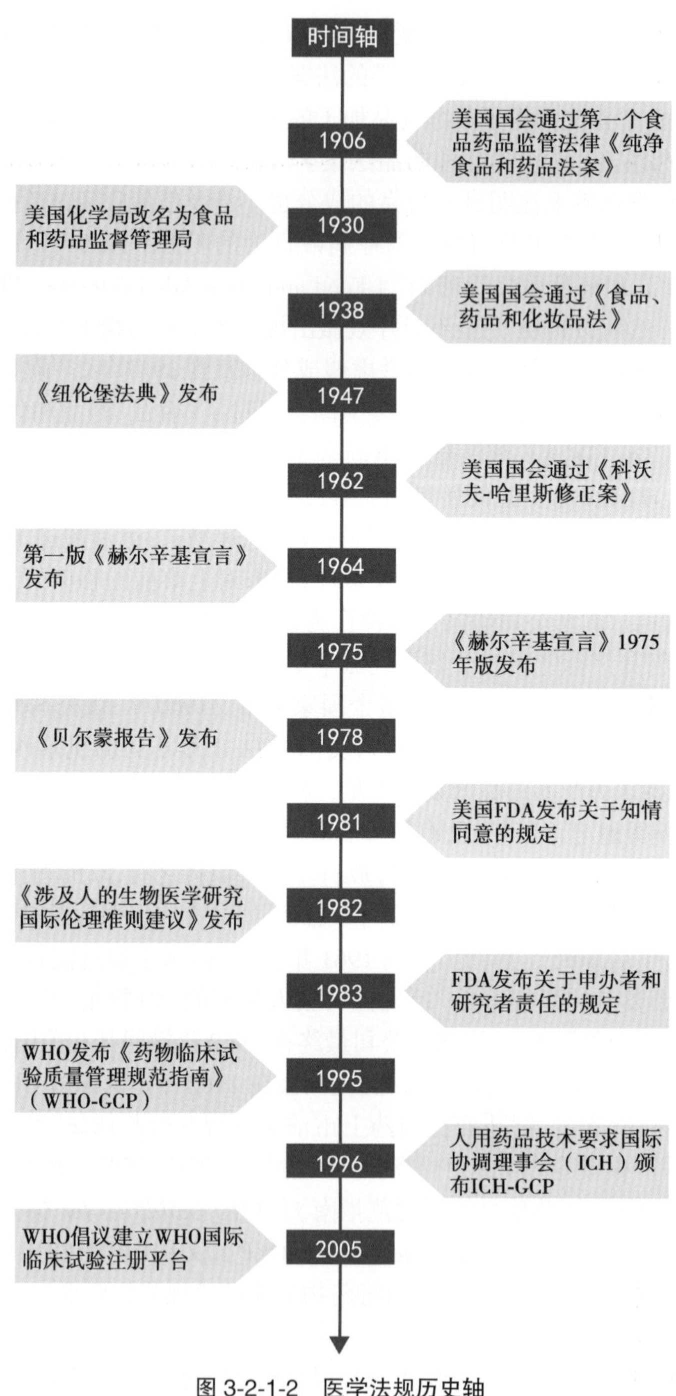


图 3-2-1-2　医学法规历史轴

## 参考文献


[1] 钱碧云．临床研究体系构建实践[M]．北京：人民卫生出版社，2022.

[2] 国家卫生健康委科教司．医疗卫生机构开展研究者发起的临床研究管理办法（征求意见稿）[EB/OL].（2020-

12-30)[2023-09-25]. http://www.nhc.gov.cn/qjjys/s7945/202012/630fa2bf316d48a4856f8727450c429b.shtml.

[3] 胡志民,贾晓峰,万佳林. 临床研究的组织形式及其特征研究[J]. 科技管理研究,2022,42(5):219-224.

[4] 赵新宇. 希波克拉底"体液"论哲学观念及其对古典幽默概念的影响[J]. 天津大学学报(社会科学版),2011,13(4):316-321.

[5] 林崇德. 心理学大辞典[M]. 上海:上海教育出版社,2003.

[6] 李润虎. 帕拉塞尔苏斯及其在近代医学革命中的地位和意义[J]. 中华医史杂志,2022,52(3):140-146.

[7] 李润虎."近代医学革命"辨[J]. 自然辩证法研究,2020,36(6):105-110.

[8] ENGEL G L. The need for a new medical model: a challenge for biomedicine[J]. Science,1977,196(4286):129-136.

[9] U.S. Food and Drug Administration. Novel Drug Approvals for 2021[EB/OL].[2023-11-27]. https://www.fda.gov/drugs/new-drugs-fda-cders-new-molecular-entities-and-new-therapeutic-biological-products/novel-drug-approvals-2021.

[10] COLLINS F. The bridge between lab and clinic: interview by Meredith Wadman[J]. Nature,2010,468(7326):877.

[11] 吕立宁. 美国国立卫生研究院(NIH)资助生物医学研究的机制及管理模式[J]. 中国科学基金,2001,15(4):239-242.

[12] National Institutes of Health. NIH Strategic Plan for data science[EB/OL].[2023-11-27]. https://datascience.nih.gov/nih-strategic-plan-data-science.

[13] 王燕芳,李会娟. 美国临床研究的现状及发展方向[J]. 北京大学学报(医学版),2010,42(6):621-624.

[14] 张琳. 我国药物临床试验的现状分析研究[D]. 郑州大学,2016.

## 第二节　国内临床研究发展沿革

### 一、国内临床研究设计与实践方法的发展

#### (一)追随与模仿

我国的临床研究发展虽然增长迅速,但因为起步较晚、体系薄弱,多数研究质量不高,整体影响力与临床研究体系成熟的国家相比仍旧有一定的差距。国内外两大临床研究注册网站(美国 ClinicalTrials 和中国临床试验注册中心网)数据显示,近两年我国临床研究项目显著增加,且国际临床试验平台上我国年注册项目数和增长趋势已逐渐超过了英国、日本等国家,但我国在高水平期刊上发表的临床研究文章和部分国家相比仍存在较大的差距,我国临床研究对国际疾病诊疗规范的贡献仍比较有限。与我国丰富的临床资源和基础研究成果相比,我国临床研究总量和成果有待进一步提高。

#### (二)奋起直追的创新路

我国作为最大的发展中国家,具有病种多样、受试者群体庞大、临床资源丰富的特点,为临床研究的开展创造了良好的资源优势。随着我国临床医学水平的提高,临床医学研究的

体系建设和研究成果也逐渐向国际一流水平靠拢，中国在制定具有国际影响力的标准规范和指南方面取得了一定的进展，大量高质量的医学研究被国际临床医学研究指南采用，我国的临床医学研究表现出了强劲的国际影响力。北京天坛医院王拥军教授团队的"轻型卒中或短暂性缺血发作患者早期应用阿司匹林和氯吡格雷"研究被写入美国《2018 急性缺血性脑卒中早期管理指南》。《亚洲结直肠癌指南》采用了中山大学附属肿瘤医院徐瑞华教授团队为亚洲晚期肠癌患者提供的新二线化疗标准方案（卡培他滨 + 伊立替康，简称 XELIRI）。中国人民解放军北部战区总医院韩雅玲教授团队牵头开展的"新一代药物洗脱支架术后双联抗血小板疗程"的研究被写入《2017 年欧洲冠心病双联抗血小板治疗指南》。上海长海医院刘建明教授团队开展的"急性缺血性卒中机械取栓成功再通后强化降压控制"的研究首次证实了脑卒中患者机械取栓术后血压管理安全下限。全球消化病领域顶级期刊 Gut 在线发表了上海长海医院李兆申教授及郑州大学丁松泽教授团队牵头的共识报告《中国家庭幽门螺杆菌感染的防控和管理共识报告（2021 年版）》，标志着国际上对我国消化道早癌防治工作和学术地位的认可。

## 二、国内临床研究管理机构与支撑平台的发展

### （一）临床研究管理机构的发展与概述

在中国，国家药品监督管理局、国家卫生健康委员会和科学技术部等机构，都承担着临床研究的管理职责。

国家药品监督管理局的历史最早可追溯到 1950 年。在经历了许多次组织架构、职位和名称的更迭后，鉴于药物监管的特性，最终成立了国家药品监督管理局，其监管任务由国家市场监管总局负责。目前，它的主要职责就是管理药品、医疗设备和化妆品的风险、标准化、登记，以及市场化后的风险控制等事宜（图 3-2-2-1）。

### （二）中国临床试验注册中心发展现状

2005 年，吴泰相和李幼平两位教授领导的团队在四川大学华西医院成功创建了中国临床试验注册中心（ChiCTR）。两年后，该中心被卫生部选定为代表中国参与世界卫生组织国际临床试验注册平台的国家临床试验注册中心，并在那一年成为世界卫生组织国际临床试验注册平台认可的一级注册机构，这所机构是一个非商业性质的学术单位。截至 2023 年 7 月，该中心已完成注册 72 000 余例。2012 年，我国建立了"药物临床试验登记与信息公示平台"，目的是公开和登记我国进行的所有药物临床试验。截至 2023 年 7 月，该平台已累计记录的实验项目超过 21 000 个，国际多中心试验的占比超过 8%。另外，按照国家卫生健康委员会的要求，所有的临床研究都要在"医学研究登记备案信息系统"上备案，以便进行监督管理和信息公开。

### （三）我国临床研究规范与指南的建立

中国临床试验管理规范（GCP）指南的调整紧随 ICH GCP 的脚步。国际人用药品注册技术协调会（International Conference for Harmonization of Technical Requirements for Pharmaceuticals for Human Use，ICH）在 1996 年出版了 ICH GCP 指南后，中国 GCP 指南紧接其后。1998 年 3 月，中国卫生部公布了国内的《药品临床试验管理规范（试行）》。1999 年 9 月，国家药品监督管理局发布了《药品临床试验管理规范》。2003 年 8 月，国家食品药品监督管理局发布了《药品临床试验质量管理规范》（简称 GCP），并于 2003 年 9 月 1 日起

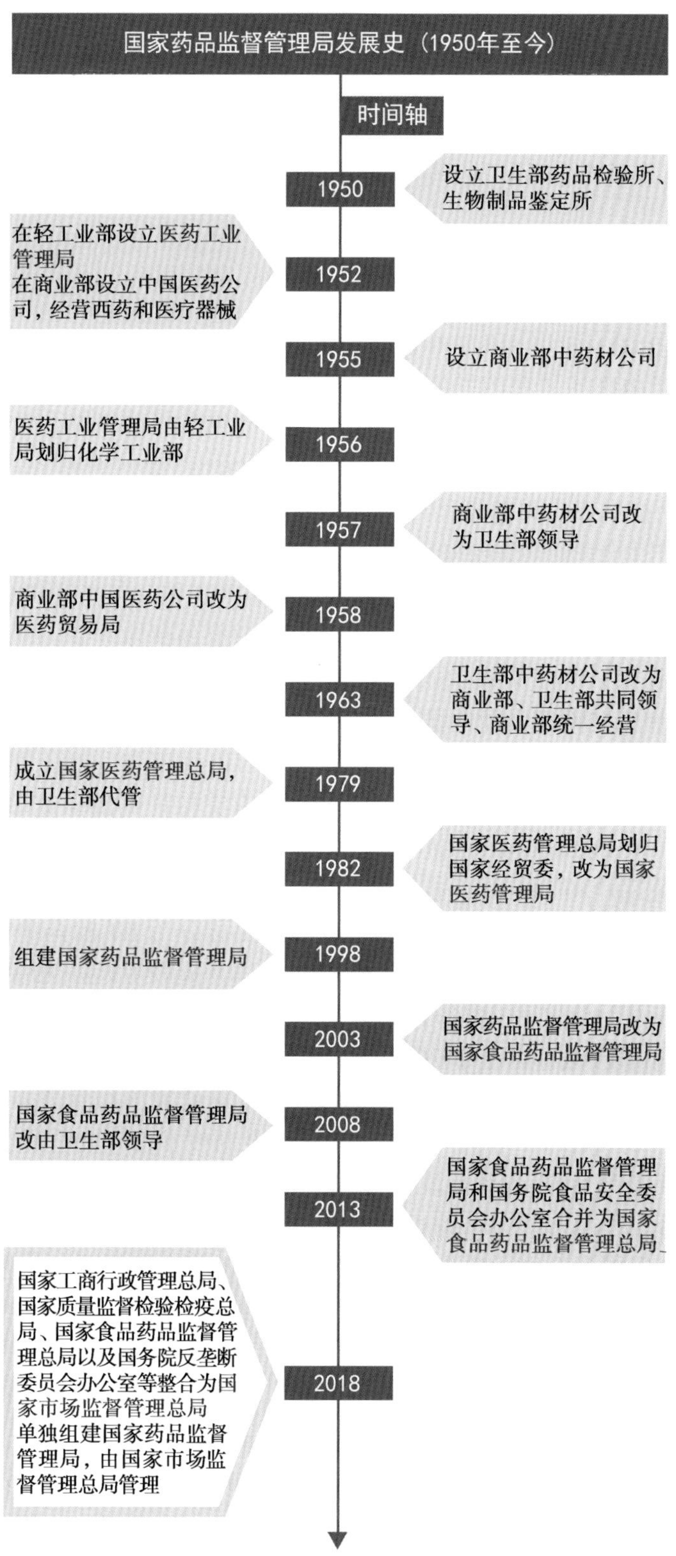


图 3-2-2-1　国家药品监督管理局发展史

全面执行，这是中国执行最久的GCP。当ICH在2016年11月发布ICH GCP（R2）时，我国也发布了第二版GCP的征求意见稿，以适应ICH GCP版本的变更。2017年6月，中国的国家药品监督管理局正式加入了ICH，且在2018年6月成为ICH管理委员会成员。为了深化药品审计批准流程改革，激励创新，并进一步推动我国药品临床试验研究的规范和质量的提升，国家药品监督管理局与国家卫生健康委员会在2020年联合修订了新的《药品临床试验质量管理规范》。

## 三、国内临床研究管理模式发展

### （一）我国临床研究管理相关法律法规的建立与完善

国家层面早已将临床研究的发展提到了国家卫生健康发展的重要地位，提出"加强临床医学研究体系与能力建设""改革临床试验管理，鼓励医疗机构设立专职临床试验部门"等政策。2016年中共中央、国务院印发《"健康中国2030"规划纲要》，同年国家五部委联合出台《关于全面推进卫生与健康科技创新的指导意见》，提出"全面加强临床医学研究"。2020年，针对新型冠状病毒感染的疫情，国务院联防联控机制科研攻关小组发布了《关于规范医疗机构开展新型冠状病毒肺炎药物治疗临床研究的通知》，其指明应对合适的医院给予支持来进行相关药物的临床研究，以及提高药品临床研究的整体效率。

我国对不同临床研究所采取的管理方式不同，其主管部门也略有不同。所有以注册为目的而进行的临床试验都必须向国家药品监督管理局提交申请，一经获批，就应在国家药品监督管理局的监管下执行并定期递交相关材料以供审查。对于那些不会加大受试者风险，或者已经有药品的相关文献或临床实践持有支持证据的研究者发起的临床研究（investigator-initiated clinical trial/research，IIT），亦可在研究者所属机构的学术专家组和伦理审查委员会审批通过后，在机构的监控下开始进行。

临床研究按照发起人和发起目的的不同，主要可分为IIT和药企发起的临床研究（industry-sponsored clinical trial，IST）。IST管理在我国开展较IIT早，相关的法律法规较为健全。IST主要适用于GCP和《中华人民共和国药品管理法》。2019年我国新修订了《中华人民共和国药品管理法》，并于2020年修订了《药品注册管理办法》。IIT则主要适用于2014年国家卫生计生委发布的《医疗卫生机构开展临床研究项目管理办法》。根据临床研究管理办法的第二条规定，IIT和医疗器械医学研究及新技术临床应用观察都属于在医疗卫生机构内部进行的临床研究，也就是说，这涵盖了在医疗卫生机构进行的所有与人体药物医学研究有关的研究。目前有关IIT的相关法规仍不健全，但我国各政府部门也在逐渐加强IIT的管控。2015年国家卫生计生委和国家食品药品监管总局一同制定并执行了《干细胞临床研究管理办法（试行）》。到了2021年，《医疗卫生机构开展临床研究项目管理办法》进行了修订，并在北京、上海和海南等地率先进行了实施。2022年国家卫健委进一步发布了《新型抗肿瘤药物临床应用指导原则（2022年版）》，明确了优质的IIT结果可以作为支持药品审批增加新适应证的重要依据。另外，医疗器械机构的临床研究管理备案自2018年开始实施，《药物临床试验机构管理规定》则在2019年推出，对药物临床试验机构的准入要求以及备案平台的要求进行了详细的描述。

### （二）中国特色的临床研究管理模式的发展历程

临床研究尤其是IIT的开展取决于研究团队的水平，但同时也依赖于政府、医疗卫生机构、高校等管理机构的支持。我国 IST 项目的开展较早,管理也较为成熟。

药物临床试验机构是医院的重要部门,主要负责处理和管理 IST 项目,同时也是医院临床试验实施监控和质量保障的责任部门。管理办法主要参照《药品注册管理办法》和 GCP。而 IIT 项目的管理部门多为科研管理部门,主要参照药物临床试验或基础科研项目管理的流程进行。管理方面的不健全和滞后,在一定程度上给临床研究进程带来了诸多困扰。目前我国医学院校或其附属医院针对临床研究项目的经费管理仍参照基础研究项目进行,导致项目经费的使用与管理不能紧密地贴合临床研究以人为对象的需求。在伦理审查方面,我国的伦理机构往往为医疗机构自行设立,其审查能力和标准往往参差不齐,独立性也大受影响。除此之外,区域内的伦理互认也有待进一步推动。

当前医疗机构在管理临床研究时采取的方案,大多数还是以药物临床试验机构为主要的行政管理部门,项目主要为 IST 项目。但是,对于日益增多的 IIT 项目,仍缺乏行之有效的管理制度和方法学的指导。除此之外,IIT 项目设计已经出现以多中心、多学科、大规模、长期随访队列或真实世界为特征的发展趋势,越来越需要专业临床研究平台的技术支持和专业管理。目前,国内部分医院已经建立临床研究管理部门,但大部分尚不具备专业的临床研究人员和基础设施,需要一个专业、全面、科学的体系建设指导。

在我国临床研究管理模式发展的探索历程中逐渐发现,临床研究方法学支撑平台的建设是提升整体临床研究能力的关键所在。通过借鉴美国杜克大学临床研究中心(DCRI)、德国临床试验协调中心、北京大学临床研究所等国内外领先的临床研究方法学支撑平台的建设经验,上海交通大学医学院于 2017 年正式成立临床研究中心,并联合医院的临床研究中心共同搭建了两层级临床研究中心支撑平台体系(multi-center academic clinical research organization,MACRO),形成了我国首个临床研究支撑的立体架构,并着力建设完善临床研究方法学团队和信息平台。2020 年上海 35 家三甲医院陆续成立院内临床研究中心(clinical research unit,CRU),构建了国内首个标准统一、高质量、实体化的区域临床研究中心联盟网络。

## 四、国家临床研究中心的建设与发展

### (一)国家临床研究中心建设现状

在 2012 年,科技部、卫生部和总后勤部共同启动了建设国家临床医学研究中心的项目,旨在加强我国医学科技创新体系建设,打造临床医学和转化研究的"高地"。同时,中国生物技术发展中心亦参与此项工作。首批建立的是 13 家国家临床医学研究中心,在 2014 年、2016 年及 2019 年分别建立了第二、三、四批的研究中心。如今,国家临床医学研究中心数量已经达到了 50 家,覆盖了包括心血管疾病、神经系统疾病、慢性肾病及恶性肿瘤等在内的 20 个疾病领域。其网络组织形式采用"中心 - 核心单位 - 网络单位"的协作形式,即国家中心负责总体规划,核心单位和网络单位负责打造平台和参与研究;也有部分中心以疾病专科的形式组建联盟,建立疾病队列和生物样本库。

### (二)国家临床研究中心取得的成效

据《2018 国家临床医学研究中心年度报告》显示,2018 年为止已成立的 32 家国家临床医学研究中心在 33 个省、自治区、直辖市、特别行政区建设网络成员单位 13 111 个。2018 年,32 家中心成功开展了 922 项临床试验。其中,7 项临床研究的结果受到国际疾病防治指南的引用,10 项研究成果则获得了国内疾病防治指南的引用。在此期间,共发表了 6 700 篇学术论文,并成功获得了 135 项发明专利。广泛开展学术交流活动,共举办了 320 场学术会议,其中包括 85 场国际学术会议。同时,积极推广疾病预防、检测诊断、决策管理和标准化操作等专业技术 533 项。此外,通过社区义诊、技术培训等形式,实施了 1 664 次健康扶贫活动,惠及超 16 万人次。在远程医疗方面,共开展了 11 662 次活动,对接单位累计达 6 266 家。积极组织科普宣传活动 3 560 次,影响超过 123 万人次(图 3-2-2-2)。

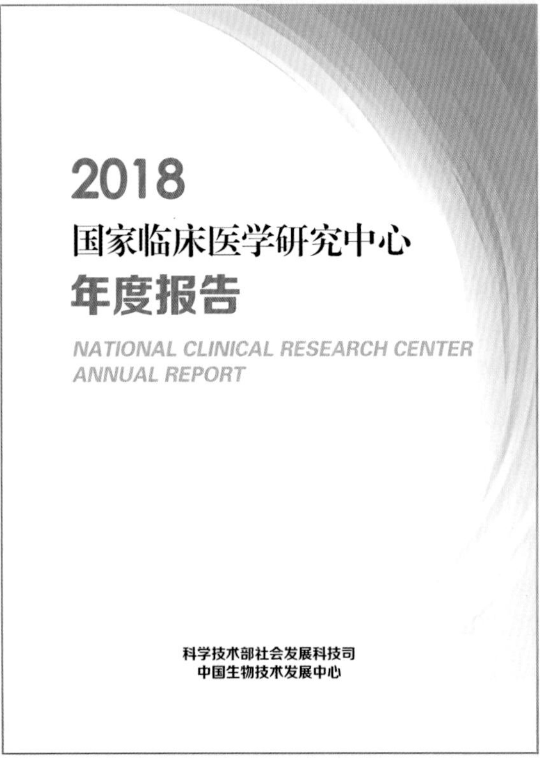


图 3-2-2-2 《2018 国家临床研究中心年度报告》

(赖永康 边 岩)

# 第三章

# 国内外临床研究先进案例

## 第一节　国外临床研究著名单位

### 一、梅奥诊所

梅奥诊所(Mayo Clinic, MC)始建于19世纪,是世界首个最大的综合、非营利、集团式医疗机构。作为长年蝉联全美医院榜首的研究型医院,MC始终坚持“以患者需求为第一”,梅奥诊所的临床研究也是以帮助患者活得更长、更健康为首要目的。为此,MC专门设立了SPARC实验室(See, Plan, Act, Refine, Communicate Lab),该平台是MC临床研究的重要支撑。此外,MC倡导“非正式群体”概念,对内,MC节制和控制其成员的行为,对外,MC则保护其成员,因而MC具有相当强的群体利益观念。这促使各团队乐于资源共享,团队氛围和睦,显著提高临床研究的效率。

### 二、麻省总医院

哈佛大学附属教学医院麻省总医院(Massachusetts General Hospital, MGH)是美国历史最悠久的医院之一,同时也是美国最大的医院研究企业。MGH重视临床研究,2019年,MGH投入临床研究预算超过10亿美元。MGH拥有丰富的病例资源以及强大的临床实力,其基础研究也是基于丰富的临床实践。因此MGH在基础研究应用于临床实践转化中表现得尤为出色。同时,MGH也注重多学科多领域的合作,以研究主体为依据将学科划分,从而促进各学科的合作交流与思想碰撞。此外,由麻省总医院主办的《新英格兰杂志》是全球影响因子最高的医学期刊,其具有悠久的历史和广泛的影响力,致力于刊登国际前沿的医学临床研究,历史上著名的治疗方法,如首例Whipple手术等均刊登于此。这在一定程度上也增加了麻省总医院临床研究的影响力。

### 三、约翰霍普金斯医院

约翰霍普金斯医院(Johns Hopkins Hospital, JHP)始建于1889年,已连续24年被《美国新闻与世界报道》评为全美最佳医院。作为全球第一家研究型医院,JHP在临床研究上也是位列前茅,在这条道路上,JHP尤其注重医疗创新与转化。基于此,JHP建立起包括医学院、医院及约翰霍普金斯科技创业公司在内的集教学、科研和医疗于一体的约翰霍普金斯医疗集团。该医疗集团由约翰霍普金斯科技创业公司旗下技术转让小组，企业合作办公室及 FastForward 创新孵化中心三个部门协同管理。其中技术转让小组主要为研究人员提供专利及技术的商业化服务。而企业合作办公室主要通过对外建立合作关系进而推动研究成果向市场的转化。FastForward 创新孵化中心则是为医院及学校内部研究人员提供资金支持。三个部门的协同转运，为 JHP 的研究成果转化提供了巨大帮助。

## 四、MD 安德森癌症中心

MD 安德森癌症中心（MD Anderson Cancer Center，MDA）始建于 1941 年，是在癌症治疗和科研领域全美排名第一的大型专科医院，同时也是前 39 个肿瘤医学会指定的综合性癌症治疗中心之一。MDA 是世界上最大的临床研究中心之一，平均每年开展的干预性临床试验超过 500 项。2021 年，美国 FDA 批准了 48 种新的抗癌药物供公众临床使用，而 MDA 促成了其中 29 个项目的发展。MDA 开展的每一项临床研究都以保护患者安全为最重要工作，通过机构审查委员会、科学审查委员会、数据安全监测委员会等机构的监督管理，确保 MDA 所有研究都以尊重个人、慈善和正义的伦理原则为指导。在研究目标上，MDA 注重癌症的早期诊断和治疗、个性化护理和免疫治疗方向，拟在未来通过努力实现创造癌症治疗历史的使命。同时，MDA 也注重临床转化，通过建立广泛的内部和外部合作伙伴关系，旨在迅速将实验室产物转化为临床实践。目前，MDA 临床研究由临床研究结构办公室统筹管理，其下设新药研究办公室，临床研究金融办公室，人体受试者保护办公室，多中心与战略协作办公室，以及礼宾支助和管理办公室协调处理临床研究中伦理审查、科研设计、质量检测等工作。

## 五、丹娜法伯 / 哈佛癌症中心

丹娜法伯癌症研究所（Dana-Farber Cancer Institute）是哈佛大学医学院的附属教学医院，成立于 1947 年。它是美国联邦政府指定的艾滋病研究中心和综合性癌症中心。为了整合哈佛大学附属的七家教学医院的抗肿瘤研究资源，丹娜法伯癌症研究所于 1997 年与哈佛大学共同成立了丹娜法伯 / 哈佛癌症中心（DF/HCC）。作为全美最大的综合性癌症研究、治疗和预防中心，DF/HCC 每年进行近 500 项干预性临床试验。DF/HCC 认为通过统一的方法审批、启动、管理和支持成员机构中的临床试验，可以促进临床研究的发展。为此，他们设立了三个主要的办公室来协调工作：临床研究信息运营办公室（Research Informatics for Operations，RIO）、数据质量办公室（Office of Data Quality，ODQ）和涉人研究办公室。临床研究信息运营办公室负责管理和支持临床试验的信息系统，包括项目申请、数据收集和报告等。数据质量办公室致力于确保临床研究数据的准确性和完整性，并与研究团队合作提高数据管理的质量。涉人研究办公室负责伦理审查、科研设计、质量安全监管和培训等方面的工作，确保临床试验的符合伦理和法规要求。这些专门的办公室和专职的管理人员，以及专业的管理系统，为哈佛大学医学院系统内所有肿瘤专业的临床研究项目提供高效率和高水平的管理服务。DF/HCC 通过统一化管理机制，不仅提高了临床研究的质量和效率，还为研究者提供了必要的支持和指导，以推动癌症研究的进展。

## 六、英国国家健康研究所

英国国家健康研究所（National Institute for Health Research，NIHR）是英国最大的卫生保健资助者，同时也是欧洲最大的临床研究资助机构。据统计，2017—2018 年 NIHR 共支出 10.615 亿英镑用于英国国民医疗服务体系的研究和基础设施的建设，其中用于临床研究的占 21.4%。值得一提的是，NIHR 的目标是支持高质量临床研究，2016 年，受 NIHR 资助的论文里有 1 600 篇高引用次数被引论文。当前，NIHR 还注重临床转化研究的资助，旨在促进基础科学到临床应用的快速实现，同时 NIHR 还热衷于资助低、中等收入国家的临床研究以及相关研究人员的培训。NIHR 的工作主要由英国卫生部指导，1 个战略委员会提出建议，日常工作由其下设的 7 个战略协调中心统筹管理，在多部门合作运营下，NIHR 持续促进英国临床研究的飞速发展。

## 七、法国巴黎公立医院集团

作为欧洲最大的医疗集团以及临床研究的领导者，法国巴黎公立医院集团（Assistance Publique-Hôspitaux de Paris，AP-HP）成立于 1991 年，旗下 39 家综合医院，共计 2.2 万张床位。在临床研究管理上，AP-HP 单独设立临床研究创新部，其主要负责临床研究的总体发展以及项目的管理监督，同时也主管人员培训、财务管理、媒体宣传等。旗下附属医院则各有临床研究处和临床观察中心，临床研究处负责各医院的临床研究方案设计与管理，而临床观察中心负责临床研究的具体实施。

## 八、德国临床试验协调中心

德国临床试验协调中心（Koordinierungszentrum für Klinische Studien，KKS）和临床研究中心（Zentren für Klinische Studien，ZKS）是由德国教育部支持成立的机构，旨在协调和推进临床研究的进行。KKS/ZKS 的主要任务是支持人类医学研究项目（包括 IIT 和 IST）的计划和实施。它们为研究者提供多种服务，包括研究可行性评估、项目管理、临床检查、临床监察、数据管理、严重不良事件管理和药物警戒、研究实施支持，以及教育培训等。为了更好地开展工作，KKS/ZKS 通过 KKS 网络进行整合。KKS 网络由 24 个 KKS/ZKS 及德国临床试验外科网组成。每个 KKS/ZKS 都设立在大学所在地，并根据依托机构的具体情况建设相应的独立部门。尽管各个中心在设置上有所不同，但它们共同遵循统一的高质量标准和基础架构，为研究合作伙伴提供一致的优质服务。德国临床试验协调中心和临床研究中心的建立为德国的临床研究提供了重要的支持和推动力。通过他们的专业服务和协调管理，研究者能够更加高效地进行临床试验，保证研究的质量和安全性。此外，KKS/ZKS 的网络化结构和统一标准也促进了不同中心之间的合作和经验分享，加强了整个德国临床研究的协同发展。

## 参考文献

[1] 李秋甫，李正风．美国“伦理委员会”的历史沿革与制度创新［J］．中国软科学，2021（8）：53-62.

[2] HAZARD M，STEELE S，WANG D，et al. CTSA-IP：a solution to identifying and aggregating intellectual property across the NIH Clinical Translational Science Award（CTSA）consortium of biomedical research

institutes [ J ]. Clin Transl Sci, 2011, 4 ( 5 ): 328-331.

[ 3 ] 康迪 . 国外临床研究资源共享机制的借鉴研究 [ D ]. 北京: 中国人民解放军军事医学科学院, 2016.

[ 4 ] European Medicines Agency. ANNUAL REPORT 2021 [ EB/OL ]. [ 2023-11-27 ]. https: //www.ema.europa.eu/en/annual-report/2021/index.html.

[ 5 ] European Medicines Agency. Clinical Trials Regulation [ EB/OL ]. [ 2023-11-27 ]. https: //www.ema.europa.eu/en/human-regulatory/research-development/clinical-trials/clinical-trials-regulation.

[ 6 ] European M edicines Agency. Accelerating Clinical Trials in the EU ( ACT EU ) : for better clinical trials that address patients' needs [ EB/OL ]. ( 2022-01-13 ) [ 2023-11-27 ]. https: //www.ema.europa.eu/en/news/accelerating-clinical-trials-eu-act-eu-better-clinical-trials-address-patients-needs.

[ 7 ] 王雪, 李爱花, 李沛鑫, 等 . 英国 MRC 和 NIHR 研究体系建设及对我国医学科研规划的启示 [ J ]. 科技管理研究, 2020, 40 ( 7 ): 46-52.

[ 8 ] 钱碧云 . 临床研究体系构建实践 [ M ]. 北京: 人民卫生出版社, 2022.

[ 9 ] 中华人民共和国科学技术部 .《2018 国家临床医学研究中心年度报告》完成内部发行 [ EB/OL ]. [ 2019-9-27 ]. https: //www.most.gov.cn/ztzl/70zn/bnhd/201909/t20190930_149069.html.

[ 10 ] 中华人民共和国国家卫生和计划生育委员会 . 关于全面推进卫生与健康科技创新的指导意见 [ J ]. 中华人民共和国国家卫生和计划生育委员会公报, 2016 ( 10 ): 9-16.

## 第二节 国内经典临床研究案例

### 一、上海长海医院消化内科（胶囊内镜）

胶囊内镜是一种一次性、胶囊状的内镜，具有无交叉感染风险、操作简单、无痛苦、图像清晰等优点。2000 年第一个胶囊内镜“M2A”获得美国 FDA 批准进入临床，突破了小肠检查盲区的限制，目前胶囊内镜已经可以完成对全消化道，包括食管、胃、小肠和结直肠的检查。虽然早在 2004 年中国的第一个胶囊内镜已经出现，但一代胶囊内镜多随重力和胃肠道自然蠕动被动前进，导致检查时间长，阅片工作量大，还容易漏检。上海长海医院消化内科在前期成功研制我国第一台胶囊内镜的基础上，研制成功世界首台磁控胶囊胃镜系统，主要由磁控胶囊内镜机器人、胶囊内镜导航系统、实时监测控制系统和便携数据记录仪四部分组成。

为明确磁控胶囊胃镜系统的临床应用价值，上海长海医院消化内科李兆申团队牵头了一项多中心、大样本、自身对照研究，共纳入 350 例有临床症状的患者，平均年龄 46.6 岁，患者在接受磁控胶囊胃镜检查 2 小时后接受常规普通胃镜检查。研究发现，磁控胶囊胃镜与常规胃镜相比，检出胃部局灶性病变的灵敏度和特异度分别高达 90.4% 和 94.7%，诊断一致性高达 93.4%，且无严重并发症发生，同时其人群耐受性更好，高达 95.7% 的患者更愿意选择磁控胶囊胃镜机器进行检查。该项研究于 2016 年 9 月作为封面文章刊登于美国消化学会官方临床杂志 *Clinical Gastroenterology And Hepatology* 上，显示了国际消化学术界对这一革命性创新的高度认可。2017 年 1 月，该论文被世界消化内镜界泰斗、日本消化内视镜学会的官方期刊《日本消化内视镜学会杂志》全文转载并重点推荐，并获日本国立医院机构权威专家藤元嗣高度评价。然而，胃癌患者早期多无临床症状，发现时已至中晚期，因此早期诊断和早期治疗胃癌非常重要。为了明确磁控胶囊胃镜系统在无症状人群中的诊断效能，上海长海医院消化内科进一步开展了一项大样本、多中心、观察性队列研究，共纳入来自全国 99 个体检中心的 3 182 名无任何不适症状的受试者，胶囊胃镜发现溃疡和怀疑恶性病变时行常规电子胃镜检查和活检。观察指标为胃癌和局灶性病变（溃疡、息肉等）的检出率。结果显示良性息肉、胃溃疡和黏膜下肿瘤的检出率分别为 10.4%、4.9% 和 3.6%，进展期胃癌的检出率为 0.22%，检出患者的年龄均超过 50 岁，占 50 岁以上受试者的 0.74%。长海医院消化内科不断探索，推出二代磁控胶囊胃镜，性能进一步提升，具有更高的图像分辨率和自适应帧率。一项纳入 80 名受试者的前瞻性研究显示，与第一代磁控胶囊胃镜相比，二代磁控胶囊胃镜在黏膜可视化、检查时间和可操作性方面显示出更好的性能。

目前，我国磁控胶囊胃镜临床应用指南已经提出以传统胃镜为"金标准"，磁控胶囊胃镜可作为胃镜检查的一种新手段，其对胃部疾病诊断的灵敏度、特异度及总体准确度高，且人群耐受性更好。同时，磁控胶囊胃镜机器入选"2016 年中国十大医学进展"，2018 年，作为国产先进医疗设备在博鳌亚洲论坛上展出。上海长海医院消化内科相继推出可分离式系线磁控胶囊内镜、磁控结肠胶囊内镜、新型功能胶囊振动胶囊等，获得国内外同行的高度评价。此外，在新冠疫情期间，上海长海医院消化内科构建的无接触磁控胶囊胃镜平台，通过一次性使用、远程操作和云阅片，实现了"感染零风险"。

## 二、上海长海医院神经外科（DIRECT-MT）

脑卒中是我国成年人致死、致残的首位病因，具有发病率高、致残率高、死亡率高和复发率高的特点。急性缺血性脑卒中占所有卒中的 80% 左右，因此，针对缺血性脑卒中的治疗对脑卒中的防治起到关键作用。静脉溶栓是最快捷、有效的治疗方法，但要求严格，药物限制诸多。患者需要自发病起 4.5 小时内接受治疗，且静脉溶栓对大血管闭塞的再通率低，因此在临床上获益的患者比例较低。近年来，微创动脉取栓术进展较快，且疗效不断提高。目前对于起病 6 小时内的大血管闭塞所致的急性脑梗死患者，标准的治疗方案是静脉溶栓后尽快追加血管内取栓治疗。但现实中，难以取得较为理想的结合。

DIRECT-MT，即中国急性大血管闭塞性缺血性卒中直接动脉治疗的疗效评估，由上海长海医院脑血管病中心刘建民教授团队牵头，是一项大规模、前瞻性、多中心、采用 PROBE 设计的 RCT，旨在评估血管内取栓术联合或不联合阿替普酶静脉溶栓治疗急性缺血性卒中的临床疗效。研究采用非劣效性研究设计，主要研究对象为发病在 4.5 小时以内的前循环急性大血管闭塞性缺血性卒中患者。该研究按照纳排标准共入组 656 名患者，分为直接取栓组和联合治疗组（取栓术前启动阿替普酶静脉溶栓），主要结局为两组术后 90 天的改良 Rankin 量表评分的分布情况。研究结果显示单独采用血管内取栓术的功能性结局不劣于阿替普酶静脉溶栓联合血管内取栓术[校正共同 *OR* 为 1.07；95% 置信区间（95% *CI*）为 0.81~1.40；非劣效性 $P$=0.04]，但直接取栓组在取栓术前成功再灌注的比例（2.4% vs. 7.0%）和总体成功再灌注的比例（79.4% vs. 84.5%）低于联合治疗组，直接取栓组和联合治疗组的 90 天病死率分别为 17.7% 和 18.8%。DIRECT-MT 研究成果以原创著作的形式在线刊登于临床医学领域权威期刊 *The New England Journal of Medicine*。这说明该研究成果达到了国际先进水平，不仅彰显了我国在脑血管病防治领域临床研究的卓越成就，更引领了国际卒中治疗的新方向。

## 三、华山医院手外科（健侧颈神经移位手术治疗中枢损伤后上肢痉挛瘫）

脑损伤导致的痉挛性肢体瘫痪是长期致残的原因之一，不仅严重妨碍日常生活活动，还会引起难以忍受的肢体疼痛，也是一直困扰临床的难题之一。脑损伤恢复期间，损伤侧和损伤对侧半球均可观察到神经再造；同时，有证据显示卒中后手功能恢复也受到损伤对侧半球的影响，特别是高度精细或复杂的任务。把非瘫痪侧颈神经移位到瘫痪侧颈神经，使瘫痪手与损害对侧（身体同侧）半球建立功能联系，能改善瘫痪手功能。在脊神经中，约 20% 的神经纤维为 $C_7$ 神经，其运动功能与 $C_5$、$C_6$、$C_8$ 和 $T_1$ 四条神经存在大量重叠，分布于整个上肢。切断 $C_7$ 神经根通常只会导致上肢一过性的肌力减退和感觉麻木，3 个月之内即可由 $C_5$、$C_6$、$C_8$ 和 $T_1$ 神经代偿其功能。因此，单独切断健侧 $C_7$ 神经根不会明显影响健侧上肢的功能。

复旦大学附属华山医院徐文东教授团队开展了一项单中心、随机、双盲对照、前瞻性研究，共纳入 36 名单侧上肢瘫痪超过 5 年的患者，年龄在 12~45 岁，为卒中、创伤性脑损伤（TBI）和脑性麻痹的偏瘫患者，主要表现为脑损伤对侧上肢痉挛状态和无力，随机分为单纯康复训练组和 $C_7$ 神经根移位术 + 康复训练组，主要研究结果的指标为，与基线水平相比，术后 12 个月 Fugl-Meyer 上肢评分改善情况（评分范围：0~66 分，分数越高表明功能越佳）。研究结果表明，对于因慢性脑损伤导致单侧上肢麻痹超过 5 年的患者，与单纯康复训练组相比，将健侧自体 $C_7$ 神经根移位到瘫痪侧上肢并联合康复训练，术后 12 个月患者上肢功能取得显著改善，Fugl-Meyer 评分平均升高 17.7 分，单纯康复训练组仅升高 2.6 分（95% *CI* 12.2~17.9，$P<0.001$）。$C_7$ 神经根移位术 + 康复训练组肌肉僵直明显缓解，有 6 位患者改善 2 个单位，9 位患者改善 1 个单位，仅 3 位患者未见改善；单纯康复训练组仅有 1 位患者改善 2 个单位，6 位患者改善 1 个单位，7 位患者未见改善（$P=0.02$）。同时，经颅磁刺激和功能影像分析显示正常大脑半球和瘫痪手之间发生了生理连接。该研究提出了一侧大脑具有同时控制双侧上肢潜能的脑科学领域全新观点，拓展了手外科的学科领域，更为人类认识大脑、调控大脑提供了新视角。

健侧 $C_7$ 神经移位术治疗上肢痉挛瘫是在复旦大学附属华山医院顾玉东院士于 1986 年首创、1992 年首次报道的“健侧 $C_7$ 神经移位术治疗臂丛损伤”基础上进行的全新拓展，将其创新性地应用于中枢神经损伤后痉挛性偏瘫患者的治疗中，是又一项中国原创性临床研究成果。该研究于 2018 年 1 月发表于 *The New England Journal of Medicine* 上，文章发表后引起了极大的反响，并成为首篇入选“2018 年 *The New England Journal of Medicine* 最受瞩目文章”的文章。

## 四、北京大学第一医院麻醉科（药物预防术后谵妄）

手术麻醉对脑功能可能产生的影响，一直是医生和患者共同关心的问题。近年来，术后认知功能障碍逐渐成为了围手术期医学领域的热点问题之一。术后谵妄是老年患者常见的一种术后认知功能障碍，常导致患者认知功能下降、注意力无法集中、出现继发性的片段妄想和冲动行为。术后谵妄可能与手术应激和麻醉药物的使用有关，并且其发生率随年龄增长而升高，为 11%~51%。术后谵妄与一系列不良预后相关，如增加术后并发症的发生率和死亡率、延长住院时间、导致远期认知功能恶化等。因此，预防谵妄的发生显得尤为重要。北京大学第一医院麻醉科王东信教授团队开展了一项双盲随机对照研究，共纳入了 700 例非心脏术后进入外科监护室的老年患者，年龄在 65 岁及以上。患者随机分为右美托咪定组［从手术结束送入 ICU 开始，一直到术后第二天 08∶00，静脉输注右美托咪定 0.1μg/(kg·h)］和对照组（同样条件下，静脉输注等剂量的生理盐水）。研究结果表明，外科术后当晚给予小剂量右美托咪定进行持续输注，可以明显降低谵妄发生率，右美托咪定组的谵妄发生率为 9%，显著低于对照组的 23%。右美托咪定组疼痛减轻，主观睡眠质量改善，且机械通气时间及 ICU 停留时间缩短。

该研究发表在世界顶尖医学期刊 *The Lancet* 上，提示了使用药物可预防老年患者的术后谵妄，为预防术后谵妄提供了有力的证据，对日后指导手术患者的临床管理有重大意义。另一方面，试验结果还证实右美托咪定在降低高血压、心动过缓和低氧血症的发生率方面也有良好的效果。

## 五、阜外医院脑血管病（长期 PM2.5 暴露增加脑卒中风险）

脑卒中是我国国民第一位死亡病因，具有高发病率、高致残率、高死亡率、高复发率、高经济负担五大特点。据报道 2017 年，全球约 294 万人因细颗粒物（PM2.5，空气动力学直径≤2.5μm 的颗粒）污染环境空气死亡，其中缺血性心脏病和脑卒中占 48%。尽管北美和欧洲的几项队列研究揭示了脑卒中的发生与长期暴露于 PM2.5 环境中有关。然而，相比欧美等发达国家，中国和印度等中低收入国家环境 PM2.5 污染造成的疾病负担更严重。同时，我国 PM2.5 污染影响健康的相关研究，主要是在相对粗糙的空间分辨率（如 10km × 10km）下评估 PM2.5 暴露情况，这可能无法捕获细尺度的 PM2.5 梯度，从而导致暴露情况的错误分类，且心血管健康的累积损害是否与长期暴露于空气污染有关的证据有限。

中国医学科学院阜外医院顾东风院士研究团队使用基于卫星的 1km × 1km 空间分辨率的高质量 PM2.5 估算数据，并结合“中国动脉粥样硬化心血管疾病风险预测”（China-PAR）项目，开展了一项基于人群的前瞻性队列研究。研究共纳入了 117 575 名在 China-PAR 项目中基线无脑卒中的受试者，覆盖全国 15 个省市近 12 万居民，最长随访时间达 23 年，旨在探究长期暴露于直径≤2.5μm（PM2.5）的环境细颗粒物对中国成年人总体、缺血性和出血性卒中发生率的影响。研究的主要终点为总体、缺血性和出血性卒中发生率。参与者住所的长期平均 PM2.5 水平为 64.9μg/m$^3$，范围从 31.2μg/m$^3$ 至 97.0μg/m$^3$。研究发现，长期暴露于 PM2.5 污染可明显增加国人卒中危险，包括缺血性和出血性卒中，与接触 PM2.5 水平较低（<54.5μg/m$^3$）的居民相比，长期生活在 PM2.5>78.2μg/m$^3$ 的居民，卒中发病风险增加 53%，缺血性和出血性卒中的发病风险分别增加 82% 和 50%。此外，PM2.5 浓度每增加 10μg/m$^3$，发生卒中、缺血性卒中和出血性卒中的风险增加分别为 13%（1.13，1.09~1.17）、20%（1.20，1.15~1.25）和 12%（1.12，1.05~1.20）。研究人员观察到长期暴露于 PM2.5 与卒中之间几乎呈线性暴露 - 反应关系。

该研究发表于 *The BMJ*，首次报道了我国 PM2.5 水平和脑卒中危险增加的关系，提供了来自中国的证据，表明长期暴露于相对较高浓度的 PM2.5 与卒中及其主要亚型呈正相关。该项研究为中国和其他中低收入国家的相关环境和卫生政策的制定提供了重要依据。

## 六、北部战区总医院心内科（BRIGHT）

急诊经皮冠状动脉介入治疗（percutaneous coronary intervention，PCI）手术是心肌梗死患者的首选治疗手段，而围手术期抗凝治疗是减少发生支架内血栓事件的重要手段。抗凝治疗中肝素和比伐芦定是最常使用的药物，然而，两种药孰优孰劣存在争议。一项发表于*The BMJ*的荟萃分析研究提示，与比伐芦定相比，肝素组重要心脏不良事件发生率更低，但大出血风险更高。同时，HORIZONS-AMI 及 EUROMA 等研究也表明，比伐芦定会增加急性支架内血栓的风险，但能显著减少出血和净临床不良事件及全因死亡。然而，HEAT-PPCI 研究提示，与肝素相比，比伐芦定不仅未减少出血，反而增多了缺血事件。上述研究均基于西方人群，不一定适用于亚洲人群。

为明确亚洲人群急性心肌梗死（acute myocardial infarction，AMI）患者急诊 PCI 围手术期应用比伐芦定的疗效及安全性，2015 年中国人民解放军北部战区总医院心内科韩雅玲院士领导的研究团队首次开展了 BRIGHT1 研究，选取 2 194 例需行急诊 PCI 的急性心肌梗死患者，分为 3 组，包括比伐芦定组、肝素组和肝素 + 替罗非班组，研究发现比伐芦定组一级终点事件发生率为 8.8%，单独肝素组为 13.2%，而肝素联合比伐芦定组为 17.0%（$P$>0.01），重要心脏事件发生率分别为 5.0%、5.8% 及 4.9%（$P$=0.74），三组急性支架内血栓的发生率均为 0.3%，而 30 天内血栓发生率无明显差异（0.6%、0.9% 及 0.7%，$P$=0.77），然而比伐芦定组 30 天内出血风险大大降低，三组分别为 4.1%、7.5% 及 12.3%（$P$<0.001），且降低了需要药物干预的出血发生率。BRIGHT1 研究提出了接受急诊 PCI 手术的急性心肌梗死患者，与肝素或肝素联合替罗非班相比，术中和术后持续静滴 3~4 小时比伐芦定能减少出血事件，而且对缺血事件无影响，反驳了既往研究中支架内血栓增加的问题。研究发表于国际知名杂志 JAMA 上，被评为 2014 年“全球心脏介入领域 6 项最重要的研究之一”，为急诊 PCI 患者围手术期抗凝积累了“中国证据”。

为了获得更强的循证医学证据，破解临床难题，进一步改善急性 ST 段抬高型心肌梗死（ST-segment elevation myocardial infarction，STEMI）患者的预后，韩雅玲院士 2018 年启动 BRIGHT4 研究。BRIGHT4 研究是一项多中心、随机、研究者发起的开放标签研究，纳入 6 000 例 STEMI 接受直接 PCI 的患者，分两组，包括比伐芦定组和肝素组，主要研究终点为随机后 30 天内全因死亡或 BARC 3~5 型出血。在接受经桡动脉行直接 PCI 的 STEMI 患者中，比伐芦定 + 术后 3 小时高剂量延长注射的治疗方案与常规肝素单药治疗方案相比，可显著减少 30 天全因死亡和 BARC 3~5 型严重出血复合终点的风险。研究结果显示对于首次急诊经桡动脉行 PCI 的 STEMI 患者，术中使用比伐芦定抗凝，辅以术后 2~4 小时高剂量持续使用，与单独使用肝素相比，可使 30 天主要终点事件的相对危险度降低 31%，其中全因死亡降低 25%，大出血降低 79%；支架内血栓降低 67%。比伐芦定在 STEMI 的急诊 PCI 手术中具有更优的有效性及安全性，能够显著降低患者术后 30 天的严重出血发生率和病死率。该项研究结果于 2022 年 11 月 6 日在美国心脏年会主会场“最新突破性临床科学”专场发布，并同期发表于国际顶级医学期刊 *The Lancet* 杂志。多位国际著名心血管病学专家对该项研究给予高度评价，认为此项研究设计优秀、实施有力、数据翔实、结果可靠，明确了比伐芦定在 STEMI 患者中的益处，显著改善了患者临床结局。BRIGHT 研究是中国自主设计的系列研究，为急性心肌梗死围手术期抗凝用药提供了依据。

## 七、西京医院——吲哚美辛栓剂应作为 ERCP 术前常规用药

ERCP 全称为经内镜逆行胰胆管造影（endoscopic retrograde cholangiopancreatography），是目前广泛开展的一种基于消化内镜的诊断和治疗胆胰疾病的微创手术，在胆总管结石、胆

道良恶性狭窄、急慢性胰腺炎和胰腺癌等胆胰疾病的治疗中有重要价值。ERCP 术后胰腺炎是 ERCP 常见并发症，不仅给患者带来巨大痛苦，而且会增加医疗费用、延长住院时间，甚至危及患者生命。

中国人民解放军空军军医大学西京医院消化病院郭学刚教授和潘阳林教授历时近两年共同主持了吲哚美辛栓剂预防 ERCP 术后胰腺炎的多中心临床研究。该研究采用多中心、单盲、随机对照研究设计，旨在比较术前常规应用吲哚美辛栓剂策略和传统的术后高危患者选择性应用策略对 ERCP 术后胰腺炎的预防效果。

该多中心、单盲、随机对照试验在中国的 6 个中心进行。在近两年的时间内共有 2 600 名患者参与研究，按 1∶1 随机分为 ERCP 术前所有人使用吲哚美辛（$n$=1 297，ERCP 术前 30 分钟内经直肠予以 100mg 吲哚美辛）和 ERCP 术后高危人群使用吲哚美辛（$n$=1 303，高危人群 ERCP 术后立即予以 100mg 吲哚美辛）。以 ERCP 术后两组胰腺炎发生情况为主要结局指标。

研究结果显示，ERCP 前后给药的两组人群中 ERCP 术后胰腺炎发生情况分别为 47 名（4%）和 100 名（8%）（$RR$=0.47；95% $CI$ 0.34~0.66；$P$<0.000 1）。对 ERCP 前后给药的两组人群进行危险分层，就高危人群而言，ERCP 术后胰腺炎的发生情况分别为 18/305（6%）和 35/281（12%）（$P$=0.005 7）。对于一般风险人群，ERCP 术前给药组其 ERCP 术后胰腺炎发生率更低［3%（29/992）vs. 6%（65/102 2），$P$=0.000 3］。除了胰腺炎之外的其他不良事件在 ERCP 前后给药组发生情况分别为 41 例（3%，2 例严重不良事件）和 48 例（4%，1 例严重不良事件）。最常见的不良事件是胆道感染［22（2%）vs. 33（3%）］和胃肠道出血［13（1%）vs. 10（1%）］。

本研究发现 ERCP 术前常规应用吲哚美辛栓剂策略效果明显优于传统的术后选择性应用策略，可使胰腺炎发生率从 7.7% 下降至 3.6%，中重度胰腺炎的发生率从 1.5% 下降至 0.8%。该研究结果提示本研究在相关研究领域中具有重要里程碑式的作用。*The Lancet* 杂志同时刊登加拿大多伦多大学外科学教授 Charles de Mestral 的专题评论，认为该项研究揭示了术前应用吲哚美辛栓剂预防 ERCP 术后胰腺炎的重大价值，其方法简便实用、费用低廉，结果令人振奋。

## 参考文献


［1］钱碧云．临床研究体系构建实践［M］．北京：人民卫生出版社，2022.

［2］袁天蔚，李萍萍，李苏宁，等．中国临床医学研究发展现状与未来展望［J］．中国临床医学，2019，26（5）：673-678.

［3］中华人民共和国科学技术部．关于印发《国家临床医学研究中心五年（2017—2021 年）发展规划》等 3 份文件的通知［EB/OL］．（2017-01-19）［2023-07-27］．https：//most.gov.cn/xxgk/xinxifenlei/fdzdgknr/fgzc/gfxwj/gfxwj2017/201709/t20170907_134799.html.

［4］中国生物技术发展中心．《2018 年国家临床医学中心年度报告》完成内部发行［EB/OL］．（2019-09-27）［2023-07-27］．https：//www.cncbd.org.cn/News/Detail/8733.

［5］孙喆，谢丽，胡婷婷．研究者发起的临床研究管理模式国内外比较与分析［J］．中国新药与临床杂志，2020，39（2）：83-87.

[6] 中国外商投资企业协会药品研制和开发行业委员会,中国药学会药物临床评价研究专业委员会,北京大学亚太经合组织监管科学卓越中心,等. 中国临床研究体系设计与实施的顶层设计思考[J]. 中国新药杂志,2018,27(11):1209-1215.

[7] 中华人民共和国国家卫生和计划生育委员会,国家食品药品监督管理总局,国家中医药管理局. 医疗卫生机构开展临床研究项目管理办法[EB/OL].(2014-10-16)[2021-12-29]. http://www.nhc.gov.cn/yzygj/s3593g/201410/9bd03858c3aa41ed8aed17467645fb68.shtml.

[8] 吉萍,沈如群,李会娟,等. 创建临床研究监管体系,保障临床研究的道德与科学质量:提高北京大学临床研究质量的探索[J]. 中华医学科研管理杂志,2016,29(4):317-320.

[9] 范瑞泉,张莉恒,叶儒菲,等. 加强临床研究的资助和管理,促进临床研究发展:从中山大学临床研究5010计划项目谈起[J]. 科技管理研究,2011,21(22):92-94.

[10] 朱建征,朱丽君,程莎妮,等. 高峰高原建设目标下医学研究范式的调整:加强临床医学研究[J]. 上海交通大学学报(医学版),2016,36(8):1109-1114.

[11] 孙喆,谢丽,冯铁男,等. 研究者发起的临床研究方法学支撑体系建设思考:以上海交通大学医学院临床研究中心 MACRO 建设为例[J]. 中华医学科研管理杂志,2019,32(6):469-473.

[12] 李颖. 术后谵妄可药物预防[N]. 科技日报,2016-08-21(001).

[13] 郑颖璠,夏海波. 2020 年度中国十大医学科技新闻[N]. 健康报,2021-01-27(006).

[14] 西京消化病医院. 郭学刚、潘阳林团队临床研究成果被 *The Lancet* 接收发表[EB/OL].(2016-5-18)[2016-5-18]. http://xjxhbyy.com/Article.asp?ID=1124&TypeID=98.

[15] WANG Y, WANG Y, ZHAO X, et al. Clopidogrel with aspirin in acute minor stroke or transient ischemic attack[J]. N Engl J Med, 2013, 369(1): 11-19.

[16] XU R H, MURO K, MORITA S, et al. Modified XELIRI(capecitabine plus irinotecan) versus FOLFIRI (leucovorin, fluorouracil, and irinotecan), both either with or without bevacizumab, as second-line therapy for metastatic colorectal cancer(AXEPT): a multicentre, open-label, randomised, non-inferiority, phase 3 trial[J]. Lancet Oncol, 2018, 19(5): 660-671.

[17] HAN Y, XU B, XU K, et al. Six versus 12 months of dual antiplatelet therapy after implantation of biodegradable polymer sirolimus-eluting stent: randomized substudy of the I-LOVE-IT 2 Trial[J]. Circ Cardiovasc Interv, 2016, 9(2): e003145.

[18] DING S Z, DU Y Q, LU H, et al. Chinese Consensus Report on family-based helicobacter pylori infection control and management(2021 Edition)[J]. Gut, 2022, 71(2): 238-253.

[19] ANG P, SONG L, ZHANG Y, et al. Intensive blood pressure control after endovascular thrombectomy for acute ischaemic stroke(ENCHANTED2/MT): a multicentre, open-label, blinded-endpoint, randomised controlled trial[J]. Lancet, 2022, 400(10363): 1585-1596.

[20] HAN Y, LIAO Z, LI Y, et al. Magnetically controlled capsule endoscopy for assessment of antiplatelet therapy-induced gastrointestinal injury[J]. J Am Coll Cardiol, 2022, 79(2): 116-128.

[21] SOLOMON S D, VADUGANATHAN M, CLAGGETT B L, et al. Baseline characteristics of patients with HF with mildly reduced and preserved ejection fraction: DELIVER Trial[J]. JACC Heart Fail, 2022, 10(3): 184-197.

[22] PAN J, XIA J, JIANG B, et al. Real-time identification of gastric lesions and anatomical landmarks by artificial intelligence during magnetically controlled capsule endoscopy[J]. Endoscopy, 2022, 54(11):

e622-e623.

[ 23 ] LUO Y Y, PAN J, CHEN Y Z, et al. Magnetic steering of capsule endoscopy improves small bowel capsule endoscopy completion rate[ J ]. Dig Dis Sci, 2019, 64( 7 ): 1908-1915.

[ 24 ] ZHU S G, QIAN Y Y, TANG X Y, et al. Gastric preparation for magnetically controlled capsule endoscopy: a prospective, randomized single-blinded controlled trial[ J ]. Dig Liver Dis, 2018, 50( 1 ): 42-47.

[ 25 ] ZHAO A J, QIAN Y Y, SUN H, et al. Screening for gastric cancer with magnetically controlled capsule gastroscopy in asymptomatic individuals[ J ]. Gastrointest Endosc, 2018, 88( 3 ): 466-474.

[ 26 ] LIAO Z, HOU X, LIN-HU E Q, et al. Accuracy of magnetically controlled capsule endoscopy, compared with conventional gastroscopy, in detection of gastric diseases[ J ]. Clin Gastroenterol Hepatol, 2016, 14( 9 ): 1266-1273.

[ 27 ] YANG P, ZHANG Y, ZHANG L, et al. Endovascular thrombectomy with or without intravenous alteplase in acute stroke[ J ]. N Engl J Med, 2020, 382( 21 ): 1981-1993.

[ 28 ] ZHENG M X, HUA X Y, FENG J T, et al. Trial of contralateral seventh cervical nerve transfer for spastic arm paralysis[ J ]. N Engl J Med, 2018, 378( 1 ): 22-34.

[ 29 ] FENG J, LI T, LV M, et al. Reconstruction of paralyzed arm function in patients with hemiplegia through contralateral seventh cervical nerve cross transfer: a multicenter study and real-world practice guidance[ J ]. EClinicalMedicine, 2022, 43: 101258.

[ 30 ] XU W D. Surgical technique of Xu's C7 procedure "Contralateral C7 to C7 Cross Nerve Transfer Through a Trans Longus Colli, Prespinal Route for Treating Spastic Arm"[ J ]. Oper Neurosurg( Hagerstown ), 2020, 20( 1 ): 61-68.

[ 31 ] SU X, MENG Z T, WU X H, et al. Dexmedetomidine for prevention of delirium in elderly patients after non-cardiac surgery: a randomised, double-blind, placebo-controlled trial[ J ]. Lancet, 2016, 388( 10054 ): 1893-1902.

[ 32 ] LIANG F, LIU F, HUANG K, et al. Long-term exposure to fine particulate matter and cardiovascular disease in China[ J ]. J Am Coll Cardiol, 2020, 75( 7 ): 707-717.

[ 33 ] LI Y, LIANG Z, QIN L, et al. Bivalirudin plus a high-dose infusion versus heparin monotherapy in patients with ST-segment elevation myocardial infarction undergoing primary percutaneous coronary intervention: a randomised trial[ J ]. Lancet, 2022, 400( 10366 ): 1847-1857.

[ 34 ] LUO H, ZHAO L, LEUNG J, et al. Routine pre-procedural rectal indometacin versus selective post-procedural rectal indometacin to prevent pancreatitis in patients undergoing endoscopic retrograde cholangiopancreatography: a multicentre, single-blinded, randomised controlled trial[ J ]. Lancet, 2016, 387( 10035 ): 2293-2301.

（赖永康　边 岩）

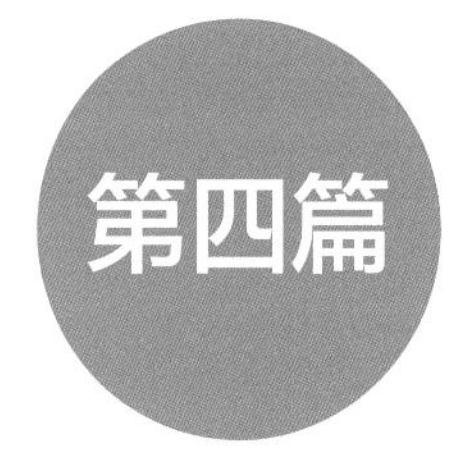


# 临床医学研究的战略规划与政策布局

第一章

# 国外临床医学研究的战略规划与政策布局

世界主要国家大力推进中长期科技战略规划，旨在准确把握、及时布局临床医学研究创新的方向。自21世纪伊始，医学研究逐渐将重心转移至人类健康的深度探索，从传统的“治病救人”诊疗模式转变为“防病健身”的预防医学模式。全球范围内，慢性疾病的防控已经上升为一项战略行动，而新发传染病的防控与诊治技术则持续吸引着国际社会的广泛关注。同时，组学技术和大数据分析的不断进步，极大地推动了个体化医学、整合医学以及精准医学的快速发展。再生医学逐渐崭露头角，成为临床医学研究的热点，为治愈人类一些难以攻克的疾病带来了希望。认知行为科学的研究不仅为精神疾病和神经疾病的预防与治疗提供了新的技术手段，更在推动人工智能的进步中发挥了重要作用。此外，遗传学筛查、基因调控以及基因工程的应用，为药物研发开辟了新的方向。而数字医学、生物3D打印以及微创治疗等技术的兴起，则为健康医学领域带来了革命性的变革。本章将对国外主要国家临床医学研究的战略规划、目标、路径与政策布局进行概述。

## 第一节　国外临床医学研究的战略规划

近年来，围绕临床医学制高点占据，以及医药健康产业发展新动力的培育，各国相继发布了加快医疗生物技术创新突破的政策举措。同时，欧美各国持续加强同中国生物科技战略竞争，重视本国医疗健康领域的供应链保障。在医药健康产业全球化融合发展的趋势下，各国持续加强监管合作，以保障药品供应，促进产业创新发展。美国创新组织模式，探索成立国家级研究平台，强化国家战略科技力量，破解医学研究创新的运行机制瓶颈；多国出台新的战略规划，持续修订推进和完善中长期战略部署。为进一步规范临床医学研究、提高临床医学研究成效提供重要的参考和保障，本部分概述美国、欧洲等地临床医学研究战略规划现状。

### 一、美国临床医学研究的战略规划

以往的临床医学研究主要集中在疾病的机理探索、诊断方法和治疗手段上，其焦点主要落在患病人群上。然而，现代临床医学研究已经发生了显著变化，它不再局限于疾病本身，而是扩展到了健康管理的全周期，涵盖了所有人群。进入 21 世纪后，随着人类基因组计划的深入实施和大数据时代的来临，传统的资助模式已难以满足临床医学研究日益增长的需求。为此，近年来 NIH 提出了一种创新的资助策略。这一策略的核心是每五年制定一份宏观战略规划——《美国国家卫生研究院拓展战略规划（2021—2025）》，这份规划旨在明确 NIH 的优先研究领域，并探索这些优先领域如何在一个不断变化的研究环境中更好地契合机构的长期愿景。其最核心的关注要点是疾病预防与健康促进，尽可能关注公共卫生面临的各种挑战和需求。新规划明确提出"全民研究项目"（All of Us Research Program），该项目的前身是美国政府在 2015 年提出精准医学时计划启动的一个百万人群队列研究项目（The Precision Medicine Initiative Cohort Program），并于 2016 年 10 月被改为现名，其独特之处在于，它不关注某一疾病、某一种风险因子，或某一类人群，反之它评估涉及各种疾病的多种风险因子，并重视参试人群的多样性。在临床医学研究中，针对疾病预防与健康促进方面，新规划明确提出了采用先进的监测新技术，这些技术不仅有助于疾病的预测，还能为决策提供有力支持。同时，新规划还强调发展能够持续、长时间地采集机体信息并实时反馈人体健康状态的监测技术，以便更全面地了解个体的健康状况。在疾病干预与治疗领域，新规划则倡导加速细胞工程、生物工程和再生医学等先进技术的研发与应用，以期为疾病治疗提供更有效、更个性化的方案；此外，组织芯片和器官芯片技术得到重视，可用于提供治疗新方法及药物的研发。

## 二、欧盟临床医学研究的战略规划

作为全球治理的关键一员，欧盟正持续构建并优化其全球卫生治理战略。自迈入 21 世纪以来，欧盟已经发布了一系列官方文件，精心布局其参与全球卫生治理的具体战略。与此同时，欧盟还加强了卫生领域的对外援助，并深入参与国际多边卫生机制的协调活动。经过这些努力，欧盟逐渐构建起了清晰的战略框架，明确了在全球卫生治理中的定位、目标、原则以及面对挑战时的应对策略，从而在全球卫生治理舞台上发挥着日益重要的作用。

2020 年 3 月 31 日，欧洲药品管理局（EMA）发布了《2025 监管科学战略》（*A Future for Regulatory Science in the European Union：the European Medicines Agency's Strategy*）。监管科学战略指出将开展多方利益相关者论坛，为临床医学研究提供新方法，并将欧盟定位为创新临床医学研究首选区域。论坛将推进临床试验设计、实施、结果和最佳实践等信息的共享和接受，例如利用"组学"或者真实世界数据对人群和疾病分类进行分层。监管机构需要和利益相关各方合作，以确保临床创新设计、终点、试验进行与分析方法等内容得到充分验证，并满足所有患者的需求，包括容易被忽视的人群（如孕妇、老年人和不同种族的人）。由于数字技术和新兴数据源的使用将对数据的产生和收集方式以及数据本身的性质产生重大影响，监管科学战略拟建立新兴临床医学数据监管框架，确保所收集数据的有效性及质量，并严格保障数据的隐私和安全。

2022 年 11 月 30 日，欧盟委员会通过了一项新的欧盟《全球卫生战略》（*EU Global Health Strategy*），提出应对全球卫生挑战的三个相互关联的关键优先事项：在整个生命过程中为人们提供更好的健康和福祉；加强临床医学系统，推进全民健康覆盖；采用"健康一体化"方法，预防和应对包括流行病在内的健康威胁。该战略将全球卫生定位为欧盟对外政策的重要支柱，强调必须解决影响健康的重要驱动因素，以实现 2030 年可持续发展目标中普遍健康的相关目标。此外,该战略还寻求通过加强制药系统及疫苗制造能力、更有约束力的流行病国际规则、加强对病原体的监测和检测,从而改善全球卫生安全。在临床医学研究方面,提出需推动全球临床医学研究,开展改善健康所需的临床医学技术和对策,扩大国际临床医学研究创新合作理念,研究数据尽可能开放共享,促进成果的转化与利用;创造有利的研究环境,支持从基础研究—临床前研究—临床研究的研究模式,完善证据链;联合发展中国家开展临床试验,相互促进临床医学研究能力提升。

### 三、国外临床医学研究平台建设——以 NIH 临床医学中心为例

1947 年,美国国会建立 NIH 临床医学中心(Clinical Center)。杜鲁门总统于 1951 年 1 月 22 日表示:"现代医学能够在疾病早期找到检测方法,并停止其破坏力量。这将是该临床研究中心的主要工作。"这席话奠定了 NIH 临床医学中心研究的基石。NIH 临床医学中心在 1953 年 7 月 2 日落成,是有史以来建造的专门用于临床研究的最大医院,也是一个真正拥有实验室社区的医院。历经 60 年的发展,NIH 临床医学中心不断创新,所产出的开创性研究成果为患者带来希望,对医学亦产生深刻的影响。

NIH 临床医学中心位于马里兰州贝塞斯达 NIH 园区内,是美国最大的临床研究型医院,其功能是为 NIH 开展临床医学研究提供支撑。1944 年《公共健康服务法案》授权 NIH 临床医学中心成立,1948 年临床医学中心建设启动,于 1953 年竣工,同年 6 月第一批患者进入临床医学中心,20 世纪 90 年代成立国家癌症研究所、国家过敏症和传染病研究所;1995 年中心首次开设"临床研究原理与实践"导论课程,提供高效的临床研究基础理论教育;1996 年,中心设立官方网站,以便临床工作者及受试者查看详细的临床研究信息;1999 年,NIH 临床医学中心采用"bench-to-bedside"研究理念,将科学研究和实验室发现转化为诊断、治疗和预防疾病的新方法;2003 年,中心设立临床研究培训和医学教育办公室,用于培训临床研究人员。医院专门设计为实验室与治疗病房非常接近的格局,该模式为临床研究人员之间相互协作提供良好支撑。临床医学中心正在进行约 1 600 项临床研究,一半是关于疾病特别是罕见疾病的自然发病机制的研究。其他研究大多是临床试验,主要是Ⅰ期和Ⅱ期试验,在人体探索治疗的安全性和有效性。临床医学中心并不提供常规诊疗服务,入院患者具有选择性,即只纳入 NIH 正在开展研究的特定病种患者;除不同研究部门医师根据研究筛选外,很多患者还来自世界各地 NIH 客座科学家与诊疗中心合作项目。自 1953 年临床医学中心建立以来,已有 50 万例研究志愿者参与中心的研究;每年中心有大约 1 万例新入组受试者,包括患者及部分自愿充当临床研究对照组的受试对象,即"健康志愿者",在测试新药、设备或干预措施的研究中发挥着至关重要的作用。

## 第二节 国外临床医学研究的政策布局

临床医学相关政策与法规,涵盖伦理、科研诚信,以及临床医学管理体系和人才培养方案等,为规范临床医学研究、提高临床医学研究成效、促进临床医学领域创新发展提供重要的参考和保障。本部分对国际临床医学研究法规建设政策、临床医学研究的管理体系政策以及临床医学研究的人才培养政策的发展及现行文件进行概述。

## 一、国外临床医学研究的法规建设政策

### （一）伦理法规建设

临床医学研究以增进人类福祉为目的，但却不得不以人体作为受试对象，可能会为受试者带来潜在风险甚至致命伤害。在临床医学研究所带来的科学及社会价值和受试者权益可能受损的悖论下，临床医学研究伦理法规逐步建设。二战期间纳粹医生对战犯等进行惨无人道的人体试验，1947 年 8 月 19 日，同盟国在纽伦堡对纳粹医生进行审判，在继承希波克拉底誓言里医生对患者的不伤害原则基础上，首次提出人体试验的另一条核心伦理原则——“自愿同意”原则，包括自愿同意加入临床医学研究和自由退出研究。自此临床医学研究发展出伦理学这条分支，走向对受试者保护伦理原则漫长而曲折的探索历程。

1964 年，芬兰首都赫尔辛基召开世界医学协会第十八届全体大会，会议通过了关于人体试验伦理原则的草案，并命名为《赫尔辛基宣言——涉及人类受试者医学研究的伦理学原则》（*Helsinki Declaration：Ethical Principle for Medical Research Involving Human Subjects*），简称《赫尔辛基宣言》，提出三条人体试验基本原则，即研究要符合科学原则、权衡试验的风险和获益原则，以及尊重受试者原则。《赫尔辛基宣言》是真正意义上临床医学研究的第一个伦理原则规范，至今被临床研究所遵循。随后，1975 年在东京召开的第二十九届世界医学协会全体会议对《赫尔辛基宣言》进行修订，明确伦理至上原则，提出隐私权明晰受试者权益范围，并提出知情同意概念；同时提出建立独立审查委员会，以及结果发表伦理的要求。1978 年 4 月，为保护参加生物医学和行为学研究人体试验对象，美国全国委员会颁布了《贝尔蒙报告：保护参加科研的人体试验对象的道德原则和方针》（*The Belmont Report，Ethical principles and Guidelines for the Protection of Human Subjects of Research*），简称《贝尔蒙报告》，进一步完善伦理原则，即“尊重、受益、公正”三条基本伦理原则，根据“公正”原则，临床医学人体试验研究者不能将某些能带来更大潜在益处的试验只实施在某些特定人群，而将某些可能带来更大风险的试验实施于另一些特定人群。但上述宣言及报告均无法律地位，为使得伦理原则准确落实，美国 FDA 在联邦法规（Code of Federal Regulations，CFR）层面陆续做出相关规定，确保临床医学研究的伦理原则得到遵守，并确保研究过程中的规范性及数据真实完整性；1995 年世界卫生组织发布了《世界卫生组织药物临床试验质量管理规范指南》，将药物临床试验规范化操作要求相关内容整合，命名为《药物临床试验质量管理规范》（Good Clinical Practice，GCP），后续的临床试验质量管理规范法规统称为 GCP。

国际人用药品注册技术协调会（ICH）于 2021 年 4 月 19 日发布 E6（R3）版《临床试验质量管理规范》（ICH-E6 GCP）草案，该草案围绕试验设计和实施方法的改进，提出伦理考量、知情同意、定期审查等 12 个关键考虑因素。在伦理考量方面，指出临床试验设计应根据《赫尔辛基宣言》伦理原则进行，并符合 GCP 指南和监管要求。草案还要求对受试者提供知情同意书，降低其负担，并提出试验设计需要考虑疾病和人群的诊疗常规，注意医疗资源合理利用等。

### （二）科研诚信法规

科研诚信是临床医学研究科技创新的基石，20 世纪 50 年代科学技术快速发展，科学活动逐步从科研人员对自然界好奇与探索发展为掺杂名利的职业化选择和经济性满足，陆续发生众多科研活动失信问题引起各国学术界重视。在此背景下，1993 年美国成立国际第一所致力于科研诚信的机构——美国科研诚信办公室（ORI）美国卫生与公共服务部（HHS）；

随后 ORI 顾问 Nicholas Steneck 在 2006 年得到欧洲科学基金会支持,共同发起美国 - 欧洲科研诚信会议,即世界科研诚信大会(The World Conferences on Research Integrity,WCRI)的雏形。随后 WCRI 历经十余年发展,逐步建成全球认可的科研诚信框架(表 4-1-2-1):2007 年在葡萄牙里斯本召开第一届 WCRI 会议,其主题为"倡导负责任的研究",拟在不同经济体国家中建立一个供全球范围内持续讨论的科研诚信框架。2010 年在新加坡举行的第二届 WCRI 会议是真正意义上的科研诚信领域的国际盛会,其核心议题为"领导工作面临的挑战与应对"。会议从科研领导者所面临的科研诚信挑战出发,深入探讨了如何构建国家和国际科研诚信体系,并分享了最佳实践案例。会议最终推出了《科研诚信新加坡声明》,这份全球科研行为准则对规范科研行为产生了深远影响,并为后续科研诚信政策的制定和相关行动提供了宝贵的道德和技术指导。2013 年,第三届 WCRI 会议在加拿大蒙特利尔召开,其主题聚焦于跨国、跨学科和跨部门"合作伙伴关系中的科研诚信"。会议重点探讨了多元化论坛下合作伙伴关系中的挑战,并发布了《关于跨领域科研合作中科研诚信的蒙特利尔声明》,为全球科研合作行为提供了明确的指导。2015 年,第四届 WCRI 会议在巴西里约热内卢召开,会议主题为"科研激励与科研诚信:改革体制,完善体系以促进负责任的研究"。会议集中讨论了科研体制改革、研究质量评价和奖励机制、研究资助、科研成果标准化、研究文献可靠性、成果可验证性和出版伦理等议题。2017 年,荷兰阿姆斯特丹举办了第五届 WCRI 会议,主题为"透明度和问责制"。此次会议更加注重科研的质量保障,并制定了《促进透明度和问责制的阿姆斯特丹议程》,为科研诚信问题提供了切实可行的解决方案。到了 2019 年,第六届 WCRI 会议在香港举行,主题为"科研诚信面临的新挑战"。会议强调了技术革命、科技国际化发展和社会性异化因素对科研诚信的影响,并围绕提高研究透明度的方法、科研人员考核评价体系改革、科研成果创新及转化中的诚信问题、科研诚信教育与培训等议题进行了深入的探讨。会议结束后,形成了《研究者评价的香港准则》,为科研诚信的国际化发展提供了更新的视角和思路。2022 年,第七届 WCRI 会议在南非开普敦召开,主题为"在不平等的世界中培养研究诚信",颁布《开普敦关于通过公平和公正促进研究诚信的声明》,将公平公正的科研合作伙伴关系纳入科研诚信问题范畴,针对中低收入国家同高收入国家科研合作过程中面临的不公平、不公正等问题,敦促构建跨地区跨领域公平公正、开放包容的科研生态系统。

**表 4-1-2-1 历届 WCRI 会议举办概况**

| 届次 | 举办地 | 时间 / 年 | 会议主题 | 参会代表 |
|---|---|---|---|---|
| 第一届 | 葡萄牙里斯本 | 2007 | 倡导负责任的研究 | 275 名 |
| 第二届 | 新加坡 | 2010 | 领导工作面临的挑战与应对 | 340 余名 |
| 第三届 | 加拿大蒙特利尔 | 2013 | 合作伙伴关系中的科研诚信 | 366 名 |
| 第四届 | 巴西里约热内卢 | 2015 | 科研激励与科研诚信:改革体制,完善体系以促进负责任的研究 | 473 名 |
| 第五届 | 荷兰阿姆斯特丹 | 2017 | 透明度和问责制 | 836 名 |
| 第六届 | 中国香港 | 2019 | 科研诚信面临的新挑战 | 800 余名 |
| 第七届 | 南非开普敦 | 2022 | 在不平等的世界中培养研究诚信 | 700 余名 |

2010 年所颁布的《科研诚信新加坡声明》在“在研究的所有方面都要诚实，在进行研究时负责任，在与他人工作时保持专业的姿态与公平，为了其他各方的利益对研究进行有益的监督”的原则的指导下，指出科研人员需履行以下 14 条责任，即①诚信，科研人员应对其研究的可信性负责；②遵守规章制度，科研人员应当了解并遵守科研相关的规定和政策；③研究方法，科研人员应当采用适当的研究方法，基于对证据的批判性分析得出结论，并全面而客观地报告结果和进行解释说明；④研究记录，科研人员应当以能够使他人借以验证和重复其工作的方式对所有研究进行清楚、准确的记录；⑤研究结果，科研人员在有机会确立其优先权和所有权后，应当立即公开而迅速地共享数据和结果；⑥署名权，科研人员应当对其在所有出版物、资助申请书、研究报告和其他关于研究介绍材料中的贡献负责，在作者名单中应当包括所有且仅是那些符合适当的署名条件的人员；⑦公开致谢，科研人员应当在出版物中说明那些对研究做出重要贡献，但又不符合署名条件者的姓名及其作用以表示感谢，包括执笔者、资助者、赞助者和其他人员；⑧同行评议，科研人员在评估他人工作时，应当给予公正、及时而缜密的评价，并尊重保密性；⑨利益冲突，科研人员应当披露有可能损害其在立项申请、发表作品、公共传播及所有评审活动中可信性的财务与其他方面的利益冲突；⑩公共传播，科研人员在参与有关研究结果的应用与重要性的公开讨论时，应当只限发表在自己公认的专长范围内的专业评论，并明确区分专业评论与基于个人看法的主张；⑪举报不负责任的研究行为，科研人员应当向适当的主管部门举报任何涉嫌的科研不端行为，包括伪造、篡改或剽窃，以及其他危害研究可信性的不负责任的研究行为，如粗心大意，不适当地列出作者姓名、瞒报相互矛盾的数据，或采用会产生误导的分析方法；⑫处理不负责任的研究行为，承担科研相关工作的研究机构以及学术期刊、专业组织和机构，应当有处理关于不端行为和其他不负责任研究行为举报以及保护有关行为的善意举报人的程序，当不端行为或其他不负责任的研究行为得到证实，应当迅速采取适当措施，包括纠正研究记录；⑬科研环境，科研机构应当通过教育、制定明确的政策以及合理的晋升标准等方式，营造与保持鼓励诚信的环境，并培育支持科研诚信的工作氛围；⑭社会考量，科研人员和科研机构应当意识到自己负有权衡社会利益与其工作中固有风险的伦理责任。

2013 年《关于跨领域科研合作中科研诚信的蒙特利尔声明》指出，合作的一般责任包括：①诚信，合作伙伴应对整体合作研究的可信性共同承担责任，并对自己贡献部分的可信性单独承担责任；②信任，每个合作方的行为应当值得所有其他合作伙伴的信任，所有合作伙伴都有责任建立和维护这种程度的信任；③目的，发起和进行合作研究的目的应是推进知识进步以造福于人类；④目标，合作伙伴应在一开始便对研究的目标达成一致，改变目标时应经过协商并得到所有合作伙伴的同意。合作管理中的责任包括：①沟通，合作伙伴之间应根据需要进行经常性和公开的沟通，促进对研究全面和相互的了解；②协议，合作研究协议应得到所有合作伙伴的了解和批准，在协议中应避免不恰当或不必要地限制数据、研究结果或其他研究产品的传播；③遵守法律、政策和法规，作为整体的合作应遵守所有对其有所约束的法律、政策和法规，合作伙伴应及时确定如何处理适用于该研究的法律、政策或规定之间的冲突；④成本和获益，合作研究的成本和获益应在合作伙伴之间合理分配；⑤透明，合作研究的进行和结果的传播都应透明和诚实，并根据现有协议尽可能多地公开，对资金来源应全面而公开地作出说明；⑥资源管理，合作伙伴应负责任地利用人、动物、经费和其他资源；⑦监督，合作伙伴应监督研究项目的进展以促进诚信和工作的及时完成与传播。合作关系中的责任包括：①角色和责任，合作伙伴应相互了解各自在研究的计划、实施和传播中的角色和责任，当角色或责任发生变化时，应就相关约定进行重新谈判；②惯例和自认为适当的做法，合作伙伴应公开讨论自己与研究有关的习惯做法和自认为适当的做法，对可能影响到研究诚信的观点、专业知识和方法的多样性以及习惯做法、标准和自认为适当做法的不同，应当公开进行应对；③冲突，合作伙伴应争取迅速解决在个人或机构层面的冲突、分歧与误解；④代表的授权，合作伙伴应就谁有权代表合作项目发言达成一致。关于研究成果的责任包括：①数据、知识产权和研究记录，合作伙伴应在一开始以及有需要时在合作过程中就数据、知识产权和研究记录的使用、管理、共享与所有权达成一致；②发表，合作伙伴应在一开始以及有需要时在合作过程中就如何决定发表和其他传播事宜达成一致；③署名和致谢，合作伙伴应在一开始以及有需要时在合作过程中就合作研究产品的署名和致谢标准达成一致，所有合作方，尤其是资历较浅合作方的贡献应获得充分和适当的认可，在出版物和其他产品中应注明所有参与方的贡献；④应对不负责任的研究行为，作为一个整体的合作应有处理关于其任何成员的不端行为或其他不负责任研究行为举报的程序，当任何合作伙伴的不端行为或其他不负责任的研究行为被怀疑或被证实，合作伙伴应及时采取适当行动；⑤承担责任，合作伙伴彼此之间以及对资助方和研究过程中的其他利益相关方都应承担责任。

2017 年《促进透明度和问责制的阿姆斯特丹议程》更多地强调对工作进行评估，以改善科研诚信和在制定科研诚信政策时利用实证信息。为实现这一目标，世界科研诚信大会基金会（WCRIF，以下简称基金会）将实施以下议程：①基金会将建立“负责任的研究行为研究注册处”（3R 注册处），3R 注册处将试图鼓励研究人员围绕问题、影响、干预措施、假设或预期结果、评估、数据共享六个关键要素策划、进行、报告和分享他们的研究；②基金会将鼓励资助机构支持科研诚信研究；③基金会将提高人们对科研诚信研究以及研究成果在制定循证政策中应用的重要性的认识；④基金会将在第六届世界科研诚信大会上报告对 3R 注册处的反应，目的是组织今后的科研诚信研究和确定优先研究内容。

2019 年《研究者评价的香港准则》提出六条原则，具体如下。①原则 1：满足社会需要是学术研究和创造新知识的重要目标。②原则 2：评估教职员应基于可广泛反映对科学事业贡献的负责任指标，学术机构、资助方和期刊在评估教职员时，应明确宣传淡化期刊影响因子和其他类似指标的做法，并使之为所管理或影响的对象知晓，晋升和终身教职委员会在考虑晋升时，应明确说明减少这些指标的权重。在评估科研人员时，增加并奖励负责任的指标将有助于确保科研诚信和证据在职业生涯进步中的首要地位。科研机构需要营造有利于实施奖励负责任做法的环境。③原则 3：我们应当奖励完全和透明地发表和 / 或报告所有研究内容，学术机构需要更新有关职业发展方面的规定（并使其透明），以奖励进行临床研究方案注册的研究人员（例如，在 clinicaltrials 或 Open Science Framework 上注册）。④原则 4：需要奖励开放研究的文化，在评估研究人员时可以增加参与开放的同行评审、使用预印本和使用出版后的同行评审这些指标，在评估采纳开放研究的文化时重要的是在定量和定性指标之间取得合理的平衡。⑤原则 5：认可和奖励宽泛的研究活动，例如创新（包括突破定势的思维）、重复实验、研究综合和荟萃研究，需要制定与这些不同类型研究相关的不同指标和标准，其中包括对不同类型研究的评估周期。⑥原则 6：在评估和奖励结构中纳入对推进研究工作的各类贡献，对同行评审活动以及对其他作者的研究及时提出建设性意见的做法给予褒扬并制定指标。

2022年《开普敦关于通过公平和公正促进研究诚信的声明》提出20条维护价值观和实现研究诚信目标的建议：①研究人员应该认识到与来自不同学科、地理、文化和种族背景的同事合作的价值，并努力实现这种多样性，尤其是在与自己不同的背景和环境中进行研究时；②研究执行机构（RPI）应制定和实施政策、结构和流程，以支持和促进其研究的多样性和包容性；③来自高收入国家（HIC）的资助者应该通过在资助电话中加入多样性规定和直接资助当地研究人员来避免所谓的“直升机研究”；④期刊和出版商应该质疑将低收入和中等收入国家（LMIC）的当地研究人员排除在作者之外的做法，因为数据来自低收入和中等收入国家（LMIC），并且拒绝此类论文的门槛较低；⑤所有研究利益相关者都应意识到其研究合作中潜在的权力失衡，并确保他们的行动不会加剧这种失衡，而是有助于纠正失衡；⑥资助者应具体确定并采取支持研究合作公平和公正的做法，并避免破坏公平的做法，例如对中低收入国家的不公平间接成本分配；⑦出版商和其他适当的国家和全球利益攸关方（如科学委员会、资助者和类似机构）需要确定和解决在资源匮乏环境中工作的研究人员参与“开放科学”的障碍。期刊和出版商应调整资源匮乏环境中作者的页面成本；⑧研究重点和议程设置应包括所有研究伙伴，HIC研究议程不应强加给LMIC的合作者；⑨研究团队应确定能够进行规划和预算的机制，以最大限度地减少团队中的权力和机会不平衡，并尽早明确角色；⑩完全成本透明的预算编制是实现公平做法和确保公平资源分配的基本机制；⑪数据访问、使用、共享和开放性要求不应不公平地使LMIC合作者处于不利地位；⑫研究公平性要求所有利益相关者承诺解决LMIC背景下研究能力和系统的不足；⑬LMIC政府需要认识到资助研究的价值，以支持与当地相关的研究重点，并负责减少对HIC资助者的依赖；⑭RPI应优先考虑开发适当的研究支持系统以支持研究人员，包括在可能的情况下支持研究管理能力发展和开放获取页面成本；⑮HIC资助者应为当地能力发展，指导和研究支持系统提供一些资金；⑯资助者在同意资助涉及HIC和LMIC合作的研究时，应采取措施尽量减少货币波动对LMIC的负面影响；⑰来自高收入国家的RPI与来自资源匮乏地区的研究人员合作，应确保其研究人员参与公平的做法，并在可能和适当的情况下，为当地能力发展和加强研究管理系统和进程做出贡献；⑱必须承认土著知识的独特价值，来自土著社区的研究人员和社区研究人员通常最适合阐明并将这一价值转化为可以产生影响的有益结果；⑲所有利益攸关方必须确保充分承认和尊重土著知识，避免外部研究人员利用和污名化这些知识至关重要；⑳参与共同创造土著主导的知识的研究人员必须确保合作建立在相互信任和尊重的基础上，并导致适当的惠益分享和承认。

## 二、国外临床医学研究的管理体系政策

临床试验管理规范（GCP）是设计、实施、记录和报告人类对象参加的试验国际性伦理和科学质量标准。遵循这一标准有助于确保试验参与者的权益、安全和健康得到保护，确保试验实施符合源于《赫尔辛基宣言》中的原则，确保临床试验结果可靠。ICH-GCP着重指出，在启动任何临床试验之前，必须仔细权衡该试验对个体受试者及社会的潜在风险与预期益处。只有当预期的益处显著超过潜在风险时，方可启动该临床试验。在此过程中，受试者的权益、安全与健康始终是我们首要考虑的因素。同时，为确保试验的顺利进行，必须提供充足的试验药品相关资料以支持即将进行的临床试验。此外，药物临床试验的开展必须建立在充分的科学根据之上，并在试验方案中详尽、明确地加以描述。临床试

验的实施必须严格遵循已经获得研究机构审查委员会（IRB）或独立伦理委员会（IEC）批准或赞同的试验方案。在受试者参与临床试验之前，必须获得其主动签署的知情同意书。所有与临床试验相关的资料均应得到妥善记录、处理与保存，以确保资料的准确性、可解释性和可核对性。同时，我们还需确保用于识别受试者身份的记录的保密性得到严格保护。为确保试验各方面的质量，应建立相应的程序系统，以便对试验过程进行有效监控与管理。ICH-GCP 为美国、欧盟、日本等国家和地区提供统一的标准，以促进管理当局在其权限内能够相互接收临床数据。现对 ICH-GCP 中伦理审查管理及临床研究项目管理进行介绍。

### （一）伦理审查管理

#### 1. 机构审查委员会 / 独立伦理委员会（IRB/IEC）

IRB/IEC 由合理数目、具有审评临床医学研究伦理学方面经验的成员组成，包括至少 5 名成员，至少 1 名成员领域范畴为非科学领域，至少 1 名成员独立于研究机构 / 试验单位。IRB/IEC 职责为保护所有试验受试者的权益、安全和健康，在合理的时限内审查所申报的临床研究，提供书面评审意见；评审申报临床试验研究人员的资格；根据研究的危险度间隔一定时间对正在进行的试验继续审评；审评支付给受试者款项的数量和方式，以确保没有对试验对象产生胁迫或不正当影响，并保证给受试者的支付方式、数量列于知情同意书或其他书面材料上。

在伦理审查时，ICH-GCP 要求 IRB/IEC 应当保存其活动的书面记录和会议记录至完成试验后至少 3 年，并应当遵守 GCP 和适用的管理要求。IRB/IEC 应当在达到其书面操作程序中规定的法定人数的正式会议上做出决定，且只有参加 IRB/IEC 审评和讨论的成员才可投票 / 提出他们的评价和 / 或意见。研究者应当提供试验各方面的资料，但不应当参加 IRB/IEC 的审议或 IRB/IEC 的投票 / 意见。必要时 IRB/IEC 可邀请在特别领域有专门知识的非成员来帮助。伦理审查具体流程如下：①确定其组成（成员的姓名和资格）和授权；②安排时间，通知其成员，举行会议；③对试验进行初始审评和继续审评；④酌情确定继续审评的频度；⑤依照适用的管理要求，为已经获得 IRB/IEC 批准 / 赞成的正在进行试验的较小修改提供快速审议和批准；⑥说明在 IRB/IEC 书面签署对试验的批准 / 赞成意见之前不得接纳对象进入试验；⑦说明在方案的适当修改预先得到 IRB/IEC 的书面批准之前，不能偏离或改变试验方案，除非有必要排除对于受试者的直接危害，或方案的改变只涉及试验的后勤或管理方面；⑧说明研究人员应当立即报告 IRB/IEC 的事项（偏离或改变方案以消除对试验受试者的直接危害、增加对象风险的改变和 / 或明显影响试验实施的改变、所有严重的和非预期的药品不良反应、对试验的进行或受试者的安全可能有不利影响）；⑨确保 IRB/IEC 迅速书面通知研究者 / 研究机构的事项（与试验有关的决定 / 意见、IRB/IEC 决定 / 意见的理由、请求 IRB/IEC 决定 / 意见的程序）。

#### 2. 研究者 / 研究机构

ICH-GCP 要求研究者应当在受教育、培训和经验方面有资格承担实施试验的责任，应充分熟悉在试验方案、研究者手册、产品资料以及申办者提供的其他资料中所述的试验用药品的合适用途，应了解并遵循 GCP 和适用的管理要求，应允许申办者的监查和稽查以及管理部门的视察。研究者应能证明（如根据以往的数据）在协议的招募期内接纳所需要数目的合适受试者的可能性。研究者应有足够的资源，即在协议的试验期内应当有足够的时间实施和完成试验,在试验期内应有足够数量的研究人员和充足的设备来正确、安全地实施试验,研究者应确保所有参与试验的辅助人员均已全面理解试验方案的内容、熟悉试验用药品的相关知识,并明确各自在试验中的职责和角色。此外,研究者还需承担起监督职责,对所授权在试验中心执行相关试验任务和功能的个体及团体进行有效监督,以确保试验的顺利进行和数据的准确性。

在开始试验前,研究者 / 研究机构应当有 IRB/IEC 对试验方案、知情同意书、知情同意书的更新、对象招募程序,以及提供给受试者的任何其他书面资料的批准 / 赞成意见。研究者 / 研究机构应当向 IRB/IEC 提供研究手册的最新版本。在试验期间,研究者 / 研究机构应当向 IRB/IEC 提供全部需要进行审评的文件。在试验期间,研究者 / 研究机构应当按照经申办者和管理当局同意、并得到 IRB/IEC 批准 / 赞成的方案实施试验。研究者 / 研究机构和申办者应当在方案上或试验合同上签字,确认同意方案。研究者在没有取得申办者同意和事先得到 IRB/IEC 对于一个方案修改的审评与书面批准 / 赞成时,不应当偏离或改变方案,除非必须消除试验对象的直接危险或这些改变只涉及试验的供应或管理方面。研究者应记录和解释与已批准方案的任何偏离。为了消除对试验对象的直接危险,研究者可以没有 IRB/IEC 的预先批准 / 赞成意见偏离或改变方案。所实施的偏离或改变、改变的理由,以及所提议的方案修改应尽可能快地提交给 IRB/IEC 审评并得到批准 / 赞成。

**3. 受试者**

在开始试验前,研究者应当有 IRB/IEC 对于书面的知情同意书和提供给受试者的其他文字资料的书面批准 / 赞成意见。任何修改后的书面知情同意书和其他文字资料在使用前都应当得到 IRB/IEC 的批准 / 赞成。研究人员不应强迫或不正当地影响一个受试者参加或继续参加一个试验。关于试验的口述或书面的资料,包括书面的知情同意书,都不应当包含会引起受试者或受试者的合法可接受代表放弃或看起来像是放弃任何合法权益的语言。

关于试验的口述和书面资料,包括书面知情同意书,所用的语言应当是通俗易懂的非技术术语性的实用语言。在获取知情同意之前,研究者应给予受试者或其合法可接受代表足够的时间与机会,以便他们详细询问关于试验的各方面情况,并据此决定是否参与试验。研究者应详尽回答受试者或其合法可接受代表提出的所有问题,确保他们充分理解试验内容。在受试者决定参与试验之前,受试者或其合法可接受代表以及负责进行知情同意讨论的人员应亲自签署并注明日期的知情同意书。若受试者或其合法可接受代表无法阅读,整个知情同意讨论过程中必须有一位公正的见证人在场。当书面的知情同意书和其他相关文字资料交付给受试者后,应向其或其合法可接受代表逐项阅读并解释内容。在口头同意受试者参与试验且(若可能)已在知情同意书上亲自签字并注明日期后,见证人也应签字并注明日期。参与试验前,受试者或其合法可接受代表应收到一份已签署并注明日期的知情同意书复印件及其他书面资料。在受试者参与试验期间,还应定期提供已签署并注明日期的知情同意书更新复印件以及书面资料的修改文本。在紧急情况下,不能事先得到受试者 / 受试者的合法可接受代表的知情同意时,受试者需要按方案和 / 或其他文件中描述的、得到 IRB/IEC 的书面批准 / 赞成意见的方法进行,以保护受试者的权利、安全和健康,并保证依从适用的管理要求,应尽可能快地通知受试者或其合法可接受代表关于试验的事宜,并应得到他们继续参加试验和其他事项的知情同意。

### （二）研究项目管理

#### 1. 研究记录和报告

研究者/研究机构应当保留足够和准确的原始文件和试验记录，包括研究中心每个试验受试者相关的观察。源数据应该是有来源的、清晰的、时间一致的、原始的、准确的和完整的。源数据的修改应该是可溯源的，不能遮掩最初的记录，必要时应进行解释。研究者应当保证给申办者的病历报告表（case report form，CRF）和所有需要的报告中的数据的准确性、完整性、易辨认和及时性。CRF 中来自源文件的数据应当与源文件一致，如有不一致应作出解释。CRF 中数据的任何改变或更正，应当注明日期、姓名首字母和说明（如有必要），并应当使原来的记录依然可见（即应保留修改痕迹）。研究者/研究机构应当按管理要求保存试验文件，防止文件的意外或过早毁坏。基本文件应当保留到最后批准后至少 2 年。试验的财务方面事宜应在申办者与研究者/研究机构的协议书中写明。研究者/研究机构应当提供他们查阅所需的与试验有关的全部记录。

#### 2. 研究进展报告

研究者应当每年一次，或应 IRB/IEC 要求的频率向 IRB/IEC 提交书面的试验情况摘要。研究者应当迅速向申办者、IRB/ICE 和研究机构提供关于明显影响试验实施和/或增加受试者风险的任何改变的书面报告。除了试验方案或其他文件（如研究者手册）认为不必即时报告的那些严重不良事件以外，所有严重不良事件都应当立即向申办者报告。在试验方案中被确定为对安全性评价是关键的不良事件和/或实验室异常应当按照报告要求和申办者在方案中说明的时限内向申办者报告。对于所报告的死亡事件，研究者应当向申办者和 IRB/IEC 提供所需要的全部附加资料。

#### 3. 研究的中止或暂停

如果一个试验因为任何理由过早地停止或暂停，研究者/研究机构应当迅速通知试验对象，应当保证试验对象的合适治疗和随访，和根据适用的管理要求应当通知管理当局。若研究者未与申办者事先协议便中止或暂停一个试验，研究者应当通知研究机构，研究者/研究机构应当立即通知申办者和 IRB/IEC，并应向申办者和 IRB/IEC 提供中止或暂停试验的详细书面解释。如果申办者终止或暂停一个试验，研究者应当立即通知研究机构，研究者/研究机构应立即通知 IRB/IEC 并向 IRB/IEC 提供终止和暂停的详细书面解释。如果 IRB/IEC 终止或暂停它对一个试验的批准/赞成意见，研究者应当通知研究机构，研究者/研究机构应当立即通报申办者并提供终止或暂停的详细书面解释。

#### 4. 研究的最终报告

在试验完成后，研究者应当通知研究机构，研究者/研究机构应当向 IRB/IEC 提供试验结果的摘要，向管理当局提供所需要的所有报告。

## 三、国外临床医学研究的人才培养政策——以美国为例

《美国国家卫生研究院拓展战略规划（2021—2025）》明确指出，需构建涵盖局部学科交叉和复合型人才、生物信息学和数据科学相关人才的学科团队，并确保这一人才队伍具备持久性、稳定性和长期性，各层次人才比例得当。NIH 针对早期研究者设立“下一代启动项目”，资助青年独立研究，激发热情；同时设立“职业早期评审计划”，帮助青年人才基金申请和鼓励其批判性思维。对资深教授，实施“转型教授招募”项目，增强团队多样性。新规划

强调人才多样性，设项目助不同背景博士后晋升，特别关注"不受关注群体"。针对女性研究者障碍，设工作小组消除障碍。自 2014 年，NIH 启动多样性计划联合体（DPC），支持潜力人才，推动人才多样性。

英国生物技术与生物科学研究理事会发布的《2019 年度执行计划》（*BBSRC Delivery Plan* 2019）中指出，在临床医学研究人才团队建设方面，为增强临床医学研究创新能力，提高学术和产业化能力，将 GDP 的 2.4% 投资于研发部门以促进临床医学的发展；采用全系统的人才管理方法，建设高质量临床医学研究创新所需的劳动力资源；研究人员继续深化专业知识，同时拓宽其领导力和团队合作能力；在职业生涯的各个阶段培养人才，培养终身学习和进步的氛围；包容临床医学中的多元文化，支持人才多样性发展；实现灵活的职业结构和研究人员流动，促进研究和创新系统不同部分之间跨学科、跨部门甚至国际人才流动；吸引和发展推进英国生物科学所需的所有多学科专业知识，特别是提高临床医学在定量、综合和大数据方面的发展；投资 1.7 亿英镑用于英国"博士培训合作伙伴计划"的第三阶段，在 5 年内支持 1 700 名新学生，以建立和保持英国核心生物科学学科的能力，并提供影响英国经济的技能；向企业咨询关于培训合作伙伴计划的未来范围、目标和目的，该计划将支持产业主导的博士研究培训；培养未来的研究领导者，投资 700 万英镑建立"早期职业发现奖学金"和"大卫・菲利普斯奖学金"，并通过指导和支持来培养新研究人员；制定在英国临床医学中培养企业和企业家的计划，使研究人员能够在其职业生涯的任何阶段都提供临床医学研究影响，并在适当的时候与更广泛的英国研究与创新署（UKRI）活动保持一致；作为 UKRI 人才战略的一部分，制订支持临床医学研究团队的计划，包括嵌入持续的专业发展和提高对博士后和其他研究人员的认可。

## 参考文献

[1] 宋超，孙胜凯，陈进东，等. 世界主要国家工程科技重大计划与前沿问题综述[J]. 中国工程科学，2017，19(01): 4-12.

[2] 吴家睿. 复杂时代的复杂战略——评"NIH 拓展战略规划"(2021—2025)[J]. 生命科学，2021，33(11): 1313-1317. DOI: 10.13376/j.cbls/2021146.

[3] 张永利，薛彦华，苏国安. 科研诚信研究国际进展与趋势——世界科研诚信大会(WCRI)视角[J]. 河北民族师范学院学报，2022，42(03): 105-111. DOI: 10.16729/j.cnki.jhnun.2022.03.016.

[4] 郑航. ICH-GCP 基本原则分析与启示[J]. 中国处方药，2019，17(02): 40-42.

[5] 中华人民共和国中央人民政府. 国家中长期科学和技术发展规划纲要(2006—2020 年)[EB/OL]. (2006-2-9)[2006-2-9]. https: //www.gov.cn/gongbao/content/2006/content_240244.htm

[6] 中国工程院. 科研诚信新加坡声明—— Singapore Statement on Research Integrity[EB/OL]. (2010-07-24)[2010-07-24]. https: //www.cae.cn/cae/html/main/col38/2012-02/21/20120221110100485442891_1.html

[7] 哈尔滨医科大学研究生院. 关于跨界科研合作中科研诚信的蒙特利尔声明[EB/OL]. (2017-10-27)[2017-10-27]. https: //yjsy.hrbmu.edu.cn/info/1037/1697.htm

[8] 中国科研诚信网.《关于科研人员评价的香港宣言：促进科研诚信》[EB/OL]. (2019-12-31)[2019-12-31]. https: //www.orichina.cn/contents/22/955.html

[9] 冯靖雯，赵勇. 第六届世界科研诚信大会的主题内容综述及启示[J]. 中国科学基金，2021，35(3):

496-502.

[ 10 ] National Institutes of Health. NIH-Wide Strategic Plan [ EB/OL ]. ( 2021-07-30 ) [ 2023-11-28 ]. https: //www.nih.gov/about-nih/nih-wide-strategic-plan.

[ 11 ] HINES P A, JANSSENS R, GONZALEZ-QUEVEDO R, et al. A future for regulatory science in the European Union: the European Medicines Agency's strategy [ J ]. Nat Rev Drug Discov, 2020, 19 ( 5 ): 293-294.

[ 12 ] EU Global Health Strategy: Better Health for All in a Changing World [ EB/OL ]. ( 2022-11-30 ) [ 2023-11-28 ].https: //health.ec.europa.eu/publications/eu-global-health-strategy-better-health-all-changing-world_en

[ 13 ] National Institutes of Health. Clinical Center ( CC ) [ EB/OL ]. ( 2023-07-12 ) [ 2023-11-28 ]. https: //www.nih.gov/about-nih/what-we-do/nih-almanac/clinical-center-cc.

[ 14 ] World Medical Association. WMA declaration of helsinki-ethical principles for medical research involving human subjects [ EB/OL ]. [ 2023-11-28 ]. https: //www.wma.net/policies-post/wma-declaration-of-helsinki-ethical-principles-for-medical-research-involving-human-subjects/.

[ 15 ] The Belmont Report [ EB/OL ]. ( 1979-04-18 ) [ 2023-11-28 ]. https: //www.hhs.gov/ohrp/sites/default/files/the-belmont-report-508c_FINAL.pdf.

[ 16 ] The International Council for Harmonisation. ICH-E6 Good Clinical Practice ( GCP ): explanatory note [ EB/OL ]. ( 2021-04-19 ) [ 2023-11-28 ]. https: //database.ich.org/sites/default/files/ICH_E6-R3_GCP-Principles_Draft_2021_0419.pdf#: text=ICH%20E6%20Good%20Clinical%20Practice%20%28GCP%29%20Guideline%20is, a%20significant%20impact%20on%20trial%20participants%20and%20patients.

[ 17 ] STENECK N, MAYER T, KLEINERT S. The origin, objectives, and evolution of the World Conferences on Research Integrity [ J ]. John Wiley & Sons Inc, 2017: 1-14.

[ 18 ] The 1st World Conference on Research Integrity was held in Lisbon, Portugal between 16 and 19 September 2007 [ EB/OL ]. ( 2007-09-19 ) [ 2023-11-28 ]. https: //www.researchintegrity.org/homepage-1st-wcri-in-lisbon.

[ 19 ] The 2nd World Conference on Research Integrity was held in Singapore between 21 and 24 July 2010 [ EB/OL ]. ( 2010-07-24 ) [ 2023-11-28 ]. https: //www.researchintegrity.org/conferences/2nd-wcri-in-singapore-2010.

[ 20 ] The 3rd World Conference on Research Integrity was held in Montréal, Canada between 5 and 8 May 2013 [ EB/OL ]. ( 2013-05-08 ) [ 2023-11-28 ]. https: //www.researchintegrity.org/conferences/3rd-wcri-in-montreal-2013.

[ 21 ] The 4th World Conference on Research Integrity was held in Rio de Janeiro, Brasil between 31 May and 3 June 2015 [ EB/OL ]. ( 2015-06-03 ) [ 2023-11-28 ]. https: //www.researchintegrity.org/conferences/4th-wcri-rio-de-janeiro-2015.

[ 22 ] The 5th World Conference on Research Integrity was held in Amsterdam, The Netherlands between 28 and 31 May 2017 [ EB/OL ]. ( 2017-05-31 ) [ 2023-11-28 ]. https: //www.researchintegrity.org/conferences/5th-wcri-amsterdam-2017.

[ 23 ] The 6th World Conference on Research Integrity was held in Hong Kong, People's Republic of China between 2 and 5 June 2019 [ EB/OL ]. ( 2019-06-05 ) [ 2023-11-28 ]. https: //www.researchintegrity.org/conferences/6th-wcri-hong-kong-2019.

[ 24 ] Singapore Statement on Research Integrity [ EB/OL ]. ( 2010-09-22 ) [ 2023-11-28 ]. https: //www.wcrif.org/guidance/singapore-statement.

[25] Montreal Statement on Research Integrity in Cross-Boundary Research Collaborations [EB/OL]. (2013-05-08) [2023-11-28]. https://frq.gouv.qc.ca/app/uploads/2021/05/montreal-statement-english-1.pdf.

[26] The Amsterdam Agenda seeks to promote discussion and to coordinate efforts to improve research integrity on a global scale [EB/OL]. (2017-08) [2023-11-28]. https://www.wcrif.org/guidance/amsterdam-agenda.

[27] The Hong Kong Principles for assessing researchers were formulated and endorsed at the 6th World Conference on Research Integrity [EB/OL]. (2019-06-02) [2023-11-28]. https://www.wcrif.org/guidance/hong-kong-principles.

[28] The Cape Town Statement on Fostering Research Integrity through Fairness and Equity advocates for fair practice from conception to implementation of research and provides 20 recommendations aimed at all involved stakeholders [EB/OL]. (2022-06-01) [2023-11-28]. https://www.wcrif.org/guidance/cape-town-statement.

[29] BBSRC delivery plan 2019 [EB/OL]. (2022-09-02) [2023-11-28]. https://www.ukri.org/publications/bbsrc-strategic-delivery-plan/.

（孙枫原　王元辰）

# 第二章

# 国内临床医学研究的战略规划

长期以来，临床研究一直是我国医学科技发展的薄弱环节。我国医学研究布局重基础、轻临床，临床研究布局薄弱、临床循证产出不足问题较为突出、创新平台“几乎空白”。医疗资源分布“碎片化”，诊疗水平“参差不齐”，医药产品创新少、转化慢。因此，大力发展临床医学研究，是推动我国医疗卫生和医学科技事业的必然要求。随着经济发展和社会进步，人民的健康意识逐步提高，对健康权益和健康公平的需求不断提升，临床医学服务模式在不断创新和完善，实现了三大转变：从治病为主向预防为主的方向转变，从个体化治疗向群体预防转变、进一步转向个性化健康管理，以及从生物医学模式向“环境 - 社会 - 心理 - 工程 - 生物”的综合医学模式转变。实现上述转变与跨越需要国家战略规划支撑，长年来，我国制定了立足当下、着眼长远的临床医学研究发展规划和战略布局，出台了一系列支撑保障政策。本章将梳理我国临床医学发展规划，厘清相关配套政策，对我国临床医学研究的战略规划发展历程、现状以及落实成效进行系统阐述。

## 第一节　国内临床医学研究的战略规划发展历程

### 一、国家、部委层面临床医学研究的战略规划发展历程

国务院、科技部、国家卫健委等部门全面强化了临床医学研究，深入发掘并充分利用我国丰富的临床医疗资源，成功将这些资源转化为临床研究的有力支撑。通过扎实的临床研究，医疗服务能力得以显著提升。如今，我国已逐步构建起一个布局合理、定位明确、管理科学、运行高效、开放共享、协同共进的国家临床医学研究创新体系。这一体系不仅有效提高了临床诊疗的精准性和效率，推动了医疗质量的均质化发展，更带动了整体医疗水平的提升，为健康产业的持续健康发展注入了强大动力。

#### （一）国家临床医学研究总体战略布局

**1. 临床医学研究战略布局起步阶段：2000—2010 年**

21 世纪以来，我国加速推进在临床医学研究领域的战略布局。2006 年中华人民共和国国务院发布《国家中长期科学和技术发展规划纲要（2006—2020 年）》。该纲要在临床医学研究领域的发展目标为“重大疾病防治水平显著提高，艾滋病、肝炎等重大疾病得到遏制，

新药创制和关键医疗器械研制取得突破，具备产业发展的技术能力”。纲要提出，需“疾病防治重心前移，坚持预防为主、促进健康和防治疾病结合；研究预防和早期诊断关键技术，显著提高重大疾病诊断和防治能力。加强中医药继承和创新，推进中医药现代化和国际化；以中医药理论传承和发展为基础，通过技术创新与多学科融合，丰富和发展中医药理论，构建适合中医药特点的技术方法和标准规范体系，提高临床疗效，促进中医药产业的健康发展。研制重大新药和先进医疗设备；攻克新药、大型医疗器械、医用材料和释药系统创制关键技术，加快建立并完善国家医药创制技术平台，推进重大新药和医疗器械的自主创新”，要“重点研究开发心脑血管病、肿瘤等重大疾病早期预警和诊断、疾病危险因素早期干预等关键技术，研究规范化、个性化和综合治疗关键技术与方案”。同时，该纲要也强调，要重点研究开发“常见病和多发病的监控、预防、诊疗和康复技术，小型诊疗和移动式医疗服务装备，远程诊疗和技术服务系统。重点开发新型治疗和常规诊疗设备，数字化医疗技术、个体化医疗工程技术及设备，研究纳米生物药物释放系统和组织工程等技术，开发人体组织器官替代等新型生物医用材料”。《国家中长期科学和技术发展规划纲要（2006—2020 年）》的战略布局对我国临床医学研究发展起到了提纲挈领的指导作用。

2007 年，为贯彻落实《国家中长期科学和技术发展规划纲要（2006—2020 年）》，面向国民经济和社会发展需求，科技部设立《国家科技支撑计划“十一五”发展纲要》。支撑计划在临床医学方面旨在提高人民生活质量，促进人的健康与全面发展，指出要“依靠人口与健康科技创新能力的持续增强，突破计划生育与优生优育、重大疾病防治、中医药现代化等关键技术，是全面提高人口素质、保障国民健康的必然选择。要以控制人口数量为基础，着力提高人口质量；以临床需求为主线，突出重大疾病防治，注重常见病、多发病防治技术集成创新；以提高疾病防治能力和提升自主创新能力为重点，优先建立重大疾病防治技术体系，开发自主知识产权的器械和医用材料；防治重点前移、下移，坚持预防为主、防治结合；突出中医药的优势和特色，注重现代医学和传统医学的有效结合，大力推进中医药产业现代化的发展”。在心脑肺血管疾病防治研究、常见恶性肿瘤预防、早诊及综合治疗研究、重大数字化医疗设备关键技术及产品开发、重大出生缺陷和遗传病的防治研究、重大疑难疾病中医综合治疗研究等重大项目中，拟初步建立重大疾病防治技术体系，提出一批诊断和综合防治技术方案，研制开发一批高效的疾病诊断、治疗设备及避孕节育、生殖健康和出生缺陷诊断技术和产品，有效遏制重大疾病发病率、死亡率上升趋势，提高治愈率，降低发病率和死亡率，控制人口数量，提高人民健康水平和人口素质。加快中医药现代化、国际化进程，建立较为完善的中医药自主研究开发体系和产业技术创新体系，提高临床疗效，促进我国传统医药产业的持续发展，力争在中医药走向世界方面有所突破。

**2. 临床医学研究战略布局发展阶段：2010—2015 年**

“十一五”期间，各项卫生工作取得重大进展，《卫生事业发展“十一五”规划纲要》确定的主要目标和任务全面完成，人民群众健康水平明显提高。但该阶段仍存在以下重大临床医学难题：①我国心脑血管疾病、恶性肿瘤、糖尿病等慢性非传染性疾病的患病人数呈持续上升和年轻化的趋势，已成为我国城乡居民的主要死亡原因，医疗负担大；②结核、艾滋病、肝炎等重大传染病发病率居高不下，SARS、甲型 H1N1 流感等新发传染病不断出现，传染病防控形势依然严峻；③老龄人群的疾病防治和健康保障给社会和家庭带来了巨大的经济压力；④出生缺陷已成为一个重大的社会问题，心理精神疾患日益增多，重大自然灾害和意外伤害频发，呼吸、消化系统等常见病、多发病仍然困扰着广大公众的健康，食品安全和环境危害对健康的影响加重，职业病和地方病高发，医源性和药源性疾病不断出现，亚健康状态人群扩大，广大农村基层地区医疗机构的诊疗技术水平较低，进一步加剧了疾病防控的严峻形势。

面对诸多挑战，现有医学认识水平仍存在很大的局限性。为进一步加快临床医学发展、提高公众健康保障水平、完善国家创新体系，2011 年 10 月，根据《国家中长期科学和技术发展规划纲要（2006—2020 年）》《国家“十二五”科学和技术发展规划》及《国民经济和社会发展第十二个五年规划纲要》，科学技术部、卫生部、国家食品药品监督管理总局、国家中医药管理局、教育部、国家人口和计划生育委员会、中国科学院、中国工程院、国家自然科学基金委员会、总后勤部卫生部等十个部门联合制定了《医学科技发展“十二五”规划》。规划的指导思想为“充分发挥前沿技术的引领作用和中医药的原创优势，突出重点疾病、重点人群、重点区域、重点技术、重点产品和重点环节，着力实施自主创新、重点前移、重心下移、加强转化和系统整合五项战略，重点解决我国医学科技领域的重大瓶颈问题，切实加强医学科技发展组织模式的优化，大幅提高医学科技的创新能力，为构建普惠的公共卫生和医疗服务体系、提高全民健康水平、保障人口安全、推动中国经济社会的快速可持续发展提供更强有力的科技支撑”。将加强自主创新、重点前移，从“治已病”为主前移到“治未病”和养生保健，从“被动医疗”转向“主动健康”；重心下移，加快推进先进技术和创新产品下沉基层；提出临床医学根本落脚点是有效解决临床实际问题和切实提高公众健康水平，加强转化，将基础研究、临床应用、产业发展有效整合，促进医、产、学、研的有机结合，实现医疗服务资源的系统高效利用。

“十二五”时期，规划拟大力发展临床医学研究能力，突出临床转化，提高诊疗水平。将建立心血管疾病、脑血管疾病、恶性肿瘤、糖尿病等代谢性疾病、精神心理疾患、呼吸系统疾病、出生缺陷等 30~50 个临床 / 转化医学研究中心；构建心血管疾病、脑血管疾病、恶性肿瘤等 8~10 个专科 / 专病协同研究网络；初步形成资源共享和协同攻关的新机制，医学科技的发展模式、资助策略和资源配置方式实现初步转变，系统建立和完善国家医学科技创新体系。针对各科疾病以及罕见病，突出临床医学特点，充分发挥中医药特色优势，优化临床研究模式，开发一批急需突破的临床诊疗关键技术，重点强化新型诊疗技术、规范化诊疗方案、个体化诊疗技术、数字化医疗技术、中医药（民族医药）诊疗技术研究等方面研究，在科学评价的基础上形成一批诊疗技术规范，积极推进数字化医疗及建立区域医疗服务协同模式，有效解决临床实际问题和优化医疗服务模式。

**3. 临床医学研究战略布局成熟阶段：2015—2020 年**

推进健康中国建设、提高人民健康水平，是全面建成小康社会、基本实现社会主义现代化的重要基础。2016 年 10 月，根据党的十八届五中全会战略部署，中共中央、国务院印发了《“健康中国 2030”规划纲要》，为推进健康中国建设擘画了宏伟蓝图和行动纲领。纲要的指导思想为，“以提高人民健康水平为核心，以体制机制改革创新为动力，以普及健康生活、优化健康服务、完善健康保障、建设健康环境、发展健康产业为重点，把健康融入所有政策，加快转变健康领域发展方式，全方位、全周期维护和保障人民健康，大幅提高健康水平，显著改善健康公平，为实现‘两个一百年’奋斗目标和中华民族伟大复兴的中国梦提供坚实健康基础”。其战略主题为“共建共享、全民健康”，以基层为重点，以改革创新为动力，预防为主，中西医并重，把健康融入所有政策。纲要的发展目标为：①人民健康水平持续提升，2030 年人均预期寿命达到 79.0 岁；②主要健康危险因素得到有效控制；③健康服务能力大幅提升；④健康产业规模显著扩大；⑤促进健康的制度体系更加完善。在临床医学研究发展方面，纲要指出，我国临床医学研究发展的战略重点在于强化覆盖全民的公共卫生服务，构建国家医学科技创新体系，大力加强国家临床医学研究中心和协同创新网络建设，重点部署"创新药物开发""医疗器械国产化""中医药现代化"等任务，建设健康信息化服务体系，规范和推动"互联网 + 健康医疗"服务，推进健康医疗大数据应用等，构建全面、完善、科学的临床医学研究科技创新体系，力争到 2030 年，科技论文影响力和三方专利总量进入国际前列，进一步提高科技创新对医药工业增长贡献率和成果转化率，支撑我国医疗卫生事业发展，形成具有国际竞争力的本土健康产业。

同年 12 月，根据《中华人民共和国国民经济和社会发展第十三个五年规划纲要》和《"健康中国 2030"规划纲要》，国务院颁发《"十三五"卫生与健康规划》。规划把人民健康放在优先发展的战略地位，更加注重预防为主和健康促进，更加注重工作重心下移和资源下沉，更加注重提高服务质量和水平，实现发展方式由以治病为中心向以健康为中心转变，显著提高人民健康水平，奋力推进健康中国建设。规划将全面推进临床医学研究创新体系建设，围绕重大疾病及罕见病等健康问题和健康产业发展需求，加强医学科学前沿基础研究、关键技术研发、成果转移转化、医药产品开发和适宜技术推广；继续组织实施"重大新药创制"和"艾滋病和病毒性肝炎等重大传染病防治"两个国家科技重大专项，组织实施"精准医学研究"等一批国家重点研发计划，加快诊疗新技术、药品和医疗器械的研发和产业化，显著提高重大疾病防治和健康产业发展的科技支撑能力；加强转化医学国家重大科技基础设施、国家临床医学研究中心和协同研究网络建设，推动现有若干国家重点实验室等国家科研基地的能力提升，调整和完善重点实验室，逐步构建规范、整合、高效的医学科技基地平台体系；加强医学科技创新政策环境建设，健全创新人才培养、新技术评估、医学研究标准与规范、医学伦理与科研诚信、知识产权等保障机制，大幅提升医学科技成果转移转化率；发挥国家临床医学研究中心和协同研究网络的作用，促进适宜技术、诊疗指南和技术规范的普及推广。

随后，为进一步完善卫生与健康科技创新体系，提升我国卫生与健康科技创新能力，显著增强科技创新对提高公众健康水平和促进健康产业发展的支撑引领作用，按照《中华人民共和国国民经济和社会发展第十三个五年规划纲要》《"十三五"国家科技创新规划》《"健康中国 2030"规划纲要》等的总体部署，2017 年 5 月，科技部、国家卫生计生委、体育总局、食品药品监管总局、国家中医药管理局、中央军委后勤保障部联合制定《"十三五"卫生与健康科技创新专项规划》。在"创新引领、需求导向、开放整合、机制创新"的基本原则下，纲要重点加强基础研究和医学前沿技术研究、组织重大疾病防治、重点人群健康保障和健康风险控制技术研发、研制新型药物和医疗器械、促进科技成果转化、开展卫生与健康科技保障示范。此阶段，临床医学将着眼于：①前沿技术创新，把握生物、信息、工程等科技前沿领域的发展趋势，加快引领性技术的创新突破和应用发展，攻克一批急需突破的先进临床诊治关键技术，加快前沿技术创新及临床转化；②聚焦威胁国民健康的疾病，开发一批急需突破的临床诊疗关键新技术，提高诊疗技术水平，优化疾病防控策略，显著提升重大疾病防控能力；③加快临床急需药物研发，加强创新医疗器械研发，开发健康监测产品，实现个体化健康干预和持续改进；④发展个性化健康服务、协同医疗、智慧医疗、医学应急救援等新型健康服务技术，创新疾病诊疗和健康管理服务模式；⑤推进中医药现代化，健全中医药防治重大疾病及中医“治未病”技术与服务体系，提升中医药疗效水平和中医药在健康中国建设中的贡献率。并加强创新基地平台和能力建设，系统组织开展临床研究、协同创新、学术交流、人才培养、成果转化、推广应用，打造高水平的技术创新与成果转化类国家科技创新基地，以期到 2020 年建立更加协同、高效、开放的国家卫生与健康科技创新体系，为建设健康中国和科技强国、提高全民健康水平、发展健康产业提供坚实的科技支撑。

### （二）国家临床医学研究平台的建立

尽管我国有着最为丰富的临床研究资源，但长期以来未能得到有效利用。我国严重缺乏国人健康与疾病的相关数据，缺乏大规模的临床研究工作，所采用的诊疗指南绝大部分由欧美国家“输入”，也少有能够改变医疗实践的临床研究成果。为聚力解决临床医学与生命科学、生物技术研究脱节，科学研究的成果不能很好地转化为临床医学应用等难题，为加强医学科技创新体系建设、打造一批临床医学和转化研究的“高地”，现将我国国家临床医学研究中心的建立与发展历程进行阐述。

#### 1. 国家临床医学研究中心建立起步阶段

在医学创新中，临床医疗机构是核心枢纽，承接基础研究、转化技术成果、评价创新产品、制定指南规范，是推动医学创新的关键力量。科技部会同卫生部、总后勤部卫生部于 2012 年启动了中心的建设工作。2014 年，科技部、卫生计生委和总后勤部卫生部为贯彻落实《国家中长期科学和技术发展规划纲要（2006—2020 年）》，做好国家临床医学研究中心（以下简称“临床研究中心”）的规划布局与建设运行管理，联合制定《国家临床医学研究中心管理办法（试行）》。国家临床医学研究中心是在科技部、国家卫生计生委、总后勤部卫生部的宏观管理下，面向我国疾病防治需求，以临床应用为导向，以医疗机构为主体，以协同网络为支撑，开展临床研究、协同创新、学术交流、人才培养、成果转化、推广应用的技术创新与成果转化类的国家科技创新基地。各临床医学研究中心发挥引领、集成、带动、普及的作用，按照本领域疾病防治研究重点和实际需要搭建疾病研究协同网络，联合二、三级医院和基层医疗机构等，紧密围绕所在领域疾病防治的重大需求和临床研究中存在的共性技术问题，提出所在领域研究的战略规划和发展重点，重点组织开展大规模、多中心的循证评价研究，开展防、诊、治新技术、新方法的开发和应用评价研究，开展诊疗规范和疗效评价研究，以及开展基础与临床紧密结合的转化医学研究等工作。各临床研究中心将根据研究提出诊疗技术规范建议和相关政策建议，并组织开展研究成果推广应用，提升所在领域疾病诊疗技术水平和服务能力。国家临床医学研究中心的建立，将改变以往临时性的临床课题研究模式，打造常态化、长效性的临床研究协同网络。

#### 2. 国家临床医学研究中心建立发展阶段

国家临床医学研究中心自启动建设以来，至 2017 年已分三批共建立了 32 家中心，并与 260 个地级以上城市的 2 100 余家医疗机构形成协同创新网络。这些中心已建成 60 多个大型生物样本库、数据库和 143 个临床研究队列，覆盖人群达 706.05 万人次，涵盖 60 余种病种，自主或参与制定诊治指南规范共 151 项。此举显著提升了基层医疗卫生机构的服务水平，并在推动优质医疗资源下沉、支持分级诊疗实施、降低医疗费用等方面发挥了积极作用。针对“老少边穷”地区的健康需求，还构建了健康医疗科技的“精准对接”机制，开创了科技助力健康扶贫的新模式。

为落实国家创新驱动发展战略、《“十三五”国家科技创新规划》《“健康中国 2030”规划纲要》和《“十三五”卫生与健康科技创新专项规划》，紧密围绕医学科技发展需要和重大疾病防控需求，把中心建设作为加快医学科技成果转化，支撑科技强国、健康中国建设等国家战略需求的重大举措，2017 年 7 月科技部颁布《国家临床医学研究中心五年（2017—2021 年）发展规划》。规划指出，未来五年中心建设将进一步加强整体布局，优化资源配置方式，完善运行管理制度和机制，构建衔接紧密、转化顺畅、协同整合、服务基层的医学科技创新体系，加快推进医学领域的创新突破和普及推广。其目标为，到 2021 年底在主要疾病领域和临床专科统筹建成 100 家左右的中心；构建体制化、机制化的转化推广体系，打造一批规范化、标准化、规模化的健康医疗大数据平台、生物样本库和信息库，搭建国际一流的临床研究公共服务平台；开展 20~30 项万人以上规模的疾病人群队列研究，开发 50~80 项疾病综合治疗方案，研究制定不少于 15 项国际水平的临床实践指南，普及推广一批医学科技成果。其重点任务包括：需求导向，开展高水平临床研究；共建共享，强化医学研究基础平台建设；提升能力，培养领军人才和团队；普及推广，提升基层医疗服务能力；开放创新，加强国际科技合作和交流；医研企协同，助力健康产业发展。具体来说，对于临床循证研究，要重点开展大规模、多中心的临床效果评价与医疗质量提升研究，形成一批高质量的临床指南，建立疾病规范化诊疗技术体系。对于转化应用研究，要重点加强基础和临床紧密结合的转化研究，开展新技术、新产品的开发和临床评价研究，加强创新药物临床试验和仿制药质量与疗效一致性评价生物等效性（BE）试验，促进医学科技成果的转化应用。对于应用推广研究，要重点开展面向基层的适宜诊疗技术应用评价研究，建立有效的推广模式，推动成熟、先进诊疗技术和诊疗规范的普及和推广，系统提高我国整体的疾病防治水平。对于防控策略研究，要系统开展针对我国重点疾病谱、重点人群的监测研究，明确全国或者重点区域疾病流行病学分布情况、医疗质量和诊疗技术水平的区域化差异等数据，加强对重点疾病高危因素的筛查和监测，为合理制定国家疾病防治策略提供科学依据。

国家临床研究中心的建设及其研究网络的构建，旨在凸显其在医学科技创新中的引领地位、科技成果转化中的桥梁作用、先进技术传播的辐射效应以及创新人才培养的基地功能。通过强化多方协同合作，该中心已成为整合临床医学研究资源和创新力量的核心支撑，是组织实施相关疾病临床研究和转化医学成果的主体力量，同时也是推动医学科技成果普及应用的重要平台。在应对重大疾病防治挑战、以中国特色方案解决医改全球性难题、建设健康中国、促进健康产业发展等方面，该中心发挥着积极作用，是推进医学科技进步和加快研究成果临床转化的关键力量，为国家医学科技发展和医改实施提供坚实的科技支撑。

**3. 中医药特色高层次科技平台的建设**

中医药充分发挥自身优势，全程深度介入新冠疫情防控救治，筛选出“三药三方”等有效方药，形成覆盖预防、治疗和康复全过程的中医药诊疗方案，为抗击疫情做出了重要贡献。但目前存在中医药服务体系有待完善、中医药传承不足、高质量供给不够、人才总量不足、创新体系不完善、发展特色不突出等问题。为此，2019 年 10 月，中共中央、国务院印发《中共中央 国务院关于促进中医药传承创新发展的意见》，拟围绕国家战略需求及中医药重大科学问题，建立多学科融合的科研平台。在中医药重点领域建设国家重点实验室，建立一批国家临床医学研究中心、国家工程研究中心和技术创新中心，加快中药新药创制研究，研发一批先进的中医器械和中药制药设备，支持鼓励儿童用中成药创新研发，加强中医药产业知识产权保护和运用，突出中医药特点和发展需求，推动中医药开放发展。

随后，2021 年 2 月，国务院办公厅对《中共中央 国务院关于促进中医药传承创新发展的意见》各项政策部署再细化，出台《关于加快中医药特色发展的若干政策措施》（以下简称《政策措施》）。《政策措施》强调要加强中医药科研平台建设，围绕中医理论、中药资源、中药创新、中医药疗效评价等重点领域建设国家重点实验室；加强服务于中医药技术装备发展和成果转化应用示范的国家科技创新基地建设；聚焦中医优势病种和特色疗法等建设10~20 个中医类国家临床医学研究中心；建设一批服务于应对突发公共卫生事件的中医药科研支撑平台。中医药科研平台的建设，有助于提升中医医疗服务和科研能力，补齐发展短板，加快提升中医医疗服务、科研基础设施硬件条件，全方位提高中医医疗和中医药科研水平。

中医药特色高层次科技平台的建设，将加快健全符合中医药规律特点的政策体系，加快推动解决中医药发展实践中面临的突出问题，加快中医药有特色、高质量的发展，更好实现中医药传承创新，坚持中西医并重，打造中医药与西医药相互补充、协调发展的中国特色卫生健康发展模式，对于发挥中医药的原创优势、推动我国生命科学实现创新突破，弘扬中华优秀传统文化、增强民族自信与文化自信，以及促进文明互鉴与民心相通、推动构建人类命运共同体均具有重要意义。这一模式不仅有助于提升我国医疗卫生的整体水平，还能够为全球卫生事业贡献中国智慧和中国方案。

## 二、省部级层面临床医学研究的战略规划发展历程

### （一）北京市临床医学研究的战略规划发展历程

中共北京市委、北京市人民政府高度重视人民生命健康，广泛开展群众性爱国卫生运动，城乡居民健康水平不断提高。特别是 2008 年北京奥运会之后，健康北京理念深入人心，卫生与健康服务保障体系日趋完善，居民健康水平稳步提升。到“十二五”时期末，本市居民健康素养水平达到 28.0%，人均期望寿命、婴儿死亡率、5 岁以下儿童死亡率、孕产妇死亡率等主要健康指标已经达到或接近发达国家水平。在此基础上，2011 年 9 月，北京市人民政府在《北京市“十二五”时期科技北京发展建设规划》中进一步强调临床医学研究要针对首都重大疾病防治需求，加快创新医药品种研发，重点研发抗肿瘤蛋白质药物等具有重要医疗价值和市场前景的创新药物；加快推进处于临床研究阶段的品种开展临床试验，加快申报新药证书；推动植 / 介入等高值耗材、影像监护设备等医疗器械产品的研发。针对病毒性肝炎、艾滋病、心血管、糖尿病等重大疾病，在预防、诊断、治疗、康复等方面开展规范、标准、适宜技术研究，开展儿童期疾病防治关键技术和促进儿童健康的适宜技术研究，为疾病防治端口前移提供科技支撑，开展以首都特色为核心的临床诊疗新技术、新方法研究，培育一批新的优势领域。探索研究重大疾病的健康教育模式、方法和策略，创新一批形象生动、寓教于乐的健康教育产品。并搭建以重大疾病临床数据和样本资源库等为代表的资源条件支撑平台，建立转化医学平台，为重大疾病的预防、预警、诊断、治疗提供技术服务，根据疾病的特点与区域分布等因素建立研究示范网络，形成重大危险疾病科技支撑体系。

为贯彻落实《国务院关于印发“十三五”深化医药卫生体制改革规划的通知》（国发〔2016〕78 号），深入推进北京市“十三五”期间医药卫生体制改革，2017 年 9 月，北京市人

民政府办公厅颁布《北京市“十三五”期间深化医药卫生体制改革实施方案》，中共北京市委、北京市人民政府印发《“健康北京 2030”规划纲要》。方案与纲要在临床医学研究方面指出，需加强健康教育和健康促进，普及健康生活方式，构建全生命周期健康服务体系，推动医疗卫生服务从疾病管理向健康管理转变；实施慢性病综合防控，加强重大传染病防治；加强预防医学研究，科研经费向预防医学领域倾斜；加大科技创新力度，在转化医学、医学大数据应用等领域抢占创新制高点，推动新技术临床应用，提高疑难复杂疾病、危急重症诊治能力；坚持高端引领和质量安全，拟建设一批区域医学中心和国家临床重点专科群。

次年 9 月，北京市人民政府办公厅为进一步促进本市医药健康产业高质量发展，推出《北京市加快医药健康协同创新行动计划（2018—2020 年）》，以“充分发挥创新资源特别是医疗创新资源集聚的优势，以重大临床应用需求为牵引，开展协同攻关；积极引导医疗机构加强与企业合作，畅通医疗机构科研成果转化渠道，实现产学研医协同创新，有效促进成果转化”为原则，重点提高临床研究与试验水平，加快国家及北京临床医学研究中心布局，切实发挥其对临床研究的带动引领作用。支持三级医疗机构设立研究型病房，专门开展高水平临床医学研究；在现有药物临床试验机构基础上，探索以多种合作方式建立临床试验协同网络，解决三级医疗机构临床试验病床等资源不足问题，有效支撑临床试验需求。促进医疗健康数据共建共享，在北京重大疾病临床数据和样本资源库的基础上，建设全市统一、开放、共享的生物样本库、健康大数据中心和数字化临床研究网络，推动临床医疗数据标准化和院际间数据开放互通。

（二）上海市临床医学研究的战略规划发展历程

2007 年 9 月，上海市人民政府发布了《上海中长期科学和技术发展规划纲要（2006—2020 年）》。纲要坚持以人为本的发展理念，满足人口老龄化、居住高密度、交往多流动、工作快节奏、体力低消耗等带来的健康需求，整合生命科学、医学和药学的综合科技优势，以“早”（早预防、早发现、早治疗）、“快”（快检测、快诊断、快康复）、“低”（低创伤、低毒副、低价格）以及“个性化”等特点和功能为方向，围绕公共卫生与防疫、疾病诊断与治疗、重大新药创制等 3 个应用方向，重点支持开发心脑血管病、糖尿病和恶性肿瘤三大疾病诊疗、智能医疗装备、先进生物医用材料、基于中药的创新药物等 7 项战略产品或功能，攻克包括分子诊断技术、心脑血管病、糖尿病和恶性肿瘤早期诊断与规范化治疗技术、创新药物发现与开发技术、中药现代化技术、数字化医疗影像技术与集成技术等在内的 17 项关键技术，带动相关技术和产业的发展，使上海疾病预防、诊断、治疗和新药开发的技术总体水平和综合实力居国内领先地位，并具备技术扩散、产业扩散和服务扩散的能力，成为亚洲生命健康科技和产业的重镇。

2016 年，上海市人均预期寿命已达 83.18 岁，婴儿死亡率、孕产妇死亡率分别下降到 3.76‰、5.64/10 万，居民主要健康指标处于发达国家和地区水平，为基本建成“四个中心”和社会主义现代化国际大都市，在更高水平上全面建成小康社会，奠定了良好的健康基础。同时，由于人口深度老龄化，以及疾病谱、生态环境、生活方式不断变化，上海市仍然面临多重疾病威胁并存、多种健康影响因素交织的复杂局面，健康服务需求不断增长与供给总体不足之间的矛盾依然比较突出。为进一步提高市民健康水平，2018 年 4 月，上海市人民政府颁布《“健康上海 2030”规划纲要》。秉承健康优先、改革创新、科学发展、促进公平、共建共享的基本原则，完善药品、医疗器械安全现代治理体系，不断深化药品、医疗器械审评审批制度改革，鼓励以临床价值为导向的创新研究，促进临床研究能力提升；加快生物医药产业技术和临床研究功能型平台建设；加快免疫细胞治疗、干细胞治疗、基因治疗相关技术临床和产业化研究；加强基于中药经方和传统名方新用途、新剂型的研发，推动创新中药临床应用和产业化。

《"健康上海"2030规划纲要》实施以来，健康上海建设有序推进，取得明显进展。2018年，人均预期寿命已达83.63岁，婴儿死亡率、孕产妇死亡率分别下降到3.52‰、1.15/10万，居民主要健康指标连续十多年达到世界发达国家和地区领先水平，为上海建设国际经济、金融、贸易、航运和科技创新中心奠定了扎实的健康基础。为进一步贯彻落实健康中国战略，解决威胁上海市民健康的主要问题，关注优先发展的健康领域，2019年9月，上海市健康促进委员会印发《健康上海行动（2019—2030年）》。在市级临床医学中心能力建设基础上，构建本市临床重点专科"振龙头、强主体、展两翼"的发展格局，即：以国内优势专科为"龙头"，冲击国际领先水平；以国内特色专科为"主体"，打造国内一流的专科高地；以重点亚专科和新兴、交叉专科为"两翼"，培育新的专科增长点，同时，根据各专科的建设发展水平进行动态调整。至2022年，建成一批在国际国内具有影响力的临床重点专科学科群，争创2家以上国家医学中心，巩固本市临床专科能力在国内的领先地位，实现全市重点专科资源优化配置。至2030年，建成与上海科技创新中心建设目标和亚洲医学中心城市定位相符合的临床重点专科学科群，继续引领全国。推进开放共享的临床试验平台建设。建成25家临床医学研究中心，组建开放、共享的临床研究平台，开展高水平临床研究。

## 第二节 国内临床医学研究的战略规划发展现状

党的十八大以来，我国加快实施国家科技重大专项，卫生健康科技创新体系建设不断完善。2022年，我国已在心血管疾病、神经系统疾病、慢性肾病、恶性肿瘤、呼吸系统疾病、代谢性疾病、精神心理疾病、妇产疾病、消化系统疾病、口腔疾病、老年疾病等20个疾病领域布局，建成50家国家临床医学研究中心，在生物医药领域建成75家国家重点实验室。启动实施中国医学科学院医学与健康科技创新工程，建立科研院所稳定支持的资源配置新机制，健全完善临床研究、伦理审查、科研诚信、成果转化等医学研究管理政策，有力促进医学研究规范健康发展。

### 一、国家、部委层面临床医学研究的战略规划发展现状

当前，我国正面临着一系列复杂而严峻的健康挑战。疾病威胁多种多样，新旧交织，新发的突发传染病风险依然严峻，部分曾受控或消除的传染病亦存在复发的风险。同时，慢性病的发病率逐年攀升，且年轻化趋势愈发明显，心理精神问题也日益凸显，患病人数逐年递增。此外，食品安全、环境卫生、职业健康等领域的问题仍然突出，不容忽视。另一方面，随着人口老龄化的加速，康复、护理等健康服务需求迅猛增长，而优生优育、婴幼儿照护等服务的供给也亟须加强。因此，国家及各级地方政府应加快完善国民健康政策，深化健康中国建设，以更好地满足人民群众对健康日益增长的需求。

（一）临床医学研究总体战略布局现状

为全面推进健康中国建设，2022 年 4 月，国务院办公厅关于印发《“十四五”国民健康规划》的通知。“十四五”国民健康规划始终把人民群众生命安全和身体健康放在第一位，贯彻新时代党的卫生健康工作方针，全面推进健康中国建设，实施积极应对人口老龄化国家战略，加快实施健康中国行动，深化医药卫生体制改革，持续推动发展方式从以治病为中心转变为以人民健康为中心，为群众提供全方位全周期健康服务，不断提高人民健康水平。其基本原则为：①健康优先，共建共享；②预防为主，强化基层；③提高质量，促进均衡；④改革创新，系统整合。拟到 2025 年，卫生健康体系更加完善，中国特色基本医疗卫生制度逐步健全，重大疫情和突发公共卫生事件防控应对能力显著提升，中医药独特优势进一步发挥，健康科技创新能力明显增强，人均预期寿命在 2020 年基础上继续提高 1 岁左右，人均健康预期寿命同比提高。建立与基本实现社会主义现代化相适应的卫生健康体系，中国特色基本医疗卫生制度更加完善，人均预期寿命达到 80 岁以上，人均健康预期寿命逐步提高。要布局一批国家临床医学研究中心，形成覆盖全国的协同研究网络。面向人民生命健康，开展卫生健康领域科技体制改革试点，启动卫生健康领域科技创新 2030 - 重大项目、“十四五”重点研发计划等国家科技计划，实施“脑科学与类脑研究”等重大项目以及“常见多发病防治研究”“生育健康及妇女儿童健康保障”等重点专项。健全涉及人的临床医学研究管理制度，规范生物医学新技术临床研究与转化应用管理。在祖国传统医学领域，重点开展中医基础理论创新及中医经验传承与挖掘，研究中医药诊疗、评价技术与标准，发展现代中药研究开发和生产制造技术，有效保护和合理利用中药资源，加强中医药知识产权保护研究和国际合作平台建设。“十四五”国民健康规划的制定，将显著增强公共卫生服务能力、控制和消除一批重大疾病危害、持续改善医疗卫生服务质量、不断提升医疗卫生相关支撑能力和健康产业发展水平、进一步健全国民健康政策体系。

（二）国家临床医学研究平台的现状

为进一步加强国家医学中心和国家区域医疗中心管理，国家卫生健康委员会办公厅在 2022 年 12 月印发《国家医学中心管理办法（试行）》和《国家区域医疗中心管理办法（试行）》。国家医学中心将代表着这家医院在国内具有最高的临床医学水平，以推动国家医学科学进步为目标，聚焦重大疾病防治需求，对标国际医学科学前沿，在疑难危重症诊断与治疗、医学科学关键技术攻关、高水平医学研究与成果转化、重大公共卫生问题应对与突发事件医疗应急、高层次医学人才培养、国际交流合作、中西医协同创新等七个方面发挥示范引领作用，并与国家和省级区域医疗中心共同构建覆盖全国的高水平医院网络。目前，我国已经设置了 14 个国家医学中心，分别是：国家心血管病中心、国家癌症中心、国家老年医学中心、国家儿童医学中心、国家创伤医学中心、国家重大公共卫生事件医学中心、国家呼吸医学中心、国家口腔医学中心、国家神经疾病医学中心、国家传染病医学中心、国家中西医结合医学中心、综合类国家医学中心、国家精神疾病医学中心、国家骨科医学中心。

国家区域医疗中心以满足各区域疑难复杂和重大疾病的医疗服务需要为重点，在疑难危重症诊断与治疗、医学人才培养、临床研究、疾病防控与突发事件医疗应急、医院管理、中西医协同发展等六个方面代表区域顶尖水平，进一步提升区域间医疗服务同质化水平，与国家医学中心以及省级区域医疗中心构建高水平医院网络，共同带动我国医疗服务能力整体提升。国家区域医疗中心的建立，有助于加快建立分级诊疗制度，不断完善医疗卫生服务体系，增加优质医疗资源，构建有序的就医和诊疗新格局，有效地满足了群众就医需求。目前，已确定5批125个国家区域医疗中心建设项目，实现覆盖所有省份的目标。省级区域医疗中心建设有序开展；全国组建各种形式医疗联合体1.5万个，通过区域优质资源整合共享，为同质化医疗服务提供了有力支撑；健全省级—地市级—县级—乡级—村级五级远程医疗服务网络，提升基层服务水平。2022年，全国87.71%的县级医院达到医疗服务能力基本标准，双向转诊达到2 984.7万人次，全国设置超过2 700家互联网医院，地市级、县级远程医疗服务实现全覆盖。下一步将持续推进分级诊疗制度建设，建立国家医学中心、国家区域医疗中心运行新机制，完善医疗联合体运行机制，深化医疗服务价格改革，推进多元复合式医保支付方式改革。

为建设高水平中医药传承保护与科技创新体系，《"十四五"中医药发展规划》提出要建设高层次科技平台。依托现有资源，建设一批国家级中医药研究平台，研究布局全国重点实验室、国家临床医学研究中心、国家工程研究中心和国家技术创新中心；推进国家中医药传承创新中心、国家中医临床研究基地和中国中医药循证医学中心建设。发挥中国中医科学院"国家队"作用，实施中医药科技创新工程。建设一批中医药科技成果孵化转化基地。支持中医医院与企业、科研机构、高等院校等加强协作、共享资源。鼓励高等院校、科研院所、医疗机构建立专业化技术转移机构，在成果转化收益分配、团队组建等方面赋予科研单位和科研人员更大自主权。

## 二、省（直辖市）层面临床医学研究的战略规划发展现状

### （一）北京市临床医学研究的战略规划发展现状

#### 1. 北京市临床医学研究总体战略布局现状

在2018年《北京市加快医药健康协同创新行动计划（2018—2020年）》实施后，北京市医药健康产业的创新策源能力得到了显著提升，呈现出蓬勃发展的良好态势。为进一步深入实施国家创新驱动发展战略，把握医药健康产业迅猛发展的战略机遇，推动产业向更高质量的发展水平迈进，2021年北京市人民政府办公厅颁布《北京市加快医药健康协同创新行动计划（2021—2023年）》，坚持创新驱动、坚持协同转化、坚持问题导向、突出交叉融合新业态，推动原创成果与技术向产业转化，加速临床与产业深度融合，促进产学研医紧密协同，能力水平同步提升。在临床医学研究方面，将持续提升临床研究与转化能力，拟建成20个左右"国内领先、国际一流"的研究型病房及5~10家医研企协同创新基地，推动示范性研究型病房临床试验能力提升，实现北京市牵头国际和国内多中心临床试验数量国内领先。同时，将促进健康信息资源共享开发利用，加快北京健康云建设，推进"1+N+1"互联网医院综合平台建设，推动健康档案、部分疾病电子病历、影像参数的数据标准化和科研电子病历系统建设，建立健全临床数据信息开放、共享的常态化机制，初步实现数据资源化。同时，还应积极推动中医药的守正创新以及传承发展。在新发突发传染病、重大疑难疾病和慢性病等医疗领域，大力支持中医药的临床研究，并推动中药新药的创新研发与产业化应用。借助人工智能、大数据等多学科交叉技术的优势，结合中医的传统技术方法，深入开展中医药防治重大疾病的机理研究，以形成中西医结合的有效治疗方案。此外，探索中医诊疗的数字化和定量化，以提升中医临床治疗的整体水平。为加强中医药的应用与转化，鼓

励医疗机构与中医药企业开展合作，推动院内制剂向新药转化。同时，建立临床急需医疗机构中药制剂的评估机制，以推荐适宜调剂使用的品种，进一步促进中医药的广泛应用与发展。

同年 11 月，中共北京市委、北京市人民政府印发《北京市“十四五”时期国际科技创新中心建设规划》，强调在临床医学领域对创新药、疫苗、高端医疗器械、中医药、数字医疗新业态等领域开展关键核心技术攻关和产品研发：创新药方向持续加强对新型抗体药、小分子化药、细胞和基因治疗等新机制、新靶点、新结构的原创新药的研发。疫苗方向加快布局信使核糖核酸（mRNA）等新型疫苗技术研发，推进蛋白疫苗、载体疫苗、多价联合疫苗以及新型疫苗佐剂等技术创新和产业体系建设。高端医疗器械方向支持医用机器人、高端植入耗材、神经介入器械等特色高端医疗器械研发。中医药方向支持新发突发传染病、重大疑难疾病、慢性病的临床研究和中药新药创新研发，持续推进中药经典名方研发，推进数字化和定量化技术在中医诊疗中的应用，提升中医临床治疗水平。数字医疗新业态方向加快推动医药健康产业与人工智能、大数据、5G 等新兴技术领域融合发展，支持数字疗法产品、人工智能辅助诊断产品等技术攻关；发挥首都临床资源优势，推动研究型医院建设，提升研究型病房临床试验能力；支持医疗卫生机构使用新技术新产品（服务）目录中的创新药和医疗器械，加速创新产品推广应用。

#### 2. 北京市临床医学研究平台的现状

2021 年 9 月出台的《北京市医疗卫生设施专项规划（2020 年—2035 年）》中指出落实首都国际科创中心功能定位、提升科研创新能力，需推进研究型医院建设，推进市属医院由“侧重临床”向“临床科研”并重转变，着力改善科研支撑条件，完善科研管理体制；构建医药健康协同创新体系，促进成果转化，形成北京市国际化的医学创新高地，推动首都医药健康产业高质量发展。北京市计划自 2019 年 10 月起，用 3 年左右的时间在具有药物和医疗器械临床试验资格的医院择优启动研究型病房规范化建设，初步计划试点建设 5 个左右的示范性研究型病房，用于开展药物和医疗器械临床试验、生物医学新技术临床应用观察等临床研究。每家医院研究型病房的病床一般不少于 30 张，床位数一般掌握在医院现有编制床位数的 10% 左右，所增加的床位主要用于临床研究，而非医疗保障。北京市将通过多渠道资助和支持研究型病房与高校、科研机构在药品和医疗器械的研发、生命科学前沿技术的转化研究、生物医学新技术的应用研究等方面开展联合攻关。同时，北京市级财政还将对纳入建设规划的示范性研究型病房给予一次性建设经费补贴和基于考核结果的奖励经费保障。研究型病房可以成为医务人员开展新技术、新方法、新药品和新器械创新研究的策源地和试验田，以推动医学创新进步，并最终走向临床应用，使患者得到更好救治。

### （二）上海市临床医学研究的战略规划发展现状

#### 1. 上海市临床医学研究总体战略布局现状

“十三五”期间，上海市坚持健康优先发展战略，推动卫生健康事业高质量发展，全方位全周期保障人民健康和生命安全。居民主要健康指标保持发达国家和地区水平，户籍人口平均期望寿命达到 83.67 岁，婴儿死亡率、孕产妇死亡率分别为 2.66‰、3.66/10 万，各项改革发展任务基本完成。面对卫生健康日益成为服务国家战略、提升城市竞争力的重要支撑、科技革命和产业变革推动卫生健康服务和保障体系深刻转型、卫生健康领域主要矛盾的新变化对改革发展提出新诉求等形式，上海市人民政府在2021年7月印发《上海市卫生健康发展“十四五”规划》。规划目标为建设以人民健康为中心的整合型、智慧化、高品质卫生健康服务体系，实现医疗保障待遇公平适度、运行稳健持续、服务优化便捷，向着具有全球影响力的健康科技创新中心和全球健康城市典范坚实迈进，建设成为全球公共卫生体系最健全的城市之一。

在临床医学研究方面，规划提出继续推进临床研究平台建设，加快形成以国家重点实验室、国家临床医学研究中心、国家转化医学中心为龙头，以市级医院临床研究中心为骨干，医疗卫生机构和生物医药企业共同参与、医工紧密结合的临床研究体系。布局若干高水平研究型医院、医学创新集群和医企融合示范基地，建设上海临床研究中心、上海国际医学科创中心和上海市免疫治疗创新研究院，发挥转化医学国家重大科技基础设施（上海）作用，加快产出一批示范性、标志性研究与转化成果。继续实施市级医院临床研究三年行动计划，推进市级医院临床研究中心规范化、特色化建设，建设标准化研究型病房。完善临床数据采集、存储、交换、利用机制，支持整合开发健康云平台、医联平台、生物医药临床研究平台、全实验室自动化平台、区块链医疗解决方案、精准医疗知识库等数据平台，推进基因组学、蛋白质组学、代谢组学、表型组学等科研数据与居民电子健康档案、电子病历等医疗数据融合应用，建立一批专病临床研究数据库，支持临床真实世界研究。全面接轨国际临床研究标准和规范，组织开展多中心、大样本临床研究，积极参与临床研究国际标准和通用规范制定。聚焦重大疑难疾病诊治，产生一批具有国际影响力的临床研究原创成果，形成一批疾病诊治国际指南和标准。到2025年，在临床研究平台建设、临床试验规模、临床诊治指南制定等方面处于全国领先、亚洲先进水平。发挥转化医学国家重大科技基础设施（上海）、市级医疗机构临床研究中心等作用，搭建合作与转化平台，加快心脑血管疾病、癌症、内分泌代谢疾病、出生缺陷、老年性疾病等重大疾病研究成果转化。在市级医院建立“临床诊疗-临床研究-技术研发-成果转化”一体化机制和服务平台。加快制定创新技术、医学影像设备、健康数字产品、新型治疗产品的临床研究与应用规范，推进临床检验创新成果转化和实验室自建检测方法的临床研究应用。

**2. 上海市临床医学研究平台的现状**

2019年3月为贯彻落实《国家临床医学研究中心五年（2017—2021年）发展规划》，加快实施《中共上海市委　上海市人民政府关于加快建设具有全球影响力的科技创新中心的意见》，进一步提升本市临床医学科技创新能力，促进临床医学成果转化，推进生物医药产业高质量发展，上海市科委、市卫生健康委、市药品监管局、申康医院发展中心研究制定了《上海市临床医学研究中心发展规划（2019—2023年）》。规划坚持需求导向、坚持目标引领、坚持开放协同、坚持机制创新，拟于2023年底，建设25家左右的中心，临床研究专职从业人员数量达到1 000人以上，开展不少于8项万人以上规模的疾病人群队列研究，开发不少于20项疾病综合治疗方案，研究制定或修订不少于5项国际水平的临床诊疗指南，牵头或作为中国地区组长单位参与不少于30项国际多中心临床试验，建设形成一批信息化、标准化和规范化的临床样本资源库、健康大数据平台、药物和医疗器械临床评价平台。其重点任务为提升临床医学研究能力，强化研究平台建设搭建协同创新网篮，培养领军人才和团队。中心建设将进一步完善上海市医学创新体系，促进医学科技成果转化，为推进生物医药产业高质量发展提供重要支撑。

# 第三节　临床医学研究战略规划落实与成效

经过十余年的探索实践，临床医学研究总体战略规划取得显著成效，在国家临床医学研究中心及其协同网络医学科技创新体系龙头的引领下，围绕疾病防治需求，以临床应用为导向，开展联合攻关、学术交流、人才培养与成果转化。这些努力提升了疾病防治水平，减轻了患者负担，提高了全民健康素养，并促进了科技成果转化。随着创新驱动发展战略的深入，我国临床医学研究迎来新起点和机遇，现将我国临床医学研究战略现阶段的落实与成效进行概述。

## 一、临床医学研究总体战略布局落实成效

现阶段，各地各有关部门认真贯彻落实，扎实推进健康中国建设，启动实施健康中国行动，深入开展爱国卫生运动，持续完善国民健康政策，成效明显。在《国家中长期科学和技术发展规划纲要（2006—2020年）》《国家科技支撑计划"十一五"发展纲要》的指导下，2010年，人均预期寿命提高到74.83岁，孕产妇死亡率下降到30.0/10万，婴儿死亡率下降到13.1‰，5岁以下儿童死亡率下降到16.4‰，主要健康指标总体位居发展中国家前列。疾病预防控制工作取得明显成效，基本医疗保障制度不断完善，食品安全与卫生监督工作取得积极进展，在促进社会和谐稳定方面发挥重要作用。

在《国家"十二五"科学和技术发展规划》与《中华人民共和国国民经济和社会发展第十二个五年规划纲要》的实施期间，加快了深化医药卫生体制改革的进程，并推动卫生与健康事业取得了显著的发展，使人民的健康水平得到了持续提高。具体而言，2015年的人均预期寿命已经提升至76.34岁，相较于2010年增长了1.51岁。同时，婴儿死亡率从13.1‰降低至8.1‰，5岁以下儿童死亡率也从16.4‰下降到10.7‰，孕产妇死亡率则从30/10万下降到20.1/10万。居民主要健康指标总体上优于中高收入国家平均水平，人口年均自然增长率为4.97‰，"十二五"卫生与健康事业有关规划确定的主要目标和任务如期完成。

在《"健康中国2030"规划纲要》《"十三五"卫生与健康规划》《"十三五"卫生与健康科技创新专项规划》指导下，2015年至2020年，人民健康水平不断提高，人均预期寿命从76.34岁提高到77.93岁，婴儿死亡率从8.1‰降至5.4‰，5岁以下儿童死亡率从10.7‰降至7.5‰，孕产妇死亡率从20.1/10万降至16.9/10万，主要健康指标居于中高收入国家前列，个人卫生支出占卫生总费用的比重下降到27.7%。重大疾病防治成效显著，居民健康素养水平从10.25%提高到23.15%，人均基本公共卫生服务经费补助标准提高到74元，多数疫苗可预防传染病发病率降至历史最低水平，重大慢性病过早死亡率呈现下降趋势。重点人群健康服务不断完善，危重孕产妇和新生儿救治转运体系基本建立，儿童青少年近视监测和干预持续加强，老年健康与医养结合服务列入基本公共卫生服务。医药卫生体制改革深入推进，公立医院综合改革全面推开，药品和医用耗材加成全部取消，二级以上公立医院绩效考核全面实施；职工基本医疗保险、城乡居民基本医疗保险政策范围内住院费用支付比例分别稳定在80%和70%左右；基本药物数量从520种增加到685种，药品集中带量采购改革形成常态化机制，国家集中采购中选药品价格平均下降53%；医疗卫生服务体系不断完善，

分级诊疗制度建设有序推进；社会办医稳步发展，健康产业规模显著扩大。健康扶贫任务全面完成，832 个脱贫县县级医院服务能力全面提升，远程医疗服务覆盖全部脱贫县并向乡镇卫生院延伸，历史性消除脱贫地区乡村医疗卫生机构和人员“空白点”；大病专项救治病种扩大到 30 种，高血压等 4 种慢性病患者优先纳入家庭医生签约服务，2 000 多万贫困患者得到分类救治，近 1 000 万因病致贫返贫户成功脱贫，基本医疗有保障全面实现。中医药服务体系持续完善，独特优势日益彰显。

## 二、国家医学临床研究中心的建设与成效

为推进优秀科技成果在现实中的转化和推广应用，我国临床研究中心建设快速发展，坚持以临床应用为导向，突出临床重大需求，重点支持临床循证评价研究以及和临床紧密相关的转化性研究，强调以指导临床实践的指南、规范的产出为评价标准，有力推动了我国临床研究的快速发展。

自 2012 年起，我国在恶性肿瘤、心血管病、神经系统疾病、呼吸系统疾病等领域建设国家临床医学研究中心。在 2016 年 10 月，已部署包括心血管疾病、神经系统疾病、慢性肾病、恶性肿瘤、呼吸系统疾病、代谢性疾病、精神心理疾病、妇产疾病、消化系统疾病、口腔疾病和老年疾病在内的 11 个疾病领域建设了 32 个国家临床医学研究中心，联合全国 260 个地市 2 000 多家医院构建了疾病研究协同网络，已制定各类指南和技术规范 233 项，其中有 9 项改写了国际指南，对 172 项适宜技术进行了推广，累计培训医务人员 32 万人次。2017 年 4 月，32 个国家临床医学研究中心进一步扩大协同创新网络，联合全国 2 100 余家各级医疗机构，开展了 143 个临床研究队列，覆盖人群 706.05 万人次，涉及 60 余个病种；自主或参与制定诊治指南规范 151 项、制定国家标准 42 个，分别较此前增长 54.1% 和 40%。同年 7 月，30 家相应疾病防控领域实力最强、水平最高的三甲医院，联合约 260 个地级市的 2 100 余家的各级医疗机构，组建高水平临床研究平台和协同创新“航母编队”。

2020 年底，在 20 个疾病领域建成 50 家国家临床医学研究中心（表 4-2-3-1），在生物医药领域建成 75 家国家重点实验室，科技创新能力显著提升，涌现出一批重要科技成果。2021 年，50 家临床医学研究中心进一步优化基础设施和技术平台建设，办公场地面积累计达 19.01 万平方米；共主持 / 参与临床试验 2 870 项，其中药物临床试验 1 966 项、医疗器械临床试验 205 项、其他临床试验（干预研究、健康队列研究等）699 项；共建设网络成员单位 13 991 个，分布于全国 31 个省（区、市）及香港、澳门特别行政区，临床医学研究中心借助协同网络平台，辐射带动了相关疾病领域医疗水平的提升；共推广疾病预防、监测诊断、治疗策略、标准化操作、院内管理等专业技术 203 项，累计推广 1 933 次，覆盖人数超百万人次。至此，我国临床研究体系建设初具规模，不仅在提升临床研究能力、加快临床转化方面迅速取得实效，也在加速医药产品创新、系统性破解医疗服务供给不足的难点问题等多方面展现出重要价值和影响，成为引领推动创新模式转型、带动医疗服务体系建设的重要力量。

科技部还将引导恶性肿瘤、心血管、代谢等重大疾病领域的国家临床医学研究中心在不同省份建立分中心，推动国家临床医学研究中心在全国各省份的全覆盖。鼓励各地方开展省级临床医学研究中心建设，探索省部共建临床医学研究中心的建设，通过协同研究的服务体系建设，促进大医院的先进技术辐射、推广、应用到基层。

表 4-2-3-1 国家临床医学研究中心名录

| 序号 | 国家临床医学研究中心 | 依托单位 | 中心主任 |
|---|---|---|---|
| 1 | 国家心血管疾病临床医学研究中心 | 中国医学科学院阜外医院 | 胡盛寿 |
| 2 | 国家心血管疾病临床医学研究中心 | 首都医科大学附属北京安贞医院 | 马长生 |
| 3 | 国家神经系统疾病临床医学研究中心 | 首都医科大学附属北京天坛医院 | 赵继宗 |
| 4 | 国家慢性肾病临床医学研究中心 | 中国人民解放军东部战区总医院 | 刘志红 |
| 5 | 国家慢性肾病临床医学研究中心 | 中国人民解放军总医院 | 陈香美 |
| 6 | 国家慢性肾病临床医学研究中心 | 南方医科大学南方医院 | 侯凡凡 |
| 7 | 国家恶性肿瘤临床医学研究中心 | 中国医学科学院肿瘤医院 | 赫　捷 |
| 8 | 国家恶性肿瘤临床医学研究中心 | 天津医科大学肿瘤医院 | 郝希山 |
| 9 | 国家呼吸系统疾病临床医学研究中心 | 广州医科大学附属第一医院 | 钟南山 |
| 10 | 国家呼吸系统疾病临床医学研究中心 | 中日友好医院 | 王　辰 |
| 11 | 国家呼吸系统疾病临床医学研究中心 | 首都医科大学附属北京儿童医院 | 倪　鑫 |
| 12 | 国家代谢性疾病临床医学研究中心 | 中南大学湘雅二医院 | 周智广 |
| 13 | 国家代谢性疾病临床医学研究中心 | 上海交通大学医学院附属瑞金医院 | 王卫庆 |
| 14 | 国家精神心理疾病临床医学研究中心 | 北京大学第六医院 | 陆　林 |
| 15 | 国家精神心理疾病临床医学研究中心 | 中南大学湘雅二医院 | 王小平 |
| 16 | 国家精神心理疾病临床医学研究中心 | 首都医科大学附属北京安定医院 | 王　刚 |
| 17 | 国家妇产疾病临床医学研究中心 | 中国医学科学院北京协和医院 | 郎景和 |
| 18 | 国家妇产疾病临床医学研究中心 | 华中科技大学同济医学院附属同济医院 | 马　丁 |
| 19 | 国家妇产疾病临床医学研究中心 | 北京大学第三医院 | 乔　杰 |
| 20 | 国家消化系统疾病临床医学研究中心 | 中国人民解放军空军军医大学第一附属医院 | 樊代明 |
| 21 | 国家消化系统疾病临床医学研究中心 | 首都医科大学附属北京友谊医院 | 张澍田 |
| 22 | 国家消化系统疾病临床医学研究中心 | 中国人民解放军海军军医大学第一附属医院 | 李兆申 |
| 23 | 国家口腔疾病临床医学研究中心 | 上海交通大学医学院附属第九人民医院 | 张志愿 |
| 24 | 国家口腔疾病临床医学研究中心 | 四川大学华西口腔医院 | 叶　玲 |
| 25 | 国家口腔疾病临床医学研究中心 | 北京大学口腔医院 | 郭传瑸 |
| 26 | 国家口腔疾病临床医学研究中心 | 中国人民解放军空军军医大学口腔医院 | 陈吉华 |
| 27 | 国家老年疾病临床医学研究中心 | 中国人民解放军总医院 | 范　利 |
| 28 | 国家老年疾病临床医学研究中心 | 中南大学湘雅医院 | 雷光华 |
| 29 | 国家老年疾病临床医学研究中心 | 四川大学华西医院 | 董碧蓉 |

续表

| 序号 | 国家临床医学研究中心 | 依托单位 | 中心主任 |
|---|---|---|---|
| 30 | 国家老年疾病临床医学研究中心 | 北京医院 | 王建业 |
| 31 | 国家老年疾病临床医学研究中心 | 复旦大学附属华山医院 | 顾玉东 |
| 32 | 国家老年疾病临床医学研究中心 | 首都医科大学宣武医院 | 陈彪 |
| 33 | 国家感染性疾病临床医学研究中心 | 浙江大学医学院附属第一医院 | 李兰娟 |
| 34 | 国家感染性疾病临床医学研究中心 | 中国人民解放军总医院第五医学中心 | 王福生 |
| 35 | 国家感染性疾病临床医学研究中心 | 深圳市第三人民医院 | 刘　磊 |
| 36 | 国家儿童健康与疾病临床医学研究中心 | 浙江大学医学院附属儿童医院 | 舒　强 |
| 37 | 国家儿童健康与疾病临床医学研究中心 | 重庆医科大学附属儿童医院 | 李　秋 |
| 38 | 国家骨科与运动康复临床医学研究中心 | 中国人民解放军总医院 | 唐佩福 |
| 39 | 国家眼耳鼻喉疾病临床医学研究中心 | 温州医科大学附属眼视光医院 | 吕　帆 |
| 40 | 国家眼耳鼻喉疾病临床医学研究中心 | 上海市第一人民医院 | 许　讯 |
| 41 | 国家眼耳鼻喉疾病临床医学研究中心 | 中国人民解放军总医院 | 杨仕明 |
| 42 | 国家皮肤与免疫疾病临床医学研究中心 | 北京大学第一医院 | 李若瑜 |
| 43 | 国家皮肤与免疫疾病临床医学研究中心 | 中国医学科学院北京协和医院 | 曾小峰 |
| 44 | 国家血液系统疾病临床医学研究中心 | 苏州大学附属第一医院 | 阮长耿 |
| 45 | 国家血液系统疾病临床医学研究中心 | 北京大学人民医院 | 黄晓军 |
| 46 | 国家血液系统疾病临床医学研究中心 | 中国医学科学院血液病医院 | 王建祥 |
| 47 | 国家中医心血管病临床医学研究中心 | 中国中医科学院西苑医院 | 陈可冀 |
| 48 | 国家中医针灸临床医学研究中心 | 天津中医药大学第一附属医院 | 石学敏 |
| 49 | 国家医学检验医学研究中心 | 中国医科大学附属第一医院 | 尚　红 |
| 50 | 国家放射与治疗临床医学研究中心 | 复旦大学附属中山医院 | 葛均波 |

## 参考文献

[1] 国务院．国家中长期科学和技术发展规划纲要(2006—2020年)[EB/OL].[2023-11-28]. https://www.gov.cn/gongbao/content/2006/content_240244.htm.

[2] 科技部．关于印发《国家科技支撑计划“十一五”发展纲要》的通知(国科发计字〔2006〕376号)[EB/OL].(2007-02-13)[2023-11-28]. https://www.most.gov.cn/tztg/200702/t20070213_41306.html.

[3] 中共中央,国务院．中共中央 国务院印发《“健康中国2030”规划纲要》[EB/OL].(2016-10-25)

［2023-11-28］. https://www.gov.cn/zhengce/2016-10/25/content_5124174.htm.
［4］国务院 . 国务院关于印发“十三五”卫生与健康规划的通知（国发〔2016〕77 号）［EB/OL］.（2016-12-27）［2023-11-28］. https://www.gov.cn/zhengce/content/2017-01/10/content_5158488.htm.
［5］科技部，国家卫生计生委，体育总局，食品药品监管总局，国家中医药管理局 中央军委后勤保障部 . 科技部 国家卫生计生委 体育总局 食品药品监管总局 国家中医药管理局 中央军委后勤保障部 关于印发《“十三五”卫生与健康科技创新专项规划》的通知［EB/OL］.（2017-05-16）［2023-11-28］. https://www.most.gov.cn/xxgk/xinxifenlei/fdzdgknr/fgzc/gfxwj/gfxwj2017/201706/t20170614_133527.html.
［6］科技部，国家卫生计生委，总后勤部卫生部 . 科技部　卫生计生委　总后勤部卫生部关于印发国家临床医学研究中心管理办法（试行）的通知（国科发社〔2014〕159 号）［EB/OL］.（2014-06-16）［2023-11-28］. https://www.gov.cn/gongbao/content/2014/content_2750424.htm.
［7］科技部，国家卫生计生委，军委后勤保障部，食品药品监管总局 . 科技部 国家卫生计生委 军委后勤保障部 食品药品监管总局关于印发《国家临床医学研究中心五年（2017—2021 年）发展规划》等 3 份文件的通知（国科发社〔2017〕204 号）［EB/OL］.（2017-09-07）［2023-11-28］. https://www.most.gov.cn/xxgk/xinxifenlei/fdzdgknr/fgzc/gfxwj/gfxwj2017/201709/t20170907_134799.html.
［8］中共中央，国务院 . 中共中央 国务院关于促进中医药传承创新发展的意见［EB/OL］.（2019-10-20）［2023-11-28］. https://www.gov.cn/zhengce/2019-10/26/content_5445336.htm.
［9］国务院办公厅 . 国务院办公厅印发关于加快中医药特色发展若干政策措施的通知［EB/OL］.（2021-01-22）［2023-11-28］. https://www.gov.cn/zhengce/content/2021-02/09/content_5586278.htm.
［10］北京市人民政府 . 北京市人民政府关于印发北京市“十二五”时期科技北京发展建设规划的通知（京政发〔2011〕46 号）［EB/OL］.（2012-07-10）［2023-11-28］. https://www.beijing.gov.cn/zhengce/zfwj/zfwj/szfwj/201905/t20190523_72506.html.
［11］北京市人民政府办公厅 . 北京市人民政府办公厅关于印发《北京市“十三五”期间深化医药卫生体制改革实施方案》的通知（京政办发〔2017〕47 号）［EB/OL］.（2017-11-23）［2023-11-28］. https://www.beijing.gov.cn/zhengce/zhengcefagui/201905/t20190522_60703.html.
［12］中共北京市委，北京市人民政府 . 中共北京市委 北京市人民政府关于印发《“健康北京 2030”规划纲要》的通知（京发〔2017〕19 号）［EB/OL］.（2017-09-19）［2023-11-28］. https://www.beijing.gov.cn/zhengce/zhengcefagui/201905/t20190522_60543.html.
［13］北京市人民政府办公厅 . 北京市人民政府办公厅关于印发《北京市加快医药健康协同创新行动计划（2018—2020 年）》的通知（京政办发〔2021〕12 号）［EB/OL］.（2021-07-08）［2023-11-28］. https://www.gov.cn/xinwen/2021-07/22/content_5626636.htm.
［14］上海市人民政府 . 上海中长期科学和技术发展规划纲要（2006—2020 年）［EB/OL］.（2016-01-12）［2023-11-28］. https://www.gov.cn/gzdt/2006-01/14/content_158617.htm.
［15］上海市人民政府 .“健康上海 2030”规划纲要［EB/OL］.（2018-04-12）［2023-11-28］. https://www.shanghai.gov.cn/nw44142/20200824/0001-44142_55477.html.
［16］上海市健康促进委员会 . 上海市健康促进委员会关于印发《健康上海行动（2019—2030 年）》的通知［EB/OL］.（2019-09-10）［2023-11-28］. https://www.shanghai.gov.cn/nw12344/20200813/0001-12344_62691.html.
［17］国务院办公厅 . 国务院办公厅关于印发“十四五”国民健康规划的通知（国办发〔2022〕11 号）［EB/OL］.（2022-05-20）［2023-11-28］. https://www.gov.cn/zhengce/zhengceku/2022-05/20/content_5691424.

htm?eqid=cac604060005880e00000002645b2977.

[18] 国家卫生健康委办公厅. 国家卫生健康委办公厅关于印发国家医学中心管理办法(试行)和国家区域医疗中心管理办法(试行)的通知(国卫办医政发〔2022〕17号)[EB/OL].(2022-12-21)[2023-11-28]. https://www.gov.cn/zhengce/zhengceku/2022-12/29/content_5734106.htm.

[19] 人民网-人民日报. 我国加快建立分级诊疗制度 确定125个国家区域医疗中心建设项目[EB/OL].(2023-07-26)[2023-11-28]. http://health.people.com.cn/n1/2023/0726/c14739-40043550.html.

[20] 国务院办公厅. 国务院办公厅关于印发"十四五"中医药发展规划的通知(国办发〔2022〕5号)[EB/OL].(2022-03-03)[2023-11-28]. https://www.gov.cn/gongbao/content/2022/content_5686029.htm.

[21] 北京市人民政府办公厅. 北京市人民政府办公厅关于印发《北京市加快医药健康协同创新行动计划(2021—2023年)》的通知(京政办发〔2018〕37号)[EB/OL].(2021-09-28)[2023-11-28]. https://www.beijing.gov.cn/zhengce/zhengcefagui/201905/t20190522_61555.html.

[22] 中共北京市委,北京市人民政府. 中共北京市委 北京市人民政府关于印发《北京市"十四五"时期国际科技创新中心建设规划》的通知[EB/OL].(2021-11-24)[2023-11-28]. https://www.beijing.gov.cn/zhengce/zhengcefagui/202111/t20211124_2543346.html.

[23] 北京市卫生健康委员会,北京市规划和自然资源委员会. 北京市医疗卫生设施专项规划(2020年—2035年)[EB/OL].(2021-09-10)[2023-11-28]. https://www.beijing.gov.cn/zhengce/zhengcefagui/202109/t20210912_2490910.html.

[24] 新华社. 北京将建研究型病房 用于技术、药品、器械临床研究[EB/OL].(2019-10-29)[2023-11-28]. https://www.gov.cn/xinwen/2019-10/29/content_5446306.htm.

[25] 上海市人民政府. 上海市人民政府关于印发《上海市卫生健康发展"十四五"规划》的通知(沪府发〔2021〕10号)[EB/OL].(2021-07-15)[2023-11-28]. https://www.shanghai.gov.cn/nw12344/20210715/21c1fee939b54571a2de2ed390af4060.html.

[26] 上海市科学技术委员会,上海市卫生健康委员会,上海市药品监督管理局,上海申康医院发展中心. 上海市临床医学研究中心发展规划(2019—2023年)(沪科合〔2019〕5号)[EB/OL].(2019-03-13)[2023-11-28]. https://stcsm.sh.gov.cn/zwgk/ghjh/20190318/0016-153557.html.

[27] 新华社. 我国已在11个疾病领域建设32个国家临床医学研究中心[EB/OL].(2016-10-21)[2023-11-28]. https://www.gov.cn/xinwen/2016-10/12/content_5118003.htm.

[28] 新华社. 我国已组建32家国家临床医学研究中心[EB/OL].(2017-04-28)[2023-11-28]. https://www.gov.cn/xinwen/2017-04/28/content_5189584.htm.

[29] 新华社. 告别"单打独斗"30家顶尖医院联手 我国重大疾病临床研究组建"航母"[EB/OL].(2017-07-22)[2023-11-28]. https://www.gov.cn/xinwen/2017-07/22/content_5212680.htm.

[30] 新华社. 我国建成50家国家临床医学研究中心[EB/OL].(2022-08-25)[2023-11-28]. https://www.gov.cn/xinwen/2022-08/25/content_5706815.htm.

[31] 科技部信息. 国家"十一五"科技支撑计划重点任务分领域介绍(二)[J]. 科技与出版,2007(7):2.

[32] 中华人民共和国科学技术部. 关于印发医学科技发展"十二五"规划的通知[EB/OL].(2011-10-28)[2011-10-28]. https://www.most.gov.cn/xxgk/xinxifenlei/fdzdgknr/fgzc/gfxwj/gfxwj2011/201111/t20111115_90868.html.

[33] 科学技术部办公厅."十三五"卫生与健康科技创新专项规划[J]. 血管与腔内血管外科杂志,2017,3(4):12.

[ 34 ] 栗征 . 六部门联合印发《"十三五" 卫生与健康科技创新专项规划》[ J ]. 中医药管理杂志，2017，25（11）：189.
[ 35 ] 佚名 . 四部委印发《国家临床医学研究中心五年（2017—2021 年）发展规划》[ J ]. 中国医药生物技术，2017，12（5）：1.
[ 36 ] 韩静 . 一批中医类国家临床医学研究中心将建[ J ]. 中医药管理杂志，2017，25（15）：96.
[ 37 ] 中华人民共和国中央人民政府 . 国务院办公厅印发关于加快中医药特色发展若干政策措施的通知[ EB/OL ].（2021-1-22）[ 2021-1-22 ]. https：//www.gov.cn/gongbao/content/2021/content_5588816.htm.
[ 38 ] 搜狐网 . 国家临床医学研究中心建设工作进展（2012—2016 年）[ EB/OL ].（2017-7-22）[ 2017-7-22 ]. https：//www.sohu.com/a/159171470_390536.
[ 39 ] 乌双 . 中国农村家庭健康型人力资本与贫困的代际传递研究[ D ]. 内蒙古财经大学，2023.
[ 40 ] 国务院办公厅 . 关于加快中医药特色发展的若干政策措施[ J ]. 中国食品，2021（5）：144-148.

（孙枫原　王元辰）

第三章

# 国内临床医学研究的法规建设政策

## 第一节　伦理法规建设

### 一、背景

科技伦理是开展科学研究、技术开发等科技活动需要遵循的价值理念和行为规范，是促进科技事业健康发展的重要保障。中国临床医学研究伦理法规建设的背景可追溯到20世纪以来的伦理思考和科学发展（表4-3-1-1）。在20世纪50—70年代，我国的医学研究伦理法规尚未建立，临床医学研究通常由医生独立开展，伦理问题得不到充分的重视。在这个时期，医学研究往往缺乏伦理审查，研究过程中的伦理风险较高。20世纪80年代以后，随着中国医学研究和临床实践的开展，科研水平的提高，伦理问题的凸显，以及对研究参与者权益的关注，人们开始重视医学研究伦理问题，官方开始制定伦理法规，并首次提出了对于医学研究伦理的一些基本原则，规范了临床试验的伦理要求。进入21世纪以来，我国医学研究伦理法规建设取得重大进展，并逐渐将国际伦理标准引入国内法规框架中，开始国际伦理标准的引入与融合，明确了国际伦理标准（如国际贯穿试验、伦理审查、知情同意等）的要求，与国际伦理标准更加接轨。

表4-3-1-1　中国主要临床医学研究伦理法规、政策

| 序号 | 文件名 | 发布单位 | 发布/最新修订时间 |
|---|---|---|---|
| 1 | 《中华人民共和国生物安全法》 | 全国人民代表大会常务委员会 | 2020年10月 |
| 2 | 《中华人民共和国药品管理法》 | 全国人民代表大会常务委员会 | 2019年8月 |
| 3 | 《中华人民共和国人类遗传资源管理条例》 | 国务院 | 2019年6月 |
| 4 | 《涉及人的生命科学和医学研究伦理审查办法》 | 国家卫生健康委员会 教育部 科技部 国家中医药局 | 2023年2月 |
| 5 | 《人体器官移植条例》 | 国务院 | 2007年3月 |
| 6 | 《医疗器械监督管理条例》 | 国务院 | 2014年3月 |

续表

| 序号 | 文件名 | 发布单位 | 发布 / 最新修订时间 |
|---|---|---|---|
| 7 | 《医疗卫生机构科研用人类生物样本管理暂行办法》 | 国家卫生健康委科教司 | 2022 年 1 月 |
| 8 | 《药物临床试验伦理审查工作指导原则》 | 国家食品药品监督管理局 | 2010 年 11 月 |
| 9 | 《药物临床试验质量管理规范》 | 国家药监局 国家卫生健康委员会 | 2020 年 4 月 |
| 10 | 《关于加强科技伦理治理的意见》 | 中共中央办公厅 国务院办公厅 | 2022 年 3 月 |

## 二、伦理法规

### （一）《中华人民共和国生物安全法》

《中华人民共和国生物安全法》旨在维护国家安全，防范生物安全风险，保障人民生命健康，保护生态环境，促进生物技术健康发展，以构建人类命运共同体并实现人与自然的和谐共生为目标而制定。这项法律与临床医学研究密切相关，是保障临床医学研究伦理和生物安全的重要基石法律之一。

在教育培训方面，该生物安全法规要求科研院校、医疗机构等教育机构纳入生物安全法律法规和生物安全知识的教育培训内容，强调加强学生和从业人员的生物安全意识和伦理意识的培养。这对于临床医学研究领域的从业人员来说至关重要，有助于确保他们在研究过程中遵守伦理原则，维护患者权益和公众利益。

在伦理原则方面，该生物安全法规规定，从事生物技术研究、开发和应用活动的机构和个人应当遵守伦理原则。这一原则的引入强调了伦理在生物技术领域的重要性，有助于保障生物研究的道德合规性和社会责任感。

在临床研究伦理方面，生物安全法规还规定，从事生物医学新技术的临床研究必须经过伦理审查，并在具备相应条件的医疗机构内进行。这一要求确保了临床研究的伦理合规性，保障了患者的权益和安全。同时，要求研究操作必须由符合条件的卫生专业技术人员执行，进一步提高了研究的质量和可靠性。

在遗传资源伦理方面，该生物安全法规规定，采集、保藏、利用、对外提供我国人类遗传资源必须符合伦理原则，不得危害公众健康、国家安全和社会公共利益。这一规定强调了在遗传资源管理中的伦理责任，确保了资源的合理、道德和合法利用。

综上所述，生物安全法规的制定与实施在临床医学研究中具有重要意义，通过强化伦理原则的要求，保障了研究的科学性、安全性和合法性，有助于推动医学科研的规范发展，维护患者权益和社会公共利益。

### （二）《中华人民共和国药品管理法》（修订于 2019 年）

对药品的研究、生产和使用进行了规范，确保了临床研究中药物的安全性和有效性。该法规定：开展药物临床试验，应当符合伦理原则，制定临床试验方案，经伦理委员会审查同意。伦理委员会应当建立伦理审查工作制度，保证伦理审查过程独立、客观、公正，监督规范开展药物临床试验，保障受试者合法权益，维护社会公共利益。

实施药物临床试验，应当向受试者或者其监护人如实说明和解释临床试验的目的和风险等详细情况，取得受试者或者其监护人自愿签署的知情同意书，并采取有效措施保护受试者合法权益。

药物临床试验期间，发现存在安全性问题或者其他风险的，临床试验申办者应当及时调整临床试验方案、暂停或者终止临床试验，并向国务院药品监督管理部门报告。必要时，国务院药品监督管理部门可以责令调整临床试验方案、暂停或者终止临床试验。

对正在开展临床试验的用于治疗严重危及生命且尚无有效治疗手段的疾病的药物，经医学观察可能获益，并且符合伦理原则的，经审查、知情同意后可以在开展临床试验的机构内用于其他病情相同的患者。

**（三）《中华人民共和国人类遗传资源管理条例》**

为了有效保护和合理利用我国人类遗传资源，维护公众健康、国家安全和社会公共利益，制定该条例。

其中涉及伦理法规的部分内容如下所示。

采集、保藏、利用、对外提供我国人类遗传资源，应当符合伦理原则，并按照国家有关规定进行伦理审查。采集我国重要遗传家系、特定地区人类遗传资源或者采集国务院科学技术行政部门规定种类、数量的人类遗传资源的，应当符合六项规定条件（其中包括必须通过伦理审查），并经国务院科学技术行政部门批准。保藏我国人类遗传资源、为科学研究提供基础平台的，应当符合七项条件（其中包括必须通过伦理审查），并经国务院科学技术行政部门批准。利用我国人类遗传资源开展国际合作科学研究的，应当符合七项条件（其中包括必须通过伦理审查），并由合作双方共同提出申请，经国务院科学技术行政部门批准。利用我国人类遗传资源开展国际合作科学研究，或者因其他特殊情况确需将我国人类遗传资源材料运送、邮寄、携带出境的，应当符合五项条件（其中包括必须通过伦理审查），并取得国务院科学技术行政部门出具的人类遗传资源材料出境证明。

违反本条例规定，有四项情形之一的（其中包括采集、保藏、利用、对外提供我国人类遗传资源未通过伦理审查），由省、自治区、直辖市人民政府科学技术行政部门责令停止开展相关活动，没收违法采集、保藏的人类遗传资源和违法所得，处 50 万元以上 100 万元以下罚款，违法所得在 100 万元以上的，处违法所得 5 倍以上 10 倍以下罚款。

**（四）《涉及人的生命科学和医学研究伦理审查办法》（2023 年 2 月）**

为保护人的生命和健康，维护人格尊严，尊重和保护研究参与者的合法权益，促进生命科学和医学研究健康发展，规范涉及人的生命科学和医学研究伦理审查工作，依据《中华人民共和国民法典》《中华人民共和国基本医疗卫生与健康促进法》《中华人民共和国科学技术进步法》《中华人民共和国生物安全法》《中华人民共和国人类遗传资源管理条例》等，制定该办法。

该办法适用于在中华人民共和国境内的医疗卫生机构、高等学校、科研院所等开展涉及人的生命科学和医学研究伦理审查工作。该办法所称涉及人的生命科学和医学研究是指以人为受试者或者使用人（统称研究参与者）的生物样本、信息数据（包括健康记录、行为等）开展的以下研究活动：采用物理学、化学、生物学、中医药学等方法对人的生殖、生长、发育、衰老等进行研究的活动；采用物理学、化学、生物学、中医药学、心理学等方法对人的生理、心理行为、病理现象、疾病病因和发病机制，以及疾病的预防、诊断、治疗和康复等进行研究的活动；采用新技术或者新产品在人体上进行试验研究的活动；采用流行病学、社会学、心理学等方法收集、记录、使用、报告或者储存有关人的涉及生命科学和医学问题的生物样本、信息数据（包括健康记录、行为等）等科学研究资料的活动。

该办法规定，伦理审查工作及相关人员应当遵守中华人民共和国宪法、法律和有关法规。涉及人的生命科学和医学研究应当尊重研究参与者，遵循有益、不伤害、公正的原则，保护隐私权及个人信息。

**（五）《人体器官移植条例》**

该条例的目的是规范人体器官移植，保障医疗质量，保护人体健康，维护公民的合法权益。该条例适用于中华人民共和国境内从事人体器官移植的活动，但对人体细胞和角膜、骨髓等人体组织移植不适用。该条例定义了人体器官移植的范围，指摘取捐献人心脏、肺脏、肝脏、肾脏或者胰腺等器官的全部或部分，并将其植入接受人身体以代替其病损器官的过程。禁止任何组织或个人以任何形式买卖人体器官，不得从事与买卖人体器官有关的活动。规定了国家和地方卫生主管部门在人体器官移植方面的监督管理职责。

在人体器官的捐献方面，该条例规定了人体器官捐献应当遵循自愿、无偿的原则，公民有权选择捐献或不捐献自己的人体器官，禁止强迫、欺骗或利诱他人捐献器官。要求捐献人必须具备完全民事行为能力，并且捐献意愿必须是书面形式，捐献人有权撤销捐献意愿。规定了对未满 18 周岁的公民不得摘取活体器官用于移植。对活体器官的接受人有明确的限制，限于活体器官捐献人的配偶、直系血亲或者三代以内旁系血亲，或有亲情关系的人员。

在人体器官的移植方面，该条例规定了医疗机构从事人体器官移植需要符合一定条件，并要向所在地卫生主管部门申请办理人体器官移植诊疗科目登记。人体器官移植技术临床应用与伦理委员会负责审查摘取人体器官的申请，对申请进行审查，并出具书面意见。规定了从事人体器官移植的医务人员应当遵守伦理原则和管理规范，并对捐献人进行医学检查，评估接受人的风险。要求医疗机构对实施人体器官移植的情况定期向地方卫生主管部门报告。

在法律责任方面，该条例规定了对违反本条例规定的各种行为的法律责任，包括犯罪责任和行政处罚。对于涉及犯罪的情况，依法追究刑事责任，如未经同意摘取活体器官、摘取未满 18 周岁公民的活体器官等行为。对于涉及行政违规的情况，设区的市级以上地方人民政府卫生主管部门将对违规者处罚，包括没收违法所得，罚款，暂停执业活动或吊销执业证书等。该条例的主要目的是规范人体器官移植行为，保护公民的合法权益，确保移植过程的安全和透明，以及禁止买卖人体器官的活动。

**（六）《医疗器械监督管理条例》（修订于 2014 年）**

该条例对医疗器械的研究、生产和使用进行了规范，确保了临床研究中医疗器械的安全和有效性。其中关于伦理法规的内容如下所示。

开展医疗器械临床试验，应当按照规定进行伦理审查，向受试者告知试验目的、用途和可能产生的风险等详细情况，获得受试者的书面知情同意；受试者为无民事行为能力人或者限制民事行为能力人的，应当依法获得其监护人的书面知情同意。

开展临床试验，不得以任何形式向受试者收取与临床试验有关的费用。

对正在开展临床试验的用于治疗严重危及生命且尚无有效治疗手段的疾病的医

疗器械，经医学观察可能使患者获益，经伦理审查、知情同意后，可以在开展医疗器械临床试验的机构内免费用于其他病情相同的患者，其安全性数据可以用于医疗器械注册申请。

**（七）《医疗卫生机构科研用人类生物样本管理暂行办法》**

该办法明确了人体生物样品的管理、使用和保护规定，包括样品获取、保存、使用和共享等方面，保护了研究参与者的隐私和权益。其中关于伦理法规的内容如下所示。

生物样本的获取应按《涉及人的生物医学研究伦理审查办法》通过伦理审查，通过国家医学研究登记备案信息系统做好信息披露；遵守《中华人民共和国人类遗传资源管理条例》等有关法律法规、部门规章和规范性文件的管理要求。

生物样本获取的伦理审查内容应当包括研究目的、研究方案或获取方案（包括生物样本获取主体、获取方式、获取类型、获取时限、获取数量、获取体积、获取重量、用途及共享等）的科学性、合理性，知情同意书及知情同意方式，样本获取者的资质和能力，样本捐献者的风险受益比，样本捐献者权益保护、隐私保护，利益分配、利益冲突等方面内容。

获取生物样本不得免除伦理审查。

根据《医疗卫生机构科研用人类生物样本管理暂行办法》，1.1 类和 2.1 类生物样本的获取应采取具体知情同意方式，1.2 类和 2.2 类可采取具体知情同意或广泛知情同意方式。知情同意内容应包括对剩余生物样本的处置内容。广泛知情同意内容应当对样本存储的条件、时限、可预见的用途、是否将会用于商业目的以及捐献者联系机构及其人员的方式，获取未来使用的途径，选择撤回样本的途径进行明确约定。

获取生物样本涉及弱势群体、对捐献者的风险超过最小风险、数量大（超过 500 例）、涉及生物安全等的研究方案或获取方案，机构伦理审查委员会应当以会议形式进行伦理审查。

**（八）《药物临床试验伦理审查工作指导原则》**

为加强药物临床试验伦理审查工作的指导和监督管理，规范伦理委员会对药物临床试验的伦理审查工作，保证药物临床试验符合科学和伦理要求，根据《药物临床试验质量管理规范》（GCP）、世界医学大会《赫尔辛基宣言》、国际医学科学组织理事会《涉及人的生物医学研究国际伦理准则》，制定该指导原则。

该文件规定伦理委员会对药物临床试验项目的科学性、伦理合理性进行审查，旨在保证受试者尊严、安全和权益，促进药物临床试验科学、健康地发展，增强公众对药物临床试验的信任和支持。

伦理委员会须在遵守国家宪法、法律法规和有关规定的前提下，独立开展药物临床试验的伦理审查工作，并接受药品监督管理部门的指导和监督。

药品监督管理部门需建立对伦理委员会药物临床试验伦理审查工作的检查和评价制度，实施对伦理委员会伦理审查工作的指导和监督管理。

**（九）《药物临床试验质量管理规范》**

由国家药监局、国家卫生健康委员会于 2020 年 7 月发布。该规范指出：药物临床试验应当符合《赫尔辛基宣言》原则及相关伦理要求，受试者的权益和安全是考虑的首要因素，优先于对科学和社会的获益。伦理审查与知情同意是保障受试者权益的重要措施。

药物临床试验应当有充分的科学依据。临床试验应当权衡受试者和社会的预期风险和获益，只有当预期的获益大于风险时，方可实施或者继续临床试验。

试验方案应当清晰、详细、可操作。试验方案在获得伦理委员会同意后方可执行。

（十）《关于加强科技伦理治理的意见》

该意见由中共中央办公厅、国务院办公厅于2022年3月印发，主要内容包括构建科技伦理治理体制、科技伦理治理制度保障、强化科技伦理审查监管、科技伦理教育和宣传等。

**1. 科技伦理治理体制**　建立政府科技伦理管理体制；压实主体责任；发挥科技类社会团体作用；引导科技人员自觉遵守。

**2. 科技伦理治理制度保障**　制定科技伦理规范和标准；建立审查和监管制度；推进法治化；深入理论研究。

**3. 强化科技伦理审查和监管**　科技伦理审查；科技伦理监管；风险监测和预警；科技伦理违法违规行为查处。

**4. 科技伦理教育和宣传**　教育：将科技伦理教育纳入相关专业课程，培养青年学生的科技伦理意识，完善科技伦理人才培养机制。培训：科技伦理培训应包括科技人员入职培训、承担科研任务、学术交流研讨等，以引导科技人员合规开展科技活动。宣传：开展面向社会公众的科技伦理宣传，提高公众科技伦理意识，理性对待科技伦理问题。鼓励科技人员与公众交流科技伦理问题，进行科学普及。

可见，经过数十年的探索和努力，我国已经基本构建起一套符合我国基本国情的临床研究伦理法规体系，对我国临床研究和伦理治理水平的提高起到了重要的法律保障作用。但是，随着我国科技创新加速发展，面临的科技伦理挑战日益增多，科技伦理治理仍存在体制机制不健全、制度不完善、领域发展不均衡等问题，已难以适应科技创新发展的现实需要，亟须进一步建立健全临床医学研究伦理法规，完善临床医学研究伦理体系，提升临床医学研究伦理治理能力。

## 第二节　科研诚信法规

### 一、背景

科学研究是推动人类社会进步和发展的重要力量，而科研诚信则是科学研究不可或缺的基石。为了确保科研活动的公正、透明和可信，建设科研诚信的法规体系显得尤为必要和重要。首先，科研诚信法规建设的必要性在于维护学术道德。科学研究的核心是诚实和可靠的数据和结果，以及对已有研究的充分承认。若缺乏相应的法规，科研人员可能会出现数据造假、剽窃他人成果、篡改研究结果等不诚信行为，损害整个学术界的声誉，也会误导他人的研究方向，影响整个社会的进步。其次，科研诚信法规建设的意义在于推动科学研究的可持续发展。诚信是科学研究的灵魂，缺乏诚信的科研活动将无法获得真实可靠的结果，进而导致资源的浪费和时间的消耗。建立科研诚信的法规体系，将督促科研人员恪守学术道德，加强科研过程的规范和透明，有助于减少不端行为的发生，提高研究的质量和效率，推动科学的持续进步。最后，科研诚信法规建设有助于保障公众的权益。科学研究产生的成果和应用往往直接关系到公众的生活和福祉。如果科研不诚信，那么社会将无法信任科学研究的结果，无法放心地应用相关成果，这将严重损害公众的权益和利益。通过建设科研诚信的法规，可以加强对科学研究的监督和管理，保障公众对科学的信任，促进科技成果的合理传播和应用。综上所述，科研诚信法规建设的必要性和意义不言而喻。只有在遵循科研诚信的原则下，科学研究才能持续健康发展，为社会进步和人类福祉做出更大的贡献。因此，政府、学术机构和科研人员应共同努力，建立健全的科研诚信法规体系，促进学术诚信文化的深入发展，为科学事业的繁荣发展提供坚实的保障。

近年来，我国科研诚信建设在工作机制、制度规范、教育引导、监督惩戒等方面取得了显著成效。其主要表现在以下方面。

**（一）制定和完善法律法规**

中国政府出台了一系列法律法规来规范科研活动，包括《中华人民共和国科学技术进步法》《中华人民共和国学位条例》《关于进一步加强科研诚信建设的若干意见》等。这些法规强调了科研诚信的重要性，规定了科研人员在科研过程中应遵守的道德准则和行为规范。

**（二）建立诚信档案和信用体系**

为了加强科研人员的诚信管理，中国建立了科研诚信档案和信用体系，记录科研人员的学术成果、科研项目、荣誉奖励等信息，并对不端行为进行记录和通报，形成了一套相对完善的科研诚信评价机制。

**（三）强化科研诚信教育和宣传**

中国各级学术机构和科研院所积极开展科研诚信教育和宣传活动，倡导诚实守信、严谨务实的科研精神，加强学术道德建设，引导科研人员自觉遵守科研伦理和规范。

**（四）提升科研监管力度**

为了预防和惩治科研不端行为，中国加强了科研项目的审查和监管力度，对科研过程进行严格审核，确保科研数据的真实可信性。

加强国际交流与合作：中国积极参与国际科研合作，倡导国际的科研诚信和学术交流，与国际社会共同维护全球科研诚信的环境。

可见，我国在科研诚信法规建设上已经出台了一系列的法律和政策文件，取得了重要的阶段性成果。但需要指出的是，科研诚信法规建设是一个持续不断的过程，我国科研诚信法规建设整体上仍存在短板和薄弱环节，违背科研诚信要求的行为时有发生。例如，科研人员之间的竞争压力较大，有时可能会导致不端行为的发生。同时，科研诚信监管的实施和执行也需要不断加强，确保相关法规得到有效落实。

## 二、科研诚信法规

### （一）《中华人民共和国科学技术进步法》

该法于 1993 年 7 月 2 日第八届全国人民代表大会常务委员会第二次会议通过，后经 2007 年和 2021 年两次修订。该法规定：科学技术研究开发机构应当加强科研作风学风建设，建立和完善科研诚信、科技伦理管理制度，遵守科学研究活动管理规范。

科研诚信记录作为对科学技术人员聘任专业技术职务或者职称、审批科学技术人员申请科学技术研究开发项目、授予科学技术奖励等的重要依据。

国家加强科技法治化建设和科研作风学风建设，建立和完善科研诚信制度和科技监督体系，健全科技伦理治理体制，营造良好科技创新环境。国家加强科研诚信建设，建立科学技术项目诚信档案及科研诚信管理信息系统，坚持预防与惩治并举、自律与监督并重，完善对失信行为的预防、调查、处理机制。

任何组织和个人不得虚构、伪造科研成果，不得发布、传播虚假科研成果，不得从事学术论文及其实验研究数据、科学技术计划项目申报验收材料等的买卖、代写、代投服务。虚构、伪造科研成果，发布、传播虚假科研成果，或者从事学术论文及其实验研究数据、科学技术计划项目申报验收材料等的买卖、代写、代投服务的，由有关主管部门给予警告或者通报批评，处以罚款；有违法所得的，没收违法所得；情节严重的，吊销许可证件。

### （二）《中华人民共和国学位条例》

该条例于 1980 年 2 月 12 日第五届全国人民代表大会常务委员会第十三次会议通过，根据 2004 年 8 月 28 日第十届全国人民代表大会常务委员会第十一次会议《关于修改〈中华人民共和国学位条例〉的决定》修正。

该条例规定：非学位授予单位和学术团体对于授予学位的决议和决定持有不同意见时，可以向学位授予单位或国务院学位委员会提出异议。学位授予单位和国务院学位委员会应当对提出的异议进行研究和处理。

学位授予单位对于已经授予的学位，如发现有舞弊作伪等严重违反本条例规定的情况，经学位评定委员会复议，可以撤销。

国务院对于已经批准授予学位的单位，在确认其不能保证所授学位的学术水平时，可以停止或撤销其授予学位的资格。

### （三）《关于进一步加强科研诚信建设的若干意见》

该意见由中共中央办公厅、国务院办公厅于 2018 年印发，其指导思想是全面贯彻党的十九大和十九届二中、三中全会精神，以习近平新时代中国特色社会主义思想为指导，落实党中央、国务院关于社会信用体系建设的总体要求，以优化科技创新环境为目标，以推进科研诚信建设制度化为重点，以健全完善科研诚信工作机制为保障，坚持预防与惩治并举，坚持自律与监督并重，坚持无禁区、全覆盖、零容忍，严肃查处违背科研诚信要求的行为，着力打造共建共享共治的科研诚信建设新格局，营造诚实守信、追求真理、崇尚创新、鼓励探索、勇攀高峰的良好氛围，为建设世界科技强国奠定坚实的社会文化基础。

《关于进一步加强科研诚信建设的若干意见》以“明确责任，协调有序”“系统推进，重点突破”“激励创新，宽容失败”“坚守底线，终身追责”为基本原则。其主要目标是：在各方共同努力下，科学规范、激励有效、惩处有力的科研诚信制度规则健全完备，职责清晰、协调有序、监管到位的科研诚信工作机制有效运行，覆盖全面、共享联动、动态管理的科研诚信信息系统建立完善，广大科研人员的诚信意识显著增强，弘扬科学精神、恪守诚信规范成为科技界的共同理念和自觉行动，全社会的诚信基础和创新生态持续巩固发展，为建设创新型国家和世界科技强国奠定坚实基础，为把我国建成富强民主文明和谐美丽的社会主义现代化强国提供重要支撑。以下是其内容摘要。

**1. 完善科研诚信管理工作机制和责任体系**　建立健全职责明确、高效协同的科研诚信管理体系；从事科研活动及参与科技管理服务的各类机构要切实履行科研诚信建设的主体责任；学会、协会、研究会等社会团体要发挥自律自净功能；从事科研活动和参与科技管理服务的各类人员要坚守底线、严格自律。

**2. 加强科研活动全流程诚信管理** 加强科技计划全过程的科研诚信管理；全面实施科研诚信承诺制；强化科研诚信审核；建立健全学术论文等科研成果管理制度；着力深化科研评价制度改革。

**3. 进一步推进科研诚信制度化建设** 完善科研诚信管理制度；完善违背科研诚信要求行为的调查处理规则；建立健全学术期刊管理和预警制度。

**4. 切实加强科研诚信的教育和宣传** 加强科研诚信教育；充分发挥学会、协会、研究会等社会团体的教育培训作用；加强科研诚信宣传。

**5. 严肃查处严重违背科研诚信要求的行为** 切实履行调查处理责任；严厉打击严重违背科研诚信要求的行为；开展联合惩戒。

**6. 加快推进科研诚信信息化建设** 建立完善科研诚信信息系统；规范科研诚信信息管理；加强科研诚信信息共享应用。

**7. 保障措施** 加强党对科研诚信建设工作的领导；发挥社会监督和舆论引导作用；加强监测评估；积极开展国际交流合作。

### （四）《科研失信行为调查处理规则》

为规范科研失信行为调查处理工作，贯彻中共中央办公厅、国务院办公厅《关于进一步加强科研诚信建设的若干意见》精神，根据《中华人民共和国科学技术进步法》《中华人民共和国高等教育法》等规定，由科技部等二十二部门于2022年制定该规则。

该规定对于“科研失信行为”进行了明确的界定，包括以下内容。

1. 抄袭剽窃、侵占他人研究成果或项目申请书。

2. 编造研究过程、伪造研究成果，买卖实验研究数据，伪造、篡改实验研究数据、图表、结论、检测报告或用户使用报告等。

3. 买卖、代写、代投论文或项目申报验收材料等，虚构同行评议专家及评议意见。

4. 以故意提供虚假信息等弄虚作假的方式或采取请托、贿赂、利益交换等不正当手段获得科研活动审批，获取科技计划（专项、基金等）项目、科研经费、奖励、荣誉、职务职称等。

5. 以弄虚作假方式获得科技伦理审查批准，或伪造、篡改科技伦理审查批准文件等。

6. 无实质学术贡献署名等违反论文、奖励、专利等署名规范的行为。

7. 重复发表，引用与论文内容无关的文献，要求作者非必要地引用特定文献等违反学术出版规范的行为。

8. 其他科研失信行为。

并且，该规定对于科研失信行为调查处理的职责分工，调查（包括举报和受理、调查），处理，申诉复查，保障与监督都进行了明确的规定。以下是该文件部分内容的摘要。

**1. 职责分工**

科技部和中国社会科学院（简称中国社科院）分别负责自然科学和哲学社会科学领域的科研失信行为调查处理工作。社会普遍关注或涉及多个部门的科研失信行为可进行联合调查或协调不同部门进行调查处理。主管部门负责指导和监督本系统的科研失信行为调查处理工作，建立重大科研失信事件信息报送机制。科研失信行为被调查人是自然人的，由其所在单位或所在地的科技行政部门或哲学社会科学科研诚信建设责任单位负责调查处理。科研失信行为被调查人是单位主要负责人或法人、非法人组织的，由其上级主管部门或所在地的科技行政部门或哲学社会科学科研诚信建设责任单位负责调查处理。财政性资金资助的科技计划项目的科研失信行为由项目管理部门负责调查处理，相关单位应配合调查。科技奖励、科技人才申报中的科研失信行为由相应管理部门负责调查处理，相关单位应积极配合调查。论文发表中的科研失信行为由论文作者的第一署名单位牵头调查处理，相关单位应积极配合调查。学位论文涉嫌科研失信行为由学位授予单位负责调查处理。发表论文的期刊或出版单位有责任配合调查，对论文是否违背科研诚信要求进行调查反馈。相关单位应明确本单位承担调查处理职责的机构，负责登记、受理、调查、处理、复查等工作。

**2. 调查**

（1）举报和受理　举报科研失信行为的途径包括向被举报人所在单位、上级主管部门或相关管理部门、科技计划（专项、基金等）项目管理部门、发表论文的期刊或出版单位举报，以及其他途径。举报科研失信行为应满足以下条件：明确举报对象、涉及本规则第二条规定范围、有明确的违规事实、有客观、明确的证据材料或可查证线索。鼓励实名举报，不允许捏造、歪曲事实，不得诬告、陷害他人。不符合举报条件的情况将不予受理，如举报内容不属于本规则范围、没有明确证据和线索、对同一对象重复举报且无新的证据线索、已有生效处理决定且无新证据线索。接到举报的单位应在 15 个工作日内提出是否受理的意见并通知实名举报人。符合受理条件且属于本单位职责范围的应予受理，不属于本单位职责范围的可转送相关责任单位或告知举报人向相关责任单位举报。举报人可以对不予受理提出异议，异议不成立的则不予受理。符合受理条件的科研失信行为线索包括上级机关或有关部门移送的线索、日常科研管理活动或科技计划（专项、基金等）项目、科技奖励、科技人才管理等工作中发现的问题线索，以及媒体、期刊或出版单位等披露的线索。这些线索应得到相关单位主动受理，主管部门应加强督查。

（2）调查　调查科研失信行为需要制定调查方案，明确内容、人员、方式、进度安排、保障措施和工作纪律，并经单位相关负责人批准后实施。调查包括行政调查和学术评议。行政调查核对验证相关事实情况和证据材料，学术评议由专家组进行。参与谈话的调查人员不得少于 2 人，谈话内容应书面记录，经谈话人和谈话对象签字确认。调查人员可调阅、摘抄、复印相关资料，现场察看实验室、设备等。调阅相关资料应书面记录并经相关人员签字确认。调查中要听取被调查人的陈述和申辩，核实事实、理由和证据。可能要求举报人补充提供材料，可委托第三方机构独立开展测试、评估或评价，允许举报人与被调查人面对面质证。发现被调查人行为可能影响公众健康与安全或导致其他严重后果，应立即报告或移送有关部门处理。发现中介服务机构涉嫌从事论文及其实验数据、科技计划等的买卖、代写、代投服务，应报请有关主管部门调查处理。调查中发现关键信息不充分或暂不具备调查条件时，可中止调查，等原因消除后恢复调查。调查结束应形成调查报告，包括线索来源、举报内容、调查过程、事实认定、调查结论、处理意见和依据，并附证据材料。调查报告由全体调查人员签字，并及时告知相关单位。科研失信行为的调查处理应在 6 个月内完成。对于特别重大复杂的情况，可延长调查期限，延长时间一般不超过 6 个月，需向上级机关和有关部门报告。

**3. 处理**

被调查人科研失信行为的事实、情节、性质等最终认定后，由具有处理权限的单位按程序对被调查人做出处理决定。处理决定做出前，应书面告知被调查人拟做出处理决定的事实、依据，并告知其享有陈述与申辩的权利。被调查人逾期没有陈述或申辩的，视为放弃权利。处理决定书应包括被处理人的基本情况、认定的事实及证据、处理决定和依据、救济途径和期限等内容，并须由全体调查人员签字。处理措施的种类包括诫勉谈话、公开通报、限制资金支持、取消奖励、学位授予、取消职称晋升等，可合并使用。科研失信行为情节轻重的判定考虑行为是否偏离科技界公认行为准则，是否有造假、欺骗等，行为的影响程度，是否为首次发生等因素。给予处理的被处理人是党员或公职人员的，还应根据党纪处分条例和公职人员政务处分法等规定处理或处分。处理决定需报送上级主管部门和相关单位，涉及科技计划项目等的还需报送相关部门。记入科研诚信严重失信行为数据库的处理决定要在规定时间内通过科研诚信管理信息系统交汇，并依法实施联合惩戒。处理决定生效后，被处理人如果公开做出严格遵守科研诚信要求、不再实施科研失信行为承诺，或对国家和社会做出重大贡献，可申请对其减轻处理。同时，如果经调查未发现存在科研失信行为的，调查单位应澄清。对举报人捏造歪曲事实、诬告陷害他人的，举报人所在单位应对其严肃处理。

**4. 申诉复查**

规定了对处理决定不服的举报人或被处理人可以提出申诉的程序和规定。举报人或被处理人对处理决定不服，可以在收到处理决定书之日起 15 个工作日内，向做出调查处理决定的单位或部门书面提出申诉。申诉需写明理由并提供相关证据或线索。调查处理单位（部门）收到申诉后，应在 15 个工作日内做出是否受理决定，并告知申诉人。如果不受理，需要说明理由。如果申诉被受理，调查处理单位（部门）将另行组织调查组或委托第三方机构，按照本规则的调查程序开展复查，并向申诉人反馈复查结果。举报人或被处理人对复查结果不服，可以向调查处理单位的上级主管部门书面提出申诉。申诉必须明确理由并提供充分证据。对国务院部门作出的复查结果不服的，向作出该复查结果的国务院部门书面提出申诉。上级主管部门收到申诉后，应在 15 个工作日内做出是否受理决定。如果申诉理由不充分或重复提出，或未提供充分证据，将不予受理。决定受理的，应组织复核，复核结果为最终结果。复查、复核应制作复查、复核意见书，针对申诉人提出的理由给予明确回复。复查、复核原则上应在受理之日起 90 个工作日内完成。

**5. 保障与监督**

规定了在科研失信行为调查处理过程中应遵守的相关规定和制度。参与调查处理工作的人员应秉持客观公正的原则，签署保密协议，不得私自留存、泄露问题线索和调查资料，委托第三方机构开展调查应履行保密程序。调查处理应执行回避制度，参与调查处理人员需签署回避声明，涉及利害关系人不得参与调查处理工作，被调查人、举报人有权要求其回避。调查处理应保护举报人、被举报人、证人等的合法权益，不得泄露相关信息，严肃处理违规行为。高等学校、科研机构、医疗卫生机构、企业、社会组织等是科研失信行为调查处理第一责任主体，应建立健全相关制度，细化受理举报、认定标准、调查程序和职责分工等，加强培训和经费保障。不履行科研失信行为调查处理职责的单位由主管部门责令改正，拒不改正的，对负有责任的人员追究责任。科技部和中国社科院对自然科学和哲学社会科学领域重大科研失信事件应加强信息通报与公开。科研诚信建设联席会议各成员单位和各地方应加强协调配合、结果互认、信息共享和联合惩戒等工作。

# 第三节　知识产权保护

## 一、背景

改革开放以来，我国在知识产权保护方面的政策建设取得了显著进展，主要体现在：加强知识产权法律体系：中国出台了一系列法律法规，包括专利法、商标法、著作权法等，完善了知识产权的法律保护框架。提升司法保护水平：中国设立了知识产权法院和知识产权庭，加强了对知识产权案件的专业审理。中国还推行了知识产权审判体系改革，建立了跨地区、跨部门的知识产权法院网络。打击知识产权侵权行为：中国采取了严厉的打假行动，加大了对知识产权侵权行为的打击力度。此外，加大了知识产权执法力度，推动线上线下联动打击侵权盗版行为。鼓励技术创新和发明：中国制定了一系列鼓励技术创新和发明的政策，包括专利奖励、科技计划资助等，促进了技术创新和知识产权的产生。强化知识产权保护宣传：中国加强了知识产权保护的宣传工作，提高了公众对知识产权保护的认知度，增强了知识产权保护的社会共识。优化知识产权服务：中国建设了知识产权保护服务平台，提供了侵权投诉、知识产权咨询等服务，为企业和个人提供更加便捷的知识产权保护服务。

总体来说，我国在知识产权保护方面取得了不少进展，政府和社会各界对知识产权的重视程度逐渐提高。然而，知识产权保护仍然面临一些挑战，如侵权盗版行为的依然存在和知识产权保护执法的难度等。因此，我国还需要继续加强相关政策的建设和落实，不断提升知识产权保护水平，以促进创新发展和经济增长。以下是编者对我国近年出台的知识产权保护相关文件的整理，供读者参考。

## 二、知识产权保护法规

### （一）《中华人民共和国科学技术进步法》

《中华人民共和国科学技术进步法》在全面促进科学技术进步，发挥科学技术第一生产力、创新第一动力、人才第一资源的作用，促进科技成果向现实生产力转化，推动科技创新支撑和引领经济社会发展，全面建设社会主义现代化国家方面发挥了重要战略作用。

在知识产权保护方面，《中华人民共和国科学技术进步法》规定：国家制定和实施知识产权战略，建立和完善知识产权制度，营造尊重知识产权的社会环境，保护知识产权，激励自主创新。企业事业单位、社会组织和科学技术人员应当增强知识产权意识，增强自主创新能力，提高创造、运用、保护、管理和服务知识产权的能力，提高知识产权质量。

同时，《中华人民共和国科学技术进步法》还规定：利用财政性资金设立的科学技术计划项目所形成的科技成果，在不损害国家安全、国家利益和重大社会公共利益的前提下，授权项目承担者依法取得相关知识产权，项目承担者可以依法自行投资实施转化、向他人转让、联合他人共同实施转化、许可他人使用或者作价投资等。

国家实行以增加知识价值为导向的分配政策，按照国家有关规定推进知识产权归属和权益分配机制改革，探索赋予科学技术人员职务科技成果所有权或者长期使用权制度。

### （二）《中华人民共和国专利法》和《中华人民共和国专利法实施细则》

《中华人民共和国专利法》是中国对专利制度进行规范和管理的核心法律。该法律于

1984年首次颁布，并于2000年、2008年和2021年分别进行过三次修订，以适应社会和经济的发展需求。该法在我国保护专利权人的合法权益，鼓励发明创造，推动发明创造的应用，提高创新能力，促进科学技术进步和经济社会发展等方面发挥了举足轻重的作用。《中华人民共和国专利法实施细则》于2001年6月15日由中华人民共和国国务院公布，此后经过2002年、2010年两次修订。该细则对《中华人民共和国专利法》的实施进行了更细致的说明。这两份文件具有以下重要意义。

**1. 促进创新和科技发展** 为发明创造者提供了明确的知识产权保护，鼓励技术创新和研发投入。它为创新者提供了专利保护的机制，使他们能够从创新中获取合理回报，进一步推动科技进步和经济发展。

**2. 健全专利权益保护体系** 确立了明确的专利权利和保护范围，为创新者提供了强有力的保护。同时，该法对专利申请、审查、授权和权益转移等环节进行了详细规定，形成了完善的专利权益保护体系。

**3. 加强专利侵权行为打击** 规定了专利侵权的行为和惩罚措施，对侵权行为进行严厉打击。这有助于维护创新者的合法权益，促进技术交流和知识产权合理运用。

**4. 促进技术转移和产业升级** 鼓励专利的许可使用和转让，促进技术的转移和应用。这有助于推动产业结构优化升级，促进技术的跨界融合。

**5. 提高国际专利合作水平** 对外国申请人在中国申请专利提供了一定的保护，也鼓励中国申请人在国外申请专利。这有助于提升中国在国际专利合作中的地位和影响力。

### （三）《知识产权强国建设纲要（2021—2035年）》

为统筹推进知识产权强国建设，全面提升知识产权创造、运用、保护、管理和服务水平，充分发挥知识产权制度在社会主义现代化建设中的重要作用，2021年9月中共中央、国务院印发了《知识产权强国建设纲要（2021—2035年）》。该纲要的工作原则包括：法治保障，严格保护；改革驱动，质量引领；聚焦重点，统筹协调；科学治理，合作共赢。该纲要的主要内容包括以下几方面。

#### 1. 建设面向社会主义现代化的知识产权制度

构建门类齐全、结构严密、内外协调的法律体系；构建职责统一、科学规范、服务优良的管理体制；构建公正合理、评估科学的政策体系；构建响应及时、保护合理的新兴领域和特定领域知识产权规则体系。

#### 2. 建设支撑国际一流营商环境的知识产权保护体系

健全公正高效、管辖科学、权界清晰、系统完备的司法保护体制；健全便捷高效、严格公正、公开透明的行政保护体系；健全统一领导、衔接顺畅、快速高效的协同保护格局。

#### 3. 建设激励创新发展的知识产权市场运行机制

完善以企业为主体、市场为导向的高质量创造机制；健全运行高效顺畅、价值充分实现的运用机制；建立规范有序、充满活力的市场化运营机制。

#### 4. 建设便民利民的知识产权公共服务体系

加强覆盖全面、服务规范、智能高效的公共服务供给；加强公共服务标准化、规范化、网络化建设；建立数据标准、资源整合、利用高效的信息服务模式。

#### 5. 建设促进知识产权高质量发展的人文社会环境

塑造尊重知识、崇尚创新、诚信守法、公平竞争的知识产权文化理念；构建内容新颖、形式多样、融合发展的知识产权文化传播矩阵；营造更加开放、更加积极、更有活力的知识产权人才发展环境。

6. 深度参与全球知识产权治理

积极参与知识产权全球治理体系改革和建设；构建多边和双边协调联动的国际合作网络。

7. 组织保障

加强组织领导；加强条件保障；加强考核评估。

该纲要提出以下发展目标：到 2025 年，知识产权强国建设取得明显成效，知识产权保护更加严格，社会满意度达到并保持较高水平，知识产权市场价值进一步凸显，品牌竞争力大幅提升，专利密集型产业增加值占 GDP 比例达到 13%，版权产业增加值占 GDP 比例达到 7.5%，知识产权使用费年进出口总额达到 3 500 亿元，每万人口高价值发明专利拥有量达到 12 件（上述指标均为预期性指标）。到 2035 年，我国知识产权综合竞争力跻身世界前列，知识产权制度系统完备，知识产权促进创新创业蓬勃发展，全社会知识产权文化自觉基本形成，全方位、多层次参与知识产权全球治理的国际合作格局基本形成，中国特色、世界水平的知识产权强国基本建成。

（四）《关于严格专利保护的若干意见》

为深入贯彻党中央、国务院关于严格知识产权保护的决策部署，认真落实《中共中央 国务院关于完善产权保护制度依法保护产权的意见》（中发〔2016〕28 号），推进知识产权强国建设，现就严格专利保护提出该意见。其主要内容包括以下几方面。

1. 充分履行政府监管职责，加大打击专利侵权假冒力度

全面加强专利执法监管，积极履行专利保护领域事中事后监管职责；创新专利执法监管方式；深化线上专利执法监管机制。大力整治侵权假冒行为，强化专项整治行动；依法延伸打击范围。切实提高执法办案效率，简化立案、送达与处理的手续和方式；建立办案分级指导机制；有效推进调查取证工作，充分运用调查取证手段。切实提升侵权判定水平，建立健全侵权判定咨询机制。全面加强执法能力建设，推进全系统执法能力的整体提升。有效加强执法协作调度，深化专利执法协作调度机制；建立专利违法线索通报通告机制。建立案件质量保障体系，加快建立全面的执法案件质量保障体系。强化绩效考核与责任制，建立常态化执法责任追究机制；建立随机抽查与公开制度；强化执法绩效考核机制。

2. 加强授权确权维权协调，提升专利保护的效率和质量

加快建立快速协同保护体系。促进授权确权维权信息共享；建立专利审查信息与专利执法办案信息的共享机制；加强专利授权、确权、维权信息交流。建立授权、确权、维权联动机制；建立快速联动反应机制；有效发挥服务机构在授权、确权、维权联动机制中的作用。

3. 推进行政、司法有机衔接，进一步加强跨部门执法协作

推进行政执法与民事保护优势互补；发挥行政执法在快捷调处纠纷、及时制止侵权方面的优势，推进民事保护在专利侵权赔偿救济中发挥重要作用，更好实现行政执法与民事保护的相融互补。推进诉调对接和司法确认工作。促进行政执法与刑事执法有机衔接。加强行政执法和刑事执法的有机衔接，查处专利违法行为时，依法做好案件的相互移送，严禁以罚代刑。深化与公安机关的协作配合机制。推进行政执法与刑事执法联动机制建设。认真配合检察监督工作。强化专利案件的行政诉讼应诉工作。积极推进跨部门知识产权执法

协作。

**4. 加强维权援助平台建设，拓宽专利保护公益服务渠道**

深化维权援助举报投诉机制。畅通知识产权举报投诉渠道。强化维权援助中心公益服务功能。加强创新创业维权援助服务。构建创新创业知识产权维权服务网络。拓展维权援助服务工作范围。深化重大活动知识产权维权援助服务机制。拓宽维权调查渠道。引导企业及时维权。完善境外展会维权机制。

**5. 引导社会力量参与治理，共建专利保护社会治理机制**

加强信息公开与社会信用体系建设工作。加大案件信息公开力度。完善失信惩戒机制。健全纠纷多元解决机制与社会监督机制。引导建立专利维权行业自律机制。充分发挥专利保护重点联系机制的作用。

**6. 积极营造良好国际环境，深化执法保护领域国际合作**

积极拓展执法交流合作。积极拓展多双边知识产权执法交流合作。有效运用争端解决机制。主动运用多双边知识产权争端解决机制。推进完善执法国际规则。

**7. 加强保障**

强化制度保障；协同加强严格专利保护的制度建设。加强队伍建设；全面加强专利执法力量建设。改善条件保障；提升执法工作信息化水平。营造舆论环境；创新舆论营造方式。明确工作路径；推动全面展开。

### （五）《关于完善产权保护制度依法保护产权的意见》

2016 年中共中央、国务院发布《关于完善产权保护制度依法保护产权的意见》。该意见第九条提出：加大知识产权保护力度。加大知识产权侵权行为惩治力度，提高知识产权侵权法定赔偿上限，探索建立对专利权、著作权等知识产权侵权惩罚性赔偿制度，对情节严重的恶意侵权行为实施惩罚性赔偿，并由侵权人承担权利人为制止侵权行为所支付的合理开支，提高知识产权侵权成本。建立收集假冒产品来源地信息工作机制，将故意侵犯知识产权行为情况纳入企业和个人信用记录，进一步推进侵犯知识产权行政处罚案件信息公开。完善知识产权审判工作机制，积极发挥知识产权法院作用，推进知识产权民事、刑事、行政案件审判“三审合一”，加强知识产权行政执法与刑事司法的衔接，加大知识产权司法保护力度。完善涉外知识产权执法机制，加强刑事执法国际合作，加大涉外知识产权犯罪案件侦办力度。严厉打击不正当竞争行为，加强品牌商誉保护。将知识产权保护和运用相结合，加强机制和平台建设，加快知识产权转移转化。

## 参考文献

[1] 第十三届全国人民代表大会常务委员会第二十二次会议．中华人民共和国生物安全法[EB/OL].(2020-10-17)[2023-09-25]. https://www.mee.gov.cn/ywgz/fgbz/fl/202303/t20230314_1019536.shtml.

[2] 第十三届全国人民代表大会常务委员会第十二次会议第二次修订．中华人民共和国药品管理法[EB/OL].(2019-08-26)[2023-09-25]. https://www.nmpa.gov.cn/xxgk/fgwj/flxzhfg/20190827083801685.html.

[3] 国务院．中华人民共和国人类遗传资源管理条例[EB/OL].(2019-06-10)[2023-09-25]. https://www.gov.cn/zhengce/content/2019-06/10/content_5398829.html.

[4] 科学技术部．人类遗传资源管理条例实施细则[EB/OL].(2023-06-01)[2023-09-25]. https://www.

most.gov.cn/xxgk/xinxifenlei/zc/gz/202306/t20230601_186420.html.

[5] 国家科技伦理委员会 . 涉及人的生命科学和医学研究伦理审查办法[EB/OL].(2023-02-18)[2023-09-25]. https://www.gov.cn/zhengce/zhengceku/2023-02/28/content_5743658.htm.

[6] 国务院 . 中华人民共和国人体器官移植条例[EB/OL].(2007-03-31)[2023-09-25]. https://www.gov.cn/zwgk/2007-04/06/content_574120.htm.

[7] 国务院 . 中华人民共和国医疗器械监督管理条例[EB/OL].(2014-03-07)[2023-09-25]. https://www.gov.cn/zhengce/content/2021-03/18/content_5593739.htm.

[8] 国家卫生健康委科教司 . 医疗卫生机构科研用人类生物样本管理暂行办法(征求意见稿)[EB/OL].(2022-01-29)[2023-09-25]. http://www.nhc.gov.cn/qjjys/s7945/202201/051500e6a48a4781ab94ca04cc19742f.shtml.

[9] 国家食品药品监督管理局 . 药物临床试验伦理审查工作指导原则[EB/OL].(2010-11-02)[2023-09-25]. https://www.gov.cn/gzdt/2010-11/08/content_1740976.htm.

[10] 国家药监局,国家卫生健康委 . 药物临床试验质量管理规范[EB/OL].(2020-04-23)[2023-09-25]. https://www.gov.cn/zhengce/zhengceku/2020-04/28/content_5507145.htm.

[11] 中共中央办公厅,国务院办公厅 . 关于加强科技伦理治理的意见[EB/OL].(2022-03-20)[2023-09-25]. https://www.gov.cn/zhengce/2022-03/20/content_5680105.htm.

[12] 中华人民共和国第十三届全国人民代表大会常务委员会第三十二次会议 . 中华人民共和国科学技术进步法(2021 年修订)[EB/OL].(2021-12-24)[2023-09-25]. https://www.most.gov.cn/xxgk/xinxifenlei/fdzdgknr/fgzc/flfg/202201/t20220118_179043.html.

[13] 第十届全国人民代表大会常务委员会第十一次会议 . 中华人民共和国学位条例[EB/OL].(2004-08-28)[2023-09-25]. http://www.moe.gov.cn/jyb_sjzl/sjzl_zcfg/zcfg_jyfl/202204/t20220421_620264.html.

[14] 中共中央办公厅,国务院办公厅 . 关于进一步加强科研诚信建设的若干意见[EB/OL].(2018-05-30)[2023-09-25]. https://www.gov.cn/zhengce/2018-05/30/content_5294886.htm.

[15] 科技部,中央宣传部,最高人民法院,等 . 科研失信行为调查处理规则[EB/OL].(2022-08-25)[2023-09-25]. https://www.gov.cn/zhengce/zhengceku/2022-09/14/content_5709819.htm.

[16] 第十三届全国人民代表大会常务委员会第二十二次会议 . 中华人民共和国专利法(2020 年修正)[EB/OL].(2020-10-17)[2023-09-25]. https://www.cnipa.gov.cn/art/2020/11/23/art_97_155167.html.

[17] 国务院 . 中华人民共和国专利法实施细则[EB/OL].(2020-07-14)[2023-09-25]. https://ipc.court.gov.cn/zh-cn/news/view-404.html.

[18] 中共中央,国务院 . 知识产权强国建设纲要(2021—2035 年)[EB/OL].(2021-09-22)[2023-09-25]. https://www.gov.cn/zhengce/2021-09/22/content_5638714.htm.

[19] 国家知识产权局 . 关于严格专利保护的若干意见[EB/OL].(2016-11-30)[2023-09-25]. https://www.cnipa.gov.cn/art/2016/12/12/art_1413_96876.html.

[20] 中共中央,国务院 . 中共中央　国务院关于完善产权保护制度依法保护产权的意见[EB/OL].(2016-11-04)[2023-09-25]. https://www.gov.cn/zhengce/2016-11/27/content_5138533.htm.

[21] 中共中央办公厅,国务院办公厅 . 关于深化审评审批制度改革鼓励药品医疗器械创新的意见[J]. 中华人民共和国国务院公报,2017(29):39-44.

[22] 科技部,中央宣传部,最高人民法院,等 . 科技部等二十部门关于印发《科研诚信案件调查处理规则(试行)》的通知[J]. 中华人民共和国教育部公报,2019(10):5-14.

（孙枫原　王元辰）

# 第四章

# 国内临床医学研究的管理体系政策

## 第一节　伦理审查管理

### 一、背景

为保护人的生命和健康，维护人格尊严，尊重和保护研究参与者的合法权益，促进生命科学和医学研究健康发展，规范涉及人的生命科学和医学研究伦理审查工作，2023 年 2 月国家卫生健康委员会、教育部、科技部和国家中医药局印发《涉及人的生命科学和医学研究伦理审查办法》（本节以下简称《办法》）。《办法》明确了伦理审查委员会的设立和管理责任。《办法》适用于在中华人民共和国境内的医疗卫生机构、高等学校、科研院所等开展涉及人的生命科学和医学研究伦理审查工作。《办法》所称涉及人的生命科学和医学研究是指以人为受试者或者使用人（统称研究参与者）的生物样本、信息数据（包括健康记录、行为等）开展的研究活动。《办法》中对伦理审查委员会的设立、伦理审查工作方法、知情同意及监督管理都进行了明确的规定。

### 二、伦理审查

**（一）伦理审查委员会**

从事涉及人的生命科学和医学研究的二级以上医疗机构、设区的市级以上卫生机构（涵盖疾病预防控制、妇幼保健、采供血机构等）、高等学校以及科研院所等机构，作为伦理审查工作的主要管理责任方，必须设立伦理审查委员会，负责开展相关研究的伦理审查工作。同时，这些机构还需定期为参与涉及人的生命科学和医学研究的科研人员、学生及科研管理人员等相关人员，提供生命伦理教育和培训，以确保研究活动的合规性与道德性。

机构应当积极采取有效举措并提供必要资源，以保障伦理审查委员会工作的独立性。伦理审查委员会的设立是确保研究遵循伦理原则、切实保护研究参与者权益的核心举措。

伦理审查委员会承担着对涉及人的生命科学和医学研究进行伦理审查的重要职责，这包括初始审查和持续的跟踪审查。同时，委员会还需受理研究参与者的投诉，并协调处理相关事宜，以确保研究不会使参与者面临不合理的风险。此外，委员会还需组织并开展相关的伦理审查培训活动，并为研究人员提供伦理咨询，以促进研究的合规性与道德性。伦理审查委员会在研究开始前进行初始审查，对研究计划、研究设计、招募程序、风险评估等进行评估，确保研究程序和内容符合伦理原则。跟踪审查是对正在进行的研究进行监督，以确保研究过程中遵守伦理规范。

伦理审查委员会的委员应当从生命科学、医学、生命伦理学、法学等领域的专家和非本机构的社会人士中遴选产生，人数不得少于 7 人，并且应当有不同性别的委员，民族地区应当考虑少数民族委员。伦理审查委员会委员应当具备相应的伦理审查能力，定期接受生命科学和医学研究伦理知识及相关法律法规知识培训。必要时，伦理审查委员会可以聘请独立顾问，对所审查研究的特定问题提供专业咨询意见。独立顾问不参与表决，不得存在利益冲突。

伦理审查委员会委员任期不超过 5 年，可以连任。伦理审查委员会设主任委员 1 人，副主任委员若干人，由伦理审查委员会委员协商推举或者选举产生，由机构任命。

伦理审查委员会委员、独立顾问及其工作人员应当签署保密协议，承诺对伦理审查工作中获知的敏感信息履行保密义务。保密义务是为了保护研究者和研究参与者的隐私，防止信息泄露。

伦理审查委员会应当接受所在机构的管理和研究参与者的监督。伦理审查委员会的建立是为了保证研究的合法性和可靠性，机构应对其工作进行有效监督。

伦理审查委员会应当建立伦理审查工作制度、标准操作规程，健全利益冲突管理机制和伦理审查质量控制机制，保证伦理审查过程独立、客观、公正。伦理审查工作制度和标准操作规程有助于规范伦理审查的流程，保障伦理审查质量。

伦理审查委员会应预先制定疫情暴发等突发事件紧急情况下的伦理审查制度，明确审查时限。对于紧急情况下的研究项目，伦理审查委员会需采取相应措施确保审查的及时性。

机构应当在伦理审查委员会设立之日起 3 个月内进行备案，并在国家医学研究登记备案信息系统上传信息。医疗卫生机构向本机构的执业登记机关备案。其他机构按行政隶属关系向上级主管部门备案。伦理审查委员会应当于每年 3 月 31 日前向备案机关提交上一年度伦理审查委员会工作报告。伦理审查委员会备案材料包括人员组成名单和委员工作简历、伦理审查委员会章程、工作制度或者相关工作规程、备案机关要求提供的其他相关材料。以上信息发生变化时，机构应当及时向备案机关更新信息。

机构开展涉及人的生命科学和医学研究未设立伦理审查委员会或者伦理审查委员会无法胜任审查需要，机构可以书面形式委托有能力的机构伦理审查委员会或者区域伦理审查委员会开展伦理审查。受委托的伦理审查委员会应当对审查的研究进行跟踪审查。医疗卫生机构应当委托不低于其等级的医疗卫生机构的伦理审查委员会或者区域伦理审查委员会开展伦理审查。省级卫生健康主管部门会同有关部门制定区域伦理审查委员会的建设和管理办法。区域伦理审查委员会向省级卫生健康主管部门备案，并在国家医学研究登记备案信息系统上传信息。

伦理审查委员会的设立和工作有助于确保科学研究的合法性、安全性，保障研究参与者的权益，以及推动医学和生命科学的发展。机构和委员会应当共同努力，使伦理审查工作更加健全、严谨，从而促进医学和生命科学研究的良性发展。

**（二）伦理审查方法**

《办法》规定了伦理审查一般采取伦理审查委员会会议审查的方式。在伦理审查过程中，委员会会议是对研究方案进行综合评估、讨论，并作出审查决定的重要阶段。

伦理审查委员会应当要求研究者提供审查所需材料，并规定在受理后30天内开展伦理审查并出具审查意见。在疫情暴发等紧急情况下，伦理审查的时间限制为72小时，以确保及时处理紧急研究事务。同时强调不得因紧急情况而降低伦理审查的要求和质量。

涉及人的生命科学和医学研究应当符合的基本要求。其中包括控制风险、知情同意、公平公正、免费和补偿、保护隐私权及个人信息、特殊保护等，这些要求旨在保障研究参与者的权益和安全。

研究者在申请初始伦理审查时提交详细的研究材料，包括研究方案、知情同意书、科学性论证意见等。这些材料的提交有助于伦理审查委员会全面了解研究内容和设计。

伦理审查委员会对申请材料进行审查的重点内容，包括研究是否合法、科学价值、风险收益比、知情同意程序等。委员会应当在审查过程中综合评估研究的伦理问题，并记录不一致意见。

与研究存在利益冲突的委员应当回避审查，确保审查过程的客观性和公正性。

伦理审查委员会批准研究的基本标准，包括科学价值、社会价值、研究方案合理性等，同时强调研究者遵守科研规范与诚信。

伦理审查委员会可以对审查的研究做出不同的决定，如批准、不批准、修改后批准等，并应当说明理由。

研究者在获得伦理审查委员会批准后，如需修改研究方案、知情同意书等文件，应当重新提交审查。

已批准实施的研究需要及时向伦理审查委员会提交进展报告和各类报告，以确保研究进展的透明性和监督。

多个机构开展的研究建立伦理审查协作机制，确保各机构之间的合作和信息共享。

研究者应当立即向伦理审查委员会报告研究过程中发生的严重不良事件，并强调委员会对保护研究参与者的安全和健康权益进行重新评估。

与企业等其他机构合作开展涉及人的生命科学和医学研究的情况下，机构应当确保研究的合法性和保密性，通过协议方式明确生物样本和信息数据的使用范围。

学术期刊在刊发涉及人的生命科学和医学研究成果时，必须确认该研究已经通过伦理审查委员会批准。

伦理审查工作应当坚持独立性，不受任何机构或个人的干预。

适用简易程序审查的情形，以简化审查过程，减轻科研人员的负担。

在特定情况下，可以免除伦理审查，如使用匿名化的信息数据或已有的生物样本进行研究。这些规定有助于加强伦理审查工作的规范性和透明性，保障研究参与者的权益，促进生命科学和医学研究的发展与进步。

### （三）知情同意

《办法》明确了在涉及人的生命科学和医学研究中获取研究参与者的知情同意的相关规定。

研究者在开展研究前，必须获得研究参与者的自愿签署的知情同意书。对于不具备书面方式表示同意能力的研究参与者，研究者应该获得其口头知情同意，并有录音录像等过程记录和证明材料。

对于无民事行为能力人或者限制民事行为能力人的研究参与者，研究者必须获得其监护人的书面知情同意。同时，在研究参与者可理解的范围内，研究者还应该向其告知相关信息，并征得其同意。

知情同意书应当包含充分、完整、准确的信息，并且要使用研究参与者能够理解的语言文字、视频图像等进行表述。

知情同意书应当包括的具体内容，其中包括研究目的、基本研究内容、流程、方法及研究时限，研究者基本信息及研究机构资质，研究可能带来的益处和不适以及可能的风险，对研究参与者的保护措施，研究数据和个人资料的使用范围和方式，研究参与者的权利等等。

在知情同意获取过程中，研究者应当按照知情同意书内容向研究参与者逐项说明。并给予研究参与者充分的时间理解知情同意书的内容，让其做出是否同意参加研究的决定并签署知情同意书。

在心理学研究中，因知情同意可能影响研究参与者对问题的回答，从而影响研究结果的准确性。在确保研究参与者不受伤害的前提下，经伦理审查委员会审查批准后，研究者可以在研究完成后充分告知研究参与者并征得其同意，否则不得纳入研究数据。

在研究过程中发生实质性变化、与研究相关的风险实质性提高或者增加，以及研究参与者民事行为能力等级提高等情形时，研究者应当再次获取研究参与者的知情同意。

这些规定旨在确保在涉及人的生命科学和医学研究中，研究参与者的权益得到尊重和保护。研究者必须诚实、清晰地向研究参与者提供充足的信息，让其理解研究的目的、过程、可能的利益和风险，并自主决定是否参与研究。同时，对于不同能力层级的研究参与者，需要采取相应的知情同意方式，以保障他们的权益和安全。伦理审查委员会在这个过程中发挥着至关重要的监督和保障作用，确保研究的合法性、科学性和伦理性。

（四）监督管理

《办法》监督管理章节规定了在涉及人的生命科学和医学研究中的伦理审查的监督管理体系。

国家卫生健康委员会和有关部门共同负责全国涉及人的生命科学和医学研究伦理审查的监督管理。国家卫生健康委员会负责医疗卫生机构的监督，国家中医药局负责中医药学研究的监督，教育部负责高等学校的监督，其他高等学校和科研院所的监督由相关部门负责。地方人民政府的卫生健康、教育等部门负责本辖区的监督。

主要监督检查内容包括机构是否设立伦理审查委员会并备案，为委员会提供充足经费和设施保证其独立工作，委员会是否建立利益冲突管理机制，是否建立伦理审查制度，审查内容和程序是否符合要求，审查结果的执行情况，伦理审查文档管理，委员的培训和学习情况，以及其他需要监督检查的相关内容。

国家和省级卫生健康主管部门应设立同级医学伦理专家委员会或委托相关机构承担同级医学伦理专家委员会工作，为其他部门提供技术支持和培训，协助开展监督检查。

机构加强对本机构设立的伦理审查委员会的日常管理，定期评估工作质量和审查效率，并提出改进意见或建议。

机构应当督促伦理审查委员会落实相关部门提出的整改意见。伦理审查委员会不按规定期限内完成整改或拒绝整改，违规情节严重或造成严重后果的，机构应当调整或撤销委员会主任委员资格，并追究相关人员责任。

赋予任何单位或个人举报涉及人的生命科学和医学研究中的违反医学研究伦理、违法违规或不端行为的权利。

对未按规定设立伦理审查委员会或擅自开展研究的医疗卫生机构的行政处罚和处分。其他机构由其上级主管部门处理。

对伦理审查委员会和医疗卫生机构违反本办法规定的行政处罚和处分。其他机构由其上级主管部门处理。

对研究者违反本办法规定的行政处罚和处分。其他机构由其上级主管部门处理。

机构、伦理审查委员会和研究者违反法律法规要求的处理办法。

县级以上人民政府有关行政部门对违反本办法的机构和个人做出的行政处理应当向社会公开，严重违反规定的记入科研诚信严重失信行为数据库，并依法实施联合惩戒。

机构和个人违反本办法规定，给他人造成损害的应当承担民事责任，构成犯罪的依法追究刑事责任。这些规定旨在强化对伦理审查的监督管理，促进科学研究的规范和伦理意识的提升，保护研究参与者的权益和安全。

## 第二节 研究项目管理

### 一、背景

临床医学研究项目管理是指对临床医学研究项目的规划、组织、执行和监督过程进行有效管理的一系列活动。在医学领域，临床医学研究是指在人类或动物身上进行的与预防、诊断、治疗和康复相关的研究，旨在推动医学知识的进步和医疗技术的发展。临床医学研究项目管理涉及以下方面。①项目规划：确定研究目标、问题陈述、研究设计和方法、样本容量、时间计划等。②资源配置：包括预算安排、研究设备和药物的获取、研究团队的组建和培训等。③伦理审批：确保研究项目符合伦理原则，保护研究对象的权益和安全。④项目执行：按照研究方案进行实际数据收集和实验操作，确保研究的可行性和科学性。⑤数据管理：负责数据采集、整理、存储和保密，以及数据的准确性和完整性。⑥质量控制：确保研究项目的质量和合规性，包括实施监督、纠正措施和结果验证等。⑦项目监督：对研究进展进行监测和评估，及时解决可能出现的问题。⑧报告和沟通：及时向相关利益相关者汇报研究进展和结果，以及与其他科研机构或学者进行交流。

临床医学研究项目管理的目标是确保研究项目高效、安全、合规地进行，保障研究数据的可靠性和准确性，最终推动医学知识的进步，提高临床医学实践的质量和效果。有效的临床医学研究项目管理对于推动医学科学的发展和改善人类健康水平至关重要。但是，相较于西方发达国家，我国临床医学研究项目管理的起步较晚，发展时间较短。我国临床医学研究项目管理的发展历史可以分为以下几个阶段。

**（一）起步阶段（1950 年前）**

中华人民共和国成立之初，由于历史原因和社会环境的限制，临床医学研究项目管理相对薄弱。医学研究主要集中在一些高等医学院校和研究机构，但管理体制和科研规范都相对简单。

**（二）早期阶段（20 世纪 50—70 年代）**

在这个阶段，中国政府开始重视医学研究和卫生事业的发展。建立了一些科研机构和医学院校，加强了医学研究项目的管理，推动了一些重要医学发现。

**（三）改革开放初期（20 世纪 80—90 年代）**

中国在改革开放初期，加强对医学研究项目的投入和管理。设立了专门的科研资金，支持临床医学研究的开展。此时，中国也开始引进国外的临床试验和研究方法，并逐步建立了临床试验伦理审查制度。

**（四）世纪之交（21 世纪初）**

进入 21 世纪，中国的临床医学研究项目管理取得了显著的进步。政府对医学研究的支持进一步增加，加大了投入力度，鼓励科研机构和医院积极开展临床研究。同时，建立了更为完善的伦理审查制度，规范了临床试验的开展和数据管理。

**（五）现代化阶段（2010 年至今）**

随着中国医学水平和科研实力的不断提升，临床医学研究项目管理进入了现代化阶段。中国在临床试验注册、数据管理、质量控制等方面取得了显著进展，与国际接轨的程度不断提高。政府继续加大对医学研究的投入，推动临床医学研究的创新和发展。

在过去几十年里，我国临床医学研究项目管理已经取得了显著的成绩，主要表现在以下几方面。政策支持和投入：中国政府高度重视医学科研，特别是临床医学研究。国家不断加大对临床医学研究的投入，出台一系列政策，鼓励和支持医学研究项目的开展。伦理审查和合规要求：中国已建立了严格的医学伦理审查制度，所有涉及人体试验的临床医学研究项目必须通过伦理委员会的审查和批准，确保研究过程符合伦理规范和合规要求。临床试验注册和信息公开：为提高透明度和信息公开度，中国已要求所有在中国境内进行的临床试验必须在公开的临床试验注册平台进行登记，并向公众披露试验信息。多中心协作：随着中国医疗水平的不断提升，越来越多的临床医学研究项目采用多中心协作的方式进行，充分利用不同医疗机构的资源和优势。国际合作：中国积极参与国际合作项目，与其他国家和地区的医学研究机构建立合作关系，促进临床医学研究的交流和合作。数据管理和质量控制：为确保临床研究数据的准确性和可靠性，中国已加强数据管理和质量控制，推动临床医学研究数据的规范化采集和管理。临床研究人才培养：中国不断加强对临床研究人才的培养和引进，提高临床研究人员的专业水平和研究能力。

需要指出的是，虽然中国的临床医学研究项目管理在过去几十年取得了显著进步，但仍然面临一些挑战，如科研人才短缺、数据管理和质量控制等问题。为进一步推动临床医学研究的发展，中国政府和科研机构还需继续加大投入，完善管理机制，提高研究人员的科研水平和创新能力。我国临床医学研究项目管理存在的不足主要包括以下方面。不完善的法律法规：临床医学研究项目管理的法律法规体系还不够完善，可能存在法规缺失、不透明或者不一致的情况，导致管理体系不够规范和稳定。伦理审批滞后：临床医学研究项目通常需要经过伦理审批，但审批程序可能相对复杂且审批时间较长，导致项目启动和进展受到一定程度的延迟。研究质量和监管问题：部分临床医学研究项目的科学设计和质量可能不尽如人意，且监管不严，可能存在数据造假、结果操纵等不端行为，影响研究可信度。缺乏统一的管理标准：在不同地区、不同医疗机构，临床医学研究项目的管理标准可能存在差异，缺乏统一的管理体系。资金和资源不足：一些医疗机构和科研机构在开展临床医学研究项目时可能面临资金和资源不足的问题，影响了项目的顺利开展和完成。数据共享和透明度：在一些临床医学研究中，数据共享和透明度不够，可能导致重复研究、资源浪费等问题。人才培养和管理不足：在临床医学研究领域，可能存在人才短缺和培养不足的问题，影响了临床医学研究的整体水平和质量。

## 二、研究项目管理法规

### （一）《药物临床试验质量管理规范》

该管理规范由国家药品监督管理局会同国家卫生健康委员会于2020年4月组织修订，旨在深化药品审评审批制度改革，鼓励创新，进一步推动我国药物临床试验规范研究和提升质量。该管理规范是我国临床医学研究项目管理的重要指导性文件。

《药物临床试验质量管理规范》强调，研究者在临床试验过程中应当遵守试验方案，凡涉及医学判断或临床决策应当由临床医生做出。参加临床试验实施的研究人员，应当具有能够承担临床试验工作相应的教育、培训和经验。所有临床试验的纸质或电子资料应当被妥善地记录、处理和保存，能够准确地报告、解释和确认。应当保护受试者的隐私和其相关信息的保密性。试验药物的制备应当符合临床试验用药品生产质量管理相关要求。试验药物的使用应当符合试验方案。临床试验的质量管理体系应当覆盖临床试验的全过程，重点是受试者保护、试验结果可靠，以及遵守相关法律法规。

同时，《药物临床试验质量管理规范》还对项目的伦理委员会、研究者、申办者、试验方案、研究者手册、必备文件管理都进行了细致的全流程的规范。

#### 1. 伦理委员会

明确了伦理委员会的职责是保护受试者的权益和安全，应当特别关注弱势受试者。规定了伦理委员会应当审查的文件。严格要求了伦理委员会的工作规范和标准。同时，该规范还明确了伦理委员会对未按照相关要求实施，或者受试者出现非预期严重损害的临床试验具有暂停或终止项目的权力。

#### 2. 研究者

明确了研究者和临床试验机构应当具备的资格和要求。明确了研究者和临床试验机构应当具有的完成临床试验所需的必要条件。明确了研究者应当给予受试者的适合的医疗处理。并且，该规范还对研究者与伦理委员会的沟通内容进行了指导。明确了研究者应当遵守试验方案，包括伦理委员会同意原则、紧急避险原则、及时记录和报告原则等。明确了研究者应当提供给受试者的资料条目、保护受试者的知情同意权等。除了以上保障受试者权益和试验安全的规定之外，该规范对于直接提高临床试验质量的措施也做了指导和规定，包括：临床试验的随机化程序、控制变量原则、项目进度报告制度等。

#### 3. 申办者

明确了申办者应当把保护受试者的权益和安全以及临床试验结果的真实、可靠作为临床试验的基本考虑。申办者应当建立临床试验的质量管理体系。申办者应基于风险进行质量管理。规定了申办者的质量保证和质量控制应当符合的要求、申办者委托合同研究组织应当符合的要求。申办者应当指定有能力的医学专家及时对临床试验的相关医学问题进行咨询。并且，该规范还强调，申办者应当选用有资质的生物统计学家、临床药理学家和临床医生等参与试验，包括设计试验方案和病例报告表（case report form，CRF）、制订统计分析计划、分析数据、撰写中期和最终的试验总结报告。规范还明确了申办者在试验管理、数据处理与记录保存中应当符合的要求等。

**4. 试验方案**

该规范明确了试验方案通常包括基本信息、研究背景资料、试验目的、试验设计、实施方式（方法、内容、步骤）等内容，并且对各项内容的书写规范和条目要求进行了细致的规定。

**5. 研究者手册**

该规范解释了申办者提供的《研究者手册》是关于试验药物的药学、非临床和临床资料的汇编，其内容包括试验药物的化学、药学、毒理学、药理学和临床的资料和数据。研究者手册目的是帮助研究者和参与试验的其他人员更好地理解和遵守试验方案，帮助研究者理解试验方案中诸多关键的基本要素，包括临床试验的给药剂量、给药次数、给药间隔时间、给药方式等，主要和次要疗效指标和安全性的观察和监测。该规范明确了申办者应当制定研究者手册修订的书面程序。

**6. 必备文件管理**

临床试验必备文件是指评估临床试验实施和数据质量的文件，用于证明研究者、申办者和监察员在临床试验过程中遵守了本规范和相关药物临床试验的法律法规要求。必备文件是申办者稽查、药品监督管理部门检查临床试验的重要内容，并作为确认临床试验实施的真实性和所收集数据完整性的依据。该规范明确了申办者、研究者和临床试验机构应当确认均有保存临床试验必备文件的场所和条件。保存文件的设备条件应当具备防止光线直接照射、防水、防火等条件，有利于文件的长期保存。应当制定文件管理的标准操作规程。被保存的文件需要易于识别、查找、调阅和归位。用于保存临床试验资料的介质应当确保源数据或者其核证副本在留存期内保存完整和可读取，并定期测试或者检查恢复读取的能力，免于被故意或者无意地更改或者丢失。

### （二）《关于优化科研管理提升科研绩效若干措施的通知》

该文件由中华人民共和国国务院于 2018 年 7 月发布。其中关于研究项目管理的内容主要有以下几方面。

**1. 赋予科研人员更大技术路线决策权**

科研人员具有自主选择和调整技术路线的权利，科研项目申报期间，以科研人员提出的技术路线为主进行论证，科研项目实施期间，科研人员可以在研究方向不变、不降低申报指标的前提下自主调整研究方案和技术路线，报项目管理专业机构备案。科研项目负责人可以根据项目需要，按规定自主组建科研团队，并结合项目实施进展情况进行相应调整。

**2. 赋予科研单位科研项目经费管理使用自主权**

直接费用中除设备费外，其他科目费用调剂权全部下放给项目承担单位。项目承担单位应完善管理制度，及时为科研人员办理调剂手续。对于接受企业或其他社会组织委托取得的项目经费，纳入单位财务统一管理，由项目承担单位按照委托方要求或合同约定管理使用。高校和科研院所要简化科研仪器设备采购流程，对科研急需的设备和耗材，采用特事特办、随到随办的采购机制，可不进行招投标程序，缩短采购周期；对于独家代理或生产的仪器设备，按程序确定采取单一来源采购等方式增强采购灵活性和便利性。

**3. 推动项目管理从重数量、重过程向重质量、重结果转变**

明确设定科研项目绩效目标，项目指南要按照分类评价要求提出项目绩效目标。目标导向类项目申报书和任务书要有科学、合理、具体的项目绩效目标和适用于考核的结果指标，并按照关键节点设定明确、细化的阶段性目标，用于判断实质性进展；立项评审应审核绩效目标、结果指标与指南要求的相符性，以及创新性、可行性、可考核性，实现项目绩效目标的能力和条件等；要加强项目关键环节考核，项目实施进度严重滞后或难以达到预期绩效目标的，及时予以调整或取消后续支持。

**（三）《关于深化中央财政科技计划（专项、基金等）管理改革的方案》**

该方案由中华人民共和国国务院于 2014 年 12 月发布，旨在解决各类科技计划（专项、基金等）存在的重复、分散、封闭、低效、多头申报项目、资源配置“碎片化”等现象和问题。在研究项目管理方面，该改革方案主要聚焦于建立公开统一的国家科技管理平台。具体如下所示。

1. 建立部际联席会议制度。
2. 依托专业机构管理项目。
3. 发挥战略咨询与综合评审委员会的作用。
4. 建立统一的评估和监督机制。
5. 建立动态调整机制。
6. 完善国家科技管理信息系统。

**（四）《医疗卫生机构开展研究者发起的临床研究管理办法（征求意见稿）》**

《医疗卫生机构开展研究者发起的临床研究管理办法（征求意见稿）》于 2021 年由国家卫生健康委员会出台，目前已在北京市、上海市、广东省、海南省启动试点工作。该办法在临床研究的基本分类及原则性要求、组织管理、立项管理、财务管理、实施管理、监督管理等方面进行了详细的规定，对于规范我国临床研究管理、提高临床研究质量，促进临床研究健康发展，提升医疗卫生机构诊断、治疗、预防控制疾病的能力具有重要作用。

**（五）《中华医学会临床研究项目管理办法（试行）》**

该办法于 2022 年 12 月经中华医学会党政领导班子会议审议通过。该办法从组织管理、项目下设课题的申报与遴选、项目下设课题的实施、项目下设课题的中期检查和结题验收、项目下设课题的终止与撤销、科研伦理和科研诚信、监督管理、研究成果应用及知识产权归属等方面对临床医学研究项目管理进行了详细的规定。

## 第三节 成果转化管理

### 一、背景

临床医学研究成果转化管理是将临床医学研究中获得的科学成果和技术创新转化为实际应用和临床实践的全过程管理。该管理过程旨在有效地规划、组织、协调、监督和评估，确保研究成果能够成功转化，并为患者和医疗服务带来实际价值。

这一管理过程包含多个关键方面。首先，需要明确的转化计划和目标，明确要将研究成果转化为何种实际应用，并设定实现这些目标的时间表和步骤。其次，需要对研究成果进行评估，包括科学性、可行性、安全性和有效性的审查，确保其在实际应用中是可行和有效的。

知识产权管理也是非常重要的一环，需要对研究成果的知识产权进行保护，如申请专利，以确保研究团队或机构可以获得相应的权益和回报。同时，管理团队需要整合相关资源，包括资金、技术和人才等，可能需要与产业界、医疗机构或政府进行合作，形成联合创新的合作伙伴关系，推动研究成果的转化。

在管理过程中，合规审查是必不可少的。研究成果的转化过程必须符合相关法规和伦理标准，避免出现法律纠纷或伦理问题。临床试验管理也是关键步骤，对于涉及新药物、医疗器械或治疗方法的研究成果，需要进行临床试验，以证明其安全性和有效性。

推广与营销策略制定是成功转化的重要一环。一旦研究成果得到认可并获得相关批准，需要制定相应的推广计划，并在医疗界推广应用，使其得到广泛采用。而监督与评估是整个管理过程的持续性环节，对已经转化的临床医学研究成果进行跟踪监测，了解其在实际应用中的效果和潜在影响，并做出必要的改进和优化。

最后，风险管理也是至关重要的，识别和管理转化过程中的各种风险，包括技术风险、市场风险、法律风险等，以降低转化过程中的不确定性。

综上所述，临床医学研究成果转化管理需要综合考虑多个因素，涵盖了规划、评估、保护、整合、合作、审查、试验、推广、监督和风险管理等方面的工作，以确保研究成果能够成功地转化为实际应用，从而实现对医疗服务和患者的改进和优化。

## 二、成果转化法规

我国在临床研究成果转化管理方面已经采取了一系列政策和举措，旨在促进科学研究成果向实际应用的转化，加快医学创新和医疗体系的改进。这些政策措施主要集中在：科技创新引导、创新药物审批制度改革、专利和知识产权保护、产学研合作推广、临床试验管理规范化、创新医疗器械审批政策、医学研究基金支持。这些政策和举措的实施，有助于提高我国临床研究成果转化管理水平、提高我国临床研究成果转化的效率和质量，促进医学创新，改善医疗服务，提高人民群众的健康水平。

以下是编者对我国近年来的临床研究成果转化管理方面的政策整理，供读者参考。

### （一）《中华人民共和国促进科技成果转化法（2015 年修订）》

该法根据 2015 年 8 月 29 日第十二届全国人民代表大会常务委员会第十六次会议《关于修改〈中华人民共和国促进科技成果转化法〉的决定》修正。其目的在于加快实施创新驱动发展战略，打通科技与经济结合的通道，促进大众创业、万众创新，鼓励研究开发机构、高等院校、企业等创新主体及科技人员转移转化科技成果，推进经济提质增效升级。其主要内容包括以下几方面。

#### 1. 促进研究开发机构、高等院校技术转移

（1）国家鼓励研究开发机构、高等院校通过转让、许可或者作价投资等方式，向企业或者其他组织转移科技成果。

（2）国家设立的研究开发机构、高等院校应当建立健全技术转移工作体系和机制，完善科技成果转移转化的管理制度等。

（3）国家设立的研究开发机构、高等院校对其持有的科技成果，应当通过协议定价、在技术交易市场挂牌交易、拍卖等市场化方式确定价格。

（4）国家鼓励以科技成果作价入股方式投资的中小企业充分利用资本市场做大做强等。

（5）国家设立的研究开发机构、高等院校应当按照规定格式，于每年3月30日前向其主管部门报送本单位上一年度科技成果转化情况的年度报告等。

**2. 激励科技人员创新创业**

（1）国家设立的研究开发机构、高等院校制定转化科技成果收益分配制度时，要按照规定充分听取本单位科技人员的意见，并在本单位公开相关制度。

（2）国家设立的研究开发机构、高等院校科技人员在履行岗位职责、完成本职工作的前提下，经征得单位同意，可以兼职到企业等从事科技成果转化活动，或者离岗创业，在原则上不超过3年时间内保留人事关系，从事科技成果转化活动。

（3）对于担任领导职务的科技人员获得科技成果转化奖励，按照分类管理的原则执行。

（4）国家鼓励企业建立健全科技成果转化的激励分配机制。

（5）科技成果转化过程中，通过技术交易市场挂牌交易、拍卖等方式确定价格的，或者通过协议定价并在本单位及技术交易市场公示拟交易价格的，单位领导在履行勤勉尽责义务、没有牟取非法利益的前提下，免除其在科技成果定价中因科技成果转化后续价值变化产生的决策责任。

**3. 营造科技成果转移转化良好环境**

（1）研究开发机构、高等院校的主管部门以及财政、科技等相关部门，在对单位进行绩效考评时应当将科技成果转化的情况作为评价指标之一。

（2）加大对科技成果转化绩效突出的研究开发机构、高等院校及人员的支持力度。

（3）做好国家自主创新示范区税收试点政策向全国推广工作，落实好现有促进科技成果转化的税收政策。

（4）国务院相关部门要按照法律规定和事业单位分类改革的相关规定，研究制定符合所管理行业、领域特点的科技成果转化政策。

（5）各地方、各部门要切实加强对科技成果转化工作的组织领导，及时研究新情况、新问题，加强政策协同配合，优化政策环境，开展监测评估，及时总结推广经验做法，加大宣传力度，提升科技成果转化的质量和效率，推动我国经济转型升级、提质增效。

### （二）《中华人民共和国科学技术进步法》

《中华人民共和国科学技术进步法》中规定：国家鼓励以应用研究带动基础研究，促进基础研究与应用研究、成果转化融通发展。国家完善共性基础技术供给体系，促进创新链产业链深度融合，保障产业链供应链安全。国家加强面向产业发展需求的共性技术平台和科学技术研究开发机构建设，鼓励地方围绕发展需求建设应用研究科学技术研究开发机构。国家鼓励科学技术研究开发机构、高等学校加强共性基础技术研究，鼓励以企业为主导，开展面向市场和产业化应用的研究开发活动。国家加强科技成果中试、工程化和产业化开发及应用，加快科技成果转化为现实生产力。利用财政性资金设立的科学技术研究开发机构和高等学校，应当积极促进科技成果转化，加强技术转移机构和人才队伍建设，建立和完善促进科技成果转化制度。国家鼓励企业、科学技术研究开发机构、高等学校和其他组织建立优势互补、分工明确、成果共享、风险共担的合作机制，按照市场机制联合组建研究开发平台、技术创新联盟、创新联合体等，协同推进研究开发与科技成果转化，提高科技成果转移转化成效。利用财政性资金设立的科学技术计划项目所形成的科技成果，在不损害国家安全、国家利益和重大社会公共利益的前提下，授权项目承担者依法取得相关知识产权，项目承担者可以依法自行投资实施转化、向他人转让、联合他人共同实施转化、许可他人使用或者作价投资等。项目承担者应当依法实施前款规定的知识产权，同时采取保护措施，并就实施和保护情况向项目管理机构提交年度报告；在合理期限内没有实施且无正当理由的，国家可以无偿实施，也可以许可他人有偿实施或者无偿实施。国家实行以增加知识价值为导向的分配政策，按照国家有关规定推进知识产权归属和权益分配机制改革，探索赋予科学技术人员职务科技成果所有权或者长期使用权制度。

（三）《国家科技成果转化引导基金管理暂行办法》

该办法于2021年10月由财政部、科技部发布。我国为贯彻落实《中华人民共和国促进科技成果转化法》，加快实施创新驱动发展战略，加速推动科技成果转化与应用，引导社会力量和地方政府加大科技成果转化投入，中央财政设立国家科技成果转化引导基金（以下简称转化基金）。转化基金主要用于支持转化利用财政资金形成的科技成果，包括中央财政科技计划、地方科技计划及其他由事业单位产生的新技术、新产品、新工艺、新材料、新装置及其系统等。

## 参考文献

[1] 国家科技伦理委员会．涉及人的生命科学和医学研究伦理审查办法[EB/OL].(2023-02-18)[2023.09.25]. https://www.gov.cn/zhengce/zhengceku/2023-02/28/content_5743658.htm.

[2] 国家药监局，国家卫生健康委．药物临床试验质量管理规范[EB/OL].(2020-04-23)[2023-09-25]. https://www.gov.cn/zhengce/zhengceku/2020-04/28/content_5507145.htm.

[3] 中华人民共和国第十三届全国人民代表大会常务委员会第三十二次会议．中华人民共和国科学技术进步法(2021年修订)[EB/OL].(2021-12-24)[2023-09-25].https://www.most.gov.cn/xxgk/xinxifenlei/fdzdgknr/fgzc/flfg/202201/t20220118_179043.html.

[4] 国务院．国务院关于优化科研管理提升科研绩效若干措施的通知(国发〔2018〕25号)[EB/OL].(2018-07-24)[2023-09-25]. https://www.gov.cn/zhengce/content/2018-07/24/content_5308787.htm.

[5] 国务院．关于深化中央财政科技计划(专项、基金等)管理改革的方案[EB/OL].(2015-01-12)[2023-09-25]. https://www.gov.cn/zhengce/content/2015-01/12/content_9383.htm.

[6] 国家卫生健康委科教司．医疗卫生机构开展研究者发起的临床研究管理办法(征求意见稿)[EB/OL].(2020-12-31)[2023-09-25]. http://www.nhc.gov.cn/qjjys/s7945/202012/630fa2bf316d48a4856f8727450c429b.shtml.

[7] 中华医学会．中华医学会临床研究项目管理办法(试行)[EB/OL].(2023-01-05)[2023-09-25]. https://www.cma.org.cn/art/2023/1/5/art_79_48996.html.

[8] 中华人民共和国第十二届全国人民代表大会常务委员会第十六次会议．中华人民共和国促进科技成果转化法(2015年修订)[EB/OL].(2015-08-31)[2023-09-25]. https://www.most.gov.cn/xxgk/xinxifenlei/fdzdgknr/fgzc/flfg/201512/t20151204_122621.html.

[9] 财政部，科技部．国家科技成果转化引导基金管理暂行办法[EB/OL].(2021-10-24)[2023-09-25]. https://www.gov.cn/zhengce/zhengceku/2021-11/23/content_5652789.htm.

（孙枫原　王元辰）

# 第五章

# 国内临床医学研究的人才培养政策

## 第一节　临床研究教育

### 一、背景

我国在临床医学研究人才培养方面一直非常重视，政府采取了一系列政策和措施，旨在培养高素质的医学专业人才，提高临床研究水平和科研能力。我国临床医学研究人才培养政策主要包括：教育体系建设、培训项目开展、临床研究教育基地建设、培训资源整合与共享、国际合作与交流、奖助政策支持、临床研究培训规范化等。通过上述政策和措施，我国不断加强临床医学研究人才培养工作，致力于提高医学专业人员的临床研究水平和科研能力，推动医学科技的发展和医疗服务的质量提升。这些政策的实施将不仅有助于培养更多高素质的临床研究人才，也将为医学领域的创新和发展注入源源不断的动力。

临床研究教育是旨在为医学领域的从业人员提供必要的知识和技能，以便他们能够进行高质量、伦理合规的临床研究工作。在临床研究教育中，学员将接受广泛的培训，包括临床试验的基本原则与分类，研究设计与方法论，数据收集与管理，统计学原理和数据分析技术，以及研究伦理与法规等方面的内容。该教育的核心目标之一是让学员了解各种类型的临床试验，例如随机对照试验、前瞻性队列研究、回顾性病例对照研究等，以便能够根据研究问题和目标选择合适的研究设计。学员也会学习如何有效地制定研究方案，确定适当的样本量，选择合适的对照组，以及如何最大限度地减少偏倚和提高研究可信度。在数据管理和统计学方面，临床研究教育将着重培养学员对数据质量和准确性的重视，学会有效地收集、存储和管理研究数据。统计学的知识也是至关重要的，它帮助学员理解如何正确地进行数据分析，得出科学、可靠的结论，并对研究结果进行合理解释。此外，临床研究教育还强调伦理原则和法规对于临床研究的重要性。学员需要了解如何保护研究对象的权益和安全，在研究过程中遵循伦理审查和监管程序，确保研究的合规性和可信度。总体而言，临床研究教育旨在提高医学专业人员的研究素养和临床研究能力，推动科学医学的进步，为改善患者的健康状况提供更有效的治疗和护理手段，促进医学领域的不断发展和进步。通过这种教育，医学从业人员将能够更加全面地理解临床研究的重要性和挑战，为科学和医疗做出更大的贡献。

我国在临床研究教育方面一直持续加强政策和措施，旨在推动医学专业人员的培训和提高临床研究水平，以加快医学科技的发展和提高医疗服务的质量。随着我国医疗事业的快速发展和对临床研究需求的不断增加，政府和相关部门密切合作，致力于构建全面的临床研究教育体系，涵盖了临床试验的基本原理、研究设计与方法学、数据管理与统计学、伦理法规等多个方面。

在政策层面，我国政府出台了一系列鼓励和支持临床研究教育的文件和规划。国家相关政策明确提出医学教育要与临床实践相结合，注重培养医学专业人员的研究能力和素养。政府鼓励医学院校和医疗机构建设临床研究教育基地，引进国际先进的教学资源，开展国际合作与交流，以提高临床研究教育的水平。此外，政府还支持开展临床研究人才培训项目，提供专业化的研究课程和实践机会，为医学专业人员提供更全面的研究培训。

在培训体系建设方面，我国建立了多层次、多领域的临床研究教育体系。首先，医学院校将临床研究教育纳入医学生和研究生的课程体系，以提供基础性和系统化的培训。其次，各级医疗机构积极组织临床研究培训项目，向医务人员提供实用性的研究技能培训，包括研究设计、数据管理和统计学等。同时，国家鼓励医学教育机构和研究机构联合开展临床研究培训，加强资源整合和共享，改善培训效果，提高培训质量。

另外，伦理审查和监管是临床研究教育中不可或缺的一部分。我国政府对临床研究的伦理审查制度进行了不断完善，确保研究过程中遵循伦理原则，保护研究对象的权益和安全。此外，临床试验的监管也得到加强，通过加强对临床试验的监督与质量控制，保障临床研究的科学性和可靠性。

值得一提的是，政府还积极推动临床研究的国际合作与交流。我国参与了许多国际多中心临床研究项目，促进了国内医学科研与国际接轨。同时，国际知名的临床研究专家也受邀到我国进行讲学和培训，为我国医学专业人员提供了更广阔的学术视野和先进的研究经验。

综合而言，我国在临床研究教育方面的政策举措不断加强，涵盖政策支持、培训体系建设和伦理监管等多个方面。通过这些努力，我国医学专业人员的临床研究水平和能力将得到全面提升，为加快医学科技进步，提高医疗服务质量，促进医学事业的发展做出重要贡献。

## 二、临床研究教育政策文件

### （一）《中华人民共和国科学技术进步法》

我国的临床研究教育，其意义天然内涵于国家科技创新人才教育之中。国家的科技创新人才教育法规，自然也适用于临床医学研究教育。《中华人民共和国科学技术进步法》中规定：国家完善创新人才教育培养机制，在基础教育中加强科学兴趣培养，在职业教育中加强技术技能人才培养，强化高等教育资源配置与科学技术领域创新人才培养的结合，加强完善战略性科学技术人才储备。

### （二）《国务院办公厅关于加快医学教育创新发展的指导意见》

“面对疫情提出的新挑战、实施健康中国战略的新任务、世界医学发展的新要求，我国医学教育还存在人才培养结构亟须优化、培养质量亟待提高、医药创新能力有待提升等问题。为加快医学教育创新发展”，国务院办公厅于 2020 年发布《国务院办公厅关于加快医学教育创新发展的指导意见》。该指导意见提出:“分类培养研究型、复合型和应用型人才,全面提高人才培养质量”,“到2030年,建成具有中国特色、更高水平的医学人才培养体系,医学科研创新能力显著提高,服务卫生健康事业的能力显著增强。”

## 第二节 研究团队建设

### 一、背景

临床研究团队的建设是我国临床医学研究发展过程中的一项至关重要的任务。一个高效稳定的临床研究团队对于推动医学科研和医疗实践的发展具有不可忽视的意义。团队合作的优势在于集聚多学科专业的知识和技能,共同解决复杂医学问题。临床研究涉及众多领域,如医学、统计学、伦理学等,团队合作能够充分发挥各成员的专业优势,提高研究质量和效率。而且,团队成员间的相互协作和密切配合,有助于减少误差和偏差,确保研究结果的准确性和可靠性。此外,临床研究涉及大量数据的收集与管理,团队成员的协作有助于高效完成数据的整理和分析,从而为科学研究提供有力的支持。另外,临床研究往往需要与患者进行密切的交流和沟通,建设一个稳固的临床研究团队有助于建立长期的信任关系,增加患者的参与度,提高研究的完成率和可行性。综上所述,临床研究团队建设对于推动医学科研的创新和发展,提高医学实践的水平和质量,具有非常重要的意义。政府和医疗机构应当积极鼓励和支持临床研究团队的建设,加强人才培养和交流,促进多学科、跨机构的合作,以期在医学领域取得更大的突破和进步。

我国在临床研究团队建设方面一直非常重视,并采取了一系列政策措施来促进团队建设和提高临床研究水平,主要集中在以下几个方面。支持临床研究机构建设:政府鼓励医学院校和医疗机构建设临床研究团队,为团队提供必要的支持和资源。这些团队通常由多学科专家组成,涵盖医生、护士、药师、生物统计学家等不同领域的专业人才,以保证团队在临床研究中具备全面的能力。开展临床研究人才培养项目:政府支持医学院校和医疗机构开展临床研究人才培养项目,提供临床研究方法学、数据管理、统计学等相关培训课程,以培养更多具备临床研究能力的专业人才。提供科研项目资助:政府鼓励和支持临床研究团队申请科研项目资助,以推动团队开展有价值的临床研究。相关的资金支持可以用于数据采集、实验材料采购、设备购置等,提高团队开展临床研究的能力和水平。加强团队交流与合作:政府鼓励临床研究团队之间的交流与合作,支持团队间的学术研讨会和合作项目。团队间的交流和合作可以促进学术思想的碰撞和资源的共享,进一步提高临床研究的质量和水平。完善伦理审查和监管制度:政府加强对临床研究的伦理审查和监管,确保研究过程中遵循伦理原则,保护研究对象的权益和安全。严格的伦理审查制度可以提高临床研究的可信度和公信力。促进临床实践与研究的结合:政府鼓励临床医生积极参与临床研究团队的建设和科研项目。通过临床实践与研究的结合,可以将科研成果更快地应用于实际临床,提高医学实践的水平和效率。

通过这些政策措施,我国不断加强临床研究团队建设,提高团队的组织化和专业化水平,推动医学科研和医疗服务的发展,为人民群众提供更优质的医疗服务。

## 二、临床研究团队建设政策文件

### （一）《中华人民共和国科学技术进步法》

《中华人民共和国科学技术进步法》中规定：国家统筹规划科学技术研究开发机构布局，建立和完善科学技术研究开发体系。国家在事关国家安全和经济社会发展全局的重大科技创新领域建设国家实验室，建立健全以国家实验室为引领、全国重点实验室为支撑的实验室体系，完善稳定支持机制。比如，截至 2022 年，我国已建成 50 个国家临床医学中心与 12 个国家医学中心。

《中华人民共和国科学技术进步法》中规定：科学技术研究开发机构享有下列权利。

1. 依法组织或者参加学术活动；

2. 按照国家有关规定，自主确定科学技术研究开发方向和项目，自主决定经费使用、机构设置、绩效考核及薪酬分配、职称评审、科技成果转化及收益分配、岗位设置、人员聘用及合理流动等内部管理事务；

3. 与其他科学技术研究开发机构、高等学校和企业联合开展科学技术研究开发、技术咨询、技术服务等活动；

4. 获得社会捐赠和资助；

5. 法律、行政法规规定的其他权利。

同时，国家还加快战略人才力量建设，优化科学技术人才队伍结构，完善战略科学家、科技领军人才等创新人才和团队的培养、发现、引进、使用、评价机制，实施人才梯队、科研条件、管理机制等配套政策。

### （二）《“十四五”国家临床专科能力建设规划》

“十四五”期间，重点从以下几个方面开展建设。一是提升医疗技术应用能力，推动技术创新转化。支持相关临床专科不断拓展诊疗方法，提升医疗技术能力和诊疗效果，形成技术优势。大力扶持包括传统内镜治疗、宫腹腔镜治疗、介入治疗、穿刺治疗、局部微创治疗和改良外科手术方式在内的微创技术发展，逐步实现内镜和介入诊疗技术县域全覆盖。同时，坚持技术创新的发展思路，加强临床诊疗技术创新、应用研究和成果转化，特别是再生医学、精准医疗、生物医学新技术等前沿热点领域的研究，争取在关键领域实现重大突破。

# 第三节　人才激励政策

## 一、背景

临床医学研究人才激励政策是为了吸引、培养和留住优秀的医学研究人才，并激励他们在临床医学研究领域取得杰出的成就和突破而出台的。这些政策可以通过各种手段和措施来提供支持和鼓励，以推动医学科研的创新发展，提高医学水平，服务于人民健康和医学事业的进步。因此，临床医学研究的人才激励政策具有重要意义。人才引领医学进步：临床医学研究人才是医学领域的重要骨干，他们的杰出贡献推动医学科研不断前进。激励政策可以吸引更多优秀人才加入临床医学研究队伍，推动医学领域的创新和发展。研究质量和水平提升：激励政策鼓励医学研究人才进行高水平的科研工作，提高临床医学研究的质量和水平。通过项目资助和奖励措施，激励人才投入更多时间和精力，推动医学科研的深入开展。促进跨学科合作：临床医学研究涉及多学科的合作，激励政策可以促进医学、统计学、信息学等不同学科的专家之间合作交流，共同解决临床问题，提高临床医学研究的综合能力。人才培养和团队建设：激励政策可以鼓励医学院校和医疗机构建设临床医学研究团队，加强人才培养和交流，提高临床研究团队的整体水平。科研成果转化应用：通过激励政策，将优秀的临床医学研究人才和团队的科研成果转化为实际临床应用，将科研成果转化为治疗方法、医疗设备等，提高医疗服务的质量和效率。人才留存和流动：激励政策可以提高优秀人才的工作满足感和归属感，增强他们在临床医学研究领域的事业发展信心。同时，合理的激励政策也可以吸引优秀人才流动到更合适的领域，促进人才资源的优化配置和流动。

综上所述，临床医学研究人才激励政策对于推动医学科研的创新和发展，提高医学水平，服务于人民健康和医学事业的进步具有重要的意义。政府和医疗机构应当积极制定和实施相关政策，为优秀的临床医学研究人才提供更广阔的发展空间，不断激励他们为医学事业的繁荣与进步做出更大的贡献。

## 二、临床医学研究人才激励政策

### （一）《中华人民共和国科学技术进步法》

《中华人民共和国科学技术进步法》中规定：国家建立和完善有利于创新的科学技术评价制度。科学技术评价应当坚持公开、公平、公正的原则，以科技创新质量、贡献、绩效为导向，根据不同科学技术活动的特点，实行分类评价。

每年的5月30日为“全国科技工作者日”。国家建立和完善科学技术奖励制度，设立国家最高科学技术奖等奖项，对在科学技术进步活动中做出重要贡献的组织和个人给予奖励。具体办法由国务院规定。国家鼓励国内外的组织或者个人设立科学技术奖项，对科学技术进步活动中做出贡献的组织和个人给予奖励。国家建立满足基础研究需要的资源配置机制，建立与基础研究相适应的评价体系和激励机制，营造潜心基础研究的良好环境，鼓励和吸引优秀科学技术人员投身基础研究。

国家营造尊重人才、爱护人才的社会环境，公正平等、竞争择优的制度环境，待遇适当、保障有力的生活环境，为科学技术人员潜心科研创造良好条件。

国家采取多种措施，提高科学技术人员的社会地位，培养和造就专门的科学技术人才，保障科学技术人员投入科技创新和研究开发活动，充分发挥科学技术人员的作用。禁止以任何方式和手段不公正对待科学技术人员及其科技成果。

利用财政性资金设立的科学技术研究开发机构和高等学校的科学技术人员，在履行岗位职责、完成本职工作、不发生利益冲突的前提下，经所在单位同意，可以从事兼职工作获得合法收入。技术开发、技术咨询、技术服务等活动的奖酬金提取，按照科技成果转化有关规定执行。

国家鼓励科学技术研究开发机构、高等学校、企业等采取股权、期权、分红等方式激励科学技术人员。

国家实行科学技术人员分类评价制度，对从事不同科学技术活动的人员实行不同的评价标准和方式，突出创新价值、能力、贡献导向，合理确定薪酬待遇、配置学术资源、设置评价周期，形成有利于科学技术人员潜心研究和创新的人才评价体系，激发科学技术人员创新活力。

国家设立自然科学基金，资助基础研究，支持人才培养和团队建设。确定国家自然科学基金资助项目，应当坚持宏观引导、自主申请、平等竞争、同行评审、择优支持的原则。有条件的地方人民政府结合本地区经济社会实际情况和发展需要，可以设立自然科学基金，支持基础研究。

**（二）《中华人民共和国促进科技成果转化法》**

该法中关于临床医学科研人才激励政策的内容主要包括以下方面。

国家设立的研究开发机构、高等院校科技人员在履行岗位职责、完成本职工作的前提下，经征得单位同意，可以兼职到企业等从事科技成果转化活动，或者离岗创业，在原则上不超过3年时间内保留人事关系，从事科技成果转化活动。

国家鼓励企业建立健全科技成果转化的激励分配机制。

科技成果转化过程中，通过技术交易市场挂牌交易、拍卖等方式确定价格的，或者通过协议定价并在本单位及技术交易市场公示拟交易价格的，单位领导在履行勤勉尽责义务、没有牟取非法利益的前提下，免除其在科技成果定价中因科技成果转化后续价值变化产生的决策责任。

## 第四节　学术交流合作

### 一、背景

学术交流合作在临床医学研究中扮演着至关重要的角色。临床医学研究是指将科学研究的理念和方法应用于解决临床实践中的问题，以推动医学的进步和提高医疗质量。在这个高度复杂和多学科交叉的领域中，学术交流合作是一种重要的合作模式，有助于汇聚各方智慧，解决医学难题，促进临床医学研究的发展。下面将探讨学术交流合作的重要性。

第一，学术交流合作有助于资源共享。临床医学研究需要大量的资源支持，包括研究经费、临床试验数据、病例样本等。通过学术交流合作，不同机构和团队可以共享资源，避免资源的浪费和重复利用，提高研究的效率。资源共享还有助于解决科研设备的短缺问题，让更多的科研人员有机会使用先进的设备和技术进行研究，推动医学科技的进步。

第二，学术交流合作促进学科交叉融合。临床医学研究往往涉及多学科的合作，如医学、生物学、统计学、信息学等。通过学术交流合作，不同学科领域的专家可以共同研究临床问题，将不同学科的优势互补，为医学研究提供更全面和深入的视角。学科交叉融合也有助于创新思维的碰撞，激发新的研究思路和方向。

第三，学术交流合作促进研究方法的改进和优化。不同团队和机构在临床医学研究中可能采用不同的研究方法和技术。通过学术交流合作，可以分享各种研究方法的优劣，总结经验和教训，促进研究方法的改进和优化。这样可以提高临床研究的准确性和可靠性，推动医学研究的质量提升。

第四，学术交流合作有助于临床试验的开展。临床试验是评价医学干预措施效果的重要手段，然而，临床试验的开展需要大量的研究对象和严格的实验条件。通过学术交流合作，可以跨越地域和机构的限制，吸纳更多的研究对象参与临床试验，提高试验的样本量和统计学能力，增强试验结果的科学性和可信度。

第五，学术交流合作有助于推动科研成果的转化和应用。临床医学研究的最终目标是服务于患者和社会，将科研成果转化为实际应用具有重要意义。通过学术交流合作，可以将优秀的研究成果与临床实践相结合，推动科研成果的转化应用，让患者从中受益。

综上所述，学术交流合作对于临床医学研究的发展至关重要。它有助于资源共享、学科交叉融合、研究方法的改进、临床试验的开展和科研成果的转化和应用。政府和医疗机构应当鼓励和支持学术交流合作，为科研人员提供更多的合作机会和平台，共同推动医学领域的进步和发展，更好地服务于人民健康和医学事业的繁荣。

我国在促进临床医学研究交流方面付出了大量努力，积极推动国内外学术交流与合作，不断提高临床医学研究水平和质量。

第一，我国积极推动国际学术交流合作。我国积极参与国际临床医学学术交流活动，鼓励医学专业人员参加国际学术会议、研讨会和学术交流项目。同时，政府还通过各种渠道向海外派遣医学专家进行学术访问和交流，拓展国际合作网络，促进与国际同行的深入合作。这些国际交流与合作活动为中国临床医学研究人员提供了与世界顶尖学者交流的机会，拓宽了学术视野，提升了科研水平。

第二，我国积极建设临床医学研究平台。政府大力支持医学院校和医疗机构建设临床医学研究平台，提供高水平的科研设施和资源。这些平台可以吸引国内外优秀的临床研究团队来访和合作，共同解决重大医学难题。同时，临床医学研究平台也鼓励团队间的跨学科合作，加强资源共享，提高科研效率，促进学科交叉融合，推动医学科技的创新。

第三，我国持续加强学术期刊和出版平台建设。中国在临床医学领域拥有多家高水平的学术期刊和出版平台，这些期刊为国内外医学专家提供了发布研究成果的平台。政府鼓励优秀的临床医学研究成果在国际知名期刊上发表，提高中国临床医学研究的国际影响力和知名度。

第四，我国加强人才培养和交流。政府鼓励医学院校和医疗机构开展临床研究人才培养项目，提供临床研究方法学、数据管理、统计学等相关培训课程。同时，政府还鼓励优秀的临床医学研究人才到国际知名的医学院校和科研机构进行学术访问和交流，拓宽国际合作视野，提高临床医学研究的国际化水平。

可见，我国在促进临床医学研究交流方面取得了显著进展，政府和医疗机构不断加大对临床医学研究的支持力度，加强与国际学术界的交流与合作，建设高水平的研究平台，提供科研资助和支持，培养高层次的临床医学研究人才。这些努力为中国临床医学研究的进步和发展奠定了坚实基础，为推动医学科技的创新和医疗服务的提升做出了积极贡献。

## 二、临床研究学术交流合作政策

**《中华人民共和国科学技术进步法》**

《中华人民共和国科学技术进步法》中规定：国家促进开放包容、互惠共享的国际科学技术合作与交流，支撑构建人类命运共同体。中华人民共和国政府发展同外国政府、国际组织之间的科学技术合作与交流。

国家鼓励科学技术研究开发机构、高等学校、科学技术社会团体、企业和科学技术人员等各类创新主体开展国际科学技术合作与交流，积极参与科学研究活动，促进国际科学技术资源开放流动，形成高水平的科技开放合作格局，推动世界科学技术进步。

国家鼓励企业事业单位、社会组织通过多种途径建设国际科技创新合作平台，提供国际科技创新合作服务。鼓励企业事业单位、社会组织和科学技术人员参与和发起国际科学技术组织，增进国际科学技术合作与交流。

国家采取多种方式支持国内外优秀科学技术人才合作研发，应对人类面临的共同挑战，探索科学前沿。国家支持科学技术研究开发机构、高等学校、企业和科学技术人员积极参与和发起组织实施国际大科学计划和大科学工程。国家完善国际科学技术研究合作中的知识产权保护与科技伦理、安全审查机制。

国家扩大科学技术计划对外开放合作，鼓励在华外资企业、外籍科学技术人员等承担和参与科学技术计划项目，完善境外科学技术人员参与国家科学技术计划项目的机制。

国家完善相关社会服务和保障措施，鼓励在国外工作的科学技术人员回国，吸引外籍科学技术人员到中国从事科学技术研究开发工作。科学技术研究开发机构及其他科学技术组织可以根据发展需要，聘用境外科学技术人员。利用财政性资金设立的科学技术研究开发机构、高等学校聘用境外科学技术人员从事科学技术研究开发工作的，应当为其工作和生活提供方便。外籍杰出科学技术人员到我国从事科学技术研究开发工作的，按照国家有关规定，可以优先获得在华永久居留权或者取得中国国籍。

## 参考文献

[1] 中华人民共和国第十三届全国人民代表大会常务委员会第三十二次会议．中华人民共和国科学技术进步法（2021 年修订）[EB/OL].（2021-12-24）[2023-09-25]. https://www.most.gov.cn/xxgk/xinxifenlei/fdzdgknr/fgzc/flfg/202201/t20220118_179043.html.

[2] 第十届全国人民代表大会常务委员会第十一次会议．中华人民共和国学位条例[EB/OL].（2004-08-28）[2023-09-25]. http://www.moe.gov.cn/jyb_sjzl/sjzl_zcfg/zcfg_jyfl/202204/t20220421_620264.html.

[3] 中共中央办公厅，国务院办公厅．关于进一步加强科研诚信建设的若干意见[EB/OL].（2018-05-30）[2023-09-25]. https://www.gov.cn/zhengce/2018-05/30/content_5294886.htm.

[4] 科技部，中央宣传部，最高人民法院，等．科研失信行为调查处理规则[EB/OL].（2022-08-25）[2023-09-25]. https://www.gov.cn/zhengce/zhengceku/2022-09/14/content_5709819.htm.

[5] 第十三届全国人民代表大会常务委员会第二十二次会议．中华人民共和国专利法（2020 年修正）[EB/OL].（2020-10-17）[2023-09-25]. https://www.cnipa.gov.cn/art/2020/11/23/art_97_155167.html.

[6] 最高人民法院知识产权法庭．中华人民共和国专利法实施细则[EB/OL].（2020-07-14）[2023-09-25]. https://ipc.court.gov.cn/zh-cn/news/view-404.html.

[7] 中共中央，国务院．知识产权强国建设纲要（2021—2035 年）[EB/OL].（2021-09-22）[2023-09-25]. https://www.gov.cn/zhengce/2021-09/22/content_5638714.htm.

[8] 国家知识产权局．关于严格专利保护的若干意见[EB/OL].（2016-11-30）[2023-09-25]. https://www.cnipa.gov.cn/art/2016/12/12/art_1413_96876.html.

[9] 中共中央，国务院．关于完善产权保护制度依法保护产权的意见[EB/OL].（2016-11-04）[2023-09-25]. https://www.gov.cn/zhengce/2016-11/27/content_5138533.htm.

[10] 国务院．国务院关于优化科研管理提升科研绩效若干措施的通知（国发〔2018〕25 号）[EB/OL].

(2018-07-24)[2023-09-25]. https://www.gov.cn/zhengce/content/2018-07/24/content_5308787.htm.

[11] 国务院. 关于深化中央财政科技计划(专项、基金等)管理改革的方案[EB/OL].(2015-01-12)[2023-09-25]. https://www.gov.cn/zhengce/content/2015-01/12/content_9383.htm.

[12] 国家卫生健康委科教司. 医疗卫生机构开展研究者发起的临床研究管理办法(试行征求意见稿)[EB/OL].(2020-12-30)[2023-09-25]. http://www.nhc.gov.cn/qjjys/s7945/202012/630fa2bf316d48a4856f8727450c429b.shtml.

[13] 中华医学会. 中华医学会临床研究项目管理办法(试行)[EB/OL].(2023-01-05)[2023-09-25]. https://www.cma.org.cn/art/2023/1/5/art_79_48996.html.

[14] 中华人民共和国第十二届全国人民代表大会常务委员会第十六次会议. 中华人民共和国促进科技成果转化法(2015年修订)[EB/OL].(2015-08-31)[2023-09-25]. https://www.most.gov.cn/xxgk/xinxifenlei/fdzdgknr/fgzc/flfg/201512/t20151204_122621.html.

[15] 财政部,科技部. 国家科技成果转化引导基金管理暂行办法[EB/OL].(2021-10-24)[2023-09-25]. https://www.gov.cn/zhengce/zhengceku/2021-11/23/content_5652789.htm.

[16] 国务院办公厅. 国务院办公厅关于加快医学教育创新发展的指导意见[EB/OL].(2020-09-23)[2023-11-29]. https://www.gov.cn/zhengce/content/2020-09/23/content_5546373.htm.

[17] 国家卫生健康委. "十四五"国家临床专科能力建设规划[EB/OL].(2021-10-09)[2023-11-29]. https://www.gov.cn/zhengce/zhengceku/2021-10/18/content_5643488.htm.

(孙枫原 王元辰)

第五篇

# 临床医学研究的方法学

# 第一章

# 临床流行病学

## 第一节 概 述

临床流行病学是将现代流行病学及统计学等原理和理论引入临床医学的研究和实践的一门临床方法学，主要用来探索疾病的病因、诊断、治疗和预后等临床规律，并为临床决策提供科学依据。

临床流行病学作为一门新兴的交叉学科，其发展历史并不长，但其作用和意义却十分重大。它不仅为临床医生提供了一种有效的思维方式和工作方法，而且为医学科学的进步和人类健康的提高做出了重要贡献。

本节概述了临床流行病学的基本概念、原理和方法，以及其在临床医学中的应用领域和发展趋势。

### 一、临床流行病学的特征

临床流行病学与一般流行病学有着共同的理论基础和方法工具，但也有其自身的特点，主要表现在以下几个方面。

#### （一）以临床病例为基础

临床流行病学关注的是社会人群中的临床病例，即那些已经就诊或住院治疗的患者。这些患者往往有明确的诊断、详细的资料和完整的随访，为临床流行病学研究提供了便利条件。

#### （二）强调临床应用

临床流行病学的目的是解决临床实践中遇到的问题，如诊断、治疗、预后等，并为临床决策提供科学依据。因此，它要求研究结果具有可操作性、可推广性和可评价性。

#### （三）结合临床方法

临床流行病学在运用流行病学方法的同时，也要兼顾临床方法，如个体化、综合化、动态化等。这样才能更好地反映患者的实际情况，更准确地评估干预措施的效果。

#### （四）跨足多个领域

临床流行病学涉及各种类型和各个阶段的临床医学研究，如筛查、诊断、治疗、预后等。

它还需要借鉴和运用其他相关领域的知识，如生物学、生物计量学、卫生统计学和社会科学等。

## 二、临床流行病学的主要应用领域

临床流行病学的应用领域主要有以下几个。

### （一）疾病的预防和健康促进

临床流行病学可以通过普查或筛选病例，早期发现和及早治疗某些疾病，如寄生虫病、地方病、肿瘤、冠心病、糖尿病等。它还可以通过研究疾病的危险因素，如吸烟、肥胖、营养摄取状态、生活方式等，为制定有效的预防措施提供依据。

### （二）疾病的诊断和治疗

临床流行病学可以通过评价诊断试验和治疗方法的准确度、可靠性和有效性，为临床医生提供最佳的诊断和治疗方案。它还可以通过比较不同的治疗方案或干预措施，为临床决策提供科学依据。

### （三）疾病的转归和预后

临床流行病学可以通过观察和分析患者的随访数据，探索影响疾病转归和预后的因素，如年龄、性别、基础疾病、并发症等。它还可以评价某些预防性或治疗性措施对某些疾病转归的影响，如冠脉搭桥手术对冠心病患者的预后影响等。

### （四）疾病的病因和机制

临床流行病学可以通过对比患者和非患者之间某一或某几个因素的存在情况，来探索某些因素是否与某种疾病有关及其关联程度如何，如吸烟与肺癌、“反应停”与先天性畸形等。它还可以通过分析患者的生物标志物、基因变异等，来揭示某些因素与某种疾病之间的作用机制。

### （五）医疗保健服务的评价和改进

临床流行病学可以通过评价医院内交叉感染、药物不良反应、医源性损伤等医院质量指标，来监测和改进医院管理水平。它还可以通过评价医院内外不同治疗模式、不同服务方式、不同技术手段等对患者健康结局的影响，来优化医疗资源配置和提高医疗服务质量。

## 三、临床流行病学的核心内容

临床流行病学的核心内容可以概括为QDME，即选题（question）、设计（design）、测量（measurement）和评价（evaluation）。QDME包括以下四个方面。

### （一）选题

这是临床流行病学研究的第一步，也是最关键的一步。一个好的选题应该具有明确性、可行性、重要性和新颖性等特点。选题应该根据临床实践中遇到的问题、已有的科学证据、社会需求等因素来确定。

### （二）设计

这是临床流行病学研究的第二步，也是最基本的一步。一个好的设计应该符合科学原则、适合选题、考虑可行性等要求。设计应该根据不同的目的、对象、变量等因素来选择合适的类型，如描述性研究、分析性研究和实验性研究等。

（三）测量

这是临床流行病学研究的第三步，也是最基础的一步。一个好的测量应该保证数据的有效性、可靠性、灵敏度等特征。测量应该根据不同的变量、指标、方法等因素来收集、整理、分析数据。

（四）评价

这是临床流行病学研究的第四步，也是最终的一步。一个好的评价应该遵循统计推断、因果推断、效度评价等原则和方法。评价应该根据数据分析结果来判断结论的正确性、可信度和意义，并给出相应的建议和展望。

此外，研究质量的控制和改进应该贯穿临床流行病学研究全过程，这是保证研究质量的关键因素。控制和改进研究质量应该从设计、实施、分析、报告等各个阶段入手，采取相应的措施，如随机化、盲法、标准化、校正等，以减少或消除各种可能影响结果正确性的偏倚。

## 四、临床流行病学研究的挑战和未来展望

临床流行病学虽然已经取得了显著的成就，但仍然面临着一些挑战和问题，主要有以下几个方面。

（一）研究伦理的保障

临床流行病学研究涉及人类受试者的利益和权利，因此必须遵循一定的伦理原则和规范，如知情同意、受益平衡、保密性等。如何在保障研究伦理的同时，又不影响研究质量和效率，是一个需要不断探索和完善的问题。

（二）研究质量的提高

临床流行病学研究的质量直接影响到研究结果的正确性和可信度，因此必须从设计、实施、分析、报告等各个环节入手，采取有效的措施，如随机化、盲法、标准化、校正等，以减少或消除各种可能影响结果正确性的偏差。如何在有限的资源和条件下，提高研究质量和水平，是一个需要不断努力和创新的问题。

（三）研究结果的应用和推广

临床流行病学研究为了解决临床实践中遇到的问题，并为临床决策提供科学依据。因此，研究结果必须具有可操作性、可推广性和可评价性，才能真正发挥其作用。如何将研究结果有效地转化为临床实践指南或政策建议，并推广到更广泛的人群或地区，是一个需要不断沟通和合作的问题。

面对这些挑战和问题，临床流行病学也展现出了广阔的发展前景和可能性，主要有以下几个方面。

**1. 研究领域的拓展** 随着医学科技的进步和社会需求的变化，临床流行病学可以涉及更多的疾病类型和阶段，如新发现或新出现的疾病等。它还可以涉及更多的相关领域，如生物标志物、基因组学、药物经济学等。

**2. 研究方法的创新** 随着计算机技术和数据科学的发展，临床流行病学可以利用更多的数据来源和分析工具，如电子健康记录、大数据分析、人工智能等。这些方法可以提高数据的获取、处理、分析和呈现的效率和质量，也可以提供更多的信息和洞察力。

**3. 研究合作的加强** 随着全球化和网络化的趋势，临床流行病学可以与不同地区、

不同领域、不同层次的研究者进行更广泛和更深入的合作，如多中心研究、跨学科研究、跨国研究等。这些合作可以提高研究的规模、范围和代表性，也可以提高研究的影响力和价值。

## 第二节　临床医学研究问题的提出和选择

### 一、临床相关的研究问题

#### （一）与疾病诊断相关的研究问题

**1. 定义、类型和重要性**　与疾病诊断相关的研究问题是指那些旨在评价某种诊断方法或技术对于发现或确诊某种疾病的效能和效果的问题。这类问题可以分为两种类型：一是评价诊断方法或技术的准确度、可靠性和有效性，如灵敏度、特异度、阳性预测值、阴性预测值等；二是评价诊断方法或技术对于患者健康结局的影响，如生存率、复发率、并发症率等。这类问题对于临床医学具有重要意义，因为它们可以帮助临床医生选择最佳的诊断方案，提高诊断质量和效率，降低诊断成本和风险，改善患者预后和生活质量。

**2. 提出方法和过程的实例**　提出与疾病诊断相关的研究问题的一个常用方法是 PICO 法，即将问题分解为四个要素：人群（population）、干预（intervention）、对比（comparison）和结果（outcome）。例如，一个关于肺癌诊断的研究问题可以这样提出：对于有肺癌高危因素的人群（P），使用低剂量螺旋 CT（I）与胸片（C）进行筛查，哪种方法更能准确地发现早期肺癌（O）？提出这样的问题后，就可以根据已有的科学证据和社会需求，确定研究目标和范围，明确研究变量和指标，设计合适的研究方案。

#### （二）与疾病预后相关的研究问题

**1. 定义、类型和重要性**　与疾病预后相关的研究问题是指那些旨在探索某种疾病在一定时间内发展或转归的规律和影响因素的问题。这类问题可以分为两种类型：一是描述性预后研究，即描述某种疾病在一定时间内发展或转归的概率或水平，如生存率、死亡率、复发率等；二是分析性预后研究，即分析某种疾病在一定时间内发展或转归受到哪些因素的影响，如年龄、性别、基础疾病、并发症等。这类问题对于临床医学具有重要意义，因为它们可以帮助临床医生评估患者的预后风险和预期寿命，制定合理的治疗计划和随访方案，提供患者和家属必要的心理支持和安慰。

**2. 提出方法和过程的实例**　提出与疾病预后相关的研究问题的一个常用方法是 PICOT 法，即将问题分解为五个要素：人群（population）、干预（intervention）、对比（comparison）、结果（outcome）和时间（time）。例如，一个关于乳腺癌预后的研究问题可以这样提出：对于初诊为早期乳腺癌的女性患者（P），接受乳房保留术（I）与乳房切除术（C）进行治疗，哪种方法更能提高五年生存率（O）？并且，这两种方法对于患者生活质量的影响如何（T）？提出这样的问题后，就可以根据已有的科学证据和社会需求，确定研究目标和范围，明确研究变量和指标，设计合适的研究方案。

#### （三）与疾病治疗和预防相关的研究问题

**1. 定义、类型和重要性**　与疾病治疗和预防相关的研究问题是指那些旨在评价某种治疗或预防方法或技术对于改善或预防某种疾病的效能和效果的问题。这类问题可以分为两种类型：一是评价治疗或预防方法或技术的有效性、安全性和经济性，如缓解率、治愈率、不良反应率、费用效果比等；二是评价治疗或预防方法或技术对于患者健康结局的影响，如生存率、复发率、并发症率、生活质量等。这类问题对于临床医学具有重要意义，因为它们可以帮助临床医生选择最佳的治疗或预防方案，提高治疗或预防质量和效率，降低治疗或预防成本和风险，改善患者预后和生活质量。

**2. 提出方法和过程的实例** 提出与疾病治疗和预防相关的研究问题的一个常用方法是 PICOT 法，即将问题分解为五个要素：人群（population）、干预（intervention）、对比（comparison）、结果（outcome）和时间（time）。例如，一个关于冠心病预防的研究问题可以这样提出：对于有冠心病高危因素的中老年人群（P），使用他汀类药物（I）与安慰剂（C）进行干预，哪种方法更能降低冠心病发生率（O）？并且，这两种方法对于患者总体死亡率的影响如何（T）？提出这样的问题后，就可以根据已有的科学证据和社会需求，确定研究目标和范围，明确研究变量和指标，设计合适的研究方案。

## 二、如何提出和构建临床研究问题

### （一）提出临床研究问题的来源和途径

**1. 主要来源** 包括临床实践、科学文献、社会需求等。临床实践是提出临床研究问题最直接也最重要的来源，因为它反映了临床医生在诊断、治疗、预后等方面遇到的实际困难和亟待解决的问题。科学文献是提出临床研究问题最权威也最广泛的来源，因为它汇集了各个领域和层次的最新的科学发现和理论进展。社会需求是提出临床研究问题最紧迫也最具有影响力的来源，因为它反映了社会公众和政策制定者对于某些重大的公共卫生问题和社会经济问题的关注和期待。

**2. 主要途径** 包括 PICO 法、PICOT 法、SPIDER 法等。PICO 法是提出临床研究问题最常用也最简单的途径，即将问题分解为四个要素：人群（population）、干预（intervention）、对比（comparison）和结果（outcome）。这种方法适用于评价某种干预措施对于某种结果的影响的问题，如治疗、预防、诊断等。PICOT 法是在 PICO 法的基础上增加了一个要素：时间（time）。这种方法适用于评价某种干预措施对于某种结果在一定时间内的影响的问题，如预后、生存等。SPIDER 法是一种更灵活也更复杂的途径，即将问题分解为六个要素：样本（sample）、现象（phenomenon）、设计（design）、评价（evaluation）、研究类型（research type）和时间（time）。这种方法适用于评价某种现象或现象之间关系的问题，如描述性、分析性或综合性的研究。

### （二）构建临床研究问题的步骤和要素

**1. 基本步骤** 确定目标、界定范围、明确变量等。确定目标是构建临床研究问题的第一步，即明确研究想要回答或解决什么样的问题，以及这个问题对于临床医学有什么样的意义和价值。界定范围是构建临床研究问题的第二步，即明确研究涉及哪些人群、地区、时间等条件，以及这些条件对于研究结果有什么样的影响和限制。明确变量是构建临床研究问题的第三步，即明确研究考察或操作哪些因素或特征，以及这些因素或特征之间有什么样的关系或作用。

**2. 主要要素** 人群、干预、对比、结果等都是构建临床研究问题的重要要素。人群即指定研究对象或受试者的特征和条件，如年龄、性别、疾病状态、危险因素等。干预是指定研究对人群施加的操作或措施，如药物、手术、检查、教育等。对比即指定研究对干预进行的参照或标准,如安慰剂、常规治疗、其他干预等。结果是指定研究观察或评价的指标或变量,如缓解率、生存率、生活质量等。

## 三、如何选择临床研究问题

在提出和构建临床研究问题后,并不是每个研究问题都能够最终选择为真正可以开展的研究。如何在众多的临床研究问题中选择出可能开展的研究题目,临床研究问题选题的基本标准包括重要性、创新性、可行性和符合伦理道德标准。

### （一）选题的重要性

**1. 对于临床流行病学研究成功与否的影响和作用**　选题是临床流行病学研究的第一步,也是最关键的一步,因为它决定了研究的方向、目标和范围,影响了研究的设计、实施和分析,最终决定了研究的质量和价值。一个好的选题应该具有明确性、可行性、创新性和伦理合理性,能够回答或解决临床医学中存在的重要和有意义的问题,能够为临床实践和决策提供科学依据和指导。

**2. 对于解决临床实践中遇到的问题和为临床决策提供科学依据的意义**　选题是临床流行病学研究与临床实践相联系的桥梁,因为它来源于临床实践中遇到的问题,又为临床实践中解决问题提供方法和策略。选题是临床流行病学研究与临床决策相支持的基础,因为它为临床决策提供了客观、有效和可靠的证据,又为临床决策提出了合理、适宜和优化的建议。

### （二）选题的创新性

**1. 对于选题质量和价值的影响和作用**　创新性是选题质量和价值的重要标准之一,因为它反映了选题在科学上的新颖性、原创性和前沿性,以及在社会上的紧迫性、重要性和影响力。一个具有创新性的选题应该能够填补现有知识或技术的空白,提出新的理论或方法,解决新的问题或挑战,推动科学进步或社会发展。

**2. 判断选题创新性的标准和方法**　判断选题创新性的主要标准是是否能够在现有的知识或技术基础上,提出新的问题或假设,提供新的方法或解决方案,产生新的结果或贡献。判断选题创新性的主要方法是通过查阅相关文献、咨询专家意见、分析市场调查等方式,了解当前领域内已有的研究背景和研究进展,确定自己选题的当前研究不足之处和研究价值,突出自己选题的研究创意和研究亮点。

### （三）选题的可行性

**1. 对于选题实施和完成的影响和作用**　可行性是选题实施和完成的前提和保障,因为它反映了选题是否能够在现有的条件和资源下顺利进行和达成预期的目标。一个具有可行性的选题应该考虑到研究的时间、经费、人员、设备、数据等各方面的需求和限制,避免过于复杂、费时、费力、费钱或难以操作的问题。

**2. 评估选题可行性的因素和方法**　评估选题可行性的主要因素是研究的设计、实施和分析等各个环节是否具有操作性、合理性和有效性。评估选题可行性的主要方法是通过预研究、模拟研究、专家咨询等方式,检验研究方案的合理性和可操作性,预测研究结果的有效性和可信度,调整研究计划和策略。

### （四）选题的伦理合理性

**1. 对于选题合法性和道德性的影响和作用**　伦理合理性是选题合法性和道德性的重

要标准之一，因为它反映了选题是否符合社会公德、人权和法律规范，是否尊重研究对象或受试者的利益和权利，是否保护研究数据的真实性和保密性。一个具有伦理合理性的选题应该遵循知情同意、受益平衡、保密性等伦理原则和规范，避免涉及不必要或不合理的风险、损害或侵犯。

**2. 保证选题伦理合理性的原则和规范** 保证选题伦理合理性的主要原则是以人为本、尊重自主、造福社会等。保证选题伦理合理性的主要规范是遵守相关法律法规、参考国际标准、通过伦理审查等。在进行临床流行病学研究时，应该根据不同类型和阶段的研究，制定相应的伦理方案，明确研究对象或受试者的知情同意程序、风险与受益评估方法、数据收集与管理措施等，并提交给有关机构或委员会进行审查和批准。

## 四、实例分析

### （一）选题来源和途径的实例

**1. 临床实践** 一位临床医生在诊断和治疗慢性阻塞性肺疾病（COPD）的过程中，发现了一些有趣的现象，比如 COPD 患者的血清铁水平与其肺功能和生活质量有关，而且铁剂的补充对于改善 COPD 患者的症状和预后有一定的效果。他想要探索这种现象的原因和机制，以及铁剂对于 COPD 患者的治疗效果和安全性。他通过查阅文献，发现这方面的研究还很少，尤其是在中国。他决定以此为选题，进行一项临床流行病学研究。

**2. 科学文献** 一位临床医生在阅读一篇关于乳腺癌诊断的文献时，发现了一个新的诊断方法，即基于人工智能的乳腺癌图像分析系统。这个系统可以自动识别乳腺癌的影像特征，提供诊断建议和风险评估。他想要了解这个系统的准确度、可靠性和有效性，以及与传统的乳腺癌诊断方法（如乳腺 X 线摄影、超声检查、活检等）相比，它有什么优势和劣势。他通过咨询专家意见，发现这个系统还没有在中国进行过临床验证。他决定以此为选题，进行一项临床流行病学研究。

**3. 社会需求** 一位临床医生在参与一项关于新型冠状病毒感染（COVID-19）防控的项目时，发现了一个紧迫的问题，即如何有效地筛查和隔离 COVID-19 的无症状感染者。他知道无症状感染者是 COVID-19 传播的重要隐患，但目前没有一个简便、快速、准确、经济的筛查方法。他通过市场调查，发现有一种基于唾液样本的核酸检测方法，可以在 15 分钟内得到结果，并且具有较高的灵敏度和特异度。他决定以此为选题，进行一项临床流行病学研究。

### （二）选题创新性和可行性的实例

**1. 创新性** 上述三个选题都具有一定程度的创新性，因为它们都涉及一些新的或少有的问题、方法或技术，在科学上或社会上都具有一定的价值和意义。例如，第一个选题探索了 COPD 与铁代谢之间的关系和机制，这是一个尚未被充分揭示和理解的问题；第二个选题评价了基于人工智能的乳腺癌图像分析系统，这是一个新兴而前沿的技术；第三个选题验证了基于唾液样本的核酸检测方法，这是一个简便而快速的方法。

**2. 可行性** 上述三个选题都具有一定程度的可行性，因为它们都考虑到了研究的时间、经费、人员、设备、数据等各方面的需求和限制，避免了过于复杂、费时、费力、费钱或难以操作的问题。例如，第一个选题可以利用已有的 COPD 患者的临床数据和血清样本，进行回顾性的病例 - 对照研究或前瞻性的队列研究；第二个选题可以与系统的开发者合作，获取系统的使用许可和技术支持，进行随机对照试验或诊断准确度研究；第三个选题可以与检测方法的提供者合作，获取检测方法的使用许可和技术支持，进行筛查效能评价或实验室准确度研究。

（三）选题伦理合理性的实例

**1. 伦理合理性**　上述三个选题都具有一定程度的伦理合理性，因为它们都符合社会公德、人权和法律规范，尊重研究对象或受试者的权利，保护研究数据的真实性和保密性。例如，第一个选题在收集和使用血清样本时，应该获得患者的知情同意，并且遵守相关法律法规；第二个选题在使用人工智能系统时，应该保证系统的安全性和可靠性，并且避免对患者造成不必要或不合理的风险或损害；第三个选题在使用唾液样本时，应该保证样本的质量和数量，并且遵守相关法律法规。

**2. 保证伦理合理性的原则和规范**　上述三个选题在进行临床流行病学研究时，应该遵循以人为本、尊重自主、造福社会等伦理原则，参考国际标准，如《赫尔辛基宣言》《国际生物医学伦理指导原则》等，通过伦理审查，如医院伦理委员会、科学委员会等。在制定伦理方案时，应该明确知情同意程序、风险与受益评估方法、数据收集与管理措施等，并提交给有关机构或委员会进行审查和批准。

## 第三节　临床医学研究设计原则

临床医学研究设计是指在进行临床医学研究时，根据研究目的、对象、方法和结果等因素，制定合理、有效和可行的研究方案的过程。临床医学研究设计的质量和水平直接影响到研究结果的正确性和可信度，进而影响到研究的意义和价值。因此，在进行临床医学研究时，必须遵循一定的原则和标准，以保证研究的科学性、有效性和实用性。本节将介绍临床医学研究设计的主要原则和标准，以及如何在具体的研究中应用它们。

### 一、有效性原则

有效性原则是指在制定和执行临床医学研究方案时，应确保研究能够回答所提出的问题，达到所预期的目标，反映所关注的现象或效应。为了保证研究的有效性，应根据不同类型的问题（例如描述性、分析性、干预性等）选择合适的研究设计（例如观察性、实验性、混合性等），以及确定合理的样本量、随机化方法、对照组设置、干预措施、观察指标、分析方法等。

例如，如果要评价某种治疗方法对于某种疾病的效果，可以选择随机对照试验（RCT）作为研究设计，将患者随机分配到治疗组和对照组，分别给予新的治疗方法和常规治疗方法或安慰剂，然后比较两组患者在治愈率、缓解率、生存率等方面的差异。这样可以减少选择偏倚和混杂偏倚，提高因果推断的可信度。在进行 RCT 时，应根据预期效应大小、显著水平、统计功效等因素计算合适的样本量，以保证试验有足够的能力检测出两组之间是否存在真实的差异。同时，应根据试验目标和特点选择合适的随机化方法（如简单随机化、区组随机化、分层随机化等），以保证两组患者在基线特征上尽可能平衡。此外，应根据试验可行性和伦理性选择合适的对照组（如安慰剂对照组、常规治疗对照组等），以保证试验结果具有可比性和公正性。还应根据试验重要性和敏感性选择合适的干预措施(如药物剂量、给药方式、给药时间等),以保证试验结果具有可操作性和实用性。最后,应根据试验目标和特点选择合适的观察指标(如主要终点指标、次要终点指标、安全指标等),以保证试验结果具有相关性和意义。在分析试验结果时,应根据试验设计和数据特征选择合适的分析方法(如意向性分析、多变量分析等),以保证试验结果具有准确性和完整性。

## 二、可行性原则

可行性原则是指在制定和执行临床医学研究方案时,应考虑到实际情况和条件,使研究能够顺利进行,完成所需的工作。为了保证研究的可行性,应评估和优化研究的时间、经费、人员、设备、技术、协作等方面的需求和限制,避免过于复杂、费时、费力、费钱或难以操作的问题。

例如,如果要探索某种疾病的病因和机制,可以选择病例 - 对照研究作为研究设计,将患有该疾病的患者作为病例组,将不患该疾病但在其他方面与病例组相似的人群作为对照组,然后比较两组人群在某一或某几个因素(如遗传因素、环境因素、生活方式等)的存在情况和水平,以探索这些因素是否与该疾病有关及其关联程度。这样可以减少观察时间和成本,提高效率和灵活性。在进行病例 - 对照研究时,应根据预期效应大小、显著水平、统计功效等因素计算合适的样本量,以保证研究有足够的能力检测出两组之间是否存在真实的差异。同时,应根据研究目标和特点选择合适的病例组和对照组的来源(如医院、社区、人口登记处等),以保证两组人群具有代表性和可比性。此外,应根据研究可行性和伦理性选择合适的因素的测量方法(如问卷调查、生物标志物检测、基因分型等),以保证数据的有效性和可靠性。最后,应根据研究目标和特点选择合适的因素的分类方法(如二分法、多分法、连续法等),以保证结果的灵敏度和可解释性。在分析结果时,应根据数据特征和分布选择合适的分析方法(如单变量分析、多变量分析、交互作用分析等),以保证结果的准确性和完整性。

## 三、可信度原则

可信度原则是指在制定和执行临床医学研究方案时,应保证研究结果能够真实地反映所观察或干预的对象或现象,不受主观或客观因素的影响或干扰。为了保证研究的可信度,应控制或消除可能导致偏倚或误差的因素,包括选择偏倚、信息偏倚、混杂偏倚等。

例如,如果要描述某种疾病在一定人群或地区内的发生情况,可以选择横断面调查作为研究设计,将一定时间点上符合一定条件的人群作为调查对象,然后统计该人群中患有该疾病或具有该特征的人数或比例,以反映该疾病或特征在该人群中的分布情况。这样可以快速、简便地获取数据,提供基本的描述性信息。在进行横断面调查时,应根据研究目标和特点选择合适的调查对象的来源(如医院、社区、学校等),以保证调查对象具有代表性和可比性。同时,应根据研究可行性和伦理性选择合适的调查对象的抽样方法(如简单随机抽样、分层抽样、整群抽样等),以保证调查对象的随机性和公平性。此外,应根据研究可信度和有效性选择合适的调查对象的诊断方法(如临床诊断、实验室检测、影像学检查等),以保证数据的真实性和准确性。最后,应根据研究目标和特点选择合适的调查对象的分类方法(如年龄、性别、职业、地区等），以保证结果的多样性和可解释性。在分析结果时，应根据数据特征和分布选择合适的分析方法（如描述性统计、比率分析、假设检验等），以保证结果的完整性和可信度。

### 四、伦理性原则

伦理性原则是指在制定和执行临床医学研究方案时，应遵守相关的法律、法规和道德规范，尊重和保护研究对象的人格、尊严和权利，避免或减少对其造成的伤害或不利影响。为了保证研究的伦理性，应遵循临床医学研究的伦理原则，包括知情同意、受益平衡、风险最小化、保密性、公正性等。

例如，如果要评价某种预防措施对于某种疾病的效果，可以选择队列研究作为研究设计，将接受或不接受该预防措施的人群作为暴露组和非暴露组，然后在一定时间内跟踪观察两组人群中发生该疾病或死亡等事件的人数或比例，以比较两组人群在发生率或死亡率等方面的差异。这样可以直接观察暴露与结果之间的关系，提高因果推断的可信度。在进行队列研究时，应根据研究目标和特点选择合适的暴露组和非暴露组的来源（如医院、社区、工厂等），以保证两组人群具有代表性和可比性。同时，应根据研究伦理性和有效性选择合适的暴露组和非暴露组的确定方法（如自愿选择、匹配选择、随机选择等），以保证两组人群在基线特征上尽可能平衡，并且获得知情同意。此外，应根据研究可行性和可信度选择合适的跟踪观察方法（如电话访问、邮件回访、现场访问等），以保证数据的完整性和可靠性，并且尊重和保护研究对象的隐私和保密性。最后，应根据研究目标和特点选择合适的观察指标（如发生率、死亡率、相对危险度、可预防分数等），以保证结果的相关性和意义，并且考虑和平衡研究对象的受益和风险。在分析结果时，应根据数据特征和分布选择合适的分析方法（如生存分析、回归分析、敏感性分析等），以保证结果的准确性和完整性。

综上所述，临床医学研究设计的原则和标准是保证临床医学研究质量和效果的基础和前提，是进行临床医学研究的必备知识和技能。在实践中，应根据具体的研究问题、目的、背景和条件，灵活运用临床医学研究设计的原则和标准，综合考虑各种因素，制定合理、有效和可行的研究方案。在执行临床医学研究方案时，应严格按照预先设定的设计，遵守相关的规范和要求，及时监测和评估研究过程和结果，发现并解决可能出现的问题和困难。

## 第四节　临床医学研究方法概述

临床医学研究方法是指在临床医学研究中运用的科学方法，主要包括观察性研究方法和实验性研究方法。观察性研究方法是指在不干预或操作研究对象的自然状态下，观察和分析其与疾病或健康相关的因素或结果的方法，主要有横断面研究、病例 - 对照研究、队列研究和巢式病例 - 对照研究等。实验性研究方法是指在人为地干预或操作研究对象的自然状态下，观察和分析其与疾病或健康相关的因素或结果的方法，主要有随机对照试验等。本节将简要介绍这些方法在临床医学研究中的应用和特点。

## 一、横断面研究

横断面研究是指在某一特定时间点或时间段内，对一个人群进行一次性的调查或检测，以了解其某一或多个特征或变量的分布情况和相关关系的方法。横断面研究在临床医学研究中主要有以下几种应用。

**1. 筛查 / 诊断评分系统的建立与验证** 筛查 / 诊断评分系统是指根据某些可测量的指标或变量，对某种疾病的存在或严重程度进行评估或预测的系统，如 APACHE Ⅱ评分系统、CURB-65 评分系统等。横断面研究可以通过收集一组患者或受试者的相关数据，建立筛查 / 诊断评分系统，并通过另一组患者或受试者的数据进行验证，以评价其准确度、可靠性和有效性。

**2. 筛查 / 诊断效能的评价** 筛查 / 诊断效能是指某种筛查 / 诊断方法或技术对于发现或确诊某种疾病的能力和效果，如灵敏度、特异度、阳性预测值、阴性预测值等。横断面研究可以通过对一个人群进行某种筛查 / 诊断方法或技术的检测，并与金标准进行比较，以评价其筛查 / 诊断效能。

**3. 病因研究** 病因研究是指探索某种因素是否与某种结果（如发生、发展、转归等）有关及其关联程度如何的方法。横断面研究可以通过对一个人群进行同时性观察和测量某种因素和结果，并进行统计分析，以提出可能存在的因果关系或线索。

横断面研究具有以下几个特点。

优点

（1）简便快速：只需在一个时间点或时间段内进行一次性的调查或检测，不需要长期的随访和干预，因此可以节省时间和资源，提高效率。

（2）广泛适用：可以应用于各种类型和阶段的临床医学研究，如筛查、诊断等，也可以应用于各种人群，如患者、健康人、高危人群等。

（3）多变量分析：可以同时观察和测量多个因素或结果，以分析它们之间的相关关系或影响因素，提供更多的信息和洞察力。

缺点

（1）无法确定因果关系：只能观察和测量某一时间点或时间段内的因素或结果，无法确定它们之间的先后顺序和时间关系，因此无法确定因果关系，只能提出可能的线索或假设。

（2）易受偏倚影响：容易受到各种偏倚的影响，如选择偏倚、信息偏倚、混杂偏倚等，导致结果的失真或误导。因此，需要采取相应的措施，如随机抽样、标准化测量、多变量校正等，以减少或消除偏倚。

（3）不适用于罕见或长期的结果：只能观察和测量某一时间点或时间段内存在的结果，无法观察和测量那些发生率很低或需要较长时间才能出现的结果，如罕见疾病等。因此，需要选择合适的人群，以提高结果的检出率和代表性。

## 二、病例 - 对照研究

病例 - 对照研究是指以结果为基础，对比有某种结果（如发生某种疾病）的人群（病例组）和没有该结果的人群（对照组）在过去是否暴露于某种因素或特征，并分析其暴露情况是否有差异和差异程度如何的方法。病例 - 对照研究在临床医学研究中主要有以下几种应用。

**1. 筛查 / 诊断的生物标志物研究**　生物标志物是指反映人体状态或功能的客观指标或信号，如基因、蛋白质、代谢物等。筛查 / 诊断的生物标志物是指能够用于发现或确诊某种疾病的生物标志物，如前列腺特异性抗原（PSA）、甲胎蛋白（AFP）等。病例 - 对照研究可以通过收集有某种结果（如发生某种疾病）和没有该结果的人群（如健康人群或其他疾病人群）的生物样本（如血液、尿液、唾液等），检测其某种生物标志物的水平，并进行比较，以评价其作为筛查 / 诊断方法的效能和效果。

**2. 病因研究**　前面已经介绍了横断面研究可以用于提出可能存在的因果关系或线索。而在得到这些线索或假设后，需要进一步进行验证。病例 - 对照研究可以通过收集有某种结果（如发生某种疾病）和没有该结果的人群（如健康人群或其他疾病人群）的历史数据（如暴露史、生活习惯、家族史等），比较其是否暴露于某种因素或特征，并进行统计分析，以初步验证其是否存在因果关系或关联程度如何。

**3. 治疗效果评价**　治疗效果评价是指评估某种治疗方法或技术对于改善或预防某种结果（如发生、发展、转归等）的能力和效果，如缓解率、生存率、复发率等。病例 - 对照研究可以通过收集患有某种疾病的人群，并根据其某种结果（如发生、发展、转归等）的发生率或严重程度，将其分为两个亚组，即改善组（病例组）和未改善组（对照组），比较其是否接受过某种治疗方法或技术，并进行统计分析，以评价该治疗方法或技术的治疗效果。

病例 - 对照研究具有以下几个特点。

优点

（1）适用于罕见或长期的结果：与横断面研究相比，病例 - 对照研究可以更容易地观察和测量那些发生率很低或需要较长时间才能出现的结果，如罕见疾病、慢性疾病等。这是因为病例 - 对照研究是以结果为基础，先确定有该结果的人群，再寻找没有该结果的人群进行对比，而不是随机抽取一个人群进行观察和测量。

（2）节省时间和资源：与队列研究相比，病例 - 对照研究可以节省时间和资源，提高效率。这是因为病例 - 对照研究不需要长期的随访和干预，只需要回顾性地收集过去的数据，而不是前瞻性地观察未来的数据。

（3）多因素分析：与横断面研究类似，病例 - 对照研究也可以同时观察和测量多个因素或特征，以分析它们与结果之间的相关关系或影响因素，提供更多的信息和洞察力。

缺点

（1）无法确定因果关系：与横断面研究类似，病例 - 对照研究也只能观察和测量某一时间点或时间段内的因素或特征，无法确定它们与结果之间的先后顺序和时间关系，因此无法确定因果关系，只能初步验证可能存在的因果关系或假设。

（2）易受偏倚影响：与横断面研究类似，病例 - 对照研究也容易受到各种偏倚的影响，如选择偏倚、信息偏倚、混杂偏倚等，导致结果的失真或误导。因此，需要采取相应的措施，如匹配、标准化测量、多变量校正等，以减少或消除偏倚。

（3）不适用于多个结果：与横断面研究不同，病例 - 对照研究不适用于同时观察和测量多个结果，以分析它们之间的相关关系或影响因素。这是因为病例 - 对照研究是以结果为基础，先确定有某种结果的人群，再寻找没有该结果的人群进行对比，而不是随机抽取一个人群进行观察和测量。如果要观察和测量多个结果，就需要分别进行多个病例 - 对照研究，这样会增加工作量和复杂度。

## 三、病例 - 对照研究的衍生类型

### （一）病例 - 病例 - 对照研究

病例 - 病例 - 对照研究是指在一个已经建立的病例 - 对照研究的基础上，从病例组中抽取有某种特征（如基因突变）的人群作为病例组 1，没有该特征的人群作为病例组 2，未患有该疾病的人群作为对照组，并进行两两比较，比较其过去是否暴露于某种因素或特征，并分析其暴露情况是否有差异和差异程度如何的方法。

病例 - 病例 - 对照研究在临床医学研究中主要应用于中介效应和交互效应的分析。中介效应是指某种因素或特征通过影响另一种因素或特征，从而影响结果的过程或机制，如基因突变、激素水平、免疫反应等。交互效应是指两种或多种因素或特征之间相互作用，从而影响结果的过程或机制，如基因 - 环境交互、基因 - 基因交互等。病例 - 病例 - 对照研究可以在一个已经建立的病例 - 对照研究中，根据有否某种特征（如基因突变）将病例组分为两个亚组，通过三组之间两两比较其过去是否暴露于某种因素，并进行统计分析，以分析该特征是否在某种因素与结果之间起中介作用或交互作用。

### （二）巢式病例 - 对照研究

巢式病例 - 对照研究是指在一个已经建立的队列研究的基础上，从队列中抽取有某种结果（如发生某种疾病）的人群（病例组）和没有该结果的人群（对照组），并比较其过去是否暴露于某种因素或特征，并分析其暴露情况是否有差异和差异程度如何的方法。巢式病例 - 对照研究在临床医学研究中主要有以下几种应用。

**1. 筛查 / 诊断的生物标志物研究** 巢式病例 - 对照研究可以通过从一个已经建立的队列研究中抽取有某种结果（如发生某种疾病）和没有该结果的人群（如健康人或其他疾病病人），并利用队列中已经收集的生物样本（如血液、尿液、唾液等），检测其某种生物标志物的水平，并进行比较，以评价其作为筛查 / 诊断方法的效能和效果。

**2. 病因研究** 巢式病例 - 对照研究可以通过从一个已经建立的队列研究中抽取有某种结果（如发生某种疾病）和没有该结果的人群（如健康人或其他疾病病人），并利用队列中已经收集的历史数据（如暴露史、生活习惯、家族史等），比较其是否暴露于某种因素或特征，并进行统计分析，以进一步验证其是否存在因果关系或关联程度如何。

巢式病例 - 对照研究具有以下几个特点。

优点

（1）克服了横断面研究和队列研究的缺陷：巢式病例 - 对照研究是在一个已经建立的队列研究的基础上进行的，因此可以利用队列研究的优点，如确定因果关系、适用于多个结果、减少混杂偏倚等。同时，巢式病例 - 对照研究也可以克服队列研究的缺陷，如不适用于罕见或长期的暴露、耗费时间和资源、易受其他偏倚影响等。这是因为巢式病例 - 对照研究只需要从队列中抽取一部分人群进行对比，因此可以节省时间和资源，提高效率和可行性。

（2）克服了病例 - 对照研究的缺陷：巢式病例 - 对照研究是在一个已经建立的队列研究的基础上进行的，因此可以利用队列中已经收集的数据，而不是回顾性地收集过去的数据。这样可以克服病例 - 对照研究的缺陷，如无法确定因果关系、易受偏倚影响、不适用于多个结果等。这是因为巢式病例 - 对照研究可以确定因素或特征与结果之间的先后顺序和时间关系，减少信息偏倚和混杂偏倚，同时观察和测量多个结果。

缺点

（1）需要建立队列：巢式病例 - 对照研究是在一个已经建立的队列研究的基础上进行的，因此需要先建立一个合适的队列研究，才能进行巢式病例 - 对照研究。

（2）受限于队列：巢式病例 - 对照研究是在一个已经建立的队列研究的基础上进行的，因此受限于队列的设计和数据。如果队列的设计或数据有缺陷或不完善，就会影响巢式病例 - 对照研究的质量和效果。

## 四、队列研究

队列研究是指以暴露为基础，对比有某种暴露（如接受某种治疗、暴露于某种环境等）的人群（暴露组）和没有该暴露的人群（非暴露组）在未来是否发生某种结果（如发生某种疾病），并分析其发生情况是否有差异和差异程度如何的方法。队列研究在临床医学研究中主要有以下几种应用。

**1. 预后研究**　预后研究是指评估某种因素或特征对于某种结果（如发生、发展、转归等）的影响和预测的方法，如风险因素、预测模型、生存分析等。队列研究可以通过收集有某种暴露（如患有某种疾病或接受某种治疗）的人群（暴露组），并根据其是否具有某种因素或特征，将其分为两个或多个亚组，随访其未来的结果的发生率或严重程度，并进行统计分析，以评估该因素或特征对于结果的影响和预测。

**2. 病因研究**　前面已经介绍了横断面研究和病例 - 对照研究可以用于提出和初步验证可能存在的因果关系或线索。而在得到这些线索或假设后，需要进一步进行验证。队列研究可以通过收集有某种暴露（如暴露于某种环境或生活习惯）的人群（暴露组）和没有该暴露的人群（非暴露组），随访其未来的结果的发生率或严重程度，并进行统计分析，以进一步验证其是否存在因果关系或关联程度如何。

**3. 治疗效果评价**　前面已经介绍了病例 - 对照研究可以用于治疗效果评价。而队列研究也可以用于治疗效果评价，只是从另一个角度进行对比。队列研究可以通过收集有某种暴露（如接受某种治疗方法或技术）的人群（暴露组）和没有该暴露的人群（非暴露组），随访其未来的结果的发生率或严重程度，并进行统计分析，以评价该治疗方法或技术的治疗效果。

队列研究具有以下几个特点。

优点

（1）可以确定因果关系：与横断面研究和病例 - 对照研究不同，队列研究可以确定因素或特征与结果之间的先后顺序和时间关系，因此可以确定因果关系，而不只是验证可能存在的因果关系或假设。

（2）适用于多个结果：与横断面研究类似，队列研究也适用于同时观察和测量多个结果，以分析它们之间的相关关系或影响因素。这是因为队列研究是以暴露为基础，先确定有某种暴露的人群，再随机抽取没有该暴露的人群进行对比，而同一种暴露可能会出现多个结果。

（3）减少混杂偏倚：与横断面研究和病例 - 对照研究相比，队列研究可以更有效地减少混杂偏倚，即那些既与因素或特征相关又与结果相关的第三变量的影响。这是因为队列研究可以在暴露发生之前就对混杂因素进行测量和控制，而不是在结果发生之后才进行回顾性测量和控制。

缺点

（1）不适用于罕见病研究：与病例 - 对照研究不同，队列研究不适用于那些发生率很低或需要较长时间才能出现的结果，如罕见病等。这是因为队列研究需要随机抽取一个人群进行观察和测量，如果结果的发生率很低或需要较长时间才能出现，就会导致样本量不足或随访时间过长，影响效率和可行性。

（2）耗费时间和资源：与横断面研究和病例 - 对照研究相比，队列研究需要耗费更多的时间和资源，降低效率。这是因为队列研究需要长期的随访，以观察未来的数据，而不是回顾性地收集过去的数据。

（3）易受其他偏倚影响：虽然队列研究可以减少混杂偏倚，但仍然容易受到其他偏倚的影响，如选择偏倚、失访偏倚等，导致结果的失真或误导。

## 五、随机对照试验

随机对照试验是指将一个人群随机分为两个或多个组别（如实验组和对照组），并对不同组别进行不同的干预或操作（如给予不同的治疗方法或技术），然后观察和测量其未来是否发生某种结果（如发生某种疾病），并分析其发生情况是否有差异和差异程度如何的方法。随机对照试验在临床医学研究中主要有以下几种应用。

**1. 治疗效果评价** 前面已经介绍了横断面研究、病例 - 对照研究、队列研究和巢式病例 - 对照研究可以用于治疗效果评价。而随机对照试验也可以用于治疗效果评价，而且是最可靠和有效的方法。随机对照试验可以通过将一个人群随机分为两个或多个组别（如实验组和对照组），并对不同组别进行不同的治疗方法或技术（如给予新药或安慰剂），然后观察和测量其未来的结果的发生率或严重程度，并进行统计分析，以评价该治疗方法或技术的治疗效果。

**2. 病因研究** 前面已经介绍了横断面研究、病例 - 对照研究、队列研究和巢式病例 - 对照研究可以用于提出、初步验证和进一步验证可能存在的因果关系或线索。而随机对照试验也可以用于病因研究，而且是最可靠和有效的方法。随机对照试验可以通过将一个人群随机分为两个或多个组别（如实验组和对照组），并对不同组别进行不同的干预或操作（如给予某种因素或特征或不给予），然后观察和测量其未来的结果的发生率或严重程度，并进行统计分析，以更进一步验证其是否存在因果关系或关联程度如何。

随机对照试验具有以下几个特点。

优点

（1）可以确定因果关系：与其他观察性研究方法不同，随机对照试验是一种实验性研究方法，可以人为地干预或操作因素或特征，而不是自然地观察或测量因素或特征，因此可以确定因素或特征与结果之间的先后顺序和时间关系，从而可以确定因果关系，而不只是验证可能存在的因果关系或假设。

（2）减少偏倚影响：与其他观察性研究方法相比，随机对照试验可以更有效地减少偏倚的影响，如选择偏倚、信息偏倚、混杂偏倚等。这是因为随机对照试验可以通过随机分组、盲法、安慰剂等方法，使不同组别的人群在除了干预或操作的因素或特征之外，其他方面尽可能相似或相同，从而消除或控制其他可能影响结果的变量。

（3）适用于多个结果：与队列研究方法类似，随机对照试验也适用于同时观察和测量多个结果，以分析它们之间的相关关系或影响因素。这是因为随机对照试验可以对一个人群进行多种干预或操作，并随访其未来的多种结果，并进行统计分析，以提供更多的信息和洞察力。

缺点

（1）不适用于罕见或长期的结果：与队列研究类似，随机对照试验不适用于那些发生率很低或需要较长时间才能出现的结果，如罕见疾病等。这是因为随机对照试验需要长期的随访和干预，以观察未来的数据，如果结果的发生率很低或需要较长时间才能出现，就会导致样本量不足或随访时间过长，影响效率和可行性。

（2）耗费时间和资源：与其他观察性研究方法相比，随机对照试验需要耗费更多的时间和资源，降低效率。这是因为随机对照试验需要进行复杂的设计和实施，如随机分组、盲法、安慰剂等，并需要长期的随访和干预，以观察未来的数据。

（3）存在伦理问题：与其他观察性研究方法不同，随机对照试验是一种实验性研究方法，需要人为地干预或操作人群的自然状态，这可能会对他们造成一定的风险或不利影响，如给予未经充分验证的新药或技术、剥夺已有的有效治疗方法或技术等。因此，随机对照试验需要遵循严格的伦理原则和规范，如尊重受试者的自主权、保护受试者的利益、平衡风险和效益等，并需要经过伦理委员会的审查和批准，以保证随机对照试验的合法性和合理性。

## 第五节　临床医学研究中的误差及其控制

临床医学研究中的误差是指研究结果与真实情况之间的偏离或差异。误差会影响研究结果的正确性和可信度，导致错误的结论和推断。因此，控制和减少误差是保证临床医学研究质量的重要任务。本节将介绍临床医学研究中的误差的类型、原因、影响和控制方法。

### 一、误差的类型

临床医学研究中的误差可以分为两大类：随机误差和系统误差。

#### （一）随机误差

随机误差是指由于抽样或测量过程中的偶然因素导致的研究结果与真实情况之间的波动或变异。随机误差是不可避免的，但可以通过统计方法进行估计和检验。随机误差的大小与样本量、变异性、测量精度等因素有关。一般来说，样本量越大，变异性越小，测量精度越高，随机误差越小。

#### （二）系统误差

系统误差是指由于研究设计或实施过程中的系统性因素导致的研究结果与真实情况之间的偏倚或倾向。系统误差是可以避免或减少的。系统误差的大小与选择标准、分组方法、干预措施、观察方式、数据处理等因素有关。一般来说，选择标准越合理，分组方法越随机，干预措施越标准，观察方式越客观，数据处理越规范，系统误差越小。

## 二、误差的原因

临床医学研究中的误差主要由以下三个方面的原因引起：人为因素、技术因素和自然因素。

### （一）人为因素

人为因素是指由于研究者或受试者在研究过程中的主观判断、操作失误、信息遗漏等行为导致的误差。例如，研究者在选择受试者时可能存在选择偏倚，即有意或无意地将某些特定类型或特定结果的受试者纳入或排除出研究；受试者在接受干预时可能存在服从偏倚，即有意或无意地不按照要求执行干预措施或报告结果；研究者在收集数据时可能存在观察偏倚，即有意或无意地对不同分组或不同结果的受试者采用不同的观察方式或标准；受试者在提供数据时可能存在回忆偏倚，即有意或无意地对过去发生的事件或情况进行错误或不完整的回忆；研究者在分析数据时可能存在处理偏倚，即有意或无意地对数据进行错误或不恰当的处理或解释。

### （二）技术因素

技术因素是指由于研究所用的仪器、设备、材料、方法等在研究过程中的不准确、不稳定、不一致等性能导致的误差。例如，研究所用的仪器或设备可能存在校准误差，即仪器或设备的实际读数与标准值之间的差异；研究所用的材料可能存在批次误差，即不同批次的材料之间的成分或质量的差异；研究所用的方法可能存在重复误差，即同一方法在多次使用时的结果之间的差异。

### （三）自然因素

自然因素是指由于研究对象或环境在研究过程中的自然变化或干扰导致的误差。例如，研究对象可能存在生物变异，即同一受试者或不同受试者之间的生理或心理特征的变化；研究环境可能存在外部干扰，即与研究无关但对研究有影响的因素的变化。

## 三、误差的影响

临床医学研究中的误差会对研究结果和结论产生不利的影响，主要表现为以下几个方面。

**1. 影响结果的正确性** 误差会使研究结果偏离真实情况，导致结果的错误或失真。例如，随机误差会使结果呈现出过大或过小的波动，系统误差会使结果呈现出过高或过低的倾向。

**2. 影响结果的可信度** 误差会使研究结果缺乏稳定性和一致性，导致结果的不可信或不可靠。例如，随机误差会使结果受到抽样或测量过程中偶然因素的干扰，系统误差会使结果受到研究设计或实施过程中系统性因素的影响。

**3. 影响结论的有效性** 误差会使研究结论缺乏客观性和普遍性，导致结论的无效或不适用。例如，随机误差会使结论受到统计学上偶然发生或未发生某种关系或作用的可能性（Ⅰ型错误或Ⅱ型错误）的制约，系统误差会使结论受到非因果关系或作用（混杂因素或交互作用）的干扰。

## 四、误差的控制

控制和减少临床医学研究中的误差是保证临床医学研究质量和价值的重要任务。控制和减少误差应该贯穿于临床医学研究全过程，从设计、实施、分析到报告等各个环节入手，采取相应的措施和方法。主要包括以下几个方面。

**1. 控制随机误差**　控制随机误差主要通过增加样本量、降低变异性、提高测量精度等方法来实现。增加样本量可以提高统计学上检验某种关系或作用是否存在（功效）和估计某种关系或作用大小（置信区间）的能力。降低变异性可以通过选择相对均一或同质化的人群、地区、时间等条件来实现。提高测量精度可以通过使用标准化或校准过的仪器、设备、材料、方法等来实现。此外，还可以通过使用适当的统计方法来估计和检验随机误差的大小和影响，如方差分析、卡方检验、$t$ 检验、相关分析、回归分析等。

**2. 控制系统误差**　控制系统误差主要通过避免或消除选择偏倚、服从偏倚、观察偏倚、回忆偏倚、处理偏倚等方法来实现。避免或消除选择偏倚可以通过使用明确的入选和排除标准、采用随机化或匹配的分组方法、保证样本代表性等来实现。避免或消除服从偏倚可以通过使用盲法、保证干预措施的一致性和完整性、增加受试者的依从性和满意度等来实现。避免或消除观察偏倚可以通过使用客观或量化的观察指标、保证观察方式和标准的一致性和准确性、增加观察者的培训和监督等来实现。避免或消除回忆偏倚可以通过使用可靠或验证过的问卷或访谈方法、保证数据来源的真实性和完整性、增加受试者的配合度和信任度等来实现。避免或消除处理偏倚可以通过使用规范或透明的数据录入、清洗、分析、解释等方法，保证数据处理的正确性和合理性，增加数据处理的质量和效率等来实现。此外，还可以通过使用适当的统计方法来调整和控制系统误差的影响，如分层分析、多变量分析、敏感性分析等。

**3. 控制自然因素**　控制自然因素主要通过减少或排除生物变异或外部干扰等方法来实现。减少或排除生物变异可以通过使用标准化或同质化的研究对象、控制研究对象的基线特征和干预前后状态等来实现。减少或排除外部干扰可以通过使用隔离或封闭的研究环境，控制研究环境的温度、湿度、光照等条件等来实现。此外，还可以通过使用适当的统计方法来评估和考虑自然因素对研究结果和结论的影响，如协方差分析、交互作用分析等。

**4. 控制误差的总体原则**　控制误差的总体原则是在保证研究目的和可行性的前提下，尽可能地减少或消除各种误差的发生和影响，提高研究结果和结论的正确性、可信度和有效性。具体来说，有以下几点建议。

（1）在研究设计阶段，要明确研究目的和问题，选择合适的研究类型和方法，制定合理的研究方案和计划，预测可能出现的误差，并采取相应的控制措施。

（2）在研究实施阶段，要严格按照研究方案和计划进行操作，保证研究过程的规范性和一致性，监测和记录可能发生的误差，并及时采取纠正措施。

（3）在研究分析阶段，要使用合适的统计方法进行数据处理和结果解释，保证分析过程的正确性和合理性，评估和考虑误差对结果和结论的影响，并进行敏感性分析或假设检验。

（4）在研究报告阶段，要完整和准确地描述研究过程和结果，保证报告过程的透明性和可重复性，公开和讨论误差的存在和影响，并提出改进或优化的建议。

# 第六节 筛查/诊断相关研究的常用方法与实例分析

## 一、筛查/诊断的生物标志物研究

### (一)研究设计

生物标志物是指能够反映生物体的状态、功能或病理过程的客观指标,如基因、蛋白质、代谢物等。生物标志物在临床医学中有着广泛的应用,如筛查、诊断、预后、治疗等。筛查/诊断的生物标志物是指能够用于发现或确诊某种疾病或病理状态的生物标志物,如前列腺特异性抗原(PSA)用于前列腺癌的筛查和诊断,甲胎蛋白(AFP)用于肝癌的筛查和诊断等。

探索潜在的筛查/诊断的生物标志物是一种常见的临床流行病学研究,其目的是寻找能够提高筛查/诊断的准确度、灵敏度和特异度的新的或改进的生物标志物。探索潜在的筛查/诊断的生物标志物的主要方法是采用病例-对照研究设计,即将已经确诊为某种疾病或病理状态的患者(病例组)与未患该疾病或病理状态的人群(对照组)进行比较,观察他们在某种生物标志物水平上是否存在差异,以及这种差异是否具有统计学意义和临床意义。

进行探索潜在的筛查/诊断的生物标志物的病例-对照研究时,应该注意以下几个方面。

**1. 选择合适的研究对象** 研究对象应该具有明确的入选和排除标准,以保证其代表性和可比性。例如,如果目标是探索某种癌症的早期筛查/诊断的生物标志物,那么应该选择早期癌症患者作为病例组,而不是晚期癌症患者;如果目标是探索某种感染性疾病的筛查/诊断的生物标志物,那么应该选择无其他感染或免疫缺陷等影响因素的人群作为对照组。

**2. 选择合适的生物标志物** 生物标志物应该具有可测量性、稳定性和可重复性,以保证其有效性和可靠性。例如,如果目标是探索某种基因变异作为筛查/诊断的生物标志物,那么应该选择能够准确地检测基因变异的方法,如聚合酶链反应、基因芯片等;如果目标是探索某种蛋白质作为筛查/诊断的生物标志物,那么应该选择能够稳定地保存和分析蛋白质样本的方法,如冷冻、离心、酶联免疫吸附试验等。

**3. 选择合适的统计分析方法** 尽量使用多变量分析方法来控制混杂因素和评估生物标志物与疾病之间的关联程度。此外,统计分析方法应该能够有效地评价生物标志物的筛查/诊断效能和效果,如灵敏度、特异度、阳性预测值、阴性预测值、受试者操作特征曲线(ROC)下面积(AUC)等。例如,如果目标是探索某种生物标志物作为二分类的筛查/诊断的生物标志物,那么应该使用二分类表和相关指标来评价其效能和效果;如果目标是探索某种生物标志物作为连续变量的筛查/诊断的生物标志物,那么应该使用 ROC 和 AUC 来评价其效能和效果。

### (二)实例分析

下面以一篇发表在《新英格兰医学杂志》上的文章为例,简要分析其研究设计和结果。

该研究的目的是探索血浆磷脂代谢产物作为2型糖尿病(T2D)筛查/诊断的潜在生物

标志物。作者采用了病例 - 对照研究设计，从两个大型前瞻性队列研究中选取了 1 976 例 T2D 患者作为病例组，以及 1 976 例未患 T2D 且具有相似年龄、性别、种族等特征的人群作为对照组。作者使用液相色谱 - 串联质谱法（LC-MS/MS）测量了血浆中的 210 种磷脂代谢产物，并使用多元 logistic 回归模型和 ROC 分析分析了它们与 T2D 发生风险的关系。

作者发现了 14 种与 T2D 发生风险显著相关的磷脂代谢产物，其中 8 种与 T2D 发生风险呈正相关，6 种与 T2D 发生风险呈负相关。作者进一步构建了一个基于这 14 种磷脂代谢产物的复合评分，发现该评分具有较高的 T2D 筛查 / 诊断效能和效果，其 AUC 为 0.86，明显高于传统的危险因素评分［如体重指数（BMI）、血压、血脂等］的 AUC（0.78）。

## 二、筛查 / 诊断评分系统的建立与验证

### （一）研究设计

筛查 / 诊断评分系统是一种基于多个临床变量或指标，通过数学模型或算法，对某种疾病或病变的存在或严重程度进行预测或评估的工具。筛查 / 诊断评分系统的建立与验证需要遵循一定的方法学原则，主要包括以下几个步骤。

**1. 明确研究目的和目标人群** 根据研究目的，确定评分系统的类型（如筛查、诊断等）、目标疾病或病变（如胃癌、胃癌前病变等）、目标人群（如高风险人群、一般人群等）和预期应用场景（如基层医疗机构、专科医院等）。

**2. 选择合适的研究设计和数据来源** 根据评分系统的类型和目标人群，选择合适的研究设计和数据来源，如横断面研究、现有数据库或文献数据等。一般来说，横断面研究是建立筛查 / 诊断评分系统的常用设计，因为它可以同时收集潜在的预测变量和参考标准结果，且成本相对较低。

**3. 确定预测变量和参考标准** 预测变量是构成评分系统的主要成分，应该具有临床相关性、可获得性、可重复性和可操作性等特点。预测变量可以是人口学特征、生活方式因素、临床表现、实验室检查结果、影像学检查结果等。参考标准是评价预测变量对目标疾病或病变诊断价值的金标准，应该具有高度的灵敏度和特异度，且能够在所有受试者中进行应用。对于胃癌或胃癌前病变的筛查 / 诊断评分系统，参考标准通常是胃镜检查结合组织学检查。

**4. 建立评分系统模型** 根据预测变量和参考标准的数据，运用适当的统计方法建立评分系统模型。常用的统计方法有 logistic 回归、线性判别分析、支持向量机、人工神经网络等。建立模型时应注意避免过拟合、多重共线性等问题，选择合理的变量选择方法和模型评价指标，如赤池信息量准则（Akaike information criterion，AIC）、贝叶斯信息准则（Bayesian information criterion，BIC）、AUC 等。

**5. 验证评分系统模型** 验证评分系统模型是评价其预测能力和稳健性的重要步骤，可以分为内部验证和外部验证两种。内部验证是在建模数据集中进行的，可以采用留一法、交叉验证法、自助法等方法，主要评价模型的拟合度和校准度。外部验证是在与建模数据集不同的独立数据集中进行的，可以采用前瞻性或回顾性的方式，主要评价模型的泛化能力和适用性。验证过程中应使用与建模过程相同的预测变量和参考标准，以及相同或类似的目标人群。验证结果应以 AUC、校准曲线、霍斯默 - 莱梅肖拟合优度检验（Hosmer-Lemeshow goodness-of-fit statistic，HL statistic）等指标呈现。

**6. 评价评分系统模型的临床效用和成本效益** 评价评分系统模型的临床效用和成本

效益是评价其在实际应用中的价值和影响的重要步骤，可以采用决策分析、敏感性分析、成本效果分析等方法，主要考察评分系统模型对诊断准确度、医疗资源利用、医疗费用等方面的影响。

（二）实例分析

以下是对中国高危人群胃癌风险预测模型的构建和验证研究实例的分析。

**1. 研究目的和目标人群** 该研究的目的是建立并验证一个基于临床变量和血清学指标的评分系统，用于估计中国高风险人群中胃癌的发生风险，以指导胃镜筛查的策略。该研究的目标人群是年龄在40~80岁、居住在胃癌高发区3年以上或有幽门螺杆菌感染史、胃癌家族史的高风险人群。

**2. 研究设计和数据来源** 该研究采用横断面研究设计，使用来自中国115家医院的胃癌筛查项目中收集的数据。共纳入了14 929名符合纳入标准的高风险患者，其中随机抽取65.9%作为建模数据集（$n$=9 838），剩余34.1%作为外部验证数据集（$n$=5 091）。

**3. 预测变量和参考标准** 该研究选择了以下7个预测变量：年龄、性别、腌制食品摄入、油炸食品摄入、幽门螺杆菌感染状态、血清胃蛋白酶原Ⅰ/Ⅱ比值和胃泌素-17水平。参考标准是胃镜检查结合组织学检查。

**4. 评分系统模型** 该研究使用多因素logistic回归方法建立了评分系统模型。将预测变量中回归系数绝对值的最小值作为1分，每个预测变量的回归系数除以最小值绝对值后取整作为评分，将各个预测变量的评分相加得到总评分。根据总评分将研究对象分为低风险组（≤11分）、中风险组（12~16分）和高风险组（≥17分）。

**5. 验证评分系统模型** 该研究在内部验证数据集和外部验证数据集中对评分系统模型进行了验证。

**6. 评价评分系统模型的临床效用和成本效益** 该研究对评分系统模型的临床效用和成本效益进行了初步评价。如果按照评分系统模型将低风险组的筛查对象排除在胃镜筛查之外，那么可以节省66.7%的胃镜资源，同时仍能检出70.8%的胃癌病例和70.3%的早期胃癌病例。该研究还进行了敏感性分析，发现在不同的胃癌发生率、胃镜费用和胃癌治疗费用等情况下，评分系统模型均具有较高的成本效果比。

## 三、筛查/诊断效能评价

（一）研究设计

筛查/诊断效能评价是指评价某种筛查/诊断方法对于某种疾病或临床事件的检出能力，即该方法能否准确地区分有病和无病的人群。筛查/诊断效能评价的研究设计通常采用横断面研究，即在某一时点或相当短的时间内，对某一人群进行筛查/诊断方法和金标准方法的同时检测，然后比较两种方法的结果，计算相应的效能指标。

筛查/诊断效能评价的研究设计需要注意以下几个方面。

**1. 确定筛查/诊断方法和金标准方法** 筛查/诊断方法是指要评价的新的或已有的检测方法，如影像学、实验室、临床等方法。金标准方法是指目前公认的最可靠的检测方法，如组织学、细菌学、基因学等方法。两种方法应该具有明确的定义和操作规范，避免主观判断的影响。

**2. 选择具有代表性的研究对象** 研究对象应该来自目标人群，即可能患有或接受筛查/

诊断的人群，如某一地区、年龄段、性别等特定人群。研究对象可以通过普查或抽样的方式获得，抽样时应该使用随机抽样方法，保证样本的代表性。研究对象的数量应该根据预期的效能指标和统计检验的要求进行估算，保证有足够的统计效力。

**3. 同步盲法比较筛查 / 诊断方法和金标准方法的结果**　为了消除观察偏倚和验证偏倚，应该在同一时点或相当短的时间内，对每个研究对象同时进行筛查 / 诊断方法和金标准方法的检测，并且使检测者和判读者不知道另一种方法的结果，即采用盲法。如果无法同时进行两种方法的检测，则应该尽量缩短两种方法检测的时间间隔，避免疾病状态发生变化。

**4. 确立最佳截点值**　如果筛查 / 诊断方法的结果是连续变量或有序分类变量，如血压、血糖、CT 分级等，则需要根据某种标准确定一个截点值，将结果分为阳性和阴性两类。截点值的选择应该综合考虑灵敏度和特异度的平衡，可以通过绘制 ROC 曲线来辅助选择。截点值应该在分析之前确定，避免数据驱动。

**5. 评价筛查 / 诊断效能**　根据筛查 / 诊断方法和金标准方法的结果，可以构建一个二分类表（如表 5-1-6-1 所示），其中 $a$、$b$、$c$、$d$ 分别表示真阳性、假阳性、假阴性和真阴性的人数。然后，可以根据二分类表计算筛查 / 诊断效能的指标，如灵敏度、特异度、阳性预测值、阴性预测值、准确度、阳性似然比、阴性似然比等。此外，还可以绘制 ROC 曲线，计算 AUC，评价筛查 / 诊断方法的区分度。

**表 5-1-6-1　筛查 / 诊断效能评价**

| 待评价的筛查 / 诊断方法 | 筛查 / 诊断金标准 | | 合计 |
|---|---|---|---|
| | 有病 | 无病 | |
| 阳性 | $a$ | $b$ | $a+b$ |
| 阴性 | $c$ | $d$ | $c+d$ |
| 合计 | $a+c$ | $b+d$ | $a+b+c+d$ |

### （二）实例分析

下面以一篇关于心肌梗死早期诊断的研究论文为例，分析诊断效能评价的方法和结果。

**1. 研究背景和目的**　急性心肌梗死（AMI）是一种常见而危重的心血管疾病，早期诊断和治疗对于改善患者预后和生活质量至关重要。目前，高敏心肌肌钙蛋白（hs-cTn）检测是 AMI 诊断的重要依据，但是传统的 hs-cTn 检测方法需要在中心化实验室进行，耗时较长，不利于临床决策。因此，开发一种快速、准确、便捷的 hs-cTn 检测方法，对于提高 AMI 早期诊断水平具有重要意义。该研究的目的是评价一种基于便携式仪器的高敏肌钙蛋白 I（hs-cTnI）检测方法对于 AMI 早期诊断的效能和效果。

**2. 研究设计和方法**　采用横断面研究设计，招募了来自欧洲五个国家 12 个急救医学中心的 1 261 名怀疑 AMI 的患者。在入院时，所有患者都接受了基于便携式仪器的 hs-cTnI 检测和基于中心化实验室的高敏肌钙蛋白 T（hs-cTnT）和 hs-cTnI 检测。便携式仪器可以在 15 分钟内得到 hs-cTnI 水平的结果，而中心化实验室需要 60 分钟以上。两种检测方法的结果都按照 2015 年欧洲心脏学会 AMI 诊断标准进行判断。最终诊断由两名经验丰富的心内科医生根据所有可用信息进行盲法评估。主要结果指标是便携式仪器 hs-cTnI 检测方法在入院时对于 AMI 诊断的准确度，以及基于该方法的 0/1 小时算法对于排除或确诊 AMI 的效能。

**3. 研究结果和结论** 该研究共纳入了 1 261 名患者，其中有 178 名（14%）被最终诊断为 AMI。便携式仪器 hs-cTnI 检测方法在入院时对于 AMI 诊断的准确度，以 AUC 表示，为 0.95（95% *CI* 0.93~0.96），与中心化实验室 hs-cTnT 和 hs-cTnI 检测方法相比，没有显著差异。基于便携式仪器 hs-cTnI 检测方法的 0/1 小时算法可以在 1 小时内排除 55% 的患者（阴性预测值为 100%，95% *CI* 98.8%~100%），确诊 18% 的患者（阳性预测值为 76.8%，95% *CI* 67.2%~84.7%）。排除 AMI 的患者在 30 天和 2 年的随访中，累积事件率分别为 0 和 1.6%。该研究结论是，基于便携式仪器的 hs-cTnI 检测方法是一种有效和方便的工具，可以用于 AMI 的早期诊断，有助于提高临床决策和患者管理的质量和效率。

## 第七节 治疗性研究的常用方法与实例分析

治疗性研究是指那些旨在评价某种治疗方法或技术对于改善或预防某种疾病的效能和效果的研究。治疗性研究可以分为两种类型：一是评价治疗方法或技术的有效性、安全性和经济性，如缓解率、治愈率、不良反应率、费用效果比等；二是评价治疗方法或技术对于患者健康结局的影响，如生存率、复发率、并发症率、生活质量等。治疗性研究对于临床医学具有重要意义，因为它们可以帮助临床医生选择最佳的治疗方案，提高治疗质量和效率，降低治疗成本和风险，改善患者预后和生活质量。

### 一、研究设计

进行治疗性研究时，应该选择合适的研究设计，以保证结果的准确性和可信度。一般来说，随机对照试验（RCT）是评价治疗效果最理想的研究设计，因为它可以通过随机分组和对比组来消除或减少各种可能影响结果准确性的偏倚。RCT 可以分为两大类：平行组设计和交叉设计。平行组设计是指将受试者随机分配到两个或多个不同的干预组，并在同一时间段内进行观察和比较。交叉设计是指将受试者随机分配到两个或多个不同的干预组，并在不同的时间段内依次接受不同的干预，并进行观察和比较。平行组设计适用于那些干预效果不可逆或有长期影响的情况，而交叉设计适用于那些干预效果可逆或有短期影响的情况。

平行组设计和交叉设计都需要进行随机化分组，即按照一定的规则将受试者随机地分配到不同的干预组，以保证各组之间在基线特征上没有显著差异。随机化分组可以采用不同的方法，如完全随机化、区组随机化、分层随机化等。完全随机化是指按照一定的概率将每个受试者随机地分配到某个干预组，如抛硬币、抽签等。区组随机化是指将受试者按照一定的顺序分成若干个区组，每个区组包含相同数量的干预组，并按照一定的规则将每个区组内的受试者随机地分配到不同的干预组，如使用随机数表等。分层随机化是指将受试者按照某些重要的影响因素（如年龄、性别、疾病严重程度等）分成若干个层，并在每个层内进行随机化分组，如使用随机数表等。

随机化分组的目的是保证各组之间在基线特征上的均衡性，从而减少选择偏倚和混杂偏倚。为了保证随机化分组的有效性，还需要进行分配隐藏，即在进行随机化分组之前，不让受试者和研究人员知道受试者将被分配到哪个干预组，以防止受试者或研究人员有意或无意地影响分组结果。分配隐藏可以采用不同的方法，如使用密封信封、中央随机化系统（central randomization system，CRS）等。

除了随机化分组和分配隐藏之外，还可以采用盲法来进一步减少观察偏倚和报告偏倚。盲法是指在进行干预和观察时，不让受试者或研究人员知道受试者所接受的干预类型，以防止他们的心理或行为因素影响结果的判断。盲法可以分为单盲、双盲、三盲等。单盲是指只有受试者不知道所接受的干预类型，而研究人员知道；双盲是指既不让受试者也不让研究人员知道所接受的干预类型；三盲是指除了受试者和研究人员之外，还不让结果评价者知道所接受的干预类型。一般来说，盲法的级别越高，结果的可信度越高。

进行治疗性研究时，还需要考虑样本量的大小，以保证结果的精确性和有效性。样本量过小会导致结果的不稳定性和不可靠性，而样本量过大会导致资源的浪费和伦理的问题。样本量的计算需要根据一些参数，如显著性水平、功效、效应量、变异性等。一般来说，显著性水平越小、功效越大、效应量越小、变异性越大，则需要的样本量越大。

除了 RCT 之外，还有一些其他类型的治疗性研究设计，如队列研究、病例 - 对照研究、前后对比试验等。这些设计通常在 RCT 难以进行或不适合进行时使用，如伦理上不可接受、成本过高、样本量不足等情况。这些设计相比 RCT 有一些局限性，如无法完全消除各种偏倚、无法确定因果关系等，因此需要采取一些措施来提高研究质量，如匹配、分层、多变量分析等。

## 二、实例分析

为了更好地理解和运用治疗性研究的方法，下面我们通过一个研究实例来进行分析。

### （一）研究目的

评价神经毁损性腹腔神经丛阻滞（NCPB）对于不可切除胰腺癌患者的疼痛缓解、生活质量和生存的影响。

### （二）研究设计

平行组随机对照试验。将受试者随机分配到两个组，分别是 NCPB 组和假手术组，并在入院后 6 个月内进行观察和比较。

### （三）研究方法

使用分层随机化、分配隐藏和双盲等方法来保证随机化分组的有效性和结果的可信度；使用视觉模拟评分（VAS）、癌症疼痛量表（CPS）、欧洲癌症研究与治疗组织生活质量问卷（EORTC QLQ-C30）等工具来评估患者的疼痛强度、药物用量、生活质量等指标；使用 Kaplan-Meier 法和 log-rank 检验等统计方法来比较各组之间的差异；使用多元回归分析等方法来控制混杂因素的影响。

### （四）研究结果

NCPB 组的患者在入院后 1 个月内，其 VAS 评分、CPS 评分、阿片类药物用量均显著低于假手术组，且其 EORTC QLQ-C30 评分中的身体功能、情感功能、社会功能、认知功能、全身健康状态等方面均显著高于假手术组；但在入院后 2 个月至 6 个月内，这些指标之间的差异逐渐减小或消失；两组之间的生存时间和死亡率没有显著差异；NCPB 组的不良反应主要是低血压和腹泻，但其发生率较低，且可以通过药物治疗缓解。

研究结论：对于不可切除胰腺癌患者，NCPB 可以在一定时间内有效地缓解疼痛，提高生活质量，但不影响生存时间。因此，NCPB 可以作为一种辅助性的治疗手段，用于改善患者的临终关怀。

这篇论文是一个典型的治疗性研究的实例，它采用了 RCT 的研究设计，具有较高的证据等级。它也采用了一些有效的方法来提高研究质量和结果可信度，如分层随机化、分配隐藏、双盲等。它的结果具有一定的临床意义，为临床医生提供了一个改善胰腺癌患者疼痛和生活质量的治疗手段。

## 第八节 疾病预后研究的常用方法与实例分析

### 一、研究设计

疾病预后研究是指探索某种疾病在一定时间内发展或转归的规律和影响因素的研究。疾病预后研究的目的是评估患者的预后风险和预期寿命，制定合理的治疗计划和随访方案，提供患者和家属必要的心理支持和安慰。

疾病预后研究通常采用队列研究设计，即将一组具有某种特征或暴露的人群（如患有某种疾病、接受某种治疗、具有某种危险因素等）作为队列，从开始时刻（如诊断时刻、治疗时刻、暴露时刻等）起，对其进行一定时间的观察和随访，记录其发生的结果（如死亡、复发、并发症等），比较不同暴露水平或分组之间的结果发生率或水平（如生存率、死亡率、复发率等），从而推断暴露因素或分组对结果的影响。队列研究可以分为前瞻性队列研究和回顾性队列研究两种类型。

前瞻性队列研究是指从现在开始，向未来进行观察和随访，这种方法可以获得完整、准确、可靠的数据，但需要较长的时间、较多的经费、较高的人员要求。前瞻性队列研究通常需要明确地定义入组标准、排除标准、暴露因素、结果指标、随访时间、随访方式等，并严格按照预先制定的方案实施。前瞻性队列研究可以避免或减少选择偏倚和信息偏倚，并可以对暴露因素和结果指标进行准确测量和记录，从而提高结果的可信度。前瞻性队列研究的局限性是需要较长的时间、较多的经费、较高的人员要求，可能存在失访偏倚、混杂偏倚等问题。

回顾性队列研究是指从过去开始，向现在进行观察和随访，这种方法可以利用已有的数据，节省时间、经费、人力，但可能存在数据不全、不准、不可信等问题。

在临床背景下，为了缩短研究周期，在条件许可的情况下，通常会采用双向性队列研究设计。双向性队列研究也叫混合性队列研究，是先进行回顾性队列研究，而后继续随访下去，进行前瞻性队列研究。所以，应该是从过去开始，向现在进行观察和随访，这个阶段是回顾性队列研究；而后继续随访下去，对未来进行观察和随访，这个阶段是前瞻性队列研究。双向性队列研究是两者的取长补短，可以明显缩短研究周期。

双向性队列研究设计有以下几个优点：①可以利用已有的数据和标本进行回顾性分析，节省时间、经费、人力；②可以继续进行前瞻性随访，获得完整、准确、可靠的数据；③可以避免或减少选择偏倚和混杂偏倚；④可以提高统计效力和结果可信度。双向性队列研究设计也有以下几个局限性：①需要有足够数量和质量的已有数据和标本；②需要有良好的随访系统和方法；③需要注意数据处理和分析中可能存在的偏倚和误差；④需要考虑到可能存在的干扰因素或混杂因素。

## 二、实例分析

下面通过一个研究实例来分析双向性队列研究在疾病预后研究中的应用。

该研究的目的是探索胰腺癌患者手术切除后δ样配体4（delta-like ligand 4，DLL4）表达水平与其预后之间的关系。DLL4是一种参与血管生成和肿瘤发生发展的重要信号分子。作者假设DLL4表达水平可能影响胰腺癌患者的生存和复发。

该研究采用了双向性队列研究设计，即先对2005年1月至2009年12月在上海长海医院接受手术切除的89例胰腺癌患者进行回顾性分析，收集其临床资料、病理资料、手术资料、随访资料等，然后对其手术标本进行免疫组织化学染色（免疫组化染色），检测DLL4和血管内皮细胞生长因子受体2（VEGFR-2）的表达水平，再对其进行前瞻性随访，观察其总生存期和无进展生存期，并分析DLL4表达水平与其他临床病理因素对预后的影响。

研究结果显示，DLL4高表达组患者的中位总生存期和中位无进展生存期显著低于低表达组患者（分别：8个月 vs. 17个月，$P<0.001$；3个月 vs. 13个月，$P<0.001$）。多因素Cox回归分析显示，DLL4高表达是胰腺癌患者预后不良的一个独立危险因素[总生存期：风险比（$HR$）=2.24，95% $CI$ 1.14~4.38，$P=0.019$；无进展生存期：$HR=2.37$，95% $CI$ 1.22~4.60，$P=0.011$]。作者认为，DLL4高表达可能通过促进肿瘤血管生成和侵袭转移而导致胰腺癌患者预后不良，并建议将DLL4作为一个预后评估和治疗靶点的候选分子。

该研究的优点是采用了双向性队列研究设计，利用已有的数据和标本进行回顾性队列分析，又继续进行前瞻性随访，缩短了研究周期，提高了研究效率。该研究的局限性是样本量较小，可能存在选择偏倚和混杂偏倚，结果的代表性和可推广性有待进一步验证。此外，该研究只是探索了DLL4表达水平与预后之间的相关性，并没有揭示其作用机制和因果关系，也没有评价针对DLL4的干预措施对预后的影响。因此，该研究为进一步开展基础和临床研究提供了一个有价值的线索和方向。

# 第九节　病因研究的常用方法与实例分析

## 一、病因概念

病因是指使疾病发生概率或风险升高的因素，这些因素必须发生在疾病之前，同时升高的概率或风险未受到其他因素的干扰。病因包含致病因子、宿主、环境三个要素。致病因子是指能够直接导致或诱发疾病发生的物质或能量，如细菌、病毒、化学物质、放射线等。宿主是指受到致病因子影响而发生疾病的生物体，如人类、动物等。环境是指影响致病因子和宿主之间关系的外部条件，如气候、地理、社会等。

疾病的发生往往是多病因的，即多个不同或相同性质的致病因子共同作用于宿主而引起的。多个致病因子根据时间先后或相互作用关系连接起来就构成一条病因链，如肺癌的发生可以由遗传易感性、吸烟、空气污染等多个致病因子组成一条链条。多个不同或相同性质的致病因子之间也可以相互影响，形成交互作用，如吸烟和饮酒对食管癌的发生具有协同作用。多个不同或相同性质的致病因子之间也可以相互替代，形成替代作用，如肝癌的发生可以由乙型肝炎、丙型肝炎、黄曲霉毒素等多个致病因子中的任何一个或几个引起。多个不同或相同性质的致病因子之间也可以相互抵消，形成拮抗作用，如维生素C和亚硝胺对胃癌的发生具有拮抗作用。多个不同或相同性质的致病因子之间也可以相互增强，形成协同作用，如高血压和高脂血症对冠心病的发生具有协同作用。

多个不同或相同性质的致病因子之间还可以叠加在一起，形成一个复杂而动态的网络结构，称为病因网。在这个网络中，每个致病因子都可以与其他致病因子发生各种作用，从而影响疾病的发生、发展和转归。病因网可以反映出疾病的多样性、复杂性和个体性，为疾病的预防、诊断和治疗提供更全面、更深入、更精准的信息和依据。

## 二、病因研究的基本过程与方法

病因研究是指探索某种或某些致病因子与某种或某些疾病之间是否存在联系，以及这种联系是否具有因果性质的科学研究。病因研究的基本过程一般可以分为以下三步。

### （一）收集资料，分析分布，提出病因假设

这一步是进行病因研究的起点，也是最重要的一步。在这一步中，要通过对人群或个体的观察或实验，收集相关的资料，如致病因子的暴露情况、疾病的发生情况等。然后，要通过对资料的整理和分析，观察致病因子和疾病之间的分布特征，如是否存在相关性、相关方向、相关强度等。最后，要根据分析结果，提出可能存在的致病因子和疾病之间的联系，即病因假设。这一步可以通过横断面研究来进行。

### （二）验证病因假设

这一步是进行病因研究的核心，也是最难的一步。在这一步中，要通过对人群或个体的观察或实验，验证前一步提出的致病因子和疾病之间的联系是否真实存在，以及这种联系是否具有时间先后顺序。然后，要通过对观察或实验结果的整理和分析，评价验证方法的可靠性和有效性，如是否存在偏倚、机会、混杂等干扰因素。最后，要根据分析结果，判断验证结果是否支持或否定前一步提出的致病因子和疾病之间的联系。这一步可以通过病例-对照研究进行初步验证，通过队列研究进行进一步验证，通过随机对照试验进行更进一步验证。

### （三）因果联系的分析与判断

这一步是进行病因研究的终点，也是最关键的一步。在这一步中，要通过对前两步得到的验证结果进行综合评价，分析致病因子和疾病之间的联系是否具有因果性质。首先，要判断是否存在统计学联系，即致病因子和疾病之间的相关性是否有统计学意义。其次，要判断是否是偏倚或机会所导致的虚假联系，即致病因子和疾病之间的相关性是否受到了观察或实验方法上的误差或随机变异的影响。然后，要判断是否由混杂因素所导致的间接联系，即致病因子和疾病之间的相关性是否受到了第三个变量的干扰。接着，要用因果推断的标准判断是否是因果联系，即致病因子和疾病之间的相关性是否符合一系列的逻辑和科学准则。最后，要判断是直接的，还是间接的因果联系，即致病因子和疾病之间的相关性是否经过了中间环节或中介变量的作用。

## 三、因果推断

因果推断是指根据一系列的逻辑和科学准则，判断致病因子和疾病之间的联系是否具

有因果性质的过程。因果推断的标准有多种,其中最常用的是由英国流行病学家布拉德福德·希尔(Bradford Hill)于1965年提出的九条标准,具体内容如下。

### (一)研究结果是否真正来源于人群研究

这是进行因果推断的前提条件,也是最基本的标准。只有在人群水平上观察到的致病因子和疾病之间的联系,才有可能具有因果性质。实验室或动物实验得到的结果,虽然可以提供一些线索或依据,但不能直接推断为人类之间的因果联系。

### (二)联系的时间性(先因后果)

这是进行因果推断的必要条件,也是最重要的标准。只有当致病因子发生在疾病之前,才有可能是其原因。如果致病因子和疾病同时发生,或者致病因子发生在疾病之后,那么就不能认为是因果联系。

### (三)联系的强度

这是进行因果推断的重要依据之一,也是最直观的标准。联系的强度通常用相对危险度(*RR*)或比值比(*OR*)来衡量,表示暴露于致病因子者与未暴露者之间发生疾病的风险比值。一般来说,相对危险度或比值比越大,表示联系越强,越有可能是因果联系。但是,联系的强度并不是决定性的标准,有时也会受到样本量、测量误差、混杂因素等影响。

### (四)联系的特异性

这是进行因果推断的重要依据之一,也是最理想的标准。联系的特异性指某一致病因子只与某一特定类型或亚型的疾病相关,而不与其他类型或亚型的疾病相关。例如,吸烟与肺癌之间具有较高的特异性。一般来说,联系越特异,越有可能是因果联系。但是,在实际中,很少有完全特异性的联系,因为疾病的发生往往是多病因的,而不是单一的。

### (五)联系的一致性

这是进行因果推断的重要依据之一,也是最可靠的标准。联系的一致性指不同的研究者、不同的地区、不同的时间、不同的方法都得到了相同或相似的结果,即致病因子和疾病之间的联系在不同情境下都是稳定和一致的。例如,吸烟与肺癌之间的联系在多个国家、多个年代、多种设计的研究中都得到了证实。一般来说,联系越一致,越有可能是因果联系。但是,联系的一致性也不是绝对的标准,有时也会受到偶然误差、系统误差、混杂因素等影响。

### (六)联系的剂量-反应关系

这是进行因果推断的重要依据之一,也是最有说服力的标准。联系的剂量-反应关系指致病因子的暴露水平或暴露时间与发生疾病的风险之间存在着正相关或负相关的关系,即暴露水平或暴露时间越高,发生疾病的风险越高。例如,吸烟与肺癌之间存在着明显的剂量-反应关系,即吸烟量越大,吸烟时间越长,发生肺癌的风险越高。一般来说,存在剂量-反应关系,越有可能是因果联系。但是,剂量-反应关系也不是必要的标准,有时也会受到测量误差、干扰因素、阈值效应等影响。

### (七)联系的生物学可信度

这是进行因果推断的重要依据之一,也是最有支持力的标准。联系的生物学可信度指致病因子和疾病之间存在着合理和可接受的生物学机制或途径,能够解释它们之间如何产生作用和影响。例如,吸烟与肺癌之间存在着多种生物学机制,如吸入有害物质导致肺部组织损伤和基因突变、激活癌基因或抑制抑癌基因、诱导免疫功能低下或慢性炎症等。一般来说，存在生物学可信度，越有可能是因果联系。但是，生物学可信度也不是充分的标准，有时也会受到知识水平、技术手段、理论假设等影响。

（八）联系与其他证据相协调

这是进行因果推断的重要依据之一，也是最有辅助力的标准。联系与其他证据相协调指致病因子和疾病之间的联系与其他类型或来源的证据相符合或相支持，如实验室或动物实验、临床试验、理论分析等。例如，吸烟与肺癌之间的联系与实验室中对吸入物质致癌性质和作用机制的证据相协调；与动物模型中对吸入物质诱发肺癌发生和发展过程的证据相协调；与临床试验中对戒烟对降低肺癌风险的证据相协调。一般来说，联系与其他证据越协调，越有可能是因果联系。但是，联系与其他证据相协调也不是决定性的标准，有时也会受到证据质量、证据一致性、证据相关性等影响。

（九）联系的合理性

这是进行因果推断的重要依据之一，也是最有判断力的标准。联系的合理性指致病因子和疾病之间的联系是否符合常识、逻辑和经验，是否能够得到合理的解释和说明。例如，吸烟与肺癌之间的联系符合常识，因为吸烟会导致肺部组织受到有害物质的刺激和损伤；符合逻辑，因为吸烟会导致基因突变和癌变过程的发生和发展；符合经验，因为吸烟会导致肺癌的发生率和死亡率的增加。一般来说，联系越合理，越有可能是因果联系。但是，联系的合理性也不是必然的标准，有时也会受到知识水平、文化背景、价值观念等影响。

综上所述，进行因果推断时，应该综合考虑以上九条标准，并根据不同类型和情境的研究，给予不同的权重和优先级。一般来说，时间性、强度、一致性、剂量 - 反应关系等标准比较重要，而特异性、生物学可信度、其他证据相协调、合理性等标准比较次要。但是，并没有一个固定或统一的公式或算法来确定因果推断的结论，而需要根据具体情况进行分析和判断。因此，进行因果推断时，应该保持谨慎和开放的态度，避免盲目或武断地下结论，而应该提供充分或强有力的证据和理由来支持或反驳因果联系的存在与否。

## 四、实例分析

为了说明病因研究的常用方法和因果推断的标准，我们选取了一篇研究阿司匹林使用与结直肠癌风险关系的论文作为实例进行分析。

这篇论文的主要目的是探讨阿司匹林使用与结直肠癌风险之间的关系是否受到肿瘤BRAF 基因突变状态的影响。BRAF 基因是一种编码 Raf 激酶的基因，Raf 激酶是一种参与细胞信号转导和增殖的重要分子。BRAF 基因在 10%~15% 的结直肠癌中发生突变，导致 Raf 激酶的持续激活，从而促进肿瘤细胞的生长和侵袭。阿司匹林是一种抑制环氧化酶2（COX-2）的药物，COX-2 是一种参与炎症反应和前列腺素合成的酶。前列腺素是一种具有多种生理功能的脂质类物质，其中前列腺素 E2（PGE2）被认为是一种促进肿瘤发生和发展的因子。有实验证据表明，Raf 激酶可以通过激活 MAPK 信号通路来上调 COX-2 的表达和活性，从而增加 PGE2 的合成。因此，作者假设，在 BRAF 突变型的结直肠癌细胞中，由于Raf-MAPK-COX-2-PGE2 通路的持续激活，阿司匹林可能无法有效地抑制 PGE2 的合成，从而降低其抗肿瘤效果；而在 BRAF 野生型（未突变）的结直肠癌细胞中，阿司匹林可能能够有效地抑制 COX-2 和 PGE2，从而发挥其抗肿瘤效果。

为了检验这个假设，作者利用了两个大型美国前瞻性队列研究——护士健康研究（NHS）和健康专业人员随访研究（HPFS），这两个队列分别于 1976 年和 1986 年开始建立，并对参与者进行了每两年一次的问卷调查，收集了他们的生活方式、用药情况、癌症发生等信息。作者从这两个队列中筛选出了没有癌症史、没有炎性肠病史、没有家族性息肉病史，并且提供了基线阿司匹林使用信息的参与者作为分析对象。作者将参与者按照他们每周使用阿司匹林片数（0、1~5、6~14 或 >14 片）和使用阿司匹林年限（0、1~4、5~9 或≥10 年）进行分组，并计算每组中每 10 万人年发生结直肠癌的数量和 *RR*。作者还收集了结直肠癌患者的肿瘤组织样本，并对其进行了 BRAF 基因突变、COX-2 表达、PIK3CA 基因突变、KRAS 基因突变等分子标志物的检测，以评估阿司匹林使用与结直肠癌风险之间的关系是否受到这些分子特征的影响。此外，作者还对结直肠癌患者的生存情况进行了分析，以评估诊断后阿司匹林使用与结直肠癌特异性死亡率和总死亡率之间的关系是否受到 BRAF 基因突变状态的影响。

作者在两个队列中共纳入了 127 865 名参与者，随访了 3 165 985 人年，发现了 1 226 例有分子数据可用的结直肠癌病例。结果显示，在调整了年龄、性别、家族史、体重指数、吸烟、饮酒、运动、饮食、癌症分期等混杂因素后，与不使用阿司匹林者相比，每周使用阿司匹林 6 次以下者、7~14 次者、15 次以上者的结直肠癌 *RR* 分别为 0.97（95% *CI* 0.84~1.12）、0.81（95% *CI* 0.67~0.98）和 0.67（95% *CI* 0.51~0.88）。这些结果表明，阿司匹林使用与结直肠癌风险之间存在着负相关的剂量 - 反应关系，即阿司匹林使用越频繁，结直肠癌风险越低。在 BRAF 基因突变状态的分层分析中，作者发现，阿司匹林使用与 BRAF 野生型的结直肠癌风险之间存在着显著的负相关关系，而与 BRAF 突变型的结直肠癌风险之间没有显著的关系。具体来说，在调整了混杂因素后，与不使用阿司匹林者相比，每周使用阿司匹林 15 次以上者在 BRAF 野生型和突变型的结直肠癌中的 *RR* 分别为 0.43（95% *CI* 0.25~0.75）和 1.03（95% *CI* 0.76~1.38）。这些结果表明，阿司匹林使用对 BRAF 野生型和 BRAF 突变型的结直肠癌具有不同的影响。

在 COX-2 表达状态的分层分析中，作者发现，阿司匹林使用与 COX-2 阳性（表达高）的结直肠癌风险之间存在着显著的负相关关系，而与 COX-2 阴性（表达低或无）的结直肠癌风险之间没有显著的关系。这些结果表明，阿司匹林使用主要是通过抑制 COX-2 来发挥其抗肿瘤效果。在 BRAF 基因突变和 COX-2 表达状态联合分析中，作者发现，阿司匹林使用只有在 BRAF 野生型且 COX-2 阳性的结直肠癌中才能显著降低风险，而在其他组合中都没有显著的效果。这些结果表明，阿司匹林使用对结直肠癌风险的影响是受到 BRAF 基因突变和 COX-2 表达状态的共同作用的。

在诊断后阿司匹林使用与结直肠癌生存情况的分析中，作者发现，在调整了混杂因素后，与诊断后不使用阿司匹林者相比，诊断后每周使用阿司匹林 6 次以下者、7~14 次者、15 次以上者的结直肠癌特异性死亡率 *HR* 分别为 0.96（95% *CI* 0.69~1.34）、0.76（95% *CI* 0.54~1.08）和 0.57（95% *CI* 0.39~0.83）。这些结果表明，诊断后阿司匹林使用与结直肠癌特异性死亡率之间存在着负相关的剂量 - 反应关系，即诊断后阿司匹林使用越频繁，结直肠癌特异性死亡率越低。在 BRAF 基因突变状态的分层分析中，作者发现，诊断后阿司匹林使用与 BRAF 野生型的结直肠癌特异性死亡率之间存在着显著的负相关关系，而与 BRAF 突变型的结直肠癌特异性死亡率之间没有显著的关系。具体来说，在调整了混杂因素后，与诊断后不使用阿司匹林者相比，诊断后每周使用阿司匹林 15 次以上者在 BRAF 野生型和突变型的结直肠癌中的特异性死亡率 *HR* 分别为 0.49（95% *CI* 0.29~0.82）和 1.22（95% *CI* 0.69~2.16）。这些结果表明，诊断后阿司匹林使用对 BRAF 野生型和 BRAF 突变型的结直肠癌具有不同的影响。

根据这篇论文的结果，我们可以进行以下的因果推断。

阿司匹林使用与结直肠癌风险之间存在着统计学联系，并且这种联系具有时间性（先因后果）、强度（*RR*、*HR* 或 *OR* 较小）、一致性（不同队列得到相同结果）、剂量 - 反应关系（暴露水平越高，风险越低）等标准，因此有可能是因果联系。

阿司匹林使用与结直肠癌风险之间的联系并不具有特异性（阿司匹林也可能与其他癌种有关）、合理性（阿司匹林如何影响结直肠癌发生的逻辑或经验尚不明确）等标准，因此不能确定是因果联系。

阿司匹林使用与结直肠癌风险之间的联系具有生物学可信度（阿司匹林可以通过抑制 COX-2 和 PGE2 来发挥其抗肿瘤效果）、其他证据相协调（实验室或动物实验、临床试验等证据支持阿司匹林的抗肿瘤作用）等标准，因此有可能是因果联系。

阿司匹林使用与结直肠癌风险之间的联系可能受到 BRAF 基因突变状态的影响，即只有在 BRAF 野生型的结直肠癌中，阿司匹林使用才能降低风险，而在 BRAF 突变型的结直肠癌中，阿司匹林使用无效或增加风险。这可能表明，阿司匹林使用与结直肠癌风险之间的联系是间接的，而 BRAF 基因突变状态是一个中间环节或中介变量。

综上所述，我们可以初步推断，阿司匹林使用与结直肠癌风险之间存在着可能的、间接的因果联系，但这种联系还需要更多的证据和理由来支持。同时，我们也可以发现，病因研究的常用方法和因果推断的标准都是相互联系、相互补充的，需要综合运用和灵活掌握，才能得出正确和可靠的结论。

## 参考文献


[1] 王晓东，李宁，王晓峰 . 临床医学研究设计与分析［M］. 3 版 . 北京：人民卫生出版社，2021.

[2] 李立明，王晓东 . 临床流行病学与循证医学［M］. 4 版 . 北京：人民卫生出版社，2020.

[3] 肯尼斯 · 罗斯曼 . 临床流行病学导论［M］. 6 版 . 李立明，译 . 北京：人民卫生出版社，2020.

[4] FANDINO W. Formulating a good research question：pearls and pitfalls［J］. Indian J Anaesth，2019，63（8）：611-616.

[5] ASLAM S，EMMANUEL P. Formulating a researchable question：a critical step for facilitating good clinical research［J］. Indian J Sex Transm Dis AIDS，2010，31（1）：47-50.

[6] RATAN S K，ANAND T，RATAN J. Formulation of research question：stepwise approach［J］. J Indian Assoc Pediatr Surg，2019，24（1）：15-20.

[7] CHIDAMBARAM A G，JOSEPHSON M. Clinical research study designs：the essentials［J］. Pediatr Investig，2019，3（4）：245-252.

[8] AN M W，DUONG Q，LE-RADEMACHER J，et al. Principles of good clinical trial design［J］. J Thorac Oncol，2020，15（8）：1277-1280.

[9] World Health Organization. Handbook for good clinical research practice（GCP）：guidance for implementation［M］. Geneva：World Health Organization，2005.

[10] GRIMES D A, SCHULZ K F. An overview of clinical research: the lay of the land [J]. Lancet, 2002, 359 (9300): 57-61.

[11] SCHULZ K F, GRIMES D A. Case-control studies: research in reverse [J]. Lancet, 2002, 359 (9304): 431-434.

[12] GRIMES D A, SCHULZ K F. Cohort studies: marching towards outcomes [J]. Lancet, 2002, 359 (9303): 341-345.

[13] SCHULZ K F, GRIMES D A. Allocation concealment in randomised trials: defending against deciphering [J]. Lancet, 2002, 359 (9306): 614-618.

[14] LI N, WANG X, WANG X, et al. Design and analysis of clinical trials with time-to-event endpoints: a review of current methodology and practice [J]. Stat Methods Med Res, 2021, 30 (3): 1004-1026.

[15] PORTA M. A dictionary of epidemiology [M]. 6th ed. Oxford: Oxford University Press, 2014.

[16] MARINGE C, BENITEZ MAJANO S, EXARCHAKOU A, et al. Reflection on modern methods: trial emulation in the presence of immortal-time bias: assessing the benefit of major surgery for elderly lung cancer patients using observational data [J]. Int J Epidemiol, 2020, 49 (5): 1719-1729.

[17] FOX M P, LASH T L, BODNAR L M. Common misconceptions about validation studies [J]. Int J Epidemiol, 2020, 49 (4): 1392-1396.

[18] HERRERA-PARIENTE C, MONTORI S, LLACH J, et al. Biomarkers for gastric cancer screening and early diagnosis [J]. Biomedicines, 2021, 9 (10): 1448.

[19] LIU X, WU S, YANG Y, et al. Plasma phospholipid metabolites and risk of type 2 diabetes in adults [J]. N Engl J Med, 2021, 385 (4): 309-320.

[20] CAI Q, ZHU C, YUAN Y, et al. Development and validation of a prediction rule for estimating gastric cancer risk in the Chinese high-risk population: a nationwide multicentre study [J]. Gut, 2019, 68 (9): 1576-1587.

[21] BOEDDINGHAUS J, NESTELBERGER T, KOECHLIN L, et al. Early diagnosis of myocardial infarction with point-of-care high-sensitivity cardiac troponin I [J]. J Am Coll Cardiol, 2020, 75 (10): 1111-1124.

[22] WONG G Y, SCHROEDER D R, CARNS P E, et al. Effect of neurolytic celiac plexus block on pain relief, quality of life, and survival in patients with unresectable pancreatic cancer: a randomized controlled trial [J]. JAMA, 2004, 291 (9): 1092-1099.

[23] KENT P, CANCELLIERE C, BOYLE E, et al. A conceptual framework for prognostic research [J]. BMC Med Res Methodol, 2020, 20 (1): 172.

[24] MOONS K G, ROYSTON P, VERGOUWE Y, et al. Prognosis and prognostic research: what, why, and how? [J]. BMJ, 2009, 338: b375.

[25] STEYERBERG E W, MOONS K G, VAN DER WINDT D A, et al. Prognosis research strategy (PROGRESS) 3: prognostic model research [J]. PLoS Med, 2013, 10 (2): e1001381.

[26] HEN H T, CAI Q C, ZHENG J M, et al. High expression of delta-like ligand 4 predicts poor prognosis after curative resection for pancreatic cancer [J]. Ann Surg Oncol, 2012, 19 (Suppl 3): S464-S474.

[27] STEL V S, CHESNAYE N C, TRIPEPI G, et al. Points of attention when conducting etiological research [J]. Nephrology (Carlton), 2021, 26 (9): 701-707.

[28] MIETTINEN O S. Etiologic research: needed revisions of concepts and principles [J]. Scand J Work Environ Health, 1999, 25 (6): 484-490.

[29] VANDENBROUCKE J P, BROADBENT A, PEARCE N. Causality and causal inference in epidemiology: the need for a pluralistic approach[J]. Int J Epidemiol, 2016, 45(6): 1776-1786.

[30] HERNAN M A, ROBINS J M. Causal inference: what if[M]. Boca Raton: Chapman & Hall/CRC, 2020.

[31] HILL A B. The environment and disease: association or causation?[J]. Proc R Soc Med, 1965, 58(5): 295-300.

[32] NISHIHARA R, LOCHHEAD P, KUCHIBA A, et al. Aspirin use and risk of colorectal cancer according to BRAF mutation status[J]. JAMA, 2013, 309(24): 2563-2571.

（蔡全才）

# 第二章

# 卫生统计学

## 第一节　统 计 描 述

统计描述（statistical description）指选用恰当的统计指标、统计表、统计图，简明准确地描述、展示资料的分布规律和数量特征。研究者需要借助统计描述的方法，在看似杂乱无章的数据中找出隐藏其中的规律和特征。

### 一、统计描述指标

**例 5-2-1-1**　某研究者研发了一种治疗某肿瘤的新药，开展了一项新药联合标准化疗方案治疗某肿瘤的安慰剂对照、随机、双盲、多中心临床试验，以验证该新药的疗效和安全性，收集的基线数据如表 5-2-1-1 所示，试问如何描述？

**表 5-2-1-1　某临床试验基线数据**

| 受试者随机号 | 组别 | 性别 | 体表面积 /$m^2$ | 病程 / 月 | ECOG 评分 / 分 |
|---|---|---|---|---|---|
| 001 | 对照组 | 女 | 1.65 | 0.62 | 1 |
| 002 | 试验组 | 男 | 1.62 | 0.46 | 0 |
| 003 | 试验组 | 女 | 1.50 | 0.26 | 0 |
| 004 | 对照组 | 女 | 1.55 | 0.72 | 0 |
| 005 | 对照组 | 女 | 1.54 | 0.20 | 0 |
| 006 | 试验组 | 男 | 1.58 | 0.26 | 1 |
| … | … | … | … | … | … |
| 229 | 对照组 | 女 | 1.54 | 0.03 | 2 |

卫生统计学通常将资料分成四种类型。①计量资料（measurement data），即观测每个观察单位某项指标的大小而获得的资料；其变量值是定量的，表现为数值大小，具有度量单位，如表 5-2-1-1 中的体表面积。②计数资料（enumeration data），即将观察单位先按某种属性进行分类，再分别汇总各属性下的观察单位数；其变量值是定性的，表现为无次序关系且相互独立的属性，如表 5-2-1-1 中的性别。③等级资料（ranked data），即将观察单位先按某

种呈等级关系的属性进行分类，再分别汇总各属性下的观察单位数；其变量值是半定量的，存在次序关系，表现为等级大小或程度。不同类型资料需采用不同的统计指标进行描述，如表 5-2-1-1 中的 ECOG 评分。④生存资料（survival data），不仅关注被研究对象的某种事件（如死亡）是否发生，而且还关注这种事件所发生的时间，即同时考虑时间和结局。

### （一）计量资料的统计描述

计量资料的分布形状可分为对称分布（symmetric distribution），即集中位置在正中，左右两侧频数分布大体对称，和偏态分布（skewed distribution），即集中位置偏向一侧，左右两侧频数分布不对称。进行统计描述时，需要根据数据的分布形态选择适当的统计指标描述其集中趋势和离散趋势。描述集中趋势的主要统计指标有均数和中位数，描述离散性的主要统计指标有四分位数和标准差。

#### 1. 对称分布资料

对称分布，尤其是正态分布，常用算术均数（arithmetic mean）和标准差（standard deviation）描述其集中趋势和离散趋势。

算术均数简称均数（mean），表示一组性质相同的观察值在数量上的平均水平，即将所有观察值相加再除以观察值的个数。总体均数的符号为 $\mu$，样本均数的符号为 $\bar{X}$。

方差（variance）反映一组数据的平均离散程度，总体方差 $\sigma^2=\frac{\sum(X-\mu)^2}{N}$，样本方差 $S^2=\frac{\sum(X-\bar{X})^2}{n-1}$，其中 $n-1$ 是自由度（degree of freedom，$df$），记为 $\upsilon$。由于方差的度量单位是原度量单位的平方，给实际应用带来不便。为此，将方差开平方得到标准差。总体标准差用 $\sigma$ 表示，样本标准差用 $S$ 表示。

表 5-2-1-1 中，体表面积呈正态分布，可采用均数结合标准差进行描述，计算可得试验组均数（标准差）为 1.64（0.16）$m^2$，对照组均数（标准差）为 1.62（0.13）$m^2$。

#### 2. 偏态分布资料

偏态分布资料，或资料分布情况不清楚时，或数据一端（或两端）无确切数值，而是以大于或小于某数值表示时，常用中位数（median）和四分位数间距（quartile range）描述其集中趋势和离散趋势。

中位数反映了一批观察值在位次上的平均水平。将 $n$ 个数据从小到大排列，$n$ 为奇数时取位次居中的变量值；$n$ 为偶数时，取位次居中的两个变量的均值，记为 $M$。

四分位数（quartile）是把全部观察值分为 4 部分；下四分位数，即第 25 百分位数（$P_{25}$），表示全部观察值中有 25% 的观察值比它小，有 75% 的观察值比它大；上四分位数，即第 75 百分位数（$P_{75}$），表示全部观察值中有 75% 的观察值比它小，有 25% 的观察值比它大。四分位数间距（quartile range，$QR$）即上四分位数与下四分位数之差。

表 5-2-1-1 中，病程呈偏态分布，可采用中位数结合四分位数间距进行描述，计算可得试验组中位数（四分位数间距）为 0.26（0.33）个月，对照组中位数（四分位数间距）为 0.30（0.43）个月。

均数、标准差、中位数、四分位数间距可通过 SPSS 软件中“Analyze”→“Descriptive Statistics”→“Frequencies……”选项计算，或通过“Analyze”→“Compare Means”→“Means……”分组描述。

### （二）计数资料的统计描述

**1. 强度相对数**

又称为率（rate），用以说明单位时间内某现象发生的频率或强度。计算公式如式 5-2-1-1 所示。

$$率=\frac{某时期内发生某现象的观察单位数}{同期可能发生某现象的观察单位数}\times K \qquad （式 5-2-1-1）$$

其中，$K$ 为比例基数，可取 100%、1 000‰、100 000/10 万等。

例如，表 5-2-1-1 中，主要指标客观缓解率（objective response rate，*ORR*）就是率，即治疗期间肿瘤大小缩小到预先规定值并能维持最低时限的患者比例。

**2. 结构相对数**

又称构成比（proportion），表示事物内部某一组成部分观察单位数与该事物各组成部分的观察单位总数之比，用以说明事物内部各组成部分所占的比例。通常用百分数表示。可通过 SPSS 软件中"Analyze"→"Descriptive Statistics"→"Frequencies……"选项计算。

表 5-2-1-1 中，性别为二分类计数资料，其中试验组男性 67 人，构成比为 57.76%，女性 49 人，构成比为 42.24%；对照组男性 68 人，构成比为 60.18%，女性 45 人，构成比为 39.82%。

**3. 相对比**

相对比（relative ratio）简称比（ratio），是两个指标 A 与 B 之比，说明两指标间的比例关系。A、B 两指标可以性质相同，也可以性质不同；可以是绝对数、相对数或平均数。

### （三）等级资料的统计描述

等级资料通常采用构成比进行描述。如表 5-2-1-1 中，ECOG 评分是等级资料，取值为 0、1、2。试验组 0 分 63 人、1 分 49 人、2 分 4 人，构成比分别为 54.31%、42.24%、3.45%；对照组 0 分 63 人、1 分 40 人、2 分 10 人，构成比分别为 55.75%、35.40%、8.85%。

### （四）生存资料的统计描述

表 5-2-1-1 中，次要指标是无进展生存期（progression free survival，PFS），即从随机化到患者出现肿瘤进展或死亡的时间，如表 5-2-1-2 所示，该指标属于生存资料，其特点是：①同时考虑生存时间和生存结局；②通常含有删失数据（censored data），即在随访过程中，由

**表 5-2-1-2　某临床试验生存数据**

| 受试者随机号 | 组别 | 随机化日期 | 终点日期 | 生存时间 / 月 | 生存结局[#] |
|---|---|---|---|---|---|
| 001 | 对照组 | 2017-08-28 | 2020-06-13 | 33.5 | 1 |
| 002 | 试验组 | 2017-08-28 | 2020-11-02 | 38.2 | 0 |
| 003 | 试验组 | 2017-09-26 | 2018-12-13 | 14.6 | 0 |
| 004 | 对照组 | 2017-10-16 | 2017-12-10 | 1.8 | 0 |
| 005 | 对照组 | 2017-11-14 | 2020-12-15 | 37.0 | 0 |
| 006 | 试验组 | 2017-12-11 | 2018-05-07 | 4.8 | 1 |
| … | … | … | … | … | … |
| 229 | 对照组 | 2020-04-07 | 2020-12-24 | 8.6 | 0 |

注：#. 生存结局：0= 删失，1= 肿瘤进展或死亡。

于某种原因未能观察到患者的明确结局（终点事件）；③生存时间的分布通常不服从正态分布。因此，生存数据的统计描述有其自身特点，通常采用生存率和中位生存时间进行描述。

**1. 生存率**

生存率（survival rate）又叫累积生存率或生存函数。表示观察对象其生存时间 $T$ 大于 $t$ 时刻的概率，常用 $\hat{s}(t)$=P（$T>t$）表示。生存率的估计采用如下公式（式 5-2-1-2）。

$$\hat{s}(t)=\frac{\text{生存时间大于 } t \text{ 的病例数}}{\text{病人总数}} \qquad \text{（式 5-2-1-2）}$$

**2. 中位生存时间**

中位生存时间（median survival time）表示刚好有 50% 的个体其存活期达到的时间。表 5-2-1-1 中，试验组中位生存时间及其 95% *CI* 为 9.26（6.47~15.05）个月，对照组中位生存时间及其 95% *CI* 为 5.52（4.96~6.64）个月。

生存率和中位生存时间可通过 SPSS 中 “Analysis” → “Survival” → “Kaplan-Meier……” 选项计算。

## 二、统计表

统计表（statistical table）是指将研究指标或统计指标及其取值以特定表格的形式列出，以简单明了的方式来表达研究结果。统计表可分为简单表与组合表两种。简单表的主语只有一个层次，如表 5-2-1-1。组合表的主语则有两个及以上层次。

一般来说，统计表由标题、标目、线条、数字四部分组成，必要时附有备注。

**1. 标题** 位于表的上方，用以概括表的主要内容。必要时注明时间和地点。若一篇文章中有两张以上统计表，则每张统计表的标题前应加序号，如表 1、表 2。

**2. 标目** 根据其位置与作用可分为横标目、纵标目。横标目位于表的左侧，说明各横行数字的含义，一般为研究的事物；纵标目位于表的右侧上方，说明各纵栏数字的含义，即研究事物的指标。

**3. 线条** 通常采用三条线，即顶线、底线，纵标目下的分隔线。如有合计，可以加一条分隔线。若是组合表，在总标目与纵标目之间有短横线隔开。

**4. 数字** 一律采用阿拉伯数字。要求完整、准确无误。同一指标小数位数一致，位次对齐。统计表中不能留有空白项目，缺省用 “…” 表示，无数字用 “—” 表示，数值为零用 “0” 表示。

**5. 备注** 不是表中必备项目。若是表内某个数字或标目需作说明时，可用符号标出，写在底线的下面。

## 三、统计图

统计图是用点的位置、线段的升降、直条的长短及面积的大小等图形表达统计指标的结果、对比关系以及变化趋势。常用的统计图有直条图、百分条图、直方图、线图、圆图等，本节不予赘述。除此之外，在临床研究中，在描述临床有效性和安全性时，还有一些特殊的图形，如游泳图、瀑布图、泡泡图等，本节主要介绍这些特殊的图形。

### （一）统计图的结构

统计图通常由标题、图域、标目、刻度和图例五部分组成。

**1. 标题** 位于图的下方，用以概括图的主要内容。若同一篇文章中有两个以上统计图时，则标题前应有序号，如图 1、图 2 等。

**2. 图域** 即制图空间。以纵横轴为坐标绘制的图形，一般取第一象限为作图区，两轴的交点为起点，考虑到图形的美观，长宽之比一般是 7∶5。

**3. 标目** 纵标目与横标目，分别表示纵坐标与横坐标数字刻度的意义，一般有度量单位。

**4. 刻度** 指在纵轴或横轴上的坐标。按从小到大的顺序，纵轴刻度数值由下向上排列，横轴刻度数值从左到右排列。

**5. 图例** 通常位于图的右上方或正下方，解释图中不同颜色或图案代表的事物的意义。

### （二）疗效分析时常用的统计图

**1. 游泳图**

游泳图（swimmer plot），也称泳道图，常用来表示每个受试者的肿瘤缓解随时间的变化情况。图的横坐标是时间，纵坐标代表受试者，每一条形代表一个受试者接受药物治疗的时间，并标出了受试者完全缓解、部分缓解、疾病进展或死亡的时间节点。图中可以使用不同颜色或图案的条形区分研究分组或直接将每一例受试者的分组信息标注在纵坐标轴上，如图 5-2-1-1。当不需要显示分组信息时，也可以用不同颜色或图案的条形代表疾病的不同阶段。

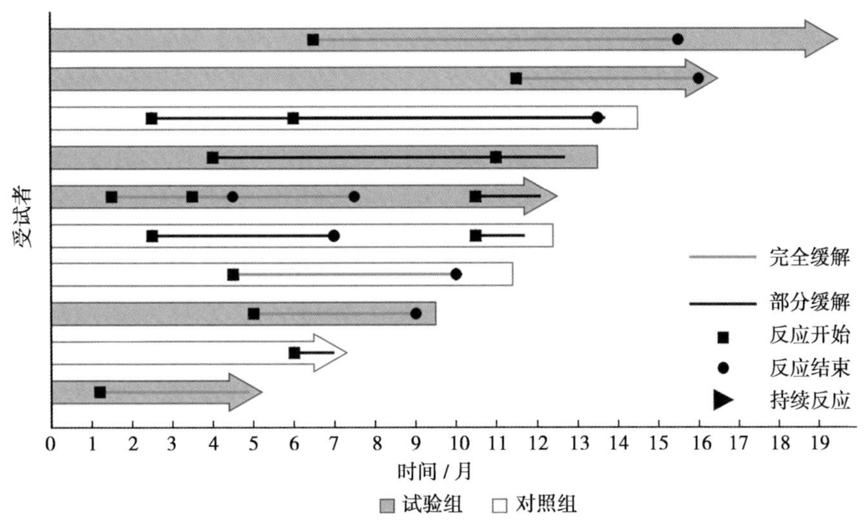


图 5-2-1-1 某临床研究受试者的肿瘤变化游泳图

**2. 瀑布图**

瀑布图（waterfall plot）一般用于显示治疗前后肿瘤大小的变化情况。横坐标表示受试者，纵坐标表示治疗后肿瘤大小相较于基线变化的百分比。每个直条表示一个受试者，按照肿瘤缩小程度从小到大排列，不同颜色或图案表示不同的治疗组，并在直条顶端标注受试者当前的肿瘤缓解情况，如图 5-2-1-2。若不需要显示组别，也可以用不同颜色或图案表示受试者当前的肿瘤缓解情况。

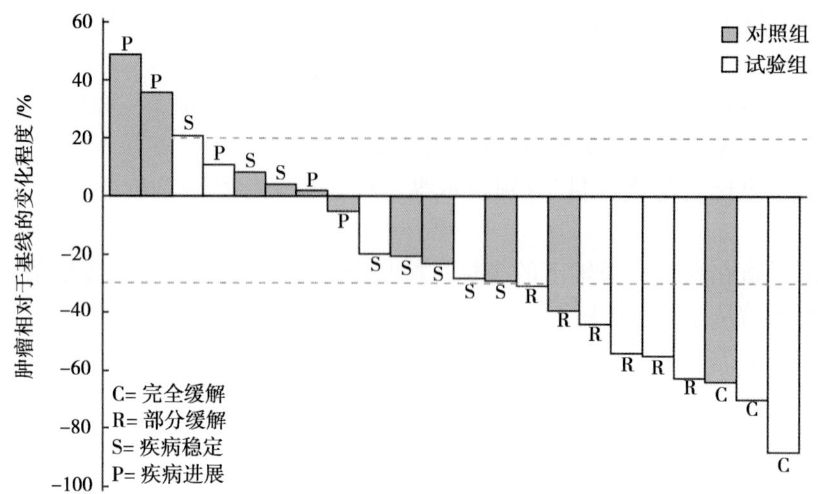


图 5-2-1-2 某临床研究受试者肿瘤反应瀑布图

### 3. 蜘蛛图

蜘蛛图(spider plot)常用于表示每个受试者肿瘤大小随时间变化的情况。横坐标表示时间,纵坐标表示治疗后肿瘤大小相较于基线变化的百分比,每条线代表一名受试者,常用箭头表示还在治疗中,如图 5-2-1-3 所示。

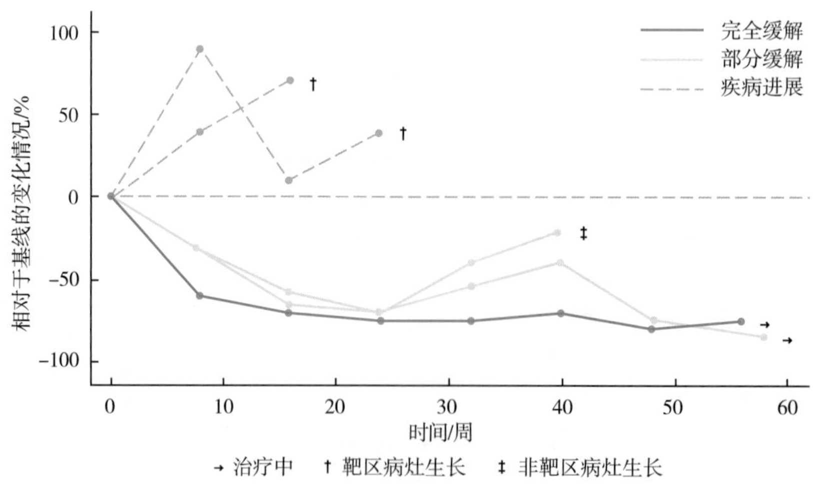


图 5-2-1-3 某临床研究受试者肿瘤反应蜘蛛图

瀑布图和蜘蛛图都表示肿瘤大小相较于基线的变化情况,但瀑布图只能表示某时点的情况,常用于说明临床试验的总体疗效,但疾病变化是一个动态的过程,而蜘蛛图能较好地反映这一动态过程。

### 4. 生存曲线

生存曲线以生存时间为横坐标,生存率为纵坐标,“+”表示删失,用以描述生存过程,又称 Kaplan-Meier(K-M)曲线。生存曲线是一条下降的曲线,平缓的生存曲线表示高生存率或较长的生存期,陡峭的生存曲线表示低生存率或较短的生存期,见图 5-2-1-4。

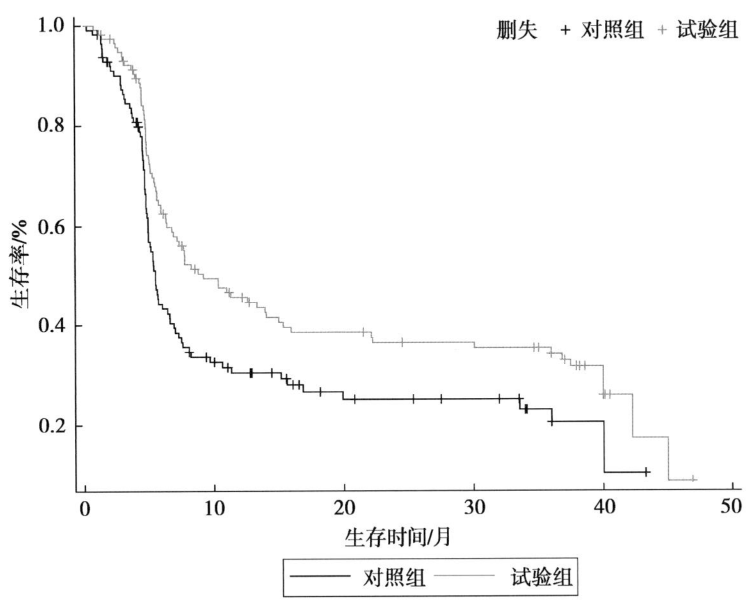


图 5-2-1-4　某临床研究生存曲线

### 5. 森林图

森林图（forest plot）是以统计指标和统计分析方法为基础，用数值运算结果绘制的图形，常用于 meta 分析及临床研究中的亚组分析。森林图在直角坐标系中，以一条垂直的无效线（横坐标刻度为 1 或 0）为中心，用平行于横轴的多条线段描述每个研究 / 亚组的效应量和置信区间。本节主要介绍用于临床研究中疗效亚组分析的森林图，如图 5-2-1-5 所示某临床研究总生存率的森林图，从左到右分别显示亚组名称、试验组事件数 / 总人数、对照组事件数 / 总人数、用数值和线段表示的 *HR* 及其置信区间，直观地展示了不同亚组间的差异。

| 亚组 | 发生事件数 / 总人数 / 人<br>试验组 | <br>对照组 | *HR* 及 95% 置信区间 | 风险率（*HR*） |
|---|---|---|---|---|
| 总计 | 135/298 | 174/298 | 0.70（0.56, 0.88） | |
| 年龄 | | | | |
| ≤65 岁 | 91/201 | 106/185 | 0.73（0.55, 0.96） | |
| >65 岁 | 44/97 | 68/113 | 0.65（0.44, 0.95） | |
| 性别 | | | | |
| 男性 | 119/260 | 159/263 | 0.69（0.55, 0.88） | |
| 女性 | 16/38 | 15/35 | 0.87（0.42, 1.81） | |
| 种族 | | | | |
| 非白人 | 5/15 | 7/16 | 0.82（0.26, 2.63） | |
| 白人 | 130/283 | 167/282 | 0.70（0.56, 0.88） | |
| 症状恢复时间 | | | | |
| ≤7 天 | 51/94 | 57/88 | 0.81（0.55, 1.19） | |
| >7 天 | 84/204 | 117/210 | 0.66（0.50, 0.88） | |
| 糖尿病 | | | | |
| 是 | 25/71 | 38/66 | 0.55（0.33, 0.91） | |
| 否 | 110/227 | 136/232 | 0.76（0.59, 0.98） | |
| | | | | ←试验组　对照组→<br>0.2　1　2.2 |

图 5-2-1-5　某临床研究总生存率森林图

### （三）安全性分析时常用的统计图

#### 1. 火山图

火山图（volcano plot）通过散点图的形式快速识别大型数据集中同类型数据的组间差异，常用于展示不良事件的组间差异。图 5-2-1-6 展示某临床研究不良事件差异，横坐标表示不良事件在试验组和对照组间的率差（risk difference，*RD*），纵坐标表示组间差异的统计学意义。*RD* 大于 0 的点表示该不良事件试验组发生较多，*RD* 小于 0 的点表示该不良事件对照组发生较多。虚线为组间差异有统计学意义的分界线，虚线上方的不良事件组间差异有统计学意义。点的颜色代表不同组别，点的大小代表不良事件发生率。

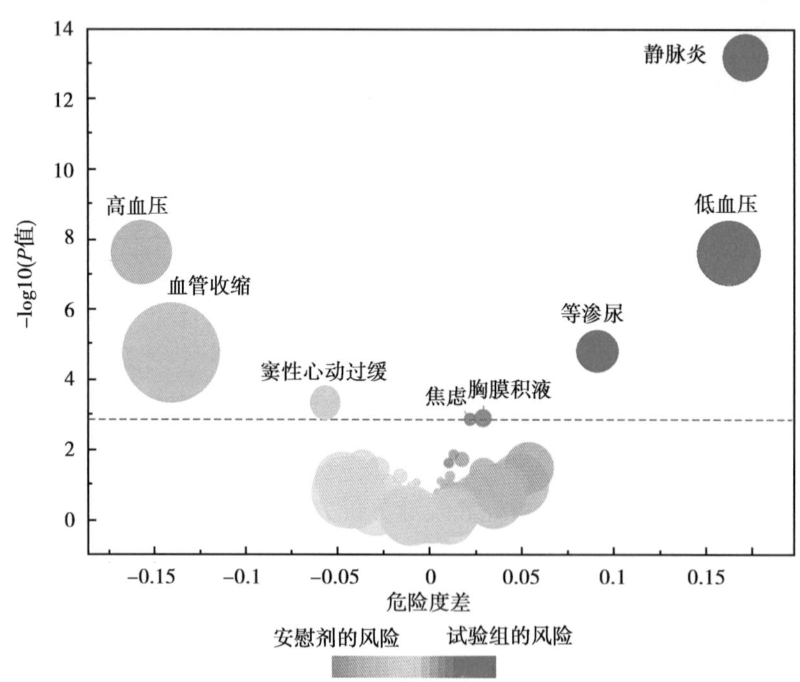


图 5-2-1-6　某临床研究不良事件火山图

#### 2. 韦恩图

韦恩图（Venn diagram）通常采用闭合的圆形或椭圆形曲线表示集合之间的关系，可用于表示不良事件合并情况。在临床研究中，有些受试者会发生一种不良事件，而有些受试者会同时发生几种不良事件。采用韦恩图表示不同集合之间的关系，可直观地分析不良事件之间的并发情况，有助于推断其原因，如图 5-2-1-7 所示。

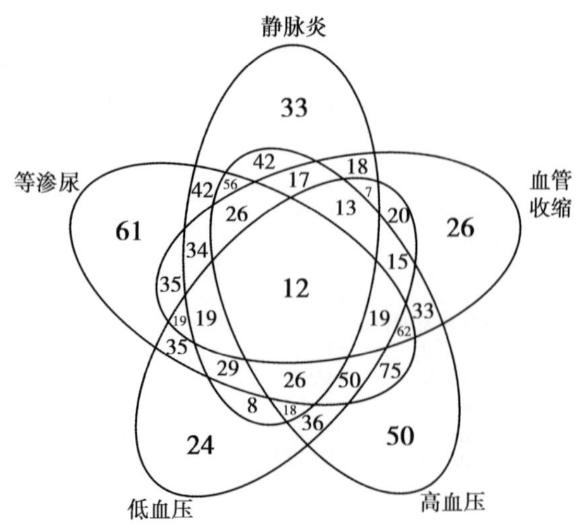


图 5-2-1-7　某临床研究不良事件韦恩图

### 3. 发生率及相对风险的组合图

运用森林图的原理，把不良事件发生率、*RR* 及其 95% *CI* 组合起来，按照一定规律排序，既可以观察不良事件发生率，又可以推断组间差异有无统计学意义，还可以进行不同种类不良事件间的比较，可以直观突显最需要关注的不良事件。如图 5-2-1-8 所示，左侧图形显示不同种类不良事件，圆点代表 A 组发生率，三角形代表 B 组发生率；右侧图形显示该不良事件 B 组相对于 A 组的 *RR* 及其 95% *CI*，并按照 *RR* 从高到低的顺序排列。

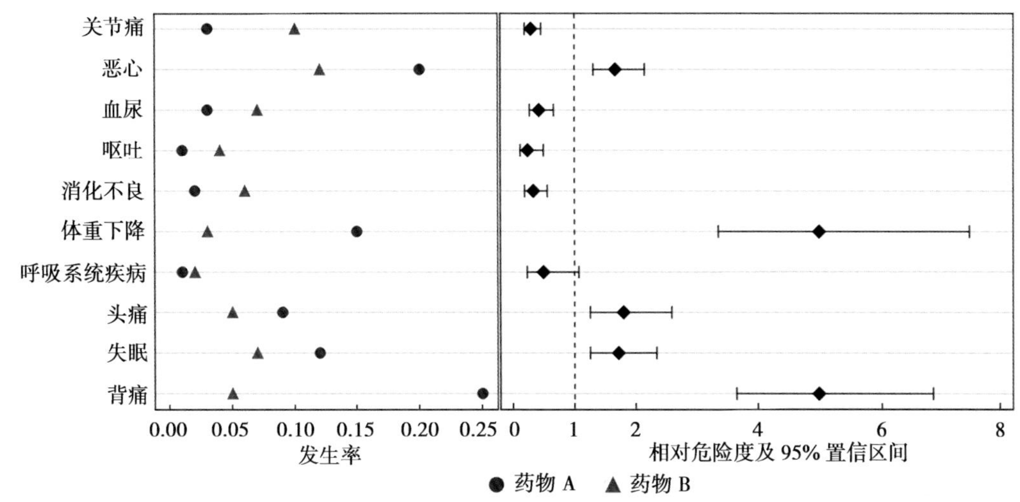


图 5-2-1-8 某临床研究不良事件发生率及相对风险的组合图

### 4. 箱式图

箱式图（box plot）是描述计量资料分布特征的一种直观形象的统计图形。图中用到 5 个基本统计量：最小值、下四分位数、中位数、上四分位数和最大值。其中，箱子的上下两个柄分别为除离群值外的最大值与最小值（若数据中存在离群值，则用“*”等符号标出）；箱子上线是上四分位数，即 $P_{75}$；箱子下线是下四分位数，即 $P_{25}$；箱子中间的线是中位数。

对于需展现历史性变化的安全性指标，如实验室检查指标，箱式图可以汇聚所有受试者数据点，直观了解该指标在不同试验组间的变化差异和趋势，并可快速发现异常数据点。图 5-2-1-9 描述某临床试验各随访两组丙氨酸转氨酶（ALT）情况，图中横坐标表示各次随访时间，纵坐标表示 ALT 检查值，单位为 /ULN（即检查值 / 医学参考值范围上限）。该图在箱式图的基础上加入了每个随访期的受试者数。上面的图形以箱式图的形式描述各随访期的 ALT 情况，不同组别用不同图案表示，箱体以外的“+”“△”表示离群值，右侧图形是两组受试者各随访期中的最大值（每例受试者所有随访中的最大值）的分布。下方的版图中表示的是每个随访期的病例数。纵轴上 1 倍 ULN 位置处用辅助线标记，以突出显示那些异常的病例。

### 5. 动态泡泡图

动态泡泡图以动态的形式展示实验室各种指标随时间推移而产生的变化。图 5-2-1-10 显示某临床研究血尿素氮（BUN）和肌酐（Cr）随时间变化的动态泡泡图，横坐标为 BUN，纵坐标为 Cr，1 个泡泡代表 1 例受试者，可以用不同颜色或图案代表不同组别。拖动下方时间条，图中的泡泡就会随着时间推移而变动，从而可以观察到哪些受试者从正常转为异常。如图 5-2-1-10 显示，在第 7 天，有两例受试者的 Cr 明显异常，拖动时间条，可以观察这两例的指标变化情况。

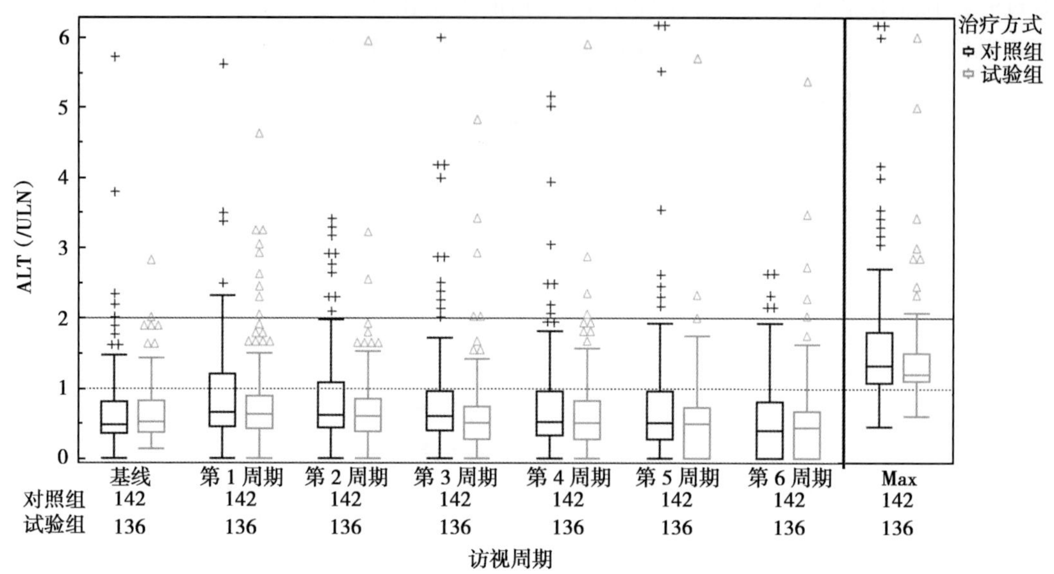


图 5-2-1-9 某临床研究 ALT 的变化图

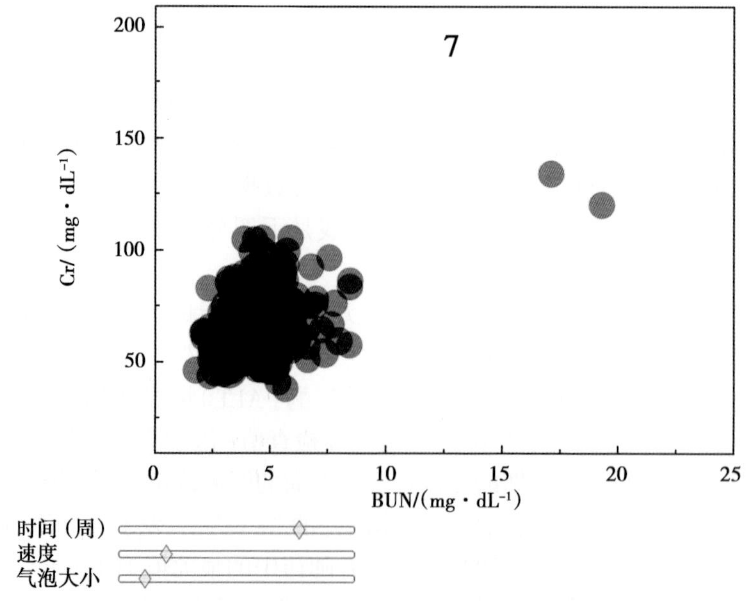


图 5-2-1-10 某临床研究 BUN 和 Cr 随时间变化的动态泡泡图

### 6. 散点图

散点图（scatter plot）以横坐标代表指标 $X$，以纵坐标代表指标 $Y$，在直角坐标系中画出每一对观察值所在的位置点（但不用直线连接这些点），用点的密集程度和趋势表示两指标间的相互关系。在临床研究中,为了从个体水平来观察用药前后实验室指标的变化,可绘制散点图,如图 5-2-1-11 所示。图中横坐标表示受试者基线时各指标[ALT、天冬氨酸转氨酶(AST)、总胆红素]的实际测量值(/ULN),纵坐标表示受试者用药后各指标的实际测量值(/ULN),每一个点代表 1 例受试者,不同组别的受试者用不同的符号表示。如果受试者的实验室检查前后变化不大,那么点应当密集分布在 45° 位置上;分布在 45° 左上方的点表示该受试者用药后高于基线水平;分布在 45° 右下方的点表示该受试者用药后低于基线水平。可以在图中标记辅助线,以方便判断异常情况。

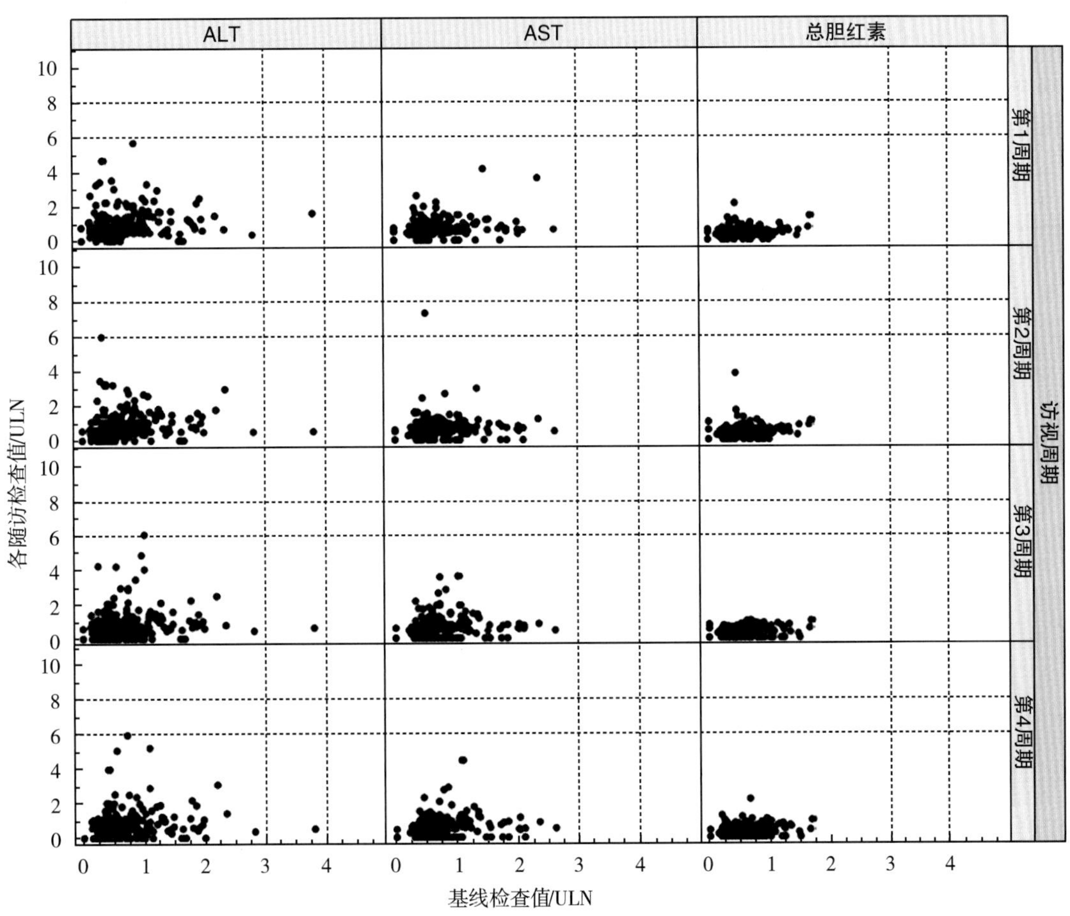


**图 5-2-1-11　某临床研究肝功能三项指标基线与各访视周期散点图**

## 第二节　基本统计方法

除了统计描述,统计分析工作通常还包括统计推断(statistical inference)。统计推断是指在一定的置信程度下由样本信息推断总体特征,包括参数估计(estimation of parameter)和假设检验(hypothesis test)。在临床研究中,应综合考虑研究目的、设计类型、资料类型、资料分布、样本量大小、统计方法的应用条件等因素,正确选择统计分析方法。若方法选用不当,会直接影响结论的真实可靠性。

临床研究的目的主要包括参数估计、组间差别比较、影响因素筛选、混杂因素校正与控制、预测分析等。研究人员首先需根据研究目的和专业知识厘清各个变量在研究中的地位、作用及相互关系，识别并确认数据中的因变量、自变量，如分组变量、协变量及混杂变量等。在此基础上，考察因变量属于单变量、双变量还是多变量。如果因变量是单变量，再看它属于哪一种资料类型［计量资料、分类资料（又称计数资料）或等级资料等］。特别的是，生存资料的因变量通常包括生存时间和生存结局两个变量。然后，看自变量个数，如果自变量只有一个，通常称为单因素分析；如果自变量有多个，通常称为多因素分析。进一步结合自变量的变量类型和分析目的选用合适的统计方法。临床研究中常用统计方法的选择流程如图 5-2-2-1 所示。本节主要阐述几种常用的基本统计方法；关于常用高级统计方法的介绍参见本章第四、五节。

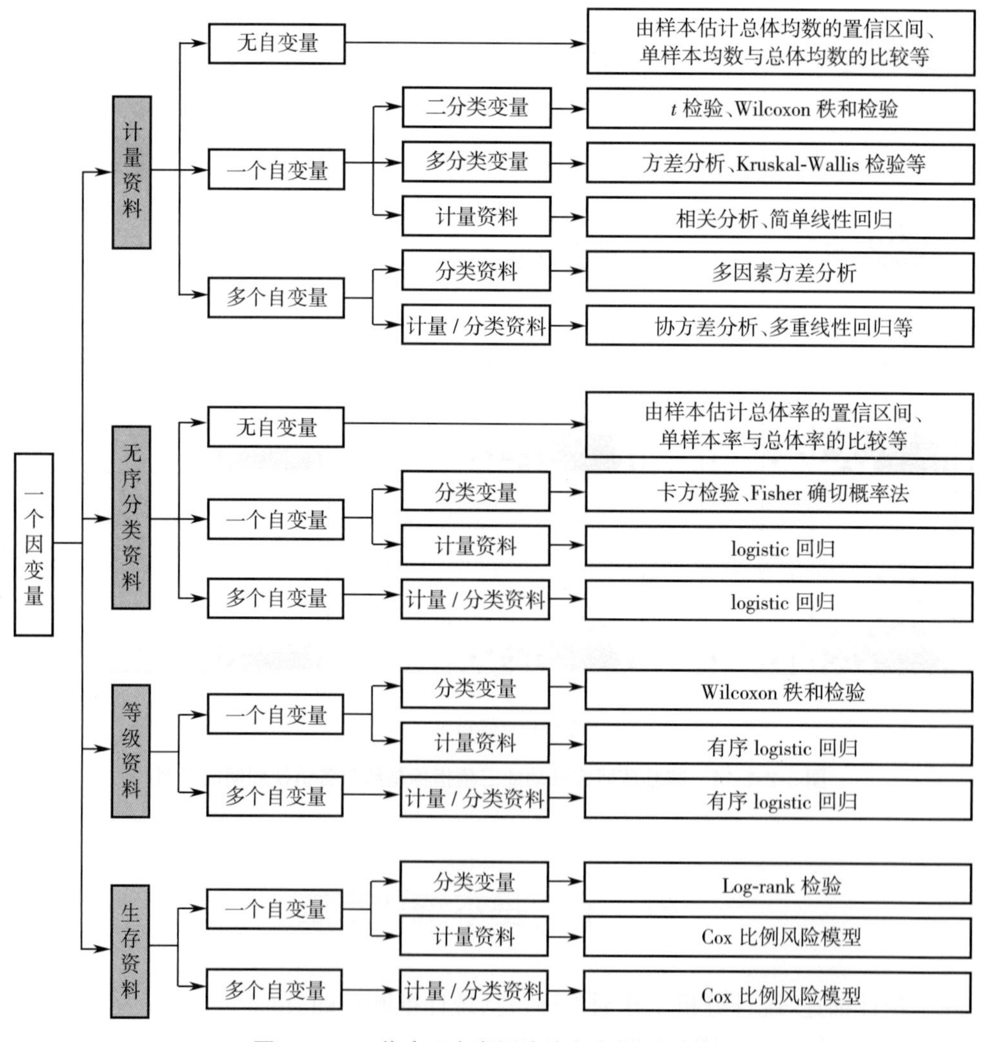


图 5-2-2-1 临床研究常用统计方法选择流程图

## 一、单变量计量资料的分析

### （一）总体均数置信区间的估计

总体标准差 $\sigma$ 未知且样本量 $n$ 较小（如 $n \leqslant 60$）时总体均数的双侧 $1-\alpha$ 置信区间如式 5-2-2-1 所示。

$$\bar{X} \pm t_{\alpha/2,\nu}\frac{S}{\sqrt{n}} \qquad （式 5-2-2-1）$$

上式中，$\bar{X}$ 和 $S$ 分别表示样本均数和样本标准差，$t_{\alpha/2,\nu}$表示自由度为 $\nu$ 的 $t$ 分布对应的双侧尾部概率为 $\alpha$ 时的 $t$ 界值。

$\sigma$ 未知但 $n$ 足够大（如 $n>60$）时总体均数的双侧 $1-\alpha$ 置信区间如式 5-2-2-2 所示。

$$\bar{X} \pm u_{\alpha/2}\frac{S}{\sqrt{n}} \qquad （式 5-2-2-2）$$

上式中，$u_{\alpha/2}$ 表示标准正态分布对应的双侧尾部概率为 $\alpha$ 时的 $u$ 界值。如当 $\alpha$=0.05 时，$u$=1.96。

总体均数的 95% *CI* 可通过 SPSS 软件中“Analyze”→“Descriptive Statistics”→“Explore……”选项计算，可通过“Factor List”指定组别变量输出各组的区间估计。如表 5-2-1-1 中，经过计算，试验组受试者的体表面积均数的 95% *CI* 为（1.61~1.67）$m^2$，对照组受试者的体表面积均数的 95% *CI* 为（1.60~1.65）$m^2$。

### （二）单样本均数与总体均数的比较

若因变量服从正态分布，选用单样本均数与总体均数比较的 $t$ 检验（one sample $t$-test）；若因变量不服从正态分布，则选用单样本中位数与总体中位数比较的 Wilcoxon 符号秩检验（Wilcoxon signed-rank test）。

单样本 $t$ 检验可通过 SPSS 软件中“Analyze”→“Compare Means”→“One-Sample T Test……”实现，单样本 Wilcoxon 符号秩检验可通过 SPSS 软件中“Analyze”→“Nonparametric Tests”→“One Sample……”实现。

### （三）两个独立样本均数的比较

若两样本的因变量均服从正态分布，且方差齐性，选用两独立样本 $t$ 检验（two independent sample $t$-test）；若两样本均服从正态分布，但方差不齐，选用 $t$ 检验或非参数检验中的 Wilcoxon 秩和检验（Wilcoxon rank sum test）；若两样本不服从正态分布（只要其中一个样本不服从正态分布即满足此条件），则选用 Wilcoxon 秩和检验。

两独立样本 $t$ 检验可通过 SPSS 软件中“Analyze”→“Compare Means”→“Independent-Samples T Test……”实现。表 5-2-1-1 中，欲比较试验组和对照组的体表面积均数有无差别，已知两组的体表面积均服从正态分布，但方差不齐，应选 $t$ 检验，SPSS 输出结果为 $t$=1.13，$P$=0.258。表明两样本均数差异无统计学意义，尚不能认为试验组和对照组的体表面积的总体均数有差别。

Wilcoxon 秩和检验可通过 SPSS 软件中“Analyze”→“Nonparametric Tests”→“Independent Samples……”实现。表 5-2-1-1 中，若采用 Wilcoxon 秩和检验对两组体表面积进行比较，结果为 $u$=−1.17，$P$=0.243。结论同前。

### （四）多个独立样本均数的比较

若各样本的因变量均服从正态分布，且各组方差齐性，选用单因素方差分析（one-way ANOVA）；若其中某样本不服从正态分布或各组方差不齐，则需选用非参数检验中的 Kruskal-Wallis *H* 检验（Kruskal-Wallis *H* test）。若方差分析或 Kruskal-Wallis *H* 检验结果显示有统计学意义，则需进一步进行多个样本间的多重比较。常用的多个样本均数的多重比较方法包括 LSD-*t* 检验、Dunnett-*t* 检验、SNK-*q* 检验等，多个样本的非参数检验的多重比较方法包括 Bonferroni 法、Nemenyi 检验等。

单因素 ANOVA 可通过 SPSS 软件中"Analyze"→"Compare Means"→"One-Way ANOVA……"实现。

Kruskal-Wallis *H* 检验可通过 SPSS 软件中"Analyze"→"Nonparametric Tests"→"Independent Samples……"实现。

### （五）两变量的关联分析

#### 1. 相关分析

当因变量和自变量均为计量资料，且分析目的为考察两变量的相关关系时，若两变量服从双变量正态分布，可选用 Pearson 相关分析（Pearson correlation）；若两变量不服从双变量正态分布，则需选用 Spearman 秩相关分析（Spearman rank correlation）。

相关分析可通过 SPSS 软件中"Analyze"→"Correlate"→"Bivariate……"实现。

#### 2. 简单线性回归

分析两变量的回归关系时，若散点图显示两变量关系呈线性趋势，可选用简单线性回归（linear regression）。

简单线性回归可通过 SPSS 软件中"Analyze"→"Regression"→"Linear……"实现。

## 二、单变量分类资料的分析

### （一）总体率置信区间的估计

#### 1. 正态近似法

设样本率为 $P$，当样本量 $n$ 较大，$nP$ 和 $n(1-P)$ 均大于 5 时，样本率 $P$ 近似服从正态分布，此时，总体率 $\pi$ 的双侧 $1-\alpha$ 置信区间可用式 5-2-2-3 估计。

$$P \pm u_{\alpha/2}\sqrt{\frac{P(1-P)}{n}} \qquad \text{（式 5-2-2-3）}$$

#### 2. 查表法

对于 $n \leqslant 50$ 的小样本资料，可直接查百分率的置信区间表获得总体率的置信区间。

### （二）两个独立样本率的比较

当因变量和分组变量均为二分类资料时，若 $n \geqslant 40$ 且四格表所有格子的理论频数 $T \geqslant 5$，可选用 Pearson $\chi^2$ 检验或 Fisher 确切概率法；若 $n \geqslant 40$ 且四格表至少有一个格子的理论频数 $1 \leqslant T<5$，可选用连续性校正 $\chi^2$ 检验或 Fisher 确切概率法；若 $n<40$ 或有 $T<1$，需选用 Fisher 确切概率法。

两独立样本率的检验可通过 SPSS 软件中"Analyze"→"Descriptive Statistics"→"Crosstabs"实现。表 5-2-1-1 中，欲比较试验组和对照组的性别构成有无差别，计算得 $\chi^2=0.14$，$df=1$，$P=0.710$。表明两组的性别构成差异无统计学意义，性别在试验组和对照组间是均衡的。本例如采用 Fisher 确切概率法，计算得 $P$=0.788，结论与 $\chi^2$ 检验保持一致。

### （三）多个独立样本率 / 构成比的比较

当因变量和分组变量均为无序分类资料，研究目的是多个样本率 / 构成比的比较时，可选用行 × 列表资料的 $\chi^2$ 检验或 Fisher 确切概率法；若研究目的为分析两个无序分类变量之间有无关联性以及关系的密切程度时，可选用行 × 列表资料的 $\chi^2$ 检验并计算 Pearson 列联系数。

当分组变量（如年龄）为有序分类资料，而因变量（如肝炎分型）为无序分类资料，其研究目的是分析不同年龄组不同肝炎类型的构成情况，此时可将分组变量视为无序分类资料，分析方法仍采用行 × 列表资料的 $\chi^2$ 检验或 Fisher 确切概率法。

若假设检验结果显示有统计学意义，则需进一步进行多个样本率的多重比较。多个样本率的多重比较方法包括调整检验水准的 Bonferroni $\chi^2$ 分割法、Scheffe 置信区间法、SNK 法等。

多个独立样本率 / 构成比的比较可通过 SPSS 软件中 "Analyze" → "Descriptive Statistics" → "Crosstabs" 实现。

## 三、单变量等级资料的分析

两个独立样本等级资料的比较，可选用 Wilcoxon 秩和检验；若为多个独立样本等级资料的比较，可选用 Kruskal-Wallis $H$ 检验。多重比较及秩和检验的 SPSS 软件实现参见本节前文。

表 5-2-1-1 中，欲比较试验组和对照组的 ECOG 评分的分布有无差别，采用 Wilcoxon 秩和检验，经 SPSS 软件计算得 $u$=0.16，$P$=0.873。结果表明两组的 ECOG 评分的分布差异无统计学意义，该变量的分布在两组间是均衡的。

## 四、生存曲线的比较

两个或多个独立样本生存曲线的比较一般采用 log-rank 检验。该检验属于单因素分析，未考虑其他自变量的影响，如需要精确地分析该因素对于预后的独立影响，需要采用本章第三节中的 Cox 比例风险模型进行多因素分析。需要注意的是，log-rank 检验的应用条件是各组生存曲线呈比例风险关系，即各组的生存曲线不能交叉；当生存曲线有交叉时，提示存在潜在的混杂因素，可考虑采用 landmark 分段分析。

SPSS 软件进行 log-rank 检验的操作为："Analyze" → "Survival" → "Kaplan-Meier……" 在表 5-2-1-1 中，欲比较试验组和对照组的生存曲线有无差异，在 SPSS 弹出的对话框中将分组变量 "treat" 选入 "Factor" 框中，将生存时间变量 "efs" 选入 "Time" 框中，将生存状态变量 "censor" 选入 "Status" 框中，"Define event" 指定数字 "1" 表示感兴趣的结局事件发生。在 "Compare Factors" 选项卡中指定 "Test Statistics" 为 "Log rank"。最后点击 "OK" 完成。结果显示两组生存曲线不交叉，$\chi^2$=7.12，$df$=1，$P$=0.008。可认为两组的生存曲线不同。

多个样本的生存曲线的多重比较的基本思想是调整假设检验的检验水准，以使 $P$ 值在 "足够小" 的情况下方可拒绝原假设。多重比较可采用 R 语言中的 "survminer" 包的 "pairwise_survdiff" 函数实现，该函数支持 "Holm" "Hochberg" "Hommel" "Bonferroni" "BH" 等多种方法。各方法的基本原理请参考相关文献。

# 第三节 样本量估计

临床研究设计中通常需要考虑的一个关键问题是样本量的估计，这也是医学研究人员与统计学家在合作开展临床研究时最具挑战性的环节之一。当发表研究结果时，标准的做法是需要报告样本量是如何确定的。例如，随机对照试验的报告规范 CONSORT 2010（项目 7A）指出：需要作者解释样本量是如何确定的，样本量的信息披露要使得读者能够评估原假设和备择假设的可信性，检验统计量的选择和参数设计的合理性。鉴于样本量估计对于临床研究设计的重要性，本节将介绍在临床研究设计阶段，如何确定最小样本量。

根据统计分析的目的可将样本量估计分为参数估计时的样本量估计和假设检验时的样本量估计两大类。不同的参数估计方法和假设检验方法有其各自的样本量计算公式。

## 一、简单随机抽样中参数估计的样本量估计

### （一）估计总体均数时的样本量估计

估计总体均数时所需样本量，需要如下基本信息。

标准差：$\sigma$

容许误差：$\delta$

置信度：$1-\alpha$

所需样本量按式 5-2-3-1 计算。

$$n=\left[\frac{u_{\alpha/2}\sigma}{\delta}\right]^2 \quad \text{（式 5-2-3-1）}$$

式中 $\delta$ 为容许误差（即置信区间宽度的一半）；$u_{\alpha/2}$ 为标准正态分布界值。

### （二）估计总体率时的样本量估计

估计总体率时所需样本量需要如下基本信息。

总体率：$\pi$

容许误差：$\delta$，或置信区间的宽度：$2\delta$

置信度：$1-\alpha$

当总体率 $\pi$ 不是太小，也不是太大时，可按式 5-2-3-2 近似计算。

$$n=\left[\frac{u_{\alpha/2}}{\delta}\right]^2\cdot\pi(1-\pi) \quad \text{（式 5-2-3-2）}$$

当总体率 $\pi$ 接近 0 或 1 时，用上述方法估计的样本量往往偏低，此时可用对应的置信区间估计的确切方法（Clopper-Pearson 法）进行迭代以得到所需样本量，可借助 NCSS PASS 2021 等样本量计算软件进行估计。

## 二、假设检验的样本量估计：两均数的比较

### （一）样本均数与已知总体均数比较（或配对设计均数比较）时的样本量估计

需要如下基本信息。

两总体均数之差：$\delta=\mu_1-\mu_0$，其中 $\mu_0$ 是已知的总体均数，$\mu_1$ 是需要检验的总体均数配

对设计时 $\delta$ 为两配对样本差值的均数，通常设为 0。

标准差：$\sigma$（配对设计时为差值的标准差 $\sigma_d$）

检验水准：$\alpha$

检验效能：$1-\beta$

双侧检验时的样本量估计公式如式 5-2-3-3 所示。

$$n=\frac{(t_{\alpha/2}+t_\beta)^2\sigma^2}{\delta^2} \quad \text{（式 5-2-3-3）}$$

$t_{\alpha/2}$ 为在一定自由度下的 $t$ 分布概率密度曲线对应的 $\alpha/2$ 分位数，即双侧 $t$ 界值，$t_\beta$ 为一定自由度下的 $t$ 分布概率密度曲线对应的 $\beta$ 分位数界值。

### （二）两独立样本均数比较时的样本量估计

需要如下基本信息。

两总体均数：$\mu_1$、$\mu_2$，或者两总体均数之差 $\delta=\mu_1-\mu_2$

两总体标准差：$\sigma_1$、$\sigma_2$，通常假设它们相等，即 $\sigma_1=\sigma_2=\sigma$

检验水准：$\alpha$

检验效能：$1-\beta$

若两组样本量不等［假设两组比例为 $Q:(1-Q)$，$0<Q<1$］，双侧检验时两组所需总样本量如式 5-2-3-4 所示。

$$N=n_1+n_2=\left(\frac{1}{Q}+\frac{1}{1-Q}\right)\frac{\sigma^2(u_{\alpha/2}+u_\beta)^2}{\delta^2} \quad \text{（式 5-2-3-4）}$$

各组样本量分别为：$n_1=QN$，$n_2=(1-Q)N$。$u_{\alpha/2}$ 和 $u_\beta$ 为标准正态分布界值。

## 三、假设检验的样本量估计：两个率的比较

### （一）样本率与已知总体率比较时的样本量估计

需要如下基本信息。

已知总体率：$\pi_0$

需要检验的总体率：$\pi$

检验水准：$\alpha$

检验效能：$1-\beta$

当 $\pi_0$ 不太小，也不太大时，可用正态近似法估计所需样本量，公式如式 5-2-3-5 所示。

$$n=\frac{\left[u_{\alpha/2}\sqrt{\pi_0(1-\pi_0)}+u_\beta\sqrt{\pi(1-\pi)}\right]^2}{(\pi-\pi_0)^2} \quad \text{（式 5-2-3-5）}$$

当 $\pi_0$ 接近 0 或 1 时，正态近似法的误差较大，可用确切方法进行迭代以得到所需样本量。

### （二）两独立样本率比较时的样本量估计

需要如下基本信息。

两总体率：$\pi_1$，$\pi_2$

检验水准：$\alpha$

检验效能：$1-\beta$

当 $\pi_1$，$\pi_2$ 不太大也不太小时，假设两组样本比例设为 $Q:(1-Q)$，其中 $0<Q<1$，则双侧检验时所需总样本量如式 5-2-3-6 所示。

$$N=\frac{\left[u_{\alpha/2}\sqrt{2\pi(1-\pi)}+u_{\beta}\sqrt{(1-Q)\pi_1(1-\pi_1)+Q\pi_2(1-\pi_2)}\right]^2}{Q(1-Q)(\pi_1-\pi_2)^2} \quad \text{（式 5-2-3-6）}$$

上式中，$\pi=Q\pi_1+(1-Q)\pi_2$。各组样本量分别为：$n_1=QN$，$n_2=(1-Q)N$。单侧检验时将式中的 $u_{\alpha/2}$ 改为 $u_{\alpha}$ 即可。

当 $\pi_1$，$\pi_2$ 接近 0 或 1 时，可用确切方法进行迭代以得到所需样本量。

## 四、假设检验的样本量估计：诊断试验

本小节主要介绍临床研究中最常用的单个诊断试验准确度的样本量估计。需要如下基本信息。

试验预期的灵敏度

试验预期的特异度

检验水准：$\alpha$

容许误差：$\delta$

单个诊断试验的样本量的计算公式如式 5-2-3-7 所示。

$$n=\frac{u_{\alpha/2}^2P(1-P)}{\delta^2} \quad \text{（式 5-2-3-7）}$$

上式中，$u_{\alpha/2}$ 为标准正态分布界值；$P$ 为预期的灵敏度或特异度，当 $P$ 设为灵敏度时，计算得到的即是所需要的阳性例数，当 $P$ 设为特异度时，计算得到的即是所需要的阴性例数。

## 五、假设检验的样本量估计：两生存曲线的比较

Log-rank 检验是两组间生存曲线比较的最常用的检验方法，它比较的是整个时间段的生存率，而不是单一的时点。生存数据由于同时考虑生存结局和生存时间，且生存时间可能含有删失数据，生存时间的分布与常见的统计分布有显著区别，故样本量的估计较为复杂。

目前最常用的 log-rank 检验的样本量估计方法为 Lakatos 模型（1988 年提出）。Lakatos 模型可以解决生存时间不符合指数分布，且分布类型未知时的样本量估计问题。其基本原理是基于马尔科夫过程，将整个研究时间划分为 $k$ 个等长的时间段，$k$ 的大小取足够大，各时间段可以拟合一个独特的生存过程，即各时段的 *HR*、删失率和受试者的依从性可以不同。可以看出，该模型能够灵活地反映试验的实际情况，更好地适应试验的复杂性和多样性，目前已被众多权威样本量估算软件所采用。因该模型原理复杂，无闭式公式，需迭代求解，读者可借助 NCSS PASS 等软件进行样本量估计。

# 第四节 多元统计方法

在实际研究工作中，变量间的关系是复杂的，有时需要考虑一个因变量与多个自变量，甚至多个因变量与多个自变量之间的关系。在医学研究中，最常用的回归模型是多重线性回归、logistic 回归和 Cox 回归。针对纵向重复测量数据可采用重复测量资料的方差分析，还可采用混合效应模型。

## 一、多重线性回归分析简介

一个因变量的变化可能受到其他多个自变量的影响，如糖尿病患者的糖化血红蛋白水平可能与年龄、性别、体质指数等多个指标有关。用回归方程定量地刻画一个因变量与多个自变量间的线性关系，称为多重线性回归（multiple linear regression），简称多重回归（multiple regression）。

**模型构建及评价**

在一定的假设条件下，因变量 $Y$ 与自变量 $X_1, X_2, \cdots X_m$ 之间存在如下线性函数关系（式 5-2-4-1）。

$$Y=\beta_0+\beta_1X_1+\beta_2X_2+\cdots+\beta_mX_m+\varepsilon \quad （式 5-2-4-1）$$

此线性函数即为多重线性回归模型的一般形式，其中 $\beta_0$ 为常数项，也称为截距，$\beta_1$，$\beta_2, \cdots, \beta_m$ 称为偏回归系数（partial regression coefficient），$\varepsilon$ 为残差（residual），即去除 $m$ 个自变量对 $Y$ 的影响后的随机误差。偏回归系数 $\beta_j$（$j$=1, 2, 3, ⋯, $m$）的含义为：在其他自变量保持不变的条件下，自变量 $X_j$ 每改变一个单位，因变量 $Y$ 的平均改变量。

多重线性回归模型的应用条件包括：① $Y$ 与 $X_1, X_2, \cdots, X_m$ 之间具有线性关系；②各观测值 $Y_i$（$i$=1, 2, 3, ⋯, $n$）之间相互独立；③残差 $\varepsilon$ 服从均数为 0、方差为 $\sigma^2$ 的正态分布，等价于对于任意一组自变量 $X_1, X_2, \cdots, X_m$ 值，应变量 $Y$ 均服从正态分布且具有相同方差。

多重线性回归分析的基本步骤包括以下几点。

根据样本数据对模型参数 $\beta_0, \beta_1, \cdots, \beta_m$ 进行估计，建立多重线性回归方程（如式 5-2-4-2 所示）。

$$\hat{Y}=b_0+b_1X_1+b_2X_2+\cdots+b_mX_m \quad （式 5-2-4-2）$$

其中，$b_0, b_1, b_2, \cdots, b_m$ 为模型参数 $\beta_0, \beta_1, \beta_2, \cdots, \beta_m$ 的样本估计值，称为偏回归系数的估计值。$\hat{Y}$为 $Y$ 的估计值。

对回归模型及参数进行假设检验，并对方程的拟合效果及各自变量的作用大小进行评价。

上述具体计算复杂，可借助统计分析软件完成。

**例 5-2-4-1** 某研究者在上海高危糖尿病人群中进行了一项横断面研究，收集了 1 627 例的糖化血红蛋白（$Y$, %）、年龄（$X1$，岁，1=“18~39”；2=“40~59”；3=“≥ 60”）、性别（$X2$，1= 男；2= 女）、是否饮酒（$X3$，过去 1 年饮酒 12 次以上，1= 是；0= 否）、体重指数（$X4$，kg/m$^2$，1=“<24”；2=“24~28”；3=“>28”）、收缩压（$X5$，mmHg）、糖尿病家族史（$X6$，1= 有；0= 无）等因素，数据如表 5-2-4-1 所示，试建立糖化血红蛋白与其他几项指标的多重线性回归方程。

表 5-2-4-1 糖尿病高危人群的糖化血红蛋白水平与相关因素的测量数据

| 编号 | 糖化血红蛋白 | 年龄 | 性别 | BMI | 饮酒 | 收缩压 / mmHg | 家族史 |
|---|---|---|---|---|---|---|---|
| 1 | 5.6 | 2 | 1 | 2 | 0 | 113 | 1 |
| 2 | 5 | 1 | 2 | 2 | 0 | 106 | 0 |
| 3 | 7.7 | 3 | 1 | 2 | 0 | 106 | 0 |
| 4 | 5.7 | 3 | 1 | 2 | 1 | 130 | 0 |
| 5 | 5.7 | 3 | 2 | 1 | 0 | 136 | 0 |
| 6 | 6 | 2 | 2 | 1 | 0 | 115 | 0 |
| 7 | 5.1 | 1 | 2 | 1 | 0 | 106 | 0 |
| 8 | 4.6 | 1 | 2 | 1 | 0 | 128 | 0 |
| 9 | 5.5 | 1 | 2 | 1 | 0 | 122 | 0 |
| | | | | … | | | |
| 1 627 | 6.4 | 3 | 2 | 2 | 0 | 126 | 0 |

多重线性回归分析可通过 SPSS 软件中 “Analysis” → “Regression” → “Linear……” 实现。本例主要的输出结果如表 5-2-4-2 和表 5-2-4-3 所示。

表 5-2-4-2 多重线性回归方差分析表

| 变异来源 | 自由度 | 离均差平方和 | 均方 | *F* | *P* |
|---|---|---|---|---|---|
| 校正合计 | 1 626 | 1 745.23 | | | |
| 模型 | 6 | 83.05 | 13.84 | 13.49 | <0.000 1 |
| 误差 | 1 620 | 1 662.18 | 1.03 | | |

表 5-2-4-3 回归系数估计及检验结果

| 变量 | *b* | *Sb* | *b*’ | *t* | *P* |
|---|---|---|---|---|---|
| 常数项 | 4.99 | 0.22 | | 22.83 | <0.001 |
| *X*1 | 0.17 | 0.03 | 0.12 | 4.79 | <0.001 |
| *X*2 | –0.12 | 0.06 | –0.06 | –2.24 | 0.026 |
| *X*3 | 0.09 | 0.08 | 0.03 | 1.22 | 0.222 |
| *X*4 | 0.08 | 0.04 | 0.05 | 2.10 | 0.036 |
| *X*5 | 0.01 | 0.00 | 0.11 | 4.04 | <0.001 |
| *X*6 | 0.10 | 0.06 | 0.04 | 1.76 | 0.078 |

根据表 5-2-4-2，$F$=13.49，$P$<0.000 1，在 $a$=0.05 检验水准上拒绝 $H_0$，接受 $H_1$，认为所拟合的回归方程具有统计学意义。

根据表 5-2-4-2 得到多重线性回归方程如式 5-2-4-3 所示。

$$\hat{Y}=4.99+0.17X_1-0.12X_2+0.09X_3+0.08X_4+0.01X_5+0.10X_6 \quad \text{（式 5-2-4-3）}$$

结果表明，年龄 $X1$、体重指数 $X4$、收缩压 $X5$、有糖尿病家族史 $X6$ 与糖化血红蛋白呈正向关系，年龄越大、体重指数越高、收缩压越高、有家族史，糖化血红蛋白越高；性别 $X2$ 与糖化血红蛋白呈负向关系，控制其他因素后，与男性相比女性糖化血红蛋白水平较低。

标准化回归系数可以用来比较各个自变量对因变量的影响强度。一般在有统计学意义的前提下，标准化回归系数的绝对值越大，相应自变量对因变量的作用就越大。计算各自变量的标准化回归系数，即表 5-2-4-3 的 $b'$，可得对糖化血红蛋白影响的大小顺序依次为年龄 $X1$、收缩压 $X5$、性别 $X2$ 和是否饮酒 $X3$。

观察表 5-2-4-3 发现并不是所有自变量对回归的作用都有统计学意义，而实际工作中总是希望能够找到一个“最优”方程，使方程内的自变量对回归都有统计学意义，方程外的自变量对回归都无统计学意义。逐步回归法是变量筛选的一种常用方法。对引入或剔除自变量的 $F$ 检验，可以设置相同或不同的检验标准。但需注意，引入自变量的检验水准 $\alpha_{入}$ 要小于或等于剔除自变量的检验水准 $\alpha_{出}$。通常 $\alpha_{入}$ 越小，表示选取自变量的标准越严格，被选入方程的自变量数相对较少；相反，$\alpha_{入}$ 越大，则选取自变量的标准越宽松，被选入方程内的自变量数也相对较多。

如上例采用逐步回归法（$\alpha_{入}$=0.05，$\alpha_{出}$=0.10）进行变量筛选，则结果如表 5-2-4-4 所示。

**表 5-2-4-4　回归系数估计及检验结果**

| 变量 | $b$ | $S_b$ | $b'$ | $t$ | $P$ |
|---|---|---|---|---|---|
| 常数项 | 5.07 | 0.21 | | 23.72 | <0.001 |
| $X_1$ | 0.16 | 0.03 | 0.12 | 4.71 | <0.001 |
| $X_2$ | −0.14 | 0.05 | −0.07 | −2.77 | 0.006 |
| $X_4$ | 0.08 | 0.04 | 0.06 | 2.17 | 0.030 |
| $X_5$ | 0.01 | 0.00 | 0.11 | 4.01 | <0.001 |

## 二、logistic 回归分析简介

在医学研究中常研究因变量或称反应变量 $Y$ 为二分类变量（如患病与未患病、阴性与阳性等）或多分类变量（如治疗效果：痊愈、有效、无效等）与多个自变量 $X$（$X_1, X_2, \cdots, X_m$）的关系，logistic 回归分析则是处理该类资料的有效方法。

前一个例子中，为了研究高危人群是否患糖尿病（$Y$，1= 有；0= 无）及年龄（$X_1$，岁，1=“18~39”；2=“40~59”；3=“≥60”）、性别（$X_2$，1= 男；2= 女）、饮酒（$X_3$，过去 1 年饮酒 12 次以上，1= 是；0= 否）、体重指数（$X_4$，kg/m$^2$，1=“<24”；2=“24~28”；3=“>28”）、收缩压水平（$X_5$，mmHg）、糖尿病家族史（$X_6$，1= 有；0= 无）等因素对患糖尿病的影响（判定准则：空腹血糖≥7mmol/L，餐后 2 小时血糖≥11mmol/L，则判定为糖尿病），试用 logistic 回归进行分析。

如果只单独考虑性别或家族史等对是否患糖尿病的影响，可直接采用基本统计方法中的卡方检验，但是这里需要同时考虑性别、家族史等多个因素对患糖尿病的影响，所以需要进行 logistic 回归分析。

### （一）logistic 回归模型

logistic 回归模型的因变量 $Y$ 为分类变量，根据因变量 $Y$ 的具体类型，模型主要有：二分类 logistic 回归模型、有序分类 logistic 回归模型、无序分类 logistic 回归模型，但二分类 logistic 回归模型最常用，自变量和多重线性回归一样可以是定量变量、有序分类变量和无序分类变量。本节仅介绍二分类 logistic 回归模型，其定义如下。

该研究所关注的结局事件（如死亡或患病等）是否发生用因变量 $Y$ 表示。$Y$=1 表示该结局事件发生，即出现阳性结果如发病、死亡等；反之，$Y$=0 表示该结局事件未发生，即出现阴性结果如未发病、存活等。另有影响 $Y$ 取值的 $m$ 个自变量 $X_1, X_2, \cdots, X_m$。记 $P=P(Y=1|X_1, X_2, \cdots, X_m)$，表示在 $m$ 个自变量作用下阳性结果发生的概率，logistic 回归模型可以表示为式 5-2-4-4。

$$P=\frac{\exp(\beta_0+\beta_1 X_1+\beta_2 X_2+\cdots+\beta_m X_m)}{1+\exp(\beta_0+\beta_1 X_1+\beta_2 X_2+\cdots+\beta_m X_m)} \qquad \text{（式 5-2-4-4）}$$

其中 $\beta_0$ 表示常数项，$\beta_1, \beta_2, \cdots, \beta_m$ 为回归系数。

对（式 5-2-4-4）作对数变换，logistic 回归模型可以表示成如下（式 5-2-4-5）线性形式。

$$\ln\left(\frac{P}{1-P}\right)=\beta_0+\beta_1 X_1+\cdots+\beta_m X_m \qquad \text{（式 5-2-4-5）}$$

（式 5-2-4-5）左端为阳性结果与阴性结果发生概率之比的自然对数，称为 $P$ 的 logit 变换，记为 logit $P$。

对于样本数据，通常用最大似然法（maximum likelihood，ML）进行参数估计，得到模型回归系数的估计值 $b_1, b_2, \cdots, b_m$。

### （二）logistic 回归模型中参数的意义及比值比的含义

由式 5-2-4-3 可以看出，常数项 $\beta_0$ 表示所有自变量为 0 时，logit $P$ 的值，即事件发生率与未发生率之比的自然对数。回归系数 $\beta_j$（$j$=1，⋯，$m$）表示自变量 $X_j$ 每改变一个单位时 logit $P$ 的改变量，它与衡量危险因素作用大小的比值比（$OR$）存在对应关系。对比某一危险因素两个不同暴露水平 $X_j=C_1$ 与 $X_j=C_0$ 的发病情况（假定其他因素的水平相同），其优势比的自然对数如式 5-2-4-6 所示。

$$\ln(OR_j)=\ln\left(\frac{P_1/(1-P_1)}{P_0/(1-P_0)}\right)=\operatorname{logit}P_1-\operatorname{logit}P_0=\beta_j(C_1-C_0) \qquad \text{（式 5-2-4-6）}$$

即

$$OR_j=\exp[\beta_j(C_1-C_0)] \qquad \text{（式 5-2-4-7）}$$

式中 $P_1$、$P_0$ 分别表示 $X_j$ 取值为 $C_1$ 和 $C_0$ 时的发生率，$OR_j$ 称作多变量调整后的比值比（adjusted odds ratio），表示扣除了其他自变量影响后危险因素的作用。特殊的是，如果进行患病或死亡的危险因素研究，若 $X_j$ 赋值为 $X_j$=1 表示暴露于某因素，$X_j$=0 表示非暴露于某因素，则暴露组与非暴露组的患病的比值比为 $OR_j=\exp(\beta_j)$。

当 $\beta_j$=0 时，$OR_j$=1，说明因素 $X_j$ 对疾病发生不起作用；当 $\beta_j>0$ 时，$OR_j>1$，说明 $X_j$ 是一个危险因子；当 $\beta_j<0$ 时，$OR_j<1$，说明 $X_j$ 是一个保护因子。由于参数 $\beta_j$ 是未知参数，采用样本资料通过拟合可以得到 $\beta_j$ 的估计值 $b_j$ 及其 $Se(b_j)$，由此可以得到 $X_j$ 的总体优势比 $OR_j$ 的 100（1–$\alpha$）% 置信区间为 $\exp[b_j \pm Z_{\alpha/2}Se(b_j)]$。

此外，系数 $\beta$ 的可解释性决定于自变量 $X$ 改变“一个单位”的专业意义。例如下述情况。

若暴露因素（为自变量），$X$ 是二分类变量，暴露时 $X$=1，非暴露时 $X$=0，则 logistic 回归模型中的系数是暴露与非暴露比值比的对数值。

暴露因素 $X$ 为无序多分类变量时，常用 1，2，3，…，$k$ 分别表示 $k$ 个不同的类别，进行 logistic 回归分析时，将变量转换为（$k$–1）个指示变量或哑变量（design variable，dummy variable），也称虚拟变量，每个指示变量都是一个二分类变量，且各有一个回归系数，其意义同二分类变量的比值比。

暴露因素 $X$ 为等级（有序分类）变量时，一般以最小等级或最大等级为参考组，按等级顺序依次取值 0，1，2，…，$k$，这时 $e^{\beta}$ 表示 $X$ 增加一个等级时的比值比，$e^{k\beta}$ 表示 $X$ 增加 $k$ 个等级时的比值比。

暴露因素 $X$ 为连续变量时，$e^{\beta}$ 表示 $X$ 增加一个计量单位时的比值比。如在 $X$（年龄）与 $Y$（白内障）的研究中，年龄 $X$ 每增加量 1 岁，患白内障的比值比为 $e^{\beta}$。

### （三）实例分析

对于应变量为二分类资料的 logistic 回归，SPSS 软件可通过“Analyze”→“Regression”→“Binary logistic……”实现。采用 SPSS 软件对上例的数据进行 logistic 回归分析，可以得到表 5-2-4-5 的结果。结果表明糖尿病高危人群中是否患糖尿病与年龄、体重指数、收缩压水平、糖尿病家族史呈正相关关系，年龄越大、体重指数越高、收缩压越高、有糖尿病家族史则患病可能性越大；女性患糖尿病风险较男性低。过去 1 年饮酒 12 次以上对高危人群中是否患糖尿病的影响无统计学意义。

**表 5-2-4-5　logistic 回归分析结果**

| | 回归系数 | 标准误 | Wald $\chi^2$ | $P$ | $OR$ | $OR$ 的 95% $CI$ |
|---|---|---|---|---|---|---|
| 常数项 | –3.34 | 0.41 | 66.59 | <0.001 | | |
| 年龄 | 0.59 | 0.06 | 87.75 | <0.001 | 1.80 | 1.59，2.03 |
| 性别 | –0.54 | 0.10 | 29.80 | <0.001 | 0.59 | 0.48，0.71 |
| 饮酒 | 0.04 | 0.14 | 0.06 | 0.800 | 1.04 | 0.79，1.36 |
| 体重指数 | 0.17 | 0.07 | 7.06 | 0.008 | 1.19 | 1.05，1.35 |
| 收缩压水平 | 0.02 | 0.00 | 35.00 | <0.001 | 1.02 | 1.01，1.02 |
| 家族史 | 0.29 | 0.10 | 8.04 | 0.005 | 1.34 | 1.10，1.65 |

## 三、Cox 回归分析简介

log-rank 检验属于单因素分析，未考虑其他自变量的影响，如需要精确地分析该因素对于预后的独立影响，需要采用 Cox 比例风险模型进行多因素分析。Cox 比例风险模型（Cox's proportional hazard model）于 1972 年由英国统计学家 Cox 提出，简称 Cox 回归。其是分析多个协变量对生存率影响最重要的方法之一，它主要用于肿瘤和其他慢性病的预后分析，也可以用于队列研究的病因探索。

### （一）Cox 回归模型与风险比

Cox 回归模型可书写为

$$\ln\left(\frac{h(t,X)}{h_0(t)}\right)=\beta_1X_1+\cdots+\beta_mX_m \quad （式 5-2-4-8）$$

其中 $h(t,X)$ 是指在危险因素 X 的影响下，$t$ 时刻的风险函数是（hazard function），$h_0(t)$ 是指当所有自变量 $X_j$ 都为 0 时，$t$ 时刻的基准风险函数，它是与时间有关的任意函数，函数形式无任何限定。如果是研究死亡与否，则风险函数就是瞬间死亡概率。每一患者的死亡风险成一定的比例关系，根据公式 5-2-4-8，其比例系数为：

$$h(t,X)/h_0(t)=\exp(\beta_1X_1+\cdots+\beta_mX_m) \quad （式 5-2-4-9）$$

为此 COX 回归模型也称为 COX 比例风险模型。式 5-2-4-9 说明两个不同个体在不同时刻 $t$ 的风险函数之比不随时间改变。模型中有参数 $\beta$，但基准风险函数 $h_0(t)$ 未定义，故这种模型又称之为半参数模型。

$t$ 时刻的风险函数也可表示为

$$h(t,X)=h_0(t)\exp(\beta_1X_1+\cdots+\beta_mX_m) \quad （式 5-2-4-10）$$

样本数据的拟合回归模型通常表示为

$$h(t,X)=h_0(t)\exp(b_1X_1+\cdots+b_mX_m) \quad （式 5-2-4-11）$$

回归系数 $\beta_j$ 的估计值 $b_j$ 可由 ML 法求解获得。$\beta_j$ 的含义是指在其他协变量不变的情况下，协变量 $X_j$ 每改变一个测量单位时所引起的相对危险度（*RR*）或风险比（hazard ratio，*HR*）的自然对数的改变量。当协变量 $X_j$ 取值为 0、1 时，其对应的 *HR* 与回归系数的关系为：$HR=\exp(\beta_j)$，其含义为：与赋值为 0 的个体相比，赋值为 1 的个体死亡的风险将增加 *HR*−1 倍，或是参比组的 *HR* 倍。*HR* 的 1−a 置信区间为：$\exp(b_j \pm u_{\alpha/2}S_{bj})$。当协变量取值为连续变量时，用 $X_j$ 和 $X_j^*$ 分别表示在不同情况下的取值，则对应的 *HR* 为：$HR=\exp[\beta_j(X_j-X_j^*)]$。

### （二）实例分析

结合表 5-2-1-1，试在控制性别、年龄、病程、体能状况分级（ECOG）的情况下，比较试验组和对照组无事件生存期有无差异。

采用 SPSS 软件对表 5-2-1-1 数据进行 Cox 回归分析，可通过“Analysis”→“Survival”→“Cox Regression……”实现。本例选择“Forward：wald”（前进法：单变量检验方法为 Wald 检验）筛选变量，且入选和剔除标准分别为 0.05 和 0.10。表 5-2-4-6 为多因素逐步筛选变量的 Cox 模型结果。

**表 5-2-4-6 逐步 Cox 回归模型分析结果**

| 变量 | 估计值 | 标准误 | Wald $\chi^2$ | *df* | *P* | *HR* | *HR* 的 95% *CI* | |
|---|---|---|---|---|---|---|---|---|
| | | | | | | | 下限 | 上限 |
| 体能状况分级 ECOG | 0.394 | 0.126 | 9.824 | 1 | 0.002 | 1.482 | 1.159 | 1.896 |
| 用药组别 | 0.436 | 0.162 | 7.215 | 1 | 0.007 | 1.547 | 1.125 | 2.127 |

表 5-2-4-6 列出了逐步 Cox 回归模型分析结果，按照入选标准 0.05，剔除标准 0.10，最终体能状况分级 ECOG 评分和组别被选入模型，说明体能状况分级越高、用药组别为对照组则

增加无事件生存期风险。

## 四、重复测量资料的分析简介

在医学研究中，一些干预研究和纵向研究都需要对研究对象进行多次随访，每次随访进行观测或测量一些效应指标，考察同一研究对象同一指标的变化情况。对同一对象多次测量所获得的资料称为重复测量资料。由于同一对象多次重复测量之间常存在相关性，然而大多数的统计方法都要求资料是独立的，所以需要采用比较特殊的统计方法进行分析，如重复测量资料的方差分析。

重复测量资料的方差分析模型仍然应用方差分析的基本思想，将因变量的变异分解为两大部分：观察对象个体间的差异 $SS_{组间}$；每个观察对象多次测量之间的差异 $SS_{组内}$。其中，组间变异再分解为干预分组和组间误差，组内变异再分解为测量时间点的效应、分组和时间的交互效应、组内误差。重复测量的方差分析的目的主要包括：对干预分组因素效应有无统计学意义进行判断；随着测量次数的增加，测量指标是如何变化的，分组因素是否和时间因素存在交互作用。

尽管在实际工作中较难满足，但理论上重复测量资料的方差分析模型要求满足如下条件：①因变量间存在相关关系；②因变量的平均值向量服从多元正态分布；③对于自变量的各取值水平组合而言，因变量的方差 - 协方差矩阵相等，即满足“球对称”假设。

某研究欲比较两种药物厌食症伴消化不良的效果，将 20 名患者随机分为两组，每组患者接受一种药物治疗，连续记录药物治疗前（$T_0$）、治疗 6 周、12 周体重（kg），结果如表 5-2-4-7 所示。

**表 5-2-4-7　不同药物治疗后体重**

单位：kg

| 患者编号 | 药物 | 治疗前（$T_0$） | 治疗时间 | |
|---|---|---|---|---|
| | | | 6 周（$T_1$） | 12 周（$T_2$） |
| 1 | A | 36.2 | 38.6 | 43.3 |
| 2 | A | 33.4 | 35.9 | 40.5 |
| 3 | A | 26.5 | 29.4 | 34.6 |
| 4 | A | 39.2 | 41.5 | 46.1 |
| 5 | A | 28.4 | 31.3 | 36.5 |
| 6 | A | 38.3 | 40.8 | 45.4 |
| 7 | A | 25.8 | 28.7 | 33.9 |
| 8 | A | 37.5 | 40.0 | 44.6 |
| 9 | A | 40.8 | 43.3 | 47.7 |
| 10 | A | 31.6 | 34.5 | 39.8 |
| 11 | B | 33.1 | 39.0 | 45.7 |
| 12 | B | 38.6 | 44.4 | 50.3 |

续表

| 患者编号 | 药物 | 治疗前（$T_0$） | 治疗时间 | |
|---|---|---|---|---|
| | | | 6 周（$T_1$） | 12 周（$T_2$） |
| 13 | B | 29.0 | 35.2 | 41.4 |
| 14 | B | 27.4 | 33.4 | 39.9 |
| 15 | B | 40.6 | 46.2 | 52.4 |
| 16 | B | 36.3 | 42.1 | 48.5 |
| 17 | B | 26.0 | 31.9 | 38.8 |
| 18 | B | 34.1 | 40.0 | 46.6 |
| 19 | B | 37.4 | 42.9 | 49.5 |
| 20 | B | 38.7 | 43.9 | 50.2 |

按照重复测量数据形式录入至 SPSS，变量名分别为患者编号、药物、治疗前、治疗 6 周、治疗 12 周。

采用 SPSS 软件进行重复测量方差分析，可通过“Analysis”→“General Linear Model”→“Repeated Measusres……”实现。主要结果如表 5-2-4-8 所示。

**表 5-2-4-8 Mauchly 球对称检验结果**

| 个体内效应 | 球对称检验 | 近似卡方 | 自由度 | $P$ | Epsilon | | |
|---|---|---|---|---|---|---|---|
| | | | | | Greenhouse-Geisser | Huynh-Feldt | Lower-bound |
| 时点 | 0.338 | 18.430 | 2 | <0.001 | 0.602 | 0.657 | 0.500 |

前提假设要求应变量的方差 - 协方差矩阵呈对称或“球形”-H 形条件，若资料不满足 H 形条件，则需要采用校正系数，对相关的自由度进行校正。本例结果显示 Mauchly 球对称检验的 $P$ 值为 0.001，小于 0.05，认为数据不服从球形假设，因此需要采用校正系数，SPSS 提供了三种校正系数供选择，如本例可选择 Greenhouse-Geisser 校正系数（表 5-2-4-9）。

**表 5-2-4-9 不同药物治疗后体质量比较的方差分析表**

| 方差来源 | $SS$ | $df$ | $MS$ | $F$ | $P$ |
|---|---|---|---|---|---|
| 组间合计（患者间） | 1 529.551 | 19 | | | |
| 药物 | 132.885 | 1 | 132.885 | 1.713 | 0. 207 |
| 患者间误差 | 1 396.666 | 18 | 77.593 | | |

经自由度校正，处理与时点的交互项的 $P$<0.001，可认为药物与时点存在交互作用，即两组治疗前后体质量的变化幅度不同（表 5-2-4-10）。由于若存在交互作用，单独分析主效应的意义不大，须逐一分析各因素的单独效应。经分析，两组治疗前的基线数据差别没有统计学意义（图 5-2-4-1）；与基线相比，治疗后 6 周（$T_1$）和 12 周（$T_2$），A 药组分别平均增加了

2.64kg、7.48kg，B 药组分别平均增加了 5.79kg、12.22kg，两个时间点两药的体重增加差别均有统计学意义（均 $P<0.001$），由于时点 * 药物交互作用的 $F=408.18$，$P<0.001$，说明 B 药组的体重增加多于 A 药组。

表 5-2-4-10　治疗时间及其与不同药物交互作用的方差分析表

| 方差来源 | *SS* | 校正自由度 | *MS* | *F* | *P* |
|---|---|---|---|---|---|
| 组内合计（患者内） | 1 037.132 | | | | |
| 时点 | 976.440 | 1.204 | 811.323 | 6 856.611 | <0.001 |
| 药物 × 时点 | 58.129 | 1.204 | 48.299 | 408.183 | <0.001 |
| 患者内误差 | 2.563 | 21.663 | 0.118 | | |

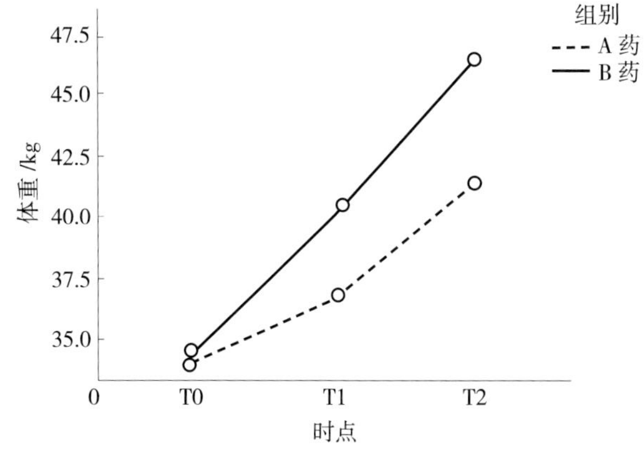


图 5-2-4-1　20 名患者接受不同药物处理前后体重变化趋势

上述研究中的数据为连续型计量资料，但是许多情况下，重复测量数据是计数资料时，就不能采用重复测量数据的方差分析进行分析。对于计数资料的重复测量数据，基本假定数据服从二项分布、泊松分布或者负二项分布，需要采用广义估计方程等进行实现。本部分仅给出了一个重复测量资料方差分析的简单例子，对于该类数据为数据间存在层次性结构，即可将每次测量作为低水平，将每个个体作为高水平进行分析，对于该类资料也可采用混合效应模型进行分析。关于广义估计方程及混合效应模型可查阅相关参考书籍或文献。

## 第五节　其他处理混杂因素的统计方法

由于观察性研究不对研究对象进行随机分组施加处理，而是根据受试对象是否处于某种状态或自身的特征进行分组。因此，研究对象的基线变量在各个分组间可能存在着明显的差异。此时，若直接比较结局变量，将会得到一个有偏倚的处理效应。在观察性研究中，部分基线变量既影响研究对象的分组（处理或暴露），又对结局变量有影响，这样的变量称为混杂因素(confounding factor)。根据混杂因素是否被研究者观测到,可以将混杂因素分为已观测(measured)混杂因素和未观测(unmeasured)混杂因素。

混杂因素可以通过合理科学的研究设计来控制。例如,研究者可以对研究对象进行随机化分组,使得研究对象的分组(处理因素)只与随机数有关,与包括基线变量的混杂因素均无关,从而切断混杂因素与结局之间的关联。然而,并不是所有的分组(处理因素)都可以通过随机化分配给受试对象。例如,对人体明确有害的因素(吸烟、饮酒等)和某些费用需要患者自行承担的治疗方法等不符合伦理和保护受试者的处理因素。此外,研究者还可以通过设定合理的受试对象纳入和排除标准来控制可能的混杂因素。除了上述在设计阶段的方法,研究者还可以在数据的统计分析阶段控制混杂因素。

目前在医疗卫生领域中用来控制混杂因素的新方法主要有:控制可观测混杂因素的倾向性评分法、控制未观测混杂因素的工具变量和控制时依性混杂因素的边缘结构模型。表 5-2-5-1 是对本节介绍的三种控制混杂因素方法比较。

**表 5-2-5-1 三种控制混杂因素方法的比较**

| 方法 | 控制混杂因素的类型 | 优点 | 缺点 |
| --- | --- | --- | --- |
| 倾向性评分 | 已观测混杂因素 | 方便直观;倾向性评分匹配法可以直观地均衡基线变量在组间的均衡性 | 对未观测混杂因素控制不理想;可能存在残余混杂因素;样本量较小时估计处理效应不够稳健 |
| 工具变量 | 未观测混杂因素 | 可以很好地控制未观测因素的混杂,尤其是自变量和因变量均为连续性变量时 | 好的工具变量选择困难 |
| 边缘结构模型 | 时依性混杂因素 | 可以很好地控制时依性混杂因素;对多分类或者连续性变量均适用;不存在残余混杂因素 | 对于模型设定较为敏感;不适用于某一混杂因素具有相同的暴露水平 |

## 一、倾向性评分

倾向性评分法是一个“家族”,该方法最早由美国著名统计学家 Rubin 和 Rosenbaum 于 1983 年提出。具体可以分为以下四种:匹配法(matching)、逆概率加权法(inverse probability weighting)、分层法(stratification)和协变量调整法(covariate adjustment)。其中,倾向性评分匹配法(propensity score matching, PSM)在医疗卫生领域中的应用最为常见。这四种基本倾向性评分的方法优势和劣势总结如下(表 5-2-5-2)。

由于篇幅的限制,下面仅对倾向性评分匹配法和逆概率加权法进行介绍。

倾向性评分的实际意义为,在给定某个研究对象观测到的协变量后,其被分配到处理组的条件概率。例如,某研究者想要研究吸烟和罹患肺癌是否相关,分组因素为是否吸烟,结局因素为是否罹患肺癌。该研究可能的混杂因素有一般资料(性别、年龄、BMI 等)、是否饮酒、肺癌家族史、生活习惯等。该研究中,倾向性评分就是每个研究对象根据已经收集到的协变量(一般资料、饮酒史、肺癌家族史等)估计其吸烟的概率。因此,倾向性评分是一个 0~1 的概率值。

表 5-2-5-2　四种基本倾向性评分方法优劣势

| 方法 | 优点 | 缺点 |
|---|---|---|
| 匹配法 | 方法简单易懂，便于理解；匹配得当时，分级结论相较于其他方法更接近于随机化研究 | 未能匹配的对象从分析数据集中剔除，降低了处理效应估计的精确度和结论外推能力，可能会增加选择偏倚 |
| 逆概率加权法 | 利用了所有观测；相较于分层和协变量校正，控制混杂因素的优势更加明显 | 可能会受到倾向性评分的极端值影响，估计得到极端的权重，从而影响处理效应估计的稳定性 |
| 分层法 | 利用了所有的观测 | 可能存在残余的混杂因素；当倾向性评分组间分布差异较大时，部分层组只有对照组或者处理组的对象，导致该层数据不能利用 |
| 协变量调整法 | 利用了所有的观测 | 受到纳入协变量分析模型的影响；协变量校正策略易受分析结果的影响 |

### （一）倾向性评分匹配

倾向性评分匹配的基本思想是将处理组和对照组倾向性评分相近或相同的研究对象配对。这样可以使得处理组与对照组基线均衡，进而可以直接比较两组研究对象的结局。

倾向性评分匹配的主要步骤：

估计倾向性评分值；

匹配；

评估协变量组间均衡性；

处理效应估计；

敏感性分析。

### （二）倾向性评分加权

倾向性评分加权是由 Robins 于 1986 年提出的。基本思想是首先构造逆概率权重，然后通过该权重对原始样本加权，从而构建了一个虚拟人群。在该虚拟人群中，协变量的分布与处理分组无关，也就是协变量在组间是均衡可比的。

加权最大的问题在于对极端权重很敏感，当组间受试者差异较大、特征重叠性较差时很难实现准确效应估计。此时，必须去除极端权重对于处理效应估计的影响。目前常用的方法为极端权重截尾。例如丢弃权重超过阈值的受试者，或用阈值替换极端权重，或只加权分析倾向性评分值在经验最优区间［0.1，0.9］内的对象。

### （三）实例

由于倾向性评分匹配在医疗卫生领域应用得更为广泛，下面介绍一个倾向性评分匹配的实例。

**1. 研究目的**

了解莫诺拉韦（molnupiravir）对于新冠肺炎患者死亡率、住院率和院内疾病进展的影响。

**2. 处理因素和结局指标**

处理因素为莫诺拉韦（800mg，一天两次，持续 5 天）。结局指标：全因死亡率、因新冠肺炎住院率和院内疾病进展（包括院内死亡、有创通气、ICU 治疗）。

### 3. 混杂因素

研究通过倾向性评分匹配调整了年龄、性别、确诊日期、查尔森合并症指数（Charlson comorbidity index，CCI）和疫苗接种情况。

### 4. 主要结果

通过倾向性评分匹配控制混杂因素后，莫诺拉韦组患者的全因死亡率、住院率和院内进展的 *HR* 及其 95% *CI* 分别为 0.76（0.61~0.95）、0.98（0.89~1.06）和 0.57（0.43~0.76）。结果提示早期使用莫诺拉韦与降低患者的死亡风险和院内进展有关。

### （四）SPSS 软件实现

倾向性评分匹配可以使用 SPSS 软件实现，SPSS 软件版本在 22.0 以上就可以使用内置的倾向性评分匹配的功能。具体操作步骤如下：依次点击“数据”“倾向得分匹配”，将分组变量选入“组指示符”，将要调整的协变量选入“预测变量”。在“倾向变量名”中输入估计得到的倾向性评分值的变量名，例如“PS”。在“匹配容差”设置卡钳值，例如“0.02”。在“个案 ID”中选入变量中的 ID 号，也就是每个患者的编号。最后在“匹配 ID 变量名”中设定新产生的匹配结果变量，例如“Match_ID”，在“输出数据集名称”中设定新产生的匹配结果数据集的名称，例如“Match”。点击“选项”按钮，在“合格个案数变量”中输入“E_case”，选择不放回的匹配。“优先考虑完全匹配”复选框指是否完全匹配到 PS 值一模一样的个案，一般不勾选。“最优化执行性能”复选框指系统综合考虑模糊匹配和精确匹配，一般勾选。“抽取匹配项时随机排列个案顺序”复选框指如果对照组有多个满足匹配条件的观测对象，那么软件会默认随机将其余处理组对象匹配，建议勾选。在“随机数种子”框中输入随机数种子，如果设定一样的随机数种子，则匹配结果可以重现。最后点击“确定”按钮，软件就会执行匹配运算（图 5-2-5-1 和图 5-2-5-2）。

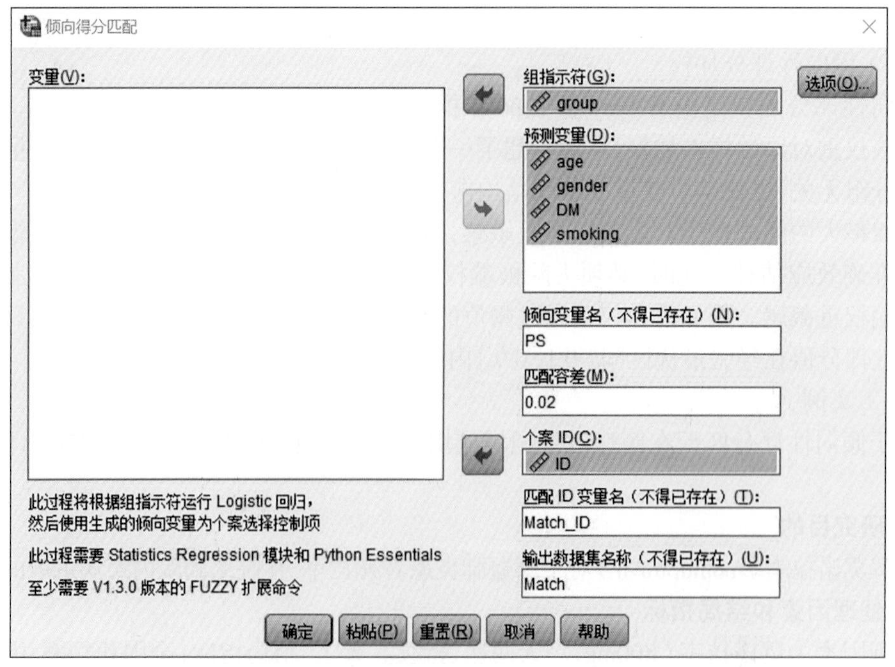


图 5-2-5-1 倾向性评分匹配 SPSS 操作界面 1

## 二、工具变量

### （一）工具变量的定义

Brookhart 等于 2006 年首先将工具变量法从计量经济学中引入到医学观察性研究中来。工具变量，顾名思义是指在模型估计过程中被作为工具使用，以替代模型中与随机误差项相关的随机解释变量。该方法通过所选取的工具变量采用回归方法将处理分解为与混杂因素相关和不相关的两部分，利用分解出的与混杂因素不相关的部分同结局变量进行分析，消除处理因素与混杂因素间的关系，最终获得处理与结局因素真实的效应值。

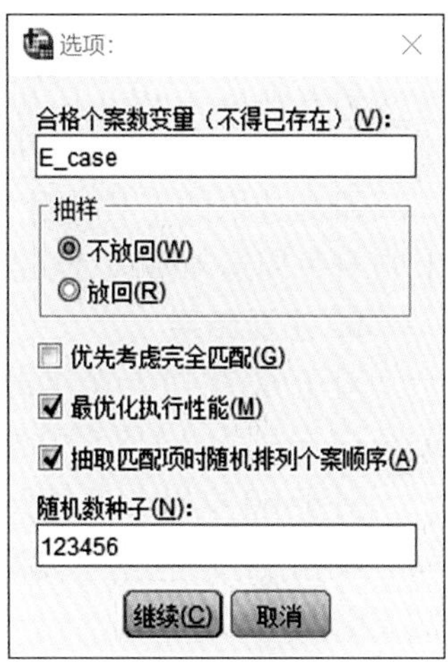


图 5-2-5-2　倾向性评分匹配 SPSS 操作界面 2

工具变量法最常用的估计方法是二阶段最小二乘法（2-stage least squares，2SLS）。第一阶段回归以处理因素作为因变量，工具变量和其他协变量作为自变量进行最小二乘法回归，估计工具变量对处理因素的效应。这样就可以把处理因素分解为与混杂因素相关和无关的两个部分。第二阶段回归以结局变量为因变量，以第一阶段回归估计的处理因素的估计值作为第二阶段回归中处理因素的原始值，再次进行最小二乘回归，从而估计出处理因素对于结局的效应。

### （二）工具变量的要求

选择的工具变量需要满足以下三个条件。

1. 工具变量同处理因素存在相关性，相关性越强，说明工具变量强度越强。
2. 工具变量同结局变量无直接相关关系。
3. 工具变量同其他混杂因素无相关关系，以避免出现多重共线性。

### （三）工具变量的获取

应用工具变量分析的方法，最大的挑战在于如何找到一个合适有效的工具变量。在医学领域常用的几种工具变量有：不同地区医疗水平的差异；医疗机构的处方模式；医生的处方 / 手术的偏好；基于时间特性的工具变量；其他基于以上变量综合起来的变量。

### （四）实例

#### 1. 研究背景

该研究为调查研究，采用调查问卷的方式调查了 9 066 名 60 岁以上已婚并配偶健在的老人，其中男性 4 781 人，女性 4 285 人。

#### 2. 研究目的

为了了解 60 岁以上老人每周运动时间和身体健康状况的关系。

#### 3. 处理因素和结局变量

处理因素为每周运动时间。每周运动时间通过每周运动次数乘以平均每次锻炼时间来确定。问卷中每周锻炼次数分为“从不锻炼”“锻炼 1～2 次”“锻炼 3～5 次”和“锻炼 6 次以上”。

研究定义的结局变量为自评身体健康评分，采用的是欧洲五维健康量表评分（European Quality of Life 5-Dimensions，EQ-5D）。

**4. 混杂因素和工具变量**

研究筛选了10个已知的混杂因素：年龄、户口性质、家庭年收入、体重指数、吸烟、饮酒、文化程度、慢性病情况、两周内由于伤病和一年内是否住院。

研究选取的工具变量为其配偶每周运动次数，选择的理由是配偶每周运动次数会影响其自身每周运动时间，但配偶的运动次数不会影响自身的健康状况。

**5. 主要结果**

对于60岁以上老年男性，普通的线性模型和二阶段最小二乘法估计的回归系数及其95% *CI* 分别为0.418 5（0.409 0~0.428 1）和0.643 3（0.617 9~0.668 6）。

对于60岁以上老年女性，普通的线性模型和二阶段最小二乘法估计的回归系数及其95% *CI* 分别为0.489 7（0.478 7~0.500 6）和0.325 1（0.299 5~0.350 7）。

**6. 结论**

根据工具变量法分析的结果，我们可以知道，60岁以上的老年男性，每周运动时间每增加1次，EQ-5D评分平均增加0.643 3分（95% *CI* 0.617 9~0.668 6分）。对于60岁以上老年女性每周运动时间每增加1次，EQ-5D评分平均增加0.325 1分（95% *CI* 0.299 5~0.350 7分），差异均有统计学意义。

## 三、边缘结构模型

### （一）时依性混杂因素

在观察性研究中，暴露或者处理因素常常会随着时间变化而变化，在分析其对结果的效应时，常会受到时依性混杂因素（time-dependent confoundor）的影响。时依性混杂因素是指同时满足以下条件的因素：随时间变化；是结局的影响因素；会影响到随后的处理因素，同时又会受到前次的处理因素的影响。因此，时依性混杂因素可以看作处理与结局的混杂因素，也可以当成处理与结局之间的一个中间变量。如果使用传统的多因素回归模型（如多元线性回归、logistic回归）估计暴露效应时，把时依性混杂因素纳入模型中进行参数估计，会由于时依性混杂因素也是中间变量的原因导致模型得到一个有偏倚的结果。针对传统方法分析纵向数据中存在时依性混杂因素所带来的挑战，哈佛大学的Robins教授提出了边缘结构模型（marginal structural model，MSM）这一新方法。

### （二）边缘结构模型的基本思想

边缘结构模型的基本构想在于：假定每个研究个体均已接受处理因素的所有层级作用，在此前提下，直接比较处理因素各层级间结局的差异，从而揭示处理因素的真实效果，且不受混杂变量的干扰。其核心在于运用逆概率加权（IPW）方法，借此权重构造一个虚拟人群。在这个虚拟群体中，我们将具有相同混杂因素水平的个体归为同一亚群，确保这些亚群内处理因素的分布保持一致。这样，处理因素的选择将不再受任何混杂因素的影响，同时处理因素与结局因素之间的关系与原始人群保持一致。通过对这一虚拟人群进行深入分析，我们能够得出处理因素的无偏估计效应。

### （三）边缘结构模型使用的前提假设

应用边缘结构模型需要有以下四个前提假设。

**1. 可交换性（exchangeability）** 未观测的混杂因素不导致处理因素和残差之间存在相关性。这是任何统计学模型的应用的前提假设，但是在观察性研究的数据中是无法检验这个假设是否成立的。

**2. 一致性(consistency)** 每个研究对象观测到的结局是接受该处理时所产生的因果结果。这个假设也是很难验证的。如果研究存在错分偏倚(misclassification bias),则说明该假设可能不满足。

**3. 正向性(positivity)** 每个研究对象接受处理的概率不是0也不是1,也就是说每个研究对象都有可能接受所有处理的各个水平。

**4. 正确性(correctness)** 估计边缘结构模型的概率估计是正确的,也就是进入模型的变量是正确的,的确是个混杂因素(既与处理因素有关又与结局有关,且不是因果链上的中间变量)。此外还要求模型纳入了所有可观测的混杂因素,且没有未观测的患者因素的存在。

(四)实例

**1. 研究目的** 探索他汀类药物对慢性心力衰竭的效用。

**2. 研究人群** 研究共纳入297名慢性心力衰竭的患者,平均年龄为(70.8 ± 10.9)岁,中位年龄为72(69~79)岁,包括男性187例,女性110例。

**3. 结局指标** 研究者选取了氨基末端脑钠尿肽(NT-proBNP)、射血分数(EF)和纽约心功能分级(NYHA)作为结局指标。

**4. 混杂因素筛选** 根据单因素分析和多因素logistic回归分析,研究者选取了碱性磷酸酶(ALP)、肌酐(Cr)、γ-谷氨酰转移酶(GGT)和左房前后径(LA)作为NT-proBNP的混杂因素;选取睡眠障碍和睡眠呼吸障碍、Cr和LA作为EF的混杂因素;选取主动脉瓣关闭不全/反流、ALP、Cr和LA作为纽约心功能分级的混杂因素。

**5. 权重估计** 研究采用logistic回归分析和随机森林算法进行概率估计,计算稳定权重,为了避免极端权重对于效应估计产生偏倚,研究对概率值进行截断,截断值选取了1%和5%。

**6. 主要结果和结果解释** 该研究有三个结局指标,其统计学上的解释较为相近,因此这里仅选取NT-proBNP进行介绍。研究者使用未加权的logistic回归(即常规回归方法)、采用logistic回归估计的概率加权,采用logistic回归估计的概率加权截断1%,采用logistic回归估计的概率加权截断5%,采用随机森林估计概率加权、采用随机森林估计概率加权截断1%和采用随机森林估计概率加权截断5%估计了他汀类药物对于NT-proBNP的效应,其 *OR*(95% *CI*) 分别为0.941(0.693~1.280)、0.642(0.488~0.845)、0.659(0.499~0.869)、0.667(0.504~0.883)、0.699(0.528~0.926)、0.699(0.528~0.926)、0.699(0.527~0.927)。使用传统logistic回归分析方法,他汀类药物对NT-proBNP的影响差异没有统计学意义。使用边缘结构模型后,两种估计概率后加权方法所估计的 *OR* 均有统计学意义。说明了时依性混杂因素影响了传统方法估计他汀类药物对于NT-proBNP的效应。

## 第六节 系统综述与meta分析

随着临床试验和流行病学的大量开展,积累了大量的原始研究证据,这些原始研究证据有的来自随机对照临床试验,有的来自观察性研究,如前瞻性队列研究,这些证据质量良莠不齐,需要通过设计严谨的高质量系统综述(systematic review)进行总结和评价。根据Cochrane手册定义,系统综述是指根据研究目的和研究计划,收集所有符合预先设定的纳入标准的研究证据,并进行整理评价,以回答某一具体临床研究问题。在开展系统综述的过程中,系统的文献检索、严格的风险偏倚评价、发表偏倚分析、敏感性分析的方法降低了各种偏倚,提供更为可靠的结果,从而促进临床决策。系统综述通常采用明确的方法和标准化的程序进行,以确保研究结果的可靠性和可重复性。meta分析(meta-analysis)是一种将多个独立研究的结果进行定量合并的统计方法,旨在综合多个独立研究的结果,得出更为精确和可靠的结论。因此,从概念上讲,系统综述和meta分析都是一种汇总和综合已有研究结果的方法,但它们的重点和方法略有不同。系统综述主要关注研究问题的回答和证据的总结,可以是定性的也可以是定量的,而meta分析则更关注研究结果的汇总和效应量的分析,一般系统综述都会进行定量的meta分析,进行效应量的定量合并。

## 一、系统综述

开展一项系统综述一般分为以下几个步骤:确定明确的研究问题、开展系统的文献检索、根据纳排标准进行文献删选、制作数据提取表格从文献提取研究所需数据、选择合适的工具评价研究偏倚风险(研究质量)、利用meta分析方法合并效应量、进行发表偏倚的检验与校正、根据文献特点和研究需要开展亚组分析和敏感性分析等。

### (一)确定明确的研究问题

确定明确的临床或者公共卫生问题是开展系统综述最重要的一步,所提出的问题必须要有重要的临床意义或者公共卫生实践意义,并且要有争议性和一定的创新性。问题的重要性必须从专业的角度出发,争议性可通过咨询相关领域专家和文献检索获知,系统综述的创新性一般不是指临床研究问题的原创性,而是指目前针对该临床问题尚无科学严谨的系统评价,因此有一定数量的原始研究发表是开展系统综述的前提之一。如果没有任何原始研究发表,系统综述就像无源之水,无法开展。研究问题的提出要非常具体,需要遵循PICO的原则,P即研究对象(patient/population),I为干预措施(intervention),C为对照措施(comparative intervention),O为结局(outcome),有时候还要加上一个S,干预场景(Setting)。常见的问题构建方式如干预A相对于干预B治疗某病的有效性和安全性,有时候需要构建更为复杂的临床问题,比如需要开展多个干预措施比较时,干预的种类会比较多,同样后续所需要用到的meta分析的方法也会较为复杂,比如网络meta分析等。科学合理的PICO提问方式对作者后续开展文献检索非常有帮助。

提出相应的临床问题后,研究者可以根据临床问题和研究目的,撰写研究计划,形成研究方案,系统综述的研究方案可以在PROSPERO网站进行注册,一般而言系统综述的注册并不是强制性的,但是进行了注册的系统综述在研究的严谨性上能够给期刊编辑和审稿人留下较好的印象。

### (二)开展系统的文献检索

明确检索数据库,围绕所提出的具体研究问题开展系统全面的文献搜索,主要的检索数据库有Embase、PubMed、OVID、Cochrane Library、ClinicalTrials、知网、万方等,同时还需要检索所在专业的国际会议摘要,比如开展肿瘤类的系统综述,ASCO会议摘要有可能有符合纳入标准的会议摘要。检索完成后,建议使用文献管理软件对文献进行整理。

### （三）筛选符合纳入、不符合排除标准的文献

根据研究目的、文献检索的结果以及事先拟定的纳入和排除标准选择文献。制定纳入排除标准需要考虑的问题有：研究对象（疾病的诊断标准）、研究设计类型、暴露或干预措施的明确定义、研究结局、年份和语种、样本大小及随访年限等。制定纳排标准，既不能太严格，也不能太宽松。严格了纳入的研究数量就少，但同质性好；太宽松了，纳入的研究多，但异质性会较大。一般而言，从统计学角度考虑，可将纳排标准制定得稍宽，采用多种 meta 分析的方法进行异质性分析，如 meta 回归，亚组分析等。在筛选文献时一般要求两名研究者独立进行，当遇到不一致时由独立的第三人进行协商讨论，因此一项系统综述至少需要包含 3 名作者。完成文献选择后，与随机对照试验报告标准中的患者纳排及随访流程图一样，系统综述也需要制作相应的流程图用以说明文献的筛选过程，具体形式如图 5-2-6-1 所示。

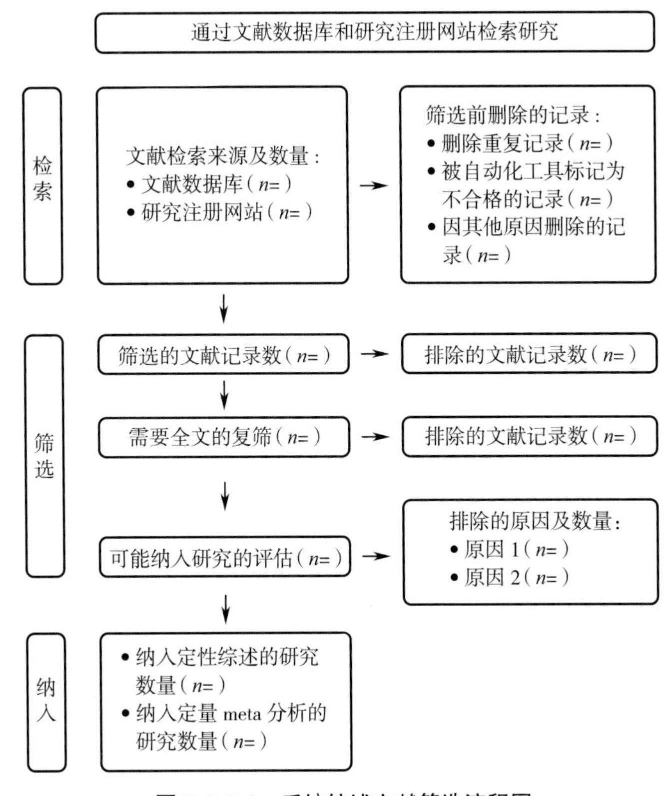


**图 5-2-6-1　系统综述文献筛选流程图**

### （四）制作数据提取表格从文献提取研究所需数据

完成文献筛选后基本已经完成了一项系统综述一半以上的工作量。接下来研究者可以利用 Excel 制作数据提取表格，提取的数据包括研究的一般资料如研究作者、发表期刊及年份，研究的基线资料如纳入患者的诊断标准、性别比、平均年龄、严重程度等，研究的干预措施如剂量、疗程、对照等，以及最重要的结局资料如均数、标准差，*OR* 或 *RR* 及 95% *CI* 等。研究者应该根据研究目的、原始研究设计形式以及原始研究提供的结局资料类型选择合适的用于 meta 分析合并的效应量指标，一般的效应量指标包括 *OR*、*RR*、*RD*、加权均方差

(weighted mean difference, *WMD*)、标准化均方差(standard mean difference, *SMD*)等,分别用来合并文献中 *OR*、*RR*、*RD* 及均数差。*SMD* 较为特殊,当纳入的原始研究的结局资料为连续型资料,报告的是均数及标准差,但是各研究间的均方差差别较大,比如用不同的疼痛量表测量疼痛缓解的程度,一般需要用 *SMD* 来消除量纲的影响。

**(五)选择合适的工具评价研究偏倚风险**

对纳入研究文献的偏倚风险评价,即"研究质量评价",是开展系统综述至关重要的一步,也是系统综述区别于普通综述的核心内容之一。如果纳入的研究结果包含了大量的偏倚,系统综述的结果,特别是经过 meta 分析定量合并的结果也可能存在大量的偏倚,从而导致结果的不可靠,形成"以讹传讹"的局面。文献偏倚风险的评价需要根据研究设计选择合适的工具或者量表。基于 RCT 的系统综述,目前已经不再推荐使用 Jadad 量表或者改进的 Jadad 量表,Cochrane 手册建议使用其提供的偏倚风险评价工具,具体可参见 Cochrane 手册。常见研究设计采用的偏倚风险评价工具如表 5-2-6-1 所示。

**表 5-2-6-1 常见设计形式的偏倚风险评价工具**

| 设计形式 | 评价工具 |
|---|---|
| 随机对照试验 | Cochrane RoB 工具 |
| 非随机对照研究 | ROBINS-I 工具 |
| 观察性研究(队列研究和病例对照研究) | NOS 量表 |
| 横断面研究 | JBI 清单等 |
| 诊断准确性研究 | QUADAS-2 工具 |

**(六)利用 meta 分析方法合并效应量**

在利用 meta 分析进行效应量合并前,必须对纳入研究的异质性进行评价,以了解效应量合并的合理性以及确定合并的统计模型。异质性是指纳入的多项原始研究中的研究对象、干预措施和结局效应量之间的差异,包括临床异质性、方法学异质性和统计学异质性。异质性评价的统计指标包括 $\chi^2$ 检验结果、研究间方差和 $I^2$ 值。$I^2$ 值常用来衡量异质性大小,其取值范围为 0~100%,值越大,异质性越大,一般按 25%、50%、75% 为界将异质性划分为低、中、高,可以结合 $\chi^2$ 检验结果一起评价异质性。异质性检验的结果决定了效应量合并的合理性,但是更大的作用是决定后续的 meta 分析采用何种统计模型,一般而言,如果异质性检验结果无统计学意义,可以采用固定效应模型,如果异质性较大,检验有统计学意义,需要采用随机效应模型进行合并。目前所有可以开展 meta 分析的统计软件均能方便地实现上述两种模型。关于复杂的 meta 分析,如剂量效应 meta 分析,网络 meta 分析等,将在下面复杂 meta 分析方法中展开讲述。

**(七)发表偏倚的识别与校正**

发表偏倚又叫小样本研究效应(small study effects),是指结果有统计学意义的研究比无统计学意义的更容易被投稿和发表,小样本研究容易得到相对大的效应值。发表偏倚始终是一个不可避免的问题,它直接影响到 meta 分析结果的可靠性,因此,检验是否存在发表偏倚,减小发表偏倚对结果的影响成为 meta 分析的一项重要工作。发表偏倚的识别与校正的方法较多,在 Cochrane 手册中也有相应的推荐,主要方法有基于加权函数的方法和基于漏斗图对称性的方法。如果纳入的原始研究较少,可以不进行检验,直接看漏斗图对称与否;如果纳入的原始研究较多,一般可以采用基于漏斗图对称性的统计检验方法,因为这类方法简单易懂,方便实现。主要方法及相关统计软件如表 5-2-6-2 所示。

**表 5-2-6-2　漏斗图对称性检验实例结果**

| 方法 | 软件 |
| --- | --- |
| 漏斗图 | R package: meta, metafor, rmeta; Revman; Stata |
| Begg 检验 | R package: meta, metafor; Stata |
| Egger 检验 | R package: meta metafor; Stata |
| Harbord 检验 | R meta package; Stata |
| Perters 检验 | R meta package; Stata |
| 反正弦变换后检验 | R meta package |
| 剪切修补法(trim and fill method) | R package: meta metafor; Stata |

### (八)meta 回归和亚组分析

如果纳入的研究的数量较多,而且存在较为明显的异质性,或者想探索某效应指标在特定亚组人群中的结果,如某种治疗方法在东亚人群和北美人群是否有差别,可以进行 meta 回归和亚组分析,亚组分析的合并方法与普通的 meta 分析类似,可在 Stata、R、RevMan 等软件中方便地实现。meta 回归需要借助 Stata 或 R 语言进行简单编程。

### (九)敏感性分析

敏感性作为一种补充性分析,对 meta 分析结果的稳定性具有支撑作用。敏感性分析是指排除某些结果异常的研究后,重新利用 meta 分析进行定量合并,其结果与未排除时的 meta 分析结果进行比较,探讨排除的研究对合并效应量的影响程度及结果的可靠性。如果敏感性分析未从实质上改变合并的结果,则结果可信度较高;若得出不同结论,在解释结果和下结论时应慎重,并进行充分讨论。常见的敏感性分析方法有剔除偏倚风险较高的研究、留一法等,可以用森林图的形式展现敏感性分析的结果。

一项含有定量分析的系统综述的研究过程基本结束,接下来需要根据报告指南完成研究报告或者撰写论文,常见的报告指南有基于 RCT 的系统综述报告标准 PRISMA(The Preferred Reporting Items for Systematic reviews and Meta-Analyses Statement),基于诊断准确性研究的 PRISMA-DTA,针对单个患者系统综述和 meta 分析的 PRIMA-IPD,针对观察性研究系统综述和 meta 分析的 MOOSE 等。还有针对各专科的报告标准细节,有兴趣的读者可到 EQUATOR 网站查询。报告标准能够帮助研究人员提高和改善系统评价和 meta 分析的合理性和质量,大部分期刊在投稿时要求将报告标准的描述作为附件进行提交。

## 二、复杂 meta 分析方法

第一部分对系统综述和 meta 分析步骤和注意事项进行了简单的介绍,本部分将对一些常见的复杂 meta 分析方法进行介绍。

### (一)剂量效应关系 meta 分析

剂量效应关系 meta 分析在流行病学领域有着广泛的应用,可以采用 meta 分析的方法利用已发表的文献评价某一暴露的不同水平或剂量对患病风险的影响,比如酒精的摄入量与某消化道肿瘤风险关系。剂量效应关系 meta 分析的文献检索和筛选原则与普通系统综述大致相同,在数据提取上有较高的要求,一般要求有 3 个或 3 个以上剂量水平及相应效应量的报告,比如酒精的摄入量与某消化道肿瘤风险关系,一般以无饮酒史作为对照,原始文献中需报告不同饮酒剂量水平及相应的 *OR* 或者 *RR*。纳入的不同研究其划定的剂量水平也往往不同,在此基础上利用线性或者非线性模型可以拟合出相应的剂量效应,进行剂量效应关系的 meta 分析。在进行剂量效应 meta 分析时最关键的是剂量水平的确定,以酒精摄入为例,有时候最低剂量和最高剂量的确定往往是开区间的,因此在确定这种开区间计量时有多种选择,建议使用多种剂量确定方法开展敏感性分析。具体软件包如表 5-2-6-3 所示。

**表 5-2-6-3 复杂 meta 分析方法常用软件及软件包**

| 类型 | 作用 | 软件 |
|---|---|---|
| 剂量效用关系 meta 分析 | 评价某一暴露因素的增长水平与患病风险是否存在剂量反应关系 | R：dosresmeta<br>Stata：dosresmeta |
| 网络 meta 分析（干预试验） | 比较多种干预措施的有效性和安全性 | R：netmeta、gemtc、nlme 等<br>Stata：indirect、network 等 |
| 网络 meta 分析（诊断准确性试验） | 比较多种诊断方式的准确性 | R+stan |
| 基于单个患者数据的 meta 分析 | 利用纳入研究的每个患者的原始数据开展有效性和安全性评价 | SAS、R 中的 GLMM 模型<br>Stata：ipdmetan |

### （二）网络 meta 分析

传统的基于 RCT 的 meta 分析是头对头（head-to-head）直接比较,但是在实际临床决策中往往存在着较为复杂的情况,比如治疗某疾病有多种药物可用,每种药物都有和安慰剂比较的证据,但是药物之间却没有直接比较的证据或者没有所有药物之间比较的证据,这给临床用药选择带来了麻烦:到底这几种药物之间的有效性和安全性的排序是怎么样的,该如何选择?这时,研究者可以考虑使用网络 meta 分析（network meta-analysis）的方法获取多种药物或干预措施间的间接比较结果。网络 meta 分析的基本步骤与传统系统综述和 meta 分析相似,只是在合并效应量时需要用到较为复杂的统计方法,同时需要注意三个假设,一是同质性假设,同质性检验方法与传统的 meta 分析一样;二是相似性假设,保证间接比较正当性的重要假设,包括临床和方法学相似性,目前没有统一的指标进行评价,严格纳入排除标准有助于增加其相似性;三是一致性假设,原始研究中的直接比较和间接比较结果是一致的,用于有闭环的证据合并。网络 meta 分析的软件包见表 5-2-6-3。

除了干预性研究可以开展网络 meta 分析外,诊断准确性试验同样可以开展网络 meta 分析,疾病的诊断方式同样存在着多种诊断方式的选择难题,也存在着缺少直接比较证据的问题,因此开展诊断准确性研究的网络 meta 分析同样很有必要,目前主要采用是基于贝叶斯的 ANOVA 模型来实现。

### （三）基于单个患者数据的 meta 分析

传统的 meta 分析,不管是头对头的 meta 分析还是网络 meta 分析,所使用的数据都是概括性的结果数据（summary data），即纳入的多个研究提供的概括性数据，如均方差、*RR*、*OR* 等。而基于单个患者的 meta 分析（individual patient data meta-analysis，IPD meta 分析）则是通过获取纳入临床研究的所有单个患者层面的数据进行分析。与传统常规的 meta 分析相比较，IPD meta 分析收集的是最基础的单个患者层面的基础数据，通过调整基线等措施，可以精确地评价偏倚以及异质性，目前顶级医学期刊的 meta 分析大部分是 IPDmeta 分析。IPD meta 分析的证据等级高，但是分析方法较为复杂，研究时间长，耗费资源大，特别是对于纳入研究的单个患者数据的获取，难度非常大，一般需有一定国际威望的专家组织协调才能完成，因此限制了普通临床研究者的认识和使用。

关于 IPD meta 分析的统计方法有两大类，一是一步法，将各研究看作一个层级或者一份中心，利用层次模型或者多水平模型直接进行合并；二是两步法，先单独估计各研究的效应量，而后利用传统 meta 分析的方法进行合并；上述两种方法无优劣之分，常得出相似结果。具体软件包可见表 5-2-6-3。

## 参考文献

[1] 吴骋，贺佳，郑加麟．医学科研设计与统计分析［M］．北京：中国统计出版社，2020.

[2] 颜艳，王彤．医学统计学［M］．5 版．北京：人民卫生出版社，2021.

[3] 赵耐青，陈峰．卫生统计学［M］．北京：高等教育出版社，2015.

[4] 贺佳，尹平．医学统计学［M］．2 版．北京：高等教育出版社，2020.

[5] 张天一，叶小飞，张新佶，等．边缘结构模型：一种控制时依性混杂的方法［J］．中国卫生统计，2015，32（1）：171–173.

[6] 李浩．基于边缘结构模型的他汀类药物对慢性心力衰竭的效用评估［D］．山西：山西医科大学，2020.

[7] LOUSDAL M L. An introduction to instrumental variable assumptions，validation and estimation［J］. Emerg Themes Epidemiol，2018，15（1）：1.

[8] ROBINS J M，HERNÁN M A，BRUMBACK B. Marginal structural models and causal inference in epidemiology［J］. Epidemiology，2000，11（5）：550-560.

[9] WILLIAMSON T，RAVANI P. Marginal structural models in clinical research：when and how to use them？［J］. Nephrol Dial Transplant，2017，32（suppl_2）：ii84-ii90.

[10] AGORITSAS T，MERGLEN A，SHAH N D，et al. Adjusted analyses in studies addressing therapy and harm：users' guides to the medical literature［J］. JAMA，2017，317（7）：748-759.

[11] CHEN Y，BRIESACHER B A. Use of instrumental variable in prescription drug research with observational data：a systematic review［J］. J Clin Epidemiol，2011，64（6）：687-700.

[12] WONG C K H，AU I C H，LAU K T K，et al. Real-world effectiveness of molnupiravir and nirmatrelvir plus ritonavir against mortality，hospitalisation，and in-hospital outcomes among community-dwelling，ambulatory patients with confirmed SARS-CoV-2 infection during the omicron wave in Hong Kong：an observational study［J］. Lancet，2022，400（10359）：1213-1222.

[13] 秦婴逸．基于多水平模型的工具变量方法研究及应用［D］．上海：中国人民解放军海军军医大学，2015.

[14] 郭轶斌．分类资料全局最优倾向性评分区间匹配的研究与应用［D］．上海：中国人民解放军海军军医

大学，2019.
[ 15 ] 王擎，张宇峰 . 临床回顾性研究使用指南［ M ］. 北京：中国科学技术出版社，2022.
[ 16 ] 谭红专 . 现代流行病学［ M ］.3 版 . 北京：人民卫生出版社，2019.
[ 17 ] CSCO 生物统计学专家委员会 RWS 方法学组 . 倾向性评分方法及其规范化应用的统计学共识［ J ］. 中国卫生统计，2020，37（6）：952-958.

（王 睿 金志超 郭 威 郭晓晶 郭轶斌 贺 佳）

# 第三章

# 卫生经济学

## 第一节 绪 论

### 一、卫生经济学的概念和研究意义

卫生经济学(health economics)属于经济学的分支学科,是以经济学理论和方法为基础,研究提供医疗卫生服务过程中的各种经济关系和经济活动,揭示其特点和客观规律,通过筹集、开发、配置和利用有限的卫生资源,满足人们对医疗卫生服务的需求,达到提高医疗卫生服务社会效益和经济效益的目的。

卫生经济学产生于20世纪60年代,随着社会经济的发展和人们对健康重视程度的增加,卫生经济研究越来越受到世界各国的重视。医疗卫生事业的发展对保障人民群众健康,提升健康水平,促进社会经济发展起到重要作用,而社会经济发展推动医疗卫生事业发展,对健康提出新的要求。然而,卫生资源具有稀缺性,在提供医疗卫生服务过程中客观上存在大量的内向性和外向性经济活动和经济关系,如何提高卫生资源利用的公平性和有效性,满足人民群众对健康服务的需求,是卫生经济学研究的核心,同时也是医疗卫生事业改革和制定政策的重要依据,对促进医疗卫生事业的可持续性发展具有十分重要的意义。

### 二、医疗服务市场特点

在社会主义市场经济的大环境下,提供医疗服务过程中发生的各种经济活动和经济关系不可能独立于市场而存在。医疗服务作为一种特殊的商品,其供需双方商品的交换同样是通过医疗服务市场实现的。医疗服务市场是以一定的医疗设施、卫生材料和技术为医疗服务需求者提供医疗服务的专业性市场,是医疗服务供需双方商品交换关系的总和。作为一种商品,医疗服务具有外溢性、信息不对称等特征,因此,医疗服务市场除了具备市场构成的要素,受价格机制、竞争机制和供求机制的影响等一般市场的共性特点外,还有其自身的特点。

#### (一)供方的垄断性和需方的被动性

从理论上讲,市场中的供需双方是平等的。由于医疗服务具有很强的专业性和技术性,供需双方存在信息不对称,因此,医疗服务的决策权和控制权实际掌握在提供者手中。而医疗服务的需方缺乏医疗知识，难以对接受医疗服务的数量、质量进行评价，加上疾病的多样性和复杂性，使其在接受医疗服务时处于被动地位。医疗服务市场供方的垄断性和需方的被动性为供方的诱导需求创造了条件。

**（二）生产行为和消费行为的同时性**

医疗服务作为一种特殊形态的产品，其产出是无形的。医疗服务的生产和消费不能分离，其产品既不能储存也不能运输，供方提供医疗服务的过程就是需方享受医疗服务的过程，二者在时间和空间上必须一致，具有同时性。这就要求提供的医疗卫生服务必须安全、及时、有效，医疗卫生机构的设置、规模和布局必须合理。

**（三）需求的不确定性和产品的特殊性**

由于疾病的发生难以预测，具有随机性，消费者无法知道自己何时患病、患何种疾病。因此，医疗服务的需求是不确定的。按照经济学理论，物质商品和劳务本身就是最终产品，而医疗服务具有特殊性，其最终产品要由健康的改善和疾病的防治效果来衡量，而不能简单地用提供医疗服务的数量来衡量。

**（四）医疗服务需求价格的弱弹性**

一般商品市场，价格机制起着调节市场供需状况的主导作用。医疗服务市场中，医疗服务价格对提供者形成一定的竞争，由此调节医疗机构的服务项目和经营规模。医疗服务需求对价格的变化反应不灵敏。这是因为，疾病直接危及人体的生命和健康，患者，特别是重症患者，不会根据价格的高低来减少或增加对医疗服务的需求。因此，用价格来调整医疗服务市场的需求，相对于其他领域而言效果不明显。

**（五）医疗服务市场的不完全性**

医疗服务市场不能完全由市场机制调节，否则低收入、易患病人群将得不到及时而有效的医疗卫生服务。这不仅会造成资源利用的不公平和低效率，而且由于医疗服务市场的不健全，还会导致竞争失灵和市场局部功能失灵。因此，医疗服务市场的健康发展必须要有政府的干预，通过政府采取制定规划、健全制度、加强监督和调控等措施，改善医疗服务市场的运行机制，促进公平竞争。

## 三、卫生经济学的研究内容

**（一）技术经济分析**

卫生技术经济主要体现卫生服务的生产力。卫生技术经济分析是研究如何根据社会需求和经济利益来有效地组织和发展生产力的问题。主要包括：卫生服务的布局经济，即医疗卫生资源的分配和设置，以及一定区域内合理分布等问题；卫生服务的规模经济，即研究一定规模条件下，医疗卫生机构的投入与产出之间的经济关系，以及卫生资源有效利用的问题；卫生服务的结构经济，即研究一定时期医疗卫生领域的专业结构、卫生服务结构，以及卫生资源结构等如何合理有效配置的问题；卫生服务的运营经济，即研究卫生资源如何组织和协调，提高其利用效率和卫生服务的经济效果的问题。

**（二）政治经济分析**

卫生政治经济主要体现卫生服务的生产关系。卫生政治经济分析是研究提供卫生服务过程中的各种生产关系，如卫生服务生产资料的所有制形式、社会效益和经济效益之间的关系。新时代，健康中国成为国家战略目标，提出将健康融入万策，对卫生政治经济研究提出新的要求。在理论上研究的问题有：医疗卫生部门内向性经济活动、经济关系及其规律；与社会发生的外向性经济活动、经济关系及其规律；卫生服务产品的生产、交换、分配和消费的规律等。

### （三）制度经济分析

卫生制度经济主要体现卫生服务的上层建筑。卫生制度经济分析是研究如何根据社会经济和医疗卫生事业发展的不同阶段，通过制定卫生政策和制度来提高有限卫生资源的利用率，体现医疗卫生服务的公平性，保障基本医疗服务，促进医疗服务高质量发展。因此，应用卫生经济学的理论和方法，制定相应的卫生政策，综合应用行政和法律等手段来调节和监督其实施过程，是完善补偿机制、确保基本医疗和有效利用资源的有力保证。

## 四、卫生经济学的研究方法

### （一）实证分析法

实证分析法，是通过对提供医疗卫生服务过程中产生的经济活动进行客观描述分析，探讨经济活动的因果关系，并预测将来可能出现的情况。实证分析法主要回答“是什么”或“怎么样”的问题，目的是了解经济是如何运行的，其特征是对客观经济活动进行分析和判断，并对采取的经济行为和产生的经济后果做出预测。一般而言，常用的实证分析法有两种：一是案例分析法。案例源于现实现象中的经济活动，具有客观性。在提供医疗卫生服务过程中，各种经济关系和经济活动盘根错节，相互作用，相互影响，且有许多因素难以量化。案例分析针对现实中的一个个案例，既保证研究的真实性，又避免研究的不确定性，更加有利于且易于从真实世界里发现问题。同时，在此基础上进行理论提炼和逻辑演绎，对真实世界的经济活动和经济关系进行解释，并预测未来的发展；二是计量分析方法。计量分析方法是应用统计推论方法，定量估计经济变量之间关系的一种数量分析方法。该方法基于真实世界中已经发生的经济活动的样本数据，与经济理论相结合，表示为可计量的数学模型即经济计量模型，主要用于发现规律、检验理论、经济预测和政策选择。该方法的特点，是将经济理论与观察数据相结合，将随机因素的影响纳入对经济关系分析中，并得出具有概率性的结论。计量经济模型分析是卫生经济分析中的重要方法，并得到广泛的应用。

### （二）规范分析法

规范分析法，是根据一定的价值判断，提出经济活动中的行为标准，并探讨如何才能符合这些标准的理论和政策。规范分析法主要回答“应该是什么”或“应该怎么样”的问题，目的是针对某项经济活动进行评价，并提出评判标准，指导未来的经济行为和经济发展，其特征是先检验假设本身，并通过检验假定，对经济运行过程做出判断。经济学分析需要有科学评判的标准。这是因为，不同历史时期、不同立场、不同视角，甚至不同的伦理和道德观念等，都会对同一经济活动、行为和政策产生不同的意见、观点和价值判断。因此，规范分析对经济运行和经济发展具有重要的指导意义。主要体现在以下几个方面：一是制度建设。规范的制度建设是经济活动有效运行的保证。在提供医疗卫生服务的过程中，医疗卫生服务制度、医疗保障制度、药品供应保障制度等，为供需双方提供了规范和要求，有利于形成良好的就医秩序，提升卫生经济活动的可行性和有效性；二是文化建设。医院文化是一个医院建设发展中形成的以医院精神和管理理念为核心的价值体系。医院文化体现的是核心价值观，如“以人为本”，即服务患者，尊重员工，“追求发展”，即提升医院知名度，打造医院品牌，提供高水平、高质量的医疗服务。

实证分析法和规范分析法各有利弊。实证分析法中的理论、逻辑和规律等，体现经济现象的客观规律性，而规范分析法中，价值判断、社会目标、政策选择等，体现经济活动的主观能动性。卫生经济研究中，医疗卫生服务的经济活动既有其本身的规律性，又有人的主观性，因此，在一定意义上常将实证分析法和规范分析法联合应用，通过互相补充、相互支撑，提升卫生资源利用的公平性和有效性。

# 第二节 基本理论

## 一、卫生服务需求理论

### （一）相关概念

**1. 卫生服务愿望（want）** 消费者基于自身健康状况的判断，会做出是否需要接受卫生服务的主观决策与要求。这种对卫生服务的愿望受到消费者自身认知能力的局限，尽管存在一定的不确定性和主观性，但它却真实地反映了消费者对卫生服务的消费动机和需求。

**2. 卫生服务需要（need）** 公共卫生专业人员根据流行病学调查和健康普查的结果，会判定并确定有必要实施的卫生服务项目。然而，需要明确的是，卫生服务的需要并不等同于其需求，因为仅仅存在必要性并不意味着具备实施的可行性，更不意味着能够立即转化为现实行动。

**3. 卫生服务需求（demand）** 是指实际发生且消费者具备支付能力的卫生服务。这种需求的形成建立在两个基本条件之上：首先，消费者需有使用卫生资源的愿望；其次，消费者需具备支付这些服务的能力。卫生服务作为一种特殊的商品，其获取往往需要消费者付出相应的代价。只有当消费者既有购买愿望又具备支付能力时，才能产生有效的卫生服务需求。若仅有购买愿望而缺乏支付能力，或虽有购买力却无购买愿望，均无法形成有效的需求。

### （二）需求定理

需求定理是指卫生服务的需求者在一定的价格水平下消费卫生服务，在其他条件不变的情况下，需求量随价格的上升而减少，随价格的下降而增加。通常用描述需求价格与需求量之间变动关系的需求曲线进行分析。函数表示为 $Q$=f（$P$）。以横轴为需求量 $Q$，纵轴为价格 $P$ 建立坐标系，在一般情况下，需求曲线的斜率小于零，即从左上向右下倾斜（图 5-3-2-1），这是需求曲线的基本特征。

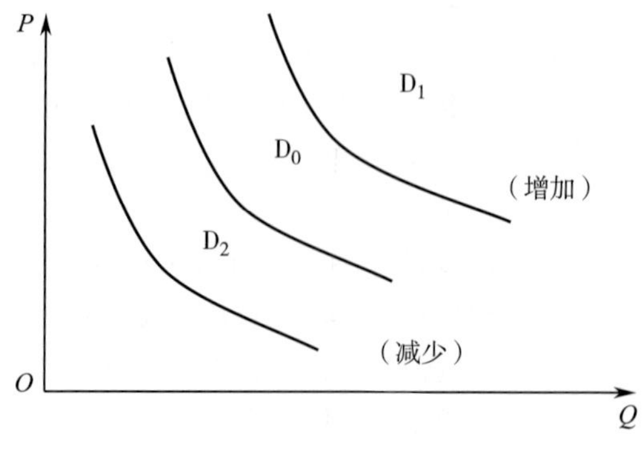

图 5-3-2-1 需求曲线及其变化

在其他条件不变的情况下，当购买的商品数量因价格变动而引起的反方向变动，称为需求量变化。这种变化是沿同一需求曲线的上下移动。排除价格因素之外的其他变化因素引起消费者购买数量发生变化时，称为需求变化。这种变化是整条曲线的移动,如需求曲线由 $D_0$ 移向 $D_1$(图 5-3-2-1)。

### (三)影响因素

**1. 消费者的收入(consumer's income)** 消费者收入的变化会对其购买能力产生影响,从而直接影响到卫生服务的需求。消费者收入发生变化,如果导致卫生服务需求增加,则需求曲线向右移动,即由 $D_0$ 移到 $D_1$;如果导致卫生服务需求减少,这需求曲线向左移动,即由 $D_0$ 移到 $D_2$(如图 5-3-2-1 所示)。

**2. 消费者的偏好(consumer's tastes)** 消费者通常依据自己的主观价值判断来选购商品。如果消费者对某种商品或服务有偏好,即使该商品的服务或价格不变,这种偏好也会引起需求的变化。例如,有些消费者偏好中医治疗,有些则偏好西医治疗,而此类偏好又会影响到人们对卫生服务的选择,进而影响到卫生服务的需求。

**3. 相关物品的价格(price of related goods)** 经济学中相关的商品或服务之间分为替代和互补两种关系。替代品是指那些可以相互替代来满足人们需要的商品或服务。当两种商品是替代品时,商品 A 价格下降会造成商品 B 需求的下降。互补品是指必须通过相互补充才能满足人们某种需求的商品或服务。当两种商品是互补品时,商品 A 价格下降会造成商品 B 需求的增加。

**4. 消费者的愿望(consumer's expectation)** 如果消费者能够预测到其收入或市场价格将要发生变化,此时消费者的购买力便会受到影响,从而影响到消费者对商品或服务的需求。比如:如果人们预测到医疗服务价格将会大幅度上升,而且个人支付比例将增大,那么此时人们对医疗服务的需求将会增加。

## 二、卫生服务供给理论

### (一)概念

卫生服务供给(supply)是指卫生服务提供者在一定时期内、在一定价格或成本消耗水平上,愿意而且能够提供的卫生服务服务的数量。由于卫生服务产品具有特殊性,因此卫生服务供给有别于一般商品供给,具有技术上的专业性、垄断性和公益性。

### (二)供给定理

供给定理表明,在一定条件下,商品(或服务)的价格越高,提供者越愿意生产,该商品(或服务)的供给量就越大;商品(或服务)的价格越低,提供者越不愿意生产,该商品(或服务)的供给量就越小。卫生服务作为一种特殊的商品,同样遵循该法则。以横轴为卫生服务供给量,纵轴为卫生服务价格建立坐标系,则卫生保健服务供给曲线如图 5-3-2-2 所示。

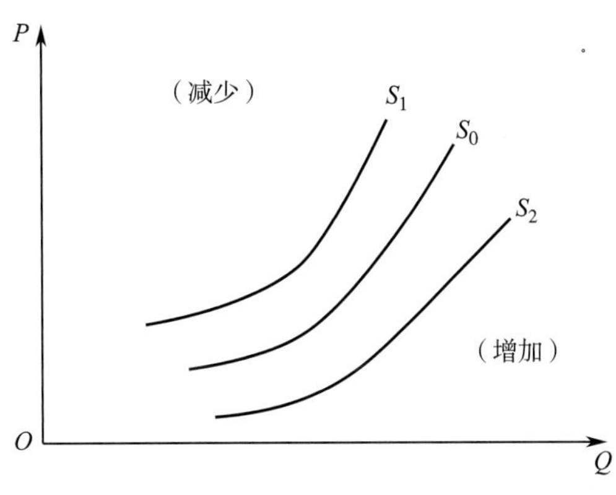


图 5-3-2-2　供给曲线及其变化

在其他条件不变的情况下,当商品的数量因价格变动而引起供给曲线的正方向变动,称为供给量变动。这种变化随价格的变动而变动,是沿同一供给曲线的上下移动。排除价格因素之外的其他因素的变化因素引起提供者供给数量发生变化时,称为供给变动。这种变化是整条供给曲线的移动,越接近原点供给水平越低,越远离原点供给水平越高。

（三）影响因素

**1. 卫生服务机构** 卫生服务机构是卫生服务供给的实体。假定其他因素不变,卫生服务的供给取决于卫生服务的机构数。其中,医护人员的数量与质量、医疗设备的先进程度、医疗技术水平的高低等,均对卫生服务的供给产生直接的影响。

**2. 卫生服务成本** 在卫生资源投入一定的情况下,卫生服务的成本越高,能够提供卫生服务的项目和数量就越少。相反,降低卫生服务的成本可以使卫生服务的供给量增加。

**3. 卫生服务价格** 一般而言,在其他因素不变的条件下,卫生服务应该在成本与价格相一致,收入与支出相平衡的基础上进行提供。过去受福利制观念的影响,卫生服务的价格往往低于其成本,因此卫生服务供给受价格变动的影响较小。随着卫生事业改革的深化,价格因素对卫生服务的供给、补偿机制、提供者的行为等都将产生积极的影响。

## 三、卫生服务价格理论

（一）概念

价格是商品价值的货币表现,它在市场经济中扮演着调节经济关系和引导经济活动的重要角色。商品的价值由生产过程中所消耗的物化劳动（C）、劳动者为自己创造的价值（V）和为社会创造的价值（M）三部分共同决定,其货币表现就是商品的价格。

价格机制,又称市场机制,是指通过价格来调整市场经济关系和经济活动的方式与规律,以确保市场体系的正常运转。

通过对卫生服务需求和供给特征的分析可以看出,医疗服务市场有别于一般的商品市场,其价格机制的作用有一定的局限性。一些因素如供方的诱导需求能力、医疗价格对医疗消费的弱弹性、医疗服务供需双方的不平等性等,决定了医疗服务市场无法完全实现市场化。因为市场化不能解决卫生资源的筹集和合理配置,无法确保人人公平享有基本医疗服务,无法有效控制医疗费用。然而,作为一种特殊商品,医疗服务的价格机制仍在一定范围内发挥作用,对此不容忽视。随着社会主义市场经济体制的建立,研究我国卫生服务领域中价格机制的作用,对于医疗卫生事业的改革和发展具有深远的意义。

（二）价格理论

市场中商品或服务的价格是由市场中消费者和供给者的行为决定的。但是,单个的消费者和生产者都不能自行决定市场价格,实际的成交价只能由市场需求和市场供给共同决定。

市场中,当商品或服务供不应求时,即需求量大于供给量,商品或服务的价格就会上升,当商品或服务供过于求时,即需求量小于供给量,商品或服务的价格就会下降。最终,市场需求曲线和市场供给曲线会相交于E点（图5-3-2-3）,交点E称为该商品或服务的市场均衡点（market equilibrium）,交点对应的坐标 $Q_E$ 和 $P_E$ 分别称为均衡数量（equilibrium quantity）和均衡价格（equilibrium price）。均衡价格和均衡数量是完全竞争市场中的实际成交价和成交量。因为

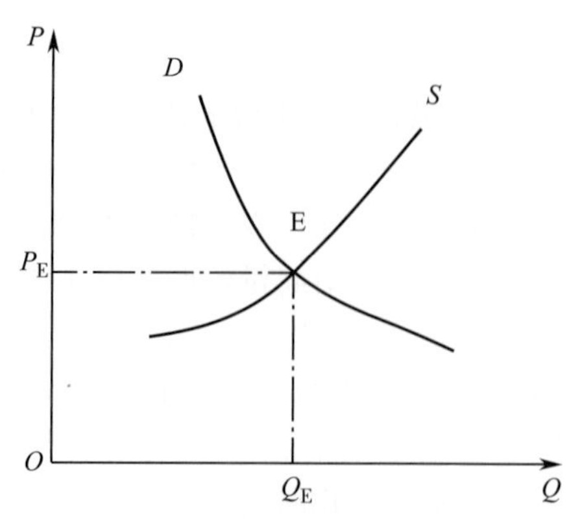

图 5-3-2-3 市场均衡价格

任何高于 $P_E$ 的价格都会导致超额供给，卖方不得不竞相压价，而任何低于 $P_E$ 的价格将导致超额需求，买方为了追逐短缺的物品或劳务，不得不竞相抬价。因此均衡价格只能是 $P_E$，均衡数量 $Q_E$ 同时也就被确定了。这就是价格机制的运作原理，称为供求定律（law of supply and demand）：供方之间的竞争，需方之间的竞争，以及供需双方的互动，引导市场自动趋向某种状态，其中，没有未被满足的需求，也没有多余的供给。

（三）卫生服务定价原则

**1. 分级定价**　我国实施分级诊疗制度，对不同医疗卫生服务需求进行分级，目的是公平且有效地满足不同层次的需求。针对不同层级的医疗卫生机构实施分级定价，对建立职责清晰、功能衔接、分级诊疗的医疗服务体系具有积极的促进作用。

**2. 比价合理**　比价关系是指市场中，同一时期不同商品或服务价格之间的比例关系，可真实反映商品生成时，社会必要劳动时间与商品价格的关联性。合理的比价是定价的依据，既要考虑卫生服务行业内部比价，又要考虑卫生服务行业外部比价。

**3. 体现技术劳务价值**　医疗卫生行业是高技术密集型行业，相关服务价格的制定应当充分体现医务人员技术劳动价值，如人力耗时、技术难度、风险程度等。实践表明，只有临床诊疗项目的技术劳务价格不背离其价值，才能使医疗服务价格更加合理化。

**4. 因地制宜**　我国幅员辽阔，社会经济发展不平衡，受内部和外部环境影响，难以制定和实施统一的医疗卫生服务价格。价格的制定应当遵循因地制宜的原则，与一定区域内社会经济发展水平相适应、与政策要求相符合，并根据实际情况进行动态调整。

**5. 合理补偿**　医疗服务收费是医疗机构经济补偿的一条重要渠道。在提供医疗服务的过程中，应当根据医疗机构的性质，采取相应的价格管理方法，物质劳动和劳务的消耗必须得到合理的补偿才能维持医疗机构的生存和发展。

## 第三节　卫生总费用

### 一、概念

卫生总费用（total heath expenditure，THE），指以货币形式作为综合计量手段，全面反映一个国家或地区在一定时期内（通常指 1 年），全社会用于卫生服务所消耗的资金总额。

国家卫生费用核算（national health accounts，NHA），是根据国民经济核算的方法，以整个卫生系统为核算对象，建立卫生费用核算框架和指标体系，专门研究卫生系统资金的运行过程，也称为国民卫生账户。卫生费用核算的结果即为卫生总费用。

卫生总费用是国家宏观卫生政策研究的核心议题，可以为国家、社会和个人三方医药费用负担的分析、卫生发展战略目标的实现、卫生政策的改革和深化、地区之间和国际之间比较分析等，提供数据支持，具有重要的现实意义。

### 二、核算方法

卫生费用核算主要回答 3 个问题：一是资金从哪里来？二是基金流向哪里？三是资金用在哪些商品或服务？由此产生相应的核算方法，即来源法、机构法和功能法。

### （一）来源法

来源法，是一个国家或地区在一定时期内（通常指1年），为开展卫生服务活动从全社会筹集的卫生资金总额。来源法将卫生总费用分为3部分，即政府卫生支出、社会卫生支出和个人卫生支出。该方法从宏观上反映卫生筹资的渠道和水平，以及在一定经济发展水平条件下，政府、社会和居民个人对健康的重视程度和费用负担情况，并从筹资角度分析与评价卫生资金运行的公平性和合理性。

### （二）机构法

机构法，是指一个国家或地区在一定时期内（通常指1年），从全社会筹集到的卫生资金在各级各类卫生机构的分配总额。其测算范围包括各级各类医院费用、门诊机构费用、药品及其他医用品零售机构费用、公共卫生机构费用、卫生行政和医疗保险管理机构费用和其他卫生机构费用。

### （三）功能法

功能法，是指一个国家或地区在一定时期内（通常指1年），全社会卫生服务消费者接受卫生机构提供的各类卫生服务过程中所消耗的卫生资源总量的货币表现。该方法从消费者角度，反映从不同筹资渠道筹集的卫生资金在各类卫生服务项目和不同服务领域中的最终使用和消耗。

## 三、卫生总费用分析

由于受到数据来源和统计制度的限制，我国国家级卫生总费用的核算主要采用来源法和机构法，还没有开展功能法的测算。主要用于卫生费用的规模、结构和筹资公平性分析。

### （一）卫生总费用筹资构成分析

根据来源法核算的2015—2020年中国卫生总费用变化情况见表5-3-3-1（数据来自中国卫生健康统计年鉴）。从筹资规模上看，卫生总费用逐年增加，从2015年的40 974.64亿元，增长到2020年的72 175.00亿元，增长至1.76倍。从筹资结构上看，政府卫生支出占卫生总费用的比重有先下降再回升的趋势，从2015年的30.45%，逐年下降到2019年的27.36%，到2020年恢复到30.40%；社会卫生支出占卫生总费用的比重呈现先上升再下降的变化趋势，从2015年的40.29%，逐年上升到2019年的44.27%，到2020年降低到41.94%；个人卫生支出占卫生总费用的比重呈现下降的趋势，从2015年的29.27%，逐年下降到2020年的27.65%。

**表5-3-3-1 2015—2020年中国卫生总费用（来源法）**

| 年份/年 | 卫生总费用/亿元 | 政府卫生支出 | | 社会卫生支出 | | 个人卫生支出 | |
|---|---|---|---|---|---|---|---|
| | | 金额/亿元 | 占比/% | 金额/亿元 | 占比/% | 金额/亿元 | 占比/% |
| 2015 | 40 974.64 | 12 475.28 | 30.45 | 16 506.71 | 40.29 | 11 992.65 | 29.27 |
| 2016 | 46 344.88 | 13 910.31 | 30.01 | 19 096.68 | 41.21 | 13 337.90 | 28.78 |
| 2017 | 52 598.28 | 15 205.87 | 28.91 | 22 258.81 | 42.32 | 15 133.60 | 28.77 |
| 2018 | 59 121.91 | 16 399.13 | 27.74 | 25 810.78 | 43.66 | 16 911.99 | 28.61 |
| 2019 | 65 841.39 | 18 016.95 | 27.36 | 29 150.57 | 44.27 | 18 673.87 | 28.36 |
| 2020 | 72 175.00 | 21 941.90 | 30.40 | 30 273.67 | 41.94 | 19 959.43 | 27.65 |

注：本表中总量、构成等数据，有的不等于分项之和，是由于数值修约误差所致，下同。

### （二）卫生总费用机构法分析

根据机构法核算的2015—2020年中国卫生总费用变化情况见表5-3-3-2。卫生总费用在医疗卫生机构的流向显示，医院费用占比最高，达到60%~64%，其次为药品零售机构费用占比，为11%~13%，第三为其他卫生机构费用占比，区间为9%~10%，第四为门诊机构费用占比，在6%~7%之间，第五为公共卫生机构费用占比，在5%~7%之间，第六为卫生行政与医疗保险管理机构费用占比，区间为3%~6%。

表5-3-3-2　2015—2020年中国卫生总费用（机构法）

单位：%

| 年份 | 医院费用 | | | | | | 门诊机构费用 | 药品零售机构费用 | 公共卫生机构费用 | 卫生行政与医疗保险管理机构费用 | 其他卫生机构费用 |
|---|---|---|---|---|---|---|---|---|---|---|---|
| | 小计 | 城市医院 | 县医院 | 社区卫生服务中心 | 卫生院 | 其他医院 | | | | | |
| 2015年 | 61.73 | 39.52 | 13.91 | 2.55 | 5.67 | 0.08 | 6.74 | 12.47 | 6.56 | 3.34 | 9.15 |
| 2016年 | 61.90 | 39.88 | 13.80 | 2.57 | 5.57 | 0.08 | 6.45 | 12.54 | 6.05 | 3.48 | 9.57 |
| 2017年 | 62.59 | 40.44 | 13.78 | 2.74 | 5.57 | 0.07 | 6.64 | 11.73 | 5.85 | 3.20 | 9.98 |
| 2018年 | 62.91 | 40.65 | 13.93 | 2.83 | 5.44 | 0.06 | 6.76 | 11.60 | 5.58 | 3.21 | 9.93 |
| 2019年 | 63.55 | 41.55 | 13.82 | 2.77 | 5.37 | 0.06 | 6.91 | 11.67 | 5.47 | 3.34 | 9.05 |
| 2020年 | 60.13 | 38.61 | 13.08 | 2.97 | 5.42 | 0.05 | 6.69 | 11.73 | 6.56 | 5.35 | 9.55 |

## 第四节　医疗成本核算

### 一、概念

医疗成本，也常被称作医疗服务成本，它代表的是医院在提供医疗服务时所消耗的物化劳动和活劳动，以货币形式进行表现。医疗服务作为一种特别的商品，其价值的构成同样包含三个主要部分：首先是生产资料的消耗（C），这涉及医院运营过程中所使用的各种物资和设备；其次是医务劳动者为自己劳动所创造的价值（V），这体现在医务人员的工资和福利等方面；最后是医务劳动者为社会劳动所创造的价值（M），这反映了医务人员在提供医疗服务过程中为社会所做出的贡献。从理论上来看，C+V这两部分共同构成了商品价值的补偿部分，即医务劳动资料的物化劳动消耗以及活劳动中相当于医务人员工资费用的部分，这两者的总和以货币形式呈现，便构成了我们所说的医疗服务成本（图5-3-4-1）。

医疗成本核算是一项关键的经济管理活动，它根据医疗服务的独特性质以及医院管理和决策的实际需求，运用特定的核算方法，对医疗服务过程中产生的各项耗费进行细致的分类、记录、归集和分配。这一过程旨在形成全面而准确的成本信息，以真实反映医院的成本状况。通过医疗成本核算，医院能够为其价值补偿提供有力支持，为医疗服务价格的合理制定提供科学依据，同时也为医院的经营决策提供重要参考。

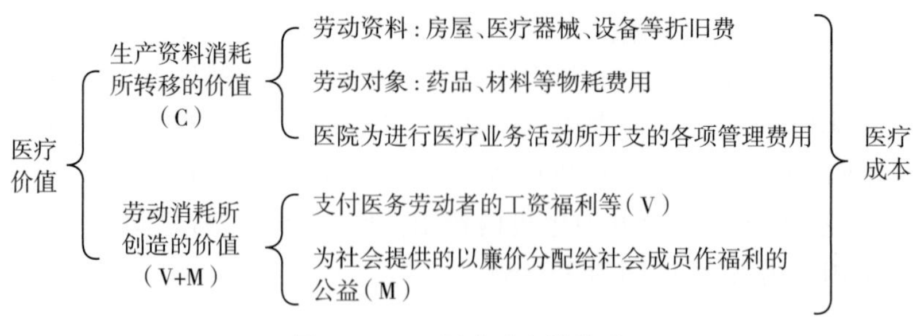


图 5-3-4-1 医疗成本的构成

医院成本核算单元，是成本核算的基础，根据不同的核算目的和服务性质进行归集和分类。应当按照科室单元和服务单元进行设置。科室单元是指根据医院管理和学科建设的需要而设置的成本核算单元。主要用于科室成本核算、医疗服务项目成本核算、诊次成本核算和床日成本核算；服务单元是指以医院为患者提供的医疗服务内容类别为基础而设置的成本核算单元。主要用于病种成本核算、疾病诊断相关分组（diagnosis related groups，DRG）成本核算等。

在医疗成本核算的流程中，医疗成本依据其计入成本核算对象的方式，可被划分为两大类。首先是直接成本，这类成本是指那些能够明确归属于某一成本核算对象的费用，它们可以直接计入或经过计算后计入对应的成本核算对象。其次是间接成本，这类成本指的是那些无法直接归入某一成本核算对象的费用。对于这部分费用，医院需要根据医疗服务业务的特点，选取恰当的分配标准或方法，将其合理地分摊至各个成本核算对象中。

## 二、医疗成本核算原则

### （一）历史成本原则

医疗成本必须正确反映实际发生的经济资源耗费，成本计算应当按实际发生额核算成本，不得以估价成本、QALY 计划成本代替实际成本。

### （二）分期核算原则

医院作为持续经营的会计主体，不仅要如实反映各个会计期间的财务状况和经营成果，而且要对各期的成本费用耗费情况进行分析比较，实施成本控制。所以医院要对医疗成本分期进行核算，一般按月、季度或年进行。同一项成本，计算期内核算的支出、收入和起讫日期必须一致。

### （三）权责发生制原则

该原则不仅是医院财务会计中确定本期收益的会计基础，也是成本核算中按照受益原则正确进行成本计算的基础。凡是本期应列支的成本，不论本期实际是否已经支付，都应列入本期。本期支付应由本期和以后各期负担的费用，应当按一定标准分配计入本期和以后各期；本期尚未支付，应由本期负担的费用，应当预提计入本期。

### （四）一致性原则

医疗成本核算中各种成本费用的计价方法，固定资产折旧方法，间接费用的分配方法等具体的成本计算方法，前后会计期间必须保持一致，一般不得任意变更，这样才能统一口径，前后连贯一致，相互关联，具有可比性。

## 三、医疗成本核算内容

根据国家卫生健康委员会和国家中医药管理局联合印发的《关于印发公立医院成本核算规范的通知》(国卫财务发〔2021〕4号),医院应当根据国家规定的成本核算口径设置成本项目,并对每个成本核算对象按照成本项目进行数据归集。医疗成本项目核算的具体内容主要包括以下7大类:一是人员经费。包括职工的工资收入、绩效收入及各种福利、补贴;二是卫生材料费。包括化学及生物制剂、敷料、胶片等;三是药品费;四是固定资产折旧费。包括房屋、设备、家具等各种固定资产;五是无形资产摊销费;六是提取医疗风险基金。医疗风险基金是指从医疗支出中计提、专门用于支付医院购买医疗风险保险发生的支出;七是其他运行费用等。

理论上,并非医院发生的所有费用都能计入医院成本,医疗成本的范围必须是医疗服务过程中消耗的物化劳动和活劳动部分。因此,不属于成本核算对象的耗费,不计入成本核算对象的成本。如,不属于医院成本核算范围的其他核算主体及经济活动发生的费用;在各类基金中列支的费用;国家规定不得列入成本的费用。

## 四、医疗成本核算对象和方法

按照核算对象的不同,医院成本核算分为科室成本核算、诊次成本核算、床日成本核算、医疗服务项目成本核算、病种成本核算和按疾病诊断相关分组(DRG)成本核算等6类。

### (一)科室成本核算方法

**1. 科室划分**　医院根据服务性质可将科室划分为4类:临床服务类、医疗技术类、医疗辅助类和行政后勤类。根据分类,设置科室单元。

**2. 核算方法**　科室直接成本直接计入,间接成本则通过阶梯分摊法,按照分项逐级分步结转的方式进行三级分摊,即行政后勤类科室费用的一级分摊、医疗辅助类科室费用的二级分摊和医疗技术类科室费用的三级分摊,最终将所有科室间接成本分摊到临床服务类科室。

### (二)诊次成本核算方法

以诊次为核算对象,将科室成本分摊到门急诊人次中。主要通过三级分摊后的临床门急诊科室总成本,除以门急诊总人次,计算出诊次成本。

### (三)床日成本核算核算方法

以床日为核算对象,将科室成本分摊到住院床日中。主要通过三级分摊后的临床住院科室总成本,除以实际占用总床日数,计算出床日成本。

### (四)医疗服务项目成本核算方法

首先确定医疗服务项目总成本。以临床服务类和医疗技术类科室二级分摊口成本剔除药品成本、单独收费的卫生材料成本,形成医疗服务项目总成本;其次计算单个医疗服务项目成本。通常采用作业成本法、成本当量法、成本比例系数法等计算单个医疗服务项目成本。

### (五)病种成本核算方法

采用的方法有三:一是“自上而下法”,即以成本核算单元成本为基础计算病种成本;二是“自下而上法”,即以医疗服务项目成本为基础计算病种成本;三是“成本收入比法”,即以服务单元的收入和成本为基础计算病种成本。

### （六）按疾病诊断相关分组（DRG）成本核算方法

采用的方法有三：一是“自上而下法”，即以成本核算单元成本为基础计算 DRG 组成本；二是“自下而上法”，即以医疗服务项目成本为基础计算 DRG 组成本；三是“成本收入比法”，即以服务单元的收入和成本为基础计算 DRG 组成本。

# 第五节 疾病负担计算方法

## 一、概念

疾病的负担（burden of disease），是指由疾病带来的损失，主要包括疾病造成的经济损失和疾病造成的生命损失。主要用来衡量疾病给人类带来的危害的重要指标。通过对各类疾病负担的分析，可以明确卫生服务的防治重点；确定对不同人群所采用的防治措施；提升卫生资源配置和利用效率，同时也可以为卫生部门的政策制定和评价提供一个衡量产出的可比指标。

疾病的经济负担，是指生病、伤残（失能），以及过早死亡等，给患者、家庭和社会带来的经济损失。研究疾病、伤残及死亡的经济负担，寻找减轻这些负担的途径，是卫生经济学研究的主要任务之一。疾病的经济负担分为两类：疾病的直接经济负担和疾病的间接经济负担。

疾病的直接经济负担是指直接用于防治疾病而消耗的卫生资源的总和，主要包括医疗卫生机构及相关人员为防治疾病消耗的医疗资源的总和，以及患者为接受医疗卫生服务所消耗的交通费、差旅费、伙食费及营养费等。

疾病的间接经济负担，是指由于疾病、伤残或死亡，导致劳动力有效工作时间的减少和工作能力的降低所引起的经济损失。具体表现为，患者因工作时间减少造成的经济损失、陪护人员及亲属工作时间减少造成的经济损失，以及给家庭、亲友造成精神等方面的负担而导致其工作能力降低而造成的经济损失。

疾病的生命损失，是指疾病带来的生活质量和生命年的损失。包括由于非致死性疾病造成痛苦、悲哀和生活等生命质量的下降，以及由于疾病或死亡造成生存年数的减少。

## 二、疾病经济负担的计算方法

### （一）疾病直接经济负担的计算

疾病直接经济负担的货币表现，即患者在就医过程中花费的直接的费用。获得直接费用的方法通常有两种：一是机构调查法。即从各级医疗机构的信息系统中获得资料。机构调查的优点是数据准确性高，且调查比较集中，所花费的调查时间和费用较少。随着医疗机构信息管理系统的不断完善，智能化、精细化医院信息管理为相关数据的获得提供更加便捷的手段。同时，在使用中还要注意数据的保密性和安全性；二是向患者进行调查。向患者进行调查，采用的方式有网络调查、电话调查、信函调查和入户调查等。向患者调查的优点是可以得到有关发病及利用率的资料，而且同时可了解患者所支付的交通费、差旅费、陪护费、营养费等信息。向患者进行调查的缺点是准确性不够高。因为有关费用指标均靠患者回忆，而且有些人通过医疗保险支付费用，自己并不清楚究竟花费多少。两种方法各有利弊。在实际工作中，建议两种方法同时使用。

疾病直接经济负担的计算，通常用加权平均法。如，计算某一区域患者的次均就诊费用为式 5-3-5-1。

$$患者次均就诊费用 = \sum_{i=1}^{j} \overline{X}_i \cdot W_i \quad （式 5\text{-}3\text{-}5\text{-}1）$$

式中：$i=1, 2\cdots j$，为不同级别医疗机构；$\overline{X}_i$ 为第 $i$ 级医疗机构的次均就诊费用；$W_i$ 为 $i$ 级医疗机构次均就诊费用的权重。

疾病直接经济负担受到多种因素的影响，主要包括：随着经济的发展和生活水平的提高，人们对医疗卫生服务的需求在迅速增加；人口结构特征发生变化，老龄化进程加快；医学科技进步，医疗技术诊治水平得到迅速提升；医疗服务价格的增长等。

### （二）疾病间接经济负担的计算

计算疾病的间接经济负担主要有两种方法；人力资本法（human capital approach）和意愿支付法（willingness-to-pay）。

**1. 人力资本法**　人力资本法是计算由于疾病、伤残及死亡而造成的经济收入的减少，通过间接方式来折算成货币单位。通常采用工资来计算。用现值工资经过贴现来推算未来的工资损失，以此来衡量个人的社会价值。人力资本法以价值均等理论为依据，即假定劳动力市场在总供给和总需求上是相等的，此时的工资真实地反映了劳动力所创造的社会财富。这里的工资是指税前工资。用人力资本法计算疾病的间接经济负担，需要掌握的数据有：①某病的发病率；②病程；③致残率（永久致残）；④死亡率；⑤致残到死亡的时间；⑥该病的平均死亡年龄；⑦人群的期望寿命。根据这些条件来计算某人群中某种疾病的间接经济损失。

以工资为基础的人力资本法默认了不同收入的人社会价值不同。而实际生活中，很多情况下，工资不能真实反映一个人对社会创造的财富。因此，在一些研究中常采用人均国民收入或劳动者的平均国民收入作为计算的依据。

一个值得注意的问题是不同年龄组的生产力权重。不同年龄的人群生产力水平不同，生产能力随年龄增长呈倒“U”形分布。因此，不同年龄组人群损失 1 天的劳动时间，其创造的价值是不同的。对于从事家务的中年人，他们没有工资，其疾病的间接经济负担是否为零，也是令人深思的问题。

**2. 意愿支付法**　意愿支付法的根据是新福利经济学中的帕累托原理。在各种帕累托状态中有这样一种情况存在：对于某种改变，一些人所增加的利益从总体上可以弥补另一些人损失的利益，甚至有所剩余。在这种情况下，研究人们对“改变”的意愿支付有多大。利用意愿支付法来计算疾病的间接经济负担正是利用了这样一个原理，即在一个人群中为了降低一定幅度的疾病死亡率，人们愿支付多少钱。比如在一个 10 万人的社区中，每个居民愿意付 100 元来使死亡率由 30‰ 降低到 20‰，即在这个社区中人群的意愿支付额为 100 元 ×10 万 =1 000 万元。也就是说降低 10‰ 的死亡率能节约 1 000 万元的生命损失。

用意愿支付的方法测算疾病的间接经济负担可以有两种研究方法：一种是直接对个人

进行调查,另一种是收集有关统计资料作为参考。两种方法都不尽完美。直接对个人进行调查时往往会发现,不同危险因素对个人造成相同的伤亡风险时,人们的意愿支付情况不同。直接向个人进行调查产生的另一个问题是,人们的意愿支付与其实际的支付存在差别。这主要是由于调查时被调查者获得的信息不够全面而造成的。此外,如果被调查者知道自己将来会按照意愿支付值来实际支出,他们往往会低报其意愿支付额。反之,则意愿支付额会偏高。意愿支付法是一种主观性极强的估计方法,与人力资本法相比,它对疾病间接经济负担的估计往往偏高,通常将两种方法结合评价疾病间接经济负担,其灵敏度和准确度会更高。

## 三、疾病生命损失的计算方法

### (一)失能调整生命年

1947 年 Dempsey 提出,用时间作为衡量过早死亡对生命造成损害的指标。时间指标的提出使从疾病发生到死亡造成的健康损失的衡量成为可能。1993 年,世界银行、哈佛大学和世界卫生组织联合提出一个新的指标,失能调整生命年(DALY),用来评估疾病造成的损失。该指标一经提出,就在在全球范围内得到广泛的推广和应用。

在 DALY 的计算中,用时间单位人年作为衡量指标,所有的生命损失都将转化成人年的减少。计算中,相同的疾病或是相同身体状况对不同年龄、性别的人造成的生命损失是不相同的,例如,同死于车祸的 50 岁的人和 20 岁的人,其生命的损失不同。而相同性别和年龄的人,其由于死亡或疾病造成的生命损失是相同的,即同是 20 岁的男性,无论是死于车祸还是肺炎,无论是贫穷还是富有,无论是在发达国家还是在不发达国家,两者的生命损失是相同的。DALY 的计算包括过早死亡造成的生命损失和失能造成的生命损失两大类。

#### 1. 过早死亡造成的生命损失

(1)潜在的生命损失

潜在减寿年数(potential years of life lost,PYLL)是一种最简单的计算生命损失的方法。它是计算某一生命期限 $L$ 与死亡年龄 $x$ 的差值。以人群为基础的 PYLL 的计算公式为式 5-3-5-2。

$$PYLL=\sum_{x=0}^{L} d_x \cdot e_x \quad \text{(式 5-3-5-2)}$$

式中:$d_x$ 表示在 $x$ 岁时死亡的人数,$L$ 可以表示任何一给定的年龄值,常用的是人群的期望寿命,也有人用略大于或小于期望寿命的值。从式中可以看出,选取不同的 $L$ 算得出的 PYLL 是不相同的。这种方法的优点是计算方便,对于相同的死亡年龄其减寿年数是相同的。但是它的缺点也是显而易见的。如果我们将 $L$ 定为 65 岁,则从式中可知,65 岁以上的人死亡就不造成生命损失,这显然与实际不相符合。有人将 $L$ 定在 85 岁,95 岁,甚至 100 岁,虽然可以弱化这一缺陷,但在理论上仍存在这个问题。

(2)利用现时寿命表计算生命损失(period expected years of life lost,PEYLL)

现时寿命表的计算原理是从某一时间断面上各年龄组人群的死亡状况来推算其期望寿命。利用这种方法来计算减寿年数,即将死亡的期望寿命作为生命损失量。计算公式为式 5-3-5-3。

$$PEYLL=\sum_{x=0}^{L} d_x \cdot e_x \quad \text{(式 5-3-5-3)}$$

式中：$L$ 为最大死亡年龄；$e_x$ 为 $x$ 岁的期望寿命，$d_x$ 为 $x$ 岁的死亡人数。

在这种方法中，不存在给定的 $L$ 值，因此可以避免 PYLL 中存在的问题，能够计算高年龄组死亡的生命损失。但是不同时间内相同年龄组的期望寿命不同，也就是说，现在存活的人将来死亡的概率不同于目前的死亡率，这也正是现时寿命表的一大缺点。此外，不同地区的期望寿命也不相同，例如 1 例非洲妇女在 40 岁死亡，与 1 例日本妇女在 40 岁死亡所造成的生命损失不同，此结果显然违背了 DALY 的计算原则，即相同身体状况、相同性别年龄，其生命损失或生命价值是相同的。

（3）利用定群寿命表计算生命损失（cohort expected years of life lost，CEYLL）

定群寿命表的原理是对某一人群从出生开始到全部死亡为止，计算其期望寿命。用这种方法计算减寿年数的公式与 PEYLL 相同，只是用 $e_x^c$，即定群寿命表中 $x$ 岁的期望寿命来代替现时寿命表中 $x$ 岁的期望寿命 $e_x$。计算公式为式 5-3-5-4。

$$\text{CEYLL}=\sum_{x=0}^{L} d_x \cdot e_x^c \qquad （式 5\text{-}3\text{-}5\text{-}4）$$

这种方法的优点是具有前瞻性。缺点是同样存在不同地区的期望寿命不同的问题。为了校正不同地区期望寿命的差异，在计算全球疾病负担时，采用目前期望寿命最高的国家的期望寿命，经标准化后作为标准。

**2. 失能造成的生命损失**　测量失能或与健康相关的生活质量有多种方法。据文献报道，目前已有的测量方法不下 300 种，但是没有一种是公认的。一般是根据短暂失能或永久失能的严重程度，将其分成几类。每一类分别给予一个权重。权重的确定多采用专家咨询法。根据不同的研究目的，可把失能等级分成 6 或 7 级，权重由 0 到 1。0 表示基本健康，1 表示死亡。例如聋哑人的权重为 0.4，即表示聋哑人生活 1 年，相当于 0.4 年健康寿命。

### （二）质量调整生命年

质量调整生命年（quality adjusted life year，QALY），是一个以时间为测量单位，综合考虑生理、心理和社会适应各方面因素，全面评价个体健康状况的指标。该指标的特点主要体现在，不仅考虑个体生命数量延长而且还关注生命质量改善，通过个体健康状态生存的年数，来反映和评估疾病的生命损失。QALY 主要用于衡量医疗卫生服务产出，广泛应用在疾病负担研究和卫生经济评价领域。

质量调整生命年的测量，最重要的是测算生命质量。生命质量是通过生命质量量表来测量，通常根据研究的实际情况和特点，选择适宜的量表。目前常用的生命质量量表有 WHOQoL-BREF、WHOQoL、SF-36、EQ-5D、SIP、FBS、QWB、AqoL 等。

质量调整生命年的计算，首先通过测量生命质量，得出一个评价各种健康状况的权重，权重的取值范围在 0 和 1 之间。权重为 0 说明健康状况接近死亡状态，权重为 1 说明处于完全健康状态。其次，将个体生命质量权重和生命数量（即寿命年数）相结合，得到 QALY 值来反映个体的某种健康状态下健康生存年数。1 个 QALY 反映 1 个健康生存年。计算公式见式 5-3-5-5。

$$\text{QALY}=\text{生命质量权重} \times \text{寿命年数} \qquad （式 5\text{-}3\text{-}5\text{-}5）$$

值得注意的是，根据质量调整生命年的评价，一个长期忍受着巨大病痛、久卧病榻、高度抑郁、生活无法自理的患者，生活一年的 QALY 会小于 0，表明疾病给该患者造成巨大的生命损失。

# 第六节 卫生经济评价方法

## 一、概念

卫生经济评价方法，是卫生经济研究的主要方法之一。该方法根据卫生服务生产的特点，应用技术经济评价方法，将不同备选方案的投入成本和产出效果结合起来进行分析和评价，并从中选出经济效果最佳的方案，达到合理配置和有效利用卫生资源的目的。随着衡量指标和研究方法的逐步完善，该方法已广泛应用于卫生规划的制定、卫生资源的分配、疾病预防和治疗方案的选择、医疗技术和设备的评估以及药物经济学的评价等多个方面，成为科学决策的主要依据。医疗卫生服务的特点决定其产出具有多样性，因此需要采用不同的评价方法。卫生经济评价方法主要包括成本效益分析（cost-benefit analysis，CBA）、成本效果分析（cost-effectiveness analysis，CEA）和成本效用分析（cost-utility analysis，CUA）。

成本（cost），成本是指实施某项卫生规划或方案所要投入的人力、财力和物力等全部卫生资源的消耗价值。成本通常可以用货币单位统一计量。卫生经济评价要求将成本划分为两部分：一是直接成本（direct cost）即某方案实施过程中有形卫生资源的直接消耗，如与疾病直接相关的诊断、治疗等费用。二是间接成本（indirect cost）即人们由于疾病或死亡给社会造成的经济损失，如疾病引起休工、休学等造成的经济损失。

效益（benefit），是指某项卫生方案实施后产生的全部收益。效益主要表示卫生方案产出的价值，通常可以用货币来衡量。

效果（effectiveness），是指某项卫生方案的实施所产生的有效结果。效果主要表示卫生方案产出的使用价值，通常用满足人们各种需要的自然计量指标来衡量。如医疗工作中某种疾病治愈率的提高、预防工作中某些疾病发病率和死亡率的下降等。

效用（utility），是指人们在接受卫生服务后产生的满意程度。效用主要表示生命数量的延长和生命质量的改善，通常用人工整理的计量单位来衡量。如质量调整生命年（quality adjusted life year，QALY）、失能调整生命年（disability adjusted life year，DALY）等。

## 二、卫生经济评价的步骤

### （一）明确目标

对实施的方案进行卫生经济评价，首先必须明确方案要解决的问题、达到的目标，以及方案的实施会产生的影响。围绕这一中心充分全面地考虑问题，分析其得失，而不能仅从个别和局部出发，不同的目的采用的评价方法不同。

### （二）确定各种备选方案

一个目标可以通过多种备选方案来实现。不同的方案其投入和产出不同，产生的影响也不同，通过评价和选择，找出其中最佳方案，从而使有限卫生资源得以有效的利用，这是决策的基础。

### （三）确定各方案的投入和产出

分析各方案的资源投入情况，根据统一的计算方法确定方案的成本，并以货币单位予以计量。分析各方案实施后的结果，根据方案的目标选用不同的产出指标。如果方案的结果可以用货币计量，则选择效益指标；如果方案的结果难以用货币表示，则选择有效的效果指标；如果方案的结果是反映人们对健康状况改善和生命质量提高的满意程度，则选择效用指标。

（四）贴现

由于货币具有时间价值，因此需要将发生在不同时间的成本和效益通过适当的贴现率进行折算，换算成现在某一时点上的价值，这样可使不同方案间的比较更为合理和客观。效果和效用是否能够贴现、如何贴现，尚在探索中。

（五）计算评价指标

根据方案的特点和要求，选用 CBA、CEA 或 CUA 的评价方法计算评价指标，据此对各方案进行评价，从而提供给决策者各方案的投入和产出情况，为决策者选取方案提供客观依据。

（六）灵敏度分析，确定方案

当有不确定因素存在时，为了检验计划方案的正确性，通常要进行灵敏度分析。通过改变一些不确定的关键性数据和条件，对方案做保守型估计和风险型估计，根据评估结果，再对方案进行修正和评价，最终确定方案。

## 三、成本效益分析方法

成本效益分析方法是通过比较各种备选方案的全部预计成本和全部预期效益的现值来进行评价，从中选出最佳方案，作为决策者进行选择和决策的依据。该方法的特点：一是方案的产出可以用货币单位计量；二是可以用于比较目标不同的方案。成本效益分析方法的基本思想是选定方案的效益不低于其机会成本。常用的评价指标有净现值、年当量净效益、效益成本比率和内部收益率。

（一）净现值

净现值（net present value，NPV）是根据货币时间价值的原理，以某一特定时间为基准点，按照一定的折算率，将投资使用年限内各年的净效益转化为该时点的现值之和即净现值，并通过比较净现值来评价和确定最佳方案。净现值的计算公式为式 5-3-6-1。

$$\mathrm{NPV}=\sum_{t=0}^{n}\frac{B_t-C_t}{(1+i)t} \qquad （式 5\text{-}3\text{-}6\text{-}1）$$

式中：$B_t$ 表示第 $t$ 年发生的效益；$C_t$ 表示第 $t$ 年发生的成本；$i$ 表示贴现率；$n$ 表示方案实施的年限。

从经济学的角度来看，净现值为正数表明方案的效益大于成本，净现值为负数表明方案的效益小于成本。因此，只有净现值大于零的方案才是投资有效可行的方案。该方法仅用于比较计划期和初始投资相同的方案，否则就不一定能正确反映各方案之间的差别。因为从计算公式中可知道，计划期越长，初始投资越大，方案的净现值往往越大。

（二）年当量净效益

年当量净效益（net equivalent annual benefit）是指按照贴现率，将方案各年实际发生的净效益折算为年平均净效益，并通过比较不同方案的年平均净效益值来评价和确定最佳方案的方法。年当量净效益的计算公式为式 5-3-6-2。

$$A=CR\times NPV \qquad (式 5\text{-}3\text{-}6\text{-}2)$$

式中：$A$ 表示年当量净效益；$CR$ 表示资金回收系数（查复利系数表可得到）；$NPV$ 表示各年净现值之和。

单个方案的年当量净效益为正值时是可接受方案，多个方案比较时选择年当量净效益大的方案为最佳方案。该方法可用于评价初始投资相同而计划期不同的方案。

**（三）效益成本比率**

效益成本比率（benefit-cost ratio，BCR）是指通过比较方案的效益现值总额和成本现值总额的比来评价和确定最佳方案的方法。效益成本比率的计算公式为式 5-3-6-3。

$$\mathrm{BCR}=\frac{\sum_{t=0}^{n}\frac{B_t}{(1+i)t}}{\sum_{t=0}^{n}\frac{C_t}{(1+i)t}} \qquad (式 5\text{-}3\text{-}6\text{-}3)$$

效益成本比率表示投入单位成本获得的效益。因此，只有效益大于成本的方案，即效益成本比率大于 1 的方案才是可接受的方案。多个方案比较时，效益成本比率最大的方案是优选方案。

**（四）内部收益率**

内部收益率（internal rate of return，IRR）是指方案的成本现值总额和效益现值总额相等时的贴现率，即使方案的净现值等于零的贴现率。内部收益率的计算公式为式 5-3-6-4。

$$\mathrm{NPV}=\sum_{t=0}^{n}\frac{B_t-C_t}{(1+i)t}=0 \qquad (式 5\text{-}3\text{-}6\text{-}4)$$

式中：$i$ 为内部收益率，其经济意义是投资者对投资偿还能力和贷款利率的最大承受能力。内部收益率越大，方案的经济效益越好。一般而言，单个方案的评价，要求其内部收益率要高于决策者最低希望收益率，而最低希望收益率至少要高于银行或贷款的利率；多个方案的比较时，在内部收益率不低于最低希望收益率的前提下，选择内部收益率最大的方案。内部收益率可通过试差法或内推法求得。

## 四、成本效果分析方法

成本效果分析方法主要用于评价方案的产出不能用货币来衡量的情况下，如何选择经济效果最好的方案。该方法的特点：一是方案的产出一般采用发病人数、治病人数、寿命延长等属于自然的、生理的单位计量；二是只能用于评价目标相同的方案。成本效果分析方法的基本思想是在获得一定效果的各方案中，选择成本最低的方案为优选方案。主要通过成本效果比率（成本 / 效果）来选择方案。该比率表示获得一定的效果所花费的成本，即效果的单位成本，比如“治愈一个患者的成本”“患者寿命增加 1 人年的成本”等等。方案的成本效果比率越低，其经济效果越好。常用的评价方法有单一指标法和综合指标法。

**（一）单一指标法**

当各备选方案的结果可以用一个相同的指标来衡量时，通常采用单一指标法进行成本效果分析。该方法中最重要的是效果指标的确定，因为效果指标是方案目标内容的反映，是衡量目标实现的尺度和评价标准。因此，在选择方案的效果指标时要遵循下列原则。

**1. 有效性原则**　效果指标必须能够准确地衡量所要达到的目标、确实反映其内容。效果指标是否有效，要根据专业知识，结合实际情况进行判断。比如，疾病防治的效果指标应当是该病的发病率和死亡率，而不是病死率。

**2. 客观性原则**　效果指标的选取应避免主观决断，要根据专家的意见确立，并得到相关专业人员的认可，客观反映目标的内容。不同的人在不同时间，不同地点对同一事物进行观察，结果应当相同。

**3. 特异性原则**　效果指标要针对所要达到的目的来反映其内容的变化情况，而对其他情况的变化不作反映。比如，选用休工或休学天数作为衡量居民健康状况的效果指标就缺乏特异性，因为健康状况只是导致休工或休学的原因之一。

**4. 灵敏性原则**　效果指标应及时、准确地反映事物的变化情况。当方案的效果发生变化时，其效果指标必须发生相应的变化。

当各方案的成本相同时比较效果指标，效果好的为选择方案；当各方案的效果指标相同时比较成本，成本低的为选择方案；当各方案的成本和效果指标均不相同时，则比较增量成本和增量效果的比率。

### （二）综合指标法

当方案的效果不能用单一指标，而必须用多个指标来评价时，通常采用综合指标法。该方法将不同效果指标分级打分，并根据效果指标对方案的重要性给予相应的权重，通过计算得到一个分数，以此得分来表示方案的多个效果指标的综合效果的大小，并以此来评价各方案的优劣。其实质是将方案的多个效果指标转化成一个综合指标来进行评价，而此时综合指标所表示的“效果”并非方案的实质内容，只是方案效果大小的一种相对数量的表示。由于实际工作中，多数方案的效果难以用一个指标来确切表示，因此综合指标法是最为常用的一种方法，计算公式为式 5-3-6-5。

$$Q=\sum_{i=1}^{n} W_i \cdot P_i \qquad \text{（式 5-3-6-5）}$$

式中：$Q$ 为某一方案效果的综合评价得分；$W_i$ 为各效果指标的权重；$P_i$ 为各效果指标的得分；$n$ 为效果指标的个数。

## 五、成本效用分析方法

成本效用分析方法通过一个人工整理的计量单位来衡量方案的产出，应用技术经济方法评价不同的方案给人们健康改善带来的满意程度。该方法的特点：一是通过人工制定一个效果单位来计量卫生规划方案实施的最终结果，将效果数据转化为共同的计量单位，如 QALY（质量调整生命年）或 DALY（失能调整生命年）等，将生命数量的延长和生命质量的改善结合起来研究；二是可以用来评价目标不同的卫生规划或方案。成本效用分析方法的基本思想是在获得一定效用的各方案中，选择成本最低的方案为优选方案。主要通过成本效用比率（成本 / 效用）来选择方案。该比率表示获得一定的效用所花费的成本，即效用的单位成本，比如“获得一个 QALY 的成本”等。

质量调整生命年（QALY）是一种表示人的生命健康状况的效用指标，它以 QALY 作为计量单位。疾病或意外伤害会引起生命年的损失，评价卫生规划方案时，将方案实施后患者剩余的生命年数通过生命质量权数的调整,转化为相当于完全健康的人的生命年数,形成一个共同的衡量指标进行比较,从而将生命数量和生质量的增加结合到一起,此时的生命年称为质量调整生命年。通常以 0 表示死亡,1 表示健康。不同疾病造成健康状况的影响可以通过效用值来表示。Torrance 研究提出不同健康状态的效用值,如表 5-3-6-1 所示。其优点是将医疗卫生方案的结果,比如死亡、失能等综合成一个可以度量的单位,从而客观地比较不同治疗方案的结果,避免了用货币单位直接衡量生命质量和人类寿命的难题,通过比较取得一个效用单位(如 QALY)需要的费用进行方案的成本效果分析。质量调整生命年是一种目前国际上常用的效用评价指标。

**表 5-3-6-1 健康状况效用值**

| 健康状况 | 效用值 | 健康状况 | 效用值 |
|---|---|---|---|
| 健康 | 1.00 | 严重心绞痛 | 0.50 |
| 绝经期综合征 | 0.99 | 焦虑、压抑、孤独感 | 0.45 |
| 高血压治疗副作用 | 0.95~0.99 | 聋、盲、哑 | 0.39 |
| 轻度心绞痛 | 0.90 | 长期住院 | 0.33 |
| 肾移植 | 0.84 | 假肢行走失去听力 | 0.31 |
| 中度心绞痛 | 0.70 | 死亡 | 0.00 |
| 中度疼痛,生理活动受限 | 0.67 | 失去知觉 | <0.00 |
| 血液透析 | 0.57~0.59 | 四肢瘫痪伴随严重疼痛 | <0.00 |

# 第七节 收支平衡分析

## 一、概念

收支平衡分析,是医院经济管理中常用的技术方法。该方法通过寻找医院的收支平衡点,从而了解医院经营状况,预测其发展趋势和规模。在收费标准一定的情况下,影响收支平衡的因素有医疗服务成本、医疗服务量和利润。收支平衡分析就是研究这 3 个变量之间的关系,因此又称为“成本 - 业务量 - 利润”分析法(cost-volume-profit analysis),简称“本 - 量 - 利”分析法(CVP)。收支平衡分析法要求将医院成本按医院成本总额和业务量之间的变量关系进行划分,通常分为 3 类,即固定成本、变动成本和混合成本。

固定成本(fixed cost),是指在一定时期和一定业务量范围内,成本总额保持相对稳定,不受业务量变化影响的成本。如房屋、固定资产折旧费、租赁费、在编人员薪金等。

变动成本(variable cost),是指在一定条件下,成本总额与业务量成正比的成本。如卫生材料费、低值易耗品费、药品费等。

混合成本(mixed cost),在提供医疗服务的过程中,有些成本总额随着业务量变化而变化,但并不保持严格的比例关系,这种兼有固定成本和变动成本特性的成本称为混合成本。如水、电、燃料费等。

## 二、成本的归集

为了计划、预测和控制医院财务收支，收支平衡分析法要求将全部成本归集为固定成本和变动成本两类。

对于一定时期内复杂的混合成本，常用最小乘方法（least squares method）将其分解为固定成本和变动成本，计算公式为式 5-3-7-1。

$$Y=a+bX \quad （式 5\text{-}3\text{-}7\text{-}1）$$

其中：$Y$ 为混合成本；$X$ 为业务量；$a$ 为分解后的固定成本，见式 5-3-7-2；$b$ 为单位变动成本，见式 5-3-7-3。

$$a=\frac{\Sigma Y-b\Sigma X}{n} \quad （式 5\text{-}3\text{-}7\text{-}2）$$

$$b=\frac{n\Sigma(XY)-\Sigma X\Sigma Y}{n\Sigma X^2-(\Sigma X)^2} \quad （式 5\text{-}3\text{-}7\text{-}3）$$

若混合成本数量不大，不复杂，也可用简单的布图法和高低点法分解。有时为了简化手续，常根据混合成本的实际影响，将其直接视为固定成本或变动成本。根据成本的特性，将成本归集为固定成本和变动成本两大类后，就可以进行收支平衡分析。

## 三、收支平衡分析法

### （一）盈亏临界分析法

盈亏临界点是指总成本和总收入相等，达到不盈不亏时的服务量或保本收入。根据本、量、利之间的关系，有式 5-3-7-4。

（医院业务收入 + 经费补贴）-（固定成本 + 变动成本）= 结余　（式 5-3-7-4）

假设：医院单位业务收入为 $P$，业务量为 $X$，经费补贴为 $I$，单位变动成本为 $b$，固定成本为 $a$，结余为 $S$，则有式 5-3-7-5。

$$(PX+I)-(a+bX)=S \quad （式 5\text{-}3\text{-}7\text{-}5）$$

可得式 5-3-7-6：

$$PX=bX+a-I+S \quad （式 5\text{-}3\text{-}7\text{-}6）$$

要达到盈亏临界点，必须 $S$=0，则得式 5-3-7-7：

$$X=\frac{a-I}{P-b} \quad （式 5\text{-}3\text{-}7\text{-}7）$$

$X$ 即为达到收支平衡时的保本业务量，此时的保本业务收入为 $PX$。

**例 1**　某医院门诊某年经费补助为 120 000 元，每门诊人次变动成本为 2 元，年固定成本为 180 000 元，每门诊人次平均收入为 2.5 元，问该院门诊人次达到多少才能实现收支平衡？

**解**：据题可知，$I$=120 000 元，$b$=2 元，$a$=180 000 元，$P$=2.5 元，代入式 5-3-7-7，得：

$$保本门诊业务量\ X=\frac{180\ 000-120\ 000}{2.5-2}=120\ 000（人次）$$

$$保本业务收入\ PX=2.5\times 120\ 000=300\ 000（元）$$

由上可知，该院门诊量达 12 万人次时达到收支平衡，此时收入为 30 万元。要想有结余，门诊量必须超过 12 万人次。

（二）边际收益法

边际收益是指医院每增加提供 1 个单位的医疗服务而使总收益增加的量，计算公式为式 5-3-7-8。

$$边际收益 = 单位业务收入 - 单位变动成本 \qquad（式\ 5\text{-}3\text{-}7\text{-}8）$$

边际收益与单位业务收入之比称为边际收益率，它表示增加每一单位的业务收入所获得的收益。据此可求保本业务量和保本业务收入，计算公式为式 5-3-7-9 和式 5-3-7-10。

$$保本业务量\ X=\frac{固定成本-经费补贴}{边际收益} \qquad（式\ 5\text{-}3\text{-}7\text{-}9）$$

$$保本业务收入\ PX=\frac{固定成本-经费补贴}{边际收益率} \qquad（式\ 5\text{-}3\text{-}7\text{-}10）$$

例 1 中，每门诊人次收入为 2.5 元，单位变动成本为 2 元，则：

$$边际收益 =2.5-2=0.5（元）$$

$$边际收益率=\frac{0.5}{2.5}\times 100\%$$

由此可计算：

$$保本业务量=\frac{180\ 000-120\ 000}{0.5}=120\ 000（人次）$$

$$保本业务收入=\frac{180\ 000-120\ 000}{20\%}=300\ 000（元）$$

（三）图示法

图示法将本、量、利三者之间的关系在收支平衡分析图上直观地表示出来，形象生动地为决策者提供参考依据。结合例 1 的资料，绘制收支平衡分析图（图 5-3-7-1），其基本步骤如下。

**1. 绘制经费补贴和固定成本线** 以金额为纵轴，业务量为横轴，绘制经费补贴线和固定成本线。二者均为平行于横轴的直线。上例中经费补贴 12 万元，固定成本 18 万元。

**2. 绘制总收入线** 上例中，在横轴业务量上任选一点，如 6 万人次，则相对应的总收入为 6×2.5+12=27（万元），得坐标点（6，27），该点与经费补贴线在纵轴上的截点 12 万元的连线即为总收入线。

**3. 绘制总成本线** 业务量为 6 万人次时，总成本为 6×2+18=30（万元），得坐标点（6，30），该点与固定成本线在纵轴上的截点 18 万元的连线即为总成本线。

**4. 收支平衡分析** 总收入线与总成本线的交点即为收支平衡点。该点的左方，介于总收入线与总成本线间的区域称为亏损区，右方为盈余区。各区域内的各点所对应的纵坐标即为该点亏损或盈余的金额，对应的横坐标为亏损或盈余时的业务量。

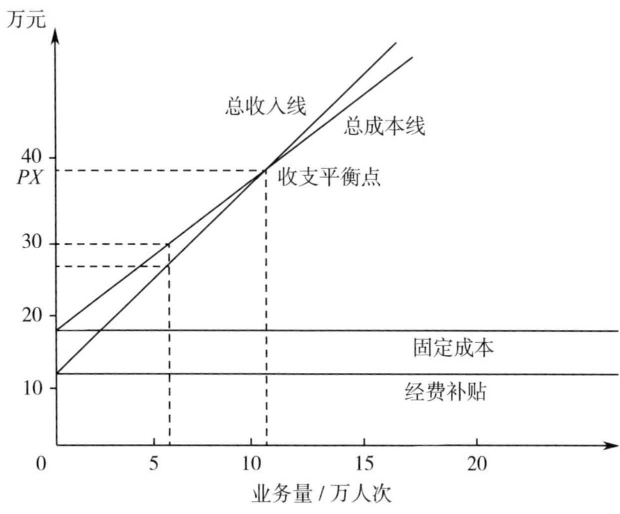


**图 5-3-7-1　收支平衡分析图**

图示法的数据结果不如前两种方法精确，但是它直观明了，便于分析。其前提条件是在一定时期、一定业务量范围内，收费标准、单位变动成本和固定成本不变。当这些变量发生变化时，具体情况要具体分析。固定成本和单位变动成本的增加，将导致收支平衡点的升高，而收费标准和经费补贴的提高，将使收支平衡点下降。

## 四、收支平衡分析法的应用

### （一）预算医院业务收入和业务量

我国是以公立医院为主导，公立医院作为卫生事业单位享受一定的福利政策，因此国家财政给予一定程度的补贴。医院要生存和发展，必须要有内部积累来弥补经费的不足。因此，医院在制定年度财务计划时，要根据实际情况和发展需要，努力在收支上有所节余，这就对医院业务收入和业务量提出了新的要求。应用收支平衡分析法可对此进行计算，为决策者提供依据。

**例 2**　某医院预算补贴 20 万元，固定成本为 30 万元，边际收益率 48.8%，要达到年节余 10 万元的目标，该医院的业务收入应为多少？假定该医院门诊和住院收入比为 1∶3，每门诊人次收入 4.2 元，那么此时门诊、住院量各为多少？

**解：**

$$\text{目标业务收入}=\frac{300\ 000-200\ 000+100\ 000}{48.8\%}=409\ 836(\text{元})$$

$$\text{目标门诊人次}=\frac{409\ 836\times 0.25}{2.20}=46\ 572(\text{人次})$$

$$\text{目标住院日}=\frac{409\ 836\times(1-0.25)}{4.20}=73\ 185(\text{床日})$$

### （二）医院经费补贴额的测算

在年度预算时，可以根据医院的历史资料、业务计划和发展趋势，运用收支平衡分析法来测算经费补贴数，作为编制预算的参考，计算公式为式 5-3-7-11。

$$经费补贴额 = 固定成本 + 目标结余数 - 计划业务量 \times 单位边际收益 \quad （式 5-3-7-11）$$

（三）多种业务的收支平衡分析

医院业务的收入并非单一的，一般分为门诊收入和住院收入，收支平衡分析法是医院经济管理的有效方法，不仅能预测盈亏临界点，还能预测医院收益及各种业务的服务量，计算公式为式 5-3-7-12、式 5-3-7-13、式 5-3-7-14、式 5-3-7-15。

$$医院业务收入额 = \Sigma（平均单位收入 \times 各项目业务量） \quad （式 5-3-7-12）$$

$$边际贡献总额 = 医院业务收入额 - \Sigma（单位变动成本 \times 各项目业务量） \quad （式 5-3-7-13）$$

$$平均边际贡献率 = \frac{边际贡献总额}{医院业务收入额} \quad （式 5-3-7-14）$$

$$保本业务收入 = \frac{固定成本总额 - 经费补贴}{平均边际贡献率} \quad （式 5-3-7-15）$$

多种业务的医院收支平衡分析，常用“医院业务收入额”代替“业务量”。医院变动成本总额常划分为门诊变动成本和住院变动成本两部分，通过将变动成本中的各单项成本按门诊和住院收入中各对应项目的收入比例进行分摊，并相加各单位变动成本即可获得。变动成本除以相应的业务量，即为各业务量的单位变动成本。

**例 3** 某医院预测次年的经费补贴为 40 万元，固定费用为 100 万元。试根据该年收入分析表（表 5-3-7-1）中的数据，预测次年的保本业务收入和保本业务量。

**表 5-3-7-1 某医院某年收入分析表**

| 项目 | 门诊 | 住院 | 合计 |
|---|---|---|---|
| 业务量 | 14 万人次 | 18 万床日 | |
| 单位服务收入 / 元 | 2 | 3 | |
| 收入总额 / 元 | 280 000 | 540 000 | 820 000 |
| 边际贡献率 /% | 53.6 | 46.3 | 48.8 |

**解：**

1. 保本业务收入（$PX$）$= \frac{a-I}{R} = \frac{1\ 000\ 000-400\ 000}{48.8\%} = 1\ 229\ 508$（元）

2. 将保本业务收入按门诊及住院收入比例分解可得：

$$门诊保本业务收入 = 1\ 229\ 508 \times \frac{280\ 000}{820\ 000} = 419\ 832（元）$$

$$住院保本业务收入 = 1\ 229\ 508 \times \frac{540\ 000}{820\ 000} = 809\ 676（元）$$

3. 按该年每门诊人次收入 2 元，每住院日收入 3 元计算，其保本业务量为：

$$门诊保本业务量 = \frac{419\ 832}{2} = 209\ 916（人次）$$

$$住院保本业务量=\frac{809\ 676}{3}=269\ 892（床日）$$

**（四）测算经费节余数**

经费节余数是医院管理者最为关注的问题。根据年度计划业务收入或计划业务量，通过收支平衡分析法，可以测算该年度的经费节余数。计算公式为式 5-3-7-16 和式 5-3-7-17。

经费结余数 = 经费补贴 +（计划业务收入 × 边际贡献率）– 固定成本

（式 5-3-7-16）

经费结余数 = 经费补贴 +（计划业务量 × 单位边际贡献）– 固定成本

（式 5-3-7-17）

（注：经费补贴一般由上级下达，不经过预算）

## 参考文献


[1] 胡善联 . 现代卫生经济学[M]. 上海：复旦大学出版社，2023.

[2] 田文华，金春林 . 卫生经济分析：理论与实践[M]. 上海：复旦大学出版社，2022.

[3] 田文华，张晓玉 . 军队卫生经济理论与方法[M]. 3 版 . 上海：第二军医大学出版社，2014.

[4] 李岩，张毓辉，万泉，等 . 2020 年中国卫生总费用核算结果与分析[J]. 卫生经济研究，2022，39（1）：2-6.

[5] 国家卫生健康委员会，国家中医药管理局 . 关于印发公立医院成本核算规范的通知（国卫财务发〔2021〕4 号）[J]. 中华人民共和国国家卫生健康委员会公报，2021（1）：29-38.

[6] 吴伟 . 急性脑梗死超早期溶栓治疗的成本 - 效果分析[D]. 广东：汕头大学，2013.

[7] 李凤芝 . 我国医疗服务价格改革与发展策略研究[D]. 天津大学，2004


（赵　岩　楼雨含　杜婷玲　程　舒　田文华）

# 第四章

# 卫生管理学

## 第一节　绪　　论

随着社会经济的进步,我国卫生事业得到了长足发展,健康作为人民的基本权利受到更多的关注。卫生事业的发展推动了卫生管理学的进步,卫生管理学的进步又支撑了卫生事业的发展。了解我国卫生事业发展取得的成就,把握我国卫生事业的性质和工作方针,掌握卫生管理学的主要研究内容和研究方法,对促进卫生事业改革和发展具有重要意义。

### 一、我国卫生事业发展的成就

我国卫生事业发展取得了举世瞩目的伟大成就,构建了具有中国特色的卫生健康服务体系,人民健康水平持续提高。十八大以来,以习近平同志为核心的党中央始终将人民健康摆在第一位,特别是《"健康中国 2030"规划纲要》的颁布实施,开启了"健康中国"新征程。

#### (一)国家健康水平三项指标明显提升

我国的人均期望寿命从建国初期的 35 岁提升到 2022 年的 77.93 岁,婴儿死亡率从建国初期的 200‰左右下降到了现在的 4.9‰,孕产妇死亡率由建国初期的 1 500/10 万下降到 15.7/10 万。主要健康指标达到中、高收入国家水平,并经受住了新型冠状病毒感染疫情的严峻考验,为全面建设社会主义现代化国家打下了扎实的健康基础。

#### (二)卫生服务体系不断健全

中国已初步建成具有"全覆盖"特征的基本医疗服务与保障体系,构建了覆盖城乡的三级医疗网络,卫生健康队伍进一步壮大。另外,通过大力推广医联体建设,加速优质资源扩容下沉,基层卫生服务体系不断完善。近年来,应用 5G、区块链等"互联网 +"技术,极大地提升了医疗服务的效率,增强了患者看病就医的获得感。

#### (三)"看病难、看病贵"问题加速破解

从制定修订《中华人民共和国基本医疗卫生与健康促进法》等法律,编制和实施《"健康中国 2030"规划纲要》,到集中带量采购快速实施,再到国家医疗保障局成立增强医保基金监管等等举措。我国正多举措并加速解决看病难、看病贵问题。

## 二、新时代我国卫生事业的性质与方针

我国卫生事业是政府实行一定福利政策的社会公益事业。首先,卫生事业的公益性意味着我国卫生事业是使全体社会成员共同受益的公共事业,具有非营利性。其次,政府对卫生事业实行一定优惠和补偿政策。中华人民共和国成立后,我国积极探索适合国情的卫生健康发展道路,曾长期确定卫生工作方针为:“以农村为重点,预防为主,中西医并重,依靠科技和教育,动员全社会参与,为人民健康服务,为社会主义现代化建设服务”。进入新时代以来,我国社会主要矛盾已经转化为人民日益增长的美好生活需要和不平衡不充分的发展之间的矛盾。在卫生健康领域,人民群众日益增长的卫生健康的需求与卫生服务能力不充分不平衡之间的矛盾也十分突出。卫生事业是经济社会发展的关键保障,必须在党的指引下前行,与时俱进,确定与社会发展相适应的卫生健康工作方针。

2016 年,习近平总书记在全国卫生与健康大会作重要讲话,发出了建设健康中国的号召,明确新形势下我国卫生与健康工作方针是“以基层为重点,以改革创新为动力,预防为主,中西医并重,把健康融入所有政策,人民共建共享”,即“38 字卫生方针”。新时代卫生工作方针凸显了健康主题,这标志着我国的医疗卫生工作重点由“预防为主”转向“防治结合”,将卫生事业从过去的医疗卫生领域拓展为“大卫生”“大健康”理念,践行并推动了“将健康融入万策”这一理念,全方位打造“健康中国”。

## 三、卫生管理学研究的问题和内容

### (一)卫生管理学研究的主要问题

卫生管理学(health management)是一个多学科的领域,涵盖了管理、经济、医学等多学科的知识领域,以支持卫生系统的优化和改进。它旨在提高卫生系统的效率、质量和公平性,以促进社会的整体健康和福祉。我国卫生管理学研究的问题是在总结卫生管理学科理论发展的基础上,紧扣我国医疗卫生体制改革的实际,解决卫生事业管理理论和实践中突出的问题,其研究的主要问题包括:

**1. 如何制定适宜的卫生政策**　卫生政策是卫生管理学研究的重要内容,是由政府或其他决策机构制定和实施的方针、计划、法规和规划等的总称。卫生管理学关注政策制定的基础理论发展,也聚焦于通过合理的规划和制度安排,确保卫生系统的有效运行,以应对社会、经济和技术的变化。

**2. 设计公平的卫生保障制度**　设计公平的卫生保障制度是确保所有人都能够平等获得优质高效医疗服务的关键,是卫生管理学研究的重要问题。一般来说,需要结合制度覆盖性、服务可及性、可持续性、社会经济效益和社会公平等原则,以设计出更加公平、可持续和符合社会需求的卫生保障制度。

**3. 建立高效的卫生组织系统**　卫生服务的基本任务是满足人群的预防、保健、医疗、计划免疫、康复、教育等健康需要,而要完成这一任务,必须有一个高效运行的卫生组织系统为基础。卫生管理学以治理为核心,它不仅研究如何设计卫生组织治理结构,也强调改革治理结构与创新治理机制来保证决策的科学性与有效性,从而实现保障和增进人群健康这一目标。

**4. 实施完善的卫生管理体系和运行机制**　我国卫生事业是政府实行一定福利政策的

社会公益事业。为了有效满足人民群众日益增长的健康服务需求，需要在把握我国卫生事业发展实践的基础上，结合卫生管理学相关理论，完善卫生管理体系和运行机制，以保证卫生事业健康发展，建立起具有中国特色的卫生体系，不断提高人民群众健康水平。

**5. 提出更为合理的资源配置方法** 作为一种公共资源，卫生资源具有稀缺性、多用性、地域性和整体性等特点。优化配置卫生资源是卫生管理学中最重要、最根本的任务之一，也是其研究的重要内容。这体现了卫生管理学的多学科交叉特性，需结合经济学、管理学等学科的理论知识，对卫生资源合理配置与调控，并对卫生资源的管理活动进行指导。

### （二）卫生管理学研究的主要内容

卫生管理学是研究卫生与健康领域中管理和组织的科学。广义上，卫生管理学研究的内容主要包括：①研究和探讨卫生管理学的理论和方法，通过归纳发展卫生管理学的理论，来解决卫生事业理论与社会实践相适应的问题；②研究卫生系统与组织设计，并对卫生系统及组织进行评价；③研究卫生政策与卫生行政管理，研究能够提高卫生服务水平和服务效率的政策与管理模式。狭义上，卫生管理学的研究内容一般可按照卫生活动来概括：①卫生政策及卫生规划管理，研究卫生政策的制定、实施和评估，以及相关的卫生发展规划；②卫生机构管理，研究医疗机构、卫生部门和其他卫生组织的管理和运作；③公共卫生管理，研究预防和应对流行病的策略，公共卫生教育和紧急卫生应对；④卫生人力资源管理，研究医疗专业人员的招聘、培训、绩效评估和职业发展，以确保卫生人力资源满足卫生服务需求；⑤卫生信息管理，研究信息技术在卫生管理中的应用，包括电子健康档案、健康数据分析和决策支持系统等；⑥卫生财务管理，研究医疗机构的资金筹集、使用过程，以促进卫生事业的可持续发展；⑦卫生质量管理，研究如何确保医疗和卫生服务的质量和安全等内容。

## 四、卫生管理学研究常用方法

卫生管理研究的常用方法主要包括定量研究法和定性研究法。在定量研究法中主要有描述性研究法、投入 - 产出分析法、关键路径法等。在定性研究法中主要有文献研究法。

### （一）描述性研究法

描述性研究法（descriptive study）是指使用常用统计方法，对卫生管理研究的数据进行描述性的统计描述，根据数据分析结果，例如频数分布、集中趋势的描述、离散趋势的描述，提供对有关卫生管理在人群、时间和地理分布方面或现象的详细描述，从而能够更好地了解研究对象，为进一步的研究提供基础，揭示特定领域的现状和趋势。

### （二）投入 - 产出分析法

投入 - 产出分析法（input-output method）是一种卫生管理学中常用的分析方法，用于评估一个医疗机构或者卫生组织的经济效益。该方法通过考察投入和产出之间的关系，以了解医疗资源的利用效率和卫生政策的效果。投入 - 产出分析法一般使用投入产出表，考察一个单位的卫生投入的效益产出、总体效益等，从而帮助评估资源的利用效率。

### （三）关键路径法

关键路径法（critical path method，CPM）最初是一种用于项目管理的工具和技术，逐渐广泛应用于卫生管理学之中，旨在提高医疗服务的质量、效率和效益。它通过定义和明确特定情境中的卫生活动过程，以促进活动流程的标准化和提高资源使用效率。关键路径法也多应用于医疗领域，特别是在临床、慢性病管理等方面，可以有效协同多团队工作，提高医疗服务的效率和一致性，同时改善患者的治疗体验。

（四）循证政策分析

循证政策分析是指在卫生领域中采用循证医学（evidence-based medicine，EBM）的原则和方法，运用科学研究的证据来支持卫生政策的制定、实施和评估，适用于卫生政策的监测和评估领域，涉及疾病预防、医疗服务提供、公共卫生干预等方面。循证政策分析鼓励采用实证研究设计，例如随机对照试验等，来评估政策的实施效果，强调利用可靠的、经过研究验证的证据来指导政策制定，以确保政策的有效性、效率和可持续性。

（五）层次分析法

层次分析法（analytic hierarchy process，AHP）是一种用于多层次结构下的决策问题的定量分析方法。该方法通过建立一个层次结构图和一个相关的判断矩阵，结合数学运算，使决策者能够在不同层次上进行定量和逐步的决策。AHP 可应用于卫生管理学中的政策制定、资源分配等领域，特别是在需要考虑多个因素、层次复杂的决策问题中，能够更系统地分析和比较各种选择。

（六）文献研究法

文献研究法（literature study）是指搜集相关文献，对研究领域进行全面系统的文本分析。文献资料收集的范围包括：电子数据库、国家法律法规及相关政策、相关网站、纸质文献等。文献研究的方法包括：一是文献综述。归纳、分析和总结相关研究领域的研究发展和评述等；二是文献量化分析。通过相关文献的梳理，对研究领域的文献进行特征化分析、比较分析和发展趋势分析。

# 第二节　卫生管理体系

## 一、中国特色社会主义卫生体系

我国的卫生体系主要可以分为三个方面：卫生行政组织，如国家卫生健康委员会（简称：国家卫健委）和地方各级卫生健康委员会等；卫生服务组织，如医院、社区卫生服务中心、疾病预防控制中心（简称：疾控中心）等；与卫生相关的非政府组织，如中华医学会等。

（一）卫生行政组织

卫生行政组织（health administration organization）指的是通过制定和实施卫生政策和法规来引导、促进和规范我国卫生事业的发展，依法对我国卫生事业进行管理的政府组织。我国的卫生行政组织在其内部结构上具有集中统一、系统化和层级分明的特点，主要包括：国家卫健委和地方各级卫健委，国家医疗保障局和地方各级医疗保障局等。

（二）卫生服务组织

卫生服务组织（health service organization）是以保障居民健康为目的，直接或间接向居民提供疾病预防服务、医疗卫生服务、康复服务、健康教育和健康促进等服务的医疗卫生机构或组织。在我国，狭义的卫生服务组织包括医疗服务机构、疾病预防控制中心、妇幼保健组织。广义上的卫生服务组织则也包括了医学研究组织、医学教育组织等。

### （三）卫生非政府组织

卫生非政府组织是指独立于政府的，以促进卫生事业进步为目的的社会自组织，起到了补充政府管理的职能。卫生非政府组织可以促进卫生行业管理、进行医疗救护帮助居民得到所需要的医疗卫生服务、举办慈善卫生活动等等。我国的卫生非政府组织主要包括与卫生相关的学会、行业协会和基金会等。

## 二、卫生行政管理

### （一）国家级卫生行政管理

国家级卫生行政管理主要由国家卫生健康委员会（简称国家卫健委）负责。国家卫生健康委员会是国家卫生主管部门，负责全国卫生政策的制定、全国卫生资源的统筹和分配，以及对全国卫生行政管理的指导。

国家卫生健康委员会是于 2018 年成立的一个国务院组成部门，前身为国家卫生和计划生育委员会。2022 年，国家卫健委进行了职能配置、内设机构和人员编制方面的调整，调整后，国家卫健委 19 个内设机构及机关党委、离退休干部局。调整后的国家卫健委内设机构及其职能如表 5-4-2-1 所示。

表 5-4-2-1 国家卫生健康委员会内设机构名称及其职能表

| 内设机构名称 | 内设机构职能 |
|---|---|
| 办公厅 | 负责机关日常运转工作，承担安全、保密、信访、政务公开等工作 |
| 人事司 | 拟订卫生健康人才发展政策，承担机关和直属单位的人事管理、机构编制和队伍建设等工作，负责卫生健康专业技术人员资格管理 |
| 规划发展与信息化司 | 承担健康中国战略协调推进工作，组织拟订卫生健康事业发展中长期规划，指导卫生健康服务体系及信息化建设，组织开展爱国卫生运动和卫生健康统计工作。承担《烟草控制框架公约》牵头履约工作 |
| 财务司 | 承担机关和预算管理单位预决算、财务、资产管理和内部审计工作 |
| 法规司 | 组织起草法律法规草案、规章和标准，承担规范性文件的合法性审查工作，承担行政复议、行政应诉等工作 |
| 体制改革司 | 承担深化医药卫生体制改革具体工作，研究提出深化医药卫生体制改革重大方针、政策、措施的建议，承担组织推进公立医院综合改革工作 |
| 医政司 | 拟订医疗机构及医务人员、医疗技术应用、医疗质量和医疗服务等行业管理政策规范、标准并监督实施，承担推进心理健康和精神卫生、护理、康复事业发展工作；拟订公立医院运行监管、绩效评价和考核制度等 |
| 基层卫生健康司 | 拟订基层卫生健康政策、标准和规范并组织实施，指导基层卫生健康服务体系建设和乡村医生相关管理工作 |
| 医疗应急司 | 组织协调传染病疫情应对工作，承担医疗卫生应急体系建设，组织指导各类突发公共事件的医疗救治和紧急医学救援工作；拟订医疗安全、医疗监督、采供血机构管理以及行风建设等行业管理政策、标准并组织实施；拟订重大疾病、慢性病防控管理政策规范并监督实施 |

续表

| 内设机构名称 | 内设机构职能 |
| --- | --- |
| 科技教育司 | 拟订卫生健康科技发展规划及相关政策并组织实施。承担实验室生物安全监督工作。组织开展住院医师、专科医师培训等毕业后医学教育和继续教育工作,协同指导医学院校教育 |
| 药物政策与基本药物制度司 | 完善国家基本药物制度,组织拟订国家药物政策和基本药物目录。开展药品使用监测、临床综合评价和短缺药品预警。提出药品价格政策和国家基本药物目录内药品生产鼓励扶持政策的建议 |
| 食品安全标准与监测评估司 | 组织拟订食品安全国家标准,开展食品安全风险监测、评估和交流,承担新食品原料、食品添加剂新品种、食品相关产品新品种的安全性审查 |
| 老龄健康司 | 组织拟订并协调落实应对老龄化的政策措施。组织拟订医养结合的政策、标准和规范,建立和完善老年健康服务体系。承担全国老龄工作委员会的具体工作 |
| 妇幼健康司 | 拟订妇幼卫生健康政策、标准和规范,推进妇幼健康服务体系建设,指导妇幼卫生、出生缺陷防治、婴幼儿早期发展、人生辅助生殖技术管理和生育技术服务工作 |
| 职业健康司 | 拟订职业卫生、放射卫生相关政策、标准并组织实施。开展重点职业病监测、专项调查、职业健康风险评估和职业人群健康管理工作。协调开展职业病防治工作 |
| 人口监测与家庭发展司 | 承担人口监测预警工作并提出人口与家庭发展相关政策建议,完善生育政策并组织实施,建立和完善计划生育特殊家庭扶助制度 |
| 宣传司 | 组织开展卫生健康宣传、健康教育、健康促进活动、承担卫生健康科学普及、新闻和信息发布工作 |
| 国际合作司(港澳台办公室) | 组织指导卫生健康工作领域的国际交流和合作、对外宣传、援外工作,开展与港澳台地区的交流与合作,承担机关和直属单位外事管理工作 |
| 保健局 | 负责中央保健对象的医疗保健工作、中央部门有关干部医疗管理工作,以及党和国家重要会议与重大活动的医疗卫生保障工作 |
| 机关党委 | 负责机关和在京直属单位党的建设和纪检工作,领导机关群团组织的工作,承担内部巡视工作。机关党委设立机关纪委,承担机关和在京直属单位纪检、党风廉政建设有关工作 |
| 离退休干部局 | 负责机关离退休干部工作,指导直属单位离退休干部工作 |

国家医疗保障局和国家中医药管理局也承担了国家卫生行政管理的部分职责。国家医疗保障局是国务院直属机构,主要负责医疗保障方面的工作,内容包括:拟定医疗保障制度的法律法规草案、政策、规划和标准,监督和管理医保基金的收支和使用,制定医保目录等。

国家中医药管理局是国家卫生健康委员会管理的国家局。主要负责中医药和民族医药事业发展的战略、规划、政策和相关标准,监督和管理中医在医疗保健等方面的应用,推动中西医结合工作,指导民族医药事业发展等。

### (二)省级地方行政管理

各省、自治区、直辖市设有卫生健康委员会,负责在本地区内实施国家卫生政策,进行卫生资源的分配和管理,监督本地区的卫生服务质量,以及卫生信息的收集和报告。

### (三)市级和县级卫生行政管理

在各级地方政府内,设有卫生健康局或卫生健康委员会,负责本地区范围内的卫生行政管理。市级卫生行政管理机构通常负责对所辖县级卫生机构的监督和指导，县级卫生行政管理机构负责具体的卫生服务和管理工作。

中国的卫生行政管理机构还参与国家医疗体制改革、疾病预防与控制、公共卫生应急响应，以及推动和监督卫生信息化建设等工作。卫生行政管理在中国的具体组织结构和职责可能根据地方政府的具体情况有所不同。

### 三、卫生体系评价

我国的卫生管理目前正在从“以治病为中心”不断向“以人民健康为中心”进行转变，对于卫生管理体系的评价方法和工具也在不断地发展。在我国卫生事业走向高质量发展的阶段，可以通过以下 5 个方面对卫生体系进行评价。

#### （一）卫生资源投入

在卫生基础投入上，可以通过每千人口执业（助理）医师数、每千人口医疗卫生机构床位数以及人均政府卫生支出等方面进行评估；在投入层次上，可以从卫生技术人员硕士及以上学历占比、每千名老年人口拥有养老床位数、医疗卫生机构中康复医学科床位占比、每百万人口三级医院数等进行评估。

#### （二）卫生服务活动

在服务利用上，可以从中医类诊疗量占总诊疗量比例、一级医院病床使用率和三级医院平均住院日等方面进行评价；在运营效率上，可以通过公立医院医疗费用增长率和公立医院技术劳务收入占医疗收入比重等指标进行评价；在疾病干预上，可以从高血压患者规范管理率和 7 岁以下儿童系统管理率来进行评价。

#### （三）卫生健康产出

在健康状况上，可以从人均预期寿命、婴儿死亡率、孕产妇死亡率和 5 岁以下儿童死亡率等指标进行评价；在素养和质量上，可以从居民健康素养水平、甲乙类传染病报告发病率以及四类慢性病早死概率等进行评价。

#### （四）卫生发展结果

在保障水平上，可以从个人卫生支出占卫生总费用的比重和范围内住院费用基本医保支付比例上进行评价；在人口结构上，可以从人口性别比和 65 岁以上人口比例上进行评价。

#### （五）相关健康影响

在地区发展上，可以从人口出生率和城镇居民医疗保健支出占消费性支出比重上进行评价；在产业发展上可以从健康服务业总规模、医保基金结余率，以及研发经费支出中医药制造业占比等指标进行评价。

## 第三节 医疗保障制度

### 一、概念

医疗保障制度指的是一个国家或地区为劳动者或公民治疗疾病或预防疾病问题给予经济补偿而建立的各项制度的总和，主要包括资金筹集和医疗及保健服务提供两方面的内容。

医疗保障制度存在的历史悠久，是在农业社会转向工业社会的过程中，出于对工人们频繁发生的工伤事故的保障而产生的，最早可以追溯到17世纪的英国。德国于1883年制定了《疾病保险法》，建立了世界上第一个现代意义上的医疗保障制度。经过了一个多世纪的不断发展，随着健康被不断地重视和强调，医疗保障制度的重要性更加凸显。医疗保障制度和体系的完善与否关系着国民的健康水平和医疗水平，反映出一个国家或地区的整体福利水平，承载着保障社会稳定和人民身体健康的重要任务。

## 二、我国的医疗保障制度

### （一）医疗保障体系

我国的医疗保障体系可以被分为三个部分：基本医疗保险制度、补充医疗保险制度以及社会医疗救助制度。

**1. 基本医疗保险制度**　中国基本医疗保险制度是中国多层次医疗保障体系中的主体内容，是一项社会保险体制，由政府提供保障，其要旨为“广覆盖、保基本、多层次、可持续”。截至2022年底，全国基本医疗保险参保人数达13.46亿人，参保率稳定在95%以上，基本实现了“人人享有”的全覆盖。

我国基本医疗保险制度主要包括两个部分，分别是城镇职工基本医疗保险和城乡居民基本医疗保险。城镇职工基本医疗保险是国家为了保障城镇从业人员的基本医疗而成立的一项医保制度，资金筹集方式为政府强制性要求企业和个人共同缴纳。在使用过程中，医保基金可以分为统筹账户和个人账户两个部分，两者核算各自独立。城乡居民基本医疗保险是2016年由新型农村合作医疗制度和城镇居民基本医疗保险制度在全国范围内整合而成的，并于2018年初步实现了城乡居民基本医疗保险“一体化”，管理体制“统一化”的格局，目前在全国范围内基本完成整合。在进行了整合后，其保障范围相比之前有了大幅的提升，对于我国居民而言，除了已经参加城镇职工基本医疗保险的就业人员外，其他任何人都可以自愿参加城乡居民基本医疗保险。城乡居民基本医疗保险在各地的缴费标准、报销比例及支付限额根据各地实际情况制定，缴费由个人和政府共同承担，按年度参保。

**2. 补充医疗保险制度**　补充医疗保险的概念自从被提出以来，其定义、分类以及形式一直在不断地发展和补充，但其概念的基本含义可以被视为是基本医疗保险的补集，是基本医疗保险制度之外的补充，也是国家多层次医疗保障体系的重要部分。其主要的形式有：企业补充医疗保险、商业补充医疗保险、公务员医疗补助、大额费用医疗补助以及职工互助医疗保险等。

**3. 社会医疗救助制度**　医疗救助制度是政府提供财政和技术上的支持，社会通过慈善捐助行为，对城乡低保对象、特困人员、在乡重点优抚对象等贫困人群中无力支付因疾病产生的灾难性支出而陷入困境的人群提供帮助的制度安排，是我国多层次医疗保障体系的托底制度。其主要分为城市医疗救助和农村医疗救助两个方面。2022年，全国医疗救助支出626亿元，医疗救助基金资助参与基本医疗保险8 186万人，实施门诊和住院救助1.2亿人次，中央财政安排医疗救助补助资金311亿元，比上年增长4%。

### （二）医疗保险支付制度

我国的医疗保险支付制度经过了多年的发展，目前正处于对医保支付方式进行深入探索的深化改革的阶段。

医疗保险的费用支付是指医保机构对被保险人所接受的医疗服务的医疗费用支出进行全部或部分的补偿，目前国际上通用的支付方式主要有按服务项目付费、总额预算付费、按人头付费、按服务单元付费以及按病种付费等几种。我国的医保支付制度在2009年之前主要为按项目付费，在2009年《中共中央 国务院关于深化医药卫生体制改革的意见》发布后，开始探索向多元化支付方式的转变：支付资金主要由政府、社会和个人三方进行合理分担；支付的价格确定方式则是进行了多种方式的试点尝试，如北京、天津、上海等多个城市进行了按疾病诊断分组（diagnosis related group，DRG）支付方式的试点。

目前，国家医疗保障局在《DRG/DIP支付方式改革三年行动计划》中提出，到2025年底，按疾病诊断相关分组（DRG）/病种分值（DIP）支付方式将覆盖全国所有符合条件的开展住院服务的医疗机构。2023年3月中共中央办公厅、国务院办公厅印发了《关于进一步完善医疗卫生服务体系的意见》，提出“推进医保支付方式改革，完善多元复合式医保支付方式”。根据医疗保障局数据，截至2022年，206个统筹地区实现DRG/DIP支付方式改革实际付费。实际付费地区中，按DRG/DIP付费的定点医疗机构达到52%，病种覆盖范围达到78%，按DRG/DIP付费的医保基金支出占统筹地区内医保基金住院支出比例达到77%。

### （三）医疗保险监管机制

医疗保障基金是政府、单位和个人等多方面筹集的用于保障民众医疗服务需求的专项基金，包括医疗保险基金和医疗救助基金等。医疗保障基金的监管指的是监管主体依法对医疗保障基金的收入、支出、结余运营等情况进行的全过程监管。

2018年，我国成立了国家医疗保障局，整合了国家卫计委、人社部、民政部和发改委相应的职能职责，改变了原本医疗保障基金监管碎片化的格局。2020年《国务院办公厅关于推进医疗保障基金监管制度体系改革的指导意见》和2021年颁布的《医疗保障基金使用监督管理条例》不仅为医保基金的使用监管提供了基本遵循和法律地位，也推动了医保基金监管的制度化进程。2023年5月底，《国务院办公厅关于加强医疗保障基金使用常态化监管的实施意见》对医疗保障基金监管的工作做出了更进一步的要求，推动了我国基金监管体系的进一步健全。在医疗保障基金监管的实践中，医保部门不仅健全了常态化的日常监管方法，还创造了突击性的飞行检查，并利用技术手段进行智能监控，截至2023年4月，国家医疗保障局累计检查定点医药机构341.5万家次，处理162.9万家次，追回医保资金805亿元。

## 三、国外的医疗保障制度

### （一）美国

美国是开展商业医疗保险的一个典型国家，它没有一个全国统一的公共医保制度，而是形成了以商业医疗保险为主、公私混合的十分复杂的医疗保障制度。大部分美国人通过雇主获得医疗保险。对于没有工作的人群，美国的医疗保障体系则会通过不同的方式进行覆盖：未成年人可通过以家庭为单位的保险进入医保；对于没有能力购买但是又没有达到“医疗援助”标准的家庭，则有“州儿童健康保险计划（SCHIP）”；对于老年人和残疾人等群体，通过“医疗照顾”制度进行覆盖，资金来自参保人工作期间缴纳的工资税和保费，与我国的养老金类似；对于低收入人群，则通过“医疗援助”制度进行覆盖，资金来自联邦政府和州政府。

（二）英国

英国是实行国家医疗保险模式的代表性国家。英国于 1948 年建立了国家医疗服务体系（National Health Service，NHS），为英国居民提供免费的医疗服务，“从摇篮到坟墓”。具体而言，就是基本的医疗健康服务由社区中的社区医生提供，一些重大疾病则由分级诊疗制度经社区医生转诊去大型的公立医院或者专科医院进行诊治，急病也可以直接去往医院，由医院接收。英国 NHS 的资金来源主要为财政预算，占 81%；其次来源于国民保险税，占 11%；其他则来自于医药处方费和慈善捐赠等。英国政府在 NHS 中引入了市场进行监督——社区全科医生的收入由其所注册的居民人数决定，由此推动居民自发选择哪些口碑好、技术好的医生。同时，通过分级诊疗转诊的患者在医院进行诊疗的过程中，医院医生进行诊疗的方案必须经由全科医生同意，否则相关费用无法报销。而全科医生如果不能与医院医生进行充分沟通，节约医疗费用，则将会面临失业的风险。在失业风险的约束下，全科医生承担起了节约医疗开支的责任。

（三）德国

德国是现代社会保障制度的发源地，1883 年德国颁布的《疾病保险法》标志着社会保险的诞生。德国医疗保险主要可以分为法定医疗保险、自愿医疗保险和其他保险中的医疗保险部分这三种，其中法定医疗保险是其中最主要的一种。法定医疗保险是通过国家立法强制实施的，其资金来源为投保人和雇主双方所缴纳的保费，政府一般不进行补贴。在德国，所有的从业人员可以选择法定医疗保险或私人保险，其中法定医疗保险不得拒绝申请人，覆盖了绝大部分人口，而私人保险可以视申请人情况拒绝。德国设立的社会医疗保险基金会承担了“第三方购买者”的角色，对门诊进行按服务计点的支付方式：即社会医疗保险基金会按照被保人的数量支付给医师协会人头费，医师协会按照事先制定的标准对医生提供的医疗服务进行审核、结算后再进行支付。在住院服务方面，法定医疗保险采用的是 DRG 的方式，即通过掌握一些疾病特征，为每个疾病制定价格，患者只需支付对应的疾病费用，多余的由医疗机构承担。

## 第四节　卫生人力资源管理

### 一、卫生人力资源的概念和特点

（一）概念

**1. 卫生人力资源的概念**　卫生人力资源（human resources for health）指在卫生健康领域提供服务及相关工作的具有一定专业技能的人员的总称，对于保障人民健康与提供高质量医疗服务至关重要，是卫生事业发展的重要资源。卫生人力资源的研究主要涵盖以下四个部分：①数量，通过卫生服务需求与人口统计数据等因素进行评估，关注卫生人力资源的实际规模，强调数量充足性；②质量，通过评估专业水平、职业素养等方面，衡量卫生人力资源的能力水平，强调质量达标性；③结构，涉及专业结构、职称结构等在卫生健康领域的分布比例，关注结构合理性。④分布，分析卫生人力资源的地区分布、城乡分布、专业分布等，强调分布均衡性。

**2. 卫生人力资源的分类**　卫生人力资源一般包括在职人力资源、发展人力资源以及潜在人力资源，分别为在卫生机构专业技术岗位上的在职人员，接受培训与教育且未来将从事该领域工作的人员，以及具备相关知识与技能、具有从事相关工作可能性的人员。在职人力资源通常可按照职业类别进行分类，即分为执业（助理）医师、护士、药师（士）、专业公共卫生机构人员、技师等。

（二）特点

**1. 主体性** 卫生人力资源区别于其他资源的根本特点是主体性，表现为能够发挥主体作用，具备适应与学习能力，以及创新、创造能力。

**2. 专业性** 体现为高知识水平与高技术水平，以及高度精细的分工。卫生人力资源是一种知识密集型资源，需要接受长时间的教育与临床实践，这也意味着卫生人力资源的开发需要大量而持续的教育投入。

**3. 时效性** 卫生健康领域是一个不断更新与发展的领域，而人力资源遵循成长 - 发展 - 衰退的发展规律，因此卫生人力资源具有时效性。

**4. 复杂性** 由于卫生人力资源具备高度精细的分工，不同的组合将带来具体化的效益。人口卫生需求、地域特点等多因素也应被纳入资源配置的综合考量，以充分优化卫生人力资源的利用与平衡。

## 二、卫生人力资源管理的概念、内容与方法

### （一）卫生人力资源管理的概念

卫生人力资源管理（human resources for health），是指有计划、有组织地对卫生人力资源进行管理的过程，涉及对人力资源的规划与开发、使用与考核、激励与发展等方面，各环节环环相扣，不断调整与优化，以达到卫生人力资源得到充分、合理、可持续利用的效果。卫生人力资源管理的重点在于医院的人才管理，科学、精准、系统的管理体系与管理方法影响到医院的正常运转与高质量发展，构建合理、高效的医院人力资源管理机制是其发展的必行之路。

### （二）卫生人力资源管理的内容与方法

**1. 卫生人力资源规划与开发**

（1）卫生人力资源规划。是指基于组织目标，对人力资源的供需关系进行系统性分析与评估，预测人力资源的数量与结构，并制订计划的过程与策略。卫生人力资源规划能够回应组织目标与策略，合理应对环境发展变化，对于提高医疗资源利用效率、保障卫生系统可持续发展具有重要意义。因此人力资源规划应遵循如下原则：①卫生人力发展与社会经济发展相适应，且灵活应对环境变化；②综合平衡卫生健康需求、组织发展目标与人力资源成长与发展，关注组织可持续发展；③基于科学的数据与分析，采用科学的方法与工具进行规划，强调规划的可靠性与计划性。

卫生人力资源规划包括如下程序与方法：①卫生人力资源现状调查与分析，对卫生人力资源的数量与结构等进行调查，并对人力资源质量进行评估，了解当前卫生人力资源是否存在过剩或短缺的情况，结构与分布是否合理、质量是否达标，以及人力资源的变化趋势；②卫生人力资源供需预测，结合组织战略目标与卫生健康环境，进行组织未来人力资源需求量与供给量预测，一般可采用专家咨询法、趋势预测与多元回归等定量分析预测法；③制定卫生人力资源规划，匹配卫生人力资源需求量与供给量，制定合理的人力资源配置方案与人才开

发和引进计划，兼顾长期效果与短期成效，注重规划的可持续性；④卫生人力资源规划评价，对规划进行目标评价、科学性评价、可行性评价与风险评价。

（2）卫生人力资源开发。指通过相关策略与措施满足组织对卫生人力资源的需求，实现卫生人力资源的全面开发，促进组织的可持续发展。具体涉及：①选拔人才，通过面试评估、考察考核等选拔出具备一定素质的人才，以满足组织对人力资源的需求；②培养人才，制定培养计划并开展学习者与在职人员教育培训，为相关学习者提供发展机会，提升在职人员专业知识与技能，开发卫生人力的潜能，以适配卫生人力资源规划；③引进人才，开发潜在卫生人力资源或积极引进和吸纳具有专业技能与经验的人才，丰富组织人才队伍；④卫生人力再教育，鼓励在职人员进行继续教育，积极提供资金支持、开设学术会议、组织学术交流等。

**2. 卫生人力资源的使用与考核**

（1）卫生人力资源使用。指通过编制与配置、分工与合作有效管理与调配卫生人力资源，确认合理的人员编制并合理分配人力资源，明确各方位的职责分工，以达到卫生人才结构最优化。卫生人力资源使用的主要原则为：①适用原则；②公平与高效原则；③可持续发展原则。

（2）卫生人力资源考核。指对卫生人力资源的职业素养、业务水平、工作能力与共享等贩卖概念进行评估与评价，以进一步优化人力资源配置、评估培训需求、促进个人发展的过程。卫生人力资源考核的常见方法有：①能力评估，通过专业知识、技能和时间等方面能力与水平的考核，评估卫生人力的专业素养和能力，可通过考试、专业证书等方式进行；②服务对象满意度评估，通过服务对象反馈、满意度调查等，评估卫生人力的业务能力、服务态度等方面的表现；③学术与科研评估，评估卫生人力在学术研究方面的贡献，包括论文发表、学术会议分享等，衡量其科研水平与学术影响力。

**3. 卫生人力资源的激励与发展**

（1）卫生人力资源的激励。是指通过激励机制与措施激发卫生人力积极性与动力，增强责任感与专注度，提高卫生人力的工作质量与职业满意度的过程。激励机制与措施主要包括物质性激励与非物质性激励，其中物质性激励包括薪资激励、奖金机制等，而非物质性激励包括提供晋升与进修机会、荣誉机制、改善工作环境等。

（2）卫生人力资源的发展。是指通过策略与措施提升卫生人力资源的能力与素质，一方面适应卫生服务需求、提升卫生服务质量，另一方面实现卫生人力个人目标，做到发展人才、留住人才。卫生人才资源发展的具体方法包括：①人才培养和教育；②人才交流与合作。

## 三、卫生人力资源改革与发展

### （一）卫生人力资源与管理现状

**1. 卫生人力资源现状** 根据《中国卫生健康统计年鉴（2022）》，近五年我国医疗卫生机构与卫生人员总体呈现上升趋势，执业（助理）医师、注册护士等队伍规模逐步扩大，截至2021年卫生人员总数达1 398.54万人，见表5-4-4-1，每千人口拥有卫生人员19.9个，每千人口拥有3个执业医师，3.5个注册护士。卫生人力队伍扩大能够为被服务群体带来更加细致的服务，提升卫生健康服务质量。

表 5-4-4-1 我国卫生人力资源近五年数量

单位：万

| 分类 | 2017 年 | 2018 年 | 2019 年 | 2020 年 | 2021 年 |
|---|---|---|---|---|---|
| 医疗卫生机构数 | 99.74 | 99.74 | 100.76 | 102.29 | 103.09 |
| 卫生人员数 | 1 117.49 | 1 230.03 | 1 292.83 | 1 347.50 | 1 398.54 |

注：医疗卫生机构数包含医院、基层医疗卫生机构、专业公共卫生机构数。卫生人员数包含卫生技术人员、乡村医生和卫生员、其他技术人员、管理人员和工勤技能人员。

随着中国卫生事业的发展，卫生教育水平逐渐提升，我国 2021 年卫生人力资源整体质量有所上升，专业结构、职称结构、学历结构趋向良好，中级以上卫生技术人员占比 30.7%（表 5-4-4-2），卫生技术人员中大学本科及以上学历占比 44.2%（表 5-4-4-3），尤其是基层卫生技术人员学历水平有所提升，职称结构得到改善。另外，2021 年 35 岁以下卫生技术人员占比 51.6%（表 5-4-4-4）。

表 5-4-4-2 我国 2021 年卫生人力资源专业技术资格构成

单位：%

| 分类 | 正高 | 副高 | 中级 | 师级 / 助理 | 士级 | 不详 |
|---|---|---|---|---|---|---|
| 卫生技术人员 | 2.3 | 7.1 | 21.3 | 32.8 | 31.9 | 4.6 |
| 其他技术人员 | 0.5 | 3.3 | 15.3 | 22.7 | 37.0 | 21.2 |
| 管理人员 | 2.1 | 6.7 | 14.6 | 13.4 | 13.2 | 50.0 |

表 5-4-4-3 我国 2021 年卫生人力资源学历构成

单位：%

| 分类 | 研究生 | 大学本科 | 大专 | 中专 | 高中及以下 |
|---|---|---|---|---|---|
| 卫生技术人员 | 6.5 | 37.7 | 38.8 | 16.3 | 0.7 |
| 其他技术人员 | 6.2 | 39.3 | 33.9 | 13.8 | 6.1 |
| 管理人员 | 7.6 | 45.7 | 31.8 | 9.3 | 5.1 |

表 5-4-4-4 我国 2021 年卫生人力资源年龄构成

单位：%

| 分类 | 25 岁以下 | 24~34 岁 | 35~44 岁 | 45~54 岁 | 55~59 岁 | 60 岁及以上 |
|---|---|---|---|---|---|---|
| 卫生技术人员 | 9.7 | 41.9 | 24.8 | 15.4 | 4.1 | 4.1 |
| 其他技术人员 | 6.1 | 39.9 | 29.0 | 19.4 | 4.2 | 1.4 |
| 管理人员 | 3.0 | 29.8 | 29.4 | 26.7 | 8.5 | 2.7 |

我国卫生人力资源区域分布不均衡是持续存在的问题（表 5-4-4-5），城乡之间、东西中部地区之间人才配置存在较大差距，如每千人口执业医师数量与注册护士数量，东部发达发地区较为合理，而西藏、贵州等地区仍需进一步配置。

表 5-4-4-5　我国 2021 年卫生人力资源地区分布

单位：万

| 地区 | 卫生技术人员 | 其他 | 地区 | 卫生技术人员 | 其他 |
| --- | --- | --- | --- | --- | --- |
| 北京 | 28.90 | 7.20 | 湖北 | 45.64 | 10.77 |
| 天津 | 12.17 | 3.08 | 湖南 | 50.62 | 11.36 |
| 河北 | 55.94 | 15.09 | 广东 | 87.32 | 18.55 |
| 山西 | 28.15 | 8.14 | 广西 | 39.39 | 9.93 |
| 内蒙古 | 21.17 | 5.00 | 海南 | 8.05 | 1.91 |
| 辽宁 | 33.40 | 8.37 | 重庆 | 24.66 | 6.19 |
| 吉林 | 21.73 | 5.94 | 四川 | 67.27 | 19.27 |
| 黑龙江 | 24.86 | 6.63 | 贵州 | 30.94 | 7.47 |
| 上海 | 22.90 | 5.20 | 云南 | 38.07 | 8.93 |
| 江苏 | 69.17 | 16.17 | 西藏 | 2.56 | 1.67 |
| 浙江 | 57.91 | 11.57 | 陕西 | 36.86 | 7.73 |
| 安徽 | 43.51 | 8.43 | 甘肃 | 20.10 | 4.67 |
| 福建 | 29.44 | 7.17 | 青海 | 5.17 | 1.51 |
| 江西 | 30.57 | 7.60 | 宁夏 | 6.06 | 1.25 |
| 山东 | 85.31 | 20.28 | 新疆 | 20.03 | 5.64 |
| 河南 | 75.56 | 21.40 | | | |

**2. 卫生人力资源管理现状**　当前，我国各卫生系统越来越重视卫生人力资源的管理，管理方法与管理效果逐步优化，但仍然存在以下问题：①管理意识仍需加强，需要进一步重视和理解卫生资源人力管理工作的重要性与必要性；②管理制度仍需健全，管理流程、规范与责任分工等需进一步明确；③管理方法需要进一步改革与创新，可引入先进的卫生人力管理理念与方法，与时俱进、灵活变化；④考评与激励不健全，仍需进一步激发卫生人力的动力与创新能力。

### （二）卫生人力资源改革与发展的原则与内容

基于《“十四五”卫生健康人才发展规划》，目前国内卫生人才资源改革与发展的原则与基本内容如下。

（1）卫生人力资源改革与发展的原则　①强化卫生人才发展理念，将卫生人才资源作为卫生事业发展的关键力量，发挥人才引领作用；②优化卫生人才结构，明确并提升短板与弱项，突出发展优势内容，促进均衡发展；③拓宽卫生人才范畴，培养适应新健康服务需求的综合卫生人才队伍；④坚持创新驱动发展，激发卫生人才积极性、创造精神与能力。

（2）卫生人力资源改革与发展的主要内容　①提高培养质量以提升卫生人力资源的能力和水平，优化培养计划、加强质量评估，包含院校教育、毕业后教育与继续教育三阶段；②完善编制管理以畅通人才流动与协作，建立灵活编制机制，提高编制使用效率；③深化职称制度改革，健全人才评价机制以适应卫生人才需求和发展规律，优化职称评审制度，提升机制透明度和公平性；④创新激励保障机制以激发卫生人才积极性与创造力，体现卫生人才技术劳务价值。

## 第五节 卫生财务管理

卫生财务管理是卫生事业管理的重要环节，灵活运用财务管理方法可以有效地推动卫生系统的顺利运行，并促进卫生事业的可持续发展。新时代医疗卫生单位的财务管理工作变得日趋复杂，因此医疗卫生单位需要重视财务职能的转变，不断提升财务管理水平，促使管理的升级与转型，为医疗卫生单位的发展注入活力。

### 一、相关概念

#### （一）卫生财务管理

卫生财务管理（financial management of health）指对医疗、卫生、健康机构的资金筹集、使用过程开展的计划、组织、指挥、协调和控制等活动。卫生财务管理以财务管理的基本理论和原理为核心，运用会计、统计以及管理学相关方法，处理卫生服务活动中资金价值运动的一项经济管理活动。广义的卫生财务管理范围涵盖公立医院、基层医疗卫生机构、公共卫生机构、卫生行政事业单位等机构的财务管理活动。狭义的卫生财务管理指医疗卫生机构财务管理，即各级各类的医院和基层医疗卫生机构。

#### （二）医院财务管理

医院财务管理（financial management of hospital）是医疗卫生财务管理的重要组成部分，是组织医疗卫生机构财务活动，处理医疗卫生机构财务关系的一项经济管理工作。医院的经营活动最终表现结果都将反映在财务数据上，财务数据可分为营业收入、营业成本和经营费用以及本年利润等数据。

#### （三）会计核算

会计核算（financial accounting）是运用货币计量的手段，采用一定的核算方法，对医院提供卫生服务过程中所占用的各种财产物资和所发生的费用消耗进行登记、计算、汇总、分析和检查的过程，以便及时、连续、系统、准确、完整地反映和监督经济活动的过程以及财务成果。通过对各项资产进行统计、分析，为决策提供科学依据。

### 二、常用方法

在卫生财务管理中，其核心是在财务管理理论的基础上使用财会工作方法来解决并探讨财务决策、组织治理、风险管理等方面的问题。总体上，这些方法的选择取决于卫生财务管理的具体目标和问题，以下是一些常见的卫生财务管理的分析方法。

#### （一）财务预测

卫生财务预测是指根据单位财务活动的历史资料，结合单位的现实情况，对卫生组织、医疗机构或者整个卫生体系的财务状况进行估计和预测的过程。这种预测可以涉及各种财务指标，包括收入、支出、利润、资产负债等。财务预测需要考虑多种因素，包括医疗服务的需求、政府政策的变化、医保制度的改革、患者流动性等。采用准确的数据、合理的假设和先进的财务建模技术，可以提高卫生财务预测的准确性和可靠性，为卫生组织的财务决策提供有力支持。

### （二）财务计划

卫生财务管理中，财务计划是指在特定时间范围内，卫生组织或医疗机构为实现其财务目标和业务计划而制定的详细计划和策略。卫生财务计划是卫生管理层制定的战略性文档，它能够帮助机构管理者更好地了解和规划财务方面的事务，提前预见可能的挑战，并制定相应的应对策略，以确保机构在财务上的可持续性和稳健运营。

### （三）财务决策

财务决策是指卫生组织或医疗机构在经济和财务方面做出的战略性选择和决策。财务决策直接影响卫生机构的运营、财务健康状况和未来发展方向，对医疗机构而言，最重要的是决定如何分配有限的财务资源，制定详细的预算，确保不同部门和项目得到适当的支持，维持整体发展的平衡。这些决策涉及资源的分配、收入的管理、成本的控制、资本支出、投资和风险管理等方面。

### （四）财务控制

财务控制是指卫生组织或医疗机构的财务活动合规、透明、有效的一系列管理和监督措施。财务控制的一些关键方面包括：预算控制、内部控制、审计和复核、成本控制、现金管理、合规管理、财务培训和教育、风险管理、审批程序、信息技术控制等方面。这些财务控制措施共同确保卫生机构在财务方面的稳健运作，避免潜在的财务风险，并提高机构的透明度和可持续性。

## 三、医院财务管理

### （一）医院财务管理的主要内容

医院财务管理是有关医院资金获得和有效使用的管理工作，是医院管理的重要组成部分。其工作的主要内容包括：预算管理，收入管理、支出管理、财产物资管理、资金管理以及财务分析和监督检查，见表 5-4-5-1。

表 5-4-5-1　医院财务管理的主要内容

| 医院财务管理 | 具体内容 |
|---|---|
| 预算管理 | 制定详细的预算，包括资产负债表、利润表和现金流量表，通过实际绩效与预算进行比较，识别偏差并采取适当的控制措施 |
| 收入管理 | 管理医疗服务的定价策略，协调医疗服务费用的收取和医保报销，管理其他潜在的收入来源，以确保医院有足够的资金支持运营 |
| 支出管理 | 管理和控制医院的各项费用，包括人员成本、设备维护、医疗用品采购、行政开支等，优化成本结构，确保资源的有效利用 |
| 财务物资管理 | 在财务领域内对医院的物资（包括货物和资产）进行计划、采购、使用、追踪、报告和控制的全过程管理，最大限度地优化物资的使用和支持医院的财务目标 |
| 资金管理 | 医院资金管理是指医疗机构资金的筹集、分配、运用和监督，制定符合医院长远发展和服务需求的资金策略，旨在实现资金的最优利用 |
| 财务分析 | 通过对医院的财务数据进行审查、比较和解释，以评估其经济状况、财务绩效和运营效率的过程 |
| 监督检查 | 保障医院资金的合理使用，预防滥用、浪费和腐败，以确保其财务管理合规、透明、有效、经济和廉洁 |

### （二）医院财务报表

医院财务报表是医疗机构用于呈现其财务状况和业绩的文件。这些报表通常遵循国际会计准则或国家的会计准则，提供了有关医院经济活动的详细信息，是医院管理层、政府监管机构和其他利益相关方了解医院运行情况最直接也是最有效的工具之一。主要的医院财务报表通常包括以下三个方面。

**1. 资产负债表（balance sheet）** 资产负债表展示了医院在特定日期的财务状况，包括资产、负债和所有者权益（资产 = 负债 + 所有者权益）。资产列举了机构拥有的资源，负债包括了机构欠债的金额，而所有者权益则代表了机构的净资产。

**2. 利润表（income statement 或 statement of operations）** 利润表反映了医院在一定时期内的收入和支出情况。它包括了医疗服务收入、其他收入、各种费用（如人员成本、设备维护、行政开支等），最终计算出净收入或净亏损[收入 - 费用 = 净收入（净亏损）]。

**3. 现金流量表（cash flow statement）** 现金流量表提供了医院现金及现金等价物在一定时期内的流动情况。它分为经营活动（反映医院的日常运营活动带来的现金流）、投资活动（反映医院在资产和投资方面的现金流）和融资活动（反映医院融资和偿还债务的现金流）三个部分，反映了医院现金的来源和用途。

### （三）医院财务分析

医院财务分析主要是指对医院财务状况和业绩实施的定量和定性评估，从而有效地规划、监控和控制财务活动，在医院财务管理的实践中往往将这些方法结合起来，为医院管理者提供全面的财务视角，帮助管理层作出决策，优化财务绩效，提高医院运营的效率和可持续性。以下是一些常用的医院财务分析的常用方法。

**1. 趋势分析法** 趋势分析法（trend analysis）是财务分析最常用的一种方法，通常使用统计和数学工具，比如图表、趋势线、回归分析等，以识别和解释各种财务指标，如偿债比率、净资产收益率等数据中的模式、趋势方向和关键变化。这有助于医疗机构了解其财务状况，提前发现问题，制定更有效的财务策略，支持长期规划和决策，反映医院的经营成果变化发展趋势，以此来预测医院未来财务状况，判断发展前景。

**2. 比率分析法** 比率分析（ratio analysis）是一种将不同财务项目的数值相互比较的方法，以提供有关卫生机构财务状况和经营绩效的信息。例如，流动比率、速动比率、负债比率、利润率等都是常用的比率（表 5-4-5-2）。比率分析相对而言简单而直观，但对比率分析的解释要谨慎，因此，在进行比率分析时，通常需要将多个比率结合考虑，同时考虑卫生发展背景和经济环境。比率分析法缺乏一套客观的标准来判定效率的好坏，所得效率值仍难以断定是否为有效率或无效率。

**表 5-4-5-2 常见的财务比率和其在比率分析中的应用**

| 指标 | 公式 | 描述 |
|---|---|---|
| 流动比率<br>current ratio | 流动资产 / 流动负债 | 是否有足够的流动资产来支付短期负债。通常，流动比率大于 1 被视为相对健康 |
| 速动比率<br>quick ratio | （流动资产 - 存货）/ 流动负债 | 更关注在不依赖存货的情况下支付短期债务的能力 |

续表

| 指标 | 公式 | 描述 |
|---|---|---|
| 负债比率<br>debt ratio | 总负债 / 总资产 | 衡量资产由债务资金占比，可用于评估财务风险 |
| 总资产周转率<br>total asset turnover | 销售收入 / 总资产 | 衡量每一单位总资产能产生多少销售收入，是资产利用效率的指标 |
| 应收账款周转率<br>accounts receivable turnover | 销售收入 / 平均应收账款 | 评估收款效率，即客户支付账款的速度 |
| … | | … |

# 第六节　卫生信息管理

## 一、相关概念

信息，是一组具有意义的事实或数据，反映了事物的特征与特性，是组成客观世界的要素，也是现代社会人类发展的基础性资源之一。狭义的卫生信息指的是与医药卫生工作直接相关的信息，如卫生资源的配置和利用数据、疾病诊断与治疗信息、健康与疾病信息等，反映了卫生系统的特征以及发展情况。广义的卫生信息则包括与卫生工作相关的各方面信息，如社会经济信息、科技信息、人口信息、文化教育信息等。

信息管理是人类为了有效开发利用信息资源，运用现代信息技术和管理方法，对信息资源进行计划、组织、领导和控制的社会活动，是对信息资源和信息活动的管理。卫生信息管理就是通过对在卫生活动中及时获取的卫生信息进行科学的整合与分析来为不同目的、不同层次的政策决策提供信息支持，实现卫生信息资源的合理开发和有效利用。卫生信息管理是信息管理的理论与方法在卫生行业的实践与应用，既遵循了信息管理的一般规律，又具有自身的特点。卫生信息管理的主要内容包括：制定卫生信息管理的政策法规和事业发展规划、建立系统的信息资源开发和共享机制、推进卫生信息标准工作的规范统一、加强卫生信息相关的设施建设以及强化信息安全。

## 二、卫生信息管理发展

2016 年，中共中央、国务院发布了《“健康中国 2030”规划纲要》，提出了大健康的发展理念，提出要完善全民健康信息服务体系建设，全面建成统一、权威、互联互通的人口健康信息平台，同时对“互联网 + 健康医疗”服务进行规范和推动。2017 年 2 月，国家卫生计生委发布《“十三五”全国人口健康信息化发展规划》。在“十三五”期间，初步形成了以信息化建设为基础、以大数据发展和“互联网 +”服务为引领的“一体两翼”发展格局；制定并实施了医院、基层医疗卫生机构和公共卫生信息化建设标准与规范、省统筹区域全民健康信息平台和医院信息平台应用功能指引等多方面标准；初步建成了国家全民健康信息平台，省统筹区域全民健康信息平台得到不断完善，实现了各级平台的互联互通；在疫情防控期间充分发挥了大数据的作用；充分利用了“互联网 + 医疗健康的模式”进行了医疗服务的便民化；同时建立了卫生健康信息安全责任制，健全了网络安全治理体系。2022 年 11 月，国家卫生健康委员会、国家中医药局、国家疾病预防控制局发布了《"十四五"全民健康信息化规划》，提出"到2025年，初步建设形成统一权威、互联互通的全民健康信息平台支撑保障体系，基本实现公立医疗卫生机构与全民健康信息平台联通全覆盖"的目标，计划实现"二级以上医院基本实现院内医疗服务信息互通共享，三级医院实现核心信息全国互通共享""每个居民拥有一份动态管理的电子健康档案和一个功能完整的电子健康码"等多方面具体目标。

近年来，各地分别在国家顶层规划的指导下出台了区域平台建设规划，截至2023年11月，国家全民健康信息平台已基本建成，省级统筹区域全民健康信息平台不断完善，基本实现了国家、省、市、县平台的联通全覆盖；目前已经有8 000多家二级以上公立医院接入区域全民健康信息平台，20个省份超过80%的三级医院已经接入省级卫生信息平台，25个省份实现了电子健康档案省内共享调阅，17个省份开展了电子病历省内共享调阅，204个地级市开展了检查检验结果的互通互享。

随着卫生信息化建设的不断推进，各种大数据、区块链、5G等新技术也被应用于卫生信息管理中，有效地拓展了医疗服务的空间，促进了优质医疗资源的流动，提高了我国医疗资源配置水平。自2016年起，国家卫生健康委员会先后启动多个国家健康医疗大数据中心试点工作，计划从规范机制、科研创新以及深化应用等多方面进行探索。2018年，国务院办公厅印发《关于促进"互联网+医疗健康"发展的意见》，对"互联网+医疗健康"的服务体系、支撑体系以及行业监督和安全保障进行了完善和提高。之后政府又陆续发布了《关于深入推进"互联网+医疗健康""五个一"服务行动的通知》《医保局关于积极推进"互联网+"医疗服务医保支付工作的指导意见》《互联网诊疗监管细则（试行）》等相关政策文件对"互联网+医疗健康"进行指导和规范。

全民健康信息标准化体系是卫生信息管理的重要基础。2018年，国家卫生健康委员会发布了《全国医院信息化建设标准与规范（试行）》。2019年，国家卫生健康委员会和国家中医药局联合制定了《全国基层医疗卫生机构信息化建设标准与规范（试行）》。2020年，国家卫生健康委员会发布了《关于加强全民健康信息标准化体系建设的意见》，《意见》指出，截至2020年8月，现行有效信息标准共227项，基本建立了全民健康信息平台标准规范和医院信息化建设标准规范。同年，国家卫生健康委员会、国家中医药管理局联合发布了《全国公共卫生信息化建设标准与规范（试行）》，其中明确了各级疾病预防控制中心和医疗机构以及其他公共卫生机构的公共卫生服务和管理业务，在管理服务业务和信息技术业务两个部分做出了要求，在信息技术业务方面制定了一级指标3项，二级指标20项，三级指标56项。

## 三、卫生信息系统

卫生信息系统是信息系统的一种行业性系统，旨在通过对卫生信息进行采集、加工、存储、检索和传输来为卫生事业的发展提供帮助。我国的卫生信息系统主要有医院信息系统、公共卫生信息系统和基层医疗卫生信息系统等等。

### （一）医院信息系统

医院信息系统是运用信息技术，对医院信息进行开发和利用，为医院管理、临床决策以及科研提供支持的信息系统。医院信息系统总体可以被分为医院管理信息系统（hospital management information system, HMIS）和医院临床信息系统（clinical information system, CIS）两个部分。医院管理信息系统指的是利用计算机技术等现代化手段对医院及其所属部门的人、财、物进行综合管理，对医疗活动的全过程中产生的信息进行采集、储存、处理、提取、传输、汇总、加工等工作，为医院的行政管理和实物处理提供支持。临床信息系统的主要目的是支持医护人员的临床活动，收集和处理的卫生信息主要是患者的临床医疗信息。临床信息系统主要包括了电子病历系统、医嘱处理系统、护理信息系统、医生工作站、临床实验室检查报告子系统、医学影像诊断报告处理系统等等。

#### （二）公共卫生信息系统

公共卫生信息系统在纵向可以分为国家、省、地（市）、区（县）、乡镇等多级系统，横向可以分为疾病防控、卫生监测、妇幼保健、卫生突发应急等业务信息系统。疾病预防控制信息系统是围绕着疫情报告、免疫预防、慢性病管理等工作，为各级医疗卫生机构提供服务的信息系统。作为我国疾病防控领域最核心的信息基础设施，我国的疾病预防控制信息系统已经形成了一个覆盖全国各类医疗卫生机构的庞大信息化体系。卫生监测信息系统主要针对食品卫生、环境卫生、放射卫生、学校卫生等方面进行信息管理。妇幼保健信息系统主要进行收集和管理的是妇女和儿童的卫生信息，是针对这类人群提供追踪管理和优质服务的基础。卫生突发应急信息系统则主要是针对重大传染病疫情等进行信息管理的系统，包含了应急指挥决策、应急演练等多方面。

#### （三）基层医疗卫生信息系统

基层医疗卫生信息系统是为了实现城乡居民健康档案管理、基本公共卫生服务、基本医疗服务、健康信息服务等等一系列医疗卫生活动，更好地满足城乡居民的基本卫生需求而构建的一个信息系统。基层医疗卫生信息系统的内容包括对社区卫生服务机构的监管、药品的配送和收支、社区健康管理、社区医疗、社区公共卫生监测、社区健康教育等等。

## 第七节　卫生服务质量管理

### 一、概念与模式

#### （一）概念

卫生服务质量管理是指通过一系列的管理活动和措施，以提高卫生服务的质量和效果为目标，确保卫生服务能够满足患者和社会的需求和期望。这种管理方式的核心在于持续改进服务质量，以提高患者满意度和治疗效果，其内容包括以下几个方面。

**1. 客户需求分析**　了解患者和社会对卫生服务的需求和期望，包括医疗技术、服务态度、环境设施等方面的要求。

**2. 卫生服务流程管理**　对卫生服务的各个环节进行规范和管理，确保服务的连贯性和高效性，减少错误和失误的发生。

**3. 质量评估与监控**　建立评估和监控机制，对卫生服务的质量进行定期评估和监测，及时发现问题并采取改进措施。

**4. 人员培训与管理**　加强医务人员的培训和管理，提高其专业水平和服务意识，确保医务人员能够提供高质量的卫生服务。

**5. 安全管理** 建立安全管理体系，包括医疗设备的维护和管理、医疗废物的处理、感染控制等，确保患者和医务人员的安全。

综上所述，卫生服务质量管理是一个多层次、多方面的过程，涉及从患者安全到服务效率的各个环节，目的是为患者提供安全、有效、及时、高效和公平的医疗保健服务。

### （二）模式

在卫生服务质量管理领域，存在几种主要的管理模式，每种都有其独特的重点和方法。

**1. 服务过程导向的管理模式** 服务过程导向的管理模式专注于优化医疗服务的每个步骤和流程，从而提高整体服务质量。它涉及对服务流程进行详细分析、标准化和改进，确保每一步都是高效且有效的。例如，在手术流程中实施检查清单，就是为了减少错误并提高患者安全。

**2. 客户需求导向的管理模式** 这种模式将重点放在了解和满足患者的需求和期望上。它通过患者满意度调查、反馈机制等手段来收集关于患者需求的信息，并据此调整服务内容。这种模式的核心在于确保医疗服务设计和提供能够满足患者的具体需求。

**3. 供求互动导向的管理模式** 该模式强调医疗服务提供者与需求者之间的互动。这种模式鼓励双方的沟通和协调，目的是通过医患之间的有效沟通来提升服务质量。例如，建立医患沟通平台，如在线咨询服务，可以增强互动和理解，从而改善服务质量。

**4. 整体质量管理模式** 整体质量管理模式（total quality management，TQM）是一种全面的管理方法，涉及医疗机构的所有成员。它强调持续改进、全员参与、客户导向和过程管理。在整体质量管理模式下，医院可能会实施质量小组，聚焦于持续改进和患者护理流程，从而在整个组织范围内提高服务质量。

总的来说，这些模式虽各有侧重，但都致力于同一个目标：通过各种不同的策略和方法来提升卫生服务的质量，确保患者能够获得安全、有效且令人满意的医疗护理。

## 二、原则与方法

卫生服务质量管理的办法涉及一系列系统化的措施和流程，核心目标是确保医疗保健服务不仅符合高标准，而且满足患者的个性化需求。这一目标的实现依赖于一系列细致且全面的策略和措施。

### （一）卫生服务质量的原则

**1. 患者安全** 患者安全始终是优先考虑的事项。这不仅包括预防医疗错误和减少交叉感染的风险，而且还涉及确保所有治疗过程的安全性。为此，医疗机构必须采用最新的卫生和安全标准，并实施严格的手术室和药物管理规程。

**2. 服务有效性** 服务有效性要求医疗干预措施必须基于最佳的科学证据，并能有效达到预期的健康结果。为实现这一目标，医疗机构需不断更新临床指南，评估新的医疗技术和治疗方法。

**3. 患者中心的服务** 患者中心的服务也是卫生服务质量管理的一个重要组成部分。这意味着医疗服务不仅要考虑患者的个人需求、偏好和价值观，还要积极将患者纳入护理和治疗的决策过程中。通过提供定制化的护理计划，医疗提供者能更好地满足每位患者的独特需求。

**4. 及时性** 及时性在卫生服务质量管理中同样至关重要。这涉及减少患者等待时间，快速响应其医疗需求，从而提高患者满意度和治疗效果。

**5. 效率** 有效利用资源，包括时间、材料和人力资源，以提供最佳的卫生服务。这涉及减少浪费、优化流程和提高工作效率。

**6. 均等性** 确保服务的均等性意味着所有患者，无论他们的社会经济地位、种族、性别或地理位置，都应获得一致高质量的医疗服务。

**7. 透明度和责任** 为实现这些目标，透明度和责任是必不可少的。医疗机构需要对外公开其服务质量和治疗结果，以建立公众信任。

**8. 持续改进和创新** 持续改进和创新也是提高服务质量的关键因素，这包括不断评估和改进卫生服务流程，引入新技术和治疗方法。

**9. 员工的培训和参与** 员工的培训和参与对于提高整体服务质量至关重要。提高员工的技能和知识，鼓励他们参与质量改进的过程，这不仅提升了服务效率，还增强了团队的凝聚力和动力。

#### （二）常见的卫生服务质量管理方法

卫生服务质量管理的办法涉及一系列系统化的措施和流程，旨在提高医疗服务的效率、效果和患者满意度。以下是几种常见的卫生服务质量管理的方法。

**1. PDCA 循环** 采用 PDCA（plan-do-check-act）循环的方法，即制定计划、执行计划、检查结果、采取行动的循环过程，不断改进卫生服务质量。

**2. 顾客满意度调查** 通过定期进行顾客满意度调查，了解患者对卫生服务的满意度和意见，及时改进服务质量。

**3. 流程改进** 通过流程分析和改进，优化卫生服务的流程，减少冗余和浪费，提高效率和质量。

**4. 团队合作** 建立跨学科的团队合作机制，促进医务人员之间的沟通和协作，提高卫生服务的整体质量。

**5. 持续改进** 建立持续改进的机制，通过定期的质量评估和监控，发现问题并采取改进措施，不断提高卫生服务的质量。

通过这些方法和原则，卫生服务质量管理旨在提供安全、有效、患者中心、及时、高效和公平的医疗保健服务。卫生服务质量管理能够确保患者接受到安全、有效和高质量的医疗服务，同时促进医疗机构持续改进和创新，提升整体的医疗保健水平。

### 三、卫生服务质量保证体系

#### （一）概念

卫生服务质量保证体系是一个全面的管理框架，旨在确保医疗保健服务达到或超过既定的质量标准。这个体系的核心在于建立一套综合性的策略、程序和实践，以持续监控、评估和改进卫生服务的质量和安全性。

在构建这个体系时，首先需要制定清晰的质量保证政策，这些政策应该反映出机构对于提供高质量医疗服务的承诺。随后，基于这些政策，制定具体的服务标准和指南，这些标准应涵盖服务的各个方面，包括患者护理、设备使用、药物管理等。

关键的一环是建立有效的监督和评估机制。这包括定期进行内部和外部审核，以确保所有程序和服务符合既定标准。同时，数据收集和分析在此过程中发挥着重要作用。通过收集关于服务质量、患者满意度和治疗效果的数据，可以对服务进行定量评估，从而识别改进的领域。

此外，员工培训和持续教育也是质量保证体系的重要组成部分。确保所有医疗和辅助人员都具备必要的技能和知识，对于提供高质量的卫生服务至关重要。此外，鼓励员工参与质量改进活动，可以增强他们对质量保证的投入和责任感。

患者的参与也是这一体系的一个关键要素。通过与患者和家属的沟通，收集他们的反馈和建议，可以更好地理解他们的需求和期望，从而提供更加个性化和满足患者需求的服务。

质量保证体系应当能够适应变化。随着医疗技术的发展和患者需求的变化，这个体系需要不断地更新和改进，以确保持续提供高质量的医疗服务。

总的来说，卫生服务质量保证体系是一个动态的、多方面的框架，它涉及政策制定、服务标准的建立、过程监控、数据分析、员工培训和患者参与。通过这样一个综合性的体系，医疗机构可以确保其服务不仅满足当前的质量标准，而且能够持续改进，以满足未来的挑战和需求。

#### （二）组成

卫生服务质量保证体系是指通过建立一套完整的管理体系，确保卫生服务的质量和安全，其主要包括以下几个组成部分。

**1. 质量管理体系** 建立符合国家和行业标准的质量管理体系，包括质量政策、质量目标、质量手册等，确保卫生服务的质量符合要求。

**2. 安全管理体系** 建立安全管理体系，包括医疗设备的管理、医疗废物的处理、感染控制等，确保患者和医务人员的安全。

**3. 人员培训与管理体系** 建立人员培训与管理体系，包括医务人员的培训计划、培训内容和培训评估等，提高医务人员的专业水平和服务意识。

**4. 质量评估与监控体系** 建立质量评估与监控体系，包括定期的质量评估和监测，及时发现问题并采取改进措施。

**5. 持续改进体系** 建立持续改进体系，通过定期的质量改进活动，不断提高卫生服务的质量和效果。

通过建立和实施卫生服务质量保证体系，可以提高卫生服务的质量和安全，满足患者和社会的需求和期望。

## 第八节 卫生服务评价

### 一、概念与内容

#### （一）概念

卫生服务是指由专业人员提供的预防与保健、治疗与康复等相关服务的过程，旨在促进人民健康与福祉。世界卫生组织（WHO）认为卫生服务评价是围绕特定的评价目标、对象及阶段，评价卫生结构资源、卫生服务过程和卫生服务结果，为计划、管理及政策提供合理的依据，从而提供高效率、高效果和公正的卫生服务，改善社会卫生状态和提高人群健康水平。

结合多数学者的定义，卫生服务评价是指利用专业研究方法，基于目标与计划，对卫生结构资源、服务过程及结果进行系统评估与分析的过程，贯穿卫生服务始终，旨在衡量卫生目标的实现程度，提升卫生服务质量，推动卫生事业发展。

### （二）内容

卫生服务评价主要涉及卫生结构资源、卫生服务过程和卫生服务结果，评价内容包括适宜性与可行性、进展、效果、效率与影响五个方面。

**1. 适宜性与可行性** 指卫生服务的适合性与必要性，关注卫生服务是否符合卫生计划与目的的需要，是否与卫生要求相关联，以及从法律、政治、经济、发展、组织等角度考察卫生服务的可行性。例如经济适宜性与可行性评价卫生服务是否符合社会经济发展状况，患者对经济服务的可负担性，及卫生服务的成本效益、合理利用程度等。发展适宜性与可行性评估卫生服务是否符合卫生政策相关要求，遵循卫生事业发展趋势。

**2. 进展** 指评价卫生服务在推进时间、实施方式、预算等内容上是否按照计划与预期进行，以及预期目标的完成进程。

**3. 效果** 指评价预期目标的实现程度，即卫生服务的质量提高程度、卫生状况的改善程度等，以及卫生服务维持发展的能力。

**4. 效率** 指评价卫生服务的投入与产出的对比关系，包括人力、物力等资源利用效率、时间效率、流程效率等内容的评估与分析。

**5. 影响** 指卫生服务实施后产生的长期影响，以及对卫生事业发展及社会经济发展的影响与价值。

## 二、卫生服务评价指标体系

卫生服务评价指标体系是指用于评估与分析卫生服务效果、效率等内容的一系列指标的集合，通常系统包括多层次指标，涵盖卫生结构资源、卫生服务过程与卫生服务结果等方面。卫生服务评价指标体系根据卫生服务的特点与目的制定，旨在提供全面、客观的评价信息，以此为基础对卫生服务进行系统性评价。

### （一）卫生结构资源指标

**1. 基础建设** 指评估卫生服务中基础设施建设情况，主要关注医疗设施、医疗设备与器械、医疗物资供应与信息技术建设状况。①医疗设施建设，评估医疗机构的数量、类型、分布与规模，包括床位、手术室、急诊室等的数量与分布；②医疗设备与器械，评估医疗机构中诊断设备（如CT扫描仪）、手术设备、监护设备等配备情况；③医疗物资供应，关注药品、医疗耗材及其他医疗物资的供应情况，包括药房管理、采购管理等；④信息技术建设，评估医疗机构中电子病历系统、医学影像系统、远程诊疗系统等的信息化程度。

**2. 人力资源** 指评估卫生服务中的卫生人力资源的数量、质量、结构及分布情况。数量的充足性可通过人力资源总数、每千人口医生数量、每千人口护士数量、每千人口药剂师数量等进行评估，质量的达标性可通过人力资源的职业素养、能力水平及人文关怀等进行分析，结构的合理性可关注人力资源的专业结构、职称结构、学历结构等内容，而分布的均衡性通常衡量卫生人力资源的地区分布、城乡分布与专业分布等。

**3. 财力投入** 指评估卫生服务的财力投入与支持情况，常用指标为政府在卫生领域的财政支出，卫生各部门的投资比例，每千人口卫生资产额，以及影响财力投入的因素等。

### （二）卫生服务过程指标

卫生服务过程指标用于评估卫生服务的及时性与连续性、有效性与安全性、可及性与合理性。主要指标有：候诊时间、诊断时间、就诊次数、随访率、病床使用率、人均年就诊次数、两周就诊率、住院率、平均住院日、医疗流程规范性，以及健康管理、妇幼保健等覆盖率。

### （三）卫生服务结果指标

**1. 医疗效果** 指评价卫生服务对健康状况的影响与结果，通常包括治愈率、改善率、存活率、康复情况，以及并发症率、疾病自行消失的可能性等。

**2. 经济效益** 指评价卫生服务在经济方面的影响与回报，例如成本-效果比（cost-effectiveness ratio）能够较好地对卫生服务的效果进行经济分析，即分析卫生服务的效果与其成本之间的比值，衡量给定资源的情况下，经济投入与效果产出的关系，其中常见效果产出指标为人均预期寿命、死亡率、患病率等。

**3. 患者满意度** 指衡量患者对卫生服务过程与结果的满意度，通常包括对医护人员专业能力、沟通能力、人文关怀、治疗结果方面的评价，也包括其对预约挂号、候诊时间、医疗设施便利性与舒适性等内容的评价。

## 三、卫生服务评价方法与基本步骤

### （一）卫生服务评价方法

卫生服务评价方法结合医学、经济学、管理学等多学科，大致可划分为定量研究方法与定性研究方法，常用的卫生服务评价方法包括满意度调查法、数学模型分析法、专家咨询法、经济学分析法、综合分析法、实验法等6种方法。根据具体的评价目的与可行性，可选择一种方法或结合多种方法进行卫生服务评价。

**1. 满意度调查法** 用于调查被服务对象对于卫生服务的主观评价与反馈，直接了解其满意度。使用该方法首先需要确定调查对象与评价目标，基于此设计问卷或调查表，其中包含相关指标与问题。接着基于选择的抽样方法与调查方法开展调查，通过收集到的样本数据进行统计分析，以此了解调查对象对卫生服务的满意程度及改进意见，为优化卫生服务提供参考。

**2. 数学模型分析法** 通过建立数学模型量化与分析卫生服务的效果及其影响因素。该方法需明确需要评价的指标，基于此构建合适的数学模型，常见的数学模型如多元线性回归模型、logistic 模型、决策树模型等，通过数学模型的结果进行解读。例如可将治愈率作为因变量，将患者个人特征、卫生服务过程指标作为自变量，进行数学模型分析，了解疾病治愈率的影响因素。

**3. 专家咨询法** 通过征求专家的意见和建议评价卫生服务的内容及改进方向。根据评价的领域与目标，邀请具有相关经验的专家，包括卫生服务管理者、医疗专业人员、学术研究人员等，可通过专家咨询会、专家讨论、问卷调查等方式进行专家咨询，最后根据专家咨询的结果进行归纳总结。专家咨询法能够利用专家的专业知识与经验，对卫生服务进行深入分析与评价。

**4. 经济学分析法** 通过经济学原理和方法分析与评估卫生服务。常见的经济学分析方法包括：①成本-效益分析（cost-benefit analysis），将成本与效益转化为货币单位，比较不同卫生服务方案的总成本与总效益，提供直接的经济决策依据；②成本 - 效用分析（cost-utility analysis），将效益转化为公共健康效用（例如生命年），使用成本 - 效用比值比较不同的卫生服务方案，此种方法综合考虑了健康状况；③成本 - 效果分析（cost-effectiveness analysis），比较不同卫生服务方案达到相同效果的成本差距，衡量其中的经济效益。

**5. 综合评价法**　是指用于卫生服务中多层次、多维度中多个指标信息的评价，通过数学方法对指标数据进行加工与提炼，以获得重要指标，进行科学、系统评价的方法。以下为4种常用的综合评价法。

（1）综合评分法：根据评价的目标与需求选择适当的指标，并对每个指标进行评分，评分标准可通过专家评分法、离差法、百分位数法、标准分法及分组指数法进行确认，利用累加法、连乘法、加乘法等方法计算综合评价总分，以此衡量卫生服务的综合表现。

（2）密切值法：通过标准化消除原指标数据单位与量纲的影响，确定各评价指标的"最优点"与"最劣点"，以及各评价对象与两点之间的绝对距离，即密切程度，最后计算评价对象的密切值，并按照数值大小进行排位，密切值越小，表示该评价对象与最优点越密切，评价对象越优，反之则越差。

（3）层次分析法：通过将复杂问题分解为多个有序层次，从而帮助决策者确定最终的决策方案。该方法使用数学模型和专家判断来建立递阶层次的评价指标体系，通过层级结构的两两比较判断矩阵，量化各个指标之间的优先级，从而得出最终的评估结果。

（4）逼近理想解法（technique for order preference by similarity to ideal solution，TOPSIS）：基于评价对象与理想解和负理想解的相似性来确定最优解。将评价对象的指标值整理为一个评价矩阵进行归一化处理，并确定理想解与负理想解，计算各评价对象与二者之间的距离度量指标、相似性指标，最终确认与理想解相似性最高的评价对象为最优解。

### （二）卫生服务评价基本步骤

卫生服务评价贯穿于卫生服务阶段中，因此评价的基本步骤呈现闭环形式，一个阶段的卫生服务评价推动下一阶段卫生服务的展开。卫生服务评价的步骤可根据具体评价对象与评价目的进行灵活调整，其基本步骤通常包括以下5个阶段（图5-4-8-1）。

**1. 确定评价目的与对象并选择适当指标**　明确卫生服务评价的目的与范围，确定需要评价的卫生服务相关对象，根据评价的目的，选择适当的指标。

**2. 确定数据收集方法与卫生服务评价方法**　数据收集方法包括问卷调查、工作记录分析、观察、访谈等，并根据评价目的与数据类型确认采用的卫生服务评价方法，例如数学模型分析法、专家咨询法等。

**3. 依据选定的方法进行整理与分析**　根据卫生服务评价方法的步骤与标准对已有信息进行分析，获得卫生服务评价结果。

**4. 反馈评价结果并提出优化方法**　将评价结果反馈给相关主体，提供评价结果报

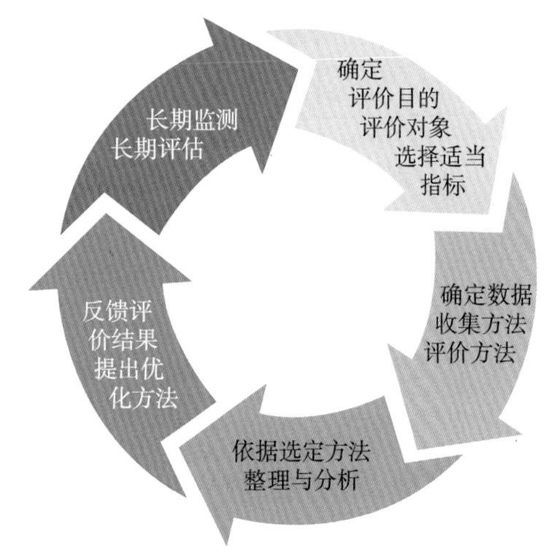


图5-4-8-1　卫生服务评价基本步骤

告与相关分析，并提出优化卫生服务的方法，以支持决策，确保评价结果得到有效运用。

**5. 长期监测与追踪** 对卫生服务的改进等内容进行长期监测与评估，在这一过程中定期收集数据，识别潜在问题与优化办法，推动下一阶段卫生服务评价的开展。

## 第九节 临床教学与科研管理

### 一、相关概念

临床教学（clinical teaching）旨在培养临床技能、专业知识与职业素养，涵盖了临床思维能力的培养、临床技能的训练等。临床教学管理指对临床教学实践活动的管理，包含对临床教学基地、主体及相关环节的管理。医学科研管理是根据医学科研的目标对各资源要素进行系统整合，最终促进科研规范化的活动，表现为组织、协调和监督科学研究活动的过程，涉及科研计划、活动与过程、成果、经费管理及科研监督与检查等。

合理的临床教学管理能优化教学资源、提高教学效果，从而培养医学人才，为社会提供高质量的医疗服务。高效的科研管理推动科研进展，确保研究质量。二者的合理管理与有效实施推动医学教育与科学研究的发展，提高医疗服务的质量与水平。

### 二、临床教学管理的内容与方法

#### （一）临床教学管理的内容

目前直接规范与管理临床教学实践活动的规定有《普通高等医学教育临床基地管理暂行规定》（1992 年）、《医学教育临床实践管理暂行规定》（2008 年）等，这些规范规定了临床教学基地的职责与义务（图 5-4-9-1）。

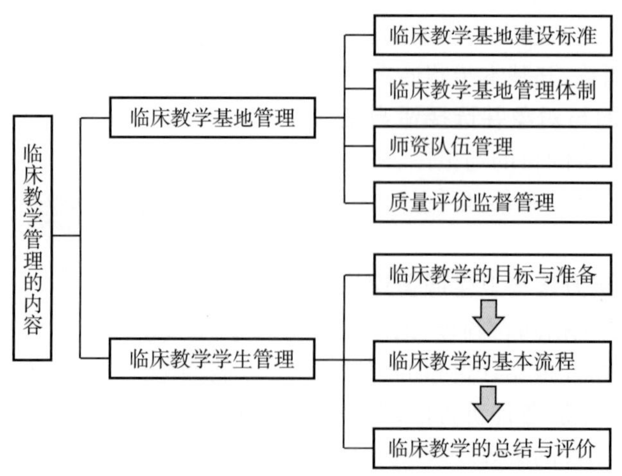


图 5-4-9-1 临床教学管理的内容

**1. 临床教学基地管理** 根据《普通高等医学教育临床基地管理暂行规定》，临床教学基地分为附属医院、教学医院和实习医院三种类型，临床教学基地的管理按照组织内容划分为临床教学基地建设标准、临床教学基地管理体制、师资队伍管理及质量评价监督管理。

（1）临床教学基地建设标准：根据相关规范，临床教学基地建设标准在病床数、科室设置、师资队伍、医院分级标准、病种数量等方面形成以下规定（表 5-4-9-1）。

表 5-4-9-1　临床教学基地建设标准

| | 附属医院 | 教学医院 | 实习医院 |
|---|---|---|---|
| 病床 | 500 张<br>（中医院 300 张以上）<br>在校学生：病床数为不低于 1∶0.5 | 500 张<br>（中医院 300 张以上） | |
| 科室设置 | 齐全 | 综合性：齐全<br>专科性：相关教学床位、设备、医技科室 | |
| 教学环境与建筑 | 教学诊室、教室、示教室、学生值班室、学生宿舍和食堂等 | 教室、借阅室、图书资料、食宿等 | 图书资料、食宿等 |
| 师资队伍 | 本、专科学历医师：95% 以上<br>正、副高级职称人员：25% 以上 | 本、专科学历医师：70% 以上<br>一定数量学科带头人与技术骨干 | 一定数量的技术骨干 |
| 分级标准 | 本科：三级甲等<br>专科：二级甲等以上 | 三级医院 | |
| 内、外、妇、儿病床 | 病床占 70% 以上<br>教学病床为 2~4 张 | | |
| 口腔专科医院 | 80 张以上病床<br>100 台以上牙科治疗椅子 | | |
| 医疗卫生编制 | 病床：职工为 1∶1.7<br>职工：学生为 1∶（6~7） | | |

（2）临床教学基地管理体制：附属医院、教学医院与实习医院与相关教育、行政部门以及高等医学院院校之间的管理与协调机制。临床教学基地通常采用系、院合一的管理模式，设有专门的教学管理处、室与教学管理机构，并配备足够数量的专职教学、管理人员，确保临床教学基地的有效运行。

（3）师资队伍管理：临床带教教师是经临床教学基地和相关院校核准的执业医师，负责临床教学和人才培养；指导医师是经相关医疗机构核准的执业医师，负责试用期医学毕业生指导任务。师资队伍管理包括遴选工作管理、教学能力与素质提升及考核管理等，通过体系化的管理提高临床带教教师与指导医师的带教意识与带教水平。

（4）质量评价监督管理：临床教学质量是临床教学管理的核心内容，临床教学基地以系统化、标准化为原则，对应国家临床教学目标与要求，针对评价对象、参评人员、评价内容与标准等形成完善的教学质量评价监管体系与办法，最终达到促进和提升临床带教质量的目的。

**2. 临床教学学生管理**　临床教学中学生的管理表现为管理过程的三个环节，即临床教学的目标与准备、临床教学的基本流程以及临床教学的总结与评价。

（1）临床教学的目标与准备：目标的制定通常以教师队伍专门会议、师生交流会、研讨会等形式进行，并在这一过程中完善教学大纲等。临床教学的准备阶段包括教师队伍的选拔与培训，及教学前的学生指导环节。

（2）临床教学的基本流程：围绕教学目标与安排，临床教学的基本流程大致以编组、教师带教、学生轮转等流程展开。在临床教学中，带教教师通过引导学生观摩临床实践工作、穿插相应学习内容、适时考核等方式带领学生掌握基本临床知识。学生在临床轮转学习的过程中应以目标激励与约束自身，详细记录各科室临床实践的过程与总结。

（3）临床教学的总结与评价：临床教学结束阶段应对临床教学进行总结与评价，以能力与素质测试等方式进行考核，最终反馈学生并总结评价教学内容、方法与进度等，为下一阶段的学生管理奠定良好基础。

### （二）临床教学质量管理的方法

临床教学质量管理直接影响教学成果，关乎临床教学管理的效率与效能，管理方法可划分为目标管理与阶段过程管理。

**1. 目标管理** 该管理方法依赖于临床教学后期的综合评审与临床考核，用于评价学生对临床知识掌握程度，反映教师临床教学水平。在评审与考核中，参评对象包括学生、带教老师、教学方法等，其根据临床教学的不同制定不同的评价标准，多以笔试、"标准化病人"考试、双向评估等方式展开，内容一般包括理论知识与临床知识的理论考试、临床技能操作、病史采集与分析，以及医德医风等综合考评。"以考促学""以考促教"是该管理方法的核心，以此加强临床教学管理，监控临床教学质量。

**2. 阶段过程管理** 该项管理方法注重临床教学过程的常态化与动态性管理，以此提升教学质量。PDCA（plan-do-check-art）循环模式在临床教学管理中的应用体现了该管理方法的实践：①计划阶段，对临床教学管理制定充分的、动态性的策划，教学主体在临床教学开始前完成具体的管理计划；②实施阶段，按照预教学阶段、熟悉阶段、掌握阶段与提供阶段等阶段划分进入实践；③检查阶段，出科时的质量评估与评价；④处理阶段，以会议讨论等形式总结经验、形成完善的临床教学方案，应用于下一轮的阶段过程管理。

## 三、医学科研管理的内容与方法

医学科研管理的内容与方法见图 5-4-9-2。

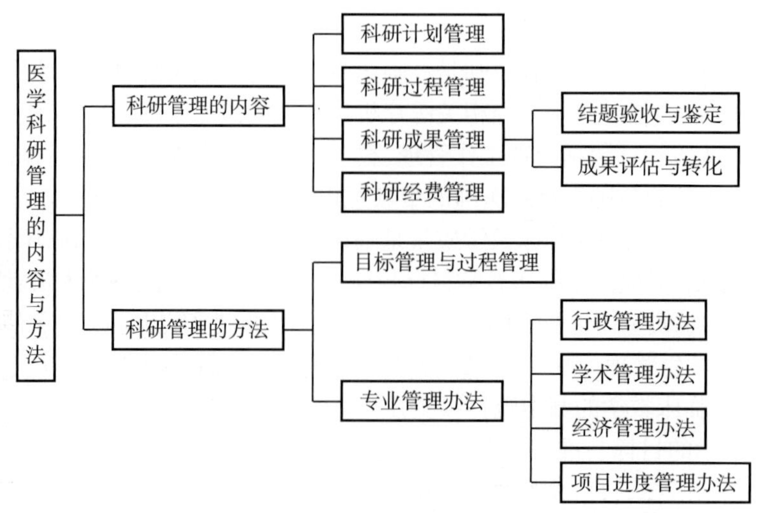


图 5-4-9-2 医学科研管理的内容与方法

（一）医学科研管理的内容

与医学科研管理相关的规范有《关于国家科研计划实施课题制管理规定》（2002 年）、《国家卫生计生委关于进一步加强医学科研项目和资金管理的通知》（2014 年）、《医学科研诚信和相关行为规范》（2021 年）等，医学科研管理的内容如下。

**1. 科研计划管理**　主要包括选题及立项过程管理。在选题阶段，科研人员可根据重要性、创新性、先进性、科学性、效益性、可行性和可推广性等综合考虑，选择基础研究、技术创新和应用研究三类课题，做好计划管理的第一环节。在立项过程管理阶段，归口管理部门根据国家科研计划及财政管理相关规定管理立项，实行课题负责人负责制，每个课题指定一位负责人和一个依托单位，允许跨部门、跨单位择优聘用课题组成员，并由科研管理部门组建专家咨询组对课题进行检查与遴选。

**2. 科研过程管理**　科研过程管理帮助课题完成科研计划，对课题进行监督与检查，包括开题、进度管理。开题管理帮助科研人员明确科研计划与安排，将科研目标细化为具体的、可测量的步骤与内容。进度管理即把握科研项目计划的执行情况，及时跟进研究的实际进展，并积极开展绩效考评工作，做好相关措施的准备，保障科研进程有序开展。

**3. 科研成果管理**　医学科研成果是研究产生的对医学内容的新发现、见解或技术方案等，科研成果管理包括结题验收与鉴定、成果评估与转化。

（1）结题验收与鉴定：结题验收是审查和检验科研目标与承诺成果的必要过程，内容包括目标的完成度、成果真实性与科学性、经费开支的合理性等内容，根据不同课题可有具体的安排，结果一般包括同意或不同意结题。科研成果鉴定是对科研成果从学术水平、科学性、推广应用价值等方面做出客观评价并形成鉴定证书的过程，通常采用检验鉴定、函审鉴定与会议鉴定等形式。

（2）成果评估与转化：科研成果评估贯穿选题、中期与结题过程，运用指标体系、引证分析、同行评议等方法对被评估对象进行评定，根据主体不同可分为内部与外部评估。科研成果的转化指对科研成果进行后续试验与开发、应用与推广，主要表现形式为科研理论与应用研究成果，其中，处理好成果转换过程中的知识产权保护是科技成果管理的核心问题之一。

**4. 科研经费管理**　严格预算约束、强化经费支出管理是经费管理的重要环节，开题时，科研人员应同时编制来源预算与支出预算，支出预算包括计划管理费与课题研究费；在结题时编制经费结算报告，对于不合理使用与不充分投入等情况采取相应措施。科研经费管理的主要手段为课题组自查、主管部门检查与专家验收等。

（二）医学科研管理的方法

医学科研管理的基本方法按照管理层次可包括目标管理与过程管理两部分，按照管理内容可包括行政管理方法、学术管理方法、经济管理方法和项目进度管理方法，这些管理方法有所侧重、相互联系、互为补充，应用于科研管理各个环节中，提升科研管理的效能。

**1. 目标管理与过程管理**

（1）目标管理：目标管理以医学科研目标为核心进行管理，以最终实现目标结果为主要的考核指标。该管理方法关注课题目标的明确性、科研规划与方法、资源管理与合作以及目标评估和风险管理，基于明确的目标设定与有效的执行进行科研管理。无论是目标阶段性管理与成果管理，目标管理都强调将目标分解到部门与个人，不断优化与调整，最终进行目标的考核。

（2）过程管理：医学科研管理是一个复杂的系统管理过程，过程管理按照科研项目的不同环节进行管理，我国目前的科研管理以过程管理为主。该方法对各个过程进行识别、控制与监管，通过制定明确的工作流程与标准操作规程，对课题进行定期的进度监控与评估，及时发现并解决问题，以此确保科研项目的研究质量，提高科研管理的效率。

**2. 专业管理方法**

（1）行政管理方法：指行政管理部门利用组织权威，通过行政系管理系统采用命令、规定、制度等行政手段对医学科研过程与目标进行有计划管理的方法。行政管理方法是科研管理的主要方法，运用于科研经费管理、合规管理、信息管理等各项科研管理过程，表现为计划指标、制度体系的设置，例如目前科研管理采用的信息公开制度、专家遴选制度、科研信用录用制度等。

（2）学术管理方法：指遵循学术的科学性与规范性对医学科研项目进行管理的方法，遵循科学发展与创新的客观规律，强调科研诚信与其他相关规范，充分发挥学术专家的作用，在验收与鉴定、成果转化等过程中听取专家意见，提高科研的科学性与可行性。该管理方法的运用是医学科研管理的必然选择，也是科学发展的必然要求。

（3）经济管理方法：指采用经济杠杆的手段对科学研究进行管理的方法，包括对科研过程中经济指标、激励与管制，以及成果转换等方面的管理。例如在科研预算控制中，采用经济管理方法对资金进行管理，确保项目的资金使用符合预算，避免资源浪费与不必要开支，最终促进资金的合理分配与有效利用。经济管理方法对于资源优化、效率提升及风险管理具有独特优势，促进科研管理的经济效益与可持续性。

（4）项目进度管理方法：指用项目进度管理的方法与工具对医学科研课题进行管理，涉及对时间安排、进度计划等方面的跟进，是科研过程管理的重要方法。该方法使用工具包括甘特图、关键路径法（critical path method，CPM）、里程碑图、图示评审技术（graphical evaluation and review technique，GERT）等，通过使用项目进度管理工具将科研进度可视化、量化，促进分析管理与决策支持，增强医学科研管理的有序性与主动性。

## 参考文献

[1] 中国政府网．中共中央 国务院印发《“健康中国 2030”规划纲要》[EB/OL].（2016-10-25）[2023-10-25]. https://www.gov.cn/zhengce/2016-10/25/content_5124174.htm.

[2] 国家卫生健康委．关于印发卫生健康系统贯彻落实以基层为重点的新时代党的卫生与健康工作方针若干要求的通知[J]. 中华人民共和国国家卫生健康委员会公报，2022（7）：5-7.

[3] 财政部．关于印发《政府会计制度——行政事业单位会计科目和报表》的通知[EB/OL].（2018-08-27）[2023-10-25]. http://www.mof.gov.cn/gkml/caizhengwengao/2017wg/wg201711/201804/t20180413_2867380.htm.

[4] 每日经济新闻．国家全民健康信息平台已基本建成 204 个地级市开展检查检验结果互通共享[EB/OL].（2023-11-07）[2023-11-23]. https://baijiahao.baidu.com/s?id=1781898338339208419&wfr=spider&for=pc.

[5] 夏萍，崔斌．卫生事业管理学学习指导[M]. 南京：东南大学出版社，2009.

[ 6 ] 杨孟坤,王莉萍,顾丽华 . 卫生事业管理学[ M ]. 沈阳:辽宁教育出版社,2009.

[ 7 ] 武广华,王羽,于宗河,等 . 中国医院院长手册[ M ]. 3 版 . 北京:人民卫生出版社,2011.

[ 8 ] 姚卫光 . 卫生事业管理学[ M ]. 广州:中山大学出版社,2012.

[ 9 ] 程薇 . 卫生财务管理[ M ]. 北京:人民卫生出版社,2013.

[ 10 ] 梁万年 . 卫生事业管理学[ M ]. 3 版 . 北京:人民卫生出版社,2014.

[ 11 ] 王长青 . 卫生管理学[ M ]. 北京:中国中医药出版社,2015.

[ 12 ] 李珍 . 社会保障理论[ M ]. 4 版 . 北京:中国劳动社会保障出版社,2017.

[ 13 ] 乌日图 . 医疗保障制度国际比较[ M ]. 北京:化学工业出版社,2003.

[ 14 ] 吴士勇 . 中国卫生健康统计年鉴[ M ]. 北京:中国协和医科大学出版社,2022.

[ 15 ] 龚言红,梁渊 . 卫生服务质量评价的发展趋势:从供方视角到需方视角的转变[ J ]. 中国卫生质量管理,2011,18( 5 ):35-37.

[ 16 ] 孙华君,林姗,徐雅萱,等 . 基本公共卫生服务质控中心绩效评价指标体系构建研究[ J ]. 中国医疗管理科学,2023,13( 1 ):45-50.

[ 17 ] 黄立坤 . 城市社区卫生服务质量管理中存在的缺陷分析与改进措施[ J ]. 山西医药杂志,2011,40( 9 ):520-521.

[ 18 ] 李艳丽,高建民,闫菊娥,等 . 医疗卫生服务质量改进中的政府责任[ J ]. 卫生经济研究,2015( 5 ):34-36.

[ 19 ] 曾晓军,刘旺华,蒋洪玲,等 . 城市社区卫生服务质量管理对策[ J ]. 科技资讯,2020,18( 20 ):92-94.

[ 20 ] 王霄,付德明 . 浅析英国 NHS 体系与我国进城务工人员医保问题[ J ]. 劳动保障世界,2020( 8 ):47-49.

[ 21 ] 梁旭,牟昀辉,那丽,等 . 基于德尔菲法的卫生健康高质量发展指标评价体系构建研究[ J ]. 中国卫生经济,2022,41( 4 ):70-73.

[ 22 ] 李彦昌 . "卫生立业":新中国成立初期卫生工作方针的形成过程[ J ]. 当代中国史研究,2023,30( 2 ):109-122.

[ 23 ] 陆丽琴,胡雅杰,杨继红 . 会计基础工作规范化在现代医院财务管理中的作用[ J ]. 现代经济信息,2016( 05 ):178-179.

[ 24 ] 韩斌斌 . 新《医院财务制度》中公立医院预算管理的优化分析[ J ]. 中国卫生经济,2011,30( 12 ):73-74.

[ 25 ] 孙逸璠,闫生方 . 公立医院高质量发展背景下医院人力资源管理现状与问题对策研究[ J ]. 经济师,2023( 5 ):249-250.

[ 26 ] 喻华锋 . 我国医疗保障制度引入市场机制改革研究[ D ]. 北京:中国社会科学院研究生院,2017.

[ 27 ] 刘梦媛 . 中国医疗保险支付制度及其变迁逻辑分析[ D ]. 焦作:河南理工大学,2021.

[ 28 ] 陈亚君 . 雅安市医疗保障基金监管存在的问题与对策研究[ D ]. 成都:电子科技大学,2023.

[ 29 ] 黄永耀 . 广西城镇职工基本医疗保险基金运行状况研究[ D ]. 南宁:广西医科大学,2021.

[ 30 ] 朱爱霞 . L 县城乡居民基本医疗保险异地就医结算问题与对策研究[ D ]. 济南:山东财经大学,2022.

[ 31 ] 莊杰 . 多维贫困视角下我国补充医疗保险减贫效应研究[ D ]. 上海:华东师范大学,2022.

[ 32 ] 董丽 . 基本公共服务质量评价问题研究[ D ]. 长春:吉林大学,2015.

[ 33 ] 新京报 . 国家医保局:截至 2023 年 4 月,累计追回医保资金 805 亿[ EB/OL ].( 2023-06-09 )[ 2023-12-28 ]. https://baijiahao.baidu.com/s?id=1768212913562691746&wfr=spider&for=pc.

[34] 佚名. 国家卫生健康委员会职能配置、内设机构和人员编制规定发布[J]. 中国医院建筑与装备，2018，19(10)：20.
[35] 国家卫生健康委员会. "十四五"卫生健康人才发展规划[J]. 中国实用乡村医生杂志，2022，29(9)：12-18.
[36] 国家教委，卫生部，国家中医药管理局. 普通高等医学院校临床教学基地管理暂行规定[J]. 国家教育委员会政报，1993，(3)：93-93.

（赵 岩 楼雨含 杜婷玲 程 舒 田文华）

# 临床医学研究的数据管理与质量控制

# 第一章

# 数据管理的内容与流程

## 第一节　数据管理定义

数据管理的概念最初来源于数据与信息管理领域，国际数据管理协会（Data Management Association，DAMA）对数据管理（data management，DM）的定义是，为了交付、控制、保护并提升数据和信息资产的价值，在其整个生命周期中制订计划，制定制度、规程和实践活动，并执行和监督的过程。该定义将数据作为一种至关重要的资产，从而获得持续的价值。当然，从数据中获取价值不可能凭空产生或依赖于偶然，需要有目标、规划、协作和保障，也需要管理和领导力，通过全生命周期（全过程）的管理活动（计划、组织、实施、监督）保障。

在临床试验中，依据相关法规和监管要求，数据管理指对数据进行采集、分类、组织、编码、存储、检索和维护的系列性工作，以及保证数据质量所采取的各种方法、措施的总和。该定义指出了临床试验中数据管理的具体工作，并为保证数据质量需要采取相应的管理手段。

综合以上对数据管理的定义，我们可以看出，数据管理是临床研究中针对数据质量所采取的全过程的管理活动，目的是获得高质量的临床研究数据，发挥数据的应用价值。

## 第二节　数据管理内容

数据管理贯穿于整个临床研究，工作内容分为临床研究设计阶段、临床研究进行中和临床研究结束后三个阶段。在临床研究设计阶段，数据管理人员根据研究方案设计 CRF 或电子病例报告表（electronic case report form，eCRF）及其填写指南，制订数据管理计划，建立并测试数据库及数据录入界面、逻辑核查计划。在临床研究进行中，数据管理工作集中在 eCRF 数据的录入，临床数据的核查与清理，临床研究数据的医学质量审查，实验室数据管理，不良事件与严重不良事件的收集、报告与一致性检查，保证按照时间节点锁定数据库。临床研究结束后，整理数据管理中的文档并归档，提交全套的锁定后数据库。

# 第三节　数据管理流程

临床研究的数据管理是一系列工作的综合，一般流程包括 CRF 设计，数据库的建立与测试，数据录入、质疑、修正、编码，数据的质量控制，数据库锁定，存档与提交等。

## 一、CRF 与数据库设计

CRF 与数据库设计依赖于研究方案，确保研究方案中所需的数据能被全面且完整地收集。一般 CRF 由数据管理员（data management，DM）设计之后，由统计、医学以及临床工作人员等进行审核，审核之后，确保数据能够在临床研究中获取，并满足统计需求。

## 二、数据采集与录入

近年来，临床研究纸质 CRF 已经逐步被 eCRF 所取代，研究数据通过电子数据采集（electronic data capture，EDC）系统采集。eCRF 数据录入可手工录入，部分数据也可来源于医院临床数据中心（clinical data repository，CDR）或医院业务信息系统，如医院信息系统（hospital information system，HIS）、实验室信息系统（laboratory information system，LIS）、放射信息系统（RIS）、电子病历系统（EMR）等，通过建立电子数据采集（e-source）系统提取。采集数据需要经过授权的 DM、临床研究监查员（clinical research associate，CRA）等人员进行数据核查确保数据的准确性。

## 三、数据核查与质疑

数据录入后需要有核查与质疑（query）过程，确保录入数据的准确性。数据审核包括医学审核、CRA 审核、DM 审核，审核过程中遇到有问题的数据字段，会通过系统发送质疑，把问题发送给数据录入人员，数据录入人员看到质疑之后，需要对该问题进行澄清，或者修改相应的数据，直至该问题得到解决之后关闭质疑。

## 四、数据库锁定与归档

在临床研究过程中实现数据库的锁定十分重要，能够防止无意的或未经授权的更改。数据库锁定前需根据数据管理计划完成锁库前的任务，如完成所有录入、一致性检查、逻辑核查、医学编码和医学核查等步骤，关闭所有质疑。在特殊情况下，锁库后发现严重的数据问题需要对数据进行修改，需要研究团队讨论后决定，谨慎地重新开锁并记录整个过程。数据保存需要保证数据的安全、完整和可及性，并对保存过程进行记录。研究完成后，对研究数据和相关文档进行分类保存与归档。

（钱碧云）

# 第二章

# 数据管理的信息化平台与工具

## 第一节　病例报告表设计与数据库搭建

病例报告表（CRF）是指按研究方案要求所设计的一种临床研究文件，记录受试者在研究过程中对干预措施效益和安全反应的临床资料。CRF 与数据库设计依赖于研究方案，是临床研究中仅次于研究方案的重要文件，是研究者获取原始研究数据的主要来源。CRF 表单的设计，决定着研究个体数据的采集质量。而研究数据的分析，涉及数据汇总及整合的过程，即数据库的搭建。临床研究数据库搭建的质量，决定了数据的质量及数据使用的效率。

为了解决数据格式不兼容、方法不一致等问题，CRF 的设计和数据库搭建推荐参考临床数据交换标准协会（Clinical Data Interchange Standards Consortium，CDISC）开发制定的系列标准，包括临床数据采集标准的协调（clinical data acquisition standards harmonization，CDASH）、研究数据制表模型（study data tabulation model，SDTM）和分析数据模型（analysis data model，ADM）等。

### 一、CRF 的设计

#### （一）CRF 设计的基本原则、人员分工和一般流程

CRF 设计的核心原则：根据研究方案纳入研究必备的组成模块。内容上必须保证能完整准确地采集记录研究方案（包括方案修订）和临床研究报告（clinical study report，CSR）中所要求采集的所有数据，并考虑法律法规对数据的要求，如不良反应 / 事件（adverse event，AE）和严重不良事件（serious adverse event，SAE）。部分不计划用于最终 CSR 分析的数据不一定要出现在 CRF 中，可以记录在受试者源文件中作为支持性证据；同时也避免不必要的数据收集，原则上采集原始数据变量，不建议采集衍生变量。例如，采集患者的身高、体重，而不是 BMI。此外，尽可能采用标准模板和模块，推荐应用 CDISC 提供的标准化问题模板。

CRF 设计几乎涉及研究项目的所有人员，需要 DM、数据录入人员、统计师的深度参与。可由流行病学和统计学专业人员主导 CRF 设计，由统计、医学、运营、研究者等从各自专业和实际操作的角度对 CRF 及其关联文件进行审核以便提高质量。

### （二）CRF 必备的组成模块和内容

在内容上，虽然由试验内容决定需要收集的变量，但也有一定规律可循。首先，组成模块一般相对固定，通常包括以下模块：人口统计学资料、入选 / 排除标准、病史、生命体征、体格检查、孕检、不良事件、药物暴露、合并用药、试验总结页、方案违背。每个模板纳入的变量，可以参考行业认可的核心数据集，并结合专家共识和文献查阅，从预测变量、结局变量、中介及混杂因素等关键变量进行设计。

目前使用最为广泛且被监管部门所推荐的是临床数据交换标准协会（CDISC）制定的数据获取协调标准（CDASH）。以结局指标为例，通常以主要结局结合多个次要结局指标，多维度观察和评价临床干预或者暴露的结果。结局指标必须具有通用公认的特点，非标准的结局指标不仅影响研究结果的可信度，而且增加不必要的研究成本。为了推进同类临床研究的系统评价，统计学、方法学和循证医学等领域专家在全球范围内共同成立“有效性试验核心结局指标测量”（Core Outcome Measuresin Effectiveness，COMET）工作组，致力于核心指标集（core outcome sets，COS）的构建、实施、传播和更新，以减少同类研究结局指标选择的异质性。

此外，不同研究类型的研究内容也有所不同。临床试验的治疗、暴露及结局往往明确且相对单一，而流行病学调查问卷的设计往往更复杂。

### （三）CRF 填写说明及注释

CRF 填写说明（或填写指南）也是 CRF 必备的一部分，对 EDC 系统而言，填写指南也可采取针对表单的说明、在线帮助或提示等形式。CRF 注释指在 CRF 空白处对收集的字段进行标注，标明其在数据库中对应的变量名和编码，是 CRF 和数据库的重要关联纽带，可帮助 DM、统计人员、审评机构及人员等了解数据库。

## 二、临床研究数据库搭建

将研究中所有研究对象的观察数据有机地汇总到一起，形成供统计分析用的数据资源，就是数据库（database）的搭建。本节主要结合数据库设计、数据收集、数据质控，简要阐述临床研究项目数据库建设的共性建设要点及建立中需要考虑的问题。

### （一）数据库设计阶段

数据库设计需要考虑数据集和数据库架构两方面的设计。

**1. 数据集的设计**　依托 CRF 设计中数据字典和编码说明。数据字典是数据库中变量及其属性和说明的集合，包括对每一变量的命名规则、数据类型、单位、变量标签和编码规则等进行统一、明确的规定。基于统一、标准化的通用数据单元建立数据字典，可极大方便数据库的统一管理并实现多中心、多项目间的数据对接，促进临床研究项目间的数据共享。

在完成编码说明书后，应根据编码说明书进行 CRF 的注释，帮助 DM、统计人员等数据使用方了解数据库，方便后期数据管理与统计分析。

**2. 数据库架构的设计**　根据数据存储方式不同，数据库类型可以分为关系型数据库（relational database management system，RDBMS）和非关系型数据库。前者即采用“行 × 列”存储形式，每一个观察或研究对象为一行，每一项观测指标（也称为字段或变量）为一列。后者将大量的不同类型的数据包括数值数据、图结构、文档等以数据集的方式集中存储在一起。

在临床研究的实际实施过程中，往往首先采用“纵向数据结构”建立采集型数据库，全面记录试验的信息；在此基础上，进一步整理，将分析数据转为横向数据结构，同时对变量进行分类和编码，建立分析型数据库。在 CDISC 中数据模型的设计中提供了对应采集型的研究数据列表模型（study data tabulation model，SDTM）和对应分析型的分析数据模型（analysis data model，ADaM）。目前，SDTM 和 ADaM 是向美国 FDA 和日本 PMDA 提交数据所需的标准之一。除了应用于临床研究，SDTM 还常被应用于非临床数据（SEND）、医疗设备和药物基因组学 / 遗传学研究。AdaM 多采用横向数据结构，数据经过清洗和整理，可直接用于分析。此标准对数据集和元数据进行规定，支持高效地生成、复制和审查临床试验统计分析，保证分析结果、分析数据和研究数据制表模型（SDTM）中展示的数据的可追溯性。

临床试验是包括较少变量数和数据量的一种特殊类别的临床研究，在数据库的设计、管理与质量控制方面往往更为严格，结合对于数据高一致性和整洁性的要求，在构建临床研究数据库的时候，建议主要使用关系型数据库构建。

相对于临床试验，包括专病队列建设等临床研究项目，随着复杂的、海量的多模态数据的引入，尤其是高通量测序数据及影像图片信息，可采用非关系型数据库存储，并通过唯一的 ID 和关系型数据库内容进行链接。尤其是多中心专病数据库，在数据加密和传输、共享方面，往往借助区块链技术和隐私计算的技术，建议对患者的身份信息、姓名、地址、电话等敏感信息进行转换或做删除处理，用加密转换后的“唯一 ID”替代，确保多中心科研协作通过互联网存储和传输时的数据安全。关系型数据库和非关系型数据库两者结合的存储方式已经逐渐发展为趋势和主流。

### （二）数据收集阶段

数据收集包括 CRF 人工填写和信息化自动填充。一般数据录入流程包括带手工复查的单人录入、双人双份录入以及直接 EDC 方式等，如两人录入不一致应再行核对原始数据。此外，必须遵照标准操作规程（standard operating procedure，SOP）进行原始数据修改并保留修改痕迹。

### （三）数据整理阶段

为了支持采集数据只应用于数据统计分析，在数据收集后数据库需要进一步的数据整理，具体包括核查、管理、治理、新变量的计算、医学编码、隐私数据加密及转换等过程。

在临床试验中，已经形成了相对成熟的数据整理路径。根据研究方案要求，由项目 DM 对 CRF 中各指标的数值和相互关系进行核查，发现缺失、逻辑矛盾、错误或不能确定的数据以疑问表的形式交由 CRA 后，再传递给研究者，由研究者对疑问做出回答并核实后再进行数据库修订。在数据清理完成后，还应由主要研究者、生物统计学家、DM 和申办者共同对数据库内数据进行核对和评价，对脱落病例、主要疗效、安全性等数据进行确认和盲态审核，再对数据库进行锁定，锁定后不允许再作变动。所有疑问表及回答、错误数据内容、复核及修改结果均应有详细记录并妥善保存。

## 第二节 数据管理的软件

鉴于手工书写纸质 CRF 工作量大、易出错，保管费时费力，数据核对、质疑、回复、修改留痕操作不便等问题，以 EDC 为核心的电子化数据管理系统应运而生，形成“客户机 - 服务器”（client-server，C/S）架构的数据采集方式。即研究方案需要采集的变量形成 eCRF 预置于软件内，通过各地安装 EDC 客户机软件（client）的计算机录入数据，客户端计算机中的数据通过专网上传至数据库服务器（server），但也伴随维护与管理难度较高、灵活度受限的问题。因此，又发展至“浏览器 - 服务器”（browser-server，B/S）架构的数据采集方式。在 B/S 构架下，EDC 系统部署在中心化的服务器端，客户端无须安装 EDC 软件，通过浏览器访问 EDC 服务端网页地址，填写 eCRF 表单内容后数据直接提交至服务器数据存储，可随时随地浏览查询，具有开发、扩展和维护简单快捷，以及数据实时性高、共享性强、便于管理等优点。

## 一、EDC 基本功能简介

EDC 改善了临床研究的质量和数据可靠性，其便捷性也大幅提高了工作开展的效率。为了满足临床研究的技术、流程、标准和监管的要求，EDC 需要满足下述基本功能。

### （一）eCRF 设计和建库

在支持 CRF 制作成 eCRF 的过程中，EDC 系统内或配套的模块提供如文本标签、文本框、日期、时间、下拉选择、单项 / 多项选择等各类表单制作的变量组件。每个变量组件支持以 CDISC 等临床研究数据相关标准进行变量命名便于后续统计分析和结果递交。变量之间支持通过自定义函数设置提高数据录入效率和质量。提供预置模板，提高建库效率和促进标准化水平。

### （二）自动逻辑核查

通过关联组件或逻辑规则函数形成前置数据质量检查方式，在数据录入阶段潜在的录入错误可以自动触发规则，并用醒目标识进行提示，提高临床研究数据质量。例如，支持单中心设置实验室正常值范围，也支持多中心项目设置不同的正常值范围，并实现正常值范围与测量单位的转换等，以及数值不在正常值范围内自动提示异常值。

### （三）多版本管理

eCRF 支持随着研究方案变更做出相应调整，能够在保留旧版本的基础上创建新版本生效使用。此外，在多中心临床研究项目中，支持为不同中心分配不同版本的 eCRF。同时，匹配标识的版本号以符合项目管理和审查的要求。

### （四）数据录入与数据库锁定

根据研究不同阶段的需求，支持 eCRF 设计、填写、保存和修改，支持多中心、多用户数据录入以及上传电子版原始凭证等操作工作，支持对包括 eCRF 表单、访视、受试者、研究中心等数据库不同范围应用的权限设置和灵活锁定，避免不合规的数据修改。

### （五）质疑管理

支持如 DM、CRA 等不同成员在数据核查过程中对存疑数据进行质疑标记和文本输入，并定向发送及接受质疑答复，形成质疑解决的闭环。

### （六）稽查轨迹

根据国内外法律法规要求，EDC 系统须记录全部操作和变更，以及全部文件稽查痕迹。

### （七）电子签名

根据国内外相关法律要求，支持包括电子签名在内的身份验证的密码策略，记录日期时间，除了系统登录时的用户验证，签名时需使用密码二次验证。

### （八）资料导出

根据伦理、监管部门以及统计需求，支持PDF、Excel、SAS、XML等多种格式的导出功能。

### （九）可视化报表

支持多种标准报表的可视化查询和展现，多层级、多维度反映研究工作的完成进度，包括数据录入、核查报表、受试者访视计划、受试者超窗等各类信息。

### （十）数据集成

支持产生研究数据的源头系统对接，减少人工抄录错误，提升数据采集的效率和质量，例如电子健康档案（electronic health records，EHR）、实验室信息系统（LIS）、生命体征检测设备、影像报告系统和病理报告系统等。此外，EDC还可以覆盖项目全周期对接其他相关管理系统，进一步提高项目实施和管理的效率和规范，例如临床试验管理系统（clinical trial management system，CTMS）、电子文档管理系统（electronic trial master file，eTMF）、中央随机化系统、药物安全警戒系统（pharmacovigilence，PV）、编码系统等。

## 二、EDC软件类型简介

日常使用的公文软件Excel、Access、在线问卷和Epidata等也可应用于EDC的构建，但是非临床研究EDC的专业应用工具，无法提供专业便捷的服务感受。现介绍常见的临床研究数据收集工具及特点：①RedCap，成熟、免费、安全可靠、网络化的软件，界面友好，不需要计算机背景和专门IT知识就能快速灵活地建立自己的数据库。本身可以进行简单数据统计，也可以导出到SPSS、Excel、SAS、R等软件进一步分析，在医院内部使用需要有权限。②ResMan，公共开放，可设置权限，对数据可追踪，提高数据记录可靠性。可为单中心、多中心研究等提供数据库和管理平台。有一定的费用，对于经费有限的研究，实行免费服务。③OpenEDC，公共开放，对数据可追踪，提高数据记录可靠性。数据存在安全性问题。④商用EDC，例如ORACLE等，数据录入方便，操作便利高效，系统核查功能强大，所有数据实时同步，一触即达。数据安全性高，可实现权限管理、多重备份、全面的数据操作记录。CRF版本管理非常灵活，在线监查源数据，数据真实性高，导出数据清洗易用。建立数据库的操作较为复杂。

# 第三节 全流程临床研究数字化平台搭建

随着互联网和电子信息技术的发展，越来越多的电子化数据管理软件取代传统的纸质模式，应用于临床数据的储存和管理，逐渐发展为EDC系统为核心，临床试验管理系统（CTMS）、临床研究随机和药物管理系统（IWRS）、电子文档管理系统（eTMF）和药物安全警戒系统（PV）等其他协同软件信息互动的一体化模式。

## 一、临床试验数据管理协同软件简介

### （一）临床试验管理系统（CTMS）

以项目配置、基本信息、参与中心、参与组织和人员分配等项目信息为基础，覆盖中心筛选、在线立项、伦理递交、协议管理、审批管理、中心启动、中心监查和中心关闭等项目全过程的规范化、集成化、多协作的一站式项目管理协同平台，实现对研究项目基本信息、入组进度、监查计划、监查报告、受试者基本信息、知情同意、严重不良时间等各参与中心情况的实时在线跟踪及监控，及时发现项目风险，确保项目顺利开展。

（二）临床研究随机和药物管理系统（IWRS）

通过系统智能的随机化和药物发放过程，实现临床研究使用药物从库房 - 机构 - 受试者 - 机构 - 库房的闭环管理，解决传统线下使用盲码信封编码在多中心竞争随机化入组时的不便，并支持包括简单随机、区组随机、分层随机、分层区组随机、动态随机等多种随机方法，并支持复现随机结果。宜与 EDC 对接联动，实现对受试者的随机与访视发药操作。

（三）电子文档管理系统（eTMF）

主要用于保存、管理和跟踪研究文档，确保其完整、及时与准确，减少手动重复创建，宜与 EDC 对接联动，管理受试者的文件资料与如影像数据等的数据文件。

（四）药物安全警戒系统（PV）

根据国内相关法规，通过对接 EDC 系统，录入完成 SAE 后传输至药物安全警戒系统，快速生成符合标准校验规则的报告，并直接发送至中心机构、伦理及申办方或研究团队，追踪进度，提高 SAE 管理效率和规范。

## 二、全链式临床研究整合平台（CRIP）

近年来，国内和国际多中心临床研究项目需求呈高速增长态势，项目设计不断创新，多中心 IIT 研究阶段多，参与研究的角色多，增加了跨中心之间的沟通难度。同时，信息化的不健全造成设计方案随意修改、研究数据记录不规范、试验数据传输不及时、数据库锁存不执行、统计分析不专业、试验药物管理不合规、项目管理时效性较差等一系列问题。目前，临床信息化行业整体的行业标准尚未统一，跨中心的科研团队之间无法有效共享科研设计和数据，所以通过建立标准实现信息联通是亟待解决的问题。

上海申康医院发展中心临床研究促进发展中心（简称“申康临促中心”）自研开发 CRIP 平台，使用 WHODrug Global 药品信息词典和 MedDRA 医学标准数据集对变量值进行标准化编码。平台包括 11 个模块：研究数据采集、药物警戒、中央随机化（IWRS）、培训提升、项目流程管理、项目效能管理、中心管理、独立影像评估、远程检查、真实世界研究和临床数据湖。临床试验项目组可以通过 eTMF 模块上传和管理项目资料，如研究方案、CRF、伦理批件、质控文件等，下载申康临促中心核查文件等；通过 Design 模块建立电子数据库，如建立访视 / 表单 / 字段，添加逻辑核查等；通过 EDC 录入数据，进行随机化分组、受试者随访、药物警戒等。CRIP 平台的应用实现了远程质量监控、数据有效聚集和开放共享，为市级医院临床研究全程提供了统一、高效、智能的信息化服务。

（钱碧云）

# 第三章

# 数据质量与核查

## 第一节 数据质量的要求

根据《临床试验数据管理工作技术指南》要求，临床试验数据应该符合ALCOA原则，主要要求如下。①可归因性（attributable），可鉴别采集数据的来源，即可追溯。明确采集源数据的来源以及数据的观察者和记录者，原始文件上的记录需要有签名和日期。EDC同理，数据录入、删除、增加、修改都要留痕。②易读性（legible），数据是可读和可理解的，清楚地显示数据经过的步骤/事件过程。所有原始记录都清晰可辨，避免字迹潦草或出现无法辨认的记录，数据修改不能遮掩最初的记录，避免误解或者误录入系统。③同时性（contemporaneous），数据的记录必须和观察及操作同步进行，此外还包括记录数据的日期和时间，并且日期或时间必须符合时间逻辑，与真实情况保持一致。数据的及时记录可防止因输入延滞造成的记忆偏差和错误。④原始性（original），初次被记录或采集的数据，是最准确和可信的数据记录，任何数据点不能有多重源数据。确保记录是原始的，而不是抄录，例如避免为了以后完成主要记录而将记录写在一张小纸片上。⑤准确性（accurate），是指数据与其描述的客观特征一致，与实际操作一致，无主观造假或客观输入错误，包括源数据是否准确、数据值域是否在合理范围、结局变量随时间变化趋势是否合理、编码映射关系是否对应且唯一等，所有数据都经过审核并且记录异常值原因等。作为数据质量的重要评价标准，应采取相应措施保证数据准确，包括所使用设备、电子系统以及分析方法等经过验证，有些还需要校准、确认和维护，电子系统需验证，分析方法和生产工艺应经过验证。

ALCOA+原则是在ALCOA基础上的进一步完善，研究数据还需符合CCEA，即完整性（complete）、一致性（consistent）、持久性（enduring）和可获得性（available when needed）。①完整性，聚焦数据信息的缺失程度，包括变量的缺失和变量值的缺失，具体指研究是否包含相关变量和研究人群，以及是否存在变量缺失情况。所以在临床研究中，为确保记录数据的准确性和保存文档的完整性，研究人员要确保数据文档的保存符合文档管理规章制度。②一致性，所有事实真相只有一个，任何原始记录都要能反映出其背后真实发生的事情，对应的源数据也应当只有一个。要求数据记录应规范并符合逻辑，主要体现在：概念的一致性，如对于肾损伤的概念应保持一致；值域的一致性，测量的单位应保持一致；格式的一致性，变量的赋值类型应保持一致等。此外，原始记录与实际生成逻辑顺序一致，显示的记录人与操作者一致，操作者与授权表上的职责分工一致，不可超出职责范围进行操作。数据库数据应与原始数据一致，记录受试者信息的临床试验管理系统及原始资料保持一致。③持久性，记录和信息在被需要的整个期间都是可访问和可读的，源文件需要被保护，以免于被损坏或销毁，原始记录长久保存，不易删除或者丢弃。临床研究的资料应当保留至临床试验结束后 5 年，在需要使用时可被调阅、核查。④可获得性，研究者应确保在临床试验进行期间，所有收集的数据，包括数据质疑及数据变更的轨迹记录，均能在研究机构内部随时接受审阅和监查。同时，在临床试验结束后所规定的保存期限内，一旦药监部门或稽查人员提出审阅需求，研究者应能迅速提供相关数据。此外，无论是纸质还是电子形式的数据管理，都必须制定并遵循相应的标准操作流程（SOP），以确保数据的权限控制与管理得到有效执行。

总之，在临床试验每一个进展阶段，都应依据数据质量 ALCOA+ 原则来操作，体现数据的完整性、准确性、及时性、可溯源性等方面的指标。同时，这些数据质量指标也是对临床研究数据质量的通用要求。

## 第二节　数据质量控制与核查

### 一、数据质量控制

针对临床研究的不同阶段，明确数据质量控制细化措施。启动阶段，制订良好的数据管理计划，设计 CRF 及构建数据库，对数据质量框架进行分析与评估；进行阶段，推荐采用实时在线的质量控制模式，提出控制要求与达标规范，在数据的采集、核查、质疑、变更等关键环节做好风险评估，明确数据质量问题的类型和范围，制订相应的预防及改进方案，并严格按照数据管理计划和改进方案实施数据质量的持续改进与控制；在结束阶段应关注数据的审核、锁定及归档，形成项目的数据管理报告。

#### （一）临床研究启动阶段

**1. 数据管理计划（data management plan，DMP）** 是数据管理工作的指导性文件，也是数据质量管理实施的依据。根据临床试验方案，数据管理人员制定管理任务，内容包括项目组人员分工、具体工作内容、流程规范等。数据管理计划被批准，才可以开展首例受试者筛查，并根据实际情况及时更新与修订。

**2. CRF 设计及数据库构建** 合理设计的 CRF 便于数据采集、核查，大大降低数据管理与统计分析的难度，提高临床研究的效率。根据注释的既定 CRF 要求，设计并执行数据库采集数据，建立规范高效的逻辑核查流程，每一个数据库在上线前必须先试点用户体验测试。数据库的合理构建是数据管理最重要的环节之一，数据管理计划要说明数据库的构建方式。目前，大部分临床研究通常采用 EDC 和临床数据管理（clinical data management，CDM）建立研究数据库，可实现记录和修改数据的所有操作痕迹、对录入数据进行逻辑核查，对数据进行规范管理与质量控制。

#### （二）临床研究进行阶段

**1. 数据的采集** 包括填写、接收和录入（或导入）等，数据录入人员应按照 CRF 填写指南，准确、及时、完整、规范地填写数据。

**2. 数据核查及质疑** 根据数据核查 SOP 或数据核查计划按时间点开展监查工作，保证数据的及时性、一致性、完整性和准确性。具体包括：①核查纳排标准；②核查时间窗；③核查用药情况；④数据填写及溯源；⑤不良事件记录；⑥异常值处理；⑦质疑。

**3. 风险评估** 数据质量控制方法与研究潜在风险的性质和程度相适应，并和采集数据的重要程度相符合，确保研究的合规性和科学性。其中失效模式与效应分析（failure mode and effect analysis，FMEA）是常用方法之一，指在研究设计和实施阶段，对每一个环节逐一分析，找出所有潜在的失效模式，并分析其可能的后果，从而预先采取必要的措施，以提高临床试验数据质量。关键变量包括：①严重性（severity，S），根据影响临床试验数据的完整性、准确性、一致性、及时性的程度分为关键、高、中、低四个水平；②可能性（probability，P），根据风险产生的可能性分为极高、高、中、低可能性四个水平；③可检测性（detectability，D），潜在风险造成危害前，可被检测发现的可能性分为极低、低、中、高可检测性四个水平。并计算风险系数（risk priority number，RPN）并分级。

### （三）临床研究结束阶段

**1. 数据审核及锁定** 临床研究结束期间，组织包括临床研究人员、统计学家、数据管理者、申办方在内的小组对于研究数据进行评价，分析药物主要疗效实现情况、用药安全性等，核查脱落病例的记录情况，并对盲态进行审核确认。在确认建立的数据库无误，关于数据相关疑问均已得到准确回应后，才能实施锁库动作，并填写数据库锁定的任务核查表样例。

**2. 数据归档范畴** 为确保数据的完整性和可追溯性，需要将一系列关键数据和管理文档进行归档。具体而言，需要归档的数据包括临床试验数据、逻辑检验及衍生数据变更控制列表、数据质疑表等核心数据。同时，与数据管理相关的文档，如空白 CRF、CRF 填写指南、完成的 CRF 以及数据质控核查报告等也需进行归档。此外，授权记录和数据稽查轨迹等重要信息同样需要完整保存，以确保数据的准确性和合规性。

## 二、数据质量核查

临床研究数据核查是保障临床试验过程合法规范，临床试验数据完整、清洁、真实可信的重要措施。近年来，临床研究数据采集逐渐向电子化转换。目前，部分 EDC 系统不仅具备 CRF 构建、逻辑核查、实验室管理等基础功能，还融入了多项创新技术。例如，利用光学符号识别（optical character recognition，OCR）技术，系统能够自动识别并读入化验单，大大提高了数据录入效率。此外，系统内嵌的智能程序能够提醒研究者关注不良事件（AE）与合并用药之间的关联度，从而增强数据分析的准确性。更值得一提的是，系统还支持通过语音进行质疑答复，使得数据采集和清理过程更加便捷高效。同时，临床研究数据库与药物安全警戒等数据库的直接对接，有效减少了数据库间的不一致性，进一步提升了数据质量和研究效率。

### （一）数据质量核查计划

无论是 CRF 或 EDC，在开展临床研究数据核查前，均应撰写制订项目完备、逻辑清晰、时间组织合理的数据核查计划（data validation plan，DVP），以明确数据核查内容、方式与核查要求。根据临床研究数据逻辑核查框架，对每一个变量进行域名（domain）、标签（label）、标注码（edit number）、病例记录表页码（CRF page）、访视号（visit）、数据变量名称（data collection field）、选项名称列表（codelist value）、关联变量（related variable）、逻辑表达（logic expression）、输出信息（output message）和核查方法（method）等方面的限定。此外，临床研究数据核查员应由研究非利益相关者承担，推荐组建或聘请第三方人员或专业的团队开展临床研究数据核查工作，秉承“独立、公正”的原则开展核查工作，同时做到过程公开透明、全程有详细的核查数据记录，强调数据的可溯源性。

### （二）数据质量核查分类和主要内容

临床研究数据核查可划分为研究数据合规性核查和数据逻辑性核查。合规性核查重点关注是否确保了受试者的安全和权益保护以及合法合规等问题，重点查阅伦理委员会审批情况、知情同意书签署情况，同时对标《临床试验数据核查指导原则》《临床数据质量管理规范》等文件要求，核查数据记录的合规性，保证数据记录的真实准确、清晰可溯源、原始一致、及时同步记录、能归属到人、数据完整持久，保障临床研究实施的合法性和合规性。数据逻辑性核查重点关注临床试验数据质量，保证试验数据真实、准确、全面、清洁、可靠，是临床研究数据核查的核心内容。其中数据核查内容，主要分为以下几种。

**1. 数据的范围及窗口的逻辑核查** 规范的临床研究程序严格遵循预设的时间节点和窗口期执行。在数据核查过程中，必须确保各访视、检查研究等环节均严格依照研究方案进行，任何违反方案的日期都应反映实际操作情况，而非简单的填写错误。同时，知情同意书的填写时间应为研究项目中除既往史之外的最早日期。特别在肿瘤类临床研究项目中，无进展生存期（PFS）和总生存期（OS）等关键指标作为主要的或次要的结局指标，需进行详尽的确认和核对，如进展日期与死亡日期的一致性核查等，以确保数据记录的真实可靠。

**2. 数据的模块间的交叉逻辑核查** 临床研究数据逻辑核查的实践过程中，最常见的临床试验模块交叉核查内容主要是患者病史、不良临床事件、试验合并用药及检验结果之间的关系核查。例如受试者性别与妊娠试验的关系模块间的交叉逻辑核查，需特别关注选项为“男”的受试者，其后面的“妊娠试验”部分的数据是否填写，如果填写情况为“空缺”表示数据记录合理；如果出现任何形式的数据记录，表示该处的数据记录不符合逻辑性，需要开展合规的数据清理。此外，还需要关注数据模块间涉及数据录入时跳转的问题（出现跳转后，后续相应变量的数据应该为缺失值）；身高、体重、年龄等一般人口学特征是否存在异常数据，以及异常数据的符合逻辑性问题等。

**3. 缺失数据的核查** 数据清理主要针对数据缺失和不完整数据的核查。对于已完成数据录入数据库的完整性，应全面核查数据库变量的缺失值情况，对于主要结局变量，争取做到无缺失值发生。同时，在数据收集阶段时，如患者或受试对象接受知情同意并签字的日期、性别、年龄等必须收集的数据点。每个数据点的数据都要如实填写，要区别数据未采集和漏填，对未知数据则填写 UK（unknown）或 NA（not available）。对于主要结局指标和核心变量发生数据缺失，后续应采用数据填补技术进行数据填补。

此外，CRF 表中一般会要求在非关键性数据点上统计部分提示性变量，目的是：①提示研究者检查此处数据，避免未誊写情况发生；②用于数据核查，确认数据点数据未做或漏填。

**4. 数据核查员核查** 在临床研究中，对于杂乱无序和开放填写的数据，无法用既定程序实现数据核查，往往采用数据核查员人工核查数据的方式。主要形式为数据核查员在CRF表收集的数据中挖掘受试者试验数据，整理成数据清单或列表，并进行核查。数据之间的逻辑关系需要有医学专业背景的数据核查员反复核查，发现数据有无逻辑错误，并通过质疑确认。此外，临床研究受试者的纳入排除标准（是否符合诊断标准、纳入标准、排除标准，各条目之间是否有遗漏），脱落剔除病例情况（中止日期、中止原因是否填写完整），受试者依从性（应用数量、次数，实际用量、次数），记录的规范性（病史、用药、不良事件等名称术语是否规范）等问题，一般情况下也需要通过人工方式进行核查。

**5. 外部数据的一致性核对** 临床试验研究过程中，部分外部数据需要数据库数据进行对比分析，确保数据一致性，如中心实验室、严重不良事件等外部数据基本信息的核对。目前，临床运营团队在严重不良事件（severe adverse events，SAE）获知后24小时内采集数据上报，并在CRF表中也进行收集数据。在临床试验过程中，要进行这两部分数据的一致性核对。

**6. 数据合理值和检验值核查** 临床试验数据核查时，需要根据实现设定的数据合理值范围开展数据范围核查。年龄、心率、脉搏、呼吸、血压、实验室检测指标等常常需要进行范围核查，比如规定受试者的招募年龄为18~55岁，核查时可以通过撰写“逻辑核查程序”，将年龄填写为非18~55岁的数据进行质疑标记，并记录在册。其次，对于多中心随机对照试验，各中心随机化分组后病例的入组日期是否符合随机序列，需要根据患者入组时间和随机号对应的序列顺位进行逻辑性核对。对于实验室检测值判定，应根据实验室各指标的正常值范围来核查数据库中临床意义的判定是否正确。

## 第三节 大数据治理与挖掘

大数据常指不用抽样调查等随机分析法，而是采用能够获得的全部数据进行分析处理的方法，具有大量（volume）、高速（velocity）、多样（variety）、价值（value）和真实（veracity）的特点，即具备“5V”特点。在医学研究中，精准医疗、数字诊疗、智能医疗、循证医学等理念和方法不断深化，更大的样本、更全的数据、更深度的医疗健康数据分析和认知全面进入了大数据时代。

### 一、医疗大数据治理

医疗大数据治理是在一定的组织架构下，根据数据利用的目的，指导开展数据管理的一套体系，包括组织架构、制度体系、工作机制、工具平台、标准规范等，助力推动医疗大数据的挖掘和应用，以及医疗大数据建设的标准规范体系实施、数据共享机制建立、数据质量管理、数据资产运营、大数据平台建设等关联工作。

### 二、医学大数据挖掘的技术方法简介

统计分析方法、机器学习方法、自然语言处理与结构化以及基于深度学习的挖掘方法等都是医学大数据挖掘常用的技术手段。

统计分析方法，主要涉及：①描述性分析，通过统计参数的计算、分布拟合、统计图表等展现数据的特征。②统计推断，通过抽样数据推测总体数据分布特征，包括传统假设检验方法、Bootstrap 再抽样、刀切（Jackknife）估计、EM 算法、logistic 回归、稳健（Robust）回归、Markov 链、蒙特卡洛方法（Monte Carlo method）等方法。③假设检验，用来判断样本与样本、样本与总体的差异是由抽样误差引起还是本质差别造成的统计推断方法，常用的有 $Z$ 检验、$t$ 检验、卡方检验、$F$ 检验等。④数据降维，高维数据向低维空间的映射方法，一般是基于保留统计中的最大数据变化特性，常用主成分分析（PCA）、滤波、核方法、岭回归、流形学习等。⑤数据预处理，包括缺失值填充、归一化、滤波、重采样、数据插值等方法，主要是为了补全数据，消除数据趋势项，避免计算误差积累等。⑥回归分析，主要是采用函数模型建立变量之间的关系，包括最小二乘回归、稳健回归、核回归、SVM 回归、偏最小二乘回归。⑦参数估计，根据从总体中抽取的随机样本来估计总体分布中未知参数的过程。包括点估计、区间估计，有矩法估计、最小二乘估计、似然估计、贝叶斯估计等方法，有一次性计算方法和递推计算方法。⑧统计分类，统计分类是在特征空间上，根据样本接近某一类样本概率分布的程度判定其所属类别的方法，包括 Fisher 分类器、LDA 判别、贝叶斯分类器、SVM、k- 近邻、Boosting、AdBoosting 等方法。⑨聚类分析，基于统计方法的聚类分析是根据样本特征空间上的聚集或者连通特性，将样本分为不同的类别，并且进一步通过统计特征描述类别的方法，包括层次聚类、k 均值聚类（k-means）、谱聚类、高斯混合模型聚类、均值漂移（mean-shift）、affinity propagation、BIRCH 等算法。⑩蒙特卡洛方法，也称统计模拟法、统计试验法。是把概率现象作为研究对象的数值模拟方法，也就是根据概率分布，模拟产生样本，然后进行统计分析的方法。⑪特征选择，从原始收集的特征中，选择一组最能代表样本的特征，包括最优组合搜索、互信息量、过滤、封装等不同方法。主要的工具软件包括 SPSS、SAS、Matlab、R、GSL、Scipy、Boost 和 Mathematica 等。

机器学习方法，主要涉及：①最邻近分类，包括 k- 近邻及其变种的算法，利用 k 个最邻近训练样本确定未知样本类别的算法。②贝叶斯学习，基于贝叶斯原理的系列分类算法，包括贝叶斯网络、贝叶斯动态网络、贝叶斯推断、简单贝叶斯分类器等方法。③决策树，一种树形结构，其中每个内部节点表示一个属性上的测试，每个分支代表一个测试输出，每个叶节点代表一种类别。决策树可以使用 ID3，C4.5 和 C5.0 生成树算法构建。④基于事例推理的学习，通过构建案例库，找到新的事例和案例库中相似的案例，从而对新的事例进行分类或者解释的方法。⑤关联规则学习，关联规则学习挖掘的目的是从事务数据集中分析数据项之间潜在的关联关系，揭示其中蕴含的对于用户有价值的模式，常见的算法有先验算法、FP-Growth 算法、基于图的关联规则挖掘等。⑥神经网络，模拟生物脑神经元之间连接结构，从而从训练样本中学习分类或者回归问题的方法，传统的神经网络包括 BP 网络、自适应共振网络、玻尔兹曼机，基于误差反向传播算法、竞争学习等原理。单纯从模拟生物神经网络的结构的方面还可以分为权重神经网络和脉冲神经网络两个类别。⑦支持向量机，是利用该方法将复杂的非线性分类问题转化为高维空间的线性分类问题的方法，能够用于解决分类和回归两类问题。⑧遗传算法，模拟自然界的遗传筛选过程的优化方法，一般用于找出各种情况中的最优解。⑨集成学习，通过构建并结合多个学习器来提升学习器的性能。一般是先产生一组“个体学习器”，再用某种策略将它们结合起来。结合策略主要有平均法、投票法和学习法等。⑩强化学习，又称再励学习、评价学习或增强学习，用于描述和解决智能体(agent)在与环境的交互过程中通过学习策略以达成回报最大化或实现特定目标的问题。⑪聚类分析,一种无监督的学习方法。应用的工具软件主要包括:scikit-learn、Weka、Apache Mahout、Shogun、Matlab、Java-ML、Nengo、pycaret。

自然语言处理与结构化(natural language processing,NLP)是以语言为处理对象,利用计算机技术来分析、理解和处理自然语言的方法、算法和工具。在医疗大数据分析中,常用自然语言处理的方法来完成电子病历数据的结构化提取、生成和分析,也可以用来完成语音识别、语义理解和语音生成等任务,用于诊疗过程中患者、医生的人机交互。对系列算法的综合运用具体包括概率图、隐马尔可夫模型(Hidden Markov model,HMM)、随机场、极大似然、贝叶斯方法、长短记忆网络(LTSM)、搜索算法等。应用的工具主要包括:LTP4、Stanford NLP、FastNLP、HanNLP、ICTCLAS、结巴分词、BERT、EasyDL。

基于深度学习的挖掘方法,具体包括:①卷积神经网络,是一类包含卷积计算且具有深度结构的前馈神经网络(feedforward neural networks),具有表征学习(representation learning)能力,能够按其阶层结构对输入信息进行平移不变分类(shift-invariant classification),因此也称为"平移不变人工神经网络(shift-invariant artificial neural networks,SIANN)"。②递归神经网络(recursive neural network),是一类以序列(sequence)数据为输入,在序列的演进方向进行递归(recursion)且所有节点(循环单元)按链式连接的神经网络。③深度神经网络,层数比较多的神经网络,本质上是普通的权重连接网络,模拟人类视觉系统的多层网络结构,常用于图像处理与分析。常用工具主要包括:TensorFlow、Pytorch、paddlepaddle、QNNPACK、Keras、AutoML、Caffe、NVIDIA Deep Learning SDK、Microsoft Cognitive Toolkit、MxNet、Matlab。

## 三、医学大数据挖掘应用简介

现今,医学大数据挖掘的应用领域覆盖临床应用、药学应用、中医应用、针灸大数据应用、基因大数据应用、公共卫生大数据应用、区域医疗中的大数据应用、健康物联中的大数据应用等不同方面,涉及电子病历、医学影像、临床检验、医患行为、医保政务、医学文献、制药行业、医药销售、生命科学、人口学、环境科学、互联网数据资源等多来源数据。

### (一)医学影像数据分析与挖掘

医学影像大数据的挖掘和利用覆盖了从底层图像处理、定量指标计算到上层应用,从已有的标准数据中训练、拟合出模型,然后利用模型进行新的图像分析,是目前数据挖掘的主要思路,其中深度学习的方法是研究的热点和重点。包括电子计算机体层扫描(computed tomography,CT)、磁共振成像(magnetic resonance imaging,MRI)、数字化X射线摄影(digital radiography,DR)、内镜(endoscope)、正电子发射计算机体层显像(positron emission tomography CT,PET/CT)、正电子发射计算机体层显像/磁共振成像(PET/MRI)、超声(ultrasound)、皮肤镜(dermatoscopy)、眼底拍照(fundus photography)等。另外,随着病理数字化的发展,病理切片扫描成图像后,也可以使用影像数据的处理方法来进行开发和利用。

### (二)多组学数据分析与挖掘

通过质谱(mass spectrometry)、高通量测序(high-throughput sequencing或者next-generation sequencing)、基因或者蛋白质芯片(gene or protein microarray)、流式细胞(flow cytometry)等高通量实验技术,形成了基因组(genome)、外显子组(exome)、转录组(transcriptome)、表观

遗传组（epigenome）、微生物组（microbiome）、糖组（glycome）、多肽组（peptidome）、蛋白质组（proteome）等生物信息海量数据。多组学数据整合可以用于分析疾病分类规律、发生发展过程，从而获得更好的分子水平的诊断和治疗方案。

### （三）真实世界数据与应用

真实世界数据（real world data，RWD）是指来源于日常所收集的各种与患者健康状况、诊疗及保健有关的数据。常见来源包括医院信息系统、医保支付、登记研究、药品安全性主动监测、自然人群队列、可穿戴和移动设备采集、死亡登记、患者结局报告、组学研究等，在突发传染病传染规律分析、管控方案评价、药物研究、治疗方案筛选、疫苗研究中已经发挥了重要作用。虽然真实世界研究方法形成了一些专家共识和探索性的案例，但是由于缺乏严格的实验设计与质量控制，RWD 存在完整性、标准化、可信度等方面的风险，还需要数据质控、共享机制等方面的研究和发展。

## 参考文献

[1] 王白璐．药物临床试验质量管理评价研究[D]．山东大学，2012.

[2] 王俊．王玉珠．黄钦．《临床试验数据管理工作技术指南》解读[J]．中国临床药理学杂志，2013，29(11)：874-876.

[3] 刘川．临床试验数据管理国际法规的概述[J]．药学学报，2015，50(11)：9.

[4] 国家食品药品监督管理总局．药物临床试验数据管理与统计分析的计划和报告指导原则．(2016-07-27)[2022-01-01]．https：//www.sohu.com/a/108552467_126503.

[5] 周蓓，于浩．临床试验逻辑核查的分类及应用[J]．中国临床药理学与治疗学，2019.

[6] 金涛，王建民．GB/T 39725—2020《信息安全技术健康医疗数据安全指南》[J]．标准生活，2022(3)：46-51.

（钱碧云）

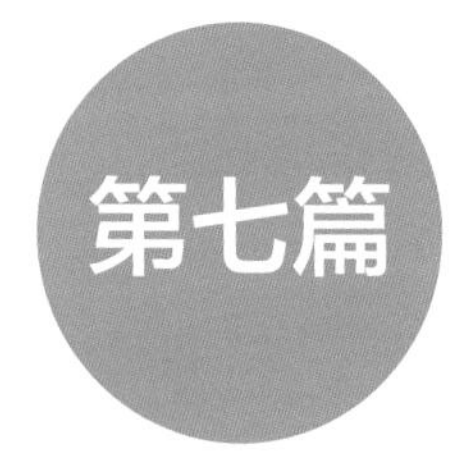


# 临床试验研究与实践

# 第一章

# 临床试验发展与监管

## 第一节　临床试验的发展

临床试验是意在探索或验证某种试验药物或医疗器械的有效性和安全性的系统性试验。临床试验可以为医护人员合理给药、合理治疗提供科学依据，临床试验的结果与质量决定了新药研发的成功与否及其上市后药物的应用发展。临床试验在发展成为现今我们所知的这一具有明确的定义和专业术语的学科，以及成为医药临床创新研究与转化中不可或缺的一环之前，经历了漫长时间里无数先辈艰苦崎岖的探索。是什么造就了今日蓬勃兴起的临床试验？最初的临床试验又是什么模样呢？在本节中，我们将一起追溯临床试验的起源，回顾数百年来研究者们与试验者们行进的历程，了解临床试验的发展历史，并由此开始，在后续的章节中认识临床试验的各个环节。

### 一、临床试验的发展简史

详见本书第三篇“国内外临床医学研究的发展历程与展望”。

### 二、临床试验的发展近况：三次“工业革命”

经过无数次临床试验的实践，1995 年，世界卫生组织（WHO）发布了《世界卫生组织药物临床试验质量管理规范指南》，“临床试验的圣经”——《药物临床试验质量管理规范》（Good Clinical Practice，GCP）才最终产生。从此，有关临床试验质量管理规范的法规才被统称为 GCP。

第一次工业革命　在 GCP 产生之前，临床试验主要在制药企业申办者和临床研究者双方之间进行：申办者委托研究者招募受试者进行试验，并提交试验数据给监管机构审查。而自 GCP 诞生后，临床试验设计及操作的规范性要求提高了，也促进了试验过程中的各环节分工，出现了一个名为监查员（monitor）的新职业——受申办者委托、对研究者开展临床试验的情况进行监督检查。监查员也是临床试验行业出现的第一个专有职业，此后随着发展，逐渐出现了合同研究组织（contract research organization，CRO）的形式及核心职业临床监查员（clinical research associate，CRA）、临床研究协调员（clinical research coordinator，CRC）等，以及提供协调与助理服务的现场管理机构（site management organization，SMO）。GCP 的广泛实施，使行业中产生了专业从事工作的人员，并形成了为申办者与研究者提供临床试验操作与管理服务的机构，称为临床试验的第一次大变革。

第二次工业革命　21 世纪以来，临床试验与研究也进入了“第二次工业革命”时代——信息化进程。初期的电子化临床试验（e-clinical trial）没有明确的概念，指在临床研究过程中应用任何一种或多种不同的电子化技术，包括电子化数据采集技术（EDC），中央随机化系统（CRS）[包括交互式语音应答系统（interactive voice response system，IVRS）、交互式网络应答系统（interactive web response system，IWRS）]，以及临床试验管理系统（CTMS）等。而随着科学技术的成熟与迭代，电子化临床试验的概念由个别技术的应用向整体业务流程电子化转变，即一系列电子化技术的整合和无缝隙对接，最终形成电子化临床试验的解决方案（e-clinical solution）。临床试验电子化和自动化的高水平实现，能有效促进数据共享、替代试验过程中人力的重复工作、简化烦琐的系统应用操作等。除诸如 EDC、中心实验室等信息化平台手段纷纷出现之外，临床试验行业分工进一步细化，从业人员的职责也更加精细，丰富的产品和服务供应商同时涌现，并为试验进行的不同环节提供专项技术或服务。在信息化的基础上，临床试验的传统监查方式也发生了变革，出现了新的远程中心化监查手段等，临床试验逐步走向全球化，效率与质量极大提高。

第三次工业革命　近年来，随着信息通信、计算机科技及生物医学技术的升级，人类社会逐渐步入大数据与人工智能年代，临床试验也将迎来“第三次工业革命”。基因组学和医学大数据时代将在未来带给临床研究更多新的角度与机会，以及从临床样本中挖掘的可能性与研究潜能。例如，大规模的人群队列、疾病队列以及生物样本库高通量基因组分析，联合临床研究的方法，可以帮助我们发现更多疾病的易感因素，也能探究遗传与环境的交互作用，筛选疾病的药物候选靶点、疾病的治疗方案优化和模型预测等。但同时，基因编辑、生物治疗等技术也给伦理规范与审查带来了新的挑战，需要临床试验的全程透明与全社会的参与。相信通过更加智能化的临床试验技术与管理手段等，临床试验行业将迅速发展、进入“以患者为中心”的人性化、高效阶段，临床研究的创新与成果转化速度将大大加快，将有助于新药研发与肿瘤、疑难杂症的治疗甚至是治愈。

## 三、我国临床试验的发展现状与挑战

### （一）我国临床试验发展现状

近十年来，中国的临床试验标准不断向国际标准靠拢看齐。在国家政策和法规的支撑下，我国建立了一个相对完善的医药创新生态系统，临床试验改革也有效地促进了创新药物进入临床试验，国内制药企业已成为药物研发的重要力量。在机构方面，截至 2019 年 5 月，我国已有药物临床试验资格认定机构 744 家。2019 年 8 月 26 日，新版《中华人民共和国药品管理法》通过，药物临床试验机构实行备案管理，意味着将有更多的临床试验机构可以支持新药研发。2020 年，药物临床试验登记与信息公示平台共登记 1 473 项药物临床试验，较 2019 年总体增长 22.5%。药物类型以化学药品和生物制品为主，注册分类中占比最高的均为 1 类；国内申办者占比超过 70%，试验范围以国内为主（85.9%）；Ⅰ期临床试验占比最高（47.3%）；受试者人群中儿童占比为 8.8%；靶点主要集中在 PD1、VEGFR、CYP51A1；适应证主要集中在抗肿瘤和抗感染。截至 2023 年 11 月 15 日，药审中心官方平台登记的药物试验总数为 22 419 项；近三年来，每年均增加 2 000 项以上。以上数据说明了我国的临床试验行业正在飞速发展，朝着全球化、更创新、覆盖面更广的方向不断进步。

**（二）我国临床试验面临的挑战**

十余年来，我国临床试验经历过摸索与发展，已形成了一个具有鲜明中国特色的覆盖临床试验全过程的完整体系，且发展迅速、极具潜力。但相较于美国等临床试验发达国家及地区，我国的药物与医疗器械临床试验在法规体系、人才队伍和信息化等方面仍存在一些问题，在未来仍将面对一些新的挑战。

**1. 法规体系不完善** 中国现有的 GCP 体系来源为欧、美、日共同发起的国际标准“人用药品注册技术要求国际协调会议”（ICH-GCP）——国际多中心临床试验必须遵循的 GCP 准则，基本原则和大多数细则一致。美国、日本等国的临床试验监管相关的规章制度定位于法律，约束作用更强；但我国药物临床试验法规却是属于规章制度，法律地位较低，限制了我国临床试验监管的执行力度。在监管的其他方面，我国侧重监管试验机构，但对申办者、研究者等方面监管不足，迄今尚未建立对 SMO 和 CRA 等相应的监督管理办法。此外，我们也缺乏像欧美国家拥有的临床试验数据及电子记录等的相关法规；缺少伦理委员会监管法规和对伦理委员会监管可操作性的条款；我国亦尚未制定对特殊人员（如儿童和妇女用药）保护的内容及补偿受试者的法规。完善临床试验法规体系仍任重道远。

**2. 人才缺乏，企业研发成本高、竞争同质化** 我国当前医疗人才教育培养体系多集中在基础研究和药物合成或发现领域，临床研究人才和专业化研究团队较为稀缺。比如，临床试验相关人才已成为药企和 CRO 争抢的资源，可能使企业临床试验成本持续增加；机构临床试验管理类人才同样缺乏，导致试验管理协同效率低；而具备研究能力的主要研究者（principle investigator，PI）人才缺乏，导致试验质量可控性低等诸多问题都可能出现。人才缺乏，加上我国创新药研发经验不足，可能导致临床试验设计能力欠缺，企业的方案同质化竞争严重，研发成功率降低。据统计，目前我国在研的临床试验的生物创新药物大部分为抗体类药物，且靶点较集中，同质化竞争激烈。但值得关注的是，CDE 已经针对个别研发过热的领域着手引导企业理性开发，将有限的审评资源用在具有明显临床价值的创新药物和急需药物上。引进或培养优质临床研究人才、鼓励创新、引导新药差异性研发将是接下来的重要工作方向。

**3. 临床与患者资源缺乏、分配不平衡** 我国临床资源也存在着分布不均的问题，而卫生医疗机构资源分布不均匀也导致优势临床试验机构的分布集中于北京、上海、江苏等省市。由于既往临床试验经验的缺乏和优质医疗资源的聚集效应，真正具备临床研究能力的机构数量有限；若大量临床试验机构的综合能力未能得到培养和有效提升，将仍然无法解决当下临床资源紧张的问题。目前看来，具备良好研究能力和丰富试验经验的机构仍然是各企业需要争夺的资源。

此外，试验聚集在有限的优势临床试验机构，又会导致受试者招募的来源的有限，加之上述提及的同质化竞争，受试者招募困难。而这个现象背后的另一原因，则是我国缺乏对临床试验受试者教育的普及。因此开展临床试验相关的科普宣传活动也非常有必要。

**4. 试验实施效率低** 我国临床试验机构和服务仍缺乏行业标准。目前国内有许多机构尚未建立起完善的临床试验管理和支持体系，分工的不明确或管理流程的烦琐使人员工作积极性缺失，以及临床试验管理缺乏全流程的信息化管理工具等，这些都导致了试验实施效率低下，试验周期长。而且临床试验服务费分配缺乏明确的标准，影响了研究者团队的积极性，阻碍试验的快速推进开展。此外，临床需求高速增长，但大多数机构存在着多中心伦理审查效率低下等问题；且由于审批程序复杂、申请量大以及缺乏专业工作人员等原因，药物审批和临床试验注册申请也大量积压。好消息是，为改进药物审批程序，CDE 引入了“四色光”策略。不同的药物被重新划分为创新药和仿制药类别，优先考虑创新药的审批决定。其他改进策略现在也正在实施，包括制定新的临床试验审批制度和一些旨在鼓励中国研究人员和研究中心更多地参与国际临床试验的措施，相信未来临床试验的全过程效率会有显著提高。

**5. 临床试验电子化程度低**　当下，由于起步较晚，我国的电子化临床试验仍然处在成长期，和未来真正的无纸化的电子化临床试验相距甚远，很多电子化技术和标准亟待进一步完善和应用。对于当前的各电子化临床试验研究工具而言，兼容性是一个重点，也是主要标准，只有突破了“数据孤岛”才能实现信息的共享，才能为各临床研究工具之间的整合提供可能。此外，系统的智能化呈现也是一个需要被建设的重要功能。随着临床试验数据库的不断更新，系统应能自动把整个临床试验的进展情况、阶段性的受试者安全性数据评价及疗效分析结果、临床资源分配等信息实时智能地发送给相应的试验参与者，帮助他们及时做出科学决策，从而有效减少试验风险。电子化技术可应用于优化临床研究的每一个环节，比起以往纸质记录的临床试验更高效及时、更准确可控、更灵活、可追溯，提高了临床研究质量，也节约了研发时间和人力、费用成本，优势明显。因此可以相信，电子化临床试验的实现将是未来整个医药行业的最有力工具之一，是医药研发领域革新的关键。

临床研究是医药创新产业链中无法替代的一步，也是投入时间和资源最多的阶段，是整个医药创新生态系统最为重要的环节，只有快速提升临床研究能力，迎接资源分配不均、同质化及效率不高等挑战，才能够把握住医药创新产业发展的新机遇。深化医药创新生态系统构建，比如充分应用大数据和 AI 技术，建立临床研究服务平台，搭建国家及区域临床研究中心，建立连接机构、企业、服务方等多方的临床研究服务平台，推动国家及区域性的临床研究学会或协会组织的发展，增加区域间的合作，以此推动临床试验机构研究水平提升；引导医药企业开展差异化的新药研发、鼓励开发新的技术方法和新方法在临床试验中的应用以提高临床试验效率，将帮助我国医药创新保持良性生态。

在临床试验迅速崛起的时期，我国应把握时机，构建完整的法规与管理体系，完善顶层设计；还应细化分工、优化临床试验中心管理和专职人员管理，优化试验和质量控制、监查流程；完善伦理审查制度、加强临床研究人才的培养和科普教育等；推行国际化运作模式，不断提升我国临床试验的整体水平。“纸上得来终觉浅，绝知此事要躬行”，只有通过行业从事者们、我们每个人的参与和实践尝试，才能将理念变为现实，我国的临床试验才能形成“星星之火，可以燎原”之势。

## 第二节 临床试验的监管

近年来，我国药物研发能力在不断增强，开展的临床研究数量也呈现不断递增的趋势，故对于试验质量应有更为严格规范的把控，需要进行相关的监督管理，如临床试验过程的规范性、数据真实性、结果科学性以及受试者权益保障等。临床试验的管理存在于临床试验过程的各个环节中，其目的是保证临床试验的安全性和有效性。

### 一、国内外临床试验监管的发展和现状

美国最早在1938年颁布了《食品、药品和化妆品法》，初步规范了药物临床试验（图7-1-2-1）。但其中问题仍层出不穷，如众人熟知的“反应停”事件。之后美国陆续颁布了《食品药品法修正案》等一系列法律法规并进行了更多管理模式的探究。20世纪90年代初期，世界卫生组织颁布了临床试验管理规范指导原则《赫尔辛基宣言》《国际人用药品注册技术协调会临床试验质量管理规范》，推动世界各地的临床试验进一步规范化。

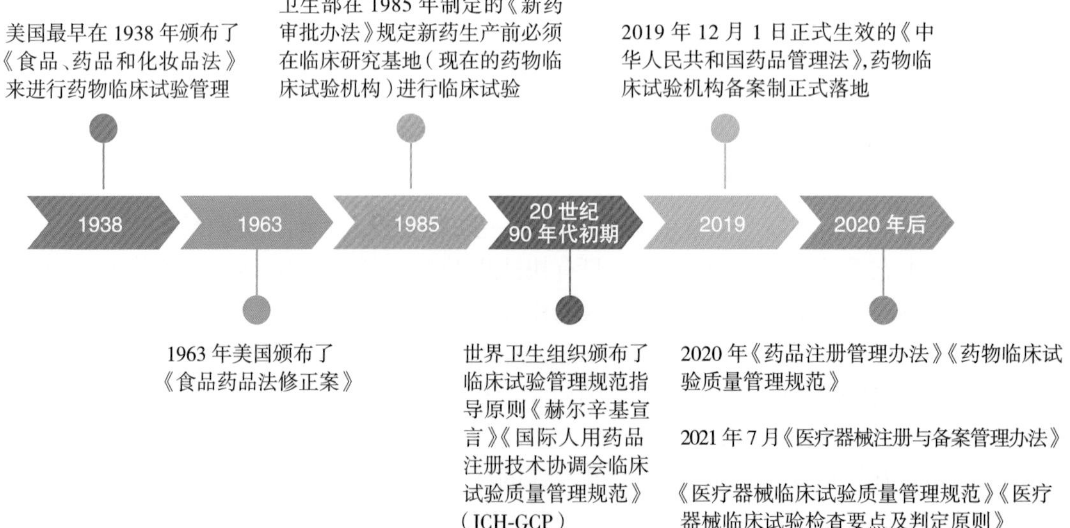


**图7-1-2-1 临床试验发展示意图**

自20世纪60年代起，我国临床试验开始广泛应用，相关研究逐渐发展。随着试验大量开展，其中的问题引起多方关注，政府部门日益重视完善相关法规。卫生部于1985年制定《新药审批办法》规定新药生产前须在临床试验机构进行试验。

我国由NMPA统筹临床试验监督检查工作、规划监管体系、制定检查制度、指导省级药监部门开展检查工作，并由CFDI具体负责质量核查管理工作、建立国家检查员库并组织实施现场核查，关注临床试验数据的真实性、准确性、完整性及对受试者权益的保护。2017年NMPA加入ICH，并于2018年当选为ICH管委会成员，全面履行相应义务。为了推动相关

制度与国际接轨，我国监管部门通过发布ICH指导原则适用及推荐适用公告、ICH指导原则原文中文版等形式，转化实施ICH指导原则，提升药品监管水平，进一步深化了审评审批改革，建立起完整的药品医疗器械监督检查体系。

为了落实“四个最严”的监管要求，CFDA于2015年7月发布“关于开展药物临床试验数据自查核查工作的公告”，组织临床试验数据核查，以此提升医药行业对临床试验数据质量的认知度和重视度。而后，相关法律法规和指导文件密集出台，如2019年发布的《药物临床试验机构管理规定》落实了临床试验机构（以下简称“机构”）由资质认定调整为备案管理，确定了机构应具备相应的条件与职责，推动了临床试验有序规范开展；2020年出台的《药物临床试验质量管理规范》明确临床试验中各方角色的法律责任，加大对违法行为的惩处力度，推进临床试验健康发展，促进我国临床试验高质量规范化开展。进一步强化了临床试验管理工作，逐步建立起我国临床试验实施质量科学监管体系。为进一步规范监督检查工作，2021年发布了《药品注册核查工作程序（试行）》及《药品注册核查要点与判定原则（药物临床试验）（试行）》等5个文件，2023年11月发布的《药物临床试验机构监督检查办法（试行）》及配套《药物临床试验机构监督检查要点及判定原则（试行）》优化了检查工作程序及工作制度，使检查员判定标准更加详实统一和规范，提升临床试验质量监管能力和水平。

## 二、临床试验的一般要求

### （一）药物临床试验

2019年12月1日《中华人民共和国药品管理法》正式生效，药物临床试验机构备案制正式落地，随之越来越多的临床试验机构通过新增备案来开展药物临床试验。药物临床试验应当在具备相应条件并按规定备案的药物临床试验机构开展。其中，疫苗临床试验应当由符合国家药品监督管理局和国家卫生健康委员会规定条件的三级医疗机构或者省级以上疾病预防控制机构实施或者组织实施。

获准开展药物临床试验的，申办者在开展后续分期药物临床试验前，应当制定相应的药物临床试验方案，经伦理委员会审查同意后开展，并在药品审评中心网站提交相应的药物临床试验方案和支持性资料。

试验药物放行应符合出厂质量标准，质量标准应结合产品自身特点制定，中国药典标准为最低标准。申办者应提供临床试验用批次药物的检测报告，并提交医疗机构伦理委员会，以及用于办理进口药品通关。

2020年7月1日起施行的《药品注册管理办法》规定了省、自治区、直辖市药品监督管理部门负责本行政区域内药物临床试验机构的日常监管及违法行为的查处。2020年7月1日颁发施行的《药物临床试验质量管理规范》对临床试验的质量提出了更严格的要求，覆盖药物临床试验全过程的质量标准，保护受试者的权益和安全，保证药物临床试验的过程规范，保证数据和结果的真实、可靠、科学。在中国境内上市的药品，应当经国家药品监督管理部门批准，取得药品注册证书。

### （二）医疗器械临床试验

入排标准简单、评价指标明确、试验周期短是医疗器械临床试验普遍具有的特点。近几年国家药品监督管理局医疗器械临床试验监督抽查结果显示，医疗器械临床试验在临床试验准备、临床试验方案、临床试验过程、受试者权益保障等方面，仍存在大量问题。

为确保医疗器械临床试验的实施质量、确立医疗器械临床试验的准则，我国针对医疗器械临床试验陆续出台了诸多法律法规，主要包括 2022 年 5 月实施的新版《医疗器械临床试验质量管理规范》和 2018 年 11 月 28 日发布的《医疗器械临床试验检查要点及判定原则（征求意见稿）》等，加强了对医疗器械临床试验的管理，对维护受试者权益起到了积极的作用。依据 2021 年 7 月颁布的《医疗器械注册与备案管理办法》，其“第八章监督管理”主要条款如下。

药品监督管理部门应当加强对医疗器械研制活动的监督检查，必要时可以对为医疗器械研制提供产品或者服务的单位和个人进行延伸检查，有关单位和个人应当予以配合，提供相关文件和资料，不得拒绝、隐瞒、阻挠。

省、自治区、直辖市药品监督管理部门根据医疗器械临床试验机构备案情况，组织对本行政区域内已经备案的临床试验机构开展备案后监督检查。对于新备案的医疗器械临床试验机构，应当在备案后 60 日内开展监督检查。

省、自治区、直辖市药品监督管理部门应当组织对本行政区域内医疗器械临床试验机构遵守《医疗器械临床试验质量管理规范》的情况进行日常监督检查，监督其持续符合规定要求。国家药品监督管理局根据需要对医疗器械临床试验机构进行监督检查。

药品监督管理部门认为有必要的，可以对临床试验的真实性、准确性、完整性、规范性和可追溯性进行现场检查。

## 三、临床试验监管体系

在临床试验进行过程中，国家药品监督管理局、研究机构、伦理委员会及申办者均可对临床试验进行监督管理。国家药品监督管理局的监管内容包括对研究机构、伦理委员会和临床试验的监管。定期评估研究机构运行状况和资质，要求机构定期提交自查报告，根据自查报告监督检查临床试验，必要时会组成检查团，进行飞行检查，检查发现数据造假或不完整等严重违规问题，将不批准试验申请，并依法公开严格处理。

### （一）临床试验机构

临床试验机构应当设立相应的内部管理部门，承担临床试验的监督管理工作，应进行临床试验的质量管理，持续提高临床试验质量。临床试验机构作为临床试验实施现场的法人单位应设立专门的药物临床试验组织管理部门，负责建立本单位临床试验质量管理体系，定期对体系进行评估和改进。临床试验机构应设置专门的药物临床试验组织管理部门 / 机构办公室（简称“机构办”），配备足够的工作人员负责机构管理，保障临床试验有效实施。临床试验机构应提供合适的空间、设施设备，确保机构及试验项目的管理及运行质量。例如提供专用的办公室、资料档案室、试验药房、受试者接待室等。

临床试验机构的质量管理内容包括以下几方面。

**1. 管理制度和标准操作规程的制订** 临床试验管理制度和 SOP 是机构进行日常管理的重要依据，用于规范临床试验的每一环节和步骤以保障试验质量和数据的可靠性。应当以 GCP 为标准，制订切实可行的管理制度和 SOP，从试验方案设计、应急预案、质量控制、资料保存管理、试验用药品 / 医疗器械管理、不良事件及严重不良事件的报告和处理等各个方面建立规范化操作流程，并于日常工作中进一步优化完善。

**2. 研究者的培训**　临床试验机构应建立严格、完整、科学的培训和考核体系。在临床试验前，通过加强启动会培训，使研究者及参与各方熟练掌握临床试验方案、知情同意书的签署、生物样本采集、不良事件处理及上报等流程，提高研究者在GCP意识和试验方案方面的依从性，必要时试验前还应让其进行实际演练和技能学习。药物临床试验机构应在院内定期组织、举办GCP培训会议，通过讲评、经验交流等方式，让从事临床试验的研究者能够持续学习更新GCP的规范要求，提高研究者在临床试验操作中各个细节的规范性和科学性。药物临床试验机构应积极安排机构办公室的质控人员和各临床科室的研究者参加国家药品监督管理局和国内各级各类相关学会举办的临床试验培训，不定期举办院内GCP培训，提升研究者临床试验水平，提高研究者对临床试验科学和严谨的工作态度。

**3. CRC的管理**　CRC是临床试验团队中重要的组成部分，其工作内容涉及临床试验的各个方面，包括试验前期的准备、试验中受试者的随访、协调研究者与机构办沟通、项目资料的整理归档等各项工作。但随着我国临床试验数量的不断增长，CRC管理方面的问题也不断涌现，CRC流动性高、缺乏GCP意识、不尊重受试者、甚至是代替研究者越权处理临床试验相关事务的情况时有发生。除了临床试验机构应通过提高准入门槛、加强培训、优胜劣汰等手段规范CRC的管理以外，也应有行业标准、法律法规等层面上的进一步把控。值得关注的是，在国家药品监督管理局药品注册司指导下，由中国医院协会主办的临床试验机构CRC管理专家共识已经历了多轮专家论证，正在广泛征求意见及研讨阶段，此项工作的推进对于提升CRC能力与水平、推动我国CRC职业化建设、助力医院临床研究高质量发展具有重要的里程碑意义。

**4. 质量管理**　质量管理是指确定质量方针、目标和职责，并通过质量体系中的质量策划、质量保证、质量控制和质量改进，实现所有管理职能的全部活动。药物临床试验质量管理应按以下的基本原则推行。

（1）保护受试者的权益和安全是临床试验的基本前提，药物临床试验机构是临床试验中受试者权益保护的责任主体。

（2）临床试验数据的真实、可靠与合规是临床试验质量的核心要素。

（3）严格遵守《中华人民共和国药品管理法》《药品注册管理办法》《药物临床试验质量管理规范》《医疗器械临床试验质量管理规范》以及ICH-GCP等相关法规及要求。

（4）严格执行试验方案和相关制度/标准操作规程。

（5）质量是做出来的而不是查出来的：从源头抓起，鼓励第一次就做对。

（6）质量管理体系的构建应符合临床试验特点，行之有效、切实可操作。

（7）打造质量文化，临床试验各方均应恪守各自的职责，对所承担的工作质量负责。

药物临床试验机构办公室对所有临床试验项目进行机构办层面质控。机构办质控与项目组质控不同，各有分工与侧重，机构办质控要对项目组质控进行一定的督导。

药物临床试验机构办公室监管临床试验的进行，保证临床试验的质量。机构办作为整个临床试验质量控制的主要职能部门，应该积极、主动地履行职责，定期安排质控人员开展质控工作；预防、发现并与各方沟通解决临床试验过程中的各类问题；制订跟踪周期，确保试验质量和进度按照预定方案进行；各质控人员应记录、整理、总结发现的问题，并将共性问题、典型问题在药物临床试验机构内部和项目组之间交流，避免同类问题再出现；随时接受各方的监查、稽查、核查，使临床试验符合标准的要求，做好日常性工作。

质控完成后，机构质控人员要将结果反馈给项目研究者并协商解决，同时持续跟踪问题整改情况。下次质控过程中将对既往整改的内容进行确认，使问题得到闭环处理。

机构办公室可在项目早期和中后期开展质量检查，对试验项目按入组例数的一定比例进行抽查，发现问题再行扩大检查；对于风险高的项目应加强检查；临床试验机构应该建立与申办者的沟通渠道，及时了解临床试验中存在的重要问题和对研究者和监查员的工作反馈。

**5. 基于风险的质量控制体系构建** 临床试验质量控制贯穿整个临床试验过程。机构办也可根据临床试验的特点，选取一系列试验风险因素，对高风险试验增加质控频率并实时监控，对高风险环节在质控中重点关注，最终实现基于风险的质量控制。

自 2018 年起，医疗器械临床试验机构实行备案制，在释放更多临床资源为临床试验服务的同时也带来对机构质量的考量。新机构既往可能并未完全按照 GCP 规范实施开展过临床试验，基于医疗器械临床试验与药物临床试验对研究者准入条件管理要求的不同，许多新机构可能会先尝试承接医疗器械临床试验，这也对医疗器械临床试验机构建设提出更高要求。首先，在定位上，医院应视医疗器械临床试验机构为院内独立的管理部门，并给予软硬件支持，设立专职人员，配置充足场地与办公设备，保证研究需要的急救条件。其次，医疗器械临床试验机构是独立于药物临床试验机构的并行机构，医疗器械临床试验机构应制定独立、完善、可运行的文件管理体系，包括涵盖临床试验所有节点的管理制度和 SOP。再次，建设医院内研究者队伍，持续展开对研究者的 GCP 培训与考核，建立动态研究者库。最后，完善资质要求，及时在临床试验机构备案系统中备案、更新、递交年度总结。在开展临床试验过程中以及接受相关检查后，机构应不断总结、改进，提升管理能力，把好试验的入口和出口关。

### （二）伦理委员会

伦理委员会是保护受试者的权益和安全、维护受试者尊严、促进生物医学研究规范开展的组织，应根据《赫尔辛基宣言》《涉及人的生物医学研究国际伦理准则》《国际人用药品注册技术协调会临床试验质量管理规范》（ICH-GCP）《涉及人的生命科学和医学研究伦理审查办法》（2023 年 2 月 18 日发布实施）《药物临床试验质量管理规范》（GCP）（2020 年 7 月 1 日实施）《医疗器械临床试验质量管理规范》（2022 年 5 月 1 日实施）《药物临床试验伦理审查工作指导原则》（2010 年 11 月 2 日实施）等相关法律法规，对于临床试验的科学性、伦理合理性进行独立审查，并接受相关管理部门的指导和监督。伦理委员会应根据审查工作的需要，不断完善制度化建设和能力建设，履行受试者保护职责，应按照相关规定备案并定期报告年度伦理审查工作。

伦理委员会参与临床试验或临床研究项目的全过程管理，对其进展的不同阶段进行伦理审查（图 7-1-2-2）。伦理委员会的项目审查按照审查类别可分为：初始审查、跟踪审查和复审；按审查方式可分为：会议审查、快速审查和紧急会议审查。

### （三）申办者

申办者应对试验进行有效监管，通过自查、稽查促进质量的提升。

临床试验监查的目的是保证临床试验中受试者的权益，保证试验记录与报告准确规范，保证试验遵守伦理委员会已批准的方案、规范和相关法规。申办者制订监查计划，选派受过

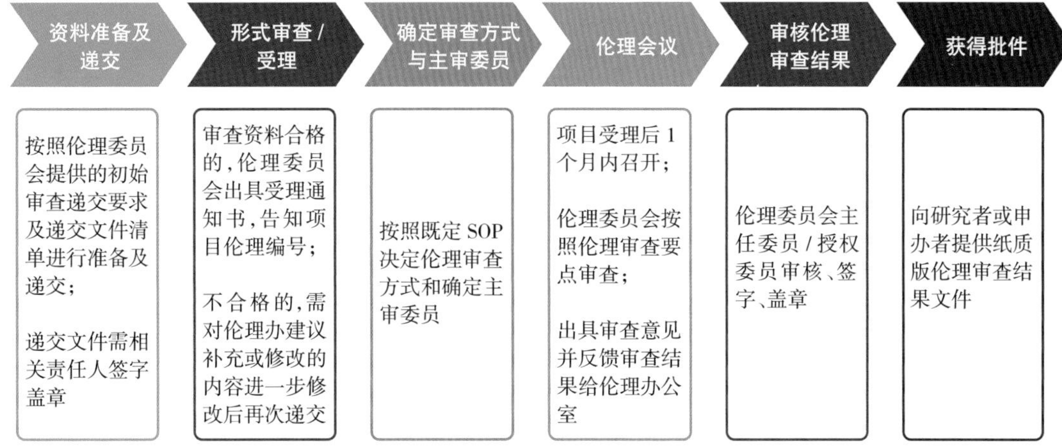


图 7-1-2-2　伦理委员会审查流程图

相应培训的监查员或委托CRO开展监查工作。监查员作为申办者与研究者之间的主要联系人，应熟悉方案和相关的法规要求，根据试验进展定期进行监查。监查员应在临床试验前确认研究者的资质和试验机构的条件；试验过程中查看试验用药品管理、方案执行、合同职责履行、数据录入、文件保存等情况。每次监查结束后，应当书面报告申办者并要求去整改。

试验进行到中期阶段或完成阶段，申办者应派稽查员对整个项目进行稽查。申办者开展的稽查，其目的应当是评价临床试验的实施过程。申办者制订稽查计划后，选定独立于临床试验的人员担任稽查员，稽查员对稽查过程中发现的问题进行书面记录。稽查结束后，稽查员及时书面报告申办者，申办者对稽查发现的问题进行根本原因分析。药品监督管理部门根据工作需要，可以要求申办者提供稽查报告。

（四）药品监督管理部门

近年来，药品监督管理部门进一步明晰监管重点，不断完善临床试验监管法律法规体系，明确临床试验各主体的职责并规定相应的违规处罚措施。药品监督管理部门正在建立专业的国家级职业化检查员队伍，定期进行法规和专业技术培训，以提高临床试验现场检查的质量；加强对临床试验的项目检查，加强申办者在临床试验过程中的主要责任。

国家药品监督管理局主管全国药品注册管理工作，负责建立药品注册管理工作体系和制度，制定药品注册管理规范，依法组织药品注册审评审批以及相关的监督管理工作。国家药品监督管理局药品审评中心（简称“药品审评中心”）负责药物临床试验申请药品上市许可申请、补充申请和境外生产药品再注册申请等的审评。中国食品药品检定研究院（简称“中检院”）、国家药典委员会（简称“药典委”）、国家药品监督管理局食品药品审核查验中心、药品评价中心、行政事项受理服务和投诉举报中心、信息中心等药品专业技术机构，承担依法实施药品注册管理所需的药品注册检验、通用名称核准、核查、监测与评价、制证送达以及相应的信息化建设与管理等相关工作。

药品监督管理部门对临床试验项目的监管按照试验过程可以分成试验前期的准入、试验过程的检查与试验结果的检查3个部分，但主体的侧重点放在了前期的准入制与试验完成后的检查制。检查是指药品监督管理部门对临床试验的有关文件、设施、记录和其他方面进行审核检查的行为,检查可以在临床试验现场、申办者或者合同研究组织所在地,以及药品监督管理部门认为必要的其他场所进行。

检查按类型可分为机构检查和研究项目检查,对机构的检查程序基本包括:拟定检查方案并通知被检查单位、检查组实施现场检查、检查组写出检查报告。对研究项目的检查程序一般如下:根据监督管理的需要,第三方或新药审评中发现的问题,确定被检查的项目和单位;认真研究申办者提交的药物临床研究或注册申报资料,明确现场检查的重点;制定检查方案,确定并通知检查人员;通知被检查单位所在地的药品监督管理部门及被检查单位;实施现场检查;提交检查报告。同时,根据检查是否预期,可分为定期检查和有因检查;根据检查实施时是否提前通知被检查单位,又可分为通知检查和飞行检查。

此外,对于医疗器械,国家药监局及各省级药监局的监督抽查主要以《医疗器械监督管理条例》《医疗器械注册管理办法》《体外诊断试剂注册管理办法》《医疗器械临床试验质量管理规范》《医疗器械临床试验检查要点及判定原则》为检查依据。处在注册审评阶段的医疗器械临床试验项目是国家药监局的主要抽查对象,包括境内第三类及进口医疗器械;省级药监局主要抽查已在各省完成备案的第二类、第三类医疗器械临床试验项目,包括已受理注册的、已完成或处于在研阶段的临床试验项目和回顾性项目。

## 四、临床试验的申请

申请人完成支持药物临床试验的药学、药理毒理学等研究后,提出药物临床试验申请的,应当按照申报资料要求提交相关研究资料。经形式审查,申报资料符合要求的,予以受理。

药品审评中心应当组织药学、医学和其他技术人员对已受理的药物临床试验申请进行审评。对药物临床试验申请应当自受理之日起60日内决定是否同意开展,并通过药品审评中心网站通知申请人审批结果;逾期未通知的,视为同意,申请人可以按照提交的方案开展药物临床试验。申请人拟开展生物等效性试验的,应当按照要求在药品审评中心网站完成生物等效性试验备案后,按照备案的方案开展相关研究工作。申请人获准开展药物临床试验的为药物临床试验申办者。

获准开展药物临床试验的药物拟增加适应证(或者功能主治)以及增加与其他药物联合用药的,申请人应当提出新的药物临床试验申请,经批准后方可开展新的药物临床试验。获准上市的药品增加适应证(或者功能主治)需要开展药物临床试验的,应当提出新的药物临床试验申请。

药物临床试验应当在批准后三年内实施。药物临床试验申请自获准之日起,三年内未有受试者签署知情同意书的,该药物临床试验许可自行失效。仍需实施药物临床试验的,应当重新申请。

医疗器械临床试验审批执行默示许可制,即自临床试验审批申请受理并缴费之日起60个工作日内,申请人在预留联系方式、邮寄地址有效的前提下,未收到国家药品监督管理局医疗器械技术审评中心(简称中国医药器械审评中心)意见(包括专家咨询会议通知和补充资料通知)的,可以开展临床试验。

## 五、临床试验的登记

为推进药物临床试验信息公开透明以及试验的监管，国家药品监督管理局参照世界卫生组织要求和国际惯例于 2013 年建立了“药物临床试验登记与信息公示平台”，实施药物临床试验登记与信息公示。2013 年 9 月，《关于药物临床试验信息平台的公告》（2013 年第 28 号）明确要求凡获批并在我国进行临床试验的，均应登录该平台，按要求进行临床试验登记与信息公示。2018 年 7 月，《关于调整药物临床试验审评审批程序的公告》（2018 年第 50 号）中再次强调，临床试验开始前，申请人应在登记平台进行临床试验相关信息登记。2020 年 7 月颁布的《药品注册管理办法》第三十三条：申办者应当在开展药物临床试验前在药物临床试验登记与信息公示平台登记药物临床试验方案等信息。药物临床试验期间，申办者应当持续更新登记信息，并在药物临床试验结束后登记药物临床试验结果等信息。登记信息在平台进行公示，申办者对药物临床试验登记信息的真实性负责。

试验的登记需要注意时限要求：对新获得药物临床试验通知书的，申请人须在获批件或默示许可后 1 个月内完成预登记，以获取试验唯一登记号；第一例受试者入组前至少 30 天须完成首次提交登记信息；第一例受试者入组后 30 天内须完成入组日期登记；临床试验终止后的 30 天内须完成试验终止日期登记；“可更新项” 的信息内容在试验过程中如有进展或变更，应在 30 天内完成信息更新及公示。 药物临床试验应当在批准后 3 年内实施，逾期未实施的，原批准证明文件将自行废止，仍需进行临床试验的应当重新申请。

## 六、临床试验涉及的人类遗传资源管理

为了有效保护和合理利用我国人类遗传资源，维护公众健康、国家安全和社会公共利益，国务院于 2019 年 5 月 28 日颁布了《中华人民共和国人类遗传资源管理条例》（国务院令第 717 号）（简称《人遗条例》）。明确了人类遗传资源的概念，包括“人类遗传资源材料” 和“人类遗传资源信息” 两部分。对于采集、保藏、利用、对外提供我国人类遗传资源的情况均要遵守该条例。第二十二条明确在临床试验中以是否涉及人类遗传资源材料出境，分两种方式，不涉及出境的进行国际合作临床试验备案，涉及出境的进行国际合作科学研究相关要求审批。即由国际合作单一的审批制变更为审批与备案制并行。且科技部官网于 2019 年 9 月开始将“人类遗传资源国际合作临床试验备案情况” 与“中国人类遗传资源行政许可事项审批结果” 从之前的“人类遗传资源行政许可项目信息” 中分离出来，更便于查询。

2020 年 1 月发布的《中国人类遗传资源管理办公室关于对部分行政审批项目实施简化审批流程的通知》对于人类遗传资源国际合作科学研究活动变更及人类遗传资源材料出境两种情况的行政审批项目实施简化审批流程，进而于 2020 年 2 月开始在科技部官网公示相关“简化流程审批结果”，进一步缩短项目的审批时限。

2020 年 10 月由国家卫生健康委员会医学伦理专家委员会办公室、中国医院协会发布的《涉及人的临床研究伦理审查委员会建设指南（2020 版）》，在第三部分的附则一提到“药物 / 医疗器械临床试验伦理审查”，明确医疗器械临床试验的知情同意书审查的重点包括受试者生物样本的处理等，增加附则八“疫情暴发时期相关医学研究伦理审查” 相关内容。

2023年5月26日国务院科学技术部发布《人类遗传资源管理条例实施细则》(简称《实施细则》),自2023年7月1日起施行。

以上举措都能看出国家在不断充实监管服务体系、不断提升监管服务能力,人类遗传资源的概念也在逐步细化。医疗机构也应进一步制定相关规定,以加强对临床试验中人类遗传资源的管理。

### (一)中国人类遗传资源采集审批

适用于在中国境内从事的中国人类遗传资源采集活动,包括重要遗传家系、特定地区人类遗传资源和国务院科学技术行政部门规定种类、数量的人类遗传资源的采集活动的规范和管理。重要遗传家系是指患有遗传性疾病或具有遗传性特殊体质或生理特征的有血缘关系的群体,患病家系或具有遗传性特殊体质或生理特征成员五人以上,涉及三代。

《人遗条例》规定,采集我国重要遗传家系、特定地区人类遗传资源或者采集国务院科学技术行政部门规定种类、数量的人类遗传资源的,应当经国务院科学技术行政部门批准。《实施细则》对于采集活动的审批范围做了进一步限定:①明确高血压、糖尿病、红绿色盲、血友病不属于重要遗传家系,同时要求对首次发现的重要遗传家系应及时进行申报;②取消罕见病、具有显著性差异的特殊体质或生理特征的人群采集监管要求;③明确特定数量的人遗采集活动为人数大于3 000例的人遗采集活动。

《实施细则》规定了两种采集许可豁免情形,具体如下:①注册临床试验涉及的人遗采集活动无须申请采集许可;②应当申请行政许可的人遗保藏活动同时涉及人遗采集的,仅需申请人遗保藏许可,无须另行申请采集许可。明确重要家系、特定地区和超过500例外显子组、基因组测序人遗信息对外提供需要安全审查。

《人遗条例》规定了将人遗信息向外方单位提供,可能影响我国公众健康、国家安全和社会公共利益的,应当通过国务院科学技术行政部门组织的安全审查。《实施细则》在此基础上,进一步明确了应当进行安全审查的具体情形:①重要遗传家系的人类遗传资源信息;②特定地区的人类遗传资源信息;③人数大于500例的外显子组测序、基因组测序信息资源;④可能影响我国公众健康、国家安全和社会公共利益的其他情形。

可通过相关网上平台递交电子版申请材料,纸质版申请材料可通过窗口或邮寄方式接收。科技部在正式受理后20个工作日内做出批准或不予批准的决定,因特殊原因无法在规定期限内做出审批决定的,经科技部负责人批准,可以延长10个工作日,审批事项不收费。

### (二)国际合作临床试验备案

《人遗条例》对于国合备案规定了限定条件:①为获得相关药品和医疗器械在我国上市许可;②在临床机构利用我国人类遗传资源开展国际合作临床试验;③不涉及人类遗传资源材料出境。《中国人类遗传资源国际合作临床试验备案范围和程序》(《国合备案指南》)将"在临床机构"进一步限定为"所涉及的人类遗传资源仅在临床机构内采集、检测、分析和剩余样本处理等"以及"所涉及的人类遗传资源在临床机构内采集,由临床机构委托的单位进行检测、分析和剩余样本处理等"。《实施细则》在此基础上,将国合备案的适用范围从"在临床机构"扩大到"在临床医疗卫生机构"(指在我国相关部门备案,依法开展临床试验的医疗机构、疾病预防控制机构等),并且规定人类遗传资源在临床医疗卫生机构内采集并由相关药品和医疗器械上市许可临床试验方案指定的境内单位进行检测、分析和剩余样本处理的情形也属于国合备案范围。《实施细则》正式实施后，在国合备案的条件下，申办者对于第三方检测服务合同有灵活安排的余地，可由申办者（或 CRO）与第三方检测单位直接签署合同，也更符合行业实践。

此外，《实施细则》第三十二条规定，为取得相关药品和医疗器械在我国上市许可的临床试验涉及的探索性研究部分，应当申请人类遗传资源国际科学研究合作行政许可。在目前人遗办审批口径中，所有与注册临床试验研究主要目的联系不够紧密的研究终点，都可能会被视为“探索性研究”。同时，探索性研究的知识产权需由中外双方共享并通过协议明确知识产权分享。《实施细则》还规定外方单位确无法提供所在国（地区）伦理审查证明材料的，可以提交外方单位认可中方单位伦理审查意见的证明材料。人遗信息对外提供由“备案”调整为“事先报告”，但向国合审批 / 备案中的外方单位提供人遗信息无须事先报告。

#### （三）人类遗传资源信息对外提供或开放使用备案

《人遗条例》规定，将人类遗传资源信息向外国组织、个人及其设立或者实际控制的机构提供或开放使用。每次对外提供或开放使用前均需办理备案，申请单位应为中方单位。来自临床试验的中国人类遗传资源信息，如果仅在国际合作项目的合作方内流转，则无须开展对外提供备案。合作方是指参与合作的所有中方单位、外方单位。为获得相关药品和医疗器械在我国上市许可的临床试验合作方包括临床试验申办者、医疗机构（组长单位）合同研究组织、第三方实验室等。

《实施细则》规定，将人类遗传资源信息向外方单位提供或者开放使用的，中方信息所有者应当向科技部事先报告并提交信息备份。《实施细则》也进一步规定了事先报告流程和需要报告的事项信息，并规定在事先报告后，若人遗信息对外提供的用途、接收方等事项发生变更的，应当在变更事项实施前向科技部提交事项变更报告。同时，《实施细则》也规定，已获得行政许可或者已完成备案的国合产生的数据信息在国际合作协议中约定由双方使用的，不需要单独进行信息事先报告和提交信息备份。

### 七、药品注册核查

药品注册核查是指由国家药品监督管理局药品审评中心（以下简称药品审评中心）启动，为核实药品注册申报资料的真实性、一致性以及药品上市商业化生产条件，检查药品研制的合规性、数据可靠性等，围绕相关注册申请事项申报资料中涉及的研制和生产情况，对研制现场和生产现场开展的核查活动，以及必要时对药品注册申请所涉及的化学原料药、中药材、中药饮片和提取物、辅料及直接接触药品的包装材料和容器生产企业、供应商或者其他受托机构开展的延伸检查活动。分为药品注册研制现场核查和药品注册生产现场核查。药品注册核查的范围包括药品上市许可申请，涉及药品生产过程中处方工艺或生产批量重大变更，或者新增临床试验数据等补充申请。适用于药品注册现场检查中的新药、生物制品等多中心临床试验现场检查和疫苗临床试验现场检查。

药品审评中心负责任务的发起，根据药物创新程度、药物研究机构既往接受核查情况等，基于风险决定是否开展药品注册研制现场核查。基本程序包括：检查任务的启动、现场检查前准备、现场检查、检查报告审核。对于高、中、低风险等级的药品注册申请分别按照100%、20%~40%、10%~20% 的比例启动注册核查。

注册申请受理后，药品审评中心应当在受理后40日内进行初步审查，需要药品注册生产现场核查的，通知药品核查中心组织核查，提供核查所需的相关材料，同时告知申请人以及申请人或者生产企业所在地省、自治区、直辖市药品监督管理部门。药品核查中心原则上应当在审评时限届满40日前完成核查工作，并将核查情况、核查结果等相关材料反馈至药品审评中心。

对于注册核查结论明确的，药品审评中心予以接收。对于注册核查结论不明确的，药品审评中心与药品核查中心沟通，待注册核查结论明确后予以接收。注册核查发现的申请人和/或被核查单位的问题，可作为药品核查中心后续判断注册核查风险、确定核查组织模式和方法及核查地点的重要依据，也可作为药品审评中心后续启动注册核查合规因素划分的依据。

药品审评中心在审评过程中，发现申报资料真实性存疑或者有明确线索举报等，需要现场检查核实的，应当启动有因检查，必要时进行抽样检验。

### 八、药品上市许可的申请

申请人在完成支持药品上市注册的药学、药理毒理学和药物临床试验等研究，确定质量标准，完成商业规模生产工艺验证，并做好接受药品注册核查检验的准备后，提出药品上市许可申请。与临床试验申请相同，按照人用药物注册申请通用技术文档（ICH CTD）资料要求提交相关研究资料。经对申报资料进行形式审查，符合要求的，予以受理。

可以直接提出非处方药上市许可情形包括：境内已有相同活性成分、适应证（或者功能主治）、剂型、规格的非处方药上市的药品；经国家药品监督管理局确定的非处方药改变剂型或者规格，但不改变适应证（或者功能主治）给药剂量以及给药途径的药品；使用国家药品监督管理局确定的非处方药的活性成分组成的新的复方制剂；其他直接申报非处方药上市许可的情形。

## 参考文献

[1] 国家药监局，国家卫生健康委．药物临床试验质量管理规范[EB/OL].（2020-04-23）[2023-09-25]. https://www.gov.cn/zhengce/zhengceku/2020-04/28/content_5507145.htm.

[2] 郑航．临床试验简史[M].上海：上海交通大学出版社，2020.

[3] 陈扬嫒．国内临床试验管理研究的主题及演化路径分析[D].太原：山西医科大学，2022.

[4] 陈君超，郑青山，何迎春，等．电子化临床试验的发展及未来[J].中国新药杂志，2014，23（4）：377-380.

[5] 苏娴，姚珠星，王海学，等．2020年中国药物临床试验进展分析[J].中国食品药品监管，2021（10）：14-19.

[6] 刘加玉．我国临床试验发展现状及挑战[EB/OL].（2020-04-26）[2023-11-17]. https://mp.weixin.qq.com/s/ljA7iKVQOVSNoJy59sDMPQ.

[7] 国家药品监督管理局药品审评中心．药物临床试验登记与信息公示平台：信息统计[EB/OL].（2023-07-28）[2023-11-15]. http://www.chinadrugtrials.org.cn/clinicaltrials.tongji.dhtml.

[8] 李见明．我国创新药物临床试验现状及风险管理评价体系研究[D].长沙：中南大学，2015.

[9] 王瑾，汶柯，王睿，等．临床试验电子数据采集系统的国内外现状和发展[J].解放军药学学报，2013，

29(4): 382-386.

[10] 王晓晖,陈静,李静,等.中国临床试验实施质量控制的发展与变革[J].中国循证医学杂志,2018,18(8): 776-782.

[11] ZHOU Q, CHEN X Y, YANG Z M, et al. The changing landscape of clinical trial and approval processes in China[J]. Nat Rev Clin Oncol, 2017, 14(9): 577-583.

[12] 潘辛梅,谢林利,马攀,等.新版《医疗器械临床试验质量管理规范》要点解读与思考[J].中国医疗设备,2023,38(4): 119-123.

[13] 李佳,梁新华,王琪,等.从监督抽查结果解析医疗器械临床试验准备阶段的常见问题[J].中国新药与临床杂志,2021,40(12): 822-826.

[14] 王泽娟.早期临床试验工作手册[M].北京:化学工业出版社,2020.

[15] 曹玉,元唯安.药物临床试验实践[M].北京:中国医药科技出版社,2021.

[16] 罗嵇宁,陈桂良.建立上海市药物临床试验日常监管机制的探讨[J].中国新药与临床杂志,2021,40(10): 693-697.

[17] 王佳楠,王焕玲.药物临床试验机构管理指南[M].北京:中国医药科技出版社,2022年.

[18] 李晓,刘洋,王馨怡.医疗器械临床试验监管存在的问题与对策[J].中国临床药理学与治疗学,2018,23(8): 841-845.

[19] 卢芳,盛紫依,冯钰,等.药物临床试验与研究者发起的临床试验管理模式比较[J].世界临床药物,2022,43(7): 946-951.

[20] 王瓅珏,吴明凤,王丹蕾,等.加强对药物临床试验中人类遗传资源的管理.中国新药杂志,2018,27(11): 1299-1302.

[21] 张晓燕,朱丹丹,高关心,等.医疗器械临床试验中的人类遗传资源质量管理体系构建的探讨[J].中国医药生物技术,2021,16(2): 161-165.

[22] 国务院.中华人民共和国人类遗传资源管理条例[EB/OL].(2019-06-10)[2023-09-25]. https://www.gov.cn/zhengce/content/2019-06/10/content_5398829.html.

[23] 葛永彬,董剑平,戴鹏.药品注册核查关注的合规风险论述[J].中国食品药品监管,2023,230(3): 44-49.

[24] 钟伟强,祝慧萍.临床试验研究在医学科研中的理论、设计和实践[J].北京医学,2020,42(9): 883-888.

[25] 谭英红,尹永亮,李淑敏,等.基于过程管理的药物临床试验管理系统构建与应用[J].中国新药与临床杂志,2023,42(7): 443-447.

[26] 中国上海司法智库.市场监督管理总局公布《药品生产监督管理办法 2020 版》《药品注册管理办法 2020 版》[EB/OL].(2020-12-31)[2023-06-30]. https://www.sohu.com/a/386030499_100017141.

[27] 百度百科.药品注册管理办法(国家市场监督管理总局令第 27 号)[EB/OL].[2023-06-30]. https://baike.baidu.com/item/药品注册管理办法/2566520?fr=ge_ala.

[28] 周文菁,关灵,曹烨,等.药物临床试验质量管理·广东共识(2020 年版)[J].今日药学,2020,30(12): 826-829.

[29] 唐蓉,朱玲,郑春霞.《中国人类遗传资源管理服务指南》简介[J].肾脏病与透析肾移植杂志,2022,31(05): 444-449.

[30] 王平,杨胜,张建武.新时代药品注册管理体系的设计与构建——2020 年版《药品注册管理办法》的新理念、新内容、新要求及实施进展[J].中国食品药品监管,2021(06): 8-17.

[31] 任茜,马忠英,翟小虎,等. 浅谈医院药物临床试验的质量管理[J]. 中国药师,2018,21(08):1453-1455.

[32] 国家市场监督管理总局. 药品注册管理办法[N]. 中国医药报,2020-03-31.

[33] 国家食品药品监督管理总局. 体外诊断试剂注册与备案管理办法[N]. 中国医药报,2021-09-02.

（高 越 马海萍 赵娜萍 张恒琰 章璐瑶 张 黎）

第二章

# 临床试验中各方职责

## 第一节　申办者的职责

### 一、申办者的基本概念

在 ICH-GCP 中，申办者指对一个临床试验的发起、管理和 / 或财务负责的个人、公用、机构或组织。我国现行 2020 版 GCP 中，申办者指负责临床试验的发起、管理和提供临床试验经费的个人、组织或者机构。通俗一点讲，申办者实际上就是新药研究开发和新药证书（或生产许可证）的申报单位，也可以是为了药品进口注册的目的在我国进行临床试验的国外企业。在国外，申办者通常为制药公司，但是在我国除了多数情况下为制药公司或药厂外，申办者还可能为其他组织和机构，如从事新药研究开发的研究单位或院校。

在临床试验的各参与方中，申办者作为临床试验的主要责任方，承担着一系列重要的职责和义务，是临床试验中最重要的主体之一。

### 二、申办者的职责

#### （一）发动、申请、组织临床试验并提供经费

申办者是在我国药品监督管理部门登记备案的企、事业单位或机构，按照国家法律、法规等有关规定，向国家药品监督管理局递交临床试验的申请，并得到药品监管部门的批准。申办者为境外机构的，应当按照相关法律法规指定中国境内的企业法人作为代理人，由代理人协助申办者履行职责。申办者也可委托 CRO 执行临床试验中的某些工作和任务。其应当对临床试验的真实性、合规性负责，把保护受试者的权益和安全以及临床试验结果的真实、可靠作为临床试验的基本考虑。

#### （二）选择研究机构和研究者

申办者应根据临床试验的特点选择合适的、具备相应资质的研究机构和研究者参与试验，签署试验合同。申办者与研究者和临床试验机构签订的合同，应当明确试验各方的责任权利，以及各方应当避免的、可能的利益冲突。

研究者均应当经过临床试验的培训、有临床试验的经验，有足够的医疗资源完成临床试验。多个临床试验机构参加的临床试验，如需选择组长单位由申办者负责。

研究机构涉及医学判断的样本检测实验室，应当符合相关规定并具备相应资质。临床试验中采集标本的管理、检测、运输和储存应当保证质量。禁止实施与伦理委员会同意的试验方案无关的生物样本检测。临床试验结束后，剩余标本的继续保存或其他情况，应当由受试者签署知情同意书，并说明保存的时间和数据的保密性问题。

### （三）开展试验设计

申办者与研究者共同设计并签署方案。试验方案通常包括基本信息、背景、目的、设计及实施方式等内容，并说明研究人员在上述方面职责及分工。

申办者应设计知情同意书（informed consent form，ICF）、CRF、SOP 以及其他相关文件，并向临床试验机构和主要研究者提供。

申办者应当选用有资质的生物统计学家、临床药理学家和临床医生等参与试验设计，制订统计分析计划、分析数据、撰写中期和最终的试验总结报告。

### （四）进行临床试验准备

申办者在试验前向研究者提供内容包括试验药物的化学、药学、毒理学、药理学和临床的（包括以前的和正在进行的试验）资料和数据的研究者手册；提供合格的试验用药品 / 医疗器械及相关试验材料。申办者在试验前还应取得伦理委员会批准件。此外，在临床试验开始前，申办者应当负责组织与该临床试验相关的培训，如试验用药品 / 医疗器械的原理、适用范围、使用方法以及临床试验方案、标准操作规程以及其他相关文件等。

### （五）建立临床试验质量管理体系

申办者应当建立覆盖临床试验的全过程的质量管理体系（quality management system，QMS），包括临床试验机构和主要研究者的选择、临床试验方案的设计、临床试验的实施、记录、结果报告和文件归档等。质量管理包括有效的试验方案设计、收集数据的方法及流程、对于临床试验中做出决策所必需的信息采集。

申办者应当使临床试验质量保证和质量控制的方法与临床试验内在的风险和所采集信息的重要性相符。申办者应当保证临床试验各个环节的可操作性，试验流程和数据采集避免过于复杂。试验方案、CRF 及其他相关文件应当清晰、简洁和前后一致。

申办者应当履行管理职责。根据临床试验需要建立临床试验的研究和管理团队，以指导、监督临床试验实施。研究和管理团队内部的工作应当及时沟通。在药品监督管理部门检查时，研究和管理团队均应当派员参加。

### （六）进行质量保证和质量控制

申办者负责制定、实施和及时更新有关临床试验质量保证和质量控制系统的标准操作规程，确保临床试验的实施、数据的产生、记录和报告均遵守试验方案和相关法律法规的要求。临床试验和实验室检测的全过程均需严格按照质量管理标准操作规程进行。数据处理的每个阶段均有质量控制，以保证所有数据是可靠的，数据处理过程是正确的。

申办者与各相关单位签订的合同中应当注明申办者的监查和稽查、药品监督管理部门的检查可直接到试验现场查阅源数据、源文件和报告。

### （七）开展风险质量管理

申办者制定试验方案时应当明确保护受试者权益和安全以及保证临床试验结果可靠的关键环节和数据。

申办者应当识别影响到临床试验关键环节和数据的风险。该风险应当从两个层面考虑：系统层面，如设施设备、标准操作规程、计算机化系统、人员、供应商；临床试验层面，如试验用药品 / 医疗器械、试验设计、数据收集和记录、知情同意过程。申办者进行风险评估时应当考虑在现有风险控制下发生差错的可能性；该差错对保护受试者权益和安全，以及数据可靠性的影响；该差错被监测到的程度。

申办者应当识别可减少或者可被接受的风险。减少风险的控制措施应当体现在试验方案的设计和实施、监查计划、各方职责明确的合同、标准操作规程的依从性，以及各类培训这些方面。预先设定质量风险的容忍度时，应当考虑变量的医学和统计学特点及统计设计，以鉴别影响受试者安全和数据可靠的系统性问题。出现超出质量风险的容忍度的情况时，应当评估是否需要采取进一步的措施。

申办者应当结合临床试验期间的新知识和经验，定期评估风险控制措施，以确保现行的质量管理的有效性和适用性。进行风险质量管理应当有记录，并及时与相关各方沟通，促使风险评估和质量持续改进。此外，申办者应当在临床试验报告中说明所采用的质量管理方法，并概述严重偏离质量风险的容忍度的事件和补救措施。

（八）管理试验用药品 / 医疗器械

申办者应当免费向受试者提供试验用药品 / 医疗器械，并保证其生产、储存、运输、交接、回收、销毁等环节符合方案和相关法规的要求，所有环节均有相应记录。试验用药品 / 医疗器械应当按照相应生产质量管理规范的相关要求生产且质量合格。

申办者应当明确试验用药品 / 医疗器械的运输条件、储存条件、储存时间、有效期等；在临床试验获得伦理委员会同意后，申办者应在规定的条件下将试验用药品 / 医疗器械运输至临床试验机构。试验用药品的使用方法应当告知试验的所有相关人员，包括监查员、研究者、药剂师、药物保管人员等；医疗器械的使用方法也应当告知试验的相关人员。

申办者应当按照临床试验方案要求对试验用药品 / 医疗器械进行适当包装和保存；包装标签上应当标明产品信息，具有易于识别、正确编码的标识，标明仅用于临床试验、临床试验信息和临床试验用药品 / 医疗器械信息；在盲法试验中能够保持盲态。

经申办者授权后，从受试者处回收以及研究人员未使用试验用药品 / 医疗器械可由临床试验机构进行销毁或者返还申办者。

（九）管理临床试验数据

申办者应当选用有资质的人员监督临床试验的实施、数据处理、数据核对、统计分析和试验总结报告的撰写。申办者可以建立独立的数据监查委员会，以定期评价临床试验的进展情况，并评估安全性和有效性终点。

申办者使用的电子数据管理系统，应当通过可靠的系统验证，以保证试验数据的完整、准确、可靠，并保证在整个试验过程中系统始终处于有效的状态。电子数据管理系统应当具有完整的使用标准操作规程，覆盖电子数据管理的设置、安装和调用全过程。所有使用计算机化系统的人员应当经过培训。

计算机化系统数据修改的方式应当预先规定，其修改过程应当完整记录，原数据（如保留电子数据稽查轨迹、数据轨迹和编辑轨迹）应当保留；电子数据的整合、内容和结构应当有明确规定，以确保电子数据的完整性；当计算机化系统出现变更时，如软件升级或者数据转移等，确保电子数据的完整性更为重要。若数据处理过程中发生数据转换，确保转换后的数据与原数据一致，和该数据转化过程的可见性。

申办者应当保证电子数据管理系统的安全性，未经授权的人员不能访问；保存被授权修改数据人员的名单；电子数据应当及时备份；盲法设计的临床试验，应当始终保持盲法状态，包括数据录入和处理。

申办者应当使用受试者鉴认代码，鉴别每一位受试者所有临床试验数据。盲法试验揭盲以后，申办者应当及时把受试者的试验用药品情况书面告知研究者。

申办者应当保存与申办者相关的临床试验数据，有些参加临床试验的相关单位获得的其他数据，也应当作为申办者的特定数据保留在临床试验必备文件内。试验数据所有权的转移，需符合相关法律法规的要求。

申办者应当书面告知研究者和临床试验机构对试验记录保存的要求；当试验相关记录不再需要时，申办者也应当书面告知研究者和临床试验机构。

### （十）评估、报告和处理安全性信息

**1. 药物临床试验** 申办者负责药物试验期间试验用药品的安全性评估。申办者应当将临床试验中发现的可能影响受试者安全、可能影响药物临床试验实施、可能改变伦理委员会同意意见的问题，及时通知研究者和临床试验机构、药品监督管理部门。申办者收到任何来源的安全性相关信息后，均应当立即分析评估，包括严重性、与试验药物的相关性以及是否为预期事件等。申办者应当将可疑且非预期严重不良反应（suspicious and unexpected serious adverse reactions，SUSAR）快速报告给所有参加临床试验的研究者及临床试验机构、伦理委员会；申办者应当向药品监督管理部门和卫生健康主管部门报告可疑且非预期严重不良反应。申办者提供的药物研发期间安全性更新报告应当包括临床试验风险与获益的评估，有关信息通报给所有参加临床试验的研究者及临床试验机构、伦理委员会。

**2. 医疗器械临床试验** 申办者应当在获知死亡或者危及生命的临床试验医疗器械相关严重不良事件后 7 日内、获知非死亡或者非危及生命的试验医疗器械相关严重不良事件和其他严重安全性风险信息后 15 日内，向参与临床试验的其他医疗器械临床试验机构、伦理委员会以及主要研究者报告，向申办者、医疗器械所在地省（自治区、直辖市）药品监督管理部门报告并控制风险措施；出现可能影响受试者安全、变更实验方案等情况时，应当及时组织对临床试验方案等相关文件进行修改，并再次提交伦理委员会审查；出现其他重大安全性问题时应当暂停临床试验，并按照要求向上级主管部门报告。

### （十一）开展监查

申办者制定监查计划。申办者应根据临床试验的目的、设计、复杂性、盲法、样本大小和临床试验终点等制定监查计划。监查计划应当特别强调保护受试者的权益，保证数据的真实性，保证应对临床试验中的各类风险。监查计划应当描述监查的策略、对试验各方的监查职责、监查的方法，以及应用不同监查方法的原因。监查计划应当强调对关键数据和流程的监查，应当遵守相关法律法规。

申办者委派监查员。监查员人数及监查次数应当与临床试验的复杂程度和参与的临床试验机构数量相匹配；监查员应当受过相应的培训，熟悉本规范和相关法律法规，具备医学、药学等临床试验监查所需的知识，熟悉试验用药品 / 医疗器械的相关研究资料和同类产品临床方面的信息、临床试验方案以及其相关的文件，能够有效履行监查职责。

申办者制定监查形式和监查标准操作规程。申办者可以采取现场监查和中心化监查

的形式。现场监查是在临床试验现场进行监查，通常在临床试验开始前、实施中和结束后进行。中心化监查是及时地对正在实施的临床试验进行远程评估，以及汇总不同的临床试验机构采集的数据进行远程评估。中心化监查的过程有助于提高临床试验的监查效果，是对现场监查的补充。申办者应当制定监查标准操作规程，监查员在监查工作中应当执行标准操作规程。

（十二）开展稽查

申办者应制定稽查计划和稽查规程。稽查规程应当依据向药品监督管理部门提交的资料内容、临床试验中受试者的例数、临床试验的类型和复杂程度、影响受试者的风险水平和其他已知的相关问题，拟定稽查的目的、方法、稽查次数和稽查报告的格式内容。稽查员在稽查过程中观察和发现的问题均应当有书面记录。

申办者遴选稽查人员。申办者应选定独立于临床试验的人员担任稽查员，稽查员应当经过相应的培训和具有稽查经验，能够有效履行稽查职责。不容许监查人员兼任。

申办者提交稽查报告和稽查证明。根据药品监督管理部门需要，可以要求申办者提供稽查报告，必要时提供稽查证明。

（十三）保护受试者和研究者合法权益

申办者应当采取适当方式保证可以给予受试者和研究者补偿或者赔偿。申办者应当向研究者和临床试验机构提供与临床试验相关的法律上、经济上的保险或者保证，并与临床试验的风险性质和风险程度相适应。但不包括研究者和临床试验机构自身的过失所致的损害。

申办者应当承担受试者与临床试验相关的损害或者死亡的诊疗费用，以及相应的补偿。申办者和研究者应当及时兑付给予受试者补偿或者赔偿。申办者提供给受试者补偿的方式方法，应当符合相关的法律法规。同时，申办者应当免费向受试者提供试验用药品/医疗器械，支付与临床试验相关的医学检测费用。

（十四）递交临床试验总结报告

申办者负责向监管部门递交临床试验的总结报告，临床试验总结报告应当全面、完整、准确反映临床试验结果。临床试验总结报告安全性、有效性数据应当与临床试验源数据一致。临床试验总结报告必须与临床试验的统计报告相符。

（十五）暂停或终止试验

申办者发现研究者、临床试验机构有严重的或者劝阻不改的不依从问题时，应当终止该研究者、临床试验机构继续参加临床试验，并及时书面报告药品监督管理部门。同时，申办者和研究者应当采取相应的紧急安全性措施，以保护受试者的安全和权益。

申办者提前终止或者暂停临床试验，应当按照相关法律法规要求告知研究者和临床试验机构、药品监督管理部门，并说明理由。

临床试验完成或者提前终止，申办者应当按照相关法律法规要求向药品监督管理部门提交临床试验报告。

（十六）保存临床试验资料

**1. 药物临床试验**　用于申请药品注册的临床试验，必备文件应当至少保存至试验药物被批准上市后5年；未用于申请药品注册的临床试验，必备文件应当至少保存至临床试验终止后5年。

**2. 医疗器械临床试验** 申办者应当保存临床试验基本文件至无该医疗器械使用时。

### (十七)配合监管部门检查

申办者应配合药品监督管理部门对研究者及自身在实施试验中各自的任务与执行状况的检查。检查是药品监督管理部门对临床试验的有关文件、设施、记录和其他方面进行审核检查的行为,检查可以在试验现场、申办者或者合同研究组织所在地,以及药品监督管理部门认为必要的其他场所进行。

### (十八)应当保证临床试验的依从性

申办者发现研究者、临床试验机构、申办者的人员在临床试验中不遵守试验方案、标准操作规程和相关法律法规时,申办者应当立即采取措施予以纠正,保证临床试验的良好依从性。

### (十九)委托合同研究组织(如适用)

申办者可以将其临床试验的部分或者全部工作和任务委托给合同研究组织,但申办者仍然是临床试验数据质量和可靠性的最终责任人,应当监督合同研究组织承担的各项工作。合同研究组织应当实施质量保证和质量控制。

申办者委托给合同研究组织的工作应当签订合同。合同中应当明确以下内容:委托的具体工作以及相应的标准操作规程;申办者有权确认被委托工作执行标准操作规程的情况;对被委托方的书面要求;被委托方需要提交给申办者的报告要求;与受试者的损害赔偿措施相关的事项;其他与委托工作有关的事项。合同研究组织如存在任务转包,应当获得申办者的书面批准。未明确委托给合同研究组织的工作和任务,其职责仍由申办者负责。对申办者的要求也适用于承担申办者相关工作和任务的合同研究组织。

### (二十)协调多中心(如适用)

申办者应当向各中心提供相同的试验方案。确保参加临床试验的各中心均能遵守试验方案。各中心按照方案遵守相同的临床和实验室数据的统一评价标准和 CRF 的填写说明。

在临床试验开始前,应当有书面文件明确参加临床试验的各中心研究者的职责,确保各中心研究者之间的沟通。申办者若需要研究者增加收集试验数据,在试验方案中应当表明此内容,并向研究者提供附加的 CRF。

## 三、申办者职责的变化与发展

### (一)申办者在临床试验中承担主体责任的地位越来越突显

申办者的主要职责是发动、申请、组织临床试验并提供经费。在 2020 年版 GCP 中增加申办者是临床试验数据质量和可靠性的最终责任人的明确要求;增加申办者对外包工作的监管及合同的具体要求。随着临床试验的国际化和国家法律法规的不断完善,申办者承担临床试验的主体责任,这一职责越来越突显。

### (二)申办者构建临床试验质量管理体系的职责越来越明确

新版 GCP 增加了申办者应建立临床试验质量管理体系的要求;增加了申办者对临床试验风险管理的要求和建立基于风险评估的监查方式的要求;增加了申办者应指定有能力的医学专家对临床试验的相关医学问题进行咨询;增加申办者可以建立独立数据监察委员会、

增加电子数据系统管理的具体要求，明确了申办者对临床试验负有质量管理的重要职责。

**（三）申办者在临床试验中加强受试者保护的职责越来越细化**

新版 GCP 增加申办者应把保护受试者的权益和安全以及试验结果的真实、可靠作为临床试验的基本出发点；增加申办者在方案制定时，应明确保护受试者权益和安全；增加申办者和研究者应及时兑付给予受试者补偿或赔偿；增加申办者制定监查计划应特别强调保护受试者的权益；优化安全性报告要求。

## 第二节　研究者的职责

### 一、研究者的基本概念

在 ICH-GCP 中，研究者指负责在一个试验单位实施临床试验的人。在我国现行 2020 版 GCP 中，研究者指实施临床试验并对临床试验质量及受试者权益和安全负责的试验现场的负责人。

在临床试验的各参与方中，研究者作为临床试验的实施者、临床试验质量及受试者安全和权益的直接责任人，是临床试验的关键主体。

### 二、研究者的职责

**（一）具备必要的资质**

具有在临床试验机构的执业资格，完成临床试验主要研究者备案。熟悉临床试验相关的法律法规。具有试验用药品 / 医疗器械使用所要求的专业知识和经验，经过临床试验相关培训，有临床试验的经验，熟悉申办者所提供的临床试验方案、研究者手册等资料。有能力协调、支配和使用进行该项临床试验的人员和设备，且有能力处理临床试验中发生的不良事件和其他关联事件。

**（二）与伦理委员会沟通**

临床试验实施前，研究者应当获得伦理委员会的书面同意；未获得伦理委员会书面同意前，不能筛选受试者。临床试验实施前和临床试验过程中，研究者应当向伦理委员会提供伦理审查需要的所有文件。主要研究者应当确保临床试验遵守伦理委员会同意的最新版本临床试验方案，在约定的时限内，按照相关法律法规的规定实施临床试验。

**（三）遵守试验方案**

研究者应当与申办者共同制定临床试验方案并签字，报伦理委员会审批后实施。临床试验中，若确有需要，可以按规定程序对方案作修正。研究者应掌握方案的内容并严格执行。这是研究者最基本的职责。如：研究者应当遵守临床试验的随机化程序（如适用）；盲法试验应当按照试验方案的要求实施揭盲。若意外破盲或者因严重不良事件等情况紧急揭盲时，研究者应当向申办者书面说明原因。

**（四）熟悉和管理试验用药品 / 医疗器械 / 生物样本**

研究者应熟悉试验药物的性质、作用、疗效及安全性并掌握试验进行期间更新的相关信息。

研究者应熟悉试验医疗器械的原理、适用范围、预期用途、产品性能、操作方法、安装要求以及技术指标等，了解该试验医疗器械临床前研究相关资料。

研究者对申办者提供的试验用药品 / 医疗器械有管理责任，应当确保其仅用于参加该临床试验的受试者，在临床试验期间按照要求储存和保管，在临床试验完成或者终止后按照相关法律法规和与申办者的合同进行处理。

研究者应当确保临床试验中生物样本的采集、处理、保存、运输、销毁等符合临床试验方案和相关法律法规。

### （五）开展知情同意

研究者应当遵循有关法律法规、遵守 GCP 和源自《赫尔辛基宣言》的伦理原则来获得知情同意书并进行相应的记录。应当使用经伦理委员会同意的最新版本知情同意书和其他提供给受试者的信息。

研究者在受试者参与临床试验前，应当向其说明试验用药品 / 医疗器械以及临床试验有关的详细情况，告知受试者可能的受益和已知的、可以预见的风险，经充分和详细解释后由受试者在知情同意书上签署姓名和日期，研究者也在知情同意书上签署姓名和日期。

研究者不应当强迫或者以其他不正当方式诱使受试者参加临床试验。受试者为无民事行为能力人或者限制民事行为能力人的，应当依法获得其监护人的书面知情同意；受试者缺乏阅读能力的，应当有一位公正见证人见证整个知情同意过程并在知情同意书上签字并注明日期。

研究者确保知情同意书更新并获得伦理委员会审查同意后，所有受影响的未结束试验流程的受试者，都签署新修订的知情同意书。

### （六）确保试验数据质量

研究者应当监督试验现场的数据采集，确保所有临床试验数据是从临床试验的源文件和试验记录中获得的；应当按照申办者提供的指导说明填写和修改 CRF，确保各类 CRF 及其他报告中的数据准确、完整、清晰和及时。

### （七）报告安全性信息

**1. 药物临床试验** 除试验方案或者其他文件（如研究者手册）中规定不需立即报告的严重不良事件外，研究者应当立即向申办者书面报告所有严重不良事件，随后应当及时提供详尽、书面的随访报告。严重不良事件报告和随访报告应当注明受试者在临床试验中的鉴认代码，而不是受试者的真实姓名、居民身份证号码和住址等身份信息。试验方案中规定的、对安全性评价重要的不良事件和实验室异常值，应当按照试验方案的要求和时限向申办者报告。涉及死亡事件的报告，研究者应当向申办者和伦理委员会提供其他所需要的资料，如尸检报告和最终医学报告。研究者收到申办者提供的临床试验的相关安全性信息后，应当及时签收阅读，并考虑受试者的治疗。研究者应当向伦理委员会报告由申办方提供的可疑且非预期严重不良反应。

**2. 医疗器械临床试验** 发生严重不良事件时，研究者应当立即对受试者采取适当的治疗措施；同时，研究者应当在获知严重不良事件后 24 小时内，向申办者、临床试验机构管理部门、伦理委员会报告；并按照临床试验方案的规定随访严重不良事件，提交严重不良事件随访报告。

**3. 暂停或者终止临床试验** 主要研究者发现临床试验的风险超过可能的受益，需要暂停或者终止临床试验时，应当向申办者、临床试验机构管理部门、伦理委员会报告，及时通知受试者，并保证受试者得到适当治疗和随访。

（八）保障受试者安全

研究者有义务采取必要的措施以保障受试者的安全。当临床试验中发生不良事件时，研究者应当为受试者提供足够、及时的治疗和处理；当受试者出现并发疾病需要治疗和处理时，研究者应当及时告知受试者。研究者应当记录临床试验过程中发生的不良事件和发现的器械缺陷。

研究者收到申办者提供的试验相关严重不良事件和其他安全性信息时，应当及时签收阅读，并考虑受试者的治疗是否进行相应调整，必要时尽早与受试者沟通。

研究者收到申办者或者伦理委员会需要暂停或者终止临床试验的通知时，应当及时通知受试者，并保证受试者得到适当治疗和随访。

（九）提供临床试验进展报告

在临床试验过程中，主要研究者应当按时向伦理委员会报告临床试验的进展。

（十）接受监查、稽查和检查

研究者应接受申办者派遣的监查员或稽查员的监查和稽查及监管部门的检查，以确保临床试验的质量。

### 三、研究者职责的变化与发展

（一）研究者控制试验质量的职责要求正在逐步提高

研究者是临床试验的具体实施者，是试验质量的直接责任人，其对临床试验质量管理应该是整个 QMS 的基础。2020 年版 GCP 中对研究者保证临床试验质量的要求越来越明确，增加了要求研究者授权及监督职责；增加研究者提供临床试验进展报告的要求；增加研究者对试验数据记录和保证数据质量的多个具体要求；增加研究者承担临床试验有关医学决策的要求等。相信随着我国医药产业和临床研究高质量发展，研究者对临床试验质量保证的职责要求会越来越高。

（二）研究者保障受试者安全的职责要求正逐步提高

研究者作为受试者安全和权益的直接责任人，有责任加强受试者的保护。2020 新版 GCP 在以下条目中进行了补充：受试者的其他疾病和关注合并用药、试验用药品的管理要求、研究者与受试者双方沟通、受试者退出、受试者知情同意等。近年来，国家鼓励医疗机构和研究者提升临床研究能力，鼓励以临床价值为导向的临床试验创新，意味着对研究者保护受试者安全的职责提出了更高的要求。

## 第三节　合同研究组织

### 一、合同研究组织（CRO）的基本概念与分类

（一）合同研究组织（CRO）的基本概念

合同研究组织（CRO），又称医药研发合同外包服务机构，是一种学术性或者商业性的

科学机构。是指通过签订合同授权，执行申办者或者研究者在临床试验中的某些职责和任务的单位。CRO 主要是协助申办者，派遣 CRA 的公司。

### （二）合同研究组织（CRO）的分类

CRO 覆盖了新药开发流程的各个阶段，主要分为临床前 CRO 与临床 CRO 两种。本节主要介绍临床 CRO。

**1. 临床前 CRO** 药物临床前研究作为医药研发、生产中的重要一环，各国都有严格的准入和数据认可标准。美国 FDA 对于药物非临床研究（good laboratory practice，GLP）检查、欧洲经济合作与发展组织（OECD）对 GLP 的认证（检查）有着极为严格的质量要求，在通过相应检查的同时，企业还将出具相应的研究报告才能顺利被美国 FDA 和 OECD 相关成员国认可。临床前 CRO 这项工作能够极大地减轻药企的负担。临床前 CRO 主要从事新药研发有关的化合物研究服务、临床药理学及毒理学实验等服务。化合物研究服务包括先导化合物发现、合成，药物的改制、筛选，生物咨询服务等。临床前研究服务包括安全性评价研究、药代动力学、药理毒理学、动物模型等。

**2. 临床 CRO** 临床试验是新药研发中耗时最长、花费最高的环节，通常占据新药研发过程中 1/2 以上的费用和 2/3 的时间，专业的临床 CRO 公司可提供临床试验（Ⅰ~Ⅳ期）患者招募与管理、临床监查、中心实验室、药物警戒、数据管理和分析统计等服务，提高制药企业新药上市的效率，并逐渐成为医药研发产业链的重要角色。临床 CRO 主要以临床研究服务为主，包括Ⅰ~Ⅳ期临床试验技术服务、临床试验数据管理和统计分析、注册申报以及上市后药物安全监测及营销服务等。

## 二、合同研究组织（CRO）起源、发展历程及现状分析

### （一）合同研究组织（CRO）起源

CRO 发端于制药企业，因为制药业的独特发展环境和特点，在各类行业中，制药业是高投入、高风险、高回报的行业，竞争力非常大，新药 / 新器械的创新研发是行业之间制胜的宝典。CRO 于 20 世纪 70 年代诞生于欧美国家的私立研究机构和公立研究机构，当时他们为制药产业提供有限范围内的临床前和部分的临床试验服务。CRO 是当前医药研发外包普遍的模式，一般是指制药公司作为发包方将相关业务外包给从事该项业务的承包方 CRO 公司。

### （二）合同研究组织（CRO）发展历程

经济全球化促进了 CRO 的快速发展，至今为止，CRO 逐渐发展成为一个相对完善的技术服务工业体系。目前临床 CRO 提供的技术服务内容十分广泛，几乎涵盖了药品 / 医疗器械研发的整个流程，主要包括以下内容。

制订和执行临床试验计划，包括临床试验的设计、样本规模、随机分组、试验方案等。

试验监测及数据管理，包括数据的收集、监测、验证以及数据分析等。

临床试验质量保证（QA），确保试验符合监管要求和质量保证。

试验用药品 / 医疗器械物流的管理，包括样品管理、试验用药品 / 医疗器械配送、库存、和销毁等环节。

统计分析，包括试验数据统计学处理、制表、数字分析等。

试验报告编写，将试验数据变成报告的形式，提交给监管机构。

CRO 自诞生之日起，就以高效率、低成本的优势奠定了其存在的价值，并日益受到制药企业和生物制剂公司的认同和青睐，成为新药/新器械研发的重要环节之一。

### （三）合同研究组织（CRO）现状分析

国内的 CRO 虽然起步较晚，但是低廉的研究成本、高专业素质的临床研究工作者、丰富的动物基础实验以及潜在的巨大市场吸引了很多国外大型医药企业的眼球。1996 年，中国首家真正意义上的 CRO 公司成立，从事新药临床试验相关业务。随后，大量的跨国 CRO 公司陆续在中国成立子机构。同期，跨国子机构在中国大量地开展新药研发业务，催生出一批优秀的研发机构，进一步促进了中国 CRO 快速发展与成长。

随着国际大型医药企业的业务不断在国内扩张、国内医药研发机构兴起以及国内 CRO 的整合，CRO 行业的经验和能力也有了很大的提升，同时也使国内 CRO 面临更多的新的机遇和挑战。从国际发展趋势来看，CRO 向着两个方向分化，即全方位的研发外包服务和专业化的外包服务。

**1. 市场规模不断扩大** 国外医药企业瞄准国内市场，为国内的 CRO 医药企业提供很多发展的机会。自 2018 年起，全球 CRO 市场规模逐年增长，预计到 2025 年市场规模将达到 57 亿美元。这是由于制药行业在发展过程中，越来越注重科技、创新、透明度、可追溯性和信息化技术等因素，这些因素推动了 CRO 市场的增长。

**2. 行业竞争逐渐激烈** 目前，CRO 市场的主要竞争者主要来自美国、欧洲和亚洲等地的大型企业。其中，美国的 ICON、PPD、Covance 等企业是全球最大的 CRO 公司，市场占有率较高。这些大型企业在中国建立了自己的研究中心，导致本地的研发优势逐步丧失，业务外包的类型发生变化，外包的数量有所下降。此外，亚洲的 CRO 公司也在崛起，如东晶生物、鼎晖医药等公司都在不断发展。

**3. 服务领域越来越广** 在 CRO 市场中，药物临床试验是其中最主要的业务类型，但是医疗器械、电子病历等也逐渐涉及其中。由于临床试验变得越来越复杂，需要 CRO 公司在相应领域中提供专业服务。

**4. 信息技术不断发展** 随着移动互联网、大数据等技术应用逐渐普及，CRO 企业的数据收集、管理和分析更加精准。CRO 公司在临床试验信息化方面的投资也日益增加。通过引入这些新技术，CRO 公司能够提供更好的客户服务和解决方案。

**5. 市场发展逐渐国际化** 随着全球经济的不断发展，CRO 市场也逐渐趋于国际化。总部位于美国、欧洲等地的 CRO 公司，已经拓展到亚洲、拉丁美洲等经济发展较快的地区，开拓更多的业务市场。

总之，CRO 市场目前处于持续增长的趋势，而企业之间的竞争将更加激烈。CRO 公司需要逐步引入新技术，注重服务质量和客户需求，不断提升自身的竞争力，来赢得更多的市场份额。

## 三、合同研究组织（CRO）的职责

### （一）临床试验准备阶段

**1. 制订临床研究计划** CRO 应对规划的临床试验参与单位和人员筛选标准提供合理的建议，在临床试验启动前，制订全面、科学、可行而详细的临床研究计划。包括临床试验进度总体时间安排、启动计划、监查计划、统计计划、总结计划、费用预算、可能出现的问题及解决方法。

**2. 设计临床试验** CRO应设计临床试验方案、知情同意书样本、CRF、病历模板、临床试验用药品/器械管理表格等。

**3. 筛选临床研究中心** CRO应筛选、拜访临床研究中心，并考察其合作态度、团队精神、人员资格、数量、工作经验、试验场所、床位数、临床试验相关检查仪器和设备、日门诊量、手术量等。在充分考察上述条件的基础上，选定牵头和临床参加科室。

**4. 选择统计单位** 通过多种渠道详细了解并核实统计单位资质条件（专业基础、人员配备组成等）、合作态度、工作效率、工作程序等各方因素。在充分考察上述条件的基础上，选定临床统计单位。

**5. 召开方案讨论会** 与各临床中心协商确定方案讨论会召开时间和地点，拟定会议工作安排，准备临床协调会相关资料，召开协调会。

**6. 修订临床试验方案** 根据方案讨论会的意见，由CRO负责修订临床方案及CRF，并经主要研究者同意后确定。

**7. 申报伦理委员会** CRO应准备伦理委员会开会资料，包括临床试验方案、CRF表、临床研究者手册、知情同意书样本、注册检验报告等。将上述资料整理并提交组长单位伦理委员会，同时缴纳一定伦理委员会咨询费用，即可申请伦理委员召开会议并讨论通过。

**8. 签订临床试验协议** CRO起草与各临床中心研究协议，并按国家法律法规的规定及申办方、试验机构的要求，协助申办方同相关医院签署临床试验合同或三方协议，以保证本服务协议项下临床试验顺利进行。

**9. 进行临床试验备案** 取得每家中心的伦理批件及协议后即可到申办方所在地的省级药品监督管理局进行备案。

**10. 准备临床试验用品并运送** 根据临床试验类型（随机或双盲等）计划临床样品数量；做计划购买对照品；设计各种规格临床研究用样品标签；协助统计专家编制随机表；将医疗器械等发放各临床中心并填写交接记录。

**11. 召开启动会** CRO分别召集各临床中心研究者，对其进行相关法规及临床方案和CRF知识培训；对各临床中心提出的问题进行答疑。

**12. 向申办方收费** CRO有权依照合同约定向申办方收取临床试验服务费用。

### （二）临床试验实施阶段

**1. 执行并检查临床试验** 执行申办方、研究者、统计专家三方共同认可的临床试验方案，并开展监查。监查主要内容包括以下几方面。

（1）研究者的资质：临床试验参与人员应符合《药物临床试验质量管理规范》《医疗器械临床试验质量管理规范》的要求，且具有相应的资质，临床试验过程应符合伦理学和科学性的原则。

（2）研究者执行试验方案的情况：在临床试验前是否取得所有参与受试者的知情同意，对知情同意书签署的规范性进行核查，了解受试者的入选及试验的进展状况，确认入选的受试者合格。

（3）试验数据管理：确认所有数据的记录与报告正确完整，所有CRF填写正确，并与原始资料一致；所有错误或遗漏均已改正并经研究者签名、注明日期。

（4）受试者管理：每一受试者的治疗变更、合并用药、伴发疾病、失访、检查遗漏等均确认并记录；确认入选受试者的退出与失访均已在 CRF 中予以说明。

（5）不良事件记录和报告：确认所有不良事件均准确、详细、及时记录在案；严重不良事件应在 24 小时内向申办方、临床试验机构及伦理委员会上报。

（6）产品管理：临床试验产品的管理流程是否合理，核实试验用药品 / 医疗器械按照有关法规进行供应、储藏、分发、使用、收回，并做相应的记录。

（7）监查报告撰写：监查并如实记录研究者未能做到的随访、未进行的试验、未做的检查，以及是否对错误、遗漏作出纠正。

CRO 通过监查行为保证数据真实性、完整性、准确性。根据项目实际进展情况及时向申办方汇报临床试验进展情况，并协助申办方完成临床试验总结报告或分中心小结盖章。

**2. 进行临床试验进度调整** 根据各中心关于临床试验开展的进度情况，经相应临床科室同意后适当进行病例调整，过程中及时向申办者、研究者报告项目过程中遇到的困难和问题，及时发现及时解决，避免对试验数据的真实性、完整性、合规性产生重大影响。

**3. 建立和维护研究者文档管理** 协助申办方、研究者按照《药物临床试验质量管理规范》《医疗器械临床试验质量管理规范》和试验单位监管要求，建立和维护研究者文档管理。如对试验产品资料、安全性报告、受试者知情同意书核查及试验数据等进行规范管理，填写临床试验记录表格以及行政监管部门要求的其他文件。

**4. 临床试验合作沟通** 与申办方、试验单位、政府监管部门保持流畅沟通，确保信息传达及时、准确，双方共同维护与临床试验中心的临床试验合作工作。

**5. 配合监管** 配合国家行政主管部门，对临床试验进行监管和核查。即使试验项目已结束，CRO 仍然有义务配合国家药品监督管理局或试验机构的抽查以及注册申请时对材料的补充。

### （三）临床试验结束阶段

受试者完成随访后，CRO 负责清理各中心数据，进行数据答疑，根据各中心结题要求，向申办方交接试验文件和文档。获取各中心临床试验小结表，进行临床试验总结报告的撰写。根据临床试验结果，对临床试验进行总结，撰写总结报告并报送各参加单位进行审核。对总结报告进行讨论，确认最终版文件。

### （四）CRO 开展监查的方法

CRO 开展监查主要分为现场监查、中心化监查以及其他监查方法。

**1. 现场监查** 是 CRO 在研究机构或研究中心开展的监查活动。现场监查是指 CRA 开展临床试验的机构进行原始资料的检查、核对与溯源，确保研究中心的试验执行情况良好以及试验条件有条不紊地进行。现场监查能够使申办方对一个中心的试验实施情况和质量有总体了解，也是目前最主要的监查方法。

**2. 中心化监查** 是对临床试验进行的远程监查，由合格的、经过培训的人员对中心化监查的审核，对累计的数据进行评估，可以及时帮助鉴别那些可靠的数据和潜在的不可靠的数据。中心化监查可以减少现场监查的频率，保障监查效果，是对现场监查的补充。

**3. 其他监查手段** 美国 FDA 认为，可以根据具体的临床试验进程和活动（如研究者培训）考虑采用电话会议、视频会议、电子邮件等不同的方式进行有效的沟通来了解研究中心的各种操作过程、程序和记录。比如，将知情同意书的签字页扫描传真，传送给临床监查员进行监查。

总之，CRO 可以帮助申办者更好地管理风险和控制成本，使临床试验更加专业、高效，并提高试验质量。

## 第四节 现场管理组织

### 一、现场管理组织（SMO）的基本概念

SMO 是临床试验现场管理组织（site management organization）的英文首字母缩写。通常定义为协助临床试验机构进行试验具体操作的具有管理经验的专业商业机构及现场管理工作的核查机构或组织。

### 二、现场管理组织（SMO）起源、发展历程及现状分析

#### （一）现场管理组织（SMO）起源

在国外，SMO 是协助研究者在研究中心完成临床研究具体操作的一种研究组织。根据欧美国家制定的临床研究机构准入条件，符合开展临床研究的私立医院、公立医院以及诊所均可以开展。欧美国家的 SMO 分为现场管理组织（SMO）和中介组织（investigative site network）两种。在中国，由于新药临床试验需要国家药品监管部门认证，因此很难复制粘贴国外的 SMO 经营模式。

#### （二）现场管理组织（SMO）发展历程

中国 SMO 起源于 20 世纪 80 年代，在少量临床试验比较活跃的项目开始出现临床研究助理，当时是临床研究护士。源于临床研究行业对于临床试验管理效率和质量的要求，SMO 的发展历程主要可以分为以下几个阶段。

**1. 早期阶段（20 世纪 80 年代）** 早期的 SMO 主要是由少数几家大型制药公司自行建立，以提高临床试验管理的效率和质量。SMO 主要负责招募患者、管理试验中心、维护数据质量等工作。

**2. 增长阶段（20 世纪 90 年代）** 进入 20 世纪 90 年代，随着临床试验的数量和复杂性增加，越来越多的制药公司开始将临床试验外包给专业的 SMO。这些 SMO 具有更专业的临床试验管理能力，能够提供更全面的服务，包括试验设计、研究协议编写、试验中心的选择和培训、数据管理等。

**3. 壮大阶段（21 世纪初）** 进入 21 世纪，SMO 行业进一步壮大。随着临床试验外包的趋势日益明显，越来越多的独立的 SMO 公司涌现出来。这些独立的 SMO 公司不仅提供临床试验管理服务，还提供临床试验咨询、数据分析、项目管理等相关服务。

**4. 创新阶段（2010 年至今）** 近年来，随着信息技术的发展，SMO 行业也开始运用新技术来提高临床试验管理效率。例如，采用 EDC 系统和远程监测等技术，能够实时获取试验数据和监测试验进展，提高数据的准确性和试验的监督效果。

SMO 起源于临床试验管理的需求，经历了从早期的内部机构到独立的专业公司的发展

过程。随着临床试验外包的趋势以及技术的进一步发展,SMO 行业有望继续发展壮大,并为临床试验的顺利进行做出更大的贡献。

### （三）现场管理组织（SMO）现状分析

**1. 行业发展趋势**　临床试验是药物 / 医疗器械研发的重要环节,随着生物技术的发展和研究方法的创新,SMO 也逐渐成为临床研究的重要组成部分。行业发展的趋势呈现出逐渐规范化、专业化和国际化的趋势。

**2. 产品竞争力和市场需求**　广泛的产品竞争力和市场需求促进了临床试验 SMO 的发展。在保证研究安全和质量的前提下,SMO 可以大大提高临床试验效率和准确性,从而帮助企业更快更准确地研发新药。

**3. 人才储备和管理**　SMO 的发展需要专业化、高效的人才队伍作保障。当前,国内 SMO 人才储备相对薄弱,且管理机制亟待完善,这也是制约 SMO 发展的重要因素。

**4. 技术和设备创新**　SMO 需要不断引入先进的技术和设备,包括数据管理软件、远程监管平台、移动端资料收集工具等,以提高试验效率和数据质量,还需要合理应用人工智能等技术手段,提高临床试验的有序性与效率。

**5. 政策支持和法规规范**　政策支持和法规规范都是 SMO 健康发展的重要保障。政策层面应支持 SMO 基础建设和科研经费的投入,制定完善的相关法规和规章,规范 SMO 行业管理和行为。同时,SMO 需要自身积极参与政策制定和法规规范,推动行业规范化、专业化与国际化。

SMO 在竞争激烈、人才稀缺、资金压力、合规要求增加和技术发展等方面面临着一些挑战。然而,随着临床试验的不断增加和技术的发展,SMO 也有机会提高自己的竞争力,并为临床试验的成功做出更大的贡献。

## 三、现场管理组织（SMO）的职责

SMO 是协助临床试验机构进行临床试验具体操作的现场管理组织。与 CRO 代表申办者行使临床试验中部分申办者工作职责不同,SMO 主要是代表研究者行使部分研究者工作职责的商业组织,提供临床试验全流程服务,具体包括:前期建模、前期准备计划、试验点启动、现场执行和项目全流程管理。此外,SMO 还负责协调和管理临床试验的整个过程,包括试验设计、研究协议的制定、试验流程的安排等。他们与临床试验的主要参与方（如研究者、试验中心、制药公司等）进行沟通和协调,确保试验按计划进行。

### （一）临床试验准备阶段

组织公司内部人员进行 GCP 培训并获得证书,派遣 CRC 协助研究者,完成中心机构项目立项、伦理审查、人遗申请等流程。协助完成项目相关的备案流程以及授权工作。根据项目前期进度安排,完成项目培训,包括内部培训和申办方 /CRO 组织的培训,参加 / 协助安排研究者会议、启动会议等项目相关会议,协助研究者完成项目启动前的相关资料收集以及准备。完成中心层面项目协议审定、签署程序等。

### （二）临床试验进行阶段

**1. 固定预筛**　支持研究者落实院内各预筛途径,并定期追踪预筛情况,加快受试者入组。

**2. 受试者管理**　协助研究者完成受试者筛选程序,核对相关检查项目是否符合入排标准,协助签署知情同意书等;协助研究者入组前复核入排病历资料;配合完成登录随机系统,打印随机登记文件并归档;协助研究者依据方案设计、遵从 GCP 规范,完成受试者随访工作,包括协助安排受试者访视、各项检查、获取检查结果并支持研究者审阅签字等;提醒研究者按照原始数据核查清单进行受试者原始数据的收集和管理,督促研究者完成病历的撰写。

**3. 安全信息管理** 协助收集、核对、整理本中心试验期间检查报告单、受试者日记卡、相关病历资料等;提醒研究者关注潜在所有的安全信息报告,支持研究者完成本中心相关安全信息报告流程;完成相关安全信息资料归档。

**4. 试验文件管理** 支持研究者完成试验过程研究中心的文档收集、整理、核对、更新、归档等;定期递交伦理委员会文件,根据伦理委员会递交要求,支持研究者递交伦理委员会文件,将文件夹递交给伦理委员会办公室并且从伦理委员会办公室领取确认接收的回执单;支持研究者接收院外 SAE 及可疑且非预期严重不良反应等相关安全报告;完成签署、独立伦理委员会(IEC)备案,并归档至 ISF 中。

**5. 试验用药品 / 医疗器械及其他管理** 支持研究者完成临床研究药物 / 医疗器械或其他研究物资的管理,主要包括接收、保存、分发、清点、回收和归还等过程管理。

**6. 试验相关票据管理** 协助研究者、受试者完成试验相关费用报销流程。

**7. 试验相关数据管理** 及时将原始文件中的数据录入到 CRF 文件或 EDC 系统中,定期查阅 CRF 文件或 EDC 系统,支持研究者解决质疑并且追踪尚未解决的质疑。

**8. 试验样本管理** 协助研究者进行样本采集、处理、保存和运送工作。

**9. 配合 CRA 监查** 提前准备各种文档供 CRA 监查;在研究者授权下协助研究者进行质疑解答(涉及医学判断的答疑除外);处理相关问题。

**10. 配合稽查、检查** 支持研究者配合与协调申办方的稽查,支持研究者配合与协调管理部门的检查,在研究者授权下协助研究者进行质疑解答(涉及医学判断的答疑除外);根据项目要求定期完成内部质控以及报告。

### (三)临床试验结束阶段

临床试验完成所有受试者随访后,SMO 协助研究者完成各中心数据清理、答疑等相关工作;协助研究者完成项目相关费用核算,包括受试者补贴、受试者试验相关检查费用;协助项目机构办、伦理办等相关文件收集、整理、递交、归档,包括分中心小结、总结报告等;按照存档要求,协助研究者整理项目相关资料,并完成存档。

综上所述,SMO 可以帮助申办者更好地管理试验,加快受试者招募速度,提高试验的效率和质量,并减轻申办者的管理负担和风险。随着技术的进步,相信 SMO 行业将逐渐规范化、专业化和国际化,为促进临床试验的发展做出更大的贡献。

## 参考文献

[1] International Council for Harmonisation of technical Requirements for Pharmaceuticals for Human Use. Integrated addendum to ICH E6(R1): guideline for good clinical practice[EB/OL]. (2016-11-09)[2023-12-07]. https://database.ich.org/sites/default/files/E6_R2_Addendum.pdf.

[2] 国家药品监督管理局,国家卫生健康委员会. 国家药监局 国家卫生健康委关于发布《药物临床试验质

量管理规范》的公告（2020 年第 57 号）[ EB/OL ].（2020-04-26）[ 2023-11-20 ].https：//www.nmpa.gov.cn/xxgk/fgwj/xzhgfxwj/20200426162401243.html.

[ 3 ] 国家药品监督管理局，国家卫生健康委员会 . 国家药监局 国家卫生健康委关于发布《医疗器械临床试验质量管理规范》的公告（2022 年第 28 号）[ EB/OL ].（2022-06-25）[ 2023-11-20 ].https：//www.nmpa.gov.cn/xxgk/fgwj/xzhgfxwj/20220331144903101.html. 药物临床试验质量管理规范[ EB/OL ].（2020-04-27）[ 2023-12-07 ]. https：//www.nhc.gov.cn/yzygj/s7659/202004/1d5d7ea301f04adba4c4e47d2e92eb96.shtml.

[ 4 ] 高荣，王安娜，唐静，等 . 从药物临床试验数据核查看申办者的职责履行情况[ J ]. 中国新药杂志，2019，28（8）：973-977.

[ 5 ] 高荣，吕术超，李秀丽，等 . 从药物临床试验数据核查看研究者的职责履行情况[ J ]. 中国新药杂志，2019，28（20）：2508-2512.

[ 6 ] 张中华 . 中国 CRO 的现状及面临的挑战[ J ]. 中国医药技术经济与管理，2008，2（1）：43-46.

[ 7 ] 刘润生，张义芳 . 合同研究组织探析及其在中国的发展[ J ]. 科技管理研究，2009，29（11）：56-59.

[ 8 ] 穆庆丽，乔园，郭冬 . 制药行业中小型 CRO 企业发展战略探究[ J ]. 中国药业，2019，28（22）：1-4.

[ 9 ] 廖成娟 . 医药合同研究组织经济伦理问题研究[ J ]. 卫生软科学，2015，29（2）：78-80.

[ 10 ] 于龙君，汤少梁 . 我国医药合同研究组织企业的 SWOT 分析及发展策略[ J ]. 药业论坛，2009，18（22）：12-13.

[ 11 ] 胡牧，支修益 . 中美临床试验协调员工作现状比较分析[ J ]. 中国医院管理，2012，32（2）：69-70.

[ 12 ] 广东省药学会 . 药物临床试验 CRC 管理 · 广东共识（2020 年版）[ J ]. 今日药学，2020，30（12）：799-801.

[ 13 ] 李树婷，刘洋，高志刚 . 中国临床研究助理的生态环境及现场管理组织发展报告[ J ]. 中国新药杂志，2018，27（11）：1266-1272.

[ 14 ] 李庆发，邵蓉 . 浅谈国外 SMO 对中国药物临床研究产业发展的启示[ J ]. 上海医药，2010，31（9）：426-427.

[ 15 ] 李惠军 . 临床试验质量保障关键因素之一：中国临床研究协调员的职业倦怠现象浅析[ J ]. 中国食品药品监管，2022，2（217）：100-107.

[ 16 ] 刘璐，周吉银 . 临床试验中临床研究协调员的来源、职责、问题及对策[ J ]. 国际药学研究杂志，2018，445（7）：512-516.

[ 17 ] 卜擎燕，熊宁宁，邹建东 . 临床试验的重要角色：临床研究协调员[ J ]. 中国临床药理学与治疗学，2006，11（10）：1190-1193.

[ 18 ] 王欣，汪芳 . 日本临床研究协调员行业发展透视和经验借鉴[ J ]. 中国药房，2016，27（18）：2587-2589.

[ 19 ] 国家食品药品监督管理局 . 国家食品药品监督管理局令[ EB/OL ].[ 2003-08-01 ]. https：//www.gov.cn/gongbao/content/2004/content_63115.htm.

[ 20 ] 国家药监局，国家卫生健康委 . 国家药监局 国家卫生健康委关于发布药物临床试验质量管理规范的公告[ EB/OL ].[ 2023-08-05 ]. https：//www.gov.cn/zhengce/zhengceku/2020-04/28/content_5507145.htm.

[ 21 ] 王兴娇，赵迎欢 . 我国药物临床试验安全责任分属、问题及应对措施[ J ]. 中国新药与临床杂志，2017，36（09）：518-521.

[ 22 ] 陈亮，张生彬 . 该院药物临床试验机构质量管理现状及存在问题分析[ J ]. 中国卫生产业，2017，14

(10): 160-161.

[23] 百度百科 . 临床监查员[EB/OL].[2024-01-30]. https://baike.baidu.com/item/%E4%B8%B4%E5%BA%8A%E7%9B%91%E6%9F%A5%E5%91%98.

[24] 加强临床试验期间安全性信息处置与报告[N]. 中国医药报，2022-07-20.

（高 越 马海萍 赵娜萍 张恒琰 章璐瑶 张 黎）

# 第三章

# 临床试验的质量管理

临床试验质量管理的目标是临床试验过程规范，数据和结果科学、真实、可靠，保护受试者的权益并保障其安全。质量管理在临床试验中扮演着至关重要的角色，有效的质量管理能够确保试验结果准确可靠，以及确保试验过程中患者的安全和权益得到保护，是临床试验项目成功实施的必要条件。

临床试验质量管理包括质量保证和质量控制。质量保证是指通过建立有计划的系统性措施，保证临床试验的实施全过程遵守试验方案和相关法律法规，包含内部质量控制和外部质量监管。质量控制是指在临床试验质量保证体系中，为确保所有活动符合质量要求而实施的技术和活动，贯穿临床试验全过程。临床试验质量管理从临床试验开展的时间线上来看，大致可以分为临床试验开展前、试验实施中、试验结束后三个阶段。在这三个时间段，又涉及了各个层面的不同角色对临床试验质量的影响。临床试验开展前，与临床试验质量管理有关的因素，比如国家监管层面的各种法律法规对临床试验管理和规范、申办方是否建立完整的质量管理体系、是否通过该体系设计临床试验方案、明确试验目标、定义试验指标，以及确定试验过程中各个环节的质量控制措施。临床试验开展过程中，临床试验质量涉及申办方 /CRO、研究团队、临床试验机构、伦理委员会等多方在临床试验开展过程中进行的质量控制活动的实施。临床试验实施结束阶段包含了研究团队、临床试验机构、伦理委员会对项目进行的结题质控工作，以及后续申办方和统计方对数据的整理和总结；最后在注册过程中需要接受国家局或省局的核查工作。临床试验整个流程上，通过各方的质量保证体系的运行以及质量控制活动的实施，最终达到临床试验质量管理的要求。

因此，临床试验质量的提升最终需要通过各方全面有效的质量管理体系建设来确保。本章将从临床试验开展前、试验开展中和试验结束后三个阶段详细阐述临床试验质量管理的内容。

## 第一节　临床试验开展前的质量管理

临床试验项目实施开展之前，涉及了多方角色的参与，质量管理也受多个角色影响。包括国家监管部门法律法规和政策的制定、申办方建立完善的质量保证体系、方案设计的科学性和可行性、临床研究团队的水平、临床试验机构及伦理委员会的监管。接下来首先从试验前各角色对临床试验质量管理的作用进行阐述。

## 一、临床试验国家监管政策

为了推进药物临床试验质量管理的切实落实,多年来国家监管部门以基本国情为基础,借鉴国际经验不断探索改革,建立起了具有中国特色的药物临床试验监管法规体系。多年来国家通过药品监管体制改革以及审评审批制度改革,更加集中和统一监管职责,推动 GCP 制度的应用,有助于确保临床试验的科学性、安全性和可靠性,有助于提高临床试验的质量,提高药物研发和监管的整体水平。

### (一)临床试验数据造假可入刑

2017 年根据《中华人民共和国刑法》《中华人民共和国刑事诉讼法》的有关规定,“故意提供虚假证明文件”情形,即药物非临床研究机构、药物临床试验机构、合同研究组织的工作人员,故意提供虚假的药物非临床研究报告、药物临床试验报告及相关材料的行为。对故意提供虚假证明材料并存在“索取或者非法收受他人财物”的行为明确了量刑范围,依照刑法第二百二十九条第二款规定,以提供虚假证明文件罪处五年以上十年以下有期徒刑,并处罚金;同时构成提供虚假证明文件罪和受贿罪、非国家工作人员受贿罪的,依照处罚较重的规定定罪处罚。以上解释体现了党中央高度重视药品安全监管工作,对临床试验质量的管理愈加严格,根据习近平总书记关于食品药品安全“四个最严”要求,首次将药物、医疗器械报告等文件造假归入刑法定罪并进行处罚。

### (二)相关法律法规不断出台

为提升临床试验质量,保障人民合法健康权益,对接国际标准,近二十年里,我国 GCP 相关的法规指南相继出台。随着法律法规的不断升级和完善,我国临床试验实施的质量也在不断地提高。以下介绍临床试验相关的最新的法律法规。

**1. 药品管理** 2019 年 8 月 26 日修订通过《中华人民共和国药品管理法》,自 2019 年 12 月 1 日起施行,2019 年 12 月 1 日国家药品监督管理局会同国家卫生健康委员会制定《药物临床试验机构管理规定》,药物临床试验机构实施备案管理。药品管理法规对于试验药品的质量、生产、配送等方面也有明确的规定,保证药品质量与用药安全有效,完善新药研究开发质量与水平,提高制药企业的管理水平与竞争力,规范药品流通市场与保证药品供应等。

**2. 临床试验质量管理规范**

(1)《药物临床试验质量管理规范》:《药物临床试验质量管理规范》是规范药物临床试验全过程的标准规定。为鼓励创新,推动我国药物临床试验规范研究和质量提升,深化药品审评审批制度改革,2020 年 7 月 1 日国家药品监督管理局和国家卫生健康委员会联合发布了最新的《药物临床试验质量管理规范》。新版规范参照国际 ICH-GCP 制定,使试验各方责任明确,要求更高,可操作性强,同时亮点颇多,尤其在受试者保护、试验数据电子化和规范审查等方面。切实有效地在我国药物临床试验质量规范方面提供了可靠的保证体系。

(2)《医疗器械临床试验质量管理规范》:为加强医疗器械临床试验管理,深化医疗器械审评审批制度改革,医疗器械法规也紧随其后。随着医疗器械审评审批制度改革不断深入,医疗器械临床试验机构由资质认定改为备案管理等多项改革政策相继出台，2016 年发布的《医疗器械临床试验质量管理规范》（国家食品药品监督管理总局令第 25 号），部分内容已经不能满足当今临床试验发展需要。为落实医疗器械审评审批制度改革要求，配合新修订的《医疗器械监督管理条例》《医疗器械注册与备案管理办法》《体外诊断试剂注册与备案管理办法》实施，进一步加强对医疗器械临床试验的管理，维护受试者权益，保证医疗器械临床试验过程规范，结果真实、准确、完整和可追溯，2022 年 5 月 1 日起施行新的《医疗器械临床试验质量管理规范》。

以上两个重要的法规是我国目前药物、医疗器械临床试验实施过程的方向标杆和指引，切实理解并按规范实施是临床试验项目质量的可靠保障条件。

**3. 伦理审查办法**　为保护人的生命和健康，维护人格尊严，尊重和保护研究参与者的合法权益，促进生命科学和医学研究健康发展，2023 年 2 月 18 日，四部委（国家卫生健康委员会、教育部、科技部、国家中医药局）联合印发国务院同意的《涉及人的生命科学和医学研究伦理审查办法》，要求各省、自治区、直辖市人民政府，国务院各部委、各直属机构，中国科学技术协会结合工作实际，认真组织实施，规范涉及人的生命科学和医学研究伦理审查工作。

**4. 现场核查要点**　为了规范临床试验数据现场核查，统一核查范围和判定标准，国家食品药品监督管理总局组织制定了《医疗器械临床试验检查要点及判定原则》《药物临床试验数据现场核查要点》《药品注册核查要点与判定原则（药物临床试验）（试行）》以及 2024 年 3 月 1 日开始实施的《药物临床试验机构监督检查要点及判定原则（试行）》。

**5. 数据管理和统计规范**　国家食品药品监督管理总局制定了《接受医疗器械境外临床试验数据技术指导原则》《药物临床试验数据递交指导原则（试行）》《药物临床试验数据管理与统计分析计划指导原则》《药物临床试验数据监查委员会指导原则（试行）》，对数据采集、记录、存储、处理、分析等环节进行统一规范，确保数据的准确性和可靠性。需要注意的是，临床试验相关的监管政策和法规也会根据国家局的要求进行调整和更新，相关从业人员在进行临床试验时需要及时关注最新的相关政策和法规。

## 二、申办者

申办者是指负责临床试验的发起、管理和提供临床试验经费的个人、组织或者机构。申办者应遵照中国 GCP、ICH-GCP，建立涵盖药物临床试验全过程的质量管理体系，包括设计、保障、管理临床试验、组织监查稽查、要求记录试验、撰写结果报告和递交注册资料等。申办者应当把保护受试者的权益和安全以及临床试验结果的真实、可靠作为临床试验的基本考虑，并且应当对注册申报的数据承担全部法律责任。

### （一）建立质量管理体系

申办者作为临床试验的发起组织者、试验经费的提供者，应当保证临床试验各个环节的可操作性，承担起质量管理的主体责任。质量管理体系应当涵盖临床试验的全过程，包括临床试验的设计、实施、记录、评估、结果报告和文件归档，重点是受试者保护、试验结果可靠，以及遵守相关法律法规。

**1. 重视临床试验方案的设计**　质量源于设计，临床试验方案的科学性和可行性是临床试验质量的基础。临床试验项目做得好不好,很大程度上取决于临床试验方案的设计。试验方案是指说明临床试验目的、设计、方法学、统计学考虑和组织实施的文件。在试验开始后,如果对试验方案增补或修订,研究者和申办者应协商一致后进行修改,并再次向伦理委员会提交并获得同意或备案。

（1）试验方案内容的要求:科学、合理、详尽、清晰的临床试验方案设计是保证试验项目实施质量的关键,是临床试验取得成功的保证。临床试验方案的设计不仅需要满足专业性和可操作性,其每一个步骤都必须符合《赫尔辛基宣言》原则和相关法规的要求,如《药物临床试验质量管理规范》《医疗器械临床试验质量管理规范》,方案通常包括基本信息、研究背景资料、试验目的、试验设计、实施方式（方法、内容步骤）等内容。具体来说,应在方案中详细描述,在试验方案设计中,应明确描述临床试验的主要和次要评价终点、对照组的选择和理由、试验设计的描述（如双盲、安慰剂对照、平行组设计）、减少或者控制偏倚所采取的措施、盲底保存和揭盲程序等,明确可作为源数据的试验数据,方案还需包括受试者治疗方法,试验用药品信息及给药剂量、给药方案,违禁用药等信息,受试者参与临床试验的预期时长和具体安排,制订明确的访视和随访计划,临床试验的暂停和终止标准,不良事件和伴随疾病记录和报告程序、不良事件随访方式与期限。方案中还应包括实施临床试验的质量控制和质量保证,伦理学问题考虑,试验数据采集与管理以及质量保障措施等。另外试验方案的背景资料是临床试验开展的基础,药物临床试验应提供试验用药品的详细信息,包括药物的名称、给药途径、给药剂量、给药方式、疗程等基本信息。医疗器械临床试验应提供医疗器械的详细信息,包括医疗器械的名称、使用途径、使用方法、是否植入体内等基本信息。除上述以外,背景资料需要提供试验药物/医疗器械的临床与非临床研究中与临床试验相关的具有潜在临床意义的发现、临床试验的目标人群、对受试者已知和潜在的风险和获益等信息,并提供相关的研究资料、参考文献和数据来源。

（2）科学合理的统计分析方法:申办者在临床试验方案的设计中,需要专业的统计人员与其他临床试验人员一起进行合作沟通,试验方案整体要贯彻统计学的原理,根据方案确定样本量、设盲、制定随机化方案,并指定相关的统计方案,参与试验数据的管理过程。临床试验和其他科学研究一样,需要通过一定数量的重复观测才能获得客观规律性。科学、合理地对临床试验样本量进行估算,不仅可以达到预期研究结果,还能有效减少人力、物力、财力和时间的浪费。不同的研究类型有不同的样本量估算方法,因此在估算样本量之前,根据前期试验或文献数据,充分理解研究的假设检验是属于优效性检验、非劣效性检验还是等效检验,并根据科研假设的目的及其测量参数的性质,选择相应的统计计算公式进行样本量估算。估算的样本量要充分考虑到受试者的脱落失访情况,一般增加10%~20%的样本量。另外还需规定缺失数据、未用数据和不合逻辑数据的处理方法,确定偏离原定统计分析计划的修改程序,明确定义统计分析的受试者数据集。申办方在临床试验开展前期组织各方共同设计科学合理的统计分析方法是临床试验实施质量保证的前提。

（3）入筛标准科学严格:临床试验入选的受试者样本情况是否科学合理对临床试验结果及质量有重要的影响,科学合理的入排标准是保证受试者人群样本科学的基础,应根据该临床试验目的进行制定,选择合适的受试者,不仅要具有样本代表性,还要排除可能会对试验开展及结果造成影响的受试者人群。

（4）控制偏倚：在临床试验的设计、执行、分析和评价过程中会产生各种各样的偏倚，最终影响临床试验的数据质量、疗效和安全性评价。在临床试验过程中，对偏倚的控制尤其重要，主要可以通过随机化和盲态设计方法来达到控制偏倚的目的。

1）随机化：临床试验统计分析也是基于有效的随机化理论基础的，随机化可以有效地降低各种偏倚对于试验处理因素治疗效果检验的影响，随机化提高了不同治疗组别之间的可比性，为临床试验数据的统计分析过程、治疗效果的评价和分析提供了充分的统计基础。临床试验过程中受试者的入排分配遵循随机化原则，可以平衡统计学分析和统计模型选择过程中需要考虑的混杂因素及各种因素对疗效分析的影响。

2）盲态设计：除了随机化技术外，盲态设计是另外一个控制临床试验偏倚的重要技术，是保证临床试验数据质量的主要措施之一，是大多数注册临床试验常用的设计思路。通过方案的科学设计、盲态保持、操作规程的建立、电子数据系统的运用以及人员的培训和管理等手段，做到保持盲态，从而保证临床试验数据质量。

**2. 制定标准操作规程（SOP）**　为达到保证临床试验质量的目标，申办者在临床试验开展实施前必须制定进行临床试验的SOP，详细规定试验中各项操作的具体步骤和要求，使得所有研究人员在试验过程中能够按照相同的标准进行操作，规范临床试验的整个过程、各个环节、每个步骤和各项操作，以保证临床试验各项行为的规范性，保证临床试验数据与结果的可追溯性。SOP明确了试验过程中的质量控制和监督要求，使得对试验进行有效的质量控制和质量审查成为可能，及时发现和纠正操作中的问题，提高试验的管理和监督效率。通过制定SOP，申办者能够确保临床试验的规范性、一致性和可靠性，提高试验的质量水平，保护试验参与者的权益和安全，同时也方便质量管理和监督，提高工作效率。

**3. 强化临床试验数据的管理**　数据管理是临床试验不可缺少的一个环节，贯穿药物临床试验的始终。从CRF的设计、数据库的建立、数据的清理到数据库锁库、数据递交，都离不开数据管理工作。数据管理的目的在于把试验数据真实、准确、完整和可靠地进行收集与清理，所有涉及数据管理的各种过程均要记录在案，以便对数据处理过程及质量进行把控。药物临床试验的相关数据是临床试验的直接产出，是统计分析的基础，同时数据质量是评价临床试验结果的基础。因此，数据管理的整个工作流程会直接影响到临床试验的结果。在项目准备阶段，严格按照方案进行CRF设计的意义是确保研究拟收集的数据符合方案、科学、隐私及法规要求，且便于今后数据处理与分析；同时规范的数据管理计划有助于获得真实、准确、完整和可靠的高质量数据。随着临床试验的广泛开展及大数据时代的来临，数据管理的软硬件建设将对临床试验质量的提升有着关键的作用。

**4. 明确试验记录的查阅权限**　临床试验研究资料的保密管理由机构监督，专业组负责人负责。借阅临床试验研究资料应办理借阅手续，划定借阅范围，不得让无关人员借阅，控制临床试验研究资料的行踪，以防丢失，资料不得私自复印，复印件视同原件管理。每次临床药物试验开始时，由主要研究者向所有参与试验研究人员颁布保密原则，违反保密纪律者，立即退出临床试验研究团队。在试验方案或者合同中应当明确研究者和临床试验机构允许监查员、稽查员、伦理委员会的审查者及药品监督管理部门的检查人员，能够直接查阅临床试验相关的源数据和源文件。确认每位受试者均以书面形式同意监查员、稽查员、伦理委员会的审查者及药品监督管理部门的检查人员直接查阅其与临床试验有关的原始医学记录。

**5. 对于试验中可能发生的伤害处理原则与研究者达成书面协议** 制订明确的访视和随访计划,包括临床试验期间及终点、不良事件评估及试验结束后的随访和医疗处理。在临床试验和随访期间,对于受试者出现与试验相关的不良事件,包括有临床意义的实验室异常时,研究者和临床试验机构应当保证受试者得到妥善的医疗处理,并将相关情况如实告知受试者。研究者意识到受试者存在合并疾病需要治疗时,应当告知受试者,并关注可能干扰临床试验结果或者受试者安全的合并用药。

### (二)选择中心实验室

**1. 选择中心实验室提高项目质量** 中心实验室通常拥有先进的仪器设备和技术,能够提供高质量的实验检测和分析,确保试验数据的准确性和可靠性。中心实验室具有严格的标准操作流程和质量控制体系,能够确保实验操作的一致性和可比性,减少误差和偏差。同时,中心实验室还受到监管机构的监督和审查,对试验过程进行监督和评估。中心实验室能够提供统一的质量管理体系和数据管理系统,确保试验数据的合规性、完整性和保密性,便于数据的收集、整理和分析。中心实验室拥有经验丰富的专业人员,能够提供试验设计、执行和数据解读等方面的专业支持。此外,中心实验室通常还会进行员工培训和技术更新,确保人员的专业水平和技能能够满足试验的需求。选择中心实验室进行临床试验可以提升试验的信任度和可靠性,因为中心实验室通常具备更高的专业水平和技术能力,能够更好地应对实验中的挑战和复杂情况。综上所述,选择中心实验室对于临床试验具有很多好处和必要性,能够提供高质量的实验数据和技术支持,确保试验的准确性、可靠性和合规性。

**2. 选择中心实验室的应考虑的要素**

(1)业务范围是否满足要求。

(2)中心实验室的资质。

(3)先进的仪器设备和技术。

(4)具有严格的标准操作流程、质量控制体系、数据管理系统。

(5)经验丰富的专业人员,定期进行员工培训和技术更新。

(6)是否熟悉并遵守 GCP 及相关法律法规等。

### (三)委托 CRO

**1. 委托 CRO 执行临床试验** 申办者可以将部分或全部试验从相关的职责及职能转交给 CRO。CRO 企业按照相关规定开展临床试验业务,但申办者对临床试验的数据及完整性最终负责。申办者有责任监督 CRO 履行职责,同时对申办者的要求也适用于 CRO。CRO 拥有专业的团队,他们具备丰富的临床试验实施经验和专业知识,熟悉相关法规和监管要求,能够提供全面的临床研究服务。他们可以提供高效的试验执行,从招募受试者到数据分析报告的整个过程都可以进行专业管理,有助于缩短试验周期,节约时间和成本。CRO 可以提供标准化的操作流程和质量控制措施,确保试验的准确性和可靠性。他们可以提供专业的监督和评估,以确保试验符合监管要求。他们通常具有广泛的试验资源和网络,在全球范围内可以招募到更多的受试者,并在不同的试验中心进行多中心试验,从而提高试验的可靠性和通用性。此外,可以将试验的管理责任和风险与合作伙伴共享,减轻申办者的负担。总之,选择 CRO 可以使临床试验更加专业、高效,并提高试验质量,帮助申办者更好地管理风险和控制成本。

**2. 选择 CRO 应考虑的要素**

（1）公司团队的专业化程度，团队对临床试验相关法律法规、指导原则、相关文件的掌握程度。

（2）公司既往承接项目运行情况，包括项目质量、项目进度、与研究者沟通是否及时充分等。

（3）公司是否有足够的专业人员并定期组织培训。

（4）公司是否具有标准化的操作流程和质量控制措施。

（5）公司业内口碑。

**（四）委托 SMO**

**1. 委托 SMO 沟通协调** SMO 拥有专业的团队和资源，可以提供全面的试验管理，确保试验的顺利进行。他们负责协调和管理多个试验中心，帮助申办者更好地管理试验资源，安排试验设备、场地和相关人员，以提高试验的效率和成本控制，确保试验的一致性、质量控制、资源的有效利用。SMO 作为申办者与研究者、临床试验机构和其他相关方之间的桥梁和协调者，负责安排会议、培训和沟通活动，确保各方之间的有效沟通和合作以及试验的顺利进行。此外，他们提供专业的数据管理服务，建立有效的数据收集并提供数据清理和分析支持，确保试验数据的准确性和一致性。综上所述，选择 SMO 进行临床试验可以帮助申办者更好地管理和监督试验，加快受试者招募速度，提高试验的效率和质量，并减轻申办者的管理负担和风险。

**2. 选择 SMO 的应考虑的要素**

（1）公司人员对 GCP 知识的掌握程度。

（2）公司专业人员储备情况，培训人员是否符合要求。

（3）公司既往承接项目运行情况，对临床试验机构运行流程熟悉程度等。

（4）考察公司业内口碑。

近年来，为了进一步提高临床试验项目的实施效率，部分临床试验机构开始启动驻地 SMO 遴选工作。临床试验机构收集公司公开资料、已获得资质、已开展项目质量、进度等信息，邀请行业内专家评选，最终公布遴选结果，将部分 SMO 公司列入优选名单中。这部分 SMO 公司将会获得申办者或 CRO 公司的优先选择。

**（五）委派监查员**

申办者或者 CRO 应该委派 CRA，监督临床试验的进展，并保证临床试验按照试验方案、标准操作规程和相关法律法规要求实施、记录和报告。CRA 要求具有临床医学、卫生统计学、药学等专业方面的知识，具有 GCP 证书，具有丰富的临床试验工作经验，具备较强的对外沟通协调能力和语言表达能力。

**1. 遴选监查员** 监查员应当熟悉试验用药品的相关知识，熟悉试验方案、知情同意书及其他提供给受试者的书面资料的内容，熟悉临床试验 SOP 和本规范等相关法规。按照申办者的要求认真履行监查职责，确保临床试验按照试验方案正确地实施和记录。监查员是申办者和研究者之间的主要联系人。在临床试验前确认研究者具备足够的资质和资源来完成试验，临床试验机构具备完成试验的适当条件，包括人员配备与培训情况，实验室设备齐全、运转良好，具备各种与试验有关的检查条件。核实临床试验过程中试验用药品在有效期内、保存条件可接受、供应充足；试验用药品是按照试验方案规定的剂量只提供给合适的受试者；受试者收到正确使用、处理、贮存和归还试验用药品的说明；临床试验机构接收、使用和返还试验用药品有适当的管控和记录；临床试验机构对未使用的试验用药品的处置符合相关法律法规和申办者的要求。医疗器械与试验用药品一样，接收、使用、返还都需要有管控和记录。监查员应当核实研究者在临床试验实施中对试验方案的执行情况；确认在试验前所有受试者或者其监护人均已签署知情同意书；确保研究者收到最新版的研究者手册、所有试验相关文件、试验必须用品，并按照相关法律法规的要求实施；保证研究人员对临床试验有充分的了解。同时，还需要核实研究人员履行试验方案和合同中规定的职责，以及这些职责是否委派给未经授权的人员；确认入选的受试者合格并汇报入组率及临床试验的进展情况；确认数据的记录与报告正确完整，试验记录和文件实时更新、保存完好；核实研究者提供的所有医学报告、记录和文件都是可溯源的、清晰的、同步记录的、原始的、准确的和完整的、注明日期和试验编号的。核对 CRF 录入的准确性和完整性，并与源文件比对。监查员应当注意核对试验方案规定的数据在 CRF 中有准确记录，并与源文件一致；确认受试者的剂量改变、治疗变更、不良事件、合并用药、并发症、失访、检查遗漏等在 CRF 中均有记录；确认研究者未能做到的随访、未实施的试验、未做的检查，以及是否对错误、遗漏做出纠正等在 CRF 中均有记录；核实入选受试者的退出与失访在 CRF 中均有记录并说明。监查员对 CRF 的填写错误、遗漏或者字迹不清楚应当通知研究者；应当确保所作的更正、添加或者删除是由研究者或者被授权人操作，并且有修改人签名、注明日期，必要时说明修改理由。监查员确认不良事件按照相关法律法规、试验方案、伦理委员会、申办者的要求，在规定的期限内进行报告；确认研究者是否按照本规范保存了必备文件。除此以外，监查员对偏离试验方案、SOP、相关法律法规要求的情况，应当及时与研究者沟通，并采取适当措施防止再次发生。

**2. 审核监查员** 在中国，临床试验事业正在高速发展，需要大量的监查员加入。但是临床试验用人市场供需不平衡，导致部分基础素质不够或培训不到位的监查员上岗工作。研究者作为临床试验质量的责任人，机构办作为临床试验质量管理者，在和监查员沟通接触的过程中，若发现监查员未按监查计划工作，不履行监查职责，或沟通能力欠缺、不熟悉相应法律法规、恶意违规操作等，应该向申办者或 CRO 公司提出更换监查员的申请。若 CRO 公司没有能力派出合格监查员，可以直接联系申办者，建议更换 CRO 公司。

### （六）召开启动会

项目开展前，申办者 /CRO 协助研究者召开启动会，对研究团队进行相应的培训。启动会可以为研究团队提供一个培训机会。启动会上介绍试验目标、研究设计、角色分工和预期结果等方面的信息，这有助于确保团队成员对试验有一致的理解，有效地协同工作。研究团队可以详细讨论试验的时间表、进度和资源需求，这可以让团队成员了解任务和预期进度，并确保他们为试验做好准备。启动会可以用于讨论试验期间的沟通和报告形式，这包括定期的团队会议、数据收集和监测的频率以及结果报告的形式等。

召开启动会的安排如下。

**1. 确定参会人员** 确定和邀请所需的参会人员，包括研究团队成员、机构代表和申办者。

**2. 制定议程** 制定会议议程，确保涵盖所有必要的主题和议题。议程应包括研究目标、研究设计、角色分工和职责、研究计划表、沟通和报告结构等方面。

**3. 通知和邀请** 向所有参会人员发送会议通知和邀请，并在通知中包含初始议程和必要的会议信息。

**4. 会议召开** 按照议程安排会议，并确保在会议上全面讨论所有主题。确保记录会议纪要，并将纪要和会议材料分享给与会人员。

**5. 后续工作** 在会议结束后，进行必要的后续工作，如更新试验计划、分配任务、共享会议纪要和材料，并始终保持与团队成员之间的沟通和协作。

## 三、研究者

临床试验的质量不是管出来的，也不是查出来的，而是由研究者做出来的。研究者是临床试验项目研究过程的具体执行者，并对临床试验质量、受试者权益和安全负责的试验现场的负责人。

### （一）参与试验方案设计

研究者应该积极参与到试验方案的制定和设计中。首先，参与试验方案设计使研究者更深入地了解研究目的、问题、背景研究、领域的最新进展和方法，有助于提供专业的建议和意见，确保研究方向的正确性和可行性，提高研究设计的合理性和质量。其次，通过参与试验方案设计，研究者可以与其他研究人员、实验室技术人员和相关专家进行深入的讨论和合作，增进团队的合作和凝聚力。

参与试验方案设计有助于研究者提前发现和解决试验中可能出现的潜在问题和困难，减少研究过程中的错误和偏差，提高研究结果的可靠性和可重复性。与此同时，可以提高研究者在学术界的声誉和知名度，享受更多的学术机会和资源，建立起专业形象和个人品牌。总之，研究者参与试验方案设计可以提高研究的科学性、准确性和可靠性，增强研究团队的能力和合作性，提高临床试验的质量，为研究者自身的发展和成就打下坚实基础。

### （二）专业组进行备案

专业组在开展临床试验前，必须完成专业组、研究者备案。若未完成相关备案，请专业组联系机构办公室，学习相关制度文件并了解备案要求。

**1. 药物临床试验专业组申报备案条件**

（1）专业组应具备的主要条件：具有与开展药物临床试验相适应的诊疗技术能力；相适应的独立的工作场所、独立的临床试验用药房、独立的资料室，及必要的设备设施；具有掌握药物临床试验技术与相关法规，能承担药物临床试验的研究人员，且均经过 GCP 法规及技术现场培训并获得培训证书；开展药物临床试验的专业具有与承担药物临床试验相适应的床位数、门急诊量；具有急危重病症抢救的设施设备、人员与处置能力；具有药物临床试验管理制度和标准操作规程；具有防范和处理药物临床试验中突发事件的管理机制与措施。

（2）Ⅰ期专业组主要研究者应具备的条件：具备医学 / 药学等相关专业本科及以上学历，并具有高级技术职称；参加过 GCP、药物临床试验和Ⅰ期临床试验相关的技术学习和培训，并熟悉 GCP 内容、相关法律法规、首次人体试验及Ⅰ期临床试验相关的技术指导原则；具有策划并组织实施首次人体试验的能力和经验；熟知首次人体试验安全性突发事件的应急处理程序；具有系统的临床药理专业知识，参加过 3 个以上注册类药物临床试验；至少具有 3 年药物Ⅰ期或生物等效性临床试验经验，作为共同主要研究者（co-PI）参加过Ⅰ期或生物等效性临床试验（不满足此条件的，后期可以与Ⅰ期专业组合作累积，否则不可独立承接Ⅰ期或生物等效性临床试验项目）；曾发表过临床研究方面的论著。Ⅰ期专业组的主要研究者同时承担的临床试验项目原则上不超过 5 项。

（3）除Ⅰ期专业组外，其他专业组主要研究者应具备的条件：具有高级职称（正高 / 副高均可）；参加过 3 个以上药物临床试验（主持 / 参与均可）。

**2. 医疗器械临床试验专业组申报备案条件**

（1）专业组应具备的主要条件：具有与开展相关医疗器械临床试验相适应的诊疗科目，且应与医疗机构执业许可诊疗科目一致；具有能够承担医疗器械临床试验的人员，且均经过器械 GCP 法规及技术现场培训并获得培训证书；具有医疗器械临床试验管理制度和 SOP；已开展相关医疗业务，能够满足医疗器械临床试验所需的受试人群要求等；具有防范和处理医疗器械临床试验中突发事件和严重不良事件的应急机制和处置能力。

（2）主要研究者应具备的条件：具有高级职称（正高 / 副高均可）；开展创新医疗器械产品或需进行临床试验审批的第三类医疗器械产品临床试验的主要研究者应参加过 3 个以上医疗器械或药物临床试验（主持 / 参与均可，医疗器械 / 药物均可）。

### （三）制订项目研究工作计划

通过制订项目研究工作计划，研究者可以明确研究的具体方向和目标，合理安排研究时间，合理分配研究任务，确保研究的目的明确、有针对性、度的合理控制。同时可以帮助研究者合理规划和管理研究所需的各种资源，包括人力、物力、资金等，确保资源的合理使用和充分利用，避免研究进展过快或过慢的情况。还可以提前识别可能出现的问题和障碍，并制定相应的解决方案，有助于研究者及时应对和解决问题，确保研究的顺利进行，具体如下。

**1. 确定研究目标** 明确研究的具体目标和所要解决的问题，确保项目有明确的方向和目的。

**2. 制订研究计划** 根据研究目标，制订详细的研究计划，包括时间安排、任务分配、资源需求等。

**3. 制订时间表和里程碑** 将研究计划细化为时间表和里程碑，确保研究进度的可控性和及时性。

**4. 分配任务和责任** 根据研究计划，将各项任务具体分配给研究团队成员，并明确各自的责任和任务要求。

**5. 监督和跟踪** 在项目进行过程中，定期监督和跟踪研究进展情况，及时发现问题并采取相应的措施进行调整。

**6. 风险评估和管理** 识别可能出现的风险和障碍，制定相应的风险管理措施，确保研究顺利进行。

**7. 定期评估和修订** 定期评估项目进展情况，根据实际情况修订研究计划，确保项目能够按照预期目标顺利完成。

总之，制订项目研究工作计划可以帮助研究者合理安排研究时间、资源和任务，确保研究的目标明确、进度可控，并及时识别和解决可能出现的问题和风险。

### （四）人员培训

专业组制定培训管理制度，提高临床试验质量。

**1. 定期开展法规学习** 专业组所有成员人员均应认真学习国家最新版本药物 / 器械

GCP 的所有条款，并登记表格以保留学习记录，此学习记录表格交与专人保存、归档。研究者定期组织团队内成员参加国家各级 GCP 培训学习班，尤其是法规版本、指导原则更新时，还应获得相关的培训、学习证书。获得的证书须专人保存、归档。

**2. 定期学习 SOP**　严格遵守和执行 SOP 是临床试验中各项工作顺利开展的基础，对 SOP 的了解和熟悉是严格遵守和执行 SOP 的保障。目前的专业组 SOP 众多，需要研究团队内成员不断地学习掌握。不同的试验项目基于各自研究背景、研究方案，有其相适应的特殊 SOP。目前专业组 SOP 和项目 SOP 众多，因此所有参与临床试验的人员都应定期地学习及复习相关的 SOP。

**3. 开展项目培训**　项目培训包括方案的培训、临床试验记录要求、紧急破盲、SAE 应急处理、试验整体流程及各环节的职责分工、SOP，尤其在Ⅰ期临床试验中，各部门的沟通衔接、专业组的质控、急救车准备、安全性指标尤为重要。介绍试验目标、研究设计、角色分工和预期结果等方面的信息，这有助于确保研究团队成员对试验有一致的理解，便于提高临床试验的质量。

#### （五）与伦理委员会沟通获得书面同意

在试验开始之前，研究者需要与伦理委员会讨论试验的伦理方面问题，例如试验的目的、受试者的招募和选择、随机分组、试验期间可能涉及的风险和利益、试验过程中的监测和数据收集等。研究者需要向伦理委员会提交试验方案、研究计划、受试者信息保护措施等文件，并按照伦理审查程序获得委员会的批准或建议。

### 四、临床试验机构

#### （一）专业组及研究者备案审核

评估相关资源，确保具备相匹配的资质、人员、设施、条件等。

**1. 新增专业组备案审核**　新增专业组需要提供备案申请的相关表格及 3 项临床试验国家局批件 / 受理通知书复印件、伦理批件、授权分工表复印件作为证明材料（器械主要研究者，临床试验不足 3 项可以备案，但不能承接创新医疗器械产品或需进行临床试验审批的第三类医疗器械产品临床试验）。

**2. 主要研究者审核**　已备案专业新增主要研究者提交备案申请的相关表格及 3 项临床试验国家局批件 / 受理通知书复印件、伦理批件、授权分工表复印件。新增器械专业组主要研究者，参与临床试验不足 3 项可以备案，但不能承接创新医疗器械产品或需进行临床试验审批的第三类医疗器械产品临床试验。新增Ⅰ期专业组主要研究者提交备案申请的相关表格及 3 项临床试验国家局批件 / 受理通知书复印件、伦理批件、授权分工表复印件、药物Ⅰ期或生物等效性临床试验项目授权分工表复印件、GCP（Ⅰ期）培训证书复印件、临床研究方面的文章首页。

#### （二）合同和经费审议

临床试验机构应参考国内机构合同模板、申办者合同和各种专家共识，制定本机构的合同模板。研究机构可以要求或建议申办者采用机构的模板，由申办者在此模板基础上进行补充完善。形成临床研究合同模板，可以有效避免漏缺条款，在保证临床试验质量的前提下，加快合同审核进度。

### （三）信息化建设

临床试验进行信息化建设可以提高数据收集和管理的效率、提升数据质量和一致性、优化试验过程管理、提供数据分析和报告功能，加强试验监管和数据安全。临床试验管理系统（CTMS）是一个专用于临床研究管理的专业软件，可以实现项目管理流程自动化的信息系统。不同机构的 CTMS 有区别，请结合实际情况进行系统的设计、使用。

CTMS 主要分为受理、立项、药物、质控、结题、财务、归档等不同阶段，各个阶段之间相互衔接。在 CTMS 中，可以实现各个阶段所需要的文档提交、审核、更新、审批、备案以及其他试验管理相关的辅助功能，为临床试验的实施、高效协作提供助力。除了 CTMS 外，还有医院管理系统、数据采集系统、数据统计系统、受试者管理系统，以上系统将会在本篇第五章临床试验的信息化管理中详细介绍。通过信息化建设，进行高效的质量管理，可以帮助研究人员更好地进行试验设计、数据分析和结果解释，提高临床试验质量和可靠性。

### （四）参与临床研究中心建设

根据上海市申康医院发展中心《关于全面推进市级医院临床研究工作的指导意见》要求，结合《国家临床医学研究中心五年（2017—2021 年）发展规划》的精神，成立临床研究中心可以进一步提升医院医学创新能力建设和临床研究能力。

成立临床研究中心可以汇集全院精英，广揽专科人才，凝聚出一支年富力强、专长突出、创新进取的高水平人才队伍，既囊括多学科临床医学专家，也包含循证医学、流行病学、统计学、药学、伦理学、信息技术专家和科研管理专业人员。临床研究中心，整合综合管理办公室、临床流行病学及统计学研究室、临床样本库、中心实验室、数据管理及质控中心等职能部门，同时协同国家药物临床试验机构、伦理委员会、微创技术实验平台等重要支撑平台，可以为开展高水平临床研究提供包括研究方案设计、伦理审查、数据管理、统计分析、样本支持、信息保障和质量控制的一站式服务和支撑。

## 五、伦理委员会

### （一）评估临床试验设计的科学性

涉及人的生物医学研究的伦理合理性在于研究的目的，在于使人类健康获益，且以人为研究对象是达到研究目的的唯一途径。在研究背景中需要说明研究问题的重要性和必要性、前期的研究结果等，并提供相关文献资料和数据。伦理委员会在确定研究背景和前期研究结果等信息充分、证据和数据可靠的情况下，评估该研究的科学价值、社会价值。

### （二）评估临床试验实施的可行性

评估临床试验实施的可行性需要考虑以下几方面：研究者的资质是否符合 GCP 的要求；研究人员的配备及各成员在研究中承担的职责是否符合 GCP 的要求；开展试验所需要的仪器设施等是否齐全。

### （三）评估研究的风险和收益

伦理委员会考虑的受试者受益是指研究对受试者具有诊断、治疗或预防的直接益处。而免费提供的研究干预、采血、交通补贴和其他补偿等，不应该作为受试者受益考虑。当研究报酬或补偿超过正常范围，则考虑有可能诱惑受试者参与研究，故报酬和补偿不能成为经济诱惑。

### （四）审查受试者招募方案

受试者招募的方式有：从临床医疗过程中直接招募、公开海报招募、邮件招募、数据库招募、第三方介绍和招募等。招募材料中不得有对于研究干预的安全性或有效性的声明，不得使用误导、诱惑性语言等。公开招募的材料需要得到伦理委员会审查备案后，方可使用。在审查受试者招募方案时，伦理委员会需要考虑以下几个方面。

**1. 保护受试者权益**　伦理委员会会确保招募过程中充分遵守伦理原则，包括知情同意、自愿参与和保密性等。他们会评估招募过程中的信息披露是否充分明确，确保受试者完全了解参与临床试验的风险和利益。

**2. 受试者招募的公正性和透明性**　伦理委员会会关注招募过程中是否存在潜在的歧视，例如不平等的机会分配或特定人群的排除。他们会要求研究者确保招募过程公正透明，不偏袒特定群体。

**3. 潜在的利益冲突**　伦理委员会会审查研究者是否有可能因为自身利益而牺牲受试者权益的风险。例如，研究者是否有商业利益、与制药公司有联系或与试验结果有关的利益。伦理委员会会确保研究者没有利益冲突，以保证受试者的参与是出于科学和人道的目的。

**4. 风险与利益的权衡**　伦理委员会会评估试验中可能存在的潜在风险和潜在利益，以确保潜在的好处超过潜在的风险。他们会关注试验中可能对受试者的身体或心理健康造成的任何伤害，并权衡可能的好处，以确保试验的价值和可行性。

总之，审查受试者招募方案的目的是确保受试者参与临床试验的权益得到充分保护，同时保证试验的科学性和合规性。伦理委员会认真审查招募方案，确保其符合伦理原则，遵循法律法规，并保障受试者的权益和福祉。

### （五）审查知情同意

知情同意，指受试者被告知可影响其做出参加临床试验决定的各方面情况后，确认同意自愿参加临床试验的过程。该过程应当以书面的、签署姓名和日期的知情同意书作为文件证明。知情同意是一个过程，应审查知情同意的获取过程是否符合要求；受试者对知情告知信息的理解能力与个体发育程度、智力和受教育水平程度相关，根据受试人群评估受试者是否能够充分理解知情同意告知的内容；受试者应在完全告知，充分理解，没有受到不正当影响的前提下，自主做出参加研究的决定。对于某些特殊情况，应有重新获取知情同意的规定。

实施非治疗性临床试验（对受试者没有预期的直接临床获益的试验）时，若受试者的知情同意是由其监护人替代实施，伦理委员会应当特别关注试验方案中是否充分考虑了相应的伦理学问题以及法律法规。若试验方案中明确说明紧急情况下受试者或者其监护人无法在试验前签署知情同意书，伦理委员会应当审查试验方案中是否充分考虑了相应的伦理学问题以及法律法规。

伦理委员会应当审查是否存在受试者被强迫、利诱等不正当的影响而参加临床试验。伦理委员会应当审查知情同意书中不能采用使受试者或者其监护人放弃其合法权益的内容，也不能含有为研究者和临床试验机构、申办者及其代理机构免除其应当负责任的内容。

**（六）保护受试者权益**

受试者的医疗作为临床试验中非常重要的部分，应审查研究团队的资质、公认有效的干预、公正的补偿 / 赔偿和医疗减免、保险、医疗关爱、提前退出和研究结束后的安排等。同时，受试者个人信息作为临床试验记录的一部分，应审查是否采取足够的措施对该信息进行保护。知情同意书应告知研究所涉及的受试者隐私的资料储存和使用情况以及保密措施。

## 第二节 临床试验开展中的质量管理

药物 / 器械临床试验的质量涉及参与试验的各方：申办者 /CRO、研究者、临床试验机构、伦理委员会、监管部门等。各相关方应始终关注质量问题，把质量放在首位，把好质量关。以下从不同的角度介绍，如何在临床试验开展过程中进行科学有效的质量管理。

### 一、申办者 /CRO

申办者作为临床试验的发起组织者、试验经费的提供者，应当保证临床试验各个环节的可操作性，承担起质量管理的主体责任。若申办者委托 CRO 执行临床试验，申办者有责任监督 CRO 履行职责，同时对申办者的要求也适用于 CRO。

**（一）基于风险进行质量管理**

申办者应该根据试验的特点及规模，从关键环节和数据的确认、风险识别、风险评估、风险控制等方面对临床试验进行质量控制。基于风险进行质量管理能够帮助申办者识别和控制潜在的质量风险，提高临床试验的质量和合规性。申办者应制订相应的计划和措施，并建立相应的监督和报告机制，与监管机构合作，确保试验过程和数据的准确性和合规性。

在临床试验期间，质量管理应当有记录，并及时与相关各方沟通，促使风险评估和质量持续改进；申办者应当结合临床试验期间的新知识和经验，定期评估风险控制措施，以确保现行的质量管理的有效性和适用性；在临床试验报告中说明所采用的质量管理方法，并概述严重偏离质量风险的容忍度的事件和补救措施。

**（二）提供质量合格的试验药物 / 医疗器械**

《药物临床试验质量管理规范》和《医疗器械临床试验质量管理规范》均指出申办者应当免费向受试者提供试验药物和医疗器械。在临床试验进行中，申办者应确保试验药物和医疗器械的供应充足，以满足试验的需要。试验药物和医疗器械的供应应该符合相关法规和标准，例如根据药品监管机构的要求获得合适的许可证或批准文件；试验药物应该符合相关法规和标准的药物质量、纯度和稳定性。储存在适当的环境条件下，并采取必要的措施，如温度控制、湿度控制和防震措施，以避免药物品质和器械的破坏。

申办者应确保试验药物和医疗器械准确分发给试验中的参与者，并记录分发的相关信息，如药物 / 器械批号、有效期、剂量、使用方法等。此外，还应建立有效的试验药物 / 器械管理系统，监控试验药物 / 器械的使用情况，并确保试验药物 / 器械的安全和有效性；申办者同时应负责回收和处理试验药物 / 器械并作相应的记录，包括未使用的试验药物 / 器械和试验

结束后的剩余药物 / 器械。回收和处理试验药物 / 器械应符合相关法规和标准，以保护环境和公众安全。

（三）负责试验期间的安全性信息的评估和报告

申办者负责药物试验期间试验药物 / 器械的安全性评估和报告。安全性信息评估的目的是及时发现和识别试验药物 / 器械可能存在的安全风险，并采取相应的措施来保障试验参与者的安全。申办者应根据试验计划和相关法规要求，定期评估试验药物 / 器械的安全性信息，包括但不限于收集和分析试验参与者的不良事件、副作用、意外事故等相关信息，并及时通知研究者和临床试验机构、药品监督管理部门。评估过程中还需要与研究机构、试验参与者和其他相关方保持有效的沟通和协作，确保安全性信息的及时汇报和处理。此外，申办者还应根据评估结果，及时更新试验计划和安全管理措施，以确保试验的继续进行符合相关的安全性要求。

申办者提供的药物研发期间安全性更新报告应当包括临床试验风险与获益的评估，有关信息通报给所有参加临床试验的研究者及临床试验机构、伦理委员会。

（四）按照要求和时限报告药物不良反应

申办者在药物临床试验期间需要按照相关法规和监管机构的要求，及时报告药物的不良反应。临床试验开展期间，申办者收到任何来源的安全性相关信息后，均应当立即分析评估，包括严重性、与试验药物的相关性以及是否为预期事件等；报告的内容应包括反应的详细描述、严重程度、发生的时间和地点、试验对象的基本信息等；申办者应当将可疑且非预期严重不良反应快速报告给所有参加临床试验的研究者及临床试验机构、伦理委员会；申办者应当向药品监督管理部门和卫生健康主管部门报告可疑且非预期严重不良反应。

（五）组织监查

在临床试验的实施阶段，为了保障临床试验中受试者的权益和安全，确保试验记录与报告数据的真实性、准确性和完整性，保证试验严格遵循已同意的方案、规范和相关法规，申办者需要委派监查员对临床试验资料、人员、设施及试验实施情况进行全面监查，认真地执行监查可以有效地保证临床试验的质量。监查员应当遵守由申办者制定的监查 SOP，督促药物 / 医疗器械临床试验按照临床试验方案实施。监查员需要从以下几个方面来展开监查。

**1. 监查试验药物 / 医疗器械的管理**

（1）核实临床试验过程中试验药物 / 医疗器械在有效期内、保存条件可接受、供应充足。

（2）核实试验药物 / 医疗器械按照试验方案规定的剂量只提供给合适的受试者。

（3）核查试验药物 / 医疗器械的运输、接收、储存、分发、回收与处理等过程的详细记录文件。

（4）确保运输和储存条件按照方案要求进行，每次运送需要提供检验合格报告。若是低温保存的试验药物 / 医疗器械，需要提供保存期间的温度记录。

（5）保证试验药物 / 医疗器械的使用、废弃或者返还的数量和申办者提供的数量保持一致。

（6）确保临床试验机构对未使用的试验药物 / 医疗器械的处置符合相关法律法规和申

办者的要求。

**2. 监查知情同意过程是否合理** 知情同意是保护受试者权益和安全的重要手段，研究者在知情同意中需要详细告知受试者参加临床试验可能发生的风险、受益情况、隐私保护、并发症及不良事件等各种可能发生的情况。需要注意以下几点。

（1）在筛选受试者前，必须获得受试者的同意并签署伦理审核通过的知情同意书。

（2）研究者需要注意方式方法，让受试者能够完全了解整个临床试验。

（3）充分告知参加临床试验可能发生的风险。

（4）如果在临床试验后期知情同意书更改，需要及时告知受试者并重新签署新版的知情同意书。

**3. 监查研究者对试验方案的执行情况** 确认入选的受试者合格并汇报入组率及临床试验的进展情况。确保研究者收到最新版的研究者手册、所有试验相关文件、试验必须用品，并按照相关法律法规的要求实施；保证研究人员对临床试验有充分的了解；核实研究人员履行试验方案和合同中规定的职责，以及这些职责是否委派给未经授权的人员；检查伦理审查的相关批件；检查医疗器械相关的资质、检验报告等；检查研究者的资格文件、分工表、培训记录等；检查合同与方案、相关信息的一致性。监查员对偏离试验方案、标准操作规程、相关法律法规要求的情况，应当及时与研究者沟通，并采取适当措施防止再次发生。

**4. 监查临床试验中数据的记录** 在临床试验中，研究者需要准确、完整、清晰、及时地记录相关数据和结果，涉及临床试验相关检查检验结果要做到可溯源，确保数据的真实性。监查员需要对以下几点进行检查。

（1）确认数据的记录与报告正确完整，试验记录和文件实时更新、保存完好。

（2）核实研究者提供的所有医学报告、记录和文件都是准确的、完整的、清晰的、同步记录的、可溯源的、注明日期和试验编号的。

（3）核对 CRF 录入的准确性和完整性，并与源文件比对。

（4）核对试验方案规定的数据在 CRF 中有准确记录，并与源文件一致。

（5）确认受试者的剂量改变、治疗变更、不良事件、合并用药、并发症、失访、检查遗漏等在 CRF 中均有记录。

（6）确认研究者未能做到的随访、未实施的试验、未做的检查，以及是否对错误、遗漏做出纠正等在 CRF 中均有记录。

（7）核实入选受试者的退出与失访已在 CRF 中均有记录并说明。

**5. 监查安全性事件的处理措施** 临床试验中发生 AE/SAE 时，申办者应该积极及时地救治受试者，最大限度地保护受试者的权益和生命安全。

（1）检查发生 AE/SAE 时，处理机制是否完善，处理是否及时。

（2）确认临床试验中发生所有的 AE/SAE 都在研究病历或者 CRF 中及时记录并随访直到转归。

（3）按照相关法律法规、试验方案、伦理委员会、申办者的要求，在规定的期限内上报至省卫健委和药监局相关部门。

**6. 提供监查报告** 在每次监查后，监查员应当及时书面报告申办者，申办者应当对监查报告中的问题审核和跟进，并形成文件保存。报告应当包括以下内容：监查日期、地点、监查员姓名、监查员接触的研究者和其他人员的姓名等；监查工作的摘要、发现临床试验中问题和事实陈述、与试验方案的偏离和缺陷，以及监查结论；应当说明对监查中发现的问题已采取的或者拟采用的纠正措施，为确保试验遵守试验方案实施的建议；报告应该提供足够的细节，以便审核是否符合监查计划。

#### （六）组织稽查

为了进一步对临床试验的实施方案和对法律法规的依从性进行评估，申办者可以在常规监查的基础上开展稽查，委派第三方稽查员对临床试验进行系统性检查，进而提高临床试验的质量。申办者应选择独立于临床试验、有相应培训和经验的人员担任稽查员，且不能是监查员兼任。稽查工作应该尽早实施，在试验资料回收之前完成稽查工作，稽查员在稽查过程中发现的问题应该有书面记录。药品监督管理部门根据工作需要可要求申办者提供稽查报告，必要时申办者应提供稽查证明。

#### （七）确保临床试验的依从性

申办者应当保证临床试验的依从性。临床试验的依从性指的是在试验过程中，申办者必须遵守相关的法律法规和道德准则，确保试验的质量和安全性。

申办者在发现研究者、临床试验机构、申办者的人员在临床试验中不遵守试验方案、SOP、本规范、相关法律法规时，应当立即采取措施予以纠正，保证临床试验的良好依从性；发现重要的依从性问题时，可能对受试者安全和权益，或者对临床试验数据可靠性产生重大影响的，申办者应当及时进行根本原因分析，采取适当的纠正和预防措施。若违反试验方案或者本规范的问题严重时，申办者可追究相关人员的责任，并报告药品监督管理部门；发现研究者、临床试验机构有严重的或者劝阻不改的不依从问题时，申办者应当终止该研究者、临床试验机构继续参加临床试验，并及时书面报告药品监督管理部门。同时，申办者和研究者应当采取相应的紧急安全性措施，以保护受试者的安全和权益。

### 二、研究者

研究者作为临床试验的实施者、试验质量以及受试者权益和安全的直接负责人，是临床试验的关键主体。研究者应当从以下几方面进行质量控制与管理。

#### （一）管理试验药物 / 医疗器械

研究者对申办者提供的试验药物、试验医疗器械和对照医疗器械有管理责任。研究者应当指派有资格的药师或者其他人员管理试验药物；试验药物的接收、保存、发放、使用、回收、退还及未使用的处置等管理应当遵守相应的规定并保存记录。记录应当包括日期、数量、批号 / 序列号、有效期、分配编码、签名等；试验用药品的贮存应当符合相应的贮存条件；确保试验用药品按照试验方案使用，应当向受试者说明试验用药品的正确使用方法及保存条件；保存每位受试者使用试验用药品数量和剂量的记录，试验用药品的使用数量和剩余数量应当与申办者提供的数量一致；对于生物等效性试验的临床试验用药品，研究者应当进行随机抽取留样，样品交至临床试验机构（或委托具备条件的独立的第三方保存），至少保存留样至药品上市后 2 年。

医疗器械的管理有其特殊性，大多数情况下是有专业科室自行保管或设备处、手术室等非临床试验部门参与管理，因此需要对管理人员进行相关的培训；应当确保其仅用于参加该医疗器械临床试验的受试者，在临床试验期间按照要求储存和保管，在临床试验完成或者终止后按照相关法律法规和与申办者的合同进行处理。

### （二）管理受试者

研究者应该耐心细致地对受试者进行充分的知情，让受试者能够充分了解临床试验的全过程、试验中存在的受益和风险以及在试验过程中能够积极配合访视；研究者要做到及时地和受试者进行沟通，建立良好的医患关系，从而提高受试者的依从性和临床试验的质量。

**1. 实施知情同意** 研究者在实施知情同意时，应当遵守《赫尔辛基宣言》的伦理原则，保护受试者的权益和安全。首先研究者必须提供一份详细的书面知情同意书给受试者，该知情同意书包含研究的目的、方法、潜在风险和好处、预期结果以及其他相关信息，用简明易懂的语言编写，确保受试者可以理解其中的内容。研究者需要与受试者一对一地会谈，详细解释研究的目的、设计、方法和潜在的风险与好处。研究者应回答受试者可能有的问题，并确保他们理解相关信息。在某些情况下，可以邀请独立的翻译或代表参与解释过程。研究者应该鼓励受试者问问题，并提供他们需要的信息来做出知情决定。研究者还应提供相关的咨询资源，如参考文献、研究组织的联系信息或研究者自己的联系方式。知情同意必须是自愿的，没有任何形式的压力或强制。研究者要确保受试者没有在知情同意中受到任何形式的欺骗或误导。他们应该明确告知受试者有权自愿决定是否参与研究，并且可以随时撤回同意。当受试者理解并同意参与研究之后，他们需要在知情同意书上进行书面签署，确认自己的同意。如果在研究过程中发生了任何重大改变，研究者需要及时更新知情同意，并与受试者进行沟通。同样，如果在研究过程中发现了新的风险，研究者也需要及时通知受试者。总的来说，研究者在临床试验中实施知情同意需要保证充分沟通和透明度，确保受试者完全理解和自愿参与研究，以保护他们的权益和安全。

**2. 严格遵守方案** 研究者要根据具体的试验方案筛选受试者，遵守方案设计流程对入组的受试者进行用药和随访，并且要保存证据文件。研究者在临床试验中承担医学决策的责任，要按照相关法规及具体试验方案的要求进行安全性事件的全程管理，对于受试者出现与试验相关的不良事件，包括有临床意义的实验室异常时，研究者应当保证受试者得到妥善及时的医疗处理，需要抢救时立即启动抢救机制，积极救治受试者。当受试者存在合并疾病需要治疗时，应当告知受试者，并关注可能干扰临床试验结果或者受试者安全的合并用药。研究者要保证试验用药品 / 医疗器械和生物样本记录真实完整，严格执行盲法和随机原则。临床试验实施过程中，研究者要定期在医院住院 / 门诊系统上溯源，核查是否有 AE 漏记的情况发生；受试者可以无理由退出临床试验，研究者在尊重受试者个人权利的同时，应当尽量了解其退出理由。

### （三）监督临床试验的记录和报告

研究者应当监督试验实施过程中数据采集的情况，确保试验记录和报告是准确、完整、可读、及时、规范、真实的记录保存；确保临床试验数据是从临床试验的源文件和试验记录中获得。源数据应当具有可归因性、易读性、同时性、原始性、准确性、完整性、一致性和持久性，源数据的修改必须留痕，不能掩盖初始数据，并记录修改的理由。

此外，研究者应当按照申办者提供的指导说明填写和修改 CRF，确保各类 CRF 及其他报告中的数据准确、完整、清晰和及时。CRF 中数据应当与源文件一致，若存在不一致应当做出合理的解释。CRF 中数据的修改，应当使初始记录清晰可辨，保留修改痕迹，必要时解释理由，修改者签名并注明日期。

近些年来，临床试验的各个环节都出现了相关的信息化建设。在临床试验的实施过程中，研究者应当首选电子病历系统。相应的计算机化系统应当具有完善的权限管理和稽查轨迹，可以追溯至记录的创建者或者修改者，保障所采集的数据可以溯源。

研究者和临床试验机构应当按“临床试验必备文件”和药品监督管理部门的相关要求，妥善保存试验文档。申办者应当与研究者和临床试验机构就必备文件保存时间、费用和到期后的处理在合同中予以明确。在临床试验的信息和受试者信息处理过程中应当注意避免信息的非法或者未授权的查阅、公开、散播、修改、损毁、丢失。临床试验数据的记录、处理和保存应当确保记录和受试者信息的保密性；根据监查员、稽查员、伦理委员会或者药品监督管理部门的要求，研究者和临床试验机构应当配合并提供所需的与试验有关的记录。

### （四）递交方案偏离报告

在临床试验实施过程中，偏离试验方案的情况往往不可避免。如果发生了方案偏离（protocol violation，PV）或方案违背（protocol deviation，PD），研究者应该及时在研究病历中给予记录和解释，并且按要求及时上报给伦理办公室、机构办公室，并在相关文件中记录该方案偏离或方案违背对受试者安全性及数据的影响、补救措施，讨论发生方案偏离 / 违背的原因，并进行整改，避免类似的问题再次发生。如果有需要，研究者还应针对容易发生方案偏离 / 违背的环节制定相应的应急预案。

### （五）递交安全性信息报告

安全性评价作为临床试验的重要组成部分，是研究者应当关注的重点。临床试验中的安全性信息主要包括不良事件（AE）、严重不良事件（SAE）、可疑且非预期严重不良反应（SUSAR）等。

在临床试验中发生方案中规定的、对安全性评价重要的不良事件和实验室异常值时，研究者应该在第一时间给予受试者妥善诊治处理，收集相关信息、做好记录且立即上报给（24小时内）申办者，随后及时提供详细的书面随访报告；在每次随访时，研究者应该仔细询问受试者在试验期间的所有的不适症状并做好记录工作；严重不良事件报告和随访报告应当注明受试者在临床试验中的鉴认代码，而不是受试者的真实姓名、住址和居民身份证号码等身份信息以保护受试者的隐私；研究者对临床试验的相关安全信息有审阅责任，应当及时签收阅读安全性信息，并权衡受试者的治疗方案，必要时尽早与受试者沟通，同时向伦理委员会报告由申办者提供的可疑且非预期严重不良反应；当涉及死亡事件的报告，研究者应当向申办者和伦理委员会提供其他所需要的资料，如尸检报告和最终医学报告；当发现临床试验的风险超过可能的受益，需要暂停或者终止临床试验时，主要研究者应当向申办者、医疗器械临床试验机构管理部门、伦理委员会报告，及时通知受试者，并保证受试者得到适当治疗和随访。

### （六）递交临床试验进展的报告

研究者应当向伦理委员会提交临床试验的年度报告，或者应当按照伦理委员会的要求提供进展报告。并及时报告影响受试者权益和安全的事件或者对临床试验方案的偏离的情况。若出现可能显著影响临床试验的实施或者增加受试者风险的情况，研究者还应当尽快向申办者、伦理委员会和临床试验机构书面报告。

### （七）管理资料档案

资料档案是临床试验的重要部分，记录了临床试验全过程产生的所有信息，客观反映了研究者对临床试验质量管理的依从性。在临床试验的实施过程中，研究者要妥善管理临床试验相关的资料档案，各类文件按类别进行登记、建档、保存和管理。并且仅限已被授权的人员使用及查阅。文件（包括电子版本）具有保密性，不得任意丢失、外传、销毁，保持文件的真实性，文件不得随意更改，按年度建册装订。

### （八）管理 CRC

**1. 对本院 CRC 的管理** 专业组组长、主要研究者根据本专业组情况和拟进行的临床研究的特点指定符合资质的人员担任本专业组或特定研究的 CRC；需重视对 CRC 的持续培训，包括对 GCP 知识及其负责的临床研究的培训；需合理安排工作（包括拟接临床试验项目数），确保 CRC 有足够的时间用于其负责的临床研究。CRC 的薪酬由专业组支付。

**2. 对外聘 CRC 的管理** 申办者需与提供 CRC 的组织或公司签订有效的合同，合同需交机构备案；聘用的 CRC 来院工作时，需遵守本院、本院药物临床试验机构及本专业组制定的相关规章制度和 SOP；CRC 在专业组工作期间，主要研究者需确保该 CRC 未参加的临床研究资料的安全性与保密性；CRC 不能从事医学判断和诊疗的相关操作。CRC 的薪酬由申办者或其所属组织、公司支付。

### （九）遵守试验方案

研究者在临床试验过程中应当遵守试验方案，凡涉及医学判断或临床决策应当由临床医生做出。参加临床试验实施的研究人员，应当具有能够承担临床试验工作相应的教育、培训和经验。

研究者应当按照伦理委员会同意的试验方案实施临床试验；在临床试验期间有权支配参与临床试验的人员，确保所有参加临床试验的人员充分了解试验方案及试验用药品 / 医疗器械，明确各自在试验中的分工和职责，确保临床试验数据的真实、完整和准确；监管所有研究人员执行试验方案，并采取措施实施临床试验的质量管理。盲法试验应当按照试验方案的要求实施揭盲。研究者应当采取措施，避免使用试验方案禁用的合并用药；研究者需要在约定的时限内，按照规范和相关法律法规的规定实施临床试验。

### （十）提前终止或者暂停临床试验

研究者拥有提前终止或者暂停临床试验的权利。当研究者提前终止或者暂停临床试验时，应当及时通知受试者，并给予受试者适当的治疗和随访，应当立即向临床试验机构、申办者和伦理委员会报告，并提供详细的书面说明；若申办者终止或者暂停临床试验，研究者应当立即向临床试验机构、伦理委员会报告，并提供详细书面说明；当伦理委员会终止或者暂停已经同意的临床试验，研究者应当立即向临床试验机构、申办者报告，并提供详细书面说明。

### （十一）配合监查和稽查

在临床试验开展中，研究者要积极配合申办者的检查、稽查以及机构组织的质量检查，对检查过程中发现的问题要及时纠正，并找到根本原因，预防问题的再次发生。

## 三、临床试验机构

药物临床试验机构和项目层面的质量控制不应是申办者监查和稽查工作的重复，而是从管理的角度对临床试验各方人员职责的履行情况进行监督和检查，机构质量管理中发现问题和隐患，应组织相应的人员培训，评估临床试验开展的可行性等。

### （一）提供服务与支撑

在临床试验实施过程中，机构要提供相对专业的临床试验服务，在执行层面来优化临床试验的质量，例如：提供试验药物管理、生物样本管理、档案管理、CRC 管理，协调跨部门间的合作等，并为监查、稽查、检查提供便利条件和协助。

**1. 管理试验药物** 作为临床试验中试验用药品的保管者，实验机构应该设有专门的 GCP 药房来负责试验用药品的接收、验收、保管、发放、回收、销毁等，并做好相应的记录，记录要求清晰、完整、真实，从而使得临床试验的质量得到保障。

**2. 管理医疗器械** 医疗器械的管理和试验用药品大致上相同，需要查看医疗器械的检验报告是否合格，受试产品是否与检验报告的名称、规格型号一致，器械的运输、保存、发放记录是否完整等。

**3. 管理生物样本** 机构应该在整个临床试验周期中对生物样本进行质量管理，定期对生物样本的管理记录进行检查，生物样本的采集、处理、寄送等是否严格按照研究方案及实验室的要求，发现问题后及时整顿，并分析原因避免此类问题的再次发生。

**4. 管理资料档案** 机构负责临床试验中研究资料的归档保存管理。机构对研究资料的归档管理中的质量管理有利于项目顺利通过国家相关管理部门的现场核查。

（1）保证临床试验项目研究资料的完备性。

（2）监督协助研究者自查所有的研究数据及记录的真实和完整。

（3）自查受试者知情同意和权益保护是否符合规范。

（4）协助研究者自查疗效和安全性数据在系统中的可溯性。

（5）核查临床试验中发生的 AE/SAE/SUSAR 等安全性事件的处理、记录、上报、随访、转归等过程的真实和完整性。

（6）追溯入组的受试者在临床试验周期中的合并用药情况。

（7）检查机构和伦理委员会之间的存档资料是否一致。

**5. 管理 CRC** 机构对 CRC 应该定期培训和考核，CRC 上岗前需要到机构办公室面试并接受机构的相关管理制度及 SOP 培训，研究过程中需不定期参加本机构相关培训。为保证每位 CRC 能集中精力提高研究质量，机构对每位 CRC 承担的各类项目进行限项规定（可同时承担的在研项目数上限为 8 项）。其中，国际多中心药物临床试验不超过 3 项（研究周期特别长者可酌情考虑在前期项目入组结束后申请接受下一项目）；Ⅱ期、Ⅲ期、进口注册药物临床试验不超过 4 项；Ⅳ期药物临床试验和器械类临床试验项目不超过 2 项。

**6. 协助跨部门间的合作** 由于医院临床各科室间的分工明确、独立性较强。因此当临床试验涉及多个科室部门时，机构需要发挥好桥梁的作用，协助各科室部门研究者之间的沟通交流、相互学习、互相理解，确保各部门均能严格遵守试验方案，执行统一的临床和实验室数据评价标准，共同促进临床试验高质量开展。

### （二）保护受试者权益

临床试验机构作为临床试验现场质量管理的主体部门，应该把保护受试者权益和安全作为整个临床试验中首要的考虑因素。按照 GCP 规范的要求，机构需要保证受试者所签署的知情同意书中或者提供给受试者其他的资料中对给予受试者补偿的信息进行说明。在受试者入组之后，机构需要检查受试者签署的知情同意书版本及签署情况是否合格，受试者是否符合入选标准且不符合排除标准。机构需要检查受试者病历中记录了受试者知情同意的具体时间和人员。

### （三）试验方案

临床试验机构要确保临床试验项目严格遵照临床试验方案执行。核对原始病历与 CRF 的填写及修改是否符合规范，检查所有检查报告单 / 数据是否真实可溯源、合并用药情况以及 AE 记录是否真实完整，SAE 是否及时上报，是否有超窗、检查漏做及其他方案违背的情况发生。

### （四）关注试验进展

机构需要全程关注试验方案的执行情况（方案偏离 / 违背情况），确保临床试验项目严格按照试验方案执行，确保后续试验正常开展。

### （五）关注受试者安全性事件

在临床试验实施过程中，当突发 AE/SAE、SUSAR、方案偏离 / 违背等突发安全性事件时，机构要始终把保护受试者权益和安全放在第一位，机构应该保证受试者及时得到妥善的医疗处理，并做好相关记录，及时上报相关管理部门，以此保证临床试验的规范、真实、科学性。在发生安全性事件后，机构还需要组织专家讨论判断严重安全性事件与试验药物 / 医疗器械和临床试验过程的相关性，确保受试者得到免费的治疗及补偿。

### （六）协调质量检查的开展

临床试验机构应当配合申办者组织的监查和稽查，以及药品监督管理部门、卫生健康管理部门开展的检查。机构要和研究者、申办者沟通在质控中发现的问题，及时解决问题，跟踪问题的解决进展，并且避免后续试验中继续出现相关的问题。

## 四、伦理委员会

伦理委员会作为临床试验方案和其他相关文件的审查者，受试者安全和权益的保护者，是临床试验中的重要主体之一。

### （一）定期跟踪审查

伦理委员会负责审查在临床试验的实施过程中，受试者的权益和安全是否得到了保障，试验中相关的风险是否在可控范围之内，因此伦理委员应该对整个临床试验全过程承担起监督审查的责任，提出审查意见，保证临床试验的质量和规范性。在临床试验的实施过程中，伦理委员会需要从以下几个方面开展审查工作。

**1. 审查临床试验的科学性和伦理性** 评判试验是否有充分的科学依据以及是否符合《赫尔辛基宣言》原则并权衡受试者的收益和风险。

**2. 审查非治疗性临床试验** 伦理委员会应审查知情同意过程是否由受试者本人参加并签字同意。如果知情同意由受试者的监护人替代实施，伦理委员会应审查试验方案中是否充分考虑了伦理学问题及相关法规。

**3. 审查紧急情况下实施的临床试验**　如果受试者为受伤严重、休克等无意识或意识不清醒，这些紧急情况下实施的临床试验一般都不能获得受试者本人的知情同意。因此就需要伦理委员会审查试验方案中是否充分考虑了伦理学问题及相关法规。

**4. 审查受试者是否受到强迫、利诱等不正当影响**　伦理委员会需要审查在临床试验的实施过程中，是否存在受试者被强迫、利诱参加临床试验，应当确保受试者必须是自愿参加临床试验的，且有权在试验的任何阶段退出。

**5. 审查研究者需要报告的信息**　在临床试验实施的过程中，伦理委员会应当要求研究者及时报告可能影响受试者权益和安全的信息。例如，临床试验实施过程中试验方案的偏离和修改等。为了更好地保护受试者的权益和安全，伦理委员会应当对正在实施的药物或者医疗器械临床试验定期跟踪审查监督。审查的频率应当根据受试者的风险程度而定，但至少一年审查一次；发现受试者权益和安全不能得到保障时，可以在任何时间书面要求暂停或者终止该项临床试验；伦理委员会需要审查研究者报告的本临床试验机构发生的严重不良事件等安全性信息，审查申办者报告的试验医疗器械相关严重不良事件等安全性信息；对于试验周期较长且风险较大的临床试验项目，伦理委员会应该给予持续的跟踪审查，密切关注试验实施过程中发生的与临床试验相关的不良事件和器械缺陷等问题。

#### （二）有权终止或暂停已批准的临床试验

在临床试验的实施过程中，为了更有效地保障受试者的权益和安全。伦理委员会有权暂停、终止未按照相关要求实施，或者受试者出现非预期严重损害的临床试验。

#### （三）保存伦理审查的全部记录

伦理委员会应当保存伦理审查的全部记录，包括伦理审查的书面记录、委员信息、递交的文件、会议记录和相关往来记录等。所有记录应当至少保存至临床试验结束后 5 年。

## 第三节　临床试验结束后的质量管理

由于国家监管部门在日常监管模式上加大了对临床试验项目现场核查的力度，因此临床试验后的管理，应该以临床试验项目通过现场核查为导向不断完善。

### 一、申办者

临床试验完成后，需要进行数据清理、数据库锁定和统计分析，完成统计分析报告后进行临床总结报告的撰写工作。临床总结报告撰写过程需要临床试验各方参与，完成临床总结报告初稿后，一般会邀请参与试验的生物统计学家、临床药理学家、临床医生和申办者等参加总结报告讨论会，对临床试验过程中的入选、排除问题，数据集划分问题，合并用药问题有效性、安全性和其他重点问题进行沟通讨论并最终确定。临床研究报告应符合相关指导原则要求，临床研究报告标题页应提供申办者签字及盖章、主要或协调研究者签字、负责或协调研究单位名称、统计学负责人签字和统计单位名称，临床研究报告应提供申办者负责医学专员的签名。

### （一）撰写结果报告

申办者在编写结题报告时应注意以下几个主要结构。

**1. 引言部分** 介绍研究背景、目的和研究问题，阐述研究的重要性和意义，提出研究假设或研究目标。

**2. 方法部分** 详细描述研究设计、样本选择和样本量估计、数据采集和数据分析方法。同时还要详细描述试验组和对照组的分配策略、随机化方法和盲法。

**3. 结果部分** 呈现试验结果的主要数据和统计分析。可以使用表格、图形和描述性文本来呈现主要结果。同时还要解释结果的含义和相关性，并对结果的可靠性和有效性进行讨论。

**4. 讨论部分** 对结果进行分析和解释，与已有研究进行比较和讨论，并阐述研究的局限性和未来的研究方向。

**5. 结论部分** 对研究的主要发现进行总结，回答研究问题或验证研究假设，并讨论对临床实践或公共卫生政策的意义。

结构化的报告提供了一个系统化的框架，使得质量管理更容易实施。不仅可以确保数据的准确性和可靠性，还可以提供证据支持对数据的解释和结论。

### （二）递交注册资料

申办者按照国家药品监督管理局发布的《药物临床试验数据递交指导原则（试行）》《医疗器械临床试验数据递交要求注册审查指导原则》《体外诊断试剂临床试验数据递交要求注册审查指导原则》等指导原则递交相关部门审查。

数据递交需要遵循以下三项基本原则：真实原则、可追溯原则、可读原则。所递交的临床试验数据与临床试验原始记录保持一致；按照注册申请人提交的数据、说明性文件和程序代码，可从原始数据库重现形成分析数据库、临床试验报告中的统计分析结果，且形成的分析数据库和统计分析结果与注册申请人提交的内容一致；所提交数据库结构清晰，注释详尽，便于审阅。按照本指导原则相关规范要求递交临床试验数据有助于提高可读性。

## 二、研究者

研究者应该了解临床试验结题的一般流程、需要完成的工作，提高临床试验的结题效率。

### （一）向伦理委员报告

研究者或是申办者代表按照要求将临床试验年度 / 定期报告送交伦理委员会，进行临床试验项目的伦理审核。建议在年度 / 定期跟踪审查前至少 15 个工作日提交年度 / 定期跟踪报告，以免影响项目进度。临床试验结束后，还需要向伦理委员会提供临床试验结果的摘要。

### （二）向机构报告

研究者应向临床试验机构提交完整的试验结果，包括主要研究问题的答案、主要研究终点的数据和统计分析结果，以及报告试验期间发生的任何不良事件和不良反应，并提供有关其严重性、频率和相关性的详细信息。研究者需要确保提交的试验数据是准确、完整和可靠的，可以通过审查研究记录、数据验证和监督数据采集程序来验证数据的完整性。

研究者应向临床试验机构报告试验的具体设计、随机化和盲法的实施情况，以及试验期间已采取的措施，确保试验的可靠性和可比性、参与者的安全和权益都得到充分保护的详细信息。另外，研究者需要提供完整的统计分析方法、结果和结论，与临床试验机构预先确定的试验终点和次要终点的一致性和相关性。此外，研究者需要提交任何未公开的试验结果，以确保研究成果得到全面的评估和利用。

研究者回复机构办结题质控提出的问题，质控员确认回复后出具结题质控报告或声明。总之，向临床试验机构报告的内容应确保试验的科学可信性、数据完整性、参与者权益保护和公众利益。

## 三、临床试验机构

药物临床试验结题的时间范畴并没有严格意义上的界定，通常可以理解为从临床试验主体内容结束到分中心小结 / 临床试验总结报告盖章的收尾过程。

### （一）结题确认

**1. 研究者提供必要的信息**　要求研究者提交完整的试验报告，包括试验记录、安全性数据、数据完整性与可信性等内容；要求研究者提供试验的详细设计、过程与方法的说明；要求研究者提供参与者保护措施的详细信息；要求研究者提供试验结果的统计分析方法、结果和结论；要求研究者提交任何未公开的试验结果。

**2. 机构安排项目结题核查**　研究者及申办者在数据统计之前，请按照结题资料备查清单准备结题资料，并将结题申请书及承诺书等送交机构办公室；机构结题人员将材料清点审核后，安排项目结题核查，并在结题核查后将评审意见反馈给研究者；与此同时申办者配合研究者完成项目数据溯源工作，并将溯源结果反馈给机构；研究者按评审意见及溯源报告整改后，进行复审，复审通过后，进行资料的档案管理，并报临床试验机构进行审核。结题确认要求研究者提交完整的试验记录和数据，确保试验的科学性和可靠性；提供关于参与者保护措施的详细信息，确保参与者的权益得到充分保护，有助于总结、分析和归纳研究结果，为进一步的研究提供经验和参考，提高临床试验管理的规范性和透明度。

### （二）资料档案管理保存

**1. 应当制定文件管理的标准操作规程**　被保存的文件需要易于识别、查找、调阅和归位。用于保存临床试验资料的介质应当确保源数据或者其核证副本在留存期内保存完整和可读取，并定期测试或者检查恢复读取的能力，免于被故意或者无意地更改或者丢失。临床试验实施中产生的一些文件，如果未列在临床试验必备文件管理目录中，也可以根据必要性和关联性将其列入各自的必备文件档案中保存。

**2. 具体保存要求**　①保存文件的设备条件：应当具备防止光线直接照射、防水、防火等条件，有利于文件的长期保存；②保存期限：临床试验项目资料按现行法律法规、试验方案和合同要求保存，不能随意销毁任何与试验相关的文件；③保存形式：纸质文件、电子记录、移动硬盘、刻录 CD 等形式保存；④借阅或调用：完成后上交机构档案室保管的临床试验研究资料，试验相关人员需借阅或调用临床试验研究资料时应按机构相关要求办理。

总体全流程示意图如下（图 7-3-3-1）。

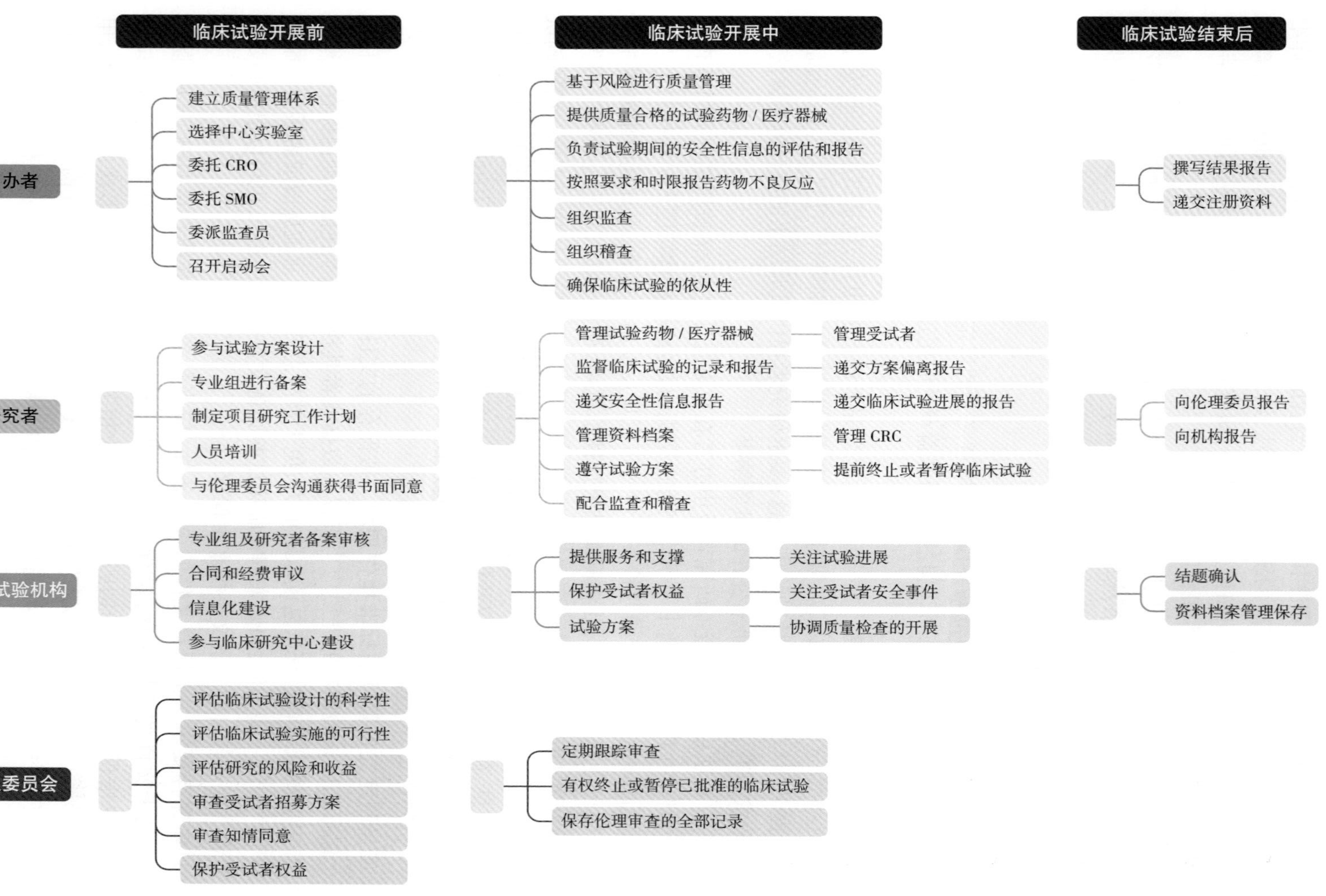


图 7-3-3-1 临床试验全过程质量管理示意图

## 参考文献


[1] 国家药品监督管理局. 药物临床试验质量管理规范[EB/OL]. http://www.nhc.gov.cn/yzygj/s7659/202004/1d5d7ea301f04adba4c4e47d2e92eb96.shtml, 2020-04-27.

[2] 最高人民法院 最高人民检察院关于办理药品、医疗器械注册申请材料造假刑事案件适用法律若干问题的解释[J]. 中国食品药品监管, 2017,(8): 7-8.

[3] 国家药品监督管理局 中华人民共和国国家卫生健康委员会公告(2019 年第 101 号)[EB/OL] https://www.nmpa.gov.cn/xxgk/ggtg/ypggtg/ypqtggtg/20191129174401214.html

[4] 医疗器械临床试验管理 面面观加强管理 维护受试者权益和安全[N]. 中国医药报, 2022.07.06.

[5] National Health Commission of the People's Republic of China. 涉及人的生命科学和医学研究伦理审查办法[J]. 中国实用乡村医生杂志, 2023, 第 30 卷(3): 1-7.

[6] 卢芳, 盛紫依, 冯钰, 李榕. 注册型与非注册型药物临床试验研究模式管理的比较[J]. 中国临床药理学杂志, 2022, 第 38 卷(11): 1270-1273.

[7] 葛永彬, 董剑平, 余凯迪. 远程临床试验法律法规综述[J]. 中国食品药品监管, 2020,(12): 78-91.

[8] 国家药品监督管理局 药物临床试验机构资格认定办法(试行) https://www.nmpa.gov.cn/xxgk/fgwj/qita/20040219110801929.html.

[9] 临床监查员(CRA)工作之临床试验中心 / 医院筛选 - 飞速度医疗器械注册[flyingspd.com] https://flyingspd.com/news/basics/844.html); 2020-12-31.

[10] 魏旻, 李丹丹, 连卓源, 马晓娜. 规避法律风险保护受试者安全[N]. 中国医药报, 2022.02.25.

[11] 吕晓枝, 叶穗雯, 伍俊妍, 姚和瑞. 药师在临床可疑且非预期严重不良反应中的价值探讨[J]. 今日药学, 2022, 第 32 卷(10): 786-790.

[12] 程毅, 李丽华, 布格拉·米吉提, 张翌韦, 鲁瑞萍, 杨建华. 基于风险的医疗器械临床试验伦理审查和质量管理[J]. 中国医学伦理学, 2021, 第 34 卷(3): 314-318, 327.

[13] 王廷春, 谭波, 吴炜毅, 杨千惠. 药物临床试验 监查稽查·广东共识(2020 年版)[J]. 今日药学, 2020, 第 30 卷(11): 741-746.

[14] 张琼光, 刘珊, 余甜, 韩聪凡, 徐立靖, 王钰, 高荣. 从检查员视角看新修订《药物临床试验质量管理规范》对申办者的要求[J]. 中国临床药理学杂志, 2021, 第 37 卷(24): 3379-3384.

[15] 周文菁, 关灵, 曹烨, 司徒冰. 药物临床试验 质量管理·广东共识(2020 年版)[J]. 今日药学, 2020, 30(12): 826-829.

[16] 潘辛梅, 李明红, 谢江川, 谢林利, 陈勇川. 医疗器械临床试验中发现的问题及改进措施[J]. 医疗卫生装备, 2021, 第 42 卷(6): 75-78, 83.

[17] 加强临床试验期间安全性信息处置与报告[N]. 中国医药报, 2022.07.20.

[18] 周文菁, 关灵, 曹烨, 等. 药物临床试验质量管理·广东共识(2020 年版)[J]. 今日药学, 2020, 30(12): 826-829.

[19] 药监局, 卫生健康委. 国家药监局 国家卫生健康委关于发布药物临床试验质量管理规范的公告[EB/OL]. [2020-04-23]. https://www.gov.cn/zhengce/zhengceku/2020-04/28/content_5507145.htm.

[20] 百度百科. 临床监查员[EB/OL]. [2024-01-30]. https://baike.baidu.com/item/%E4%B8%B4%E5%BA%8A%E7%9B%91%E6%9F%A5%E5%91%98.

[21] 加强临床试验期间安全性信息处置与报告[N]. 中国医药报, 2022-07-20.
[22] 王海学, 王涛. 远程智能临床试验及数字化技术应用的探讨[J]. 中国食品药品监管, 2020(11): 110-116.
[23] 规避法律风险保护受试者安全[N]. 中国医药报, 2022-02-25.
[24] 吕晓枝, 叶穗雯, 伍俊妍, 等. 药师在临床可疑且非预期严重不良反应中的价值探讨[J]. 今日药学, 2022, 32(10): 786-790.
[25] 隋广嶷, 柳萍, 胡洪涛, 等. 伦理委员会针对 2020 版《药物临床试验质量管理规范》变化的应对措施[J]. 中国医学伦理学, 2021, 34(10): 1296-1301.
[26] 葛永彬, 董剑平, 余凯迪. 远程临床试验法律法规综述[J]. 中国食品药品监管, 2020(12): 78-91.
[27] 医疗器械临床试验管理 面面观 加强管理 维护受试者权益和安全[N]. 中国医药报, 2022-07-06.
[28] 最高人民法院, 最高人民检察院. 最高人民法院、最高人民检察院关于办理药品、医疗器械注册申请材料造假刑事案件适用法律若干问题的解释[EB/OL]. [2023-06-30]. http://gongbao.court.gov.cn/Details/ba3edccae103fdac19b06e4e9c6bc3.html?sw=%E8%8D%AF%E5%93%81.
[29] 国家药监局, 国家卫生健康委 国家药监局 国家卫生健康委 关于发布药物临床试验机构管理规定的公告[EB/OL]. [2023-09-30]. https://www.gov.cn/gongbao/content/2020/content_5496785.htm.
[30] 郑玲. 临床试验知情同意伦理审查要素研究[D]. 华中科技大学, 2022.
[31] 陈扬媛. 国内临床试验管理研究的主题及演化路径分析[D]. 山西医科大学, 2022.
[32] 国家市场监督管理总局. 药品注册管理办法(国家市场监督管理总局令第 27 号)[EB/OL]. [2023-09-30]. https://www.gov.cn/zhengce/zhengceku/2020-04/01/content_5498012.htm.
[33] 范华莹, 王璨珏, 谢振伟, 等. 加强对医疗器械临床试验项目的质量管理[J]. 沈阳药科大学学报, 2021, 38(04): 428-432.
[34] 国家药监局, 国家卫生健康委. 国家药监局 国家卫生健康委关于发布药物临床试验质量管理规范的公告(2020 年第 57 号)[EB/OL]. [2023-10-04]. https://www.nmpa.gov.cn/yaopin/ypggtg/20200426162401243.html.
[35] 国家食品药品监督管理局. 国家食品药品监督管理局令 第 28 号[EB/OL]. [2023-09-25]. https://www.gov.cn/ziliao/flfg/2007-07/11/content_680384.htm.
[36] 谢冬妮. M 公司临床试验质量管理优化研究[D]. 广东工业大学, 2022.
[37] 张冠东, 杨钰, 赵瑞玲. 医疗器械临床试验监督抽查发现的问题及对策分析[J]. 中国药物与临床, 2020, 20(03): 375-378.
[38] 国家食品药品监督管理总局, 国家卫生健康委. 国家食品药品监督管理总局 国家卫生和计划生育委员会关于发布医疗器械临床试验机构条件和备案管理办法的公告(2017 年第 145 号)[EB/OL]. [2023-09-03]. https://www.nmpa.gov.cn/xxgk/ggtg/ylqxggtg/ylqxqtggtg/20171124123401917.html?type=pc&m=.
[39] 张琼光, 宋福鱼, 宁靖, 等. 从检查员视角看新修订《药物临床试验质量管理规范》对伦理委员会的要求[J]. 中国临床药理学杂志, 2021, 37(24): 3385-3388.

（高 越　马海萍　赵娜萍　张恒琰　章璐瑶　张 黎）

第四章

# 临床试验用药械管理

## 第一节　临床试验用药品管理

### 一、临床试验用药品管理概述

临床试验用药品的管理是药物临床试验质量管理重要的环节，由于试验用药品的特殊性，其质量问题轻则没有疗效，重则有副作用和严重不良反应，因此试验用药品的管理具有重要的意义。

试验用药品，指用于临床试验的试验药物、对照药品。对照药品，指临床试验中用于与试验药物参比对照的其他研究药物、已上市药品或者安慰剂。

### 二、试验用药品管理相关法规要求

《中华人民共和国药品管理法》第二章第十九条规定，开展药物临床试验，应当在具备相应条件的临床试验机构进行。《药物临床试验质量管理规范》第四章第二十一条规定，研究者和临床试验机构对申办者提供的试验用药品有管理责任，包括以下责任。①研究者和临床试验机构应当指派有资格的药师或者其他人员管理试验用药品。②试验用药品在临床试验机构的接收、贮存、分发、回收、退还及未使用的处置等管理应当遵守相应的规定并保存记录。试验用药品管理的记录应当包括日期、数量、批号/序列号、有效期、分配编码、签名等。研究者应当保存每位受试者使用试验用药品数量和剂量的记录。试验用药品的使用数量和剩余数量应当与申办者提供的数量一致。③试验用药品的贮存应当符合相应的贮存条件。④研究者应当确保试验用药品按照试验方案使用，应当向受试者说明试验用药品的正确使用方法。⑤研究者应当对生物等效性试验的临床试验用药品进行随机抽取留样。临床试验机构至少保存留样至药品上市后2年。临床试验机构可将留存样品委托具备条件的独立的第三方保存，但不得返还申办者或者与其利益相关的第三方。

### 三、试验用药品管理的实践

试验用药品的管理包含其接收、贮存、分发、回收、退还及未使用的处置等部分（图7-4-1-1）。需要配备硬件场地及仪器设备，也需要软件人员和系统。场地方面，GCP药房环境整洁，空间布局合理，分区办公，包含药品存储区，接收、发放、回收区，办公区等。仪器设施方面，药品储存区配有常温柜存放需常温（10~30℃）放置的试验用药品、冷藏冰箱存放需冷藏（2~8℃）放置的试验用药品、阴凉柜存放阴凉（20℃以下）环境存储的试验用药品。试验用药品管理及整个临床试验中所有用到的仪器设备均应具有质检合格证书，按照规定年限内重新质检，保存质检证书备查。建议每年由具备资质的检定机构对常温柜、冷藏冰箱、阴凉柜进行检验校准，如经搬运等特殊情况需及时校准；对温控系统、数字温度计应定期每年校准，由质量检验部负责送国家法定计量单位或联系其至现场进行校准，要求校准单位出具相应的校准报告。人员方面，GCP 药房配备具有药品管理经验的初级药师及以上职称的药品管理员至少 2 名，需定期参加 GCP 培训并取得证书。此外，药品管理员应熟悉所负责管理试验用药品的临床试验方案中管理要求、给药方法、注意事项等。系统方面，办公区配有联网温湿度计，温湿度计一端探头放入冰箱箱体，另一端连接电脑实时记录温湿度，药品管理员可随时查看，也可导出任意时间段温湿度记录打印并放入文件夹备查。

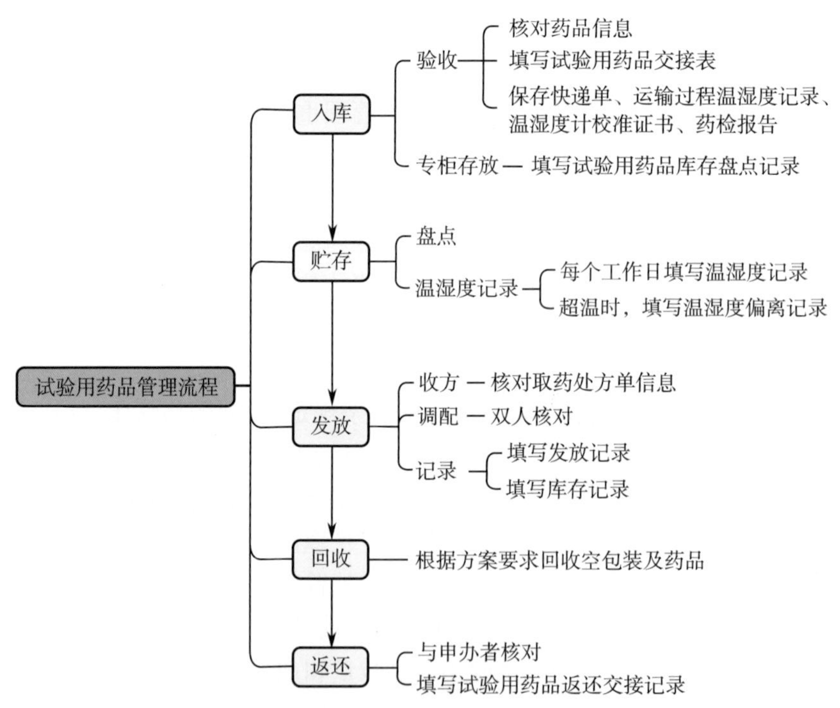


**图 7-4-1-1 试验用药品管理流程简图**

### （一）试验用药品的接收

试验用药品必须经国家药品监督管理部门批准、本机构伦理委员会审批同意及签署药物临床研究协议后，并由主要研究者授权药品管理员及 GCP 药房接收临床试验用药品之后，由申办者研制、提供并负责做适当包装与标签的试验用药品才能运送至研究中心。

《药物临床试验质量管理规范》第五章第四十四条规定，申办方提供的试验用药品的制备、包装、标签和编码应当符合以下要求：①试验药物制备应当符合临床试验用药品生产质量管理相关要求；试验用药品的包装标签上应当标明仅用于临床试验、临床试验信息和临床试验用药品信息。②试验用药品的包装,应当能确保药物在运输和贮存期间不被污染或者变质。药品管理员接收药品前应审核相应的样签文件。

药品管理员与申办者或申办者委托的 CRA 对药品及相关资料进行检查,检查内容包括但不限于:①试验用药品接收需提供,试验用药品运送单(附签名并注明日期)、药检报告(加盖申办者公章,试验用药品必须具有证明符合临床试验的质量标准的药检报告,对照药物必须是已被批准上市使用的正式产品并且有产品检验合格报告)、国家药品监督管理部门临床试验批准文件复印件、本机构伦理委员会批件复印件、临床试验合同签署页复印件;②根据临床试验方案,核对试验用药品名称、规格、数量、剂型、批号、编号及有效期;③包装与标签是否适当,是否标明“仅供临床研究使用”,并注明研究方案 / 编号、药名、药品编号、剂量规格、用法用量、储存条件、批号、生产日期、有效期、生产厂家、申办者等内容;④双盲药物每盒均有药物编号,接收时要检查药品编号与送货单上的是否一致;凡双盲试验用药品,试验用药品与阳性对照药或安慰剂在外形(形状、色泽、质感)、气味、包装、标签和其他特征上一致;⑤阳性对照药必须为已上市的正式产品,并附说明书;⑥试验用药品是否按药物的贮存要求运输,需提供药品运输过程的温度记录及温度计的校准证书;⑦拒绝接收在运送过程中出现超温的试验用药品、不合格的试验用药品。不合格药品包括国家禁止使用或明确淘汰的药品、假劣药品、包装破碎、污染、霉烂变质、残损不能使用的药品;过期失效的药品;药品监督管理局通知停止销售的药品以及其他外观和内在质量不合格的药品。

检查完成后交接双方共同填写记录表格,并签字确认、注明日期。将接收检查合格的试验用药品按照试验方案规定的储存条件存放于常温柜 / 冷藏冰箱 / 阴凉柜中。药品管理员在相应的信息系统中完成录入试验用药品信息、入库、编号等操作。

### (二)试验用药品的贮存

试验用药品贮存和保管应具备必要的环境和设备,如温湿度计、常温柜、冷藏冰箱、阴凉柜等;试验用药品储藏间需避光、通风、防尘、防潮、防霉、防污染、防虫等;GCP 药房配有备用电源,保障断电情况下,冰箱的正常运行,以防突发的停电,可能导致冷藏冰箱全部试验用药品的超温。24 小时温湿度联网监控系统,实时记录温湿度并存储在电脑里以供监测和查看,若出现超温情况,在设定的时间内向药品管理员发送信息,及时查看和处理。

GCP 药房中存放试验用药品的常温柜、冷藏冰箱、阴凉柜均需专柜加锁存放。药品管理员按照现行法规和临床试验方案的要求储存试验用药品。每个试验项目设定相对独立的药品存放位置,按照编码顺序分别保存于专用的柜层,并有明显的标识,试验用药品摆放切勿靠近冰箱壁及摆放过于密集。除使用 24 小时温湿度联网监控系统外,另放置备用温度计,药品管理员于每个工作日记录试验用药品贮存的温湿度,留存。进行温、湿度监测,超出规定温湿度条件范围时及时采取调控措施,确保储存条件符合要求。药品管理员应定期如每月及有药品出入库时对试验用药品进行清点、核对,并记录。

在生物等效性的临床试验中需对试验用药品进行留样并按要求贮存。《药物临床试验质量管理规范》第四章第二十一条规定,研究者应当对生物等效性试验的临床试验用药品进行随机抽取留样。临床试验机构至少保存留样至药品上市后 2 年。临床试验机构可将留存样品委托具备条件的独立的第三方保存,但不得返还申办者或者与其利益相关的第三方。

### （三）试验用药品的发放

上市后的药品发放，药师需“四查十对”（查处方，对科别、对姓名、对年龄；查药品，对药名、剂型、规格、数量；查配伍禁忌，对药品性状、用法用量；查用药合理性，对临床诊断）。核对无误后才能发放药品给患者，临床试验中试验用药品的发放也需严格审核医嘱或处方，包括以下内容。临床试验项目信息：科室、项目名称或编号。处方信息：临床诊断、用药周期、试验用药品使用方法与方案是否一致。受试者信息：姓名、性别、年龄、受试者筛选号、随机号或入组号。药品信息：药品名称、编码、批号、有效期、药品规格、剂型、生产商、试验用药品包装是否有异常等。应该回收数量、实际回收数量。

取药人凭医嘱单 / 处方领药，取药人可以是专业组药品管理员、护士、医生、CRC 等研究相关授权人员及受试者本人。《药物临床试验质量管理规范》第四章第二十一条规定，研究者应当确保试验用药品按照试验方案使用，应当向受试者说明试验用药品的正确使用方法。故药品管理员需向取药人说明服药方法、药品贮存条件及注意事项。

试验用药品需从 GCP 药房运送至专业科室时，转运过程也需符合试验用药品的贮存要求；对于需冷藏或遮光的试验用药品，应保存在放有冰袋或遮光的保温箱中，并记录转运过程的温度。

根据不同方案试验用药品管理要求告知取药人是否应返还用药后的空包装、空瓶等。

### （四）试验用药品的回收

《药物临床试验质量管理规范》第五章第四十五条规定，申办者制定试验用药品的供给和管理规程，包括试验用药品的接收、贮存、分发、使用及回收等。从受试者处回收以及研究人员未使用试验用药品应当返还申办者，或者经申办者授权后由临床试验机构进行销毁。申办者应当确保试验用药品及时送达研究者和临床试验机构，保证受试者及时使用；保存试验用药品的运输、接收、分发、回收和销毁记录；建立试验用药品回收管理制度，保证缺陷产品的召回、试验结束后的回收、过期后回收；建立未使用试验用药品的销毁制度。药品管理员根据试验方案要求对试验用药品及空包装进行回收或销毁。

对于住院受试者当天使用的试验用药品，使用后的空包装及剩余药液，研究者当天返还给药品管理员进行回收；对于需按医嘱长期用药的门诊或住院受试者，于一个周期用药结束后，将剩余试验用药品及空包装交给研究者，研究者核对后交给药品管理员进行回收。药品管理员根据试验方案、研究者开具的医嘱单及受试者服药的真实情况来清点剩余的试验用药品及其空包装（铝箔、药盒、药瓶等），如有数量不一致，应及时确认原因并记录，清点核实后，记录回收的信息，签名并注明日期。药品管理员将回收的试验用药品及空包装，注明受试者编号或药品编号及日期，并放入回收药品存放区，将回收药品放入指定区。药品管理员根据试验进展及存储环境的需要，将回收的试验用药品及空包装退还给申办者。

### （五）试验用药品的退还和销毁

在接收试验用药品之前，根据 GCP 要求、临床试验方案和机构管理规定，协定确认试验结束后药品的回收细节，包括回收去向、回收条件、回收流程等。在申办者提供给药品管理员的《试验用药品使用方法》中明确以上内容，申办者提供给药品管理员的《试验用药品使用方法》需加盖申办者公章。

GCP 药房的药品管理员在临床试验进行中根据实际情况将回收药物、药品空包装及不合格药品清点核对无误后，返还给申办者。临床试验结束后，将所有剩余药品（包括回收药品和未发放药品）、药品空包装清点核对无误后，一并返回给申办者。生物等效性试验及人体生物利用度试验，留存的样品委托符合条件的独立的第三方保存，不得返还申办者或与其利益相关的第三方。严禁将剩余药品用于销售或其他使用。

申办者或监查员现场清点核对无误后，填写《试验用药品返还交接记录表》，共同签字确认、注明日期。如快递寄送，《试验用药品返还交接记录表》一式两份经药品管理员和监查员签字后，复印一份药品管理员留底，两份原件置于回收箱内，回收箱外贴回收箱标示和封条，GCP 药房药师在封条骑缝签字。待接收方签字后寄回交接记录表，整理到药品文件夹中。

如需回收已开封未使用完的液态药品，需密闭包装，防止环境污染和生物危害。试验方案中对已打开的有细胞毒性的抗肿瘤药物剩余药液及空安瓿，在获得申办者销毁委托函或其他书面同意的情况下，根据临床研究方案及医院医疗废弃物管理规定要求，放置于临床试验用医疗废物袋中，填写《医疗垃圾交接登记表》，统一按研究中心医疗废弃物管理规定进行销毁。

### （六）试验用药品中特殊药品的管理

由于麻醉药品、精神药品、医疗用毒性药品、放射性药品等具有特殊的药理、生理作用，为保证该类药品合法、安全、合理的使用，《中华人民共和国药品管理法》、相关行政法规、规章和规范性文件对该类药品的生成、经营、使用和监督管理等予以管理规定。例如，《麻醉药品和精神药品管理条例》第一章第四条规定，国家对麻醉药品药用原植物以及麻醉药品和精神药品实行管制。除本条例另有规定的外，任何单位、个人不得进行麻醉药品药用原植物的种植以及麻醉药品和精神药品的实验研究、生产、经营、使用、储存、运输等活动。第二章第十三条规定，麻醉药品和第一类精神药品的临床试验，不得以健康人为受试对象。

**1. 麻醉药品和精神药品**　麻醉药品是指连续使用后易产生生理依赖性、能成瘾的药品。《麻醉药品和精神药品管理条例》所称麻醉药品是指列入麻醉药品目录的药品和其他物质。包括天然、半合成、合成的阿片类、可卡因、可待因类、大麻类、药用原植物及其制剂等。国家食品药品监督管理总局、公安部、国家卫计委，于 2013 年 11 月 11 日联合公布的《麻醉药品品种目录（2013 年版）》共 121 个品种，其中我国生产及使用的品种及包括的制剂、提取物、提取物粉共有 27 个品种。

精神药品是指直接作用于中枢神经系统，使之兴奋或抑制，连续使用可产生依赖性的药品。根据精神药品使人体产生的依赖性和危害人体健康的程度，精神药品分为第一类精神药品和第二类精神药品。

麻醉药品和第一类精神药品的储存遵循“五专”原则，即专柜加锁、专用账册、专人负责、专用处方、专册登记。麻醉药品和第一类精神药品的使用单位应当专柜存储麻醉药品和第一类精神药品。专柜应当使用保险柜，实行双人双锁管理。麻醉药品药库、药房、临床科室（包括手术室），储存地点应有标识及防盗监控设施。麻醉药品和第一类精神药品的使用单位应建立储存麻醉药品和第一类精神药品的专用账册。专用账册的保存期限应自药品有效期满之日起不少于 5 年。麻醉药品和第一类精神药品的使用单位应配备专人负责管理工作，药品出入库实行双人核查，药品入库须双人验收，出库须双人复核。普通处方的印刷用纸为白色；麻醉药品和第一类精神药品处方的印刷用纸为淡粉色，右上角标注“麻、精一”。麻醉药品处方至少保存 3 年，精神药品处方至少保存 2 年。医疗机构应对麻醉药品和第一类精神药品处方进行专册登记。

第二类精神药品的储存应专柜储存并建立专用账册,实行专人管理;专用账册的保存期限应当自药品有效期满之日起不少于5年。专用处方,普通处方的印刷用纸为白色;第二类精神药品处方的印刷用纸为白色,右上角标注“精二”。对因破损、变质、过期而不能使用的麻醉药品和精神药品,应清点登记造册,单独妥善保管,并及时向所在地县级以上药品监督管理部门申请销毁。药品销毁必须经所在地县级以上药品监督管理部门批准,并在其监督下销毁。药品销毁应有记录并由监督销毁人员签字,存档备查,企业或使用单位不得擅自处理。

**2. 毒性药品** 医疗用毒性药品(简称毒性药品)是指毒性剧烈,治疗剂量与中毒剂量相近,使用不当会致人中毒或死亡的药品。储存毒性药品的专柜的要求与储存麻醉药品的专库条件相同。专柜加锁并由专人保管,做到双人双锁管理,专账记录。处方应保存2年(自开具之日起计算)备查。药品管理员调配毒性药品处方时,必须认真负责,计量准确,配方人员及具有药师以上技术职称的复核人员签字盖章后发出。

**3. 放射性药品** 放射性药品指用于临床诊断或者治疗的放射性核素或其标记药物。放射性药品的验收应由具有专业知识的专门人员在有安全防护的场所及设施下进行,认真核对标示内容,仔细检查盛装容器,建立规范的验收检查记录。放射性药品应放在规定材料(铅质)制作的容器内,置于特制储源柜内,做到专人保管,分类储存、标识醒目、防止差错、保证安全。建立放射性药品领用登记专册,记录内容完整,逐项填写清楚,领用人、使用人、保管均需签名,并按规定入档保存。

核医学科工作人员须参加上海市统一组织的辐射知识及安全培训,通过考核取得培训合格证。上岗后,须按照规定定期参加复训。获得专业资质方可参加放射性药物的使用、废物处理及意外事件处置。如需接触放射性药物的其他人员应在具有使用资质的人员指导和监控下操作放射性药物。工作人员必须取得年度放射职业健康体检合格,孕期和哺乳期妇女不能从事放射性药物工作。

放射性药物配制应在具有放射防护设备的铅屏蔽后进行。操作台面应光滑无接缝,便于清理,备有吸水纸防止药物渗漏、沾污,并备放射性污染物应急处理包。凡开瓶分装或操作可能产生放射性气溶胶的放射性药物需在专用通风橱内进行。注射放射性药物前应穿铅衣、铅围脖,佩戴铅眼镜、一次性口罩、帽子及操作手套,操作中若有手套破损、衣物污染应按《放射性污染应急防护措施》处置。工作完毕,离开高活性区前,必须用放射性污染监测仪对工作台表面及工作人员进行污染检测,及时发现放射性沾污,做好清除沾污的工作及记录。

放射性药物使用前,戴手套取出盛有放射性药物的玻璃瓶,检查其性状、颜色及有无沉淀物。操作玻璃瓶时,瓶中气压升高,应注意排气,避免瓶中压力过高使药液溢出造成污染。放射性药物为厂家分装直送,每支(瓶)放射性药物均应有标签,标明其名称、活度、体积及测定日期。使用前应仔细核对标签上各项内容,再次复核放射性活度并记录时间。

放射性药物由申办方或其委托具有生产资质的企业提供,生产完成后应当出具药品检验报告。由生产企业负责放射性药物的统一配送,根据当天实际用量提前订购,货到后清点、验收并统一移至储源室统一保存,并做记录。低活度或短半衰期放射性药物($^{99m}$Tc、$^{131}$I、$^{125}$I等)使用后,剩余放射性固体废物如污染针头、针筒、棉签等,按要求放置于储源室专门收集放射性废物的黄色容器内，在储源室放置10个半衰期后（以半衰期最长放射性药品计算），按国家有关放射性污染防治法的规定由环保部门定期予以回收处理。外包装、内包装玻璃瓶等按要求返还申办方或按照医院内部核废物流程处理，并保存销毁记录。储源室应有专人负责，双人双锁。低活度或短半衰期放射性药物使用后产生的放射性废液，排放至专用衰变池稀释储存，符合标准后排放。

### （七）药物临床试验试验用药品文件夹必备文件保存

药物临床试验必备文件是指评估药物临床试验实施和数据质量的文件，用于证明研究者、申办者和监查员在临床试验过程中遵守了《药物临床试验质量管理规范》和相关药物临床试验的法律法规要求。药物临床试验必备文件作为确认临床试验实施真实性和所收集数据完整性的依据，为申办者稽查、药品监督管理部门检查临床试验的重要内容。试验用药品文件资料应保存在专用且安全的档案柜或档案室；保存场所的温湿度应符合要求，并配备防火、防潮、防盗、防虫害等安全措施。《药物临床试验质量管理规范》第八十条规定，用于申请药品注册的临床试验，必备文件应当至少保存至试验药物被批准上市后5年；未用于申请药品注册的临床试验，必备文件应当至少保存至临床试验终止后5年。

#### 1. 临床试验准备阶段

（1）研究者手册，为证明申办者已将与试验药物相关的、最新的科研结果和临床试验对人体可能的损害信息提供给了研究者。

（2）已签字的临床试验方案（含修订版），证明研究者和申办者同意已签字的临床试验方案（含修订版）。

（3）参加临床试验各方之间签署的研究合同，包括研究者和临床试验机构与申办者签署的合同，研究者和临床试验机构与合同研究组织签署的合同，申办者与合同研究组织签署的合同。

（4）伦理委员会对以下各项内容的书面审查、同意文件，具签名、注明日期，包括试验方案及其修订版、知情同意书、其他提供给受试者的任何书面资料、受试者的招募广告（若使用）、对受试者的补偿（若有）、伦理委员会其他审查、同意的文件，为证明临床试验经过伦理委员会的审查、同意；确认文件的版本号和日期。

（5）药品监督管理部门对临床试验方案的许可、备案，证明在临床试验开始前，已获得药品监督管理部门的许可和备案。

（6）需试验用药品的包装盒标签样本，证明试验用药品和其他试验相关材料均给予妥当的贮存、包装、分发及处置。

（7）试验用药品及其他试验相关材料的说明（若未在试验方案或研究者手册中说明），为证明试验用药品和其他试验相关材料均给予妥当的贮存、包装、分发和处置。

（8）试验用药品及其他试验相关材料的运送记录，为证明试验用药品及其他试验相关材料的运送日期、审批编号和运送方式。可追踪试验用药品批号、运送状况和可进行问责。

（9）试验用药品的检验报告，为证明试验用药品的成分、纯度和规格。

#### 2. 临床试验进行阶段

（1）更新的研究者手册，表明更新后的相关信息被及时反馈给研究者。

（2）对下列内容的任何更改：试验方案及其修订版，CRF，知情同意书，其他提供给受试者的任何书面资料,受试者招募广告(若使用),证明临床试验期间,生效文件的修订信息。

(3)伦理委员会对以下各项内容的书面审查、同意文件,具签名、注明日期,包括试验方案修改、知情同意书修订本、其他提供给受试者的任何书面资料修订本、受试者招募广告修订版(若有)、伦理委员会任何其他审查、同意的文件修订本,证明临床试验修改和/或修订的文件经过伦理委员会的审查、同意。确认文件的版本号和日期。

(4)药品监督管理部门对试验方案修改及其他文件的许可、备案,证明符合药品监督管理部门的要求。

(5)试验用药品及其他试验相关材料的运送记录,为证明试验用药品及其他试验相关材料的运送日期、审批编号和运送方式。可追踪试验用药品批号、运送状况和可进行问责。

(6)新批号试验用药品的检验报告,为证明试验用药品的成分、纯度和规格。

(7)试验用药品在临床试验机构的登记表,为证明试验用药品是按照方案使用的。

**3. 临床试验完成后**

(1)试验用药品在临床试验机构的登记表,为证明试验用药品是按照方案使用的,以及在临床试验机构所接收的试验用药品的最终计数,包括发放的数量,回收的数量,返还的数量。

(2)试验用药品销毁证明,证明未被使用的试验用药品,由申办者销毁,或临床试验中心销毁。

#### (八)试验用药品超温原因及处理

临床试验中药品贮存温度符合条件是保证药品质量的重要环节,但试验用药品超温时常发生,因此药品管理员需要从中思考导致超温的原因,如何避免超温。冰箱温度超温可能的原因常见的有冰箱门开的时间过久、温度计探头放置位置不合理、药品摆放过于密集,冰箱外的环境温度过高、停电、设备故障等。

如若发生试验用药品超温,药物管理员应及时将试验用药品隔离保管,并与监查员和主要研究者沟通,由申办者判断能否继续使用该超温的试验用药品,并出具相应证明文件,同时保留沟通记录。对任何存储条件不符合方案要求的情况都需尽快报告申办者(一般要求24小时内报告)。具体操作,出现温度异常时,应先原地隔离超温试验用药品,并留意温度恢复正常的具体时间点,若确定短时间内冰箱温度无法恢复正常,应考虑转移到符合方案要求的存储条件的设备内,确定具体超温时长后与监查员和主要研究者联系,并通过邮件等形式提交超温报告。在申办者回复后续处理措施前,试验用药品均应处于隔离状态,待申办者回复可以继续使用后撤除隔离,若回复不能使用此超温的试验用药品,则将其转移到"不合格药物区",并与申办者沟通将其回收,并打印回复邮件、超温报告及相关稳定性报告存放于试验用药品文件夹中。

## 第二节 临床试验用医疗器械管理

### 一、临床试验用医疗器械管理概述

医疗器械,是指直接或者间接用于人体的仪器、设备、器具、体外诊断试剂及校准物、材料以及其他类似或者相关的物品,包括所需要的计算机软件;其效用主要通过物理等方式获得，不是通过药理学、免疫学或者代谢的方式获得，或者虽然有这些方式参与但是只起辅助作用。医疗器械的目的包括：疾病的诊断、预防、监护、治疗或者缓解；损伤的诊断、监护、治疗、缓解或者功能补偿；生理结构或者生理过程的检验、替代、调节或者支持；生命的支持或者维持；妊娠控制；通过对来自人体的样本进行检查，为医疗或者诊断目的提供信息。

## 二、试验用医疗器械管理相关法规要求

从2000年开始，医疗器械临床试验机构释义不断发生调整，2000年发布的《医疗器械监督管理条例》中，直接把指定医疗机构等同于临床试验机构；2014年修订的《医疗器械监督管理条例》首次确立了医疗器械临床试验机构的法律地位。2017年，《医疗器械监督管理条例》第十八条进行了重大修改，明确规定医疗器械临床试验机构实行备案管理。医疗器械临床试验机构走出与药物临床试验机构的脱钩的重要一步。

除了医疗试验机构管理，质量管理也是医疗器械临床试验管理的另一重要部分。2004年，国家食品药品监督管理局发布《医疗器械临床试验规定》，沿用12年。2016年，新的《医疗器械临床试验质量管理规范》出台，不到6年，国家药监局、国家卫健委联合发布新修订的《医疗器械临床试验质量管理规范》，自2022年5月1日起正式施行。2022版《医疗器械临床试验质量管理规范》除了简化优化相关要求，在正文及术语上也体现了最新国际监管制度要求。相关法规修订时间间隔明显缩短，也反映了行业发展迅速，产业监管面临的挑战升级。

## 三、试验用医疗器械管理的实践

试验用器械管理制度的目的是规范试验用器械的管理，范围包括临床试验中用作试验或对照的任何器械，包括仪器、试剂、耗材等。临床试验中所用器械，包括试验医疗器械和对照医疗器械（如适用），由被授权人员接收、储存、验收、使用，以及对剩余器械进行管理如回收、退回等，全过程记录应当完整，数量相互吻合。器械管理员负责对器械的品质和性能的管理，与机构人员共同对所接收的试验用器械进行检查，储存和库存管理；授权研究人员负责正确使用器械。

### （一）试验用医疗器械的运输与接收

试验用器械必须在所在地省、自治区、直辖市药品监督管理部门备案，第三类器械必须是经国家药品监督管理局批准后，在本专业进行试验，由申办单位所研制和提供的器械。试验器械必须具有证明符合临床试验的质量标准的检测报告；对照器械必须是已被批准上市使用的正式产品并且有产品检验合格报告。

试验用医疗器械的运输首先应确认运送条件是否满足其要求。如果器械运输有温度/相对湿度等要求，器械管理员与机构人员接收时应及时导出温度/湿度等环境参数，记录应连续，并与运输方案核对。若出现超温、超湿或运输环境不符合要求的情况，应拒收或立即隔离器械，同步上报申办方。如申办方告知该情况不影响使用，应出具相关声明，并进行伦理备案同时根据中心要求是否需上报方案偏离。

器械管理员与机构人员共同对所接收的试验用器械进行检查，核对器械各项技术参数。检查内容包括：包装与标签是否适当，是否标明为临床试验专用；比较试验器械与对照器械

在外形、包装、标签和其他特征；核对数量、批号或序列号和有效期。检查完成后，器械管理员与机构人员根据器械临床试验方案的要求进行核对并签收，在器械接收记录（应记录器械名称，规格型号，器械唯一编号及有效期）上登记并签名，核对无误后及时入库保存。器械管理员需完成器械库存表及签署试验器械交接表，同时保留物流快递单据并留存一份复印件，留存研究者文件夹。器械管理员与机构人员应完善入库手续，按照方案填写试验用医疗器械入库表等，正确记录相关表格并做好存档工作。

### （二）试验用医疗器械的保存

试验医疗器械和对照医疗器械（如适用）的储存和保管应符合方案和说明书的要求。临床试验机构应当配备与试验用医疗器械品种、数量、储存条件相适应的场所和设施，专人负责管理，并做好储存记录。试验用器械按储存要求保存于专业储藏室、储藏柜或冰箱，需严格按照试验用器械所要求的相应保管条件如温度、湿度、光线、通风等进行保存，并且按方案要求定期导出温度记录，以保证试验用器械的质量。常见的试验用医疗器械记录表有温湿度记录表、器械出入库记录表、维修（校准）记录表等。器械管理员应严格落实方案和项目组要求，规范、正确地记录参数，及时收集保存相关文件。

器械管理员应按照方案定期检查试验器械的有效期、库存量、器械的贮存条件及使用情况，确保各型号的器械数量满足试验要求。针对储存过程中的突发情况，例如出现超温、超湿现象或试验器械出现问题，要妥善做好应急处置，隔离器械，并及时报告机构办公室并通知申办者，以便酌情处理。

### （三）试验用医疗器械的发放与使用

临床试验机构、研究者在使用试验用医疗器械时应当做好发放记录，记录至少包括：申办者名称、临床试验名称、试验用医疗器械信息（产品名称、规格型号、生产日期、批号或序列号、灭菌日期、有效期等）、产品数量、发放日期、交接双方签名、日期等内容。

试验用器械的使用由研究者负责，保证仅用于该临床试验的受试者。用法应遵照试验方案，每次使用前须检查试验用器械的质量。研究者应当在每个受试者使用试验用医疗器械时做好使用记录，记录至少包括：受试者信息、试验用医疗器械信息（产品名称、规格型号、生产日期、批号或序列号、灭菌日期、有效期等）、使用日期、使用情况等内容。试验医疗器械仅用于参加该医疗器械临床试验的受试者。研究者应当在每个受试者使用试验用医疗器械时做好使用记录，记录至少包括：受试者信息、试验用医疗器械信息（产品名称、规格型号、生产日期、批号或序列号、灭菌日期、有效期等）、使用日期、使用情况等内容。临床试验过程中，申办者、临床试验机构和研究者发现试验用医疗器械可能存在影响受试者安全的，应当立即停止临床试验，并向伦理委员会和药品监督管理部门报告。

### （四）剩余器械的处理或回收

试验完成后，专业组器械管理员与机构人员共同将剩余器械退还给申办者，申办者、临床试验机构应当按照国家有关规定对剩余的试验用医疗器械进行处理，并留存相关记录。研究者应当确保所使用的、废弃的或者返还的试验用医疗器械与申办者提供的一致，记录至少包括：申办者名称、临床试验名称、试验用医疗器械信息（产品名称、规格型号、生产日期、批号或序列号等）、返还产品数量、日期、交接双方签名等内容。研究者不得把试验用器械转交给任何非临床试验参加者。

（五）体外诊断试剂的管理

试验用的体外诊断试剂应具有具备资质的检测机构出具的结论合格的产品检验报告，且与上述试验用医疗器械管理流程类似，需要具备完整的、数量相符的管理记录，包括：运输、接收、处理、储存、分发、回收与销毁等过程中的记录。体外诊断试剂的运输条件、储存温度、储存条件、储存时间、安全有效期等应当符合要求，与检测报告、临床试验报告中的产品名称一致、规格型号相符。

## 参考文献

[1] 国家药品监督管理局，国家卫生健康委．药物临床试验质量管理规范[EB/OL].(2020-04-23)[2023-01-18]. https://www.nmpa.gov.cn/xxgk/fgwj/xzhgfxwj/20200426162401243.html.

[2] 中华人民共和国全国人民代表大会常务委员会．中华人民共和国药品管理法[EB/OL].(2019-08-27)[2023-01-18]. https://www.nmpa.gov.cn/xxgk/fgwj/flxzhfg/20190827083801685.html.

[3] 中华人民共和国国务院．麻醉药品和精神药品管理条例[EB/OL].(2016-02-06)[2023-01-18]. https://www.nmpa.gov.cn/xxgk/fgwj/flxzhfg/20230328170846125.html.

[4] 国家药品监督管理局，国家卫生健康委．医疗用毒性药品管理办法[EB/OL].(1988-12-27)[2023-01-18]. https://www.nmpa.gov.cn/xxgk/fgwj/flxzhfg/19881227010101905.html.

[5] 国家食品药品监督管理局，中华人民共和国卫生部．关于将A型肉毒毒素列入毒性药品管理的通知[EB/OL].(2008-07-21)[2023-01-18]. https://www.nmpa.gov.cn/xxgk/fgwj/gzwj/gzwjyp/20080721120001452.html.

[6] 国家药品监督管理局．药物临床试验必备文件保存指导原则[EB/OL].(2020-07-01)[2023-01-18]. https://www.nmpa.gov.cn/xxgk/ggtg/ypggtg/ypqtggtg/20200608094301326.html.

[7] 全国生物样本标准化技术委员会，国家市场监督管理总局，国家标准化管理委员会．GB/T 39766-2021，人类生物样本库管理规范[S].2021-03-09.

[8] 国家药品监督管理局综合司．医疗器械经营质量管理规范附录：专门提供医疗器械运输贮存服务的企业质量管理现场检查指导原则[M/OL].(2023-05-24)[2023-06-25]. https://www.nmpa.gov.cn/xxgk/fgwj/gzwj/gzwjylqx/20230524160706147.html.

[9] 国家药品监督管理局．医疗器械注册质量管理体系核查指南(2022年第50号)[M/OL].(2022-10-10)[2023-06-25].https://www.nmpa.gov.cn/ylqx/ylqxggtg/20221010110514148.html

[10] 医疗器械周刊．《北京市临床试验用医疗器械管理指南》相关规定[N]. 中国医药报，2020-09-22.

[11] 国家食品药品监督管理总局，国家卫生健康委．国家食品药品监督管理总局 国家卫生和计划生育委员会关于发布医疗器械临床试验机构条件和备案管理办法的公告(2017年第145号)[EB/OL].[2023-09-03]. https://www.nmpa.gov.cn/xxgk/ggtg/ylqxggtg/ylqxqtggtg/20171124123401917.html?type=pc&m=.

[12] 国家药监局，国家卫生健康委．国家药监局 国家卫生健康委关于发布药物临床试验质量管理规范的公告(2020年第57号)[EB/OL].[2023-10-04]. https://www.nmpa.gov.cn/yaopin/ypggtg/20200426162401243.html.

[13] 袁安，刘畅．麻醉药品超说明使用与侵权责任：从丙泊酚注射液说明书谈起[C]//，北京，2017：76-93.

[14] 中国医药报．《药物临床试验必备文件保存指导原则》发布[N]. 中国医药报，2020-06-10.

[15] 国务院．国务院关于修改《医疗器械监督管理条例》的决定[EB/OL].[2023-10-04]. https://www.gov.cn/gongbao/content/2017/content_5197006.htm.

[16] 蒋海洪,林峰. 关于医疗器械临床试验管理改革的思考[J]. 中国新药与临床杂志,2017,36(08):454-459.

[17] 温家宝. 麻醉药品和精神药品管理条例[C]//. 全国第三次麻醉药理学术会议,中国陕西西安,2012.

[18]《药物临床试验必备文件保存指导原则》发布[N]. 中国医药报,2020-06-10.

[19] 国家药监局,国家卫生健康委. 国家药监局 国家卫生健康委 关于发布药物临床试验机构管理规定的公告[EB/OL].[2023-09-30]. https://www.gov.cn/gongbao/content/2020/content_5496785.htm.

（高 越 马海萍 赵娜萍 张恒琰 章璐瑶 张 黎）

# 第五章

# 临床试验的信息化管理

## 第一节　临床试验信息化的发展

随着电子计算机和网络技术的飞速发展，信息技术已经渗透到各个行业。在临床试验信息化这个领域，20 世纪 90 年代，国际上发达国家已经研发了药物临床试验数据采集管理系统，该系统的应用解决了药物临床试验过程中大量数据的人工收集、录入、核查、整理等需要耗费大量人力、物力和时间的问题，同时更好地保证了数据的真实性、准确性和完整性。近年来，在国际多中心的药物临床试验中已成功采用多家临床试验数据管理信息系统，一些发达国家的药品监管部门也明确规定新药注册必须提交电子文档。

近些年来，随着互联网飞速发展，许多最新的技术运用于系统开发，促进了临床试验系统的开发应用。药物临床试验信息化管理具有很多优势，例如：可及时准确地采集数据并提高管理效率、规范整合各类资源、减少人为因素造成的混杂影响、及时预警不良事件的发生等。

### 一、国外临床试验信息化的发展与现状

近年来，国际临床研究管理正日益走向规范化。为了提高临床试验的质量和数据管理的效率，国外已经陆续开发出了适应各自行业需求的一系列临床试验数据管理系统。这些系统具有规范化的试验流程设计、电子文档设计、试验数据获取方式以及全面的临床试验信息管理。

为了适应新药临床试验数据管理电子化发展需要，美国 FDA 制定了关于电子记录和电子签名的以及关于电子申报和审核的法规，规范了新药临床试验电子化数据管理的过程和措施。

### 二、国内临床试验信息化的发展与现状

2003 年 9 月国家食品药品监督管理局公布了《药物临床试验质量管理规范》，对新药临床试验的数据管理细节进行了具体规定，标志着我国药物的临床研究规范化水平逐步提升。

我国临床试验数据管理多采用自建库方式，但复杂研究需专业数据库人员设计。因此，开发界面友好、功能齐全且通用的临床数据管理系统至关重要。国际上有一些优秀系统，但

价格高昂，国内系统虽存在，但功能、界面与国际仍有差距。随着我国临床试验项目增多，数据高效规范管理成为迫切需求，这是推动临床试验现代化、科学化的关键一步。既往有专家对 CRF 规范与设计、电子数据获取方法等进行了探究与规范：应用电子病例网页应用及远程数据管理可实现自动记录、数据共享，提高多中心试验效率。当前国内药物临床试验信息化管理系统应用起步晚，多数机构未全面使用。引入国外软件虽有价值，但国内 GCP 管理软件功能尚不完善，需进一步集成 HIS 系统与 GCP 信息，满足当前需求。

## 第二节 临床试验信息化系统的应用

传统的临床试验数据采集、整理和管理过程主要依靠手工记录，但存在纸质记录表格用量大、不易管理、记录结果散乱易丢失、纸质记录表格不受控、结果修改不可控、纸质记录文件的保存需要较大的存储空间等缺点。所以建立临床试验管理系统对临床试验数据进行收集，高效便捷式的信息化系统管理方式能有效改善传统模式的不足。

从 GCP 角度来讲，试验数据、试验过程及其文档是临床试验主要关注的要点。试验数据是临床试验结果统计分析的基础，贯穿于临床试验的各个阶段，而临床试验过程管理设计从临床试验准备到临床结果报告完成的临床试验全生命周期过程，主要是确保临床试验的运营过程符合法规要求，受试者管理满足伦理标准，以及试验设计与文件是基于科学而建立的；临床试验的文档则是记录临床试验过程的数据链证据的书面文件，以便重塑临床试验的过程，满足监管机构的核查要求。

临床试验涉及临床研究机构、研究者、伦理委员会、申办方、合同研究组织、现场管理组织等相关各方的人员。目前，临床试验所使用的信息化系统主要包括：医院信息系统（hospital information system，HIS）；药物临床试验管理系统（clinical trial management system，CTMS）；数据采集系统，如基于网络的交互式应答系统（interactive web response system，IWRS）、电子数据采集系统（electronic data capture，EDC）、Ⅰ期病房管理系统、临床试验实施管理系统等；数据统计系统；临床试验受试者管理系统，如电子知情同意系统、药物临床试验受试者支付系统。下面将对上述系统进行简要介绍。

### 一、医院信息管理系统

医院信息管理系统通常主要包括：医院信息系统（HIS）、实验室信息系统（LIS）、医学图像存储与传输系统（PACS）、心电信息管理系统（CIS）、电子病历系统（EMR）等（图 7-5-2-1）。

#### （一）医院信息系统（HIS）

HIS 利用电子计算机和通信设备，为医院所属各部门提供患者诊疗信息和行政管理信息的收集、存储、处理、提取和数据交换的能力，并满足所有授权用户的功能需求。在国际学术界已经被公认为新兴的医学信息学（medical informatics）的重要分支。

**1. HIS 的概述** HIS 的常规模板包括门诊管理、住院管理、药房管理、药库管理、院长查询、电子处方、物资管理、媒体管理等，为医院管理提供更有力的保障。其目的是面向医院管理，以医院的人、财、物为中心，以重复性的事务处理为基本管理单元，以医院各级管理人员为服务对象，以实现医院信息化管理、提高医院管理效益为主。

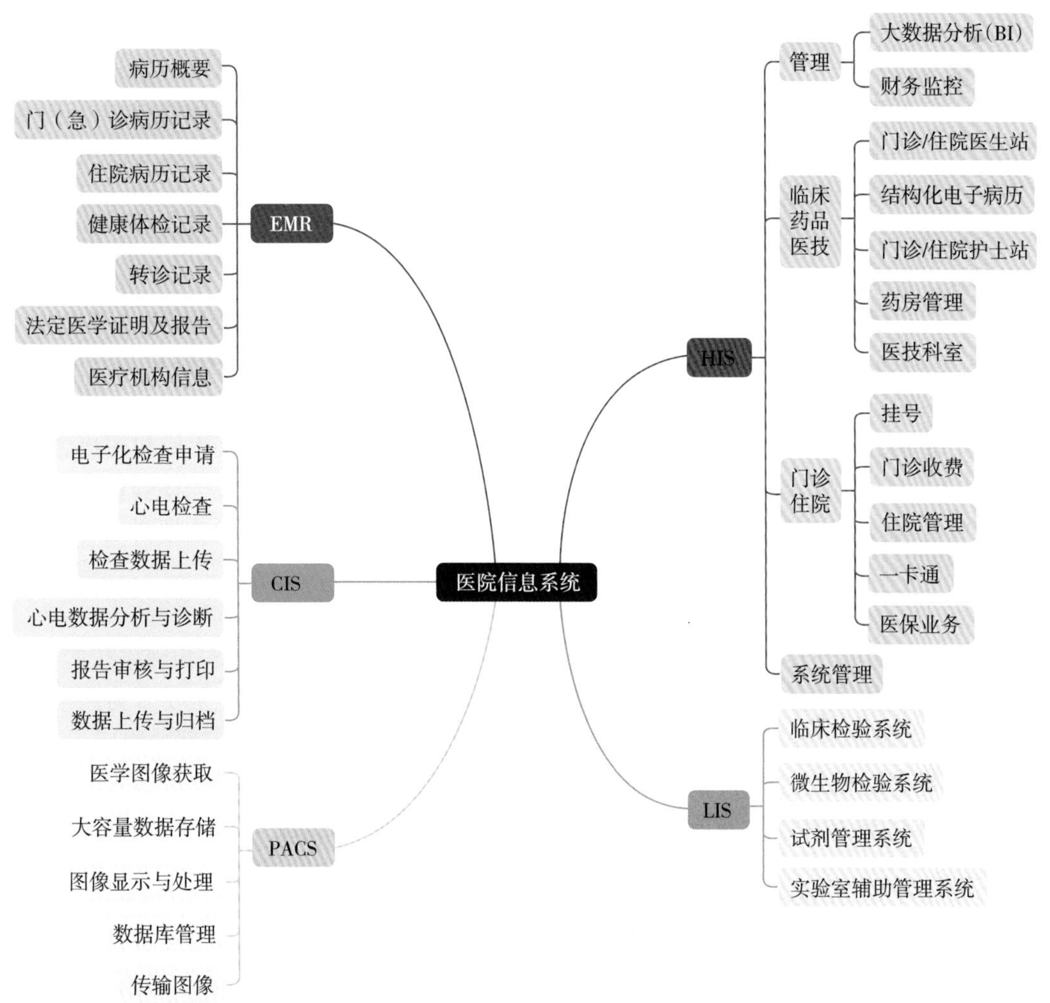


图 7-5-2-1　医院信息管理系统示意图

HIS 的目标：一方面支持医院的行政管理与事务处理业务，减轻事务处理人员的劳动强度，辅助医院管理，辅助高层领导决策，提高医院的工作效率，从而使医院能够以少的投入获得更好的社会效益与经济效益；另一方面，支持医院医护人员的临床活动，收集和处理患者的临床医疗信息，丰富和积累临床医学知识，并提供临床咨询、辅助治疗，提高医护人员的工作效率。

**2. HIS 的结构模块**　HIS 作为医院的核心业务系统、基础平台，从广义而言包含了挂号、收费、门诊管理、住院管理、医生站、护士站、EMR、LIS、PACS、耗材管理等信息系统；从狭义而言，是医院信息系统的一部分，已成为基础信息系统、主干系统，优化了医疗业务流程，也提高了医疗业务的运转效率。

### （二）实验室信息系统（LIS）

实验室信息系统（LIS）是指利用计算机技术实现临床实验室的信息采集、存储、处理、传输、查询，并提供分析及诊断支持的计算机软件系统。其中包括临床检验系统、微生物检验系统、试剂管理系统、实验室辅助管理系统等。其主要任务是协助检验师对检验申请单及标本进行预处理，检验数据的自动采集或直接录入，检验数据处理、检验报告的审核，检验报告的查询、打印等。

**1. LIS 的概述** 在 20 世纪 70 年代，LIS 就用于全自动分析仪器，使用微处理器进行控制和记录。随着时代的发展，LIS 不断更新换代，在 1995 年诞生了第四代 LIS，极大地促进了医疗卫生体系的发展。由于医院每天产生并重复处理大量的实验数据，耗费大量人力物力，造成了医院对 LIS 有强烈的需求。临床实验数据亦是结构化和标准化的板块，同时许多新型实验仪器也具备了数字化接口，为 LIS 的应用进一步提供了可行性。

使用 LIS 可以提高检验信息的准确性，统计信息准确及时，为患者提供良好的医疗服务；更有效地利用人力资源，节约成本，使整个检验科乃至整个医院的检验信息运行便利，提高管理信息的质量，有效控制漏费。

**2. LIS 的应用** 通过门诊医生和住院医生工作站提出的检验申请，生成相应患者的化验条码标签，在生成化验单的同时将患者的基本信息与检验仪器相对应；当检验仪器生成检验结果后，系统会根据相应的关系，通过数据接口和检验结果核准将检验数据自动与患者信息相对应。

### （三）医学图像存储与传输系统（PACS）

医学图像存储与传输系统（PACS）是应用数字成像技术、计算机技术和网络技术，对医学图像进行存储、传输、检索、显示、打印而设计的综合信息系统。PACS 主要分为医学图像获取、大容量数据存储、图像显示和处理、数据库管理和传输图像的网络五部分组成。

**1. PACS 的概述** PACS 产生于 20 世纪 80 年代，由于数字化成像设备如 CT、MRI 等在医院的普及，医学图像数量剧增，以及现代信息技术的发展，催生了 PACS，并迅速在医院推广应用。

近年来，医院陆续建立起医院管理信息系统，完善了医院计算机网络，许多医院计划建立 PACS。然而，由于我国 PACS 研究工作开展比较晚，许多医院急需比较全面和完整地了解相关的技术，需要通过各种形式的工作使医院能够正确认识 PACS 技术的应用目标、作用和建立方法等问题。

**2. PACS 的结构模块** PACS 的结构模块主要有图像采集、传输存储、处理、显示以及打印。硬件主要有接口设备、存储设备、主机、网络设备和显示系统。软件的功能包括通讯、数据库管理、存储管理、任务调度、错误处理和网络监控等。

**3. PACS 的应用** 图像采集是本系统的“根”，是系统能够正常运行的基本点。只有采集到图像后，才能进行后续工作，采集的图像质量决定 PACS 是否可用以及是否具有实际意义。图像的采集可分为两种类型：一是静态图像，主要是单帧图片；二是动态图像，为一段或多段连续的图像系列。

（1）图像采集：根据超声仪器的特点，决定了其图像采集的方式，目前大体有两种方式，数字图像和视频图像的采集。

1）数字图像采集：数字图像直接通过网络实现图像采集。将相关设备仪器（其图像支持国际医学图像标准）与图像贮存设备相连接即可。

2）视频图像采集：视频图像的采集是将仪器输出的视频信号通过计算机转化为数电信号。具体是通过图像采集卡将仪器图像采集并保存到存贮设备中。

（2）传输存储：图像的传输存储过程是将采集到的位于工作站上的图像按一定的格式、

一定的组织原则存储到物理介质上,如服务器、光盘等,以备使用。必须考虑的问题:存储格式、存储空间、存储介质等问题。可以使用的存储格式:TIF、TGA、GIF、PCX、BMP、AVI、MPEG、JPEG、DICOM,我们选择比较通用的AVI格式或DICOM格式。

图像压缩方法很多,但医学图像必须保证图像能完全还原为原图式样,也就是说,必须为无失真压缩(或称无损压缩,相对于有失真压缩)。目前几种实用标准为国际标准化组织(ISO)和国际电信联盟(ITU)制定的如下三种:JPEG、H.261及MPEG。

常用存储介质:①硬磁盘,用于临时存储采集的图像或显示的图像,在图像采集工作站上或者专门的图像服务器上皆配备该设备;②光盘存储器,即CD-R盘片,一张盘片存储量可达到650MB或更大,多张光盘可组成光盘塔、光盘阵,以实现大量数据的存储;③流磁带(库)。

(3)显示和处理:图像的显示是数据传输的关键,须满足以下条件:①不依赖于硬件,也就是说通过软件实现图像显示;②动态图像可以动态显示,也可以静态显示;③图像方便地在院区网的工作站(如医生工作站)上显示,采集的图像能充分共享,以达到图像采集的目的。对于显示不合理的图像还可以进行图像放大缩小、灰度增强、锐度调整、开窗以及漫游等,图像面积、周长、灰度等的测量。

**(四)心电信息管理系统(CIS)**

心电信息管理系统(cardiology information system,CIS)通过网络把分散在各个分院、社区甚至不同城市之间的动态心电图、动态血压、心电图机、心电工作站等多种类型的检查记录和数据整合到一个系统中,检查过程流程化,病例数据和报告集中存储、分析、管理和共享,实现医院与分院、医院与社区、医院与医院之间检查数据的远程传输和远程会诊,实现资源共享。

**1. CIS的概述**　CIS目前在世界范围内被广泛应用,其临床应用已超过40年的历史,美国、欧洲、日本等发达国家和地区的大型医院中,皆装备了CIS,CIS的诞生,为心电图科学发展的规范性、准确性,信息保存的完整性、可靠性奠定了基础。

心电图在患者综合状态诊断方面有着极其重要的作用,有了CIS,各个科室的医生都可以及时地查阅患者的心电信息;也可以查阅既往患者的心电图作为比较,进一步确定患者心脏的状况,对患者的综合信息做进一步明确,为患者的诊治方案和用药等提供依据。

应用CIS后,在医院内部、医院之间、医院与卫生院之间,都可以进行心电图信息的及时传送。为远程医疗、合作医疗提供极大方便,千里之外的心电图专家可以做出明确诊断,为患者治疗提供可靠依据。

**2. CIS的应用**

(1)电子化检查申请:临床医生在HIS当中的医生工作站内开具申请单,系统生成包含患者信息和检查项目信息的申请单。

(2)心电检查:使用系统本身的排队叫号系统对患者叫号,患者按申请表顺序和内容依次进行检查,检查结果由系统进行采集和存储。

(3)检查数据上传:心电图检查及动态血压等各种类型的心电生理检查的结果都可以上传至系统,方便医生及时调阅、查看以及下达医嘱。

(4)心电数据分析与诊断:通过系统提供的专业心电测量工具,医生可以实现对心电图的专业操作(放大、测量、分析、查看心电轴)。进而根据图像判定存在何种问题并上传至系统。

（5）报告审核与打印：经审核通过的心电图报告，可以通过系统实现院内共享，方便了医生的调阅和患者的打印（可通过自助机进行打印）。

（6）数据上传与归档：在报告确认无误后，经由系统上传并实现归档管理。

### （五）电子病历系统（EMRS）

**1. EMRS的概述** EMR是医疗机构医务人员对门诊、住院患者（或保健对象）临床诊疗和指导干预的、使用信息系统生成的文字、符号、图表、图形、数据、影像等数字化的医疗服务工作记录，是居民个人在医疗机构历次就诊过程中产生和被记录的完整、详细的临床信息资源，它可在医疗卫生服务中作为主要的信息源，取代纸张病历。这里定义的电子病历，主要指所要包含的信息内容，是静态的概念。

电子病历系统（EMRS）基于计算机和信息网络的电子病历收集、储存、展现、检索和处理系统。这里定义的EMRS，主要指系统功能方面，是动态的概念。EMRS强调发挥信息技术的优势，提供超越纸张病历的服务功能。EMRS从三个方面展现了其主要功能：医疗信息的记录、存储和访问功能；利用医学知识库辅助医生进行临床决策的功能；公共卫生和科研服务的信息再利用功能。尽管从概念上可以严格区分EMR与EMRS，但由于两者关系非常紧密，有时并不严格区分，用EMR来统称EMR与EMRS。

**2. EMRS的结构** 电子病历的主要内容由病历概要、门（急）诊病历记录、住院病历记录、转诊记录、法定医学证明及报告、医疗机构信息等7个业务域的基本医疗服务活动记录构成。具体记录信息包括：医疗机构历次诊疗所发生的医疗费用摘要信息；检查检验记录；各种知情同意书等。

**3. EMRS的应用及优势**

（1）病历内容全面充分：通过HIS、LIS、PACS和CIS将各科室的信息汇集在一起，在任何时间、任何地点收集患者的临床信息，完成以患者为中心的信息集成。医生可以随时随地提取有关信息，医生可以快速全面地了解患者病情。

（2）提高病历、病案管理水平：电子病历系统，明确将职责落实到具体个人，提高医院对病案质量的管理能力，通过事前控制手段，有效地提醒和督促医务人员，按时按质按量完成病历书写。

（3）确保病历书写的规范化及标准化：电子病历格式更易实现模式化、规范化，诊断更加规范，这些明显方便了阅读、会诊和检查等工作的进行；通过建立病历标准模板，方便同病种病历的书写。同时对医院本身医疗质量、临床工作、学术水平、管理水平的提高均有不可低估的作用。

（4）减轻书写强度，提高工作效率：对于医生来说，每天要接诊多名患者，日常工作中70%的时间用于手工书写病历。手工书写一份完整的病历一般需要1~2小时，而通过电子病历提供的模板书写病历只需短短的十几分钟。使用电子病历从而将医务人员从烦琐重复的病历文书书写工作中解脱出来，集中精力关注患者的诊疗；另外，还可使医生将更多的时间用于提高自身的业务水平，收治更多的患者。

（5）提高医疗纠纷举证能力：病历是具有法律效力的医学记录，为医疗事故鉴定、医疗纠纷争议提供医疗行为事实的法律书证，通过符合规范的病历记录，减少了可能出现的会对医院各方面造成的不良影响，不仅维护了医院和医务人员的合法权益，而且对医院名誉、经济效益都能带来益处。

（6）辅助临床诊断治疗：通过将一些常规的治疗方案输入计算机后，电子病历可以辅助住院医生制订治疗计划，并在医生的治疗与原定的治疗计划出现不相符时发出报警提示医生；它还能够给医生提供用药咨询、自动检查药品配伍禁忌等功能，有助于提高医生的临床水平。

## 二、临床试验管理系统（CTMS）

### （一）CTMS的概述

目前，我国药物临床试验行业正处在高速成长期，而信息化技术是保证临床试验高效运行的有力手段。2020年4月28日，国家药品监督管理局和国家卫生健康委员会发布《药物临床试验质量管理规范》（GCP）的修订版，肯定了药物临床试验信息化新技术的使用，支持临床试验的源数据以电子载体的形式存在。

CTMS适用于局域网络环境，严格按照GCP的要求建立一个能用于临床试验的完整信息系统，CTMS是为了提高临床试验项目质量监管和管理效率，包括对药物临床试验机构、伦理审查委员会、中心药房和研究者等几个方面的管理，涵盖了临床试验从项目立项、伦理审查、项目实施、跟踪审查和经费管理等直至研究完成的一整套完整流程。CTMS主要是临床研究机构用于实现临床试验项目阶段化管理流程自动控制的信息化系统，该系统的应用将有助于药物临床研究机构项目管理和水平的提升。

CTMS相对于传统纸质和手工的管理方式，具有更有效、更可控、更及时、更灵活、更可追溯的明显优势。CTMS建设的核心目标是提高临床试验管理效率和临床试验质量。为了使临床试验的管理更加规范化，目前越来越多的临床试验机构采用该管理系统。

临床试验机构项目管理一般主要分为试验立项、伦理审查、协议签署、试验实施、试验结题五个阶段，各个阶段之间相互衔接，只有满足该阶段的启动或者结束条件，才能进入下一个阶段。在阶段化流程控制的过程中，实现各个阶段所需要的文档提交、审核、更新、审批、备案、质控以及其他试验管理相关的辅助功能。其中伦理审查，不仅仅是试验实施的必要条件，在试验过程中，如果发生知情同意或试验方案变更，将有可能启动伦理复审。通过对临床试验项目的阶段化里程碑式管理，有效提高临床试验的规范化管理及流程化实施。

### （二）机构CTMS的结构模块

CTMS结构模块包括界面层、业务处理层、系统基础服务层及数据操作和业务接口层。HIS与LIS、PACS等已实现信息互通，受试者可持诊疗卡或身份证到注射室采血，到超声科、放射科等科室做检查。LIS、PACS将受试者检验检查结果传回HIS，CTMS通过接口调取HIS中的数据提供研究者查看，可在系统中直接查询受试者的检验检查结果。

高效协作共享　根据临床试验相关SOP、研究人员的角色及分工、临床试验方案等要求，设置系统的自定义流程；采用流程控制、任务转发、文档共享、代办推送、消息提醒等技术，实现研究者、CRC、药物管理员、质控员、伦理委员会成员、机构办公室秘书在临床试验过程中的明确分工与高效协作。

**1. 自动记录过程**　将临床试验的申请、审查、批准，以及试验过程的各个环节纳入信息管理系统，实时锁定原始数据，实现对临床试验的全过程信息化记录和管理，保障试验数据的可溯源性，避免人工管理造成的资料丢失以及反复整理资料而造成的时间浪费。

**2. 自动数据归集** 在强调过程管理与高效协作的同时，信息系统能够实现自动识别临床试验各个环节所产生的数据信息并自动归集，为数据查询、报表生成、数据导出提供高效服务，提高临床试验实施与管理的效率。

**3. 业务全流程** 基于临床试验全流程管理系统，优化医疗系统中与临床试验相关的检验检查等实施流程，增加受试者标识，提升数据存储安全。为临床试验的实施以及原始数据溯源提供高效、可靠的保障。

### （三）CTMS 的应用

在 CTMS 的实施过程中，除了机构、伦理人员、CRC 等参与方，还有研究者，研究者的工作繁忙，除了日常诊疗外，还要开展临床试验，对系统的便捷性和易用性要求较高。因此 CTMS 的设计特别强调业务的连贯性、系统的互联互通、数据的一致性。下面就伦理审查、质控、受试者标签、HIS 对接、数据安全等问题进行探讨。

**1. CTMS 在伦理审查中的应用**

（1）CTMS 中伦理审查模块的介绍：CTMS 中的伦理模块是根据国际伦理准则、《药物临床试验伦理审查工作指导原则》以及《涉及人的生物医学研究伦理审查办法》，并结合伦理审查标准操作规范开发的信息化管理系统，主要使用对象是研究者、伦理秘书和伦理委员会委员，利用伦理审查信息化管理系统，完成试验项目的各个环节，更加规范了伦理委员会办公室对审查项目的管理。

（2）CTMS 在伦理审查工作中的应用

1）规范简化的审查流程：规范简化的伦理审查流程是 CTMS 中最重要的部分，利用 CTMS 中的伦理审查模块，可对项目的伦理审查工作进行信息化管理。伦理审查工作进行申请的受理阶段既可与临床试验研究机构的立项信息无缝对接，即对机构成功立项的研究，其送审材料自动带入伦理初始审查流程，避免了研究者重复递交审查材料，又确保了审核材料的一致性，减少了不必要的流程和环节。

2）方便有效的沟通平台：伦理审查涉及多方，包括研究者、伦理委员会办公室和委员等，传统工作的单线流程模式存在诸多弊端，使各个角色之间未能进行充分有效的沟通，间接减弱了伦理审查工作的执行效果。因此，打破传统模式的局限，增强各个角色之间的参与性与互动性也是伦理信息化管理系统的功能之一。

**2. CTMS 在质控中的应用** 机构质控员被授权独立用户名和密码进入 CTMS，界面只针对该质控员可见。质控界面内容包括立项管理、项目管理、项目日历、电子病历、SAE 查询、项目文档、质疑管理、质控管理、消息提示和今日任务等功能。CTMS 可以帮助研究人员进行质量控制和监督，还可以提供数据审核、验证、校对等功能，帮助研究人员及时发现问题并进行纠正。

（1）标注受试者状态：在受试者入院就诊时，对受试者的状态进行标注，如筛选、入组、脱落、终止等。目前多数医院已在 HIS 里完成改造，能识别受试者的身份，为后续免费检验、检查做好准备。

（2）免费检验、检查医嘱的开立：免费检验、检查流程的改造影响后续受试者访视确认、数据溯源等，可以大大提高临床试验效率和统计的准确性，避免医保结账问题，走医院的自费模式。目前有两种方案，一种是在 HIS 里面实现，改造简单，临床试验受试者诊疗在 HIS

里面完成，不用打开两个系统，方便操作，研究者接受程度高，不影响现有流程，数据由 HIS 产生，CTMS 负责采集和集成。另外一种是通过 CTMS 开立，实现自动计费与项目结算，解决试验经费管理、绩效考核等问题；对临床试验检验检查数据采集的闭环管理，可降低研究者多开、少开检查检验的方案违背，提高研究依从性。

（3）简化药品管理：早期 CTMS 的药物模块能够满足入库、发药、盘点、出库等功能，面临的问题是研究者需要切换系统开立药物处方，简易性较差，因此部分医院希望能够通过 HIS 的改造完成开立处方。新一代的 CTMS 药物管理功能可以根据医院的需求进行选择。

（4）对接 HIS 数据：CTMS 通过对接 HIS 受试者数据，方便后续数据溯源。目前通用的做法是在院内部署前置机，通过标准的接口完成受试者数据采集，整个数据采集过程，数据完全脱敏，通过住院号、门诊号、筛选号与 CTMS 里的受试者进行关联。

**3. CTMS 的其他应用**

（1）试验计划和协议管理：CTMS 可以帮助研究团队制定试验计划和协议，并管理相关文件和材料。它可以提供试验设计、分组方式、随机化方案等信息，帮助研究人员组织试验过程。

（2）参与者管理：CTMS 可以帮助研究人员管理试验中的参与者信息，包括筛选、招募、入组、跟进等。它可以记录参与者的基本信息、健康状况、随访情况等，方便研究人员进行数据管理和分析。

（3）试验进度和进展跟踪：CTMS 可以帮助研究人员跟踪试验的进展情况，包括每个试验阶段的时间表、任务完成情况等。它可以提醒研究人员进行必要的操作，如数据收集、监测、审核等，确保试验按计划进行。

（4）数据管理和分析：CTMS 可以帮助研究人员进行数据管理和分析。它可以收集、存储和整理试验数据，提供数据查询、统计和报表功能，帮助研究人员进行数据分析和解读。

（5）风险管理：CTMS 可以帮助研究人员进行风险管理，包括试验过程中的潜在风险和不良事件。它可以记录和报告不良事件，提供安全监测和评估功能，帮助研究人员及时处理潜在的安全问题。

总之，临床试验管理系统在临床试验中的应用和作用是提高试验的效率和质量，减少人工操作和数据错误，确保试验过程的规范和一致性，为研究人员提供可靠的数据和信息支持，从而促进临床试验的顺利进行。

## 三、数据采集系统

随机化原则是临床试验设计的三大基本原则之一，可使得已知的甚或未知的混杂因素在各组间保持均衡，是避免混杂偏倚的重要手段。在随机化临床试验中，随机化过程需要遵守标准化操作过程，在临床试验方案要求的基础上，兼顾申办者、研究者，以及随机化承担方的要求，制定随机化的操作流程，一旦形成，必须严格遵照执行。随机化操作有纸质化随机，即随机化操作预先制定好，生成随机化分配表，以纸质的形式提供随机化结果给试验操作人员使用和保存。另外，也可以使用随机化系统或者软件来执行随机化操作，将随机化分组信息以一定格式导入随机化系统中，待受试者入组接受随机分配时，通过随机化系统给出随机化结果。

### （一）随机和药物管理系统

#### 1. 概述

（1）随机：一个好的临床研究应该尽可能地最小化结果的可变性，并通过避免已知和未知的其他因素的干扰以无偏倚地评估干预措施。随机化（randomization）是确保每个患者有平等的机会接受研究中的任何一种治疗的常用技术。一般来说，随机试验是检验治疗效果的有效设计。

在实践中，随机化要求生成随机化时间表，该时间表应具有可重复性。随机化时间表的产生通常包括获得随机数并将随机数分配给每个受试者或治疗条件。随机数可以由计算机生成，也可以来自大多数统计教科书中的随机数表。对于样本量较少的简单实验，可以通过将随机数表中的随机数分配给治疗条件来轻松进行随机化。但是，在大样本量的情况下，或者如果要为试验执行受限随机化或分层随机化，或者如果使用不平衡分配比例，则最好使用计算机编程来进行随机化，例如 SAS、R 语言等。

（2）盲态：为了进一步减少出现偏倚的机会，有时会对临床试验进行盲态设计，一般分为单盲和双盲。单盲试验是指在试验结束之前，受试者不知道自己属于哪个治疗组。双盲试验是指受试者和研究人员在试验结束前都不知道受试者属于哪个治疗组。盲态设计有助于防止偏倚。但是同时对试验产品的发放提出了要求，研究者需要在盲态的情况下准确地发放正确且适当数量的药物给受试者。

（3）随机和研究供应管理系统：在随机设计的临床研究中，经常会使用随机和研究供应管理系统（randomization and trial supply management system，RTSM），以实现受试者随机、药物分配（确保受试者收到正确和准确数量的研究产品）到供应补给。RTSM 通常采用交互式响应技术（interactive response technology，IRT），采用基于网络 IRT 的 RTSM 通常又称之为基于网络的交互式应答系统（IWRS），而采用基于语音 IRT 的 RTSM 又称为基于语音的交互系统（IVRS）。

#### 2. 随机系统的结构

IWRS 一般采用 B/S 结构，Web 浏览式访问，客户端无须安装任何终端软件，只要具备上网条件便可访问系统。国内开发的 DAS 临床试验中央随机系统（DAS for IWRS）采用 B/S 构架并具有短信功能。作为一个基于网络化的随机系统平台，DAS for IWRS 与 Randomize for Clinical Trials 都可以同时实施简单随机、分层、区组随机、动态随机等多种随机化方案并具有模拟功能，实际应用时根据具体项目构建即可，只要服务器和网络带宽可满足要求，同时运行的项目数不受限制。

电子签名也是保证 IWRS 安全性的重要手段，1997 年美国 FDA 就颁布了关于电子记录和电子签名的联邦法规，要求在电子化系统中通过电子签名来保证整个系统的安全性。电子签名需要输入密码才能进入系统进行相应权限的操作，所有操作需电子签名才能生效；暂停工作时系统有自动保护程序防止未经授权的数据输入等安全性设置。我国 2005 年起实施了《中华人民共和国电子签名法》，确立电子签名与手写签名和盖章具有同等法律效力，这使得电子化系统在我国临床研究中的应用具备了法律环境和条件。

#### 3. 随机系统的应用

现阶段临床试验随机化操作有由传统的纸质化随机转向基于中央随机化系统（Central Randomization System，CRS）的中央随机化的趋势。中央随机系统是一种为临床试验中的受试者提供筛选、入组、随机、药物的管理及转运、物流管理及受试者发药等服务所用到的一种计算机信息系统。在临床研究领域中常使用 IWRS。IWRS 也可与 EDC 之间的数据交互，在不同电子数据系统之间进行数据传输，方便临床试验的数据采集，加快试验进程。

临床研究中随机化操作主要相关方，如研究中心人员、随机项目管理员以及申办者都可以进入 IWRS 执行角色相关操作。研究人员可执行受试者的登记、筛选、入组、随机、发药和紧急揭盲等操作；随机项目管理员执行对 IWRS 的配置和测试、系统相关的培训、受试者和药物随机号码的生成和上传，受试者状态查询及报告、药物在各中心间的转运操作；而申办者可以随时进入 IWRS 掌握各中心及整个试验中的受试者的入组进度情况。

中央随机化使得临床试验项目的整体随机以及灵活的随机化方法实现和管理成为可能；使较为复杂的随机化方法和计算（如动态随机化）易于实施，当有较多随机相关因素存在时，随机化操作也易于执行并保证均衡性；其药物管理功能可以有效地减少药物浪费以及必要情况下协调药物灵活转运，使得临床试验随机化以及试验药品和物资管理更加科学有效，在盲态试验中较好地保证了受试者盲态信息的维护，在试验需要紧急揭盲时可以快速实现并有效地记录；使电子系统对接、传输成为可能；在风险管控、流程管理、过程记录等方面很有优势。IWRS 的使用大大加速了试验进度，使得试验操作变得便利、稳定和可靠，方便了临床试验项目执行。

（二）电子数据采集系统（EDC）

1. EDC 的概述

EDC 并不是一个全新的概念，它通常被认为起源于远程数据录入（remote data entry，RDE）系统。RDE 于 20 世纪 80 年代末期到 90 年代初期之间诞生，是一种装在研究单位本地计算机上的数据录入系统。

由 Thomas Bart 博士一篇关于比较电子数据捕捉与纸张数据收集优势的文章可以看出，早在 1970 年数据远程录入的概念就已提出。RDE 自诞生初期就已经在许多临床试验项目中得到应用。而伴随着现代网络科技和信息技术的发展，基于网络平台构建的临床数据采集系统（EDC）便应运而生。

国外 EDC 主要依照现行的电子技术标准、法规和指导原则制定，主要有以下内容。

（1）美国联邦法规第 21 章第 11 款，电子记录与电子签名（21CFR Part11）。

（2）电子通用技术文档规范（Electronic Common Technical Document，eCTD）。

（3）信息系统验证指南（Good Automated Manufacturing Practice，GAMP）。

（4）医疗电子信息交换标准（Health Level 7，HL7）。

（5）临床试验数据交换标准（Clinical Data Interchange Standard Consortium，CDISC）。

（6）临床试验数据管理操作流程指南（Good Clinical Data Management Practice）。

（7）美国 FDA 的指导原则:《在临床试验中使用的计算机系统》。

（8）同时，EDC 还遵守国际现行相关临床研究数据管理规范，以及 ICH-GCP、WHO-GCP 等。

2. EDC 的结构模块

（1）用户管理结构模块

用户权限管理功能包括用户信息管理（根据 GCP 研究者履历设计）、用户 / 角色 / 权限管理（根据角色的权限配置设计）。系统管理员可以定义若干角色，并且给每个角色授予相应的权限，然后再给用户指派相应的角色，这一系列过程完成了用户授权。整个访问控制过程分为两个方面：用户与角色关联、角色与权限关联，从而实现了用户与权限的逻辑分离。当出现人事变动时，只要给新用户分配相应的角色，就可以对新用户指派相应的权限。

（2）数据采集器设计结构模块

电子数据采集设计器为可视化的电子表格编辑器。通过此功能研究者可设计出风格各异的电子数据采集表单。数据采集设计器对所采集的数据项可设置相应变量的属性，如变量的范围、编码、逻辑关系和跳转设定；对每一数据项可设置自动逻辑核查条件（如果所填数值异常，系统将出现红色提示）以确保数据质量的可控性。应用该设计功能，用户编制电子数据采集表格就如同应用 Word 软件一样简单。

（3）数据采集器填写结构模块

研究者可通过该项功能将志愿者试验信息填入自动生成的电子表格中。系统可以自动校对数值的正确性，如果数值填写异常则会弹出红色提示等，进一步确保了数据输入的正确性。在保存数据时，系统要求进行电子签名，保证了数据可追溯。

（4）质疑管理结构模块

质疑管理采用邮件交流的方式让申办者或统计者与研究者实现信息交流。申办者或统计者对试验数据产生疑问，可以虚拟专用网（VPN）方式登录系统，以邮件形式与项目组交流。

（5）统计分析结构模块

系统可以对临床试验的各种数据进行汇总、统计，并以通用格式存储，用户可以根据自己的需要导出所需临床试验项目信息的统计报表。系统中的数据还可直接导入到专业医学统计软件中进行统计分析。

（6）稽查留痕结构模块

本系统的稽查留痕贯彻在系统其他功能当中。只要用户在系统中对数据进行创建、修改或删除活动，系统就将启动稽查留痕模块，记录用户操作数据的详细信息，包括：该数据被谁、在什么时候、为什么做了这一改动，改动前数据是什么，改动后数据变为了什么。系统中稽查痕迹的数据是递增的，按时间顺序排列，并且为“只读”属性，不能被篡改。

**3. EDC 的应用**

目前 EDC 在药物临床试验中的应用越来越广泛，EDC 应用指导原则和相关法规的颁布，使 EDC 实际操作有了规范依据和相应的法律环境。EDC 已不再局限于数据采集，而是发展成为包括 EDC 在内的网络化的临床解决方案，并形成一个产业链，贯穿于临床试验的全过程。IWRS 是一个成熟且相对独立的 EDC 系统，其应用广泛，不仅可以满足中央随机和竞争入组等随机化方案的需求，还能在多中心分层区组随机化中发挥作用。通过将各中心计划承担的随机编号导入系统，IWRS 能够实现对各分中心的随机化管理。特别是在处理如最小化随机和适应性随机等动态随机方案时，IWRS 能够更便捷地执行其复杂的计算过程。此外，通过模拟功能，IWRS 还可以对影响最小化分组的各项参数进行调整，以达成预期的均衡性。此外，IWRS 还具备报表查询功能，使得研究人员可以随时掌握临床试验的进度等关键信息。监查员还能通过 IWRS 监控访视周期的发药情况，从而有效控制时间窗。值得一提的是，IWRS 与手机短信的结合使得其应用不再受网络条件的限制，一旦受试者筛选合格，就能立即通过 IWRS 进行随机入组，并迅速发放药品进行治疗。这对提升研究者和受试者的依从性具有实际的重要意义。

（三）现场实施阶段的数据采集

1. Ⅰ期病房管理系统

Ⅰ期临床试验周期短，规模小，涉及健康受试者以及密集的生物样本采集等特殊环节，故受试者、试验药品、生物样本是试验过程中的最需严格管理的关键因素。如何在临床研究过程中保证研究数据的真实性、规范性及完整性是临床试验的关键所在，直接关系临床试验的质量。近年来，我国药物临床试验数量不断增加。与此同时，国家政策层面《药物Ⅰ期临床试验管理指导原则（试行）》和新版《药物临床试验质量管理规范》等文件相继发布实施，对试验数据的准确性、可靠性、可溯源性提出了具体要求。

（1）概述

临床试验数据质量是评价新药有效性和安全性的关键，临床试验数据是从临床试验的源文件和试验记录中获得的，是准确、完整、可读和及时的，源数据的修改应当留痕，不能掩盖初始数据，并记录修改的理由。临床试验产生的源数据类别较多、载体多样且保存方式各异，一般临床试验数据由纸质文档和 EMR 组成。EMR 是管理维护和分析病历信息的，病历信息就是患者在医院整个诊断治疗过程的所有的原始记录，包括病案首页、病程记录、检查检验结果、手术护理记录，还包括治疗之后的回访记录等。

现阶段，国内大部分 EMR 主要应用于临床治疗，缺乏试验管理、药物管理、样本管理、电子签名、修改痕迹等功能，数据结构化程度达不到临床试验标准，无法满足临床试验的业务场景。尤其是在早期临床试验中，受试者普遍是健康人群，试验流程和数据采集的方式同临床治疗的业务场景有很大的区别，采用 EMR 和传统纸质记录临床试验数据，耗时耗力，又容易出现人为错误，数据准确、完整、及时性都得不到保障。

根据《药物临床试验质量管理规范》的要求，临床试验机构的信息化系统具备建立临床试验电子病历条件时，研究者应当首选使用，相应的计算机化系统应当具有完善的权限管理和稽查轨迹，可以追溯至记录的创建者或者修改者，保障所采集的源数据可以溯源，Ⅰ期病房管理系统是典型的针对生物等效性和Ⅰ期业务场景的临床试验专用电子病历。

（2）Ⅰ期病房管理系统的应用

行业越来越意识到Ⅰ期病房管理系统相对于其他方法的优势，并且正在利用Ⅰ期病房管理系统来支持临床试验，其主要特点总结如下。

1）涵盖全流程业务：Ⅰ期病房管理系统功能应尽量涵盖生物等效性 /Ⅰ期药物临床试验全流程，包括但不限于试验方案配置、受试者签到查重、受试者筛选管理、受试者试验管理、样本采集和处理、药物存储和发放、数据汇总审阅等。系统可以通过自定义配置，配合Ⅰ期病房对各业务场景 SOP 的要求，实现临床试验全流程电子化数据采集和管理。

2）提高试验效率：Ⅰ期病房管理系统可以在病房内通过仪器设备、移动设备、电脑录入实时采集临床试验数据，研究人员和监查人员可以实时访问数据并提高数据管理效率，减少转录和反复核查等工作，避免人为失误；通过逻辑核查直接对数据进行质控，提高数据的准确性和完整性，及早发现问题，节省监查人员和研究人员的时间和试验成本。

3）更改可追溯：数据具有可溯源性，查阅、修改、签名都留有痕迹，防止数据篡改和造假。系统可以授权临床研究人员对数据进行修改或修正。修改或修正的数据具有数据元素标识符,这些标识符反映日期、时间、数据发起者以及更改的原因。临床研究人员可以在数据存档或提交给监管机构之前,对每个研究参与者的数据进行审查和电子签名。如果在临床研究人员签署后对数据进行修改,这些修改应由临床研究人员审查和批准。

4）可视化数据查阅：I期病房管理系统的使用提高了临床试验数据查阅效率。一般I期病房管理系统具有搜索功能,可以方便用户轻松准确查找和过滤所需数据,并且可以随时打印和导出。此外,很多I期病房管理系统提供标准或者自定义的可视化数据查阅模式,帮助用户快速获得所需信息并发现问题,提高研究效率。

5）数据安全可靠：I期病房管理系统在线存储,只要在基于 Web 的界面上完成数据输入即可。I期病房管理系统供应商会确保数据的保护和备份。此外,I期病房管理系统采用密码保护,并且每个用户拥有唯一的账户和密码;未授权的用户不能访问患者记录或其他研究数据,确保只有合适授权的人员可以进行数据相关操作。

6）数据共享和一致性：不在I期病房管理系统内录入的数据（例如,实验室数据、影像学检查报告、心电报告、药物信息、样本信息等）允许通过电子传输从第三方系统获取。例如,源自 HIS 的数据元素（例如,人口统计数据、生命体征、实验室数据、药物信息等）可以在I期病房管理系统中自动填充研究病历表。此外,I期病房管理系统可以开放接口,给 EDC 等第三方系统提供源数据。系统可以简化临床研究的数据收集,使临床研究人员能够实时获取源数据。系统还可以减少数据转录中的错误,从而提高数据的共享能力和一致性,提高临床试验数据的质量和效率。

**2. 临床试验实施管理系统**

（1）受试者的管理

随着一致性评价、生物等效性试验等I期临床项目的大规模增多,研究中心对受试者的需求不断增加。受试者的招募是各研究中心自发完成。受试者来源广泛,流动性大、文化背景复杂,其参加试验的出发点往往在于为了获得高额报酬,而忽略了可能存在的风险。

（2）试验用药品的管理

试验用药品管理是药物临床试验管理的核心,直接关系受试者的安全及试验结果的真实可靠。通过对试验药物的信息化,系统可以自动更新药品存储的信息和存储的环境,并且保证了药品存放的稳定性和安全性。将系统与高精密监测仪器以及无线通讯设备等相结合并统一进行管理。

（3）生物样本的管理

I期临床试验大多涉及药代动力学研究过程,因此试验过程中采集生物样本是必要的,而这些样本的分析结果一般也就是I期试验的终点。生物样本从采集、储存到后续的检测是一个复杂的流程,因此样品管理在试验中是十分重要的。

（4）计划与协议管理

该系统可以帮助研究人员制定试验计划和协议,并对其进行版本控制和管理。研究人员可以将试验设计、分组方式、随机化方案等信息录入系统,以确保实施过程符合试验计划和协议要求。

（5）任务分配和进展监控

该系统可以帮助研究人员分配试验任务，并监控试验进展情况。研究人员可以设定试验任务和里程碑，对任务完成情况进行跟踪和监控，确保试验按计划进行。

（6）数据管理和质量控制

该系统可以帮助研究人员进行数据管理和质量控制。它可以收集、存储和整理试验数据，提供数据查询、统计和报表功能，帮助研究人员进行数据分析和质量控制。

（7）审核和监测

该系统可以提供审核和监测功能，确保试验过程的合规性和质量。它可以记录试验相关的监测活动和审计结果，帮助研究人员及时发现问题并采取相应的措施。

总之，临床试验实施管理系统可以帮助研究人员提高试验实施的效率和准确性，监控试验进展和质量，保证试验过程的规范性和可靠性。它在试验设计、受试者管理、任务分配、数据管理和质控等方面起到关键作用，有助于保证临床试验的顺利进行和结果的准确可信（图 7-5-2-2）。

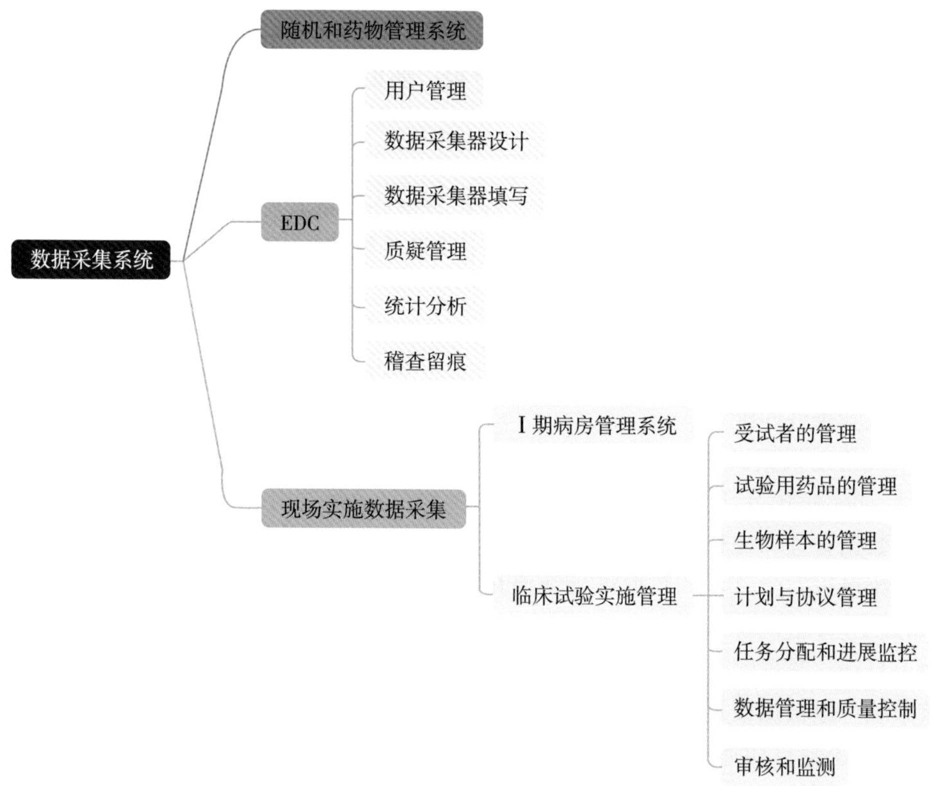


**图 7-5-2-2　数据采集系统示意图**

## 四、受试者管理系统

受试者管理系统建立的宗旨是能有效、安全地管理受试者，主要模块包括受试者招募信息的发布及筛选登记、知情同意及电子支付等功能（图 7-5-2-3），可在实际工作中提高临床试验受试者管理工作的效率和节约人力成本。

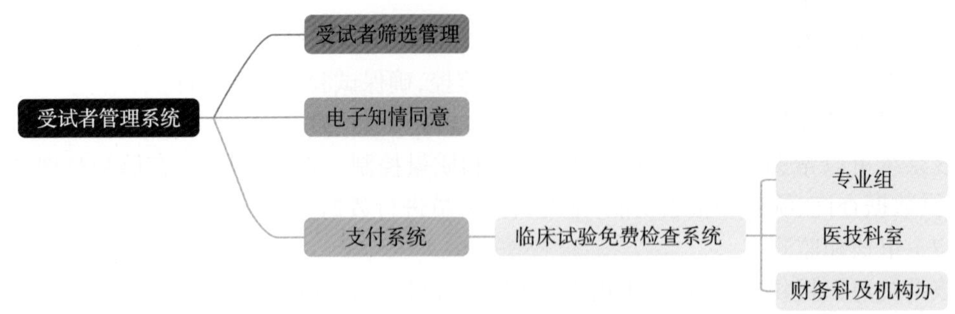


图 7-5-2-3 受试者管理系统示意图

### （一）受试者筛选管理系统

#### 1. 概述

受试者凭短信序号到访后，受试者招募管理系统将通过“新建立受试者”，采集受试者的“身份证信息”和“人脸信息”。在验证真伪完毕后，储存未参加过本临床试验的受试者，对于参加过试验的受试者，系统将自动比对两者的一致性。受试者通过人脸识别可以自动签到，该过程贯穿受试者入院、出院、随访全过程。如果两次识别不为同一人，则该受试者可能被剔除。

#### 2. 受试者筛选管理系统的结构与应用

临床试验受试者筛选的管理系统主要作用是提高受试者筛选的效率和准确性，帮助研究人员找到符合试验条件的合适受试者。以下是该系统的一些功能及作用。

（1）参与者信息管理

该系统可以对受试者的基本信息进行录入和管理，包括年龄、性别、身体状况等。研究人员可以根据试验需求设定筛选条件，并通过系统筛选出符合条件的受试者。

（2）试验条件匹配

该系统可以根据试验要求和受试者特征，进行匹配和筛选。研究人员可以设定特定的试验条件，如疾病状态、用药史、生理状态等，系统会自动筛选出符合条件的受试者。

（3）数据管理和比较

该系统可以对受试者的数据进行管理和比较。研究人员可以录入和存储受试者的相关数据，如病史、体格检查结果、实验室检验结果等，方便后续的数据分析和比较。

（4）自动化筛选

该系统可以根据设定的筛选条件自动进行初步的受试者筛选。研究人员可以设定一些基本条件，系统会自动筛选出符合条件的受试者，并生成筛选报告供研究人员参考。

（5）风险评估

该系统可以对受试者进行风险评估。研究人员可以根据受试者的病史、实验室检测结果等信息，评估其参与试验的风险，并根据评估结果决定是否录取受试者。

（6）通信和协作

该系统可以提供受试者与研究人员之间的通信和协作功能。受试者可以通过系统与研究人员互动，提交筛选所需的材料和信息，研究人员也可以通过系统与受试者进行沟通和交流。

综上,临床试验受试者筛选的管理系统可以帮助研究人员提高受试者筛选的效率和准确性,减少人工操作和数据错误,加快试验的进展,从而提高临床试验的质量和可靠性。

（二）知情同意

知情同意指受试者被告知可影响其做出参加临床试验决定的各方面情况后,确认同意自愿参加临床试验的过程。该过程应当以书面的、签署姓名和日期的知情同意书作为文件证明。“知情同意”一词经常被错误地认为是获得受试者或受试者的合法授权代表在书面知情同意表格上的手写签名。然而,获得受试者的口头或书面知情同意只是整个知情同意过程的一部分,知情同意包括向潜在受试者提供有关研究的充分信息,以便对受试者自愿参与研究做出知情决定的过程。

**1. 电子知情同意(eConsent)概述**

随着临床研究受试者保护的理念和技术发展,ICF 文件已经变得越来越复杂、技术性越来越强,而受试者也越来越难以理解。复杂的研究设计和特定化的受试者群体使得向受试者明确传达研究目标更具挑战性。不同的文化水平和文化多样性也使 ICF 的发展复杂化。尽管申办者提供了完整的信息,但必须找到新的方法来确保潜在的受试者得到充分的知情。在当前的实践中,ICF 通常是在纸上完成的。电子知情同意(eConsent)提供了相同的信息,但采用的电子格式可能包含多媒体组件。需要注意的是,eConsent 并不意味着要取代参与者和现场工作人员之间的重要讨论。与传统的同意程序一样,研究中心必须继续同意流程。最终,eConsent 满足两个目标。

（1）通过使用交互式多媒体组件,授权参与者做出自主的决定。

（2）通过洞察参与者体验、更好的数据质量和效率以及完全电子化的系统,来提高临床研究的质量和效率。

**2. 电子知情同意的优点**

研究表明,纸质 ICF 不能保证质量一致的知情过程和促进受试者更加明智地做出决定。而 eConsent 有潜力改善知情同意体验,提高质量,减少监管稽查中发现的错误。eConsent 还支持通过对知情同意活动的中央和远程监查,实现风险评估,从而补充了基于风险的研究监查。电子知情同意在临床研究有很大的潜在获益,包括受试者的获益和临床试验机构的获益。

（1）受试者的获益

1）与冗长复杂的书面文件相比(例如,复杂的研究流程或对治疗的详细解释),增加对信息的理解和记忆;允许受试者选择他们喜欢的知情方式;更好的知情同意体验的参与者更容易做出是否参加的决定,而且有助于受试者管理和留存。

2）对 ICF 内容的深度理解,可以使潜在受试者与研究中心工作人员进行更好的讨论,并提高依从性。

3）某些功能可用于明显改善弱势群体(如视力受损者、儿科患者)的知情同意体验。

4）通过应用已经在日常生活中熟悉的技术,使受试者更容易接受和使用。

5）更多地参与知情同意过程:授权、所有权、自主性。

（2）临床试验机构的获益

1）减少监查和稽查发现,如版本错误和签名缺失等。

2）可以提供关于受试者在知情同意过程中的理解情况的信息。

3）可以提供关于受试者在知情同意过程中的观点。

4）减少复杂和耗时的解释以及其他解释工具的需要。

5）减少书面工作和质量风险。

6）降低现场工作人员的负担，使其专注于高价值工作，包括对具体受试者的问题和关注。

7）通过在 eConsent 中向受试者提供更多信息并使某些活动能够远程进行，从而补充基于风险的监查。

8）确保向所有受试者提供一致和完整的解释。

9）缩短管理时间（例如，自动提醒修订同意书，无纸化系统的潜力，以及与其他系统的潜在联系）。

10）改善整体同意追踪的管理（例如，重新同意、撤回同意）。

11）更容易检查对学习的理解（花更多的时间去更详细地了解那些不是很好理解的部分，更容易通过回答正确的问题来帮助受试者的理解）。

12）如果 eConsent 错误或需要重新同意，研究中心会及时收到提醒。

### （三）支付系统

#### 1. 支付系统概述

在临床试验中，申办方应支付受试者的诊疗费用，与常规诊疗业务中患者自己支付费用有所不同。但由于 HIS 系统的信息化程度不够，受试者诊疗流程效率低、费用报销流程繁琐、临床试验原始资料缺乏数字化、专用存储与共享的临床试验数据平台缺乏等问题相继出现。近年来，国内的药物临床试验机构虽然开始重视信息化，但信息化程度明显不足，而且工作效率和工作质量不能满足日益增长的需求。受试者支付系统的信息化需求迫在眉睫，各医院的临床试验机构、信息科及财务科正在着力解决此需求。

#### 2. 应用

（1）系统权限设置：信息科负责系统的安装调试并根据药物临床试验机构工作人员和研究者的工作职责分配相应的管理权限。

（2）系统设置免费检查项目

机构办工作人员利用单位登记模块，成为负责承接临床试验项目的专业组，如“神经内科专业组”，建立了详尽的专业组档案信息。随后，根据具体的试验项目增添相应的体检记录如“×× 试验项目”。利用分组设置模块，在体检记录项下，工作人员依照试验方案内容，设定了参与临床试验的特定条件，例如受试者的年龄、性别等限制因素。在结算方式上，他们选择了单位全部支付的方式。完成上述设置后，根据不同访视周期所需的检查项目，进行了精准的分组设置。这样，各阶段的检查项目以套餐形式清晰地呈现在分组中，从而有效避免漏检。

#### 3. 系统的优点

（1）提高检查费用清算的准确性

免费检查系统可根据项目进行费用统计，无须人工进行核算；同时可实现对检查项目分类统计核算，便于机构办将费用分配至不同的检查科室，系统的使用保证了费用清算的准确性。

（2）维护成本低

使用免费检查系统无需额外引入子系统，仅需对使用人员的权限进行合理分配，即可实现受试者的免费检查与结算功能。同时，经过培训的机构办工作人员能够妥善处理系统使用中的大部分问题，从而显著减轻了信息科的工作负担。

（3）保证数据溯源

研究者能够直接在免费检查系统中查询并评估检查结果，无需额外登录其他系统。同时，受试者的历次检验检查报告均可在该系统中实现溯源查询，进一步提升了溯源工作的效率。

## 参考文献

[1] 卜擎燕，熊宁宁，邹建东，等．电子数据获取：实现更加优质与高效的临床研究[J]．中国临床药理学与治疗学，2007，12(4)：455-459.

[2] 夏结来，黄钦．临床试验数据管理学[M]．北京：人民卫生出版社，2020.

[3] 郭作兵，昝莹．《药物临床试验质量管理规范》需求的临床试验信息化管理探讨[J]．中国当代医药，2020，27(14)：175-177.

[4] 余敏，刘巧，蔡学琪，等．药物临床试验管理系统在临床实践中的应用效果[J]．临床医学研究与实践，2019，4(25)：185-186.

[5] 陈君超，郑青山，何迎春，等．电子化临床试验的发展及未来[J]．中国新药杂志，2014，23(4)：377-380.

[6] 谢贤，胡晋红，项耀钧．关于医学研究伦理审查信息化体系建设的思考[J]．中国医学伦理学，2015(3)：315-317.

[7] 曹玉，元唯安．药物临床试验实践[M]．北京：中国医药科技出版社，2021.

[8] 郝梅，王方，丛翠翠，等．伦理审查平台的应用探索[J]．中国临床药理学杂志，2017，33(23)：2468-2470.

[9] 代郑重，陈虎，李素娟，等．基于 CRA 视角的医院伦理委员会管理现状分析[J]．中国医学伦理学，2017，30(12)：1530-1533.

[10] 张艳菊，王晓玲，严晗，等．药物临床试验管理系统在电子化质量控制工作中的应用[J]．中国临床药理学杂志，2016，32(11)：1040-1042.

[11] 耿正，黄家俊，于浩，等．基于 GAMP5 指南的临床试验中央随机化系统验证流程和实践[J]．中国循证医学杂志，2021，21(7)：863-868.

[12] 刘红霞，孙杰，李兴珊，等．基于网络的随机化系统在临床试验中的应用及其评价[J]．中国新药杂志，2010，19(8)：657-661.

[13] 王瑾，汶柯，王睿，等．临床试验电子数据采集系统的国内外现状和发展[J]．解放军药学学报，2013，29(4)：382-386.

[14] 王忠庆，全宇．基于 HL7 的 HIS 与 PACS/RIS 集成[J]．医疗卫生装备，2009，30(4)：52-53.

[15] 于磊，梁雁，崔一民，等．药物临床试验现场核查中的常见问题分析与对策[J]．中国临床药理学杂志，2013，29(5)：398-400.

[16] 曾繁典．药物临床试验管理规范与医学伦理[J]．医药导报，2020，39(11)：1466-1470.

[17] 杨英凯．药物临床试验过程中研究药物的管理特点探究[J]．临床医药文献电子杂志，2019，6(6)：191.

[18] 毕国放，郑俊杰，胡锦超，等．Ⅰ期临床试验的信息化管理系统应用[J]．中国临床药理学杂志，2019，35(3)：300-302.

[19] 赵俊鹏，陈雪松，常天瀛，等．Ⅰ期临床试验受试者招募管理系统的创建与实践[J]．临床医药文献电子杂志，2019，6(32)：7-8.

[20] 李婷，刘相武，李欣，等．药物临床试验医院信息系统免费医嘱系统的应用[J]．中国临床药理学杂志，2019，35(7)：712-713.

[21] 陈霞，童永红，廖斌，等．医疗机构药物临床试验信息化操作模式的设计与实现[J]．中国药房，2015，26(4)：445-447.

[22] 刘阳，赵珊珊，李怡文，等．基于 HIS 建立药物临床试验信息管理系统的设计[J]．中国数字医学，2019，14(7)：112-114.

[23] 李春晓，马项雨，马先杰，等．临床试验免费检查管理系统的设计与实践[J]．中国现代应用药学，2021，38(14)：1776-1780.

[24] 周会祥．医院检验室信息管理系统的设计与实现[D]．成都：电子科技大学，2012.

[25] 王爱灵．医学影像管理系统的开发应用[D]．大庆：大庆石油学院，2007.

[26] 陈勇，汤陈琴，汤红梅，等．心电图数字化管理系统的应用与优势[J]．中医药管理杂志，2018，26(17)：177-178.

[27] 范儒泽．多中心药物临床试验管理信息系统的开发与应用[D]．广州：广东工业大学，2013.

[28] 邵明义．中药新药临床试验数据管理系统的设计及应用研究[D]．成都：成都中医药大学，2009.

[29] 朱玉洁，周莉莉，李丽．药物临床试验系统 ECTS 的构建和特点[J]．中国医院药学杂志，2017，37(06)：549-552.

[30] 赵俊鹏，陈雪松，常天瀛，等．Ⅰ期临床试验受试者招募管理系统的创建与实践[J]．临床医药文献电子杂志，2019，6(32)：7-8.

[31] 王肖雲，邵欣，杨扬，等．基于药物临床试验项目管理系统的受试者诊疗模块的实现与评价[J]．中国药房，2021，32(13)：1537-1542.

[32] 周厚桥．以病人为中心的开放式、集成化 HIS 的建设[D]．昆明：昆明理工大学，2001.

[33] 丁倩，曹彩．我国药物临床试验信息化建设初探[J]．中国新药杂志，2012，21(07)：722-727.

[34] 谢栋梁．电子病历初探[J]．医学信息(上旬刊)，2010，23(06)：1781-1782.

[35] 李秀梅．电子病案在医院管理中的应用[C]//．中国医院协会病案管理专业委员会第二十四届学术会议，中国内蒙古自治区赤峰，2015：3.

[36] HC3i 数字医疗网．电子病历在临床信息管理中的应用[EB/OL]．[2023-09-01]．https：//news.hc3i.cn/art/201001/508.htm.

[37] 张学燕．一种临床信息系统的 HL7 接口测试过程的改进与实现[D]．北京：北京大学软件工程，2009.

[38] 丛翠翠，王方，毋双，等．临床试验信息化管理系统在伦理委员会管理中的作用[J]．中国医学伦理学，2020，33(01)：49-51.

[39] 徐帆，徐贵丽，李浩瑜，等．药物临床试验电子化数据采集管理系统的设计与应用[J]．中国药房，2010，21(41)：3860-3862.

[40] 国家药监局，国家卫生健康委．国家药监局 国家卫生健康委关于发布药物临床试验质量管理规范的

公告（2020 年第 57 号）[ EB/OL ].[ 2023-10-04 ]. https://www.nmpa.gov.cn/yaopin/ypggtg/20200426162401243.html.

[ 41 ] 宇文姝丽 . 面向数据迁移的医疗数据规范化关键技术研究[ D ]. 北京：中国人民大学计算机应用技术，2011.

[ 42 ] 肖龙华，张永 . 药物临床试验纠纷相关问题研究[ J ]. 中国医药导刊，2023，25（07）：728-732.

（高　越　马海萍　赵娜萍　张恒琰　章璐瑶　张　黎）

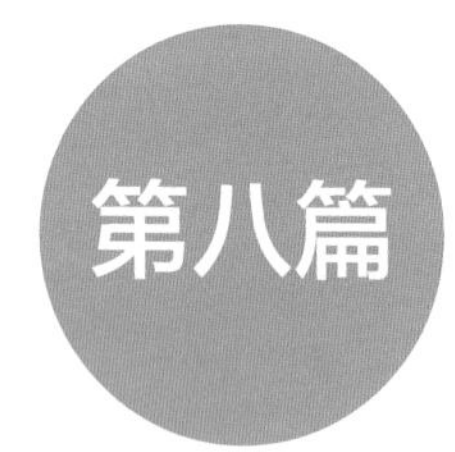


# 临床医学研究实践经典案例

第一章

# 高质量随机对照试验

## 第一节　慢性胰腺炎微创术后并发症及预防措施的研究

慢性胰腺炎（chronic pancreatitis，CP）发病机制不明，病程演变规律不清，治疗手段缺乏，是一种世界性疑难疾病。围绕上述难题，李兆申院士团队成功建立全球规模最大的单中心前瞻性 CP 队列，纳入超 10 000 例病例，明确相应并发症的发生及危险因素，阐明遗传与环境因素对病程影响，创建并发症风险预测模型，指导全病程精准管理和干预。与此同时，在国内最早开展胰腺体外震波碎石术（extracorporeal shock wave lithotripsy，ESWL），系统建立 Medicine-ESWL-ERCP-Surgery 升阶梯式“长海 MEES 模式”，累计治疗 14 000 余例次（国际最大宗），成为全球最大的 CP 微创诊疗中心并持续优化临床应用效果拓展适应证，使胰管结石碎石成功率达 99%，清除率达 87%，长期疼痛缓解率达 95%。面对术后并发症的发生，李兆申院士团队在国际上首次提出胰腺 ESWL 术后并发症分类、分级标准，并明确了术后胰腺炎是最常见的并发症。但如何有效预防 ESWL 术后胰腺炎一直是国际研究领域的空白。因此，本研究团队继续深入开展前瞻性随机对照研究，在国际上首次明确 ESWL 术前 30 分钟行吲哚美辛栓纳肛可有效预防术后胰腺炎的发生，结果发表于《柳叶刀 · 胃肠病学和肝脏病学》。

### 一、研究背景及前期研究

CP 是一种以胰腺纤维化和炎症为特征的慢性进行性疾病。不同国家的患病率有所差异，从 36/10 万至 125/10 万不等。胰腺的形态学改变，包括萎缩、纤维化、导管扭曲和狭窄以及钙化，会导致胰腺内分泌和外分泌功能不可逆损害。而胰腺功能的丧失程度反映了 CP 的疾病进展，这将进一步导致生活质量下降和医疗资源消耗增加。

80%~90% 的 CP 患者会有间歇性或持续性腹痛，慢性腹痛是导致 CP 患者生活质量下降、失业和重大医疗支出的主要原因。多种机制可导致疼痛，最常见的病因是胰管狭窄或结石阻塞胰管，引发实质内压力增加和缺血。其他原因包括胰腺复发性瘢痕和纤维化引起的神经性疼痛，如 CP 的相关并发症假性囊肿、胆管或十二指肠梗阻，以及继发性胰腺恶性肿瘤等。北美和欧洲的胃肠病学会建议采用内镜介入治疗作为一线治疗方式对 CP 患者的疼痛进行干预，推荐只有在内镜治疗方式无效后才进行手术干预，这是因为内镜介入治疗是微创的，而手术干预可能会导致较高的并发症和死亡率。然而，ERCP 通常不能成功清除胰管内的大结石，超过一半的 CP 患者 ERCP 下直接取石会失败。ESWL 已被证明可安全有效粉碎阳性结石（≥5mm）且广泛应用于临床，成功碎石有助于后续内镜下成功取石并有效减少 ERCP 术后并发症。李兆申院士团队先前的研究中也证实 ESWL 联合 ERCP 可安全有效缓解 CP 患者的疼痛。尽管有研究认为单独 ESWL 可能是一种更具成本效益的治疗策略，并在已发表的指南中进行推荐。但 ERCP 目前广泛应用于临床，在清理主胰管结石方面具有不可替代的作用，同时可有效评估胰管狭窄、明确 CP 病因是否与胰腺结构异常相关。当然，内镜下治疗仍有一定概率罹患术后并发症。据报道，术后胰腺炎是 ESWL 和 ERCP 术后最常见的并发症。一些重症术后胰腺炎患者可能需要特殊的医疗干预，导致住院时间延长甚至有生命危险。因此，有效识别并发症的危险因素及充分的术后监测有助于预防术后胰腺炎并减少重症病例的发生。

胰腺炎是 ERCP 术后最常见和最严重的不良事件，在异质人群的大规模研究中的发病率为 3.6%~15.1%。据报道，患者相关和手术相关因素都会影响 ERCP 后胰腺炎（post-ERCP pancreatitis，PEP）的发生。PEP 的研究众多，但已有的研究主要涉及胆道疾病（biliary diseases，BD）患者，而非 CP 患者。研究团队推测由于功能性外分泌组织减少，CP 患者 PEP 的发生率可能较低，且前期基于 M-ANNHEIM 分类系统明确了不同临床阶段 CP 患者 PEP 的发生率和危险因素。结果显示与接受 ERCP 治疗的 BD 患者相比，CP 患者 PEP 的发生率相似，但严重程度显著降低，且 PEP 的发生随着 CP 病程进展而降低。研究显示应关注高危患者，必要时采取相应措施以预防 PEP 的发生，如吲哚美辛纳肛、胰腺支架置入和减少插管次数等措施。

与 ERCP 相似，胰腺炎是 ESWL 术后最常见的并发症，发生率为 6.3%~12.5%。临床治疗中，ESWL 后 CP 患者常规行 ERCP 治疗，因此探索 ESWL 患者中 PEP 的危险因素是必要的，有助于为此类患者提供预防性指导。既往研究报道，ESWL 导致胰腺水肿，可能加剧 ERCP 操作期间胰管插管和结石清除的难度。ESWL 引起的乳头水肿和胰腺水肿增加了早期 ERCP 中插管的难度，从而增加了 PEP 的风险。为了明确 ESWL 后 PEP 的危险因素以及 ESWL 术后胰腺炎与 PEP 之间的关系，本研究团队开展前瞻性观察性研究，多因素分析显示脂肪泻、多发结石和结石弥漫分布于胰头和胰体 / 胰尾的患者 ESWL 后胰腺炎的发生显著降低。急性胰腺炎发作史、ESWL 后胰腺炎的发生和 ERCP 期间狭窄扩张操作是 PEP 发生的独立危险因素。研究指出 ESWL 后胰腺炎和 PEP 的发生可能与相同的危险因素有关。ESWL 术后发生胰腺炎的患者应给予更多关注，以有效预防 PEP 的发生。

本研究团队前期针对 ESWL 术后并发症的危险因素进行了相应研究，研究结果发表于 Endoscopy。研究纳入了从 2011 年 3 月至 2013 年 6 月在上海长海医院接受 ESWL 治疗的所有 CP 患者。连续性纳入 634 例患者，共行 1 470 次 ESWL 操作。平均每例患者的 ESWL 治疗次数和振波次数分别为 2.3 次和 11 640 次。99 例操作出现术后并发症，共有 16 例 ESWL 导致中至重度并发症。除 1 例患者出现胰瘘，1 例肝包膜下血肿经皮血肿引流治疗有效，未观察到其他罕见并发症。1 470 例 ESWL 治疗中，总的并发症发生率为 6.7%，中重度并发症的发生率为 1.1%。仅对第一次 ESWL 治疗进行分析，62 例患者（9.8%）出现 ESWL 后并发症，其中胰腺炎是最常见的并发症，发生率为 6.8%，占并发症的 69.4%。进一步通过

logistic 回归分析明确了胰腺炎发生的危险因素，结果显示 ESWL 后胰腺炎与四个患者相关因素有关：男性和脂肪泻是保护因素，胰腺分裂和急性胰腺炎频繁发作是危险因素。研究指出 ESWL 术后常见并发症包括胰腺炎、出血、感染、石街和穿孔。女性、胰腺内外分泌功能正常、胰腺分裂以及确诊与治疗间较长的间隔时间是 ESWL 并发症发生的危险因素。前一次 ESWL 治疗情况可能有效预测后续 ESWL 治疗并发症的发生风险。

明确了 ESWL 后并发症的发生及相应危险因素，如何对 ESWL 后胰腺炎的发生进行有效预防？针对 PEP 的有效预防已经有相当数量高质量的研究，国际指南推荐非甾体抗炎药纳肛作为有效的预防措施。然而迄今并无任何措施被证实可有效预防 ESWL 术后并发症。既往有研究指出 PEP 的发生可能与多种因素相关，包括机械创伤、化学损伤、感染等。鉴于两者术后胰腺炎潜在相似的发病机制及危险因素，本研究团队进行了一项前瞻性随机对照试验，明确预防性使用吲哚美辛纳肛能否有效降低 ESWL 后胰腺炎和其他不良事件的发生。

## 二、课题设计

### （一）研究设计及入组人群

本试验是一项双盲随机对照试验，旨在探究直肠吲哚美辛纳肛能否有效降低 ESWL 术后胰腺炎的发生。在研究开展期间，所有在上海长海医院接受治疗，年龄超过 18 岁且符合胰管结石诊断需要行 ESWL 治疗的患者均行入组评估。患者行影像学检查明确主胰管的胰头或胰体部有大于 5mm 的阳性结石，以符合 ESWL 治疗需求。同时需剔除以下人群：在研究期间因碎石需要再次入院的患者，有 ESWL 或非甾体抗炎药应用禁忌证（包括前 4 周有胃肠出血或血清肌酐 >120μmol/L，有肾功能不全）、凝血异常、过去 3 天有急性胰腺炎发作史或已知有活动性心脑血管疾病的患者，在过去 3 天内接受过抗凝治疗或在过去 7 天内接受了非甾体抗炎药治疗的患者，疑似或确认患有恶性肿瘤，有胰源性腹水，不愿意或无法提供知情同意，妊娠或哺乳期，以及全直肠切除术后等患者。

### （二）分组和盲法

入组后，由研究护士在 ESWL 前 30 分钟按照随机分组表给予患者 100mg 吲哚美辛栓（试验组）或外观相同的甘油栓（安慰剂组）纳肛。随机分组表由统计学家（独立于研究）使用 SPSS（23.0 版）生成。根据统计学家生成的随机数表，分别准备了连续编号、不透明、密封的信封，内含分组结果“A”或“B”。这两种栓剂由独立于研究的人员预先包装在标有“A”或“B”的小包中。患者、内镜医生和结果评估员均被实施盲法。

### （三）治疗过程具体实施

ESWL 术中静脉注射瑞芬太尼加右美托咪定用于镇静麻醉。碎石机的强度为 6，频率为 120 次 /min，每次治疗共 5 000 次冲击波。ESWL 治疗期间通过术中透视来监测碎石情况。其间，每例患者的生命体征都受到密切监测，与手术相关的参数包括强度、频率、持续时间和碎石疗效都由 ESWL 操作医生记录。患者可能连续几天多次进行 ESWL 治疗，直到结石成功碎裂。如出现 ESWL 术后并发症，需在患者完全康复后行后续 ESWL 治疗。在最后一次 ESWL 治疗后 1~2 天或 ESWL 术后并发症完全康复后，临床常规行 ERCP 清理主胰管。ERCP 前常规使用预防性吲哚美辛栓纳肛，但有药物禁忌证的患者除外。

ESWL 治疗后，会对患者进行 24 小时的密切监测。常规在术后 3 小时和 24 小时测量血清淀粉酶、血常规和血生化。如果患者出现新发腹痛或腹痛加重（通过视觉模拟量表评估),则需重新进行血液检测和影像学检查(如有需要),以明确 ESWL 后并发症的诊断。

### (四)治疗过程具体实施

主要终点是 ESWL 术后胰腺炎的发生。对于接受一次以上 ESWL 治疗的患者,我们仅纳入第一次术后结果。主要结果的监测时间范围是第一次 ESWL 后 24 小时,在此期间胰腺炎的发作是 ESWL 术后胰腺炎。

试验设计阶段,我们根据共识标准对 ESWL 后胰腺炎进行了定义,新发上腹部疼痛,术后 24 小时淀粉酶升高至正常水平三倍及以上且需要入院或延长入院至少 2 天。在 2017 年 6 月的年度试验监察会议上,研究团队注意到 CP 患者发作急性胰腺炎时血淀粉酶的升高并不明确。基于亚特兰大标准对主要研究终点进行了修改,并获伦理委员会批准。因此,根据修订后的亚特兰大国际共识,如果符合以下三项中的两项,则可诊断为 ESWL 后胰腺炎:胰腺炎引发的疼痛;术后 24 小时内,淀粉酶或脂肪酶上升至正常上限的三倍及以上;影像学有特征性表现。

次要结果是 ESWL 后胰腺炎的严重程度(主要根据住院时长和侵入性治疗的需要分为轻度、中度或重度)、ESWL 术后其他并发症(包括出血、感染、石街和穿孔)的发生以及一过性不良事件。患者在 ESWL 后随访 1 个月,以评估次要结果的发生。一过性不良事件被定义为无须医疗干预且不延长住院时间的暂时性损伤。无症状高淀粉酶血症是指 ESWL 术后血清淀粉酶水平升高,超过正常范围上限,但无相关临床症状。

### (五)数据分析

根据先前的研究结果,第一次 ESWL 后胰腺炎的发生率为 6.8%。可能的退出率为 5%,我们预计与安慰剂相比吲哚美辛纳肛可将 ESWL 后胰腺炎的发生率降低 50%($RR$=0.5),双侧 $\alpha$ 为 0.05,检验效能为 80%,需要招募 1 370 例患者(每组 685 例)。数据分析依据意向性分析原则。连续变量以平均值表示,使用 $t$ 检验进行两组比较。分类变量表示为 $n$(%),使用 Fisher 精确检验进行两组比较。双侧 $P$ 值小于 0.05 被认为具有统计学意义。根据前期研究结果中 ESWL 术后胰腺炎发生的危险因素,包括年龄、性别、主要病因、糖尿病和脂肪泻,进一步对主要结局进行了事后亚组分析。未进行中期分析。所有统计分析均使用 SPSS 23.0 版和 SAS 9.4 版进行。本研究在 ClinicalTrials 注册,编号 NCT02797067。

## 三、结果分析

2016 年 5 月 31 日至 2019 年 6 月 26 日,共筛选 1 997 例 CP 胰腺结石患者。其中,212 例患者拒绝参与,415 例患者不符合入选标准(表 8-1-1-1)。因此,共 1 370 例患者入组并接受随机分配:685 例患者随机分配到直肠吲哚美辛组,685 例患者随机分配到安慰剂组(表 8-1-1-1)。两组之间的人口基线统计和临床特征相似。

第一次 ESWL 治疗后,吲哚美辛组 65 例(9%)患者、安慰剂组 99 例(14%)患者发生 ESWL 后并发症($RR$=0.66, 95% $CI$ 0.49~0.88; $P$=0.0059)。两组患者中 ESWL 后最常见的并发症是术后胰腺炎,其次是感染。吲哚美辛组 ESWL 后胰腺炎的发生率明显低于安慰剂组[60(9%)vs. 84(12%); $RR$=0.71, 95% $CI$ 0.52~0.98; $P$=0.042]。绝大部分 ESWL 后胰腺炎是轻症;吲哚美辛组 1 例患者和安慰剂组 5 例患者出现中度胰腺炎,两组均未出现重症患者。两组分别有 5 例(<1%)患者和 13 例(2%)患者出现术后感染,石街和穿孔的发生率和严重程度没有明显差异(表 8-1-1-1)。

表 8-1-1-1 ESWL 术后并发症及其他一过性不良事件的发生

| | 试验组（$n$=685） | 对照组（$n$=685） | 相对危险度（95% $CI$） | $P$ |
|---|---|---|---|---|
| ESWL 术后胰腺炎 | 60（9%） | 84（12%） | 0.71（0.52~0.98） | 0.042 |
| 轻度 | 59（9%） | 79（12%） | 0.75（0.54~1.02） | 0.088 |
| 中度 | 1（<1%） | 5（<1%） | 0.20（0.02~1.71） | 0.22 |
| 重度 | 0 | 0 | … | … |
| 感染 | 5（<1%） | 13（2%） | 0.39（0.14~1.07） | 0.094 |
| 石街 | 0 | 1（<1%） | … | 1.0 |
| 穿孔 * | 0 | 1（<1%） | … | 1.0 |
| 所有并发症 | 65（9%） | 99（14%） | 0.66（0.49~0.88） | 0.005 9 |
| 无症状性高淀粉酶血症 | 189（28%） | 197（29%） | 0.96（0.81~1.14） | 0.67 |
| 淀粉酶 <3 倍正常值上限 | 150（22%） | 163（24%） | 0.92（0.76~1.12） | 0.44 |
| 淀粉酶≥3 倍正常值上限 | 39（6%） | 34（5%） | 1.15（0.73~1.79） | 0.63 |
| 血尿 | 18（3%） | 25（4%） | 0.72（0.40~1.31） | 0.35 |
| 呕血 | 9（1%） | 14（2%） | 0.64（0.28~1.48） | 0.40 |
| 黑便 | 19（3%） | 16（2%） | 1.19（0.62~2.29） | 0.73 |
| 所有一过性不良事件 | 235（34%） | 252（37%） | 0.93（0.72~0.80） | 0.37 |

注：*. 小肠穿孔经 CT 影像学确诊并行保守治疗。

吲哚美辛组 235 例（34%）患者和安慰剂组 252 例（37%）患者出现一过性不良事件；其中无症状高淀粉酶血症是最常见的，分别为 189 例（28%）和 197 例（29%）。两组均无出血病例。未观察到其他与治疗相关的不良事件（包括心血管和肾脏事件）。

事后亚组分析结果如图 8-1-1-1 所示。在女性、特发性 CP、胰腺分裂、非 3c 型糖尿病和胰腺外分泌功能完整的患者中，直肠吲哚美辛纳肛组 ESWL 后胰腺炎的发生显著低于安慰剂组。

## 四、科学价值

尽管 ESWL 治疗胰管结石安全有效，但并非“零并发症”。本研究团队的试验首次明确了预防性吲哚美辛纳肛在减少 ESWL 术后并发症中的益处，且并未增加一过性不良事件的发生。

与 ERCP 术后并发症一样，ESWL 术后最常见的并发症是胰腺炎，本研究团队证实与安慰剂相比，吲哚美辛纳肛后患者 ESWL 后胰腺炎的发生显著降低，无重症病例，中度病例少于对照组。从作用机制而言，非甾体抗炎药可以通过调节各种促炎介质来抑制急性胰腺炎的炎症级联反应。直肠吲哚美辛纳肛的适用性广、成本低、副作用较少，进一步突显其作为 ESWL 后并发症预防的临床价值。

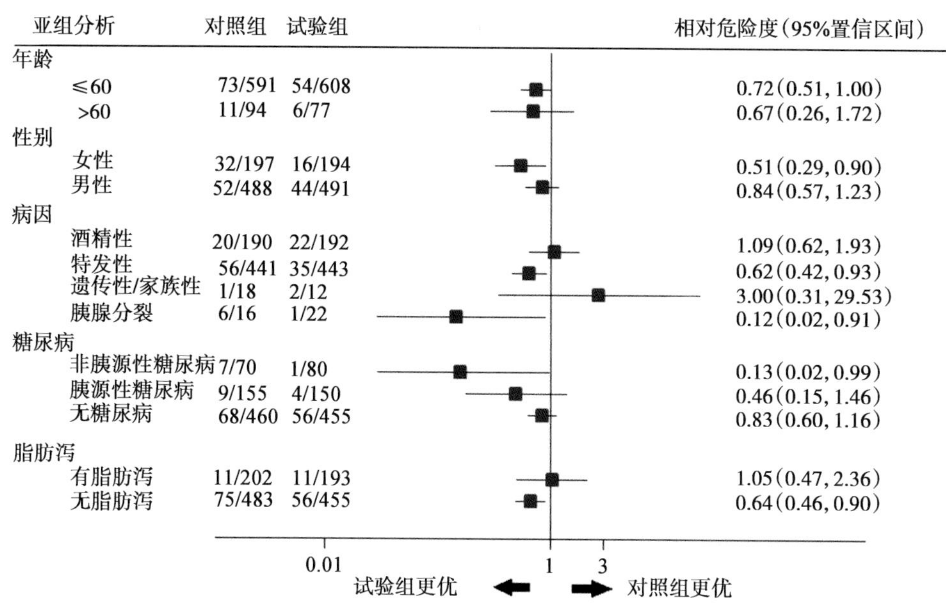


图 8-1-1-1 ESWL 术后胰腺炎高危人群吲哚美辛纳肛预防效果亚组分析

研究团队从预防 PEP 的研究中获得灵感，创新性开展了本研究。历时 5 年，筛选了近 2 000 例患者，最终成功纳入 1 370 例 CP 患者，证实吲哚美辛纳肛显著降低了 ESWL 后胰腺炎和并发症的发生，尤其能使一些高危人群潜在获益，包括女性、特发性 CP、非 3c 型糖尿病、胰腺外分泌功能完整和胰腺分裂的患者。首次为 ESWL 术后胰腺炎的有效预防提供了高质量循证医学证据。研究结果发表于《柳叶刀 · 胃肠病学和肝脏病学》，同期配发了欧洲消化内镜学会主席 Lars Aabakken 教授的述评，高度肯定了研究内容的首创性、结果的可靠性及临床的实用性，并呼吁更多学者关注 ESWL 术后并发症的预防。

近年来，上海长海医院消化内科在李兆申院士的带领下已经发展成为全球最大的 CP 微创诊疗中心，立足于国家消化系统疾病临床医学研究中心，服务来自全国 34 个省（自治区、直辖市）逾万例患者。项目组目前已建成全球规模最大的单中心、前瞻性 CP 队列，平均随访近 10 年，基于此，研究团队系统性明确我国 CP 临床病程，显著提升全病程管理水平，创建“碎石 - 内镜”升阶梯治疗新体系，推动微创技术成为全球公认的一线治疗手段。目前正在持续开展 CP 精准诊疗系列研究，造福全球 CP 患者，显著提升我国在该领域的国际影响力。本研究是上海长海医院 CP 临床研究中代表性成果之一，亦是 CP 精准诊疗系列研究中的一个重要开端。

## 参考文献

[1] SINGH V K, YADAV D, GARG P K. Diagnosis and management of chronic pancreatitis: a review [J]. JAMA, 2019, 322(24): 2422-2434.

[2] HART P A, CONWELL D L. Chronic pancreatitis: managing a DIFFICULT DISEASE [J]. Am J Gastroenterol, 2020, 115(1): 49-55.

[3] BEYER G, HABTEZION A, WERNER J, et al. Chronic pancreatitis [J]. Lancet, 2020, 396(10249): 499-512.

[4] BOREGOWDA U, ECHAVARRIA J, UMAPATHY C, et al. Endoscopy versus early surgery for the management of chronic pancreatitis: a systematic review and meta-analysis [J]. Surgical Endoscopy, 2022, 36 (12): 8753-8763.

[5] GARDNER T B, ADLER D G, FORSMARK C E, et al. ACG Clinical Guideline: chronic pancreatitis [J]. Am J Gastroenterol, 2020, 115 (3): 322-339.

[6] HOFFMEISTER A, MAYERLE J, BEGLINGER C, et al. English language version of the S3-consensus guidelines on chronic pancreatitis: definition, aetiology, diagnostic examinations, medical, endoscopic and surgical management of chronic pancreatitis [J]. Z Gastroenterol, 2015, 53 (12): 1447-1495.

[7] DUMONCEAU J M, DELHAYE M, TRINGALI A, et al. Endoscopic treatment of chronic pancreatitis: european Society of Gastrointestinal Endoscopy (ESGE) Guideline: updated August 2018 [J]. Endoscopy, 2019, 51 (2): 179-193.

[8] KOZAREK R A, BALL T J, PATTERSON D J. Endoscopic approach to pancreatic duct calculi and obstructive pancreatitis [J]. American J Gastroenterol, 1992, 87 (5): 600-603.

[9] LÖHR J M, DOMINGUEZ-MUNOZ E, ROSENDAHL J, et al. United European Gastroenterology evidence-based guidelines for the diagnosis and therapy of chronic pancreatitis (HaPanEU) [J]. United European Gastroenterol J, 2017, 5 (2): 153-199.

[10] HU L H, YE B, YANG Y G, et al. Extracorporeal shock wave lithotripsy for Chinese patients with pancreatic stones: a prospective study of 214 cases [J]. Pancreas, 2016, 45 (2): 298-305.

[11] DUMONCEAU J M, COSTAMAGNA G, TRINGALI A, et al. Treatment for painful calcified chronic pancreatitis: extracorporeal shock wave lithotripsy versus endoscopic treatment: a randomised controlled trial [J]. Gut, 2007, 56 (4): 545-552.

[12] ELMUNZER B J, SCHEIMAN J M, LEHMAN G A, et al. A randomized trial of rectal indomethacin to prevent post-ERCP pancreatitis [J]. N Engl J Med, 2012, 366 (15): 1414-1422.

[13] NAKAGAWA Y, ABE T, UCHIDA M, et al. Hemorrhagic pseudoaneurysm in a pancreatic pseudocyst after extracorporeal shock wave lithotripsy for pancreatolithiasis [J]. Endoscopy, 2011, 43 Suppl 2 UCTN: E310-E311.

[14] ZHAO Z H, HU L H, REN H B, et al. Incidence and risk factors for post-ERCP pancreatitis in chronic pancreatitis [J]. Gastrointest Endosc, 2017, 86 (3): 519-524.

[15] DUMONCEAU J M, ANDRIULLI A, ELMUNZER B J, et al. Prophylaxis of post-ERCP pancreatitis: European Society of Gastrointestinal Endoscopy (ESGE) Guideline: updated June 2014 [J]. Endoscopy, 2014, 46 (9): 799-815.

[16] HOOKEY L C, RIOTINTO R, DELHAYE M, et al. Risk factors for pancreatitis after pancreatic sphincterotomy: a review of 572 cases [J]. Endoscopy, 2006, 38 (7): 670-676.

[17] TROENDLE D M, ABRAHAM O, HUANG R, et al. Factors associated with post-ERCP pancreatitis and the effect of pancreatic duct stenting in a pediatric population [J]. Gastrointest Endosc, 2015, 81 (6): 1408-1416.

[18] ACHARYA C, CLINE R A, JALIGAMA D, et al. Fibrosis reduces severity of acute-on-chronic pancreatitis in humans [J]. Gastroenterology, 2013, 145 (2): 466-475.

[19] SCHNEIDER A, LÖHR J M, SINGER M V. The M-ANNHEIM classification of chronic pancreatitis: introduction of a unifying classification system based on a review of previous classifications of the disease [J].

J Gastroenterol, 2007, 42(2): 101-119.

[20] KIM Y H, JANG S I, RHEE K, et al. Endoscopic treatment of pancreatic calculi[J]. Clinical Endoscopy, 2014, 47(3): 227-235.

[21] MERRILL J T, MULLADY D K, EARLY D S, et al. Timing of endoscopy after extracorporeal shock wave lithotripsy for chronic pancreatitis[J]. Pancreas, 2011, 40(7): 1087-1090.

[22] TESTONI P A, TESTONI S, GIUSSANI A. Difficult biliary cannulation during ERCP: how to facilitate biliary access and minimize the risk of post-ERCP pancreatitis[J]. Dig Liver Dis, 2011, 43(8): 596-603.

[23] RU N, QIAN Y Y, ZHU J H, et al. Post-ESWL and post-ERCP pancreatitis in patients with chronic pancreatitis: do they share the same risks? [J]. J Hepatobiliary Pancreat Sci, 2021, 28(9): 778-787.

[24] LI B R, LIAO Z, DU T T, et al. Risk factors for complications of pancreatic extracorporeal shock wave lithotripsy[J]. Endoscopy, 2014, 46(12): 1092-1100.

[25] MINE T, MORIZANE T, KAWAGUCHI Y, et al. Clinical practice guideline for post-ERCP pancreatitis[J]. J Gastroenterol, 2017, 52(9): 1013-1022.

[26] ZITINIC I, PLAVSIC I, POROPAT G, et al. ERCP induced and non-ERCP-induced acute pancreatitis: two distinct clinical entities? [J]. Medical Hypotheses, 2018, 113: 42-44.

[27] QIAN Y Y, RU N, CHEN H, et al. Rectal indometacin to prevent pancreatitis after extracorporeal shock wave lithotripsy (RIPEP): a single-centre, double-blind, randomised, placebo-controlled trial[J]. The Lancet Gastroenterology & Hepatology, 2022, 7(3): 238-244.

[28] BANKS P A, BOLLEN T L, DERVENIS C, et al. Classification of acute pancreatitis: 2012: revision of the Atlanta classification and definitions by international consensus[J]. Gut, 2013, 62(1): 102-111.

[29] SUN H L, HAN B, ZHAI H P, et al. Rectal NSAIDs for the prevention of post-ERCP pancreatitis: a meta-analysis of randomized controlled trials[J]. Surgeon, 2014, 12(3): 141-147.

[30] LI L, LIU M, ZHANG T, et al. Indomethacin down-regulating HMGB1 and TNF-α to prevent pancreatitis after endoscopic retrograde cholangiopancreatography[J]. Scand J Gastroenterol, 2019, 54(6): 793-799.

(钱阳阳　廖专　李兆申)

## 第二节　术前吲哚美辛栓预防 ERCP 术后胰腺炎的研究

胆胰疾病是我国的常见病和多发病，内镜逆行胰胆管造影术(endoscopic retrograde cholangiopancreatography, ERCP)是目前首选的微创治疗手段。ERCP 从出现至今，已走过五十多年的历程，但其并发症一直困扰着临床医生。其中 ERCP 术后胰腺炎(post-ERCP pancreatitis, PEP)是最常见的并发症，其发病机制不明，临床预测困难。在过去三十年间，研究者们尝试了各类药物来预防 PEP，但均因证据不充分，指南未予明确推荐，临床应用受限。2012 年，来自美国的一项多中心 RCT 研究结果显示，在高危患者中，ERCP 术后使用吲哚美辛栓可以预防约一半的 PEP。这项 RCT 研究奠定了非甾体类抗炎药(non-steroidal anti-inflammatory drugs, NSAIDs)预防 PEP 的地位。然而，关于吲哚美辛栓剂预防 PEP，还存在不少问题值得进一步探索。本团队在临床工作中发现，准确地判断 PEP 高危患者非常烦琐和困难，进而导致部分患者未接受药物预防或错失预防最佳时机。相比而言，术前普遍预防的策略更加简便，具有更佳的药物达峰时间，还能覆盖平均风险患者，可以最大范围地减少PEP风险。因此，本研究团队开展了一项多中心前瞻性随机对照研究，在国际上首次明确，与ERCP术后选择性预防相比，术前30分钟内普遍使用100mg吲哚美辛栓纳肛可进一步减少约一半的PEP发生，结果发表于*The Lancet*。在此，本研究团队希望借此机会对文章的研究背景、课题设计、结果概况及科学价值作一介绍，期望能够起到抛砖引玉效果，供广大同道审阅参考，也非常期望能够收到各位同道宝贵的建设性意见，共同交流进步。

## 一、研究背景

内镜逆行胰胆管造影术（endoscopic retrograde cholangiopancreatography，ERCP）发展至今50余年，已成为胆胰疾病首选的微创治疗手段。但ERCP操作风险较高，ERCP术后胰腺炎（post-ERCP pancreatitis，PEP）是最常见和最严重的并发症之一，也是ERCP相关医疗诉讼的主要原因。既往研究报道，PEP在总体患者、平均风险患者、高危患者中的发生率分别为5%~10%、3%~6%和10%~15%（表8-1-2-1）。虽然仅有0.3%~0.5%的患者会进展为重症急性胰腺炎（severe acute pancreatitis，SAP），但SAP病死率高达25%，因此积极有效地预防PEP的发生和重症化具有重要的临床意义。

表8-1-2-1 ERCP术后胰腺炎的发生率

| PEP发生率 | 总体 | 轻度 | 中度 | 重度 |
|---|---|---|---|---|
| 平均风险患者 | 3%~6% | 5.7% | 2.6% | 0.5% |
| 高危患者 | 10%~15% | 8.5% | 3.9% | 0.8% |

近十年来，有数百篇RCT评估不同的PEP预防措施，主要分为药物预防和内镜技术预防两大类。由于内镜技术预防存在一定的难度和风险，药物预防一直是PEP预防领域的研究热点。理想的PEP预防药物应该具备效果确切、操作简便、耐受性好、副作用低与价格便宜等优点。2008年，Elmunzer等的荟萃分析发现NSAIDs栓剂可以降低64%的总体PEP风险以及90%的中-重度PEP风险，但该研究并未实际推动NSAIDs在临床中的应用。2010年一项来自29个国家141名内镜医师的调查报告同样显示84%的医师从未使用过NSAIDs进行PEP预防。2012年，Elmunzer等在上述荟萃分析的基础上开展了RCT研究，结果显示，在高危患者中，ERCP术后使用吲哚美辛栓可以降低一半的PEP风险。这是该领域一项里程碑式的研究，其研究结果发表在*The New England Journal of Medicine*。然而，关于吲哚美辛栓剂预防术后胰腺炎方面，还存在不少问题值得进一步探索，主要包括：①适用人群；②合适的给药时机；③NSAIDs的选择；④吲哚美辛栓剂量；⑤给药途径。这些问题在2013年前后引发了广泛讨论。

本团队在实际操作中发现，针对高危患者术后选择性药物预防的策略有一些缺点。首先，科学地评估一个ERCP患者是否属于PEP高危人群的方法较为烦琐，且一些潜在的PEP危险因素难以预料。这些原因导致判断不够准确，部分潜在的高危患者往往被遗漏。其次，直肠纳肛使用NSAIDs后药物达峰时间在30~90分钟之间，血浆消除半衰期为2小时，给药后3~4小时内药物清除率为90%。某些高危困难病例的ERCP操作时间很长，胰腺炎症反应在术中可能已经启动，术后给药会错过药物预防的最佳时机。提前使用预防药物可以产生更加合适的血药峰值浓度，更加有效地抑制胰腺炎症反应。最后，关于吲哚美辛栓的副作用方面，5项RCTs（$n$=4 456）的结果显示一次使用100mg吲哚美辛栓并不增加内镜下十二指肠乳头括约肌切开术（EST）术后出血的发生率（1.5% vs. 1.3%）以及其他不良事件风险。基于以上分析，我们推测术前普遍预防策略可能有更佳的药物达峰时间，更广的获益群体（一般风险患者），而且不会增加不良事件风险，因此可能是一种更好的预防策略。针对这一问题，本研究团队进行了一项多中心前瞻性随机对照试验，明确术前普遍预防策略的PEP预防效果和不良事件风险。

## 二、课题设计

### （一）研究设计及入组人群

本研究采用平行对照、随机、单盲的临床试验设计，由来自我国的6家三甲医院协同完成。研究方案经过共同讨论，并通过参与中心的伦理委员会批准。研究人员告知所有患者或其家属研究的目的、具体治疗方案、获益以及风险，并已签署知情同意书。研究纳入年龄18岁以上有原始十二指肠乳头、接受诊断性或治疗性ERCP的患者。研究的排除标准包括：既往已行乳头括约肌切开（EST）；单纯ERCP胆道支架拔出或更换，无胰管操作计划；胆管十二指肠瘘、经瘘口插管；怀疑或确诊胰腺癌（PEP发生率低）；术前3天以内急性胰腺炎；术前1周使用过NSAIDs；术前4周内有胃肠道出血或消化道溃疡；既往应用NSAIDs出现明显不良反应；肾功能不全（Cr>120μmol/L）；严重的心脑血管疾病；精神异常患者；怀孕或哺乳期患者；不愿意或无法签署知情同意书。

### （二）研究分组、随机化和盲法

研究分为2组。

**1. 术前普遍预防组**　所有患者在ERCP操作开始前30分钟内给予100mg吲哚美辛栓纳肛治疗。

**2. 术后选择预防组**　由内镜医师在ERCP结束前，按标准（表8-1-2-2）对PEP高危患者在ERCP术后立即给予100mg吲哚美辛栓纳肛，其他患者不使用吲哚美辛栓。

**表8-1-2-2　PEP风险判断**

| 主要标准 | 次要标准 |
|---|---|
| 疑似括约肌功能障碍（Oddi sphincter dysfunction，SOD） | <50岁女性 |
| 有PEP既往史 | 复发性急性胰腺炎（≥2次） |
| 胰管括约肌切开 | ≥3次胰管造影剂注射 |
| 括约肌预切开 | 胰腺腺泡显影 |
| ≥8尝试插管 | 胰管细胞刷检 |
| 单纯球囊扩张原始乳头 | |
| 乳头切除术 | |

注：满足1项主要标准或2项次要标准的患者被预测为PEP高危患者。

由中心单位进行分层区组随机化。随机数表由电脑产生，根据中心进行分层。通常在ERCP术前1~6小时内，按照1∶1比例将符合纳入标准的患者随机分配入术前普遍预防组或术后选择预防组。由1名不进行研究数据采集的研究人员对所有患者在ERCP室内进行术前或术后吲哚美辛栓纳肛。告知研究人员和患者不透露用药信息。参与ERCP的内镜医师、助手以及护理人员对患者分组不知情。同样，收集患者基本信息、手术操作信息以及评估术后并发症的研究人员对患者分组不知情。本研究中患者对分组知情。

**（三）治疗过程**

在ERCP操作当天，所有分配入术前普遍预防组的患者，在ERCP术前30分钟内接受100mg吲哚美辛栓纳肛。在术后选择预防组中，仅高危患者在ERCP术后立即接受100mg吲哚美辛栓纳肛，平均风险患者不接受吲哚美辛栓治疗。

所有ERCP操作由经验丰富的内镜医师（ERCP操作超过1 000例）完成。ERCP操作过程具体如下：使用十二指肠镜进行ERCP操作。使用导丝引导法进行初始尝试插管，如果初始插管失败，根据内镜医师经验和偏好选择双导丝法、经胰管预切开、针刀造瘘、针刀预切开或其他方法辅助进入目标管道。尝试插管的器械接触乳头超过5秒记为1次插管。进入目标管道并造影后，根据患者情况进行诊断或治疗性操作，例如括约肌切开、球囊扩张、球囊/网篮取石、支架置入等操作。由于吲哚美辛栓联合胰管支架预防PEP的证据并不充分，内镜医师根据患者的PEP风险，决定是否置入胰管支架。本研究允许学员参与ERCP操作，根据本中心前期研究，规定ERCP学员的尝试插管时间为10分钟，尝试插管次数为5次。当学员完成插管后，Ⅰ~Ⅱ级ERCP操作在指导下完成，Ⅲ~Ⅳ级ERCP操作由经验丰富的ERCP内镜医师完成。

**（四）主要研究终点及其他研究结果**

主要研究终点为ERCP术后胰腺炎（PEP）发生率。PEP的诊断标准为：ERCP术后24小时新发腹痛或原有腹痛加剧，且血清淀粉酶或脂肪酶升高≥3倍正常值上限，且住院时间延长≥2天。

次要研究终点为中-重度PEP发生率。根据Cotton等的共识判断PEP严重程度。其他ERCP或研究药物相关的不良事件包括出血、胆管炎、穿孔、心脏不良事件、肾脏不良事件以及需要住院治疗或延长住院时间等不良事件。根据Cotton等的共识判断出血、胆管炎、穿孔不良事件的严重程度。

每个中心由1名熟悉ERCP操作的研究人员记录操作相关信息，包括插管方法、插管时间、插管次数、胰管操作、胰管显影、胰管支架置入等。该研究人员也记录患者基本信息、术后不良事件以及随访信息。所有收集的信息被输入网络数据库，由研究管理者保管。

**（五）研究样本量估计及统计方法**

根据来自中国的多中心、大样本研究数据，估计术后选择预防组患者的PEP发生率为5%。既往研究显示术前普遍预防可以降低24%~67%的PEP风险。我们假设，与术后选择预防相比，术前普遍预防可以降低50%的PEP风险，即术前普遍预防组的PEP发生率为2.5%。考虑样本脱落率为6%（例如，消化道狭窄或解剖结构变化导致内镜无法到达乳头部位，或其他无法预料的情况），使用PASS软件估计本研究需要纳入2 600例患者，可以在双侧5%显著性水平和90%的检验效能的情况下检测到两组间50%的PEP发生率差异。

本研究采用意向性分析原则对所有经过随机分配的患者的数据进行统计分析。定量数据使用中位数和四分位间距（interquartile ranges，*IQR*）的形式描述，使用 Mann-Whitney U 检验方法进行对比；定性数据使用数值（*n*）和百分比（%）的形式描述，使用 $X^2$ 检验或 Fisher 确切概率法进行比较。主要终点、次要终点和其他结果的比较使用相对危险度（relative risk，*RR*）和 95% 置信区间（confidence interval，*CI*）描述。此外，评估治疗在不同亚组患者中的获益和风险。所有统计检验为双侧检验，当 *P*<0.05 时有统计学意义。使用 Stata 软件 12.0 版本进行统计分析。

## 三、结果分析

### （一）基线资料

自 2013 年 10 月至 2015 年 9 月，六个中心共 5 325 例连续的患者进行诊断性或治疗性 ERCP，2 725 例患者被排除。剩余的 2 600 例患者被随机分配入术前普遍预防组（*n*=1 297）和术后选择预防组（*n*=1 303）。两组之间的人口基线和临床特征相似。

两组间 ERCP 操作以及高危患者相关的数据具有可比性。96% 的患者接受治疗性 ERCP，97% 为胆管操作，插管成功率为 97%。23% 的患者为 PEP 高危患者，2 个最常见的高危因素为困难插管（14%）和预切开（12%）。23% 的 ERCP 操作有学员参与。4.6% 的患者接受预防性胰管支架置入，其中 88%（105/120）为高危患者。

### （二）主要终点及其他结果

术前普遍预防组有 47 例（4.6%）出现 PEP，术后选择预防组有 100 例（7.7%）出现 PEP（表 8-1-2-1）。术前普遍预防策略可以显著降低 PEP 风险（3.6% vs. 7.7%；*RR*=0.47，95% *CI* 0.34~0.66；*P*<0.000 1）。术前普遍预防可以显著降低轻度 PEP 发生率（2.8% vs. 5.9%；*P*<0.000 1）以及中 - 重度 PEP 发生率（0.8% vs. 1.8%；*P*=0.04）。术前普遍预防可以显著降低高危患者的总体 PEP 发生率（5.9% vs. 12.5%；*P*=0.006）以及轻度 PEP 发生率（4.6% vs. 10.3%；*P*=0.008），但无法降低高危患者的中 - 重度 PEP 发生率（1.3% vs. 2.2%；*P*=0.44）。术前普遍预防可以显著降低平均风险患者的总体 PEP 发生率（3.0% vs. 6.5%；*P*=0.000 3）、轻度 PEP 发生率（2.2% vs. 4.7%；*P*=0.002）以及中 - 重度 PEP 发生率（0.7% vs. 1.7%；*P*=0.048）。图 8-1-2-1 显示术前普遍预防策略可以使大部分亚组患者获益。

### （三）不良事件

术前普遍预防组有 13 例（1.0%）出现有临床意义的 EST 术后出血，术后选择预防组有 10 例（0.8%）出现有临床意义的术后出血（表 8-1-2-3）。两组间的总体术后出血发生率（1.0% vs. 0.8%；*RR*=1.31，95% *CI* 0.56~2.97；*P*=0.52）以及中 - 重度术后出血发生率（0.6% vs. 0.5%；*P*=0.61）并无差异。术前普遍预防组有 22 例（1.7%）出现胆道感染，术后选择预防组有 33 例（2.5%）出现胆道感染，两组间胆道感染发生率无差异（*P*=0.14）。两组间其他不良事件风险和住院时间并无差异。

## 四、科学价值

本研究首次明确，在吲哚美辛栓预防 PEP 方面，术前普遍预防策略优于术后选择预防策略，研究结论被中、美、欧多个指南引用。我们建议将吲哚美辛栓剂作为 PEP 基础预防药物纳入 ERCP 术前准备常规流程，这具有非常重要的临床意义。据估算，我国每年 ERCP 人群约为 100 万，全球 ERCP 可能达到 400 万 ~500 万，这些人群都是术前吲哚美辛栓剂应用的潜在获益对象。此外，该药价格便宜，具有很高的成本效益。

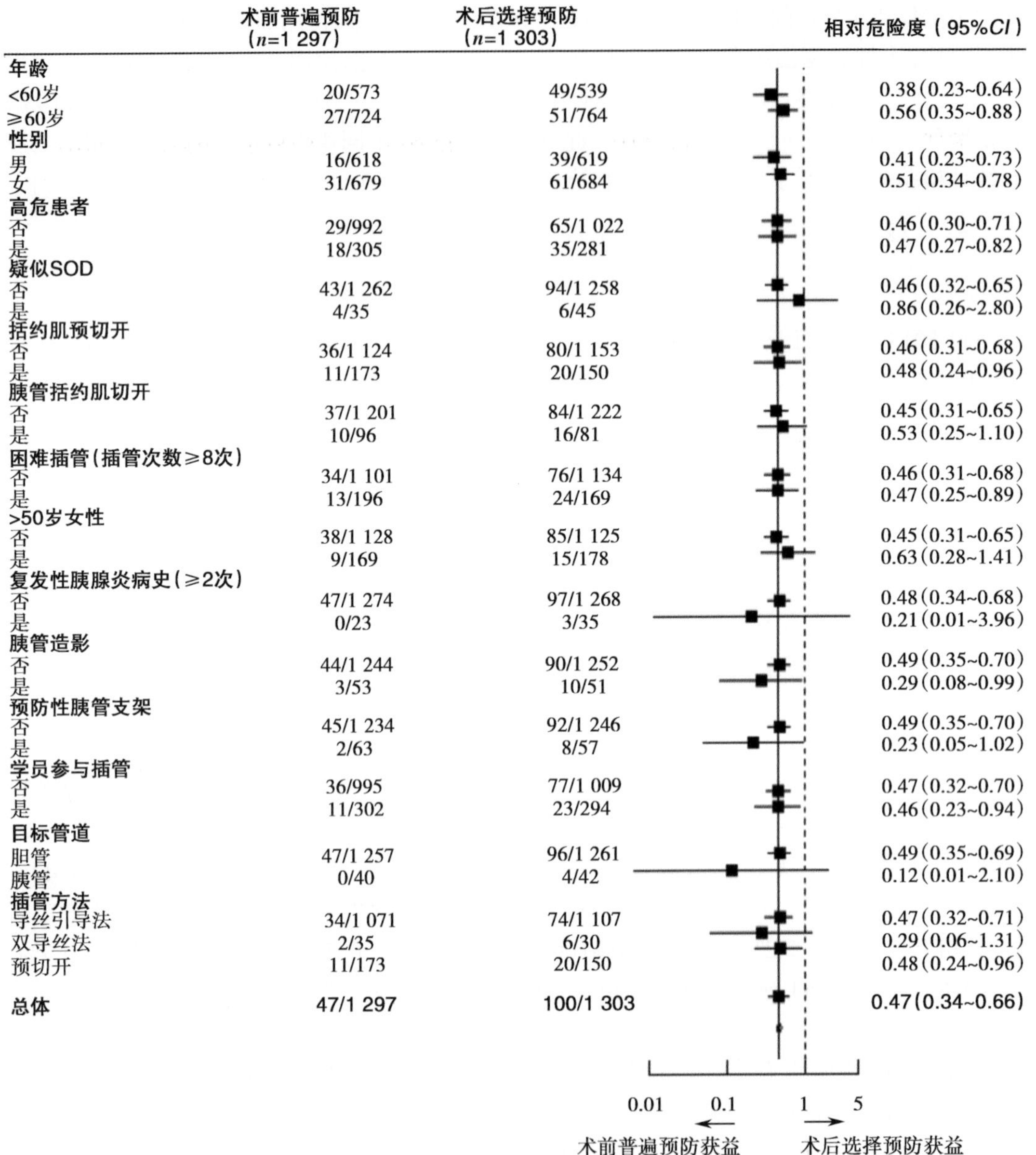

术前普遍预防 (n=1 297)
术后选择预防 (n=1 303)
相对危险度（95%CI）
年龄
<60岁 20/573 49/539 0.38(0.23~0.64)
≥60岁 27/724 51/764 0.56(0.35~0.88)
性别
男 16/618 39/619 0.41(0.23~0.73)
女 31/679 61/684 0.51(0.34~0.78)
高危患者
否 29/992 65/1 022 0.46(0.30~0.71)
是 18/305 35/281 0.47(0.27~0.82)
疑似SOD
否 43/1 262 94/1 258 0.46(0.32~0.65)
是 4/35 6/45 0.86(0.26~2.80)
括约肌预切开
否 36/1 124 80/1 153 0.46(0.31~0.68)
是 11/173 20/150 0.48(0.24~0.96)
胰管括约肌切开
否 37/1 201 84/1 222 0.45(0.31~0.65)
是 10/96 16/81 0.53(0.25~1.10)
困难插管(插管次数≥8次)
否 34/1 101 76/1 134 0.46(0.31~0.68)
是 13/196 24/169 0.47(0.25~0.89)
>50岁女性
否 38/1 128 85/1 125 0.45(0.31~0.65)
是 9/169 15/178 0.63(0.28~1.41)
复发性胰腺炎病史(≥2次)
否 47/1 274 97/1 268 0.48(0.34~0.68)
是 0/23 3/35 0.21(0.01~3.96)
胰管造影
否 44/1 244 90/1 252 0.49(0.35~0.70)
是 3/53 10/51 0.29(0.08~0.99)
预防性胰管支架
否 45/1 234 92/1 246 0.49(0.35~0.70)
是 2/63 8/57 0.23(0.05~1.02)
学员参与插管
否 36/995 77/1 009 0.47(0.32~0.70)
是 11/302 23/294 0.46(0.23~0.94)
目标管道
胆管 47/1 257 96/1 261 0.49(0.35~0.69)
胰管 0/40 4/42 0.12(0.01~2.10)
插管方法
导丝引导法 34/1 071 74/1 107 0.47(0.32~0.71)
双导丝法 2/35 6/30 0.29(0.06~1.31)
预切开 11/173 20/150 0.48(0.24~0.96)
总体 47/1 297 100/1 303 0.47(0.34~0.66)
0.01 0.1 1 5
术前普遍预防获益
术后选择预防获益


图 8-1-2-1 亚组分析

表 8-1-2-3 主要结果和不良事件

| | 术前普遍预防组（$n$=1 297） | 术后选择预防组（$n$=1 303） | 相对危险度（95% $CI$） | $P$ |
|---|---|---|---|---|
| PEP | 47（3.6%） | 100（7.7%） | 0.47（0.34~0.66） | <0.000 1 |
| 轻度 | 36（2.8%） | 77（5.9%） | 0.47（0.32~0.69） | <0.000 1 |
| 中 - 重度 | 11（0.8%） | 23（1.8%） | 0.48（0.24~0.98） | 0.040 |
| 患者风险 | | | | |
| 高危患者* | 18/305（5.9%） | 35/281（12.5%） | 0.47（0.27~0.82） | 0.005 7 |

续表

| | 术前普遍预防组（n=1 297） | 术后选择预防组（n=1 303） | 相对危险度（95% CI） | P |
|---|---|---|---|---|
| 轻度 | 14（4.6%） | 29（10.3%） | 0.45（0.24~0.82） | 0.007 9 |
| 中 - 重度 | 4（1.3%） | 6（2.2%） | 0.61（0.18~2.15） | 0.44 |
| 平均风险患者 | 29/992（2.9%） | 65/1 022（6.4%） | 0.46（0.30~0.71） | 0.000 3 |
| 轻度 | 22（2.2%） | 48（4.7%） | 0.47（0.29~0.78） | 0.002 4 |
| 中 - 重度 | 7（0.7%） | 17（1.7%） | 0.42（0.18~1.02） | 0.048 |
| EST 术后出血 | 13（1.0%） | 10（0.8%） | 1.31（0.57~2.97） | 0.52 |
| 轻度 | 5（0.4%） | 4（0.3%） | 1.26（0.34~4.67） | 0.75 |
| 中度 | 6（0.5%） | 5（0.4%） | 1.21（0.37~3.94） | 0.78 |
| 重度 | 2（0.1%） | 1（0.1%） | 2.01（0.18~22.13） | 0.62 |
| 胆系感染 | 22（1.7%） | 33（2.5%） | 0.67（0.39~1.14） | 0.14 |
| 轻度 | 15（1.2%） | 24（1.8%） | 0.63（0.33~1.19） | 0.15 |
| 中度 | 7（0.5%） | 9（0.7%） | 0.78（0.29~2.09） | 0.62 |
| 重度 | 0 | 0 | | NA |
| 穿孔 | 1（0.08%） | 0 | | NA |
| 肺部感染 | 2（0.2%） | 5（0.4%） | 0.40（0.08~2.07） | 0.45 |
| 不全性肠梗阻 | 3（0.2%） | 0 | | NA |
| ERCP 术后住院天数 | 2（1~4） | 3（1~4） | | 0.17 |

注：数据以 n（%）或中位数（IQR）的形式描述。
* 高危患者定义请参考表 8-1-2-2。

自 2012 年 Elmunzer 等在 *The New England Journal of Medicine* 上里程碑式研究发表之后，术后选择性在高风险患者中使用直肠吲哚美辛栓预防 PEP 的理念被一些医生所接受。但 PEP 高危因素繁多、预测准确性差，并且药物使用时机不明确，导致临床实践并未广泛使用该预防策略。2014 年一项来自英国的调查报告显示，仅有 35% 的 ERCP 医师使用 NSAIDs 预防 PEP。我们提出的术前普遍预防策略更加简单，预防效果更佳，实用性更强。与术后选择预防策略相比，术前普遍预防策略进一步减少了 53% 的相对 PEP 风险、4% 的绝对 PEP 风险，相当于在 25 例患者中使用该策略可以进一步预防 1 例患者出现 PEP。并且 ERCP 术前使用 100mg 吲哚美辛栓并不会增加消化道出血或其他不良事件的风险。此外，这项研究还发现在高危患者中，术前使用吲哚美辛栓的 PEP 预防效果要优于术后使用。

研究团队以 Elmunzer 等的研究为基础，从临床实际需求出发，创新性开展了本研究，证实吲哚美辛栓术前普遍预防的优势。美国密西根大学消化病学教授 B. Joseph Elmunzer 发来贺信，表示这项研究的重要性不言而喻，很及时地为 ERCP 术后胰腺炎预防策略的优化、吲哚美辛栓的更广泛临床应用提供了高质量的循证医学依据。本研究结果发表于 *The Lancet*，同期发表了加拿大多伦多大学外科学教授 Charles de Mestral 的专题评论，认为该项研究确立了术前应用吲哚美辛栓剂预防 PEP 的地位，其方法简便实用、费用低廉，结果令人振奋。

## 参考文献

[1] COTTON P B. Fifty years of ERCP: a personal review[J]. Gastrointest Endosc, 2018, 88(2): 393-396.

[2] COTTON P B. Analysis of 59 ERCP lawsuits; mainly about indications[J]. Gastrointest Endosc, 2006, 63(3): 378-382.

[3] KOCHAR B, AKSHINTALA V S, AFGHANI E, et al. Incidence, severity, and mortality of post-ERCP pancreatitis: a systematic review by using randomized, controlled trials[J]. Gastrointest Endosc, 2015, 81(1): 143-149.

[4] COMMITTEE A S O P, CHANDRASEKHARA V, KHASHAB M A, et al. Adverse events associated with ERCP[J]. Gastrointest Endosc, 2017, 85(1): 32-47.

[5] FREEMAN M L, DISARIO J A, NELSON D B, et al. Risk factors for post-ERCP pancreatitis: a prospective, multicenter study[J]. Gastrointest Endosc, 2001, 54(4): 425-434.

[6] VANDERVOORT J, SOETIKNO R M, THAM T C, et al. Risk factors for complications after performance of ERCP[J]. Gastrointest Endosc, 2002, 56(5): 652-656.

[7] WANG P, LI Z S, LIU F, et al. Risk factors for ERCP-related complications: a prospective multicenter study[J]. Am J Gastroenterol, 2009, 104(1): 31-40.

[8] ANDRIULLI A, LOPERFIDO S, NAPOLITANO G, et al. Incidence rates of post-ERCP complications: a systematic survey of prospective studies[J]. Am J Gastroenterol, 2007, 102(8): 1781-1788.

[9] WILLIAMS E J, TAYLOR S, FAIRCLOUGH P, et al. Risk factors for complication following ERCP; results of a large-scale, prospective multicenter study[J]. Endoscopy, 2007, 39(9): 793-801.

[10] VAN SANTVOORT H C, BESSELINK M G, BAKKER O J, et al. A step-up approach or open necrosectomy for necrotizing pancreatitis[J]. N Engl J Med, 2010, 362(16): 1491-1502.

[11] BUCHLER M W, GLOOR B, MULLER C A, et al. Acute necrotizing pancreatitis: treatment strategy according to the status of infection[J]. Ann Surg, 2000, 232(5): 619-626.

[12] TRINGALI A, LOPERFIDO S, COSTAMAGNA G. Post-endoscopic retrograde cholangiopancreatography (ERCP) pancreatitis[EB/OL]. [2023-06-30]. https://www.uptodate.com/contents/post-endoscopic-retrograde-cholangiopancreatography-ercp-pancreatitis Post-endoscopic retrograde cholangiopancreatography (ERCP) pancreatitis-UpToDate.

[13] 罗辉. 吲哚美辛栓预防 ERCP 术后胰腺炎的前瞻性系列临床研究[D]. 西安:空军军医大学, 2019.

[14] AKSHINTALA V S, SPERNA WEILAND C J, BHULLAR F A, et al. Non-steroidal anti-inflammatory drugs, intravenous fluids, pancreatic stents, or their combinations for the prevention of post-endoscopic retrograde cholangiopancreatography pancreatitis: a systematic review and network meta-analysis[J]. Lancet Gastroenterol Hepatol, 2021, 6(9): 733-742.

[15] ELMUNZER B J, WALJEE A K, ELTA G H, et al. A meta-analysis of rectal NSAIDs in the prevention of post-ERCP pancreatitis[J]. Gut, 2008, 57(9): 1262-1267.

[16] DUMONCEAU J M, RIGAUX J, KAHALEH M, et al. Prophylaxis of post-ERCP pancreatitis: a practice survey[J]. Gastrointest Endosc, 2010, 71(6): 934-939.

[17] ELMUNZER B J, SCHEIMAN J M, LEHMAN G A, et al. A randomized trial of rectal indomethacin to prevent

post-ERCP pancreatitis[J]. N Engl J Med, 2012, 366(15): 1414-1422.

[18] DAVIES N M, ANDERSON K E. Clinical pharmacokinetics of diclofenac. Therapeutic insights and pitfalls [J]. Clin Pharmacokinet, 1997, 33(3): 184-213.

[19] LUO H, ZHAO L, LEUNG J, et al. Routine pre-procedural rectal indometacin versus selective post-procedural rectal indometacin to prevent pancreatitis in patients undergoing endoscopic retrograde cholangiopancreatography: a multicentre, single-blinded, randomised controlled trial[J]. Lancet, 2016, 387 (10035): 2293-2301.

[20] PAN Y, ZHAO L, LEUNG J, et al. Appropriate time for selective biliary cannulation by trainees during ERCP: a randomized trial[J]. Endoscopy, 2015, 47(8): 688-695.

[21] COTTON P B, LEHMAN G, VENNES J, et al. Endoscopic sphincterotomy complications and their management: an attempt at consensus[J]. Gastrointest Endosc, 1991, 37(3): 383-393.

[22] LI Z S, PAN X, ZHANG W J, et al. Effect of octreotide administration in the prophylaxis of post-ERCP pancreatitis and hyperamylasemia: a multicenter, placebo-controlled, randomized clinical trial[J]. Am J Gastroenterol, 2007, 102(1): 46-51.

[23] DOBRONTE Z, TOLDY E, MARK L, et al. [Effects of rectal indomethacin in the prevention of post-ERCP acute pancreatitis][J]. Orv Hetil, 2012, 153(25): 990-996.

[24] MONTANO LOZA A, RODRIGUEZ LOMELI X, GARCIA CORREA J E, et al. [Effect of the administration of rectal indomethacin on amylase serum levels after endoscopic retrograde cholangiopancreatography, and its impact on the development of secondary pancreatitis episodes][J]. Rev Esp Enferm Dig, 2007, 99(6): 330-336.

[25] SOTOUDEHMANESH R, KHATIBIAN M, KOLAHDOOZAN S, et al. Indomethacin may reduce the incidence and severity of acute pancreatitis after ERCP[J]. Am J Gastroenterol, 2007, 102(5): 978-983.

[26] 中华医学会外科学分会胰腺外科学组. 中国急性胰腺炎诊治指南(2021)[J]. 中国实用外科杂志, 2021, 41(7): 739-746.

[27] DUMONCEAU J M, KAPRAL C, AABAKKEN L, et al. ERCP-related adverse events: European Society of Gastrointestinal Endoscopy(ESGE) guideline[J]. Endoscopy, 2020, 52(2): 127-149.

[28] HANNA M S, PORTAL A J, DHANDA A D, et al. UK wide survey on the prevention of post-ERCP pancreatitis[J]. Frontline Gastroenterol, 2014, 5(2): 103-110.

[29] 中国消化内镜研究获 Lancet 青睐[N]. 中国医学论坛报, 2016-12-19.

（罗 辉　潘阳林　樊代明）

## 第三节　BRIGHT 研究：比伐芦定与肝素联合或不联合替罗非班在急性心肌梗死行急诊经皮冠状动脉介入治疗中的比较

肝素是目前经皮冠状动脉介入治疗（PCI）中最常用的抗凝药物，但肝素本身的活性成分不高（30%~35%）、药效 - 药代动力学变异大、不抑制血栓中的凝血酶并有激活血小板的作用，同时其半衰期长（60~90 分钟），会增加出血风险，甚至有诱发血小板减少的可能性。

比伐芦定是一种人工合成的直接凝血酶抑制剂，相较于肝素，其优点在于具有稳定的药效-药代学特征、半衰期短（25 分钟）、可抑制凝血酶诱导的血小板活化，且不诱发血小板减少。其上市之初进行的多项大样本临床研究发现，在 PCI 围手术期使用比伐芦定与肝素相比具有相似的抗凝效果，且出血风险更低，一度被欧美指南作为 PCI 围手术期抗凝的一线推荐药物。但其后有临床研究发现，在血栓风险更高的急性心肌梗死（AMI）直接 PCI 中使用比伐芦定，急性/亚急性支架血栓的风险明显高于肝素，由此引发了极大的争议。BRIGHT 研究正是在此背景下进行的一项重要的随机对照临床研究。

## 一、研究背景

抗栓治疗（包括抗凝和抗血小板治疗）作为 AMI 患者行直接 PCI 的基石，可有效预防支架血栓形成和再梗死等不良缺血事件。但抗栓治疗是双刃剑，在减少缺血事件风险的同时，常增加出血事件的风险，而出血事件又与患者死亡风险增加显著相关。

肝素和比伐芦定是直接 PCI 期间最常用的抗凝药物。2008 年发表的 HORIZONS-AMI 多中心研究入选了 3 602 例拟行直接 PCI 的 ST 段抬高型心肌梗死（STEMI）患者，随机接受肝素联用糖蛋白Ⅱb/Ⅲa 抑制剂（glycoprotein Ⅱb/Ⅲa inhibitors，GPI）或比伐芦定单药治疗。结果表明，比伐芦定可显著减少 30 天大出血和净不良临床事件（net adverse clinical events，NACE）的发生率，其 3 年随访结果也显示了比伐芦定在减少死亡风险方面的优势。其后数年间，STEMI 治疗实践与 HORIZONS-AMI 研究所处的时代相比发生了很大的变化，如更加强调院前开始抗栓治疗，GPI 应用比例显著降低，强效 $P2Y_{12}$ 抑制剂及经桡动脉介入治疗广泛应用等，在此情况下，比伐芦定的临床获益是否依然存在？为了回答这一问题，2010 年至 2013 年在欧洲开展了多中心随机对照 EUROMAX 研究，共入选 2 218 例转运行直接 PCI 的 STEMI 患者，随机接受比伐芦定或肝素 + 优化 GPI 治疗（实际 GPI 比例为 69.1%），结果表明，比伐芦定显著降低死亡或大出血风险的复合终点事件风险。

HORIZONS-AMI 和 EUROMAX 研究奠定了比伐芦定在 AMI 直接 PCI 抗凝治疗中的地位，但亦有隐忧。在两项研究中，比伐芦定组的支架内血栓风险均显著高于对照组，可能与比伐芦定术后过早停药有关。单中心随机对照 HEAT-PPCI 研究进一步揭示了这一风险，该研究入选了 1 812 例接受直接 PCI 的 STEMI 患者，随机接受肝素单药或比伐芦定单药治疗，两组均不常规应用 GPI。结果显示，与肝素相比，比伐芦定组 30 天支架内血栓和再梗死发生率显著增加，而出血发生率无差异。

由于上述研究的矛盾结果，比伐芦定在 AMI 直接 PCI 中应用的安全性和有效性仍不确定。鉴于此，韩雅玲院士带领其团队进行了 BRIGHT 研究，以确定在行直接 PCI 的 AMI 患者中，基于不同抗栓药物药效-药代关系底层逻辑而重新设定的比伐芦定应用方案的疗效是否优于单独使用肝素和肝素联合 GPI，希望为此类高危患者提供更加准确和有效的抗凝治疗方案，同时为比伐芦定的应用提供更加严谨的临床证据。

## 二、研究设计

### （一）研究概述和入排标准

BRIGHT 研究是一项大规模、多中心、开放标签、随机、活性药物对照研究，旨在探究比伐芦定在行直接 PCI 治疗的 AMI 患者中是否优于肝素单药和肝素联用 GPI 治疗。研究主要入选标准包括：年龄 >18 岁；12 小时内发病的 STEMI 或持续胸痛，ST 段抬高或新发左束支传导阻滞；以及因持续胸痛、心力衰竭、严重心律失常或血流动力学不稳定需要行直接 PCI 治疗的非 ST 段抬高型心肌梗死（non-ST-segment elevation myocardial infarction，NSTEMI）患者（图 8-1-3-1）。主要排除标准包括：心源性休克；随机化前接受溶栓治疗或随机化 48 小时内使用任何抗凝药物；活动性或最近发生大出血或有出血倾向；1 个月内进行过大手术；疑似主动脉夹层、心包炎、心内膜炎的临床证据；血压高于 180/110mmHg；血红蛋白小于 10g/dL；血小板计数小于 $100 \times 10^9$/L；转氨酶水平大于正常上限的 3 倍或肌酐清除率小于 30mL/min；肝素诱导的血小板减少病史；对研究中的任何药物或设备过敏；妊娠或哺乳期；任何导致 PCI 不合适或可能干扰研究依从性的情况；不愿或不能提供书面知情同意书。

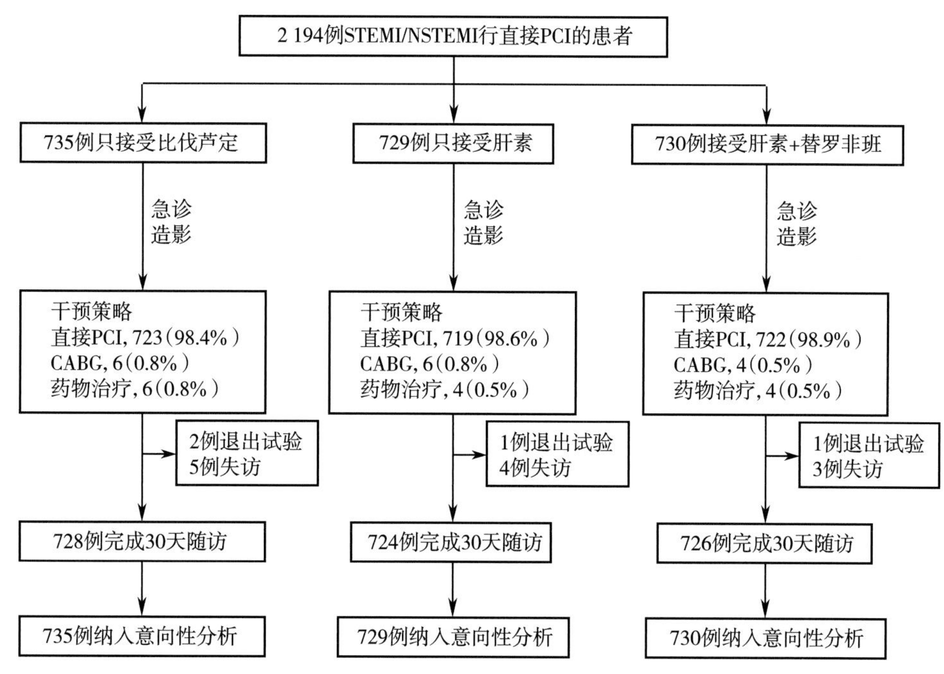


图 8-1-3-1　BRIGHT 研究流程图

### （二）分组和治疗方案

患者入选后进行随机分组，分别接受比伐芦定、肝素或肝素联合 GPI（替罗非班）治疗。比伐芦定组患者在冠脉造影前给予比伐芦定 0.75mg/kg 静脉推注，继以 1.75mg/（kg·h）速度静脉滴注，持续至手术结束后至少 30 分钟，但不超过 4 小时。如果首次推注后 5 分钟的激活凝血时间（activated clotting time，ACT）小于 225 秒，则再推注 0.3mg/kg 的比伐芦定。肝素按照现行指南推注 100U/kg，如果 ACT<225 秒，可追加肝素剂量。肝素联合替罗非班组给予肝素 60U/kg，替罗非班 10μg/kg 静脉推注，继以 0.15μg/（kg·min）静脉滴注替罗非班，维持 18~36 小时，如果 ACT<200 秒，可追加肝素。比伐芦定组和肝素组均可在必要时紧急使用替罗非班，以避免血栓并发症的发生。

患者术前如未长期服用阿司匹林，均在 PCI 前口服阿司匹林负荷剂量 300mg（否则为 100~300mg），如未长期服用氯吡格雷（当时中国市场上唯一的 $P2Y_{12}$ 受体拮抗剂），则术前服用 300~600mg。其他心血管治疗药物按照现行指南应用。关于穿刺入路部位的选择、抽吸术的使用和支架类型的决定由操作人员根据各中心常规自行决定。

比伐芦定组患者给药方案的修订（PCI 后持续高剂量静脉滴注比伐芦定 0.5~4 小时）是基于比伐芦定半衰期仅有 25 分钟（详见药品说明书），以及文献报道 AMI（尤其是 STEMI）情况下高负荷剂量氯吡格雷难以在 PCI 术后数小时内达到稳态血药浓度。我们怀疑这个抗栓"空窗期"的存在可能是导致 PCI 后急性支架血栓形成的原因，因而做出 PCI 后高剂量比伐芦定可能有助于对抗在氯吡格雷发挥抗栓作用前急性支架血栓形成的假设。

### （三）终点事件及其定义

主要终点是随机后 30 天的 NACE，即主要不良心脑事件（major adverse cardiac or cerebral events，MACCE，包括全因死亡、再梗死、缺血驱动的靶血管血运重建或卒中）和出血学术研究联合会（Bleeding Academic Research Consortium，BARC）定义的任何出血（1~5 级）的复合终点。次要终点为 30 天和 1 年的 MACCE 和任何出血，以及 1 年的 NACE。安全终点包括根据学术研究联盟标准定义的在术后 30 天和 1 年的支架血栓，以及 30 天的获得性血小板减少，定义为血小板计数比基线下降超过 50% 或超过 $150 \times 10^9$/L。其他终点包括 30 天和 1 年的全因死亡、心性死亡、再梗死、缺血驱动的靶血管血运重建和卒中的发生率。每个医院的所有数据均由独立的合同研究组织进行监察。所有终点事件由一个独立的临床事件委员会进行判定，该委员会成员对治疗分组不知晓。

### （四）样本量计算和统计分析

假设主要终点事件发生率在肝素单药组为 11.5%，在肝素联合替罗非班组为 12.1%，考虑 5% 的失访率，双侧 α 为 0.05，每组 700 例患者将提供超过 90% 的检验效能，证明比伐芦定在与两组的比较中均可减少风险 45%。因此，计划入组 2 100 例患者（每组 ≈ 700 例）。

所有的分析均按照意向性分析原则，缺失数据未进行多重填补。鉴于 1 年随访率较高，采用了末次观测结转法来处理缺失值。分类变量的比较采用卡方或 Fisher 精确检验，连续数据采用 t 检验或单因素方差分析。采用 Kaplan-Meier 方法估算时间 - 事件变量并应用 log-rank 检验进行比较。在 12 个预设亚组中探索比伐芦定对主要终点、MACCE、任何出血和 BARC 2~5 型出血的治疗效果与单用肝素和肝素联用替罗非班相比的一致性。所有的统计分析均采用 SPSS 19.0 版本进行。

## 三、结果

### （一）患者和治疗方法

研究于 2012 年 8 月 22 日至 2013 年 6 月 25 日，在中国的 82 家中心共入选了 2 194 例 AMI 患者，其中 STEMI 患者 1 925 例（87.7%），NSTEMI 患者 269 例（12.3%）；735 例患者（33.5%）接受比伐芦定治疗，729 例（33.2%）接受肝素治疗，730 例（33.3%）接受肝素联合替罗非班治疗（图 8-1-3-1）。

三组患者之间的基线特征、治疗方法和手术资料具备可比性。1 723 例患者（78.5%）采用了桡动脉介入路径；2 164 例患者（98.6%）接受 PCI 治疗，其中大多数患者接受的是药物洗脱支架。研究中患者的用药依从性很高。按照方案接受比伐芦定治疗的患者中，所有患者均于术后接受了 1.75mg/（kg·h）的高剂量静脉滴注，持续时间中位数为 180 分钟（*IQR*

148~240 分钟）。在比伐芦定和肝素单药组中，分别有 4.4% 和 5.6% 的患者使用了替罗非班。

（二）临床结果

2 178 例（99.3%）患者完成了 30 天随访（图 8-1-3-1）。比伐芦定组和肝素组发生主要终点事件（即 30 天 NACE）的患者分别为 65 例和 96 例（8.8% vs. 13.2%，*RR*=0.67；95% *CI* 0.50~0.90；*RD*=−4.3%；95% *CI* −7.5%~−1.1%，*P*=0.008）。肝素联用替罗非班组有 124 例（17.0%）患者发生 NACE 事件（*RR*=0.52；95% *CI* 0.39~0.69；*RD*=−8.1%；95% *CI* −11.6%~−4.7%，*P*<0.001）。MACCE 事件发生率（分别为 5.0% vs. 5.8% vs. 4.9%，*P*=0.74）及其各组成部分在三组中差异无显著统计学意义。在 2 118 例接受支架治疗的患者中，30 天支架血栓生成（分别为 0.6% vs. 0.9% vs. 0.7%，*P*=0.77）和急性支架血栓生成的发生率（每组均为 0.3%）在比伐芦定组、肝素单药组和肝素联用替罗非班组中差异也无统计学意义（表 8-1-3-1）。

30 天内，三组分别有 30 例（4.1%），55 例（7.5%）和 90 例（12.3%）患者发生 BARC 1~5 型出血（*P*<0.001）。比伐芦定也降低了患者 30 天需要医疗干预的出血（BARC 2~5 型）和大出血（BARC 3~5 型）风险（表 8-1-3-1）。与另外两组相比，比伐芦定还减少了血管入路部位（0.3% vs. 1.1% vs. 1.6%，*P*=0.03）和非入路部位相关出血（1.0% vs. 2.5% vs. 3.4%，*P*=0.005）。在事后分析中，当复合终点的全部出血被 BARC 2~5 型出血所取代时，与肝素单药或肝素联用替罗非班相比，比伐芦定显著减少了 30 天 NACE 发生率（6.3% vs. 9.3% vs. 9.0%，*P*=0.03），30 天获得性血小板减少发生率在三组间差异无显著统计学意义（0.1% vs. 0.7% vs. 1.1%，*P*=0.07）。

比伐芦定减少 30 天 NACE 事件风险的效果在 12 个预设亚组中一致，但在女性、肌酐清除率≤60mL/min 的患者以及出血高风险的患者（CRUSADE 评分 >30 分）的患者中更为明显（图 8-1-3-2）。30 天的 MACCE 事件、全部出血和 BARC 2~5 型出血次要终点在各预设亚组结果与主结果一致。

1 年的随访结果显示，与肝素及肝素联合替罗非班相比，比伐芦定组的 NACE 事件风险持续减少（分别为 12.8% vs. 16.5% 和 12.8% vs. 20.5%，均 *P*<0.05），主要归因于比伐芦定组的出血风险更低。各治疗组间 1 年的 MACCE 事件及支架血栓发生率差异无显著统计学意义（表 8-1-3-1）。

（三）STEMI 亚组

1 925 例 STEMI 患者中，比伐芦定组和肝素组分别有 56 例患者（8.5%）及 89 例患者（13.9%）在 30 天内发生 NACE（*RR*=0.62，95% *CI* 0.45~0.85；*RD*=−5.3%，95% *CI* −8.8%~−1.9%，*P*=0.002），肝素联合替罗非班治疗组 105 例患者（16.7%）发生 NACE（*RR*=0.51，95% *CI* 0.38~0.70；*RD*=−8.1%，95% *CI* −11.8%~−4.5%，*P*<0.001）。在 STEMI 患者中，比伐芦定治疗与较低的出血率相关，各组间 MACCE 事件的发生率差异无显著统计学意义。

30 天时，比伐芦定组、肝素单药组及肝素联合替罗非班组患者的支架血栓发生率分别为 0.6%、1.0% 和 0.8%（*P*=0.81）。1 年的随访结果表明，与肝素单药组和肝素联用替罗非班组相比，比伐芦定组的 NACE 风险显著降低，提示其在 STEMI 人群中的 30 天临床获益可持续至 1 年。

表 8-1-3-1 临床终点事件

| 事件，$n$（占比 /%） | 比伐芦定（$n$=735） | 仅用肝素（$n$=729） | 肝素 + 替罗非班（$n$=730） | $P$（3 组） | $P$（比伐芦定组 vs. 仅用肝素组） | $P$（比伐芦定组 vs. 肝素 + 替罗非班组） | $P$（仅用肝素组 vs. 肝素 + 替罗非班组） |
|---|---|---|---|---|---|---|---|
| 30 天结局 | | | | | | | |
| NACE（主要终点） | 65（8.8） | 96（13.2） | 124（17.0） | <0.001 | 0.008 | <0.001 | 0.04 |
| MACCE | 37（5.0） | 42（5.8） | 36（4.9） | 0.74 | 0.54 | 0.93 | 0.48 |
| 全因死亡 | 13（1.8） | 13（1.8） | 15（2.1） | 0.90 | 0.98 | 0.69 | 0.71 |
| 心源性死亡 | 12（1.6） | 13（1.8） | 15（2.1） | 0.83 | 0.82 | 0.55 | 0.71 |
| 再梗死 | 7（1.0） | 9（1.2） | 6（0.8） | 0.72 | 0.60 | 0.79 | 0.44 |
| 卒中 | 5（0.7） | 7（1.0） | 6（0.8） | 0.84 | 0.55 | 0.75 | 0.78 |
| 靶血管血运重建 | 12（1.6） | 13（1.8） | 9（1.2） | 0.68 | 0.82 | 0.52 | 0.39 |
| 全部出血 | 30（4.1） | 55（7.5） | 90（12.3） | <0.001 | 0.005 | <0.001 | 0.002 |
| BARC 2~5 型 | 9（1.2） | 26（3.6） | 37（5.1） | <0.001 | 0.003 | <0.001 | 0.16 |
| BARC 3~5 型 | 4（0.5） | 11（1.5） | 15（2.1） | 0.04 | 0.07 | 0.01 | 0.43 |
| 血小板减少症 | 1（0.1） | 5（0.7） | 8（1.1） | 0.07 | 0.12 | 0.02 | 0.41 |
| 支架内血栓 | 4（0.6） | 6（0.9） | 5（0.7） | 0.77 | 0.55 | 1.00 | 0.77 |
| 确定 | 3（0.4） | 5（0.7） | 4（0.6） | 0.77 | 0.51 | 1.00 | 0.75 |
| 可能 | 1（0.1） | 1（0.1） | 1（0.1） | 1.00 | 1.00 | 1.00 | 1.00 |
| 急性（<24 小时） | 2（0.3） | 2（0.3） | 2（0.3） | 1.00 | 1.00 | 1.00 | 1.00 |
| 亚急性（1~30 天） | 2（0.3） | 4（0.6） | 3（0.4） | 0.71 | 0.45 | 1.00 | 0.72 |

续表

| 事件，$n$（占比/%） | 比伐芦定（$n$=735） | 仅用肝素（$n$=729） | 肝素＋替罗非班（$n$=730） | $P$（3组） | $P$（比伐芦定组 vs. 仅用肝素组） | $P$（比伐芦定组 vs. 肝素＋替罗非班组） | $P$（仅用肝素组 vs. 肝素＋替罗非班组） |
|---|---|---|---|---|---|---|---|
| 1年结局 | | | | | | | |
| NACE | 94（12.8） | 120（16.5） | 150（20.5） | <0.001 | 0.048 | <0.001 | 0.04 |
| MACCE | 49（6.7） | 53（7.3） | 50（6.8） | 0.90 | 0.65 | 0.89 | 0.75 |
| 死亡 | 17（2.3） | 18（2.5） | 19（2.6） | 0.94 | 0.85 | 0.73 | 0.87 |
| 心源性死亡 | 15（2.0） | 17（2.3） | 17（2.3） | 0.91 | 0.70 | 0.71 | 1.00 |
| 再梗死 | 12（1.7） | 12（1.7） | 11（1.5） | 0.97 | 0.99 | 0.84 | 0.83 |
| 卒中 | 6（0.8） | 11（1.5） | 9（1.2） | 0.47 | 0.22 | 0.43 | 0.65 |
| 靶血管血运重建 | 15（2.0） | 14（1.9） | 13（1.8） | 0.94 | 0.87 | 0.72 | 0.84 |
| 全部出血 | 46（6.3） | 72（9.9） | 104（14.2） | <0.001 | 0.01 | <0.001 | 0.01 |
| BARC 2~5型 | 11（1.5） | 28（3.8） | 40（5.5） | <0.001 | 0.007 | <0.001 | 0.17 |
| BARC 3~5型 | 4（0.5） | 11（1.5） | 17（2.3） | 0.02 | 0.07 | 0.004 | 0.25 |
| 支架内血栓 | 9（1.2） | 14（1.9） | 9（1.2） | 0.44 | 0.30 | 1.00 | 0.30 |
| 确定 | 8（1.1） | 13（1.8） | 8（1.1） | 0.40 | 0.28 | 1.00 | 0.28 |
| 可能 | 1（0.1） | 1（0.1） | 1（0.1） | 1.00 | 1.00 | 1.00 | 1.00 |

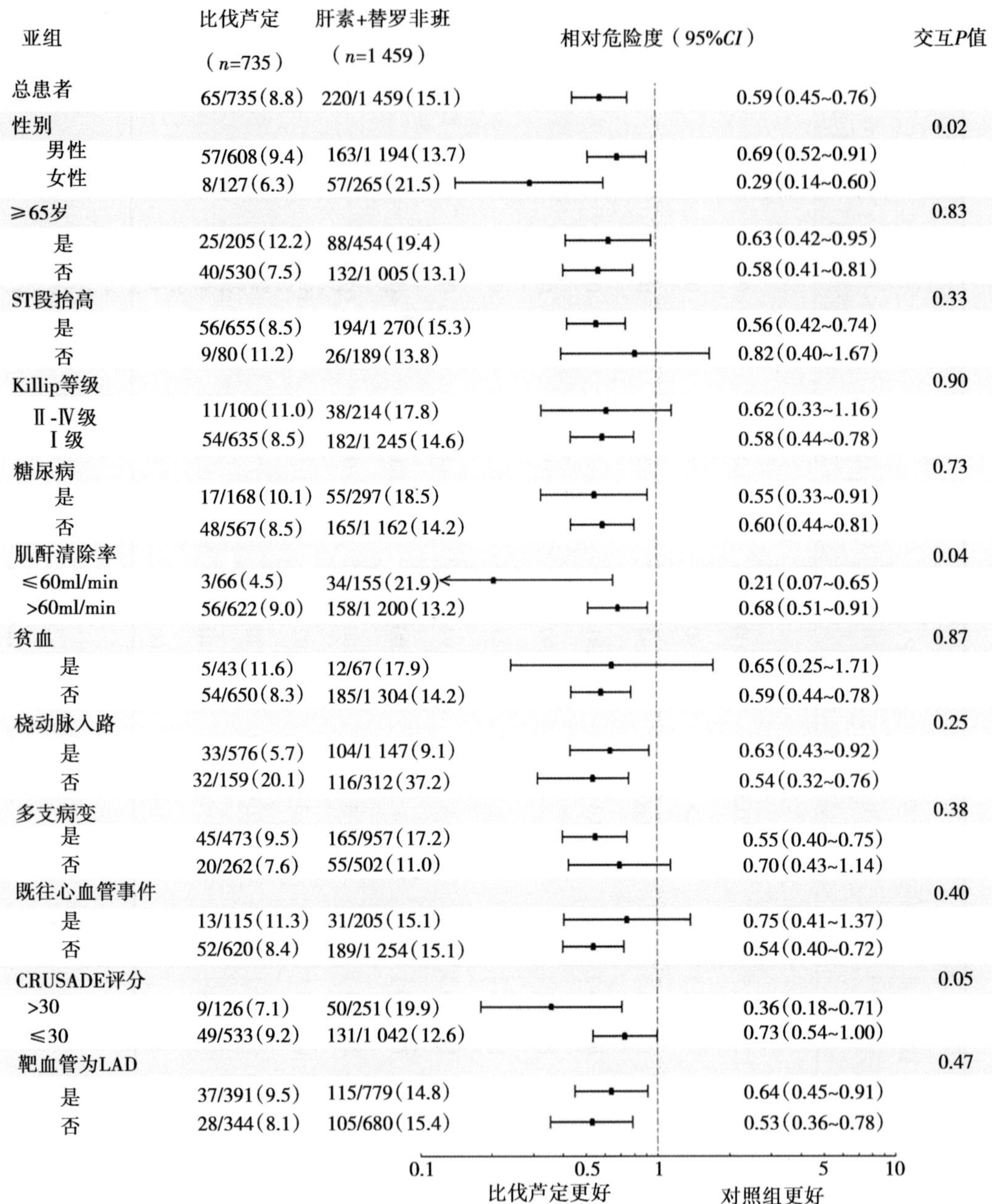


图 8-1-3-2 主要临床终点事件的亚组分析

## 四、荟萃分析

BRIGHT 研究发表之后，2016 年 Shah 等人纳入 BRIGHT 等 5 项大型临床研究进行荟萃分析 发现，相较于肝素，应用比伐芦定的患者急性支架血栓风险增加 2 倍（*RR*=2.36，95% *CI* 1.46~3.02；*P*<0.001），但通过 PCI 全剂量［1.75mg/（kg·h）］术后持续 3~4 小时静脉滴注比伐芦定，可以改善急性支架血栓风险的增加（*RR*=0.90，95% *CI* 0.32~2.54；*P*=0.852），低剂量注射［0.25mg/（kg·h）］比伐芦定则不会出现这种效果（*RR*=3.61，95% *CI* 1.17~11.13；

*P*=0.025)。同时比伐芦定组患者30天大出血发生率显著低于肝素组(*RR*=0.53, 95% *CI* 0.39~0.72; *P*<0.001),在术后继续以高剂量注射,这种获益仍然存在(*RR*=0.29, 95% *CI* 0.16~0.53; *P*<0.001)。2017年发表的一项荟萃分析结果表明,PCI术后3~4小时持续高剂量比伐芦定注射与应用肝素相比,30天NACE(*OR*=0.56, 95% *CI* 0.37~0.77; *P*=0.001),全因死亡(*RR*=0.53, 95% *CI* 0.32~0.88; *P*=0.014)和心源性死亡(*RR*=0.49, 95% *CI* 0.29~0.82; *P*=0.007)风险显著降低。美国西奈山伊坎医学院Gregg Stone教授研究团队在2020年美国经导管心血管治疗学大会(TCT 2020)上公布了一项纳入包括BRIGHT研究在内的8项针对AMI的随机对照临床试验的个体水平荟萃分析结果显示,比伐芦定与肝素的30天死亡率相似(1.9% vs. 2.1%, *HR*=0.91, 95% *CI* 0.75~1.10),严重出血发生风险更低(3.4% vs. 5.7%, *HR*=0.60, 95% *CI* 0.52~0.68)。进一步分层分析发现,在STEMI患者中,与肝素相比,尽管心肌梗死和支架血栓发生率增加,但使用比伐芦定可降低30天的心性死亡(2.1% vs. 2.7%, *HR*=0.72, 95% *CI* 0.57~0.91)、BARC 3~5型严重出血(3.5% vs. 6.0%, *HR*=0.57, 95% *CI* 0.47~0.68)和NACE(8.7% vs. 11.2%, *HR*=0.78, 95% *CI* 0.70~0.88)风险;在NSTEMI患者中,比伐芦定可降低30天严重出血发生率(3.3% vs. 5.3%, *HR*=0.63, 95% *CI* 0.52~0.76),而死亡率、心肌梗死、支架血栓形成和MACCE的发生率与应用肝素相似。

## 五、科学价值及社会贡献

BRIGHT研究的科学价值在于:①在国际上首次提出了AMI直接PCI抗栓空窗期的概念,并采用直接PCI术后比伐芦定高剂量延长注射(中位数3小时)的策略来解决这一问题,在保留比伐芦定低出血获益的同时,减少了急性支架血栓增加的风险;②首次通过三种抗凝方案头对头的比较,明确了AMI直接PCI围手术期的最佳抗凝治疗策略,采用比伐芦定治疗与肝素相比,每救治23例患者即可减少一例30天内的NACE,且其获益持续至1年,可极大改善AMI患者的预后。

AMI是冠心病患者最危险的临床型,患病率和死亡率呈持续增高趋势。直接PCI是挽救AMI患者生命的重要手段之一,随着基础设施的完善、术者数量和经验的积累,近年来我国直接PCI开展例数快速增长。抗凝治疗可减少直接PCI术中导管操作、血管损伤及支架置入造成的医源性血栓风险,但同时又可能增加出血风险,两者均与患者死亡风险显著相关。因此,如何平衡AMI直接PCI抗凝治疗的缺血和出血风险以达到最佳效益/风险比,是一个非常重要的临床问题。

肝素是经典的PCI术中抗凝药物,抗栓效果确切且价格低廉,在国内外指南均为Ⅰ类推荐。但由于肝素是由不同长度的多糖组成的混合物,同时具有抗凝血因子Ⅱa和抗凝血因子Ⅹa活性(约1:1),其量效关系不确定,个体差异较大,需要根据ACT调整剂量。此外,激活血小板及可能诱导血小板减少也是肝素临床应用的不足之处。比伐芦定是人工合成的直接凝血酶抑制剂,结构与分子量统一,与肝素相比,其优势在于量效关系明确,且不激活血小板,可用于有肝素诱导的血小板减少病史的患者。比伐芦定的半衰期短,停药后迅速被清除,因此出血风险较肝素更低,但在PCI术中需维持静脉滴注,操作不如肝素方便。

比伐芦定问世之初被寄予厚望。一系列的临床研究表明,无论是稳定冠心病、非ST段抬高型急性冠脉综合征(non-ST elevation acute coronary syndromes, NSTE-ACS)还是

STEMI患者，PCI围手术期应用比伐芦定均为安全、有效的抗凝方案。HORIZONS-AMI和EUROMAX研究公布后，美国心脏病学会/美国心脏协会（American College of Cardiology/American Heart Association，ACC/AHA）和欧洲心脏病协会（European Society of Cardiology，ESC）STEMI指南均将比伐芦定作为直接PCI抗凝治疗的Ⅰ类推荐。但是，其后进行的HEAT-PPCI研究却造成了极大的反转。该研究的主要研究者认为，比伐芦定减少出血和死亡风险的临床获益是在与肝素+GPI的对比中获得的，但在桡动脉血管入路广泛应用、GPI常规应用不被推荐、患者整体出血风险显著降低的临床背景下，如果仅和肝素单药进行对比，比伐芦定的临床获益可能不复存在。HEAT-PPCI研究的结果表明，应用比伐芦定非但没有带来出血减少的获益，反而患者的心血管事件和支架血栓风险均显著增加。尽管该试验是一项单中心研究，缺乏普遍性和外部验证，然而基于此结果，2014年ESC心肌血运重建指南和2017年ESC STEMI指南均将比伐芦定降至Ⅱa类推荐，2018年ESC心肌血运重建指南更将其降为Ⅱb类推荐。

HEAT PPCI研究引发了广泛的讨论和思考。尽管HEAT-PPCI、HORIZONS-AMI和EUROMAX研究的治疗背景以及对照组GPI应用比例有较大的不同，但三项研究有一个共同的结果，即比伐芦定组急性/亚急性支架内血栓的风险均显著高于对照组，这也是ESC修改指南最大的关切点。为什么会出现这种现象？以往大量的临床研究证实，口服抗血小板药物治疗可有效预防支架内血栓。韩雅玲院士早年的研究表明，对于不加选择的冠心病接受PCI患者，双倍负荷剂量氯吡格雷（600mg）治疗可在2小时内快速达到有效的血小板抑制，与常规300mg负荷量相比可显著减少支架内血栓风险。但对于AMI患者，直接PCI常在入院90分钟内完成，此时抗血小板药物尚未完全发挥作用。考虑到比伐芦定的半衰期较短，PCI后如早期停用比伐芦定维持静脉滴注，抗凝效果衰减，再叠加上抗血小板药物未完全起效的影响，就造成了抗凝和抗血小板强度均不足的状态，韩雅玲院士将其称为“抗栓治疗的空窗期”。根据HORIZONS-AMI和EUROMAX的患者水平数据分析，比伐芦定组的支架内血栓集中出现在术后24小时内，尤其是最初的4小时内，进一步佐证了“空窗期”存在的概念。

如何解决“空窗期”，延长比伐芦定术后用药时间似乎是一个合理的方案。一方面，延长比伐芦定静脉滴注时间可为PCI后早期血栓高发期提供一定强度的抗凝作用，另一方面，比伐芦定具有固有的抗血小板活性，这种输注方式可能在STEMI早期提供一定的抗栓保护作用，直至$P2Y_{12}$抑制剂的药效作用变得稳定。但是以什么剂量、维持治疗多长时间仍是亟须解答的临床问题。BRIGHT研究首次通过随机、对照研究的方式回答了这一临床问题。在该研究中，比伐芦定组所有患者均接受了PCI术后高剂量［1.75mg/（kg·h）］维持静脉滴注，最少0.5小时，最长4小时（中位数时间3小时）。结果表明，相比于肝素，比伐芦定在减少出血风险的同时，并未增加急性支架血栓风险，并且这一发现不太可能是由种族差异所导致，因为肝素组的支架血栓发生率与既往研究中的发生率相似。

BRIGHT研究为AMI直接PCI围手术期安全、有效的抗凝治疗提供了创新方案。但是，由于该研究并没有将患者随机分配至接受或不接受比伐芦定输注进行对照，因此，这一方案还需要进一步的随机对照研究证实。结合以往研究的亚组数据，在STEMI患者直接PCI后，以1.75mg/（kg·h）高剂量输注比伐芦定至少是安全的，并没有增加出血发生率。此外，由于支架内血栓发生率较低，高剂量比伐芦定延长注射在减少支架内血栓方面的获益需要更大样本的随机对照或真实世界注册研究临床证据的支持。

在 HORIZONS-AMI 研究中，与肝素联合 GPI 相比，比伐芦定降低了患者的心源性死亡的发生率，EUROMAX 研究中观察到了同样的趋势，其原因可能是出血和获得性血小板减少风险降低，以及非血液学效应。在本研究中，虽然比伐芦定组心源性死亡发生率最低，但与肝素组相比差异并无统计学意义。其原因可能是多方面的，一是 BRIGHT 研究排除了心源性休克的患者，因此总体死亡率较低；二是 BRIGHT 研究的大出血发生率低于 HORIZONS-AMI 和 EUROMAX 研究，这可能与桡动脉入路广泛使用及合用 GPI 比例较低有关；三是 BRIGHT 研究的样本量不能提供充足的统计学效力以发现在死亡率方面的差别。

BRIGHT 研究存在一定的局限性。首先，该研究是一项开放标签试验，存在潜在的偏倚。然而，研究中患者对研究流程和药物的依从性很高，补救性 GPI 使用率低于既往研究，并且终点事件由对治疗分配不知情的独立事件委员会裁决，已尽可能地减少了偏倚。第二，该研究包括了 87.7% 的 STEMI 和 12.3% 的 NSTEMI 患者，虽然 ACS 具有相似的病理生理，但预后和对治疗药物的反应有所不同（例如，使用比伐芦定的 NSTEMI 患者在行 PCI 后急性支架血栓形成的风险还未见报道）。但该研究中 STEMI 和 NSTEMI 人群的结果是一致的，类似于在既往的 NSTEMI 患者应用比伐芦定相关研究中所见的结果。第三，该研究中使用的中国国产比伐芦定虽然是由不同于其他试验中使用的国外制药公司生产的，但是其配方与其他研究中使用的国外比伐芦定具有相同的分子量，相似的抗凝血酶效力和半衰期。第四，该研究中肝素使用剂量是按照指南推荐（70~100U/kg）的高限（100U/kg），高于 HEAT-PPCI 研究中的 70U/kg，然而，EUROMAX 研究应用肝素的剂量中位数为 60U/kg，也发现比伐芦定相较于肝素减少出血风险这一结果，与 BRIGHT 研究一致。第五，考虑到任何出血都是不良事件，并且可能影响抗血栓药物的使用和患者的依从性，因此 BRIGHT 研究将所有 BARC 出血类型都纳入了主要终点。但是比伐芦定可以降低所有类型的出血，当研究中将出血事件限制为 BARC 2 型及以上时，NACE 事件同样减少，这进一步证实了比伐芦定减少出血的临床获益具有较大的价值。第六，该研究中所使用的 $P2Y_{12}$ 受体抑制剂均为氯吡格雷，没有使用新型强效 $P2Y_{12}$ 受体抑制剂（如普拉格雷或替格瑞洛）。然而，与氯吡格雷一样，这些药物在 STEMI 患者中也会延迟吸收，并且 EUROMAX 研究证实 $P2Y_{12}$ 抑制剂的类型并不影响比伐芦定相较于肝素的相对安全性或有效性。

既往比伐芦定用于 PCI 围手术期的研究均采用原研药物，且以西方人群为研究对象。BRIGHT 研究开展之前，我国国产比伐芦定在临床应用的证据很少，仅上市前随机对照试验入选了 200 例稳定性冠心病患者，以 PCI 术中 ACT 为主要终点，随访期 30 天。因此，BRIGHT 研究中比伐芦定应用策略的有效性和安全性还需谨慎求证。BRIGHT 研究是由我国专家完全自主设计及执行的大样本随机对照临床研究，并获得“十二五”国家科技支撑计划项目支持。研究入选工作历时 10 个月，在中国 82 家中心共入选 2 194 例 AMI 患者，大大推广了国产比伐芦定的临床应用，并获得了扎实的临床证据，被科技部网站作为产学研结合的典范进行了报道。研究结果全文发表于美国医学会杂志（JAMA），哈佛大学医学院 David P. Faxon 和 Matthew A. Cavender 教授在 JAMA 发表同期述评给予了正面评价：“BRIGHT 研究的贡献在于，引发对介入抗栓治疗中肝素最佳剂量等问题的探讨，为延长比伐芦定给药时间的临床问题提供了证据,延长应用比伐芦定可以安全有效地减少支架内血栓风险。使每位患者都能获得最优的个体化抗栓效果是抗栓治疗的最终目标,为实现这一目标,需要更多的类似 BRIGHT 的研究！”JAMA 主编 Howard Bauchner 教授在接受中国医学论坛报采访时,也对 BRIGHT 研究给予了高度评价,他认为“BRIGHT 研究的关注点(在接受直接 PCI 的 AMI 患者中应用比伐芦定)是临床中常见且重要的问题,全球的心血管介入医生几乎每天都要面对,其研究设计严谨(多中心随机对照),结果分析坚实可信,研究之前在 ClinicalTrials 进行了注册,且研究报告忠实地遵循了研究注册和统计分析计划”,这些都是 JAMA 选择发表 BRIGHT 研究的重要原因。一位韩国学者在 JAMA 杂志发表 letter 评价 BRIGHT 研究,认为“东亚人群与西方人群相比,对抗栓药物具有独特的反应性和风险 - 获益特征。在临床实践中应用基于西方人群数据的指南,可能并不适合东亚人群。因此,BRIGHT 研究在种族特异性抗栓治疗策略上迈出了重要的一步”。

在过去的 20 多年里,AMI 直接 PCI 围手术期抗凝策略研究经历了几个重要的阶段,如单独应用肝素、肝素联合 GPI、尝试使用低分子量肝素 / 磺达肝癸钠、比伐芦定单独应用等。BRIGHT 研究为 AMI 直接 PCI 围手术期使用比伐芦定提供了最优方案,是 PCI 围手术期抗凝治疗领域的重大突破。虽然由于研究的局限性,比伐芦定高剂量延长注射的方案仍有争议,但结合 BRIGHT 研究及来自中国的大样本真实世界证据,该方案已被中国 PCI 指南采纳,相信比伐芦定在 AMI 介入治疗领域的运用前景会愈加广阔。

## 参考文献

[1] HAMM C W, BASSAND J P, AGEWALL S, et al. ESC Guidelines for the management of acute coronary syndromes in patients presenting without persistent ST-segment elevation: the Task Force for the management of acute coronary syndromes (ACS) in patients presenting without persistent ST-segment elevation of the European Society of Cardiology (ESC)[J]. Eur Heart J, 2011, 32(23): 2999-3054.

[2] Task Force on the Management of ST-segment Elevation Acute Myocardial Infarction, STEG P G, JAMES S K, et al. ESC Guidelines for the management of acute myocardial infarction in patients presenting with ST-segment elevation[J]. Eur Heart J, 2012, 33(20): 2569-2619.

[3] O' GARA P T, KUSHNER F G, ASCHEIM D D, et al. 2013 ACCF/AHA guideline for the management of ST-elevation myocardial infarction: executive summary: a report of the American College of Cardiology Foundation/American Heart Association Task Force on Practice Guidelines[J]. J Am Coll Cardiol, 2013, 61(4): 485-510.

[4] AMSTERDAM E A, WENGER N K, BRINDIS R G, et al. 2014 AHA/ACC Guideline for the management of patients with non-ST-elevation acute coronary syndromes: a report of the American College of Cardiology/American Heart Association Task Force on Practice Guidelines[J]. J Am Coll Cardiol, 2014, 64(24): e139-e228.

[5] VERHEUGT F W, STEINHUBL S R, HAMON M, et al. Incidence, prognostic impact, and influence of antithrombotic therapy on access and nonaccess site bleeding in percutaneous coronary intervention[J]. JACC Cardiovasc Interv, 2011, 4(2): 191-197.

[ 6 ] NDREPEPA G, SCHUSTER T, HADAMITZKY M, et al. Validation of the Bleeding Academic Research Consortium definition of bleeding in patients with coronary artery disease undergoing percutaneous coronary intervention[ J ]. Circulation, 2012, 125( 11 ): 1424-1431.

[ 7 ] YOON Y H, KIM Y H, KIM S O, et al. Impact of in-hospital bleeding according to the Bleeding Academic Research Consortium classification on the long-term adverse outcomes in patients undergoing percutaneous coronary intervention[ J ]. Catheter Cardiovasc Interv, 2015, 85( 1 ): 63-71.

[ 8 ] STONE G W, WITZENBICHLER B, GUAGLIUMI G, et al. Bivalirudin during primary PCI in acute myocardial infarction[ J ]. N Engl J Med, 2008, 358( 21 ): 2218-2230.

[ 9 ] STONE G W, WITZENBICHLER B, GUAGLIUMI G, et al. Heparin plus a glycoprotein Ⅱb/Ⅲa inhibitor versus bivalirudin monotherapy and paclitaxel-eluting stents versus bare-metal stents in acute myocardial infarction( HORIZONS-AMI ) : final 3-year results from a multicentre, randomised controlled trial [ J ]. Lancet, 2011, 377( 9784 ): 2193-2204.

[ 10 ] STEG P G, VAN ' T HOF A, HAMM C W, et al. Bivalirudin started during emergency transport for primary PCI[ J ]. N Engl J Med, 2013, 369( 23 ): 2207-2217.

[ 11 ] ZEYMER U, VAN ' T HOF A, ADGEY J, et al. Bivalirudin is superior to heparins alone with bailout GP Ⅱb/Ⅲa inhibitors in patients with ST-segment elevation myocardial infarction transported emergently for primary percutaneous coronary intervention: a pre-specified analysis from the EUROMAX trial [ J ]. Eur Heart J, 2014, 35( 36 ): 2460-2467.

[ 12 ] CLEMMENSEN P, WIBERG S, VAN' T HOF A, et al. Acute stent thrombosis after primary percutaneous coronary intervention: insights from the EUROMAX trial( European Ambulance Acute Coronary Syndrome Angiography ) [ J ]. JACC Cardiovasc Interv, 2015, 8( 1 Pt B ): 214-220.

[ 13 ] SHAHZAD A, KEMP I, MARS C, et al. Unfractionated heparin versus bivalirudin in primary percutaneous coronary intervention( HEAT-PPCI ) : an open-label, single centre, randomised controlled trial[ J ]. Lancet, 2014, 384( 9957 ): 1849-1858.

[ 14 ] COLLET J P, CUISSET T, RANGE G, et al. Bedside monitoring to adjust antiplatelet therapy for coronary stenting[ J ]. N Engl J Med, 2012, 367( 22 ): 2100-2109.

[ 15 ] MEHRAN R, RAO S V, BHATT D L, et al. Standardized bleeding definitions for cardiovascular clinical trials: a consensus report from the Bleeding Academic Research Consortium[ J ]. Circulation, 2011, 123 ( 23 ): 2736-2747.

[ 16 ] CUTLIP D E, WINDECKER S, MEHRAN R, et al. Clinical end points in coronary stent trials: a case for standardized definitions[ J ]. Circulation, 2007, 115( 17 ): 2344-2351.

[ 17 ] SHAH R, ROGERS K C, AHMED A J, et al. Effect of post-primary percutaneous coronary intervention bivalirudin infusion on acute stent thrombosis: meta-analysis of randomized controlled trials [ J ]. JACC Cardiovasc Interv, 2016, 9( 13 ): 1313-1320.

[ 18 ] SHAH R, MATIN K, ROGERS K C, et al. Effect of post-primary percutaneous coronary intervention bivalirudin infusion on net adverse clinical events and mortality: a comprehensive pairwise and network meta-analysis of randomized controlled trials[ J ]. Catheter Cardiovasc Interv, 2017, 90( 2 ): 196-204.

[ 19 ] BIKDELI B, MCANDREW T, CROWLEY A, et al. Individual patient data pooled analysis of randomized trials of bivalirudin versus heparin in acute myocardial infarction: rationale and methodology [ J ]. Thromb

Haemost, 2020, 120(2): 348-362.

[20] AUTHORS/TASK FORCE M, WINDECKER S, KOLH P, et al. 2014 ESC/EACTS Guidelines on myocardial revascularization: the Task Force on Myocardial Revascularization of the European Society of Cardiology (ESC) and the European Association for Cardio-Thoracic Surgery (EACTS) Developed with the special contribution of the European Association of Percutaneous Cardiovascular Interventions (EAPCI) [J]. Eur Heart J, 2014, 35(37): 2541-2619.

[21] IBANEZ B, JAMES S, AGEWALL S, et al. 2017 ESC Guidelines for the management of acute myocardial infarction in patients presenting with ST-segment elevation: the Task Force for the management of acute myocardial infarction in patients presenting with ST-segment elevation of the European Society of Cardiology (ESC) [J]. Eur Heart J, 2018, 39(2): 119-177.

[22] NEUMANN F J, SOUSA-UVA M, AHLSSON A, et al. 2018 ESC/EACTS Guidelines on myocardial revascularization [J]. Euro Intervention, 2019, 14(14): 1435-1534.

[23] KIMMELSTIEL C, ZHANG P, KAPUR N K, et al. Bivalirudin is a dual inhibitor of thrombin and collagen-dependent platelet activation in patients undergoing percutaneous coronary intervention [J]. Circ Cardiovasc Interv, 2011, 4(2): 171-179.

[24] HEESTERMANS A A, VAN WERKUM J W, TAUBERT D, et al. Impaired bioavailability of clopidogrel in patients with a ST-segment elevation myocardial infarction [J]. Thromb Res, 2008, 122(6): 776-781.

[25] PARK D W, PARK S W, PARK K H, et al. Frequency of and risk factors for stent thrombosis after drug-eluting stent implantation during long-term follow-up [J]. Am J Cardiol, 2006, 98(3): 352-356.

[26] SORICH M J, ROWLAND A, MCKINNON R A, et al. CYP2C19 genotype has a greater effect on adverse cardiovascular outcomes following percutaneous coronary intervention and in Asian populations treated with clopidogrel: a meta-analysis [J]. Circ Cardiovasc Genet, 2014, 7(6): 895-902.

[27] BITTL J A, STRONY J, BRINKER J A, et al. Treatment with bivalirudin (Hirulog) as compared with heparin during coronary angioplasty for unstable or postinfarction angina: Hirulog Angioplasty Study Investigators [J]. N Engl J Med, 1995, 333(12): 764-769.

[28] STONE G W, CLAYTON T, DELIARGYRIS E N, et al. Reduction in cardiac mortality with bivalirudin in patients with and without major bleeding: the HORIZONS-AMI trial (Harmonizing Outcomes with Revascularization and Stents in Acute Myocardial Infarction) [J]. J Am Coll Cardiol, 2014, 63(1): 15-20.

[29] STONE G W, MCLAURIN B T, COX D A, et al. Bivalirudin for patients with acute coronary syndromes [J]. N Engl J Med, 2006, 355(21): 2203-2216.

[30] KASTRATI A, NEUMANN F J, SCHULZ S, et al. Abciximab and heparin versus bivalirudin for non-ST-elevation myocardial infarction [J]. N Engl J Med, 2011, 365(21): 1980-1989.

[31] ALEXOPOULOS D, XANTHOPOULOU I, GKIZAS V, et al. Randomized assessment of ticagrelor versus prasugrel antiplatelet effects in patients with ST-segment-elevation myocardial infarction [J]. Circ Cardiovasc Interv, 2012, 5(6): 797-804.

[32] XIANG D C, GU X L, SONG Y M, et al. Evaluation on the efficacy and safety of domestic bivalirudin during percutaneous coronary intervention [J]. Chin Med J (Engl), 2013, 126(16): 3064-3068.

[33] HAN Y, GUO J, ZHENG Y, et al. Bivalirudin vs heparin with or without tirofiban during primary percutaneous coronary intervention in acute myocardial infarction: the BRIGHT randomized clinical trial [J].

JAMA, 2015, 313(13): 1336-1346.

[34] WANG H, LIANG Z, LI Y, et al. Effect of postprocedural full-dose infusion of bivalirudin on acute stent thrombosis in patients with ST-elevation myocardial infarction undergoing primary percutaneous coronary intervention: outcomes in a large real-world population[J]. Cardiovasc Ther, 2017, 35: e12251.

[35] 中华医学会心血管病学分会介入心脏病学组,中国医师协会心血管内科医师分会血栓防治专业委员会,中华心血管病杂志编辑委员会. 中国经皮冠状动脉介入治疗指南(2016)[J]. 中华心血管病杂志, 2016, 44(5): 382-400.

（徐 颖　李 毅　韩雅玲）

## 第四节　BRIGHT-4 研究：在 STEMI 行直接 PCI 患者中,比伐芦定联合术后大剂量输注与肝素单药的对比研究

在世界范围内,冠心病是单一死亡病因中最常见的类型,并且呈逐年上升趋势。STEMI 是冠心病中的最严重的类型之一。随着我国社会老龄化逐渐加重,STEMI 发病率、住院率、病死率和医疗支出逐年升高,已成为我国最为重要的疾病负担之一。直接经皮冠状动脉介入治疗(primary percutaneous coronary intervention, PPCI)是 STEMI 的标准治疗方法。在 PPCI 术中和术后,辅助抗血小板和抗凝治疗对于预防血栓的形成是十分必要的,但同时也会增加出血风险,进而导致病死率的上升。如何在不增加血栓形成的基础上减少出血的风险,现已逐渐成为临床上重要的探索目标。肝素与比伐芦定是 PPCI 术中最常使用的抗凝药物,以往已有多个关键性随机对照研究(RCT)对肝素与比伐芦定的优劣进行了探索,但由于研究设计的异质性较大,如入选患者是否包括 NSTEMI 患者、PPCI 入路的选择、GPI 的使用、比伐芦定术后输注与否及输注的剂量、时长等方面存在很大的不同,因此,对于肝素和比伐芦定用于 PPCI 围手术期孰优孰劣这一重要的临床问题,一直存在争议,同时也导致了国外指南对比伐芦定的推荐等级有较大变化。基于以上亟待解决的临床瓶颈,韩雅玲院士在前期 BRIGHT 研究的基础上,又牵头开展了 BRIGHT-4 研究。

### 一、研究背景

普通肝素和比伐芦定是两种在 PPCI 中应用最广泛的抗凝药物。指南推荐在 PPCI 中,常规静脉推注普通肝素(70~100U/kg),维持 ACT 在 250~300 秒。如果联合使用 GPI,则静脉推注普通肝素较前减少(50~70U/kg),维持 ACT 在 200~250 秒。比伐芦定是一种凝血酶的直接抑制剂,通过与游离及血栓上凝血酶的催化位点和阴离子外结合位点特异结合发挥抗凝作用,同时也可抑制凝血酶诱导的血小板激活。比伐芦定在体内代谢较快,在正常肾功能患者中,比伐芦定在体内的半衰期为 25 分钟,故其药效可以更好地被监测。

以往有数个重要的 RCT 对肝素与比伐芦定的优劣进行对比。早期 HORIZONS-AMI 及 EUROMAX 等研究发现比伐芦定和肝素相比,可降低 STEMI 接受 PPCI 患者的大出血和心源性死亡风险,但两项研究中肝素组合用 GPI 的比例分别达 97.7% 和 69.1%,被认为是放大了肝素组的出血风险。单中心 HEAT-PPCI 研究在接受 PPCI 的 STEMI 患者中,随机对比了

比伐芦定和肝素单药的疗效和安全性，两组均不常规应用GPI。结果显示，与肝素相比，比伐芦定组30天支架内血栓和再梗死发生率显著增加，而出血发生率无差异。此外，在这3项研究中，均观察到比伐芦定组的急性/亚急性支架内血栓的风险显著高于肝素组。基于上述结果，比伐芦定在STEMI患者PPCI中应用的地位受到严峻的挑战。

韩雅玲院士领导的BRIGHT研究为破解比伐芦定的难题提供了新的思路。该研究入选2 194例AMI拟行PPCI的患者（其中STEMI占87.7%），1∶1∶1随机接受比伐芦定、肝素单药或肝素+替罗非班治疗。为解决以往研究中接受比伐芦定治疗者PCI后早期支架血栓风险增高的难题，该研究方案规定，比伐芦定组所有患者应在PCI后接受持续高剂量比伐芦定静脉滴注至少0.5小时（实际中位数为3小时）。BRIGHT研究结果表明，基于PCI后高剂量延长注射的比伐芦定治疗策略与肝素相比，在保留抗血栓效果的同时，显著降低了30天NACE风险，且不增加支架血栓风险。

BRIGHT研究发表后引起广泛关注，其提出的PPCI后持续高剂量比伐芦定静脉滴注的策略也被多个国家的指南或共识采纳。然而，后续进行的大样本RCT却未得到一致的结果。MATRIX研究入选7 213例ACS患者（其中STEMI占55.7%），随机接受肝素或比伐芦定治疗，比伐芦定组患者又进行二次随机，分为接受或不接受PCI后延长注射两组（比伐芦定剂量由医生自定）。研究结果表明，比伐芦定组患者的30天缺血事件（10.3% vs. 10.9%，*RR*=0.94，95% *CI* 0.81~1.09，*P*=0.44）及NACE（11.2% vs. 12.4%，*RR*=0.89，95% *CI* 0.78~1.03，*P*=0.12）风险均与肝素组相近。在比伐芦定组中，接受或不接受PCI后延长注射对结局无明显影响，但由于超过半数的患者采用了PCI后低剂量比伐芦定延长注射，可能对临床研究有较大的影响。事后分析发现，接受高剂量比伐芦定延长注射的患者其缺血事件和支架内血栓的风险均显著低于无延长或低剂量延长注射者。VALIDATE-SWEDEHEART是一项基于真实世界注册、采用群体随机的RCT，该研究入选了6 006例AMI拟行PPCI的患者（其中STEMI占50.0%），1∶1随机接受肝素或比伐芦定治疗，其中比伐芦定组患者推荐于PCI后继续高剂量比伐芦定静脉滴注直至最后一个安瓿的药物滴注完毕（实际上有65.3%的患者接受了比伐芦定延长静脉滴注，平均时长为57分钟）。该研究结果表明，比伐芦定组和肝素组的6个月主要终点事件（全因死亡、心肌梗死或主要出血）发生率差别无显著统计学意义（7.2% vs. 8.0%，*HR*=0.89，95% *CI* 0.74~1.07，*P*=0.21）。该研究的主要问题在于混杂了NSTEMI和STEMI患者，比伐芦定延长注射的比例较低、持续时长过短，且36.6%的患者于随机前接受了普通肝素治疗，这些因素均对临床结局造成明显的干扰。鉴于BRIGHT、MATRIX和VALIDATE三项研究在心肌梗死类型及比例、比伐芦定延长注射时间/剂量以及比伐芦定和肝素混用等问题上存在较大异质性，因此，比伐芦定+PCI后高剂量延长注射方案与肝素单药孰优孰劣仍无明确的答案，这也导致了实践和指南的争议与混乱。

在此背景下，由韩雅玲院士与美国西奈山伊坎医学院Gregg W. Stone教授共同设计了BRIGHT-4研究，以检验STEMI患者PPCI后高剂量延长输注比伐芦定在降低死亡率和大出血方面是否优于肝素单药治疗。

## 二、研究设计

### （一）研究概述和入排标准

BRIGHT-4研究为一项研究者发起的多中心、开放标签、随机对照临床试验

（ClinicalTrials 注册号：NCT03822975）。主要入选标准为任何年龄，STEMI 发病 48 小时以内且拟行 PPCI 的患者。主要排除标准包括：医生判断不适合行 PPCI 治疗；PCI 前已经行溶栓治疗；PCI 前 48 小时内接受过肝素（含低分子量肝素）、磺达肝癸钠、比伐芦定或 GPI 治疗；机械并发症（如室间隔破裂、乳头肌断裂或急性二尖瓣反流等）；已知对肝素、比伐芦定、阿司匹林、替格瑞洛或氯吡格雷过敏或有禁忌证等。

### （二）分组和治疗

研究流程如图 8-1-4-1 所示。符合条件的受试者以 1∶1 的比例随机分配接受肝素或比伐芦定治疗。两组的治疗药物给药均在冠脉造影前开始。比伐芦定组治疗方案：先以 0.75mg/kg 的剂量静脉推注比伐芦定，然后以 1.75mg/（kg·h）的速度静脉输注，直至 PCI 结束后 2~4 小时；如果初始推注后 5 分钟测得的 ACT 小于 225 秒，则再额外推注 0.3mg/kg；在肾小球滤过率 <30mL/min 的患者中，维持静脉滴注剂量降至 1.0mg/（kg·h）；透析患者降至 0.25mg/（kg·h）。肝素组治疗方案：初始剂量为 70U/kg 静脉推注，如果初始静脉推注后 5 分钟测得的 ACT 小于 225 秒，再额外追加肝素剂量 1 000~2 000U，直至 ACT 达标。两组均可使用 GPI，但不推荐常规使用，仅当 PCI 术中出现血栓并发症时，才可紧急加用 GPI。抗血小板治疗方面，所有患者均接受阿司匹林、氯吡格雷或替格瑞洛的双联抗血小板治疗。其他药物由医生根据当前指南推荐酌情给予。所有 PCI 手术的首选穿刺血管入路都是桡动脉。随访时间为随机分配后的 30 天、6 个月和 12 个月。

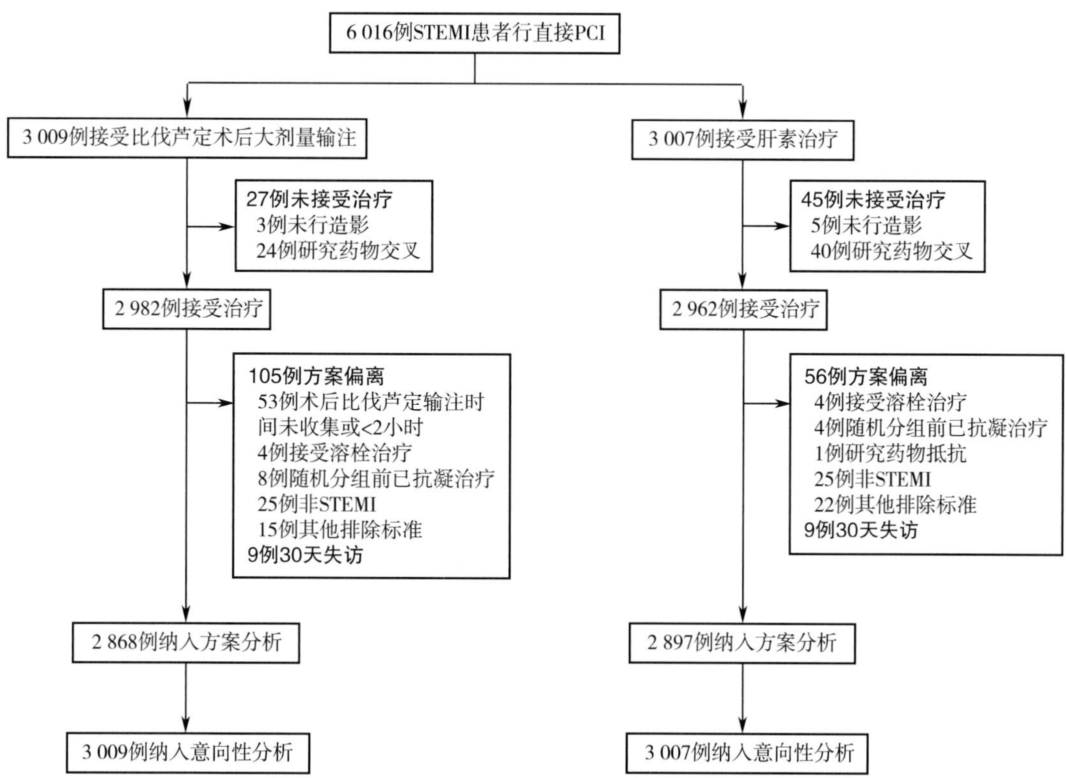


图 8-1-4-1　BRIGHT-4 试验流程图

### （三）研究终点

本研究的主要终点是30天内的全因死亡和BARC 3~5型出血的复合终点。次要终点包括：MACCE（包括全因死亡、再发心肌梗死、缺血导致靶血管重建或卒中的复合终点）和其单个组成部分；BARC定义的支架内血栓；BARC 2~5型出血；全因死亡和BARC 2~5型出血的复合终点；获得性血小板减少；NACE（包括MACCE和BARC 3~5型出血的复合终点）。每个医院的所有数据均由独立的研究组织进行监察。所有终点事件由一个独立的临床事件委员会进行判定，该委员会成员对治疗分组情况不知晓。

### （四）样本量计算和统计分析

假设肝素组主要终点事件发生率为3.3%，考虑1%的失访率，双侧α为0.05，每组3 000例患者将提供80%的检验效能，证明比伐芦定与肝素组相比，主要终点事件风险降低35%（事件率为2.1%）。因此，计划入组6 000例患者（每组3 000例）。

所有的分析均按照意向性分析原则，缺失数据未进行多重填补。鉴于1年随访率较高，采用了末次观测结转法来处理缺失值。分类变量的比较采用卡方或Fisher精确检验，连续数据采用$t$检验。采用Kaplan-Meier方法估算时间-事件变量并应用log-rank检验进行比较。在19个预设亚组中探索比伐芦定对主要终点的治疗效果与肝素相比的一致性。所有的统计分析均采用SAS 9.4版本进行。

## 三、结果分析

### （一）患者和治疗方法

2019年2月至2022年4月，在全国87家中心共入选了6 016例患者，其中比伐芦定组3 009例，肝素组3 007例。患者平均年龄60.5岁，从发病至到达医院行PPCI的时间中位数为3.3小时，其中发病12小时内到达医院的患者比例约为88%。入选患者中，6 008例（99.9%）接受了冠脉造影，其中桡动脉血管入路占93.1%，97.9%接受了PPCI，90.6%接受了药物洗脱支架治疗，从到达医院至导丝通过病变的时间中位数为1.1小时。本研究中强效$P2Y_{12}$抑制剂替格瑞洛的应用比例约为2/3。比伐芦定组中因术中血栓并发症而应用GPI的比例为11.5%，显著低于肝素组的13.7%（$P$=0.012 2）。

两组患者对研究药物的依从性均很高。比伐芦定组患者在PPCI后全部接受了高剂量延长注射，注射时间中位数为3.0h（2.2~4.0h）。比伐芦定组的峰值ACT显著高于肝素组[321（278~365）s vs. 267（238~317）s，$P$<0.000 1]，且接受追加剂量注射的比例显著低于肝素组（3.5% vs. 35.1%）。

### （二）主要临床结果

基于意向治疗的分析结果如表8-1-4-1所示。比伐芦定组30天主要终点事件发生率显著低于肝素组[92/3 009（3.06%）vs. 132/3 007（4.39%），$RD$=1.33%，95% $CI$ 0.38%~2.29%，$P$=0.007 0]，$RR$降低31%（$HR$=0.69，95% $CI$ 0.53~0.91），需要治疗人数为76例（每治疗76人减少1个主要终点事件）。主要终点的亚组分析中，比伐芦定组的全因死亡（2.96% vs. 3.92%，$HR$=0.75，95% $CI$ 0.57~0.99，$P$=0.042 0）和BARC 3~5型大出血（0.17% vs. 0.80%，$HR$=0.21，95% $CI$ 0.08~0.54，$P$=0.001 4）风险较肝素组分别降低25%和79%。主要终点生存曲线如图8-1-4-2所示。基于符合方案人群和PCI人群的敏感性分析结果与主分析结果一致。

表 8-1-4-1　30 天内临床结局（基于意向分析结果）

| | 肝素<br>（$n$=3 007） | 比伐芦定<br>（$n$=3 009） | 绝对差异<br>（95% $CI$） | 风险比<br>（95% $CI$） | $P$ |
|---|---|---|---|---|---|
| 主要终点：全因死亡或 BARC 3~5 型出血 | 132（4.4%） | 92（3.1%） | 1.33（0.38~2.29） | 0.69（0.53~0.91） | 0.007 0 |
| 全因死亡 | 118（3.9%） | 89（3.0%） | 0.97（0.05~1.89） | 0.75（0.57~0.99） | 0.042 0 |
| 心源性死亡 | 113（3.8%） | 87（2.9%） | 0.87（−0.04~1.77） | 0.77（0.58~1.01） | 0.06 |
| BARC 3~5 型出血 | 24（0.8%） | 5（0.2%） | 0.63（0.28~0.98） | 0.21（0.08~0.54） | 0.001 4 |
| 入路相关出血 | 1（0.03%） | 0（0.0%） | | | |
| 非入路出血 | 23（0.8%） | 5（0.2%） | 0.60（0.25~0.94） | 0.22（0.08~0.57） | 0.001 9 |
| 胃肠道 | 17（0.6%） | 4（0.1%） | 0.43（0.13~0.73） | 0.23（0.08~0.70） | 0.009 1 |
| 其他 | 6（0.2%） | 1（0.03%） | 0.17（−0.01~0.34） | 0.17（0.02~1.38） | 0.10 |
| 全因死亡或 BARC 2~5 型出血 | 183（6.1%） | 147（4.9%） | 1.20（0.05~2.35） | 0.80（0.65~0.995） | 0.044 9 |
| 再梗死 | 25（0.8%） | 17（0.6%） | 0.27（−0.15~0.69） | 0.68（0.37~1.26） | 0.22 |
| 靶血管血运重建 | 18（0.6%） | 9（0.3%） | 0.30（−0.04~0.64） | 0.50（0.22~1.11） | 0.09 |
| 卒中 | 14（0.5%） | 15（0.5%） | −0.03（−0.38~0.32） | 1.07（0.52~2.22） | 0.85 |
| 支架内血栓 | 33（1.1%） | 11（0.4%） | 0.73（0.03~1.16） | 0.33（0.17~0.66） | 0.001 5 |
| 急性（<24 小时） | 14（0.5%） | 4（0.1%） | 0.33（0.06~0.61） | 0.29（0.09~0.87） | 0.026 8 |
| 亚急性（1~30 天） | 19（0.6%） | 7（0.2%） | 0.40（0.07~0.73） | 0.37（0.15~0.87） | 0.023 1 |
| MACCE | 155（5.2%） | 123（4.1%） | 1.07（0.01~2.13） | 0.79（0.62~1.00） | 0.05 |
| BARC 2~5 型出血 | 77（2.6%） | 63（2.1%） | 0.47（−0.29~1.23） | 0.82（0.59~1.14） | 0.24 |
| 2 型 | 55（1.8%） | 58（1.9%） | −0.10（−0.78~0.59） | 1.06（0.73~1.53） | 0.77 |
| 3 型 | 21（0.7%） | 4（0.1%） | 0.57（0.24~0.89） | 0.19（0.07~0.55） | 0.002 3 |
| 4 型 | 0（0.0%） | 0（0.0%） | | | |
| 5 型 | 3（0.1%） | 1（0.03%） | 0.07（−0.06~0.20） | 0.33（0.03~3.20） | 0.34 |
| 血小板减少 | 123/2 949（4.2%） | 97/2 942（3.3%） | 0.87（−0.09~1.84） | 0.79（0.60~1.03） | 0.08 |
| NACE | 167（5.6%） | 125（4.2%） | 1.40（0.31~2.49） | 0.74（0.59~0.94） | 0.012 4 |

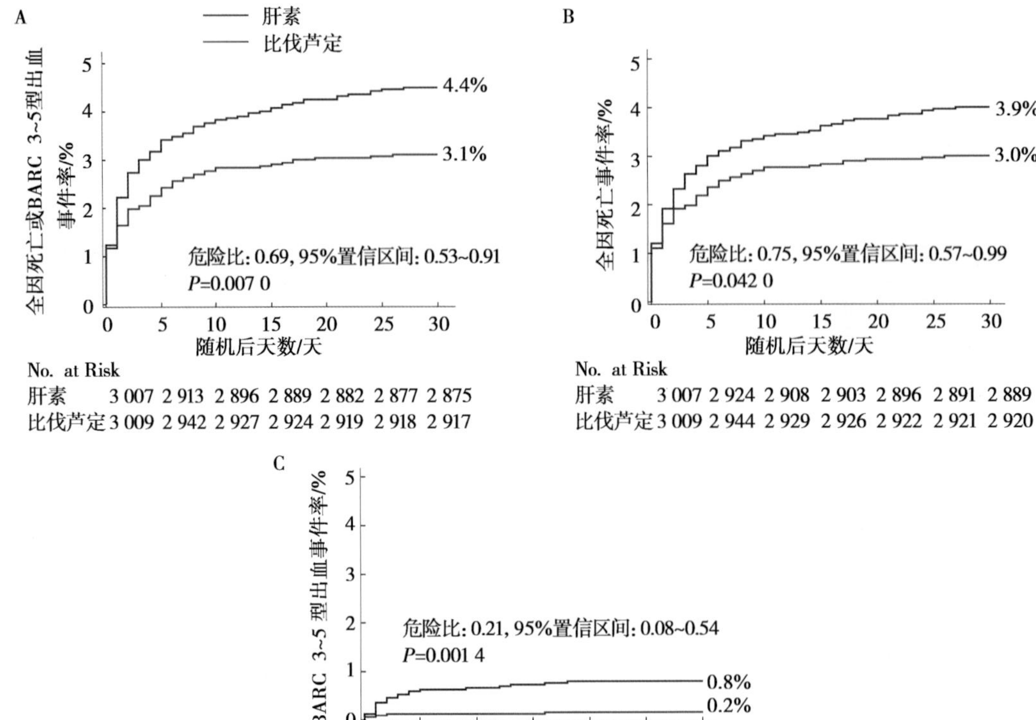


**图 8-1-4-2 主要终点事件 Kaplan-Meier 曲线**

A. 全因死亡或 BARC 3~5 型出血；B. 全因死亡；C. BARC 3~5 型出血。

两组 30 天再梗死、卒中、缺血驱动的血运重建及获得性血小板减少症的发生率差别无统计学意义。比伐芦定组支架内血栓发生率显著低于肝素组（0.4% vs. 1.1%；*HR*=0.33，95% *CI* 0.17~0.66；*P*=0.001 5）。比伐芦定组 NACE 发生率为 4.2%，显著低于肝素组的 5.6%（*HR*=0.74，95% *CI* 0.59~0.94；*P*=0.012 4）。比伐芦定组 MACCE 事件发生率低于肝素组，但差异无显著统计学意义（4.09% vs. 5.15%，*HR*=0.79，95% *CI* 0.62~1.00，*P*=0.051）。

**（三）亚组分析结果**

19 个预设亚组的分析结果如图 8-1-4-3 所示。在年龄、性别、血管入路、$P2Y_{12}$ 抑制剂类型、GPI 使用等大多数亚组中，比伐芦定在主要终点事件的获益与主人群一致。在 BMI≥25kg/m$^2$、合并急性肺水肿或心源性休克，以及 CRUSADE 评分中高危人群三个亚组中，比伐芦定的获益不明显（交互作用 $P<0.05$）。

**（四）大出血部位、治疗及预后分析**

本研究共 29 例患者在随机化后 30 天内发生 BARC 3~5 型大出血，其中比伐芦定组 5 例，肝素组 24 例，30 天病死率分别达 40.0% 和 41.7%。大出血最常见的部位为消化道（72%），其次为颅内（17.2%）；血管入路部位出血仅 1 例（股动脉穿刺点）。86.2% 的患者在大出血后停用了双联抗血小板治疗。30 天随访期内，比伐芦定组和肝素组大出血患者接受输血治疗的比例分别为 40.0% 和 75.0%，平均输血量分别为 1.8U 和 2.3U。

| | 全因死亡或BARC3~5型出血事件率/% 比伐芦定 | 肝素 | 危险比（95%置信区间） | 交互作用P值 |
|---|---|---|---|---|
| 年龄≥65岁 | | | | 0.83 |
| 是 | 70/1 218（5.7） | 99/1 236（8.0） | 0.71（0.52~0.97） | |
| 否 | 22/1 791（1.2） | 33/1 771（1.9） | 0.66（0.38~1.13） | |
| 性别 | | | | 0.059 |
| 男性 | 45/2 350（1.9） | 83/2 372（3.5） | 0.54（0.38~0.78） | |
| 女性 | 47/659（7.1） | 49/635（7.7） | 0.92（0.62~1.38） | |
| 体质指数≥25kg/m$^2$ | | | | 0.038 4 |
| 是 | 39/1 337（2.9） | 41/1 395（2.9） | 0.99（0.64~1.54） | |
| 否 | 53/1 672（3.2） | 91/1 612（5.6） | 0.56（0.40~0.78） | |
| Killip分级 | | | | 0.000 2 |
| Ⅰ | 18/1 818（1.0） | 52/1 857（2.8） | 0.35（0.21~0.60） | |
| Ⅱ | 12/884（1.4） | 22/828（2.7） | 0.51（0.25~1.03） | |
| Ⅲ | 44/219（20.1） | 42/227（18.5） | 1.10（0.72~1.68） | |
| Ⅳ | 18/88（20.5） | 16/95（16.8） | 1.25（0.64~2.45） | |
| 糖尿病 | | | | 0.29 |
| 是 | 23/667（3.4） | 43/698（6.2） | 0.56（0.34~0.93） | |
| 否 | 69/2 342（2.9） | 89/2 309（3.9） | 0.76（0.56~1.04） | |
| 估计的肾小球滤过率<60mL/min/1.73m$^2$ | | | | 0.58 |
| 是 | 21/211（10.0） | 25/205（12.2） | 0.82（0.46~1.47） | |
| 否 | 71/2 798（2.5） | 107/2 802（3.8） | 0.66（0.49~0.89） | |
| 贫血 | | | | 0.82 |
| 是 | 25/599（4.2） | 39/626（6.2） | 0.67（0.40~1.10） | |
| 否 | 67/2 410（2.8） | 93/2 381（3.9） | 0.71（0.52~0.97） | |
| 入院P2Y12受体抑制剂种类 | | | | 0.16 |
| 替格瑞洛 | 50/1 995（2.5） | 83/1 974（4.2） | 0.59（0.42~0.84） | |
| 氯吡格雷 | 42/1 014（4.1） | 49/1 033（4.7） | 0.87（0.58~1.32） | |
| 术后抗凝治疗 | | | | 0.62 |
| 是 | 36/1 799（2.0） | 57/2 000（2.9） | 0.70（0.46~1.06） | |
| 否 | 54/1 207（4.5） | 72/1 002（7.2） | 0.62（0.43~0.88） | |
| GRACE评分 | | | | 0.29 |
| <140 | 6/1 322（0.5） | 15/1 361（1.1） | 0.41（0.16~1.06） | |
| ≥140 | 86/1 687（5.1） | 117/1 646（7.1） | 0.71（0.54~0.94） | |
| CRUSADE评分 | | | | 0.043 3 |
| <30 | 33/2 281（1.4） | 67/2 300（2.9） | 0.49（0.32~0.75） | |
| ≥30 | 59/728（8.1） | 65/707（9.2） | 0.88（0.62~1.26） | |
| 首次医疗接触至PCI时间 | | | | 0.61 |
| ≤90分钟 | 20/1 103（1.8） | 33/1 112（3.0） | 0.61（0.35~1.06） | |
| >90分钟 | 36/1 125（3.2） | 49/1 127（4.3） | 0.73（0.48~1.13） | |
| 穿刺入路 | | | | 0.72 |
| 股动脉 | 18/193（9.3） | 26/222（11.7） | 0.79（0.43~1.43） | |
| 桡动脉 | 72/2 813（2.6） | 103/2 780（3.7） | 0.69（0.51~0.93） | |
| 多支血管介入 | | | | 0.75 |
| 是 | 7/110（6.4） | 11/142（7.7） | 0.82（0.32~2.13） | |
| 否 | 77/2 843（2.7） | 115/2 818（4.1） | 0.69（0.52~0.92） | |
| 术中使用GPI类药物 | | | | 0.065 |
| 是 | 20/347（5.8） | 20/411（4.9） | 1.20（0.64~2.22） | |
| 否 | 70/2 659（2.6） | 109/2 591（4.2） | 0.62（0.46~0.84） | |
| 左主干/前降支近端介入治疗 | | | | 0.98 |
| 是 | 29/842（3.4） | 41/789（5.2） | 0.66（0.41~1.06） | |
| 否 | 55/2 111（2.6） | 85/2 171（3.9） | 0.66（0.47~0.93） | |
| 使用循环辅助装置 | | | | 0.87 |
| 是 | 8/78（10.3） | 14/93（15.1） | 0.67（0.28~1.60） | |
| 否 | 82/2 928（2.8） | 115/2 909（4.0） | 0.71（0.53~0.94） | |
| 无复流/慢血流 | | | | 0.39 |
| 是 | 7/44（15.9） | 11/73（15.1） | 1.06（0.41~2.73） | |
| 否 | 76/2 887（2.6） | 112/2 860（3.9） | 0.67（0.50~0.90） | |
| 首次给药后ACT值 | | | | 0.31 |
| <225秒 | 6/123（4.9） | 35/848（4.1） | 1.18（0.50~2.81） | |
| ≥225秒 | 77/2 653（2.9） | 72/1 837（3.9） | 0.74（0.54~1.02） | |

0.2 1.0 5.0

比伐芦定组更佳 肝素组更佳

图 8-1-4-3 预设亚组主要终点

## 四、科学价值与社会贡献

BRIGHT-4 研究的科学价值在于，通过严谨的试验设计，最大程度统一了以往研究中存在的异质性，以扎实的临床证据证实，在接受 PPCI 的 STEMI 患者中，采用比伐芦定联合 PCI 术后高剂量延长注射的治疗方案与传统的肝素单药治疗方案相比，可显著减少患者 30 天全因死亡和 BARC 3~5 型大出血复合终点事件的风险，具有显著的疗效和更好的安全性，为 STEMI 直接 PCI 优化抗凝治疗的选择提供了高质量的临床证据，有望改变现行的临床实践和指南。

在研究设计阶段，韩雅玲院士团队即十分注重分析既往研究的经验和教训，针对急性心肌梗死类型、血管入路、GPI 应用比例和强效 $P2Y_{12}$ 受体抑制剂应用、比伐芦定延长注射时长与剂量、疗效评价标准等既往研究中异质性较大的影响因素，逐条反复深入讨论加以完善，用 14 个月时间制定出具有很强说服力而又严谨可行的研究方案。在论文投稿阶段，同行评议专家对研究方案给予很高认可，从快速通道投稿到文章被 *The Lancet* 杂志接收，仅用时 9 天。

BRIGHT-4 研究的优势和特点在于：①入选了真实世界临床实践收治的 STEMI 患者，排除标准很少，较好地反映了当前的临床实践，从而具有更好的代表性，有利于成果在临床的推广应用。在 BRIGHT-4 研究中，患者从发病到血管开通的时间中位数是 4.5 小时，超过 10% 的患者合并急性肺水肿或心源性休克等威胁生命的严重并发症；93.1% 的患者经桡动脉进行了介入诊治，97.9% 的患者接受了 PPCI，其中 90.6% 接受了药物洗脱支架治疗。②研究过程达到很高的质量控制标准，GPI 应用比例（仅用于严重血栓性并发症）在比伐芦定组和肝素组分别控制为 11.5% 和 13.7%，患者对研究药物和方案的依从性达到近 99%，30 天随访率为 99.7%，研究数据监察率为 100%，溯源达到 91.4%。③主要研究终点设定为复合型终点（包括全因死亡，以及对患者危害极大的 BARC 3~5 型大出血），因此该研究的临床意义重大。④充分体现研究团队的整体实力，发挥所有研究者的潜能和积极性，20 家区县级二级医院分中心在研究过程中临床科研能力得到很大提升。⑤知名心血管病专家美国的 Stone 教授在方案设计修改及文章修改等方面给予无私的帮助和密切的协作。因此 BRIGHT-4 研究是在同一学术领域中，为了实现挽救 STEMI 患者生命这一国际医学界共同的崇高目标，践行国际合作、开放共赢的优秀结晶。

BRIGHT-4 研究被 2022 年 11 月 AHA 年会遴选为最新突破性临床研究之一，并同期发表于 *The Lancet*。HEAT PPCI 及 EUROMAX 研究的主要研究者均认为该研究设计较为完善，其结果亦非常清晰。来自德国慕尼黑工业大学德国心脏中心的 Coughlan 博士和 Kastrati 博士在 *The Lancet* 发表的同期述评中认为，既往比伐芦定相关研究存在较多异质性，而 BRIGHT-4 研究在设计上避免了以往研究的局限性，例如，比伐芦定组全部患者接受 PCI 后高剂量比伐芦定延长注射，GPI 仅用于急性血栓并发症患者（两组中比例均较低），大部分患者接受了强效 $P2Y_{12}$ 抑制剂治疗等。正是这些研究设计上的不同导致了与以往研究不同的结果。BRIGHT-4 研究证实了 PCI 后高剂量比伐芦定延长注射这一创新治疗策略的临床重要性，但是，由于研究在中国进行，其证据强度还不足以改变欧洲指南，还需要更多的 RCT 来证实这一策略是否适用于所有 STEMI 患者，或者仅是一种“种族特异性”的抗栓策略。在 2023 年 2 月 Eur Heart J 发表的一篇述评也充分认可了 BRIGHT-4 研究的价值，同时指出，随着 BRIGHT-4 长期随访数据的获得，如再能增加非亚洲人群的证据，则很有可能改变临床实践和指南。

近年来，中国人民解放军北部战区总医院心血管内科在韩雅玲院士带领下，立足东北心血管病高发地区，形成危重、复杂心血管疾病高效优质救治的特色。通过开展一系列多中心 RCT，获得了大量中国心血管病人群的诊疗证据，凝聚出一系列优化抗栓治疗策略，BRIGHT 及 BRIGHT-4 研究正是其中的代表性成果，显著改善了我国广大 STEMI 患者的临床结局。

## 参考文献


[1] HARTLEY A, MARSHALL D C, SALCICCIOLI J D, et al. Trends in mortality from ischemic heart disease and cerebrovascular disease in Europe: 1980 to 2009[J]. Circulation, 2016, 133(20): 1916-1926.

[2] Report on cardiovascular health and diseases in China 2021: an updated summary[J]. Biomed Environ Sci, 2022, 35(7): 573-603.

[3] DU X, PATEL A, ANDERSON C S, et al. Epidemiology of cardiovascular disease in China and opportunities for improvement: JACC international[J]. J Am Coll Cardiol, 2019, 73(24): 3135-3147.

[4] IBANEZ B, JAMES S, AGEWALL S, et al. 2017 ESC Guidelines for the management of acute myocardial infarction in patients presenting with ST-segment elevation: The Task Force for the management of acute myocardial infarction in patients presenting with ST-segment elevation of the European Society of Cardiology (ESC)[J]. Eur Heart J, 2018, 39(2): 119-177.

[5] 中华医学会心血管病学分会介入心脏病学组，中国医师协会心血管内科医师分会血栓防治专业委员会，中华心血管病杂志编辑委员会．中国经皮冠状动脉介入治疗指南(2016)[J]. 中华心血管病杂志，2016, 44(5): 382-400.

[6] 中华医学会心血管病学分会，中华心血管病杂志编辑委员会．急性 ST 段抬高型心肌梗死诊断和治疗指南(2019)[J]. 中华心血管病杂志，2019, 47(10): 766-783.

[7] STONE G W, WITZENBICHLER B, GUAGLIUMI G, et al. Bivalirudin during primary PCI in acute myocardial infarction[J]. N Engl J Med, 2008, 358(21): 2218-2230.

[8] STEG P G, HAMM C W, CLEMMENSEN P, et al. Bivalirudin started during emergency transport for primary PCI[J]. Massachusetts Medical Society, 2013, 369(23): 2207-2217.

[9] SHAHZAD A, KEMP I, MARS C, et al. Unfractionated heparin versus bivalirudin in primary percutaneous coronary intervention (HEAT-PPCI): an open-label, single centre, randomised controlled trial[J]. Lancet, 2014, 384(9957): 1849-1858.

[10] HAN Y, GUO J, ZHENG Y, et al. Bivalirudin vs heparin with or without tirofiban during primary percutaneous coronary intervention in acute myocardial infarction: the BRIGHT randomized clinical trial[J]. JAMA, 2015, 313(13): 1336.

[11] VALGIMIGLI M, FRIGOL E, LEONARDI S, et al. Bivalirudin or unfractionated heparin in acute coronary syndromes[J]. N Engl J Med, 2015, 373(11): 997-1009.

[12] ERLINGE D, OMEROVIC E, FRÖBERT O, et al. Bivalirudin versus heparin monotherapy in myocardial infarction[J]. N Engl J Med, 2017, 377(12): 1132-1142.

[13] LAWTON J S, TAMIS-HOLLAND J E, BANGALORE S, et al. 2021 ACC/AHA/SCAI Guideline for coronary

artery revascularization: executive summary: a report of the American College of Cardiology/American Heart Association Joint Committee on clinical practice guidelines [J]. Circulation, 2022, 145(3): e4-e17.

[14] WONG G C, WELSFORD M, AINSWORTH C, et al. 2019 Canadian Cardiovascular Society/Canadian Association of Interventional Cardiology Guidelines on the acute management of ST-elevation myocardial infarction: focused update on regionalization and reperfusion [J]. Canadian Journal of Cardiology, 2019, 35(2): 107-132.

[15] GOROG D A, PRICE S, SIBBING D, et al. Antithrombotic therapy in patients with acute coronary syndrome complicated by cardiogenic shock or out-of-hospital cardiac arrest: a joint position paper from the European Society of Cardiology (ESC) Working Group on Thrombosis, in association with the Acute Cardiovascular Care Association (ACCA) and European Association of Percutaneous Cardiovascular Interventions (EAPCI) [J]. Eur Heart J Cardiovasc Pharmacother, 2021, 7(2): 125-140.

[16] BEYGUI F, CASTREN M, BRUNETTI N D, et al. Pre-hospital management of patients with chest pain and/or dyspnoea of cardiac origin: a position paper of the Acute Cardiovascular Care Association (ACCA) of the ESC [J]. Eur Heart J Acute Cardiovasc Care, 2020, 9(1_suppl): 59-81.

[17] GARGIULO G, CARRARA G, FRIGOLI E, et al. Post-procedural bivalirudin infusion at full or low regimen in patients with acute coronary syndrome [J]. J Am Coll Cardiol, 2019, 73(7): 758-774.

[18] LI Y, LIANG Z, QIN L, et al. Bivalirudin plus a high-dose infusion versus heparin monotherapy in patients with ST-segment elevation myocardial infarction undergoing primary percutaneous coronary intervention: a randomised trial [J]. Lancet, 2022, 400(10366): 1847-1857.

[19] LIANG Z, LI Y, STONE G W, et al. Rationale and design of a randomized controlled trial of bivalirudin with a prolonged high-dose infusion versus heparin monotherapy during primary percutaneous coronary intervention in patients with acute ST-segment elevation myocardial infarction: the BRIGHT-4 Trial [J]. Cardiology Discovery, 2022, 2(4): 226-230.

[20] COUGHLAN J J, KASTRATI A. Bivalirudin in patients with ST-segment elevation myocardial infarction [J]. Lancet, 2022, 400(10366): 1822-1823.

[21] VERGALLO R, PATRONO C. A BRIGHT outlook for bivalirudin in patients with ST-segment elevation myocardial infarction [J]. Eur Heart J, 2023, 44(7): 549-550.

（曹伊楠　李　毅　韩雅玲）

## 第五节　恢复期血浆疗法对重型和危重型 COVID-19 患者临床改善时机的影响：一项随机临床试验

新型冠状病毒感染（COVID-19）是一种感染性疾病，是由严重急性呼吸综合征冠状病毒2型（SARS-Cov-2）引发的呼吸系统疾病。恢复期血浆是一项针对 COVID-19 具有潜在价值的治疗方式，但其运用的证据仍需要更多的随机临床试验数据进行支持。为了评估康复血浆对于 COVID-19 患者治疗的疗效和不良反应，本团队联合 7 所武汉医疗中心于 2020 年 2 月 14 日至 2020 年 4 月 1 日开展一项开放标签、多中心、随机试验（ChiCTR2000029757），本研究共纳入了 103 例重型和危重型 COVID-19 患者，研究表明，相较于仅使用标准治疗方案，重型或危重型 COVID-19 患者采用康复血清联合标准治疗方案，在 28 天内未获得具有统计学意义的差异的临床改善情况，其结果发表于 *JAMA* 杂志上。

## 一、研究背景

自 2019 年 12 月以来，由 SARS-CoV-2 引起的 COVID-19 在全球迅速传播，传播率和病死率较高。COVID-19 的症状涵盖了轻微的、自限性的呼吸道疾病，以及严重的进展性肺炎、多器官衰竭甚至死亡。迄今为止，尚无有效的治疗方法或疫苗来控制这种疾病。

新冠患者恢复期血浆疗法已被用于治疗 COVID-19 感染患者。这种方法已经在 SARS、中东呼吸综合征（MERS）和埃博拉出血热 的治疗中得到评估，但是尚无充分证据对恢复期血浆应用的可行性进行支持。最近，来自中国的病案报道了 COVID-19 患者恢复期血浆输注后的病情改善结果。美国 FDA 最近批准了恢复期血浆紧急使用于病情严重或危及生命的 COVID-19 感染患者。尽管恢复期血浆的使用显示出一定前景，但支持其应用于 COVID-19 治疗的证据仍然有限，因此依旧处于研究阶段。

此外，由于对恢复期血浆的治疗机制以及其确切的治疗成分了解有限，目前尚无关于供血者选择、恢复期血浆质量控制或恢复期血浆输注适应证的证据支持，这或许是各种传染病中使用恢复期血浆进行治疗具有差异性的重要原因。为了解决这些问题，世界卫生组织发布了关于在新冠大流行中使用恢复期血浆的指南，提倡在供血者选择和恢复期血浆质量控制方面进行标准化，以最大限度地发挥其治疗效果。本次随机临床试验采用标准化的供血者选择和恢复期血浆质量控制方法，旨在评估标准治疗联合恢复期血浆治疗相较于与单独标准治疗对 COVID-19 重症或危重症患者的疗效差异及不良反应。

## 二、课题设计

本项研究于 2020 年 2 月 14 日至 2020 年 4 月 1 日开展，是一项由 7 个医学中心共同参与的随机对照试验。

### （一）纳入标准

①签署知情同意书；②年满 18 岁；③基于聚合酶链反应（PCR）检测的 COVID-19 诊断；④在随机分组前 72 小时内的阳性 PCR 结果；⑤通过胸部影像学确认的肺炎；⑥临床症状符合重型或危重型 COVID-19 的标准；⑦接受随机分组；⑧住院；⑨愿意参与所有必要的研究并能完成研究的后续随访；⑩在研究期间不参与其他临床试验，如抗病毒试验。重型 COVID-19 定义为呼吸困难[静息状态下呼吸频率≥30 次 /min，室内空气中氧饱和度≤93% 或动脉血氧分压（$PaO_2$）/ 吸入氧分数（$FIO_2$）≤300]。危重型 COVID-19 定义为需要机械通气的呼吸衰竭、休克或其他（肺外）器官衰竭需要重症监护室（ICU）监测。

### （二）排除标准

①妊娠或哺乳；②免疫球蛋白过敏；③IgA 缺乏；④已知可能增加血栓风险的合并症；⑤预计寿命不足 24 小时；⑥弥散性血管内凝血；⑦严重感染性休克；⑧动脉血氧分压（$PaO_2$）/ 吸入氧分数（$FIO_2$）小于 100；⑨严重充血性心力衰竭；⑩高滴度的 S 蛋白 - 受体结合结构域（receptor binding domain，RBD）特异性 IgG 抗体（≥1∶640）；⑪医生确定的其他禁忌证；⑫ 在入组前 30 天内参与任何针对 COVID-19 的抗病毒临床试验。

（三）随机分组情况

对潜在的研究参与者在进行随机分组前 72 小时内进行资格筛查。患者通过计算机生成的随机编号（按照 1∶1）随机分配到接受标准治疗联合康复血浆输注组或仅接受标准治疗的对照组，根据 COVID-19 的严重程度（重型或危重型）进行分层，并使用 SAS 软件将每种类型的 COVID-19 患者随机划分为大小为 4 的区组。对患者和临床医生治疗分组不进行盲法。

## 三、治疗过程具体实施

（一）恢复期血浆制备过程

本研究招募符合条件的、已完全出院超过 2 周的 COVID-19 患者。恢复期血浆的供血者筛查和选择基于以下标准：年龄在 18 到 55 岁之间、适合献血、最初被诊断为 COVID-19 但在出院前的鼻咽拭子 PCR 检测结果为阴性（至少相隔 24 小时）、出院超过 2 周、无持续的 COVID-19 症状。恢复期血浆使用常规的血浆采集程序进行血浆置换，血浆制品以新鲜冷冻血浆的形式制备，所有操作在武汉血液中心完成。之后，对恢复期血浆产品进行 S-RBD 特异性 IgG 抗体滴度测量，取 96 孔板每孔涂覆 100ng 的重组 RBD 多肽并过夜，将涂覆溶液排空，并用含有 1% 脱脂奶的 PBS 于 37℃进行 1 小时的阻断。将患者血浆按以下比例进行稀释：1∶160、1∶320、1∶640 和 1∶1 280，使用 0.5% Triton X-100 缓冲液和 5% 胎牛血清稀释，并将稀释后的血浆加入孔板，洗涤孔板并加入鼠源人二抗，观察 450nm 和 630nm 吸光度处的辣根过氧化物酶反应。当酶联免疫吸附测定（ELISA）检测结果仍然呈阳性时，将滴度报告为最高的血浆稀释度。报告数值如下：小于 1∶160，1∶160，1∶320，1∶640，1∶1 280 或大于 1∶1 280。同时，对 S-RBD 特异性 IgG ELISA 进行与 SARS-CoV-2 病毒中和试验的相关性测试，从 COVID-19 患者中分离出 SARS-CoV-2 病毒，并在 Vero 细胞上培养。此方案基于 TCID50（中间组织培养传染剂量）确定病毒的中和活性。将被试者的血清置于在 56℃下孵育 30 分钟灭活补体，并依次稀释为 1∶10、1∶20、1∶40、1∶80 和 1∶160 的浓度，然后将 100 TCID50（50% 组织培养感染剂量）的 SARS-CoV-2 病毒与稀释的血清混合，并在 37℃下孵育 1 小时，在 96 孔板中培养的 Vero 细胞中加入混合物，每组设置四个复孔，1 小时后弃混合物并更换 200mL 新培养基，以正常志愿者的样品用作对照，孵育观察细胞病变效应。使用 Reed-Muench 方法计算中和抗体滴度。SARS-CoV-2 病毒中和滴度与 S-RBD 特异性 IgG 滴度之间存在正相关（$r$=0.622，$P$=0.03）。血清中和滴度为 1∶80，约等于 S-RBD 特异性 IgG 滴度为 1∶1 280，为确保恢复期血浆的治疗效果，本研究仅使用 S-RBD 特异性 IgG 滴度至少为 1∶640 的血浆单位。

（二）恢复期血浆输注

COVID-19 恢复期血浆的输注剂量与患者体重的关系为 4~13mL/kg，输注的康复血浆的 ABO 血型应与患者的 ABO 血型相容，因此对恢复期血浆与患者的红细胞进行了交叉配血。康复血浆输注开始时大约输注 10mL，然后在密切监测下逐渐增加到约 100mL/h，根据患者的容量负荷风险和耐受性，治疗医生可以自行决定调整输注速度。康复血浆输注前不需要预先用药。

（三）标准化治疗

标准化治疗主要包括 COVID-19 症状控制和支持治疗，这些治疗方案基于修订版中国国家 COVID-19 治疗指南和临床实践进行，可行的治疗手段包括抗病毒药、抗生素、人免疫球蛋白、中草药以及其他药物。

（四）结果评估

主要终点是 28 天内的临床改善时间。临床改善定义为患者出院或在 6 分法疾病严重程度评分上减少 2 分。该评分定义如下：6 分，死亡；5 分，住院并接受体外膜肺氧合（ECMO）或有创机械通气；4 分，住院并接受无创机械通气或高流量吸氧；3 分，住院并接受吸氧（不包括高流量或无创机械通气）；2 分，住院但不吸氧；1 分，出院。患者出院的标准：体温恢复正常超过 3 天，呼吸症状明显改善且无须吸氧，并且至少相隔 24 小时的鼻咽拭子 PCR 检测结果连续两次为阴性。次要临床结果包括：①28 天死亡率，包括从随机分组到死亡的时间分析；②住院时间，包括从随机分组到出院的时间、从入院到出院的时间和 28 天出院率的分析；③鼻咽拭子病毒 PCR 检测结果从基线阳性到随访时阴性的转换，分别在 24、48 和 72 小时进行评估。一旦鼻咽拭子病毒 PCR 检测连续两次结果呈阴性便停止检测。研究还增加了事后分析，用以比较第 7、14 和 28 天的改善率。为避免评估偏差，临床结果的评估由一位对研究分组不知情的研究者进行。

（五）早期研究终点

由于 COVID-19 疫情的控制，2020 年 3 月下旬 COVID-19 患者数量减少。根据中国国家卫生健康委员会的数据，在 2020 年 3 月 24 日之后的连续 7 天内，武汉没有报告新增病例，因此本研究最后一个入组患者的入组时间为 2020 年 3 月 27 日。经过与中国医学科学院血液转输研究所专家委员会讨论，该研究于 2020 年 4 月 1 日由发起者（中国医学科学院）和首席主要研究者终止，共有 103 例患者入组。

## 四、数据分析

原始样本量确定为每组 100 人（提供 80% 的功效），以双侧显著性水平设置为 $\alpha=0.05$，检测恢复期血浆组在临床改善时间上的 8 天变化。假设对照组的改善时间为 20 天，则有 60% 的患者能达到临床改善。

分析是基于完整分析集进行的，该集为接受至少一种治疗的所有随机分组患者。统计分析是针对随机分配的治疗组进行的。对连续变量采用中位数和 *IQR* 进行描述，分类变量则使用频率和比例进行描述。时间 - 事件数据使用 Kaplan-Meier 方法进行分析，并计算事件的时间中位数和相应的 95% *CI*。对于超过 50% 的患者被删失并因此事件发生的时间中位数不确定的情况，限制性平均生存时间将用于事后分析。

对于临床改善时间的主要终点，在第 28 天之前的死亡、退出和组间转组，将其视为 28 日右删失，否则将被视为最后观察日右删失。使用 Cox 比例风险模型计算具有 95% *CI* 的 *HR*，本研究拟合了三个 Cox 比例风险模型，仅包括治疗组的模型称为未调整模型，包括疾病严重程度（重症或危重症）和治疗组的模型称为模型 1，进一步考虑疾病严重程度和治疗组之间相互作用的模型称为模型 2，这些模型的随机效应被视为研究的定位，通过将 Cox 模型扩展为包括相应的时间相关协变量以评估治疗组和疾病严重程度的比例风险假设，如果时间相关协变量的系数具有统计学差异，则认为违反了比例风险假设。

采用符合方案分析对主要终点进行敏感性分析，符合方案分析集定义为所有接受了试验中至少一种指定治疗，且没有明显违反影响疗效评估的方案的随机分组患者的集合。

对于次要终点的治疗效果，分别使用离散变量和时间 - 事件数据的 *OR* 和 *HR* 及其 95%

*CI* 进行评估，对于从随机分组到出院时间、从随机分组到死亡时间和住院时间的这三项分析，删失的定义与主要终点一致，数据分析只使用观察到的数值结果，次要结果和不良事件缺失的数据未进行填补。

根据疾病严重程度进行亚组分析以评估疗效。使用模型 2 评价治疗组和疾病严重程度组之间的相互作用。统计分析使用 SAS（软件版本 9.4）进行，统计显著性定义为双侧显著性水平 $\alpha$=0.05。由于多重比较可能导致出现Ⅰ类错误，对于次要终点的分析结果应被视为探索性解释。

## 五、结果分析

### （一）研究人群基础数据

在这项随机临床试验中，共有 103 例患者入组，他们以 1∶1 的比例被分配到恢复期血浆组和对照组，并按照以下方式分类：恢复期血浆组有 23 例重型 COVID-19 患者和 29 例危重型 COVID-19 患者，对照组有 22 例重型 COVID-19 患者和 29 例危重型 COVID-19 患者（图 8-1-5-1）。其中，康复血浆治疗组中有 1 例危重型患者退出研究，对照组中有 1 例危重型患者在随机化后接受了康复血浆输注（违反了研究方案）。因此，共有 103 例患者被纳入完整分析集，101 例患者被纳入符合方案分析集。

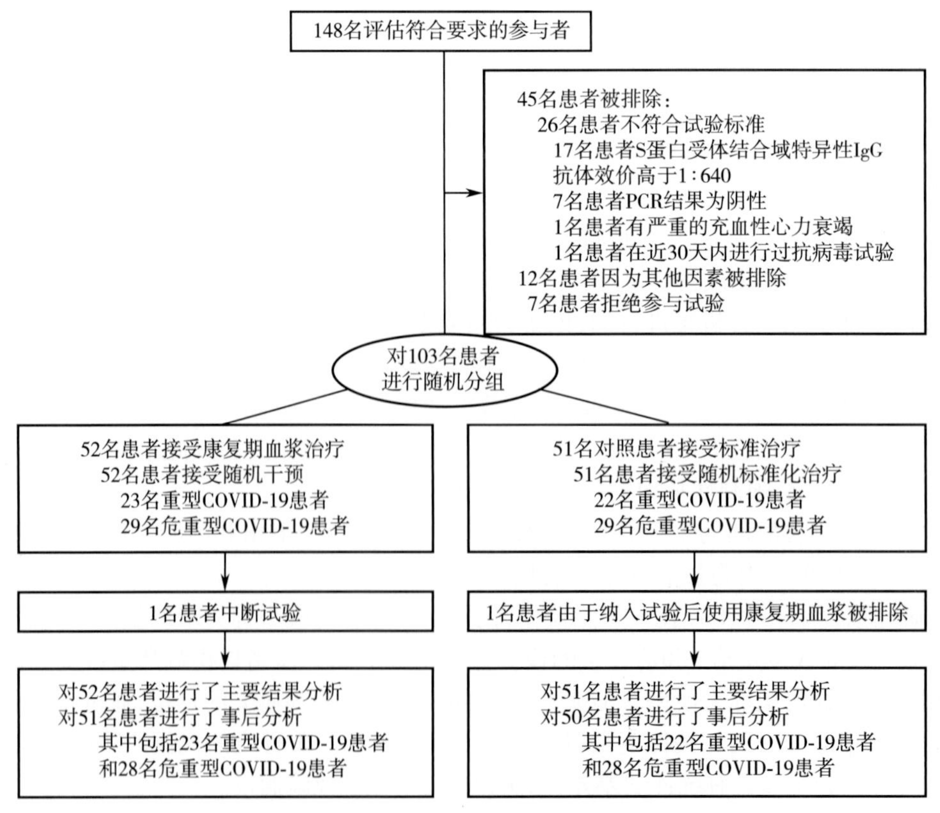


图 8-1-5-1 患者纳入和治疗分配方案

PCR，聚合酶链反应（polymerase chain reaction）；COVID-19，新型冠状病毒感染。

所有患者的年龄中位数为 70 岁（*IQR* 62~78 岁），重型 COVID-19 患者的年龄中位数为 71 岁（*IQR* 66~82 岁），危重型 COVID-19 患者的年龄中位数为 69 岁（*IQR* 61~76 岁），纳入研究的患者中，60 人（58.3%）为男性，重型和危重型 COVID-19 男性分别占 53.3% 和 62.1%，89.2% 的患者在参与时体温正常，体温中位数为 36.5℃（*IQR* 36.2~36.7℃）（表 8-1-5-1）。发病至随机化的总体时间间隔中位数为 30 天（*IQR* 20~39 天），重型患者为 33 天（*IQR* 22~43 天），危重型患者为 26 天（*IQR* 20~36 天），有 5 例重型患者和 3 例危重型患者的发病至随机化时间间隔少于 14 天（表 8-1-5-2）。在疾病严重程度分层方面，康复血浆组和对照组在人口统计特征、基线实验室结果以及基线 6 分疾病严重程度评分分布等方面相似，而重型 COVID-19 患者的收缩压和危重型 COVID-19 患者的性别存在一定水平差异。

表 8-1-5-1 所有 COVID-19 患者基线人口统计学及临床特征数据 [a]

| 基线人口统计学及临床特征 | 康复期血浆组（*n*=52） | 对照组（*n*=51） |
|---|---|---|
| 年龄中位数（*IQR*）/ 年 | 70（62~80） | 69（63~76） |
| 性别（比例 /%） | | |
| 男 | 27（51.9） | 33（63.7） |
| 女 | 25（48.1） | 18（35.3） |
| 过敏史 [b]（比例 /%） | 6（11.5） | 5（9.8） |
| 同时存在的其他疾病 [c]（比例 /%） | | |
| 高血压 | 29（55.8） | 27（52.9） |
| 心血管疾病 | 14（26.9） | 12（23.5） |
| 脑血管疾病 | 11（21.2） | 7（13.7） |
| 糖尿病 | 9（17.3） | 12（23.5） |
| 肝病 | 5（9.6） | 5（9.8） |
| 癌症 | 3（5.8） | 0 |
| 肾病 | 2（3.9） | 4（7.8） |
| 体格检查或实验室检查指标 | | |
| 体温 [d] 中位数（*IQR*）/℃，≥37.3℃，比例（%） | 36.5（36.2~36.7）[*n*=52] | 36.4（36.2~36.8）[*n*=50] |
| 呼吸频率 >24 次 /min [d]（比例 /%） | 11/52（21.2） | 7/49（14.3） |
| 心率 >100 次 /min [d]（比例 /%） | 13/52（25.0） | 8/50（16.0） |
| 收缩压 >140mmHg [d]（比例 /%）[†] | 10/52（19.2） | 15/50（30.0） |
| 白细胞计数中位数（*IQR*）/μL$^{-1}$ | 7 590（6 300~11 460） | 7 160（6 130~11 200） |
| 白细胞计数分类 [e]（比例 /%） | | |
| <4 000/μL | 5（9.6） | 4（7.8） |
| 4 000~10 000/μL | 31（59.6） | 29（56.9） |
| >10 000/μL | 16（30.8） | 18（35.3） |

续表

| 基线人口统计学及临床特征 | 康复期血浆组（$n$=52） | 对照组（$n$=51） |
|---|---|---|
| 中性粒细胞计数[e]中位数（$IQR$）/μL$^{-1}$ | 6 050（4 350~9 940） | 5 310（4 280~9 920） |
| 中性粒细胞计数分类（比例 /%） | | |
| <1 800/μL | 0 | 3（5.9） |
| 1 800~6 300/μL | 27（51.9） | 26（51.0） |
| >6 300/μL | 25（48.1） | 22（43.1） |
| 淋巴细胞计数[e]中位数（$IQR$）/μL$^{-1}$ | 830（570~1 420） | 800（500~1 370） |
| 淋巴细胞计数分类（比例 /%） | | |
| <1 000/μL | 32（61.5） | 32（62.8） |
| ≥1 000/μL | 20（38.5） | 19（37.3） |
| 血小板计数[e]中位数（$IQR$）/（×10$^{-3}$/μL） | 164.5（99.0~248.0） | 214（138.0~274.0） |
| 血小板计数分类（比例 /%） | | |
| <100×10$^3$/μL | 13（25.0） | 7（13.7） |
| ≥100×10$^3$/μL | 39（75.0） | 44（86.3） |
| CRP 中位数（$IQR$）/（mg·L$^{-1}$）[e] | 20.4（5.13~65.60）[$n$=49] | 8.87（1.73~40.32）[$n$=48] |
| >5mg/L（比例 /%） | 37/49（75.5） | 29/48（60.4） |
| IL-6 中位数（$IQR$）/（pg·mL$^{-1}$） | 16.62（5.76~73.69）[$n$=44] | 21.67（5.10~64.00）[$n$=35] |
| >7pg/mL（比例 /%） | 32/44（72.7） | 25/35（71.4） |
| PT[e] 中位数（$IQR$）/s | 13.5（12.00~15.20）[$n$=51] | 13.30（12.35~14.15）[$n$=48] |
| APTT[e] 中位数（$IQR$）/s | 34.00（28.00~41.80）[$n$=49] | 34.25（30.05~45.00）[$n$=48] |
| TT[e] 中位数（$IQR$）/s | 16.45（14.60~18.20）[$n$=46] | 15.8（15.00~17.70）[$n$=48] |
| FIB[e] 中位数（$IQR$）/（mg·dL$^{-1}$） | 386（293~471）[$n$=50] | 400（329~512）[$n$=48] |
| D- 二聚体中位数（$IQR$）/（μg·mL$^{-1}$） | 1.88（0.91~4.78）[$n$=47] | 2.23（0.79~5.21）[$n$=46] |
| >0.2μg/mL（比例 /%） | 45/47（95.7） | 43/46（93.5） |
| ALT[e] 中位数（$IQR$）/（U·L$^{-1}$） | 35.05（22.25~55.90）[$n$=52] | 28.50（18.95~59.5）[$n$=48] |
| ALT 分类（比例 /%） | | |
| ≤50U/L | 36/52（69.2） | 33/48（68.8） |
| >50U/L | 16/52（30.8） | 15/48（31.3） |
| AST[e] 中位数（$IQR$）/（U·L$^{-1}$） | 28.50（20.95~42.00）[$n$=52] | 24.5（19.10~33.50）[$n$=48] |
| AST 分类（比例 /%） | | |
| ≤40U/L | 35/52（67.3） | 40/48（83.3） |
| >40U/L | 17/52（32.7） | 8/48（16.7） |
| 尿素氮[e]中位数（$IQR$）/（mg·dL$^{-1}$） | 20.36（14.34~28.07）[$n$=50] | 20.08（16.22~32.97）[$n$=49] |

续表

| 基线人口统计学及临床特征 | 康复期血浆组（$n$=52） | 对照组（$n$=51） |
|---|---|---|
| 尿素氮分类（比例 /%） | | |
| <5.0mg/dL | 0/50 | 0/49 |
| 5.0~19.9mg/dL | 23/50（46.0） | 24/49（49.0） |
| >19.9mg/dL | 27/50（54.0） | 25/49（51.0） |
| 血清肌酐[e]中位数（*IQR*）/（$U\cdot L^{-1}$） | 0.75（0.60~0.89）［$n$=50］ | 0.83（0.62~1.04）［$n$=49］ |
| 血清肌酐分类（比例 /%） | | |
| ≤1.5mg/dL | 46/50（92.0） | 47/49（95.9） |
| >1.5mg/dL | 4/50（8.0） | 2/49（4.1） |

注：国际单位制（SI）转换因子：将 D- 二聚体单位转换为 nmol/L，乘以 5.476；将尿素氮转换为 mmol/L，乘以 0.357；将肌酐转换为 μmol/L，乘以 88.4。

*IQR*. 四分位数间距（interquartile ranges）；CRP. C- 反应蛋白（C-reactive protein）；IL-6. 白细胞介素 -6（interleukin-6）；PT. 凝血酶原时间（prothrombin time）；APTT. 活化部分凝血活酶时间（activated partial thromboplastin time）；TT. 凝血酶时间（thrombin time）；FIB. 纤维蛋白原（fibrinogen）；ALT. 丙氨酸转氨酶（alanine transaminase）；AST. 天冬氨酸转氨酶（aspartate transaminase）。

a. 所示数值为基于总数量的参与患者所提供的数值。

b. 对特定过敏原（包括食物、药物等）过敏史。

c. “共存疾病”的详细信息来自病历记录。

d. 生命体征和实验室数值为随机分组前 72 小时内最后获得数据。

e. 体格检查或实验室检查数值为随机分组前 72 小时内最后获得数据。所选实验室数值与临床状况及可能影响康复等血浆疗法的因素相关。用于实验室数值分类的数值范围是本地区分类的低 / 正常 / 高数值范围。

†. 组间差异具有统计学意义。

**表 8-1-5-2　患者接受随机化和药物治疗时的临床状况[a]**

| 所有患者 | 康复期血浆组（$n$=52） | 对照组（$n$=51） |
|---|---|---|
| 症状开始到随机化分组的时间中位数（*IQR*）/d | 27（22~39）［$n$=49］ | 30（19~38）［$n$=48］ |
| ≤14d（比例 /%） | 3/49（6.1） | 5/48（10.4） |
| >14d（比例 /%） | 46/49（93.9） | 43/48（89.6） |
| 症状开始到接受治疗的时间中位数（*IQR*）/d | 12（5~20）［$n$=49］ | 10（6~16）［$n$=48］ |
| 研究第一天的 6 分制（比例 /%） | | |
| 2 分：住院，无吸氧 | 1/51（2.0） | 1/50（2.0） |
| 3 分：住院，吸氧（非高流量吸氧或无创机械通气） | 15/51（29.4） | 15/51（30.0） |
| 4 分：住院，需要高流量吸氧或无创机械通气 | 21/51（41.2） | 23/50（46.0） |
| 5 分：住院，需要体外膜肺氧合（ECMO）或有创机械通气 | 14/51（27.5） | 11/50（22.0） |

续表

| 所有患者 | 康复期血浆组（$n$=52） | 对照组（$n$=51） |
| --- | --- | --- |
| 随机化分组后使用药物 | | |
| 抗病毒药（比例/%） | 41/46（89.1） | 44/49（89.8） |
| 抗生素（比例/%） | 38/46（82.6） | 39/49（79.6） |
| 中草药（比例/%） | 26/46（56.5） | 30/49（61.2） |
| 类固醇（比例/%） | 21/46（45.7） | 16/49（32.7） |
| 抗真菌药（比例/%） | 15/46（32.6） | 13/49（26.5） |
| 人免疫球蛋白（比例/%） | 13/46（28.3） | 11/49（22.5） |
| 干扰素（比例/%） | 12/46（26.1） | 7/49（14.3） |

注：a. 所显示的数值是为基于总数量的参与患者所提供的数值。

### （二）主要临床结果

恢复期血浆组和对照组在28天内临床改善时间的主要结局差异没有显著统计学意义，恢复期血浆组为51.9%（27/52），对照组为43.1%（22/51）[差异为8.8%（95% *CI* −10.4%~28.0%）；*HR*=1.40（95% *CI* 0.79~2.49）；*P*=0.26]。符合方案的人群的结果与之相差无几。在重型患者中，主要结局发生率分别为91.3%（21/23）和68.2%（15/22）（*HR*=2.15，95% *CI* 1.07~4.32；*P*=0.03）。在危重型患者中，主要结局发生率分别为20.7%（6/29）和24.1%（7/29）（*HR*=0.88，95% *CI* 0.30~2.63；*P*=0.83）（交互作用的 *P* 值为0.17）（表8-1-5-3，图8-1-5-2）。对于所有比例风险模型，比例风险假设均不满足。

### （三）次要临床结果

在次要结局的28天死亡率方面，恢复期血浆组与对照组之间差异没有显著统计学意义（康复血浆组为15.7%，对照组为24.0%；*OR*=0.59，95% *CI* 0.22~1.59；*P*=0.30），恢复期组与对照组在随机分组至死亡的时间上差异也没有显著统计学意义（*HR*=0.74，95% *CI* 0.30~1.82；*P*=0.52）（表8-1-5-3）。在重型患者中，恢复期血浆组没有患者死亡，而对照组有2例患者（9.1%）死亡，在危重型患者中，恢复期血浆组有8例患者（28.6%）死亡，而对照组有10例患者（35.7%）死亡。次要结局的随机分组至出院时间方面差异也没有显著统计学意义（康复血浆组有51.0%在28天内出院，对照组有36.0%出院；*HR*=1.61，95% *CI* 0.88~2.95；*P*=0.12），在康复期血浆组的出院患者中，重型患者的出院率达到91.3%。康复血浆组24小时、48小时和72小时的SARS-CoV-2病毒PCR阴性率均显著高于对照组（24小时为44.7% vs. 15.0%，*P*=0.003；48小时为68.1% vs. 32.5%，*P*<0.001；72小时为87.2% vs. 37.5%，*P*<0.001），在重型患者中，恢复期血浆组72小时的病毒PCR阴性率也显著高于对照组，而24小时和48小时的差异没有显著统计学意义；危重型患者24小时、48小时和72小时的康复血浆组与对照组之间存在显著差异，均显示康复期血浆能够提高患者阴性率。

表 8-1-5-3　患者 28 天主要和次要临床结果[a]

| 临床结果 | 康复期血浆组（$n$=52） | 对照组（$n$=51） | 绝对差异（95% $CI$）[b] | 效果估计（95% $CI$） | $P$[c] |
|---|---|---|---|---|---|
| 所有患者 | | | | | |
| 主要临床结果 | | | | | |
| 临床改善时间中位数（$IQR$）/d[d] | 28.00（13.00~ 不定） | 不定（18.00~ 不定） | −2.14（−5.28~0.99） | $HR$=1.40（0.79~2.49） | 0.26 |
| 临床改善率（比例 /%）[e] | | | | | |
| 第 7 天 | 5/52（9.6） | 5/51（9.8） | −0.2%（−11.6%~11.2%） | $OR$=0.98（0.27~3.61） | 0.97 |
| 第 14 天 | 17/52（32.7） | 9/51（17.6） | 15%（−1.4%~31.5%） | $OR$=2.27（0.90~5.71） | 0.08 |
| 第 28 天 | 27/52（51.9） | 22/51（43.1） | 8.8%（−10.4%~28.0%） | $OR$=1.42（0.65~3.09） | 0.37 |
| 次要临床结果 | | | | | |
| 28 天出院率（比例 /%） | 26/51（51.0） | 18/50（36.0） | 15.0%（−4.1%~34.1%） | $OR$=1.85（0.83~4.10） | 0.13 |
| 随机化到出院时间中位数（$IQR$）/d[d] | 28.00（13.00~ 不定） | 不定（19.00~ 不定） | −2.43（−5.56~0.69） | $HR$=1.61（0.88~2.95） | 0.12 |
| 住院到出院时间，中位数（$IQR$）/d[d] | 41.00（31.00~ 不定） | 53.00（35.00~ 不定） | −11.95（−26.33~2.43） | $HR$=1.68（0.92~3.08） | 0.09 |
| 28 天死亡率（比例 /%） | 8/51（15.7） | 12/50（24.0） | −8.3（−23.8%~7.2%） | $OR$=0.59（0.22~1.59） | 0.30 |
| 随机化到死亡时间中位数（$IQR$）/d[d] | 不定 | 不定（26.00~ 不定） | 0.52（−2.10~3.14） | $HR$=0.74（0.30~1.82） | 0.52 |
| 病毒核酸阴性率（比例 /%） | | | | | |
| 24 小时 | 21/47（44.7） | 6/40（15.0） | 29.7%（11.7%~47.7%） | $OR$=4.58（1.62~12.96） | 0.003 |
| 48 小时 | 32/47（44.7） | 13/40（15.0） | 35.6%（15.9%~55.3%） | $OR$=4.43（1.80~10.92） | <0.001 |
| 72 小时 | 41/47（87.2） | 15/40（37.5） | 49.7%（32.0%~67.5%） | $OR$=11.39（3.91~33.18） | <0.001 |
| 重型患者 | | | | | |
| 主要临床结果 | | | | | |
| 临床改善时间中位数（$IQR$）/d[d] | 13.00（9.00~21.00） | 19.00（15.00~ 不定） | −4.94（−9.33~0.54） | $HR$=2.15（1.07~4.32） | 0.03 |

续表

| 临床结果 | 康复期血浆组（$n$=52） | 对照组（$n$=51） | 绝对差异（95% *CI*）[b] | 效果估计（95% *CI*） | $P^{c}$ |
|---|---|---|---|---|---|
| 临床改善率（比例 /%）[e] | | | | | |
| 第 7 天 | 3/23（13.0） | 4/22（18.2） | –5.1%（–26.3%~16.1%） | *OR*=0.68（0.13~3.43） | 0.70 |
| 第 14 天 | 14/23（60.9） | 6/22（27.3） | 33.6%（6.3%~60.9%） | *OR*=4.15（1.18~14.59） | 0.02 |
| 第 28 天 | 21/23（91.3） | 15/22（68.2） | 23.1%（–3.9%~50.2%） | *OR*=4.90（0.89~26.97） | 0.07 |
| 次要临床结果 | | | | | |
| 28 天出院率（比例 /%） | 21/23（91.3） | 15/22（68.2） | 23.1%（–3.9%~50.2%） | *OR*=4.90（0.89~26.97） | 0.07 |
| 随机化到出院时间中位数（*IQR*）/d [d] | 13.00（10.00~16.00） | 19.00（11.00~ 不定） | –4.09（–8.44~0.27） | *HR*=1.97（1.00~3.88） | 0.05 |
| 住院到出院时间中位数（*IQR*）/d [d] | 32.00（26.00~40.00） | 41.00（30.00~53.00） | –9.38（–23.63~4.88） | *HR*=1.74（0.89~3.41） | 0.11 |
| 28 天死亡率（比例 /%） | 0/23 | 2/23（9.1） | –9.1%（–25.6%~7.4%） | | 0.23 |
| 随机化到死亡时间中位数（*IQR*）/d [d] | 不定 | 不定（26.00~ 不定） | 1.42（–0.88~3.74） | *HR*=0.00 | >0.99 |
| 病毒核酸阴性率（比例 /%） | | | | | |
| 24 小时 | 7/21（33.3） | 2/17（11.8） | 21.6%（–9.1%~52.2%） | *OR*=3.75（0.66~21.20） | 0.15 |
| 48 小时 | 13/21（61.9） | 6/17（35.3） | 26.6%（–4.2%~57.4%） | *OR*=2.98（0.79~11.25） | 0.10 |
| 72 小时 | 19/21（90.5） | 7/17（41.2） | 49.3%（22.7%~75.9%） | *OR*=13.57（2.36~77.95） | 0.001 |
| 危重型患者 | | | | | |
| 主要临床结果 | | | | | |
| 临床改善时间中位数（*IQR*）/d [d] | 不定 | 不定 | 0.23（–3.11~3.57） | *HR*=0.88（0.30~2.63） | 0.83 |
| 临床改善率（比例 /%）[e] | | | | | |
| 第 7 天 | 2/29（6.9） | 1/29（3.4） | 3.4%（–11.4%~18.3%） | *OR*=2.07（0.18~24.23） | >0.99 |
| 第 14 天 | 3/29（10.3） | 3/29（10.3） | 0.0%（–19.1%~19.1%） | *OR*=1.00（0.18~5.42） | >0.99 |

续表

| 临床结果 | 康复期血浆组（$n$=52） | 对照组（$n$=51） | 绝对差异（95% $CI$）[b] | 效果估计（95% $CI$） | $P^c$ |
|---|---|---|---|---|---|
| 第 28 天 | 6/29（20.7） | 7/29（24.1） | −3.4%（−24.9%~18.0%） | $OR$=0.82（0.24~2.83） | 0.75 |
| 次要临床结果 | | | | | |
| 28 天出院率（比例 /%） | 5/28（17.9） | 3/28（10.7） | 7.1%（−14.7%~28.9%） | $OR$=1.81（0.39~8.44） | 0.71 |
| 随机化到出院时间中位数（$IQR$）/d [d] | 不定 | 不定 | −0.80（−3.74~2.14） | $HR$=1.77（0.42~7.40） | 0.44 |
| 住院到出院时间中位数（$IQR$）/d [d] | 不定（46.00~ 不定） | 不定 | −4.61（−15.07~5.85） | $HR$=1.90（0.45~8.04） | 0.38 |
| 28 天死亡率（比例 /%） | 8/28（28.6） | 10/23（35.7） | −7.1%（−31.5%~17.2%） | $OR$=0.72（0.23~2.22） | 0.57 |
| 随机化到死亡时间中位数（$IQR$）/d [d] | 不定（22.00~ 不定） | 不定（15.00~ 不定） | −0.04（−3.86~3.77） | $HR$=0.86（0.34~2.17） | 0.74 |
| 病毒核酸阴性率（比例 /%） | | | | | |
| 24 小时 | 14/26（53.8） | 4/23（17.4） | 36.5%（11.8%~61.1%） | $OR$=5.54（1.47~20.86） | 0.01 |
| 48 小时 | 19/26（73.1） | 7/23（30.4） | 42.6%（17.3%~68.0%） | $OR$=6.20（1.79~21.46） | 0.003 |
| 72 小时 | 22/26（84.6） | 8/23（34.8） | 49.8%（25.9%~73.7%） | $OR$=10.31（2.63~40.50） | <0.001 |

注：*HR*. 风险比；*IQR*. 四分位数间距；*OR*. 比值比。

a. 所显示的数值为基于总数量的参与患者提供的数值。主要临床结局由主要分析数据集进行分析。次要临床结局中的时间结果由主要分析数据集进行分析。由于结果事件的比例较低，无法计算不确定事件。

b. 基于受限均值生存时间计算出临床改善时间、出院时间和从随机分组到死亡的时间的绝对差异。

c. *P* 值通过 Cox 回归、卡方检验或 Fisher 精确检验计算。

d. 由于在研究结束时达到改善或出院的患者数量较少，因此无法确定临床改善时间、出院时间和从随机分组到死亡的中位数和四分位数。在研究结束时，恢复期血浆组中，所有、重型和危重型患者中，分别有 27 例（51.9%）、21 例（91.3%）和 6 例（20.7%）在临床上改善；对照组分别有 22 例（43.1%）、15 例（68.2%）和 7 例（24.1%）在临床上改善；恢复期血浆组中，所有、重型和危重型患者分别有 26 例（51.0%）、21 例（91.3%）和 5 例（17.9%）出院；对照组分别有 18 例（36.0%）、15 例（68.2%）和 3 例（10.7%）出院；恢复期血浆组中，所有、重型和危重型患者分别有 8 例（15.7%）、0 例和 8 例（28.6%）死亡；对照组分别有 12 例（24.0%）、2 例（9.1%）和 10 例（35.7%）死亡。

e. 这些分析是事后进行的，以更好地说明疾病进展情况。

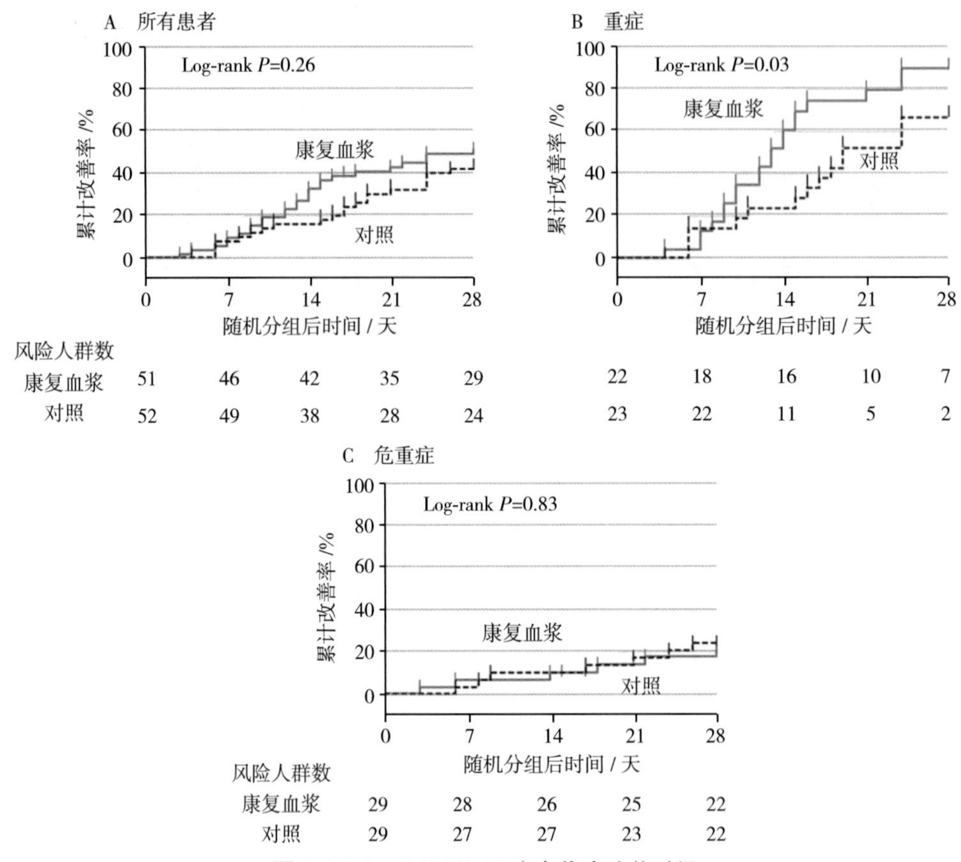


**图 8-1-5-2 COVID-19 患者临床改善时间**

累计改善率是指经历了 2 分改善或从医院出院的患者所占的百分比。曲线上的刻度表示被审查的事件。所有未达到临床改善的患者将在完整的 28 天期间或直至死亡时进行观察。COVID-19 表示新型冠状病毒感染。康复血浆组和对照组的中位数（*IQR*）随访时间分别为总体上的 15（10~28）天和 24（13~28）天；在重症 COVID-19 患者中分别为 13（10~16）天和 18.5（11~26）天；在危重型 COVID-19 患者中分别为 28（12~28）天和 26（15~28）天。

### （四）事后分析

研究期间不同时间节点的疾病严重程度亚组的总体临床改善应答率见表 8-1-5-3。在所有患者中，康复期血浆组与对照组的第 7 天和第 28 天临床改善率差异没有显著统计学意义，而第 14 天的临床改善率存在明显差异（康复血浆组为 32.7%，对照组为 17.6%；*OR*=2.27，95% *CI* 0.90~5.71；*P*=0.08）。在重型患者中，第 14 天和第 28 天的临床改善率两组间存在明显差异（第 14 天，康复血浆组为 60.9%，对照组为 27.3%；*OR*=4.15，95% *CI* 1.18~14.59；*P*=0.02。第 28 天，康复血浆组为 91.3%，对照组为 68.2%；*OR*=4.90，95% *CI* 0.89~26.97；*P*=0.07）。在危重型患者中，第 7 天、第 14 天和第 28 天的临床改善率两组间差异均无显著统计学意义。

### （五）不良事件

在接受恢复期血浆回输后，2 例患者报告了输注相关不良事件：1 例重型 COVID-19 组中的患者在输注 2 小时内出现寒战和皮疹，在接受地塞米松和异丙醇治疗后完全恢复，这一事件被定义为非严重的过敏输注反应和可能的非严重发热非溶血性输血反应；另一名危重型 COVID-19 患者在输注 6 小时内出现呼吸短促、发绀和严重呼吸困难，患者在立即进行地塞米松、氨茶碱和其他药物支持治疗后逐渐改善，这一事件被定义为可能的严重输注相关呼吸困难。

## 六、科学价值

对于重型或危重型 COVID-19 患者，接受恢复期血浆输注联合标准治疗或只接受标准治疗在临床改善的时间，28 天病死率以及随机分组后至出院的时间差异均无显著统计学意义。恢复期血浆治疗能够提高 24、48 和 72 小时的鼻咽拭子中 SARS-CoV-2 病毒 PCR 结果阴性率，表明恢复期血浆治疗在 COVID-19 患者中具有抗病毒作用。血浆输注可能引发输血相关不良事件，而在本研究中大多数患者对康复血浆输注耐受良好。本研究仅报道了 2 例输血相关不良事件。其中一例被确定为明确的非严重过敏输血反应和可能的非严重非溶血性发热输血反应，另一例被确定为可能的严重输血相关呼吸困难。这个比例较一般血浆输注相关反应略高，可能是由于样本量较小和积极的监测。在按疾病严重程度进行的亚组分析中，对于重型 COVID-19 患者，恢复期血浆可能存在潜在的临床益处，然而，由于按疾病严重程度进行的交互作用检验没有显著统计学意义，对于重型和危重型亚组的结果不应解释为有差异。鉴于该研究提前终止，且参与此研究的 COVID-19 患者在病程持续时间和严重程度方面存在异质性，可能该研究的统计功效不足以检测到显著的交互作用，可能需要进行更大规模的针对严重 COVID-19 患者的恢复期血浆试验。值得注意的是，在 60~80 岁的患者发病后 14 天内，恢复期血浆治疗显示出可能的抗病毒作用。据我们所知，尚没有其他抗病毒治疗在此年龄组或疾病病程晚期表现出治疗效果。由于恢复期血浆治疗是在症状出现后至少 14 天内进行的，目前尚不清楚更早地运用恢复期血浆是否能够产生更好的临床结果，需要进一步研究以优化患者选择和恢复期血浆治疗的时机，患者恢复期血浆的使用目前尚未得到充分的研究。大多数使用恢复期血浆治疗的研究中均缺乏有关供血者选择的标准化规范，以及恢复期血浆中抗体的性质或水平检测等质量控制措施，这或许与不同疾病或同一疾病在不同个体的治疗效果差异有关。世界卫生组织发布的关于恢复期血浆的指导文件强调了恢复期血浆的标准化制备过程和实验室检测的质量控制、临床适应证的选择、招募足够数量的供血者以及维持足够库存方案部署的重要性。该研究的潜在优势之一是对供血者选择和恢复期血浆的质控，预先定义了被用于恢复期血浆供血的人群，本研究仅使用 S-RBD 特异性 IgG 抗体滴度高的血样本进行康复血浆治疗。

该研究仍存在一些不足之处：由于研究提前终止导致样本数量偏少，症状发作和随机分组后进行治疗的间隔时间较长（30 天），研究结果与医生的临床决策管理密切相关，标准治疗未进行有效验证，随访时间较短（28 天），对照组未使用血浆，地区条件差异。上述因素均可能对 COVID-19 患者（尤其为重型和危重型患者）接受恢复期血浆治疗的结果产生影响。

## 参考文献

[1] WANG D, HU B, HU C, et al. Clinical characteristics of 138 hospitalized patients with 2019 novel coronavirus-infected pneumonia in Wuhan, China[J]. JAMA, 2020, 323(11): 1061-1069.

[2] WU Z, MCGOOGAN J M. Characteristics of and important lessons from the coronavirus disease 2019 (COVID-19) outbreak in China: summary of a report of 72 314 cases from the Chinese Center for Disease Control and Prevention[J]. JAMA, 2020, 323(13): 1239-1242.

[3] GARRAUD O, HESHMATI F, POZZETTO B, et al. Plasma therapy against infectious pathogens, as of yesterday, today and tomorrow[J]. Transfus Clin Biol, 2016, 23(1): 39-44.

[4] CHENG Y, WONG R, SOO Y O, et al. Use of convalescent plasma therapy in SARS patients in Hong Kong[J]. Eur J Clin Microbiol Infect Dis, 2005, 24(1): 44-46.

[5] ARABI Y M, HAJEER A H, LUKE T, et al. Feasibility of using convalescent plasma immunotherapy for MERS-CoV infection, Saudi Arabia[J]. Emerg Infect Dis, 2016, 22(9): 1554-1561.

[6] KRAFT C S, HEWLETT A L, KOEPSELL S, et al. The use of TKM-100802 and convalescent plasma in 2 patients with Ebola virus disease in the United States[J]. Clin Infect Dis, 2015, 61(4): 496-502.

[7] SHEN C, WANG Z, ZHAO F, et al. Treatment of 5 critically ill patients with COVID-19 with convalescent plasma[J]. JAMA, 2020, 323(16): 1582-1589.

[8] DUAN K, LIU B, LI C, et al. Effectiveness of convalescent plasma therapy in severe COVID-19 patients[J]. Proc Natl Acad Sci U S A, 2020, 117(17): 9490-9496.

[9] U. S. Food and Drug Administration. Recommendations for investigational COVID-19 convalescent plasma[EB/OL]. (2022-01-10)[2023-12-22]. https://www.fda.gov/vaccines-blood-biologics/investigational-new-drug-applications-inds-cber-regulated-products/recommendations-investigational-covid-19-convalescent-plasma.

[10] World Health Organization. Position paper on use of convalescent plasma, serum or immune globulin concentrates as an element in response to an emerging virus[EB/OL]. (2017-09-13)[2023-12-22]. https://www.who.int/publications/m/item/2017_BRN_PositionPaper_ConvalescentPlasma.

[11] National Health Commission of the People's Republic of China. Covid-19 treatment plan (trial version 6). [Z].

[12] WANG Y, ZHANG D, DU G, et al. Remdesivir in adults with severe COVID-19: a randomised, double-blind, placebo-controlled, multicentre trial[J]. Lancet, 2020, 395(10236): 1569-1578.

[13] Daily update onCOVID-19. National Health Commission of the People's Republic of China. [Z].

[14] KLEINBAUM D G. Evaluating the proportional hazards assumption[M]. New York: Springer New York, 1996: 129-169.

[15] Annual SHOT (Serious Hazards of Transfusion) Report 2018. Published July 2019. [Z].

[16] BEIGEL J H, AGA E, ELIE-TURENNE M C, et al. Anti-influenza immune plasma for the treatment of patients with severe influenza A: a randomised, double-blind, phase 3 trial[J]. Lancet Respir Med, 2019, 7(11): 941-950.

[17] SOO Y O, CHENG Y, WONG R, et al. Retrospective comparison of convalescent plasma with continuing high-dose methylprednisolone treatment in SARS patients[J]. Clin Microbiol Infect, 2004, 10(7): 676-678.

（黄锐晨　张 伟）

## 第六节　急性缺血性卒中机械取栓再通后血压管理的研究

急性缺血性脑卒中(acute ischemic stroke, AIS)是严重危害全球人类健康的重大慢性非传染性疾病之一，也是导致我国成年人群死亡和残疾的首位病因。近年来，我国大血管闭塞型急性缺血性卒中的血管内治疗尤其是机械取栓治疗领域取得重大进展，根据《脑卒中防治报告》，2021 年我国机械取栓年手术量(上报)为 5.3 万例，是 2020 年的 1.42 倍、2010 年的 173 倍，预计 2030 年我国将有 50 万以上患者从中获益。尽管高达 90% 的患者能够借助机械取栓实现血管的有效再通，但遗憾的是，这其中超过一半的患者仍会遗留残疾甚至面临生命危险。因此，如何通过实施规范化的围手术期管理，以最大限度地提升患者的治疗效果，一直是全球脑卒中领域亟待解决的重要科学难题。血压管理是围手术期管理中能够改善患者临床预后最重要的一项措施。根据国际和国内诊疗指南，机械取栓血管再通后收缩压控制在 <180mmHg 范围是合理的，但究竟是强化降压（收缩压 <120mmHg）还是控制在一个相对较高的水平（收缩压在 140~180mmHg）仍然存在争议，是否将血压快速、平稳地控制在一个较低的水平，是这类卒中患者救治的焦点问题，这一问题事关整个围手术期血压管理治疗策略的制定，全球学者都在关注其答案，国际上同期在研的同类研究共计 10 余项，试图为这一临床难题给出答案。

针对这一课题，本研究团队开展了针对大血管闭塞型急性缺血性卒中机械取栓再通后血压管理的研究。该研究是国际上最大规模的国际、前瞻性、随机对照研究，研究于国际上首次明确该类疾病术后血压管理的安全下限，结果发表于 *The Lancet*。在此，本研究团队希望借此机会对文章的研究背景、课题设计、结果概况及科学价值作一介绍，希望得到更多的宝贵建议及合作机会。

## 一、研究背景及前期研究

卒中是世界范围内引起死亡与成年人群残疾的首要病因。随着治疗手段的不断更新，高收入国家的卒中死亡率逐年下降，然而，中低收入国家的卒中疾病负担依旧呈现增长的趋势。卒中在发展中国家中是继缺血性心脏病后引起死亡与残疾的第二大原因，在发达国家中也居于第三位（继于缺血性心脏病和颈背部疼痛）。

尽管卒中疾病负担重，但急性缺血性卒中的急性期处理措施的循证医学证据进展缓慢。对于急性缺血性卒中患者，目前最主要的治疗方式包括静脉溶栓［阿替普酶或重组组织型纤溶酶原激活剂（rt-PA）］与机械取栓（支架取栓或抽吸装置）。虽然机械取栓显著提高了大血管闭塞型急性缺血性卒中患者的成功再通率，但是仍有很大一部分的患者临床预后不佳。除了血管再通之外，其他因素，包括基线 NIHSS 评分、再通时间、年龄、高血压、血糖水平、房颤病史、梗死位置等也影响急性缺血性卒中患者的临床预后。其中血压既是一项极为重要的可控因素，也是改善患者临床预后的一项重要措施。然而，关于机械取栓术后尤其是成功再通后的血压管理目标仍然不确定。

Muilder 等人开展的对 MR CLEAN 研究进行事后分析显示基线收缩压与神经功能预后之间存在“U”形相关，即当血压偏高或偏低时均与不良预后相关，且最佳的血压为 120mmHg。一项前瞻性队列研究纳入 217 例机械取栓后成功再通的大血管闭塞型急性缺血性卒中患者，并按照术后血压将其分为 3 组：强化降压组（<140/90mmHg）、中度降压组（<160/90mmHg）及允许性高血压组（<220/110mmHg，静脉溶栓患者为 <180/105mmHg）。该研究结果显示，较高的收缩压最大值与 3 个月死亡率增加以及不良功能预后相关。Martins 等人通过一项纳入 674 例接受急性期再灌注治疗（静脉溶栓或动脉内治疗）的急性缺血性卒中患者的回顾性队列研究显示，对于未成功开通血管的患者，24 小时内血压与功能预后呈“J”形相关，而对于成功再通的患者，则呈现连续的线性相关。除此之外，Goyal 等人发现机械取栓后首个 24 小时内血压波动程度与不良预后相关。

### （一）急性缺血性卒中患者再通治疗后强化血压治疗是安全的

ENCHANTED 研究（Enhanced Control of Hypertension and Thrombolysis Stroke Study）是一项国际性、随机、开放标签、盲法终点评估的Ⅲ期临床试验，评估了静脉溶栓治疗后强化血压管理及指南推荐的标准化血压管理对急性缺血性卒中患者功能预后的影响。在 2 196 例接受 rt-PA 治疗的患者中，1 081 例为强化降压组（收缩压目标值为 1 小时内降至 130~140mmHg），1 115 例为指南组（收缩压目标值 <180mmHg）。两组患者静脉溶栓后 24 小时的平均收缩压分别为 144mmHg 和 150mmHg（$P$<0.000 1）。尽管神经功能无显著改善，强化降压管理可显著降低颅内出血风险（$OR$=0.75，95% $CI$ 0.60~0.94，$P$=0.013 7），且没有发生严重不良事件。

### （二）机械取栓术后强化降压可降低症状性颅内出血风险

有研究显示，机械取栓后较低的收缩压可降低症状性颅内出血风险。MR CLEAN 试验的事后分析显示术后较高的收缩压与症状性颅内出血风险增加相关（收缩压每升高 10mmHg，校正后的 $OR$=1.25，95% $CI$ 1.09~1.44）。Martins 等人通过一项回顾性队列研究发现收缩压是症状性颅内出血的独立危险因素（$OR$=1.032，95% $CI$ 1.014~1.049，$P$<0.001），而另一项研究显示机械取栓术 24 小时后的更高的收缩压与 48 小时大出血及 90 天功能预后不良相关。

因此，机械取栓成功开通血管后强化降压治疗可能是安全且有效的。在全球化范围内亟须通过一项国际性 RCT 研究，为规范的临床血压管理方案提供指导。

## 二、课题设计

### （一）研究设计及入组人群

本研究是一项多中心、前瞻性、随机、开放标签、盲态终点评估（PROBE）临床试验。研究在中国 44 家中心开展，持续开展 4 年。该研究旨在探讨对于机械取栓成功再通后的大血管闭塞性急性缺血性卒中患者，强化降压治疗（收缩压目标值 <120mmHg）在改善患者功能预后（90 天 mRS 评分序贯分析）方面是否优于允许性高血压管理策略（收缩压≥140mmHg）（图 8-1-6-1）。

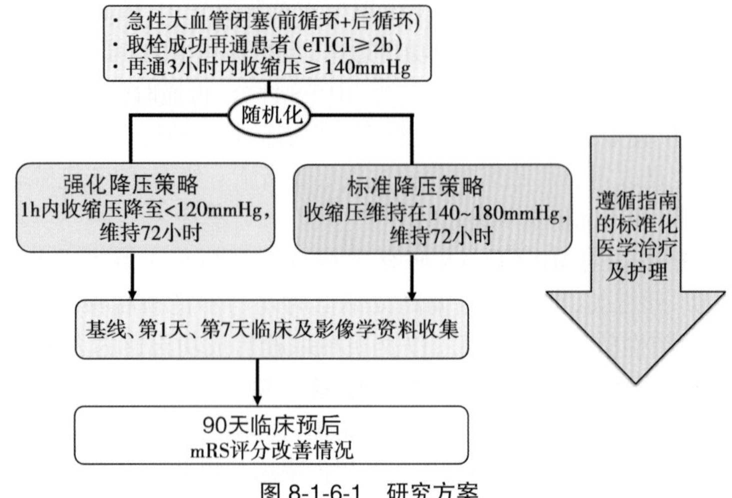


图 8-1-6-1 研究方案

研究纳入人群主要为临床诊断为急性缺血性卒中且影像学证实为大血管闭塞（前循环或后循环）的成年患者，患者需遵循当地指南在卒中发病 24 小时内行机械取栓治疗并成功开通血管（eTICI 评分≥2b），并且取栓术后 3 小时内收缩压持续≥140mmHg（连续两次血压值）。

### （二）分组和盲法

在机械取栓术后3小时内确认患者符合入组标准，并经由密钥保护的随机化系统进行随机。随机分为两个治疗组：强化降压组（收缩压 <120mmHg）和标准降压组（收缩压 140~180mmHg）。分组情况对于患者和治疗医生都是透明的。经过培训的研究者（盲态）将通过标准化表格和程序，评估3个月后的结局相关信息，并进行详细记录。评估人（盲态）利用该信息，进行改良 Rankin 量表结局评估，同时以设盲方式评估神经系统影像学的结果。

### （三）治疗过程具体实施

主管医师就每例患者的临床状况进行评估，以均衡不同血压管理策略对患者潜在的获益及风险，同时鼓励研究者严格遵循研究方案，提供积极的护理，根据具体情况对患者的治疗方案进行调整。

**1. 强化降压管理组** 该组患者的治疗目标为随机后1小时内将收缩压降至120mmHg以下，并维持该血压72小时（如72小时内出院或死亡则停止）。受试者随机至不同治疗组后应当立即启动标准化的静脉抗高血压药物治疗，药物为分中心使用的获批药物，在患者接受机械取栓治疗并随机化后立即使用，场所可以是导管室、卒中单元、NICU等。降压治疗通过反复静脉团注达到目标，收缩压100mmHg为停止降压治疗的安全阈值。静脉降压药物转换为口服抗高血压药物的时机由主管医师按照降压效果以及受试者一般情况判断，然而可以预期的是，在开始治疗的最初几个小时内，多数受试者仍然需要通过静脉抗高血压药物达到降压效果，且启动口服抗高血压药物时仍需重叠静脉降压治疗，以保证收缩压维持在100~120mmHg。血压管理应给予受试者严密的护理，以预防严重的低血压事件，及时发现潜在的血容量不足并予以静脉补液。本研究旨在研究降压治疗对受试者临床预后的影响，而非某种具体的药物或试剂，且为对目前临床诊疗常规产生最大化的、同质化的影响，在应用降压药物治疗时，可适当放宽静脉抗高血压药物的应用（如乌拉地尔、肼屈嗪、美托洛尔、氯维地平等），然而，其他治疗方案应尽量实现各中心的标准化。按照指南推荐的二级预防意见，既往口服抗高血压药物的受试者在临床情况平稳的情况下，应继续前序口服抗高血压药物治疗，鼓励研究者严格按照研究方案执行，并为受试者提供积极的护理，也可根据临床实际情况调整治疗方案。

静脉抗高血压药物治疗方案：根据目前的临床药物，按照指南和说明书推荐方案，通过血压监测以及静脉抗高血压药物治疗，将收缩压在机械取栓成功再通后3小时内降至100~120mmHg，在最初的几小时内，仍需要通过静脉药物控制血压。

口服抗高血压药物治疗方案：从静脉降压转换为口服降压应由主管医师按照血压控制情况、血压波动情况以及临床状况决定，口服抗高血压药物治疗应在24小时内启动。按照PROGRESS研究以及目前对于心血管病患者长期血压相关事件预防的临床诊疗常规，血管紧张素转换酶抑制药（ACEI类药物）以及利尿药的联合应用优先于其他降压治疗方案。口服治疗方案同时还要求收缩压早期的良好控制，如受试者吞咽功能障碍，应通过鼻胃管注入完成。

对于试验组，收缩压的控制目标为120mmHg以下维持72小时，如受试者在72小时内转至其他医院，应尽量继续收缩压控制治疗，受试者出院后应维持在140mmHg以下（按照指南推荐的二级预防意见），90天随访时应复查血压水平，如需要，应调整用药以维持收缩压小于130~140mmHg。

**2. 标准降压管理组** 分组至该组的患者将按照2018年版AHA/美国卒中学会（American Stroke Association，ASA）指南推荐的治疗方案将收缩压降至180mmHg以下。对于该组患者，若收缩压低于 150mmHg，则停止抗高血压药物的应用，将血压维持在相对强化降压组较高的水平，口服与静脉应用的抗高血压药物与强化降压组相同。口服抗高血压药物治疗可在临床医师认为患者情况稳定后随时启动，但不得晚于 7 天，按照目前指南对心血管病高风险患者的推荐意见，出院后收缩压目标值为小于 130~140mmHg。

**3. 随机入组的终止** 除非患者或代理人选择退出研究，研究者不应违背或偏离研究方案，但在以下情况下，随机分组应当终止或调整：①发生 SAE，且根据研究者的意见与研究方案相关；②研究者认为符合受试者最大利益。所有受试者的随访数据均应收集，因信息保密而退出研究的受试者除外。

### （四）数据分析

根据 HERMES 协作组进行的荟萃分析结果，mRS 评分 0~6 分的比例分别为 10.0%、16.9%、19.1%、16.9%、15.6%、6.2% 和 15.3%，这相当于不良预后（mRS 3~6 分）的患者比例绝对值降低了 6.48%，其 *RR* 降低了 12%（*RR*=0.88）。该研究的设计提供 90% 的检验效能，对机械取栓后成功开通血管的急性缺血性卒中患者，不同随机组 90 天预后的比值比（*OR*）为 0.77。假设本研究受试者中 5% 的失访率和 10% 的脱落率，需要招募的受试者人数为 2 236 例。研究在入组 1/3 和 2/3 时开展 2 次中期分析。事实上，研究在第一次中期分析时数据分析提示强化降压治疗组存在安全性问题，经数据清洗分析、出具统计报告并报告向 DSMB 委员会，经 DSMB 委员会讨论，研究提前终止。

本研究已在 ClinicalTrials.gov 注册，编号为 NCT04140110，并在中国临床试验注册中心注册，编号为 1900027785。

## 三、结果分析

本研究由中国 44 家参研中心共同完成，2020 年 7 月 20 日至 2022 年 3 月 7 日，共筛选 1 828 例大血管闭塞型急性缺血性卒中患者，其中 25 例患者拒绝参加研究，925 例患者不符合入组标准，25 例为其他原因未入组。因此，共 821 例受试者完成随机分组，其中 4 例受试者撤回知情，1 例为错误随机，407 例受试者随机至强化组，409 例随机至标准组。

两组受试者的人口学和临床特点是平衡的，组间差异无统计学意义（表 8-1-6-1）。最常用的机械取栓器械是取栓支架，使用率为 78%，最常见血管闭塞部位为大脑中动脉 $M_1$ 段，静脉肝素应用比例为 56%，静脉应用 GPI 替罗非班比例为 45%。受试者平均年龄为（67 ± 12）岁，其中 38% 为女性受试者，血管闭塞部位位于前循环比例为 83%，基线 NIHSS 评分为 15 分（*IQR* 10~20 分），术前静脉应用阿替普酶溶栓的受试者比例为 30%。在本研究中，达到 eTICI 3 级再通的比例为 84%，发病 - 再通时间为 7.3 小时（*IQR* 4.6~10.9 小时），再通 - 随机时间为 1.4 小时（*IQR* 0.7~2.0 小时），随机前平均收缩压为（160 ± 15）mmHg。

**表 8-1-6-1 受试者基线数据**

| 指标 | 强化降压组（*n*=407） | 标准降压组（*n*=409） |
|---|---|---|
| 平均年龄 / 岁 | 68（12） | 67（12） |
| 性别 | | |
| 女性 | 158（39%） | 152（37%） |
| 男性 | 249（61%） | 257（63%） |

续表

| 指标 | 强化降压组（$n$=407） | 标准降压组（$n$=409） |
| --- | --- | --- |
| 既往史 | | |
| 高血压 | 267（66%） | 261（64%） |
| 卒中 | 107（26%） | 139（34%） |
| 冠心病 | 51（13%） | 59（14%） |
| 心脏瓣膜病 | 16（4%） | 17（4%） |
| 其他心脏疾病 | 19（5%） | 16（4%） |
| 心房颤动 | 84（21%） | 98（24%） |
| 糖尿病 | 81（20%） | 82（20%） |
| 高脂血症 | 14（3%） | 13（3%） |
| 病前 mRS 评分 / 分 | 71（18%） | 781（19%） |
| 平均收缩压 /mmHg | 158.1（25） | 158.7（23） |
| 平均舒张压 /mmHg | 89.4（16） | 89.5（15） |
| 中位 NIHSS 评分 / 分 | 15（10~20） | 15（10~20） |
| 中位 GCS 评分 / 分 | 12（9~15） | 12（8~15） |
| 发病 -CT 脑缺血征象时间 /h | 4.6（2.1~8.9） | 4.0（2.1~7.2） |
| 影像检查结果 | | |
| CT 脑缺血征象 | 149/391（38%） | 145/394（37%） |
| MRI 脑缺血征象 | 44/66（67%） | 54/67（81%） |
| CTP 检查异常 | | |
| 核心梗死区体积 /ml | 8（0~27） | 7（0~28） |
| 缺血区体积 /ml | 107（55~171） | 96（49~173） |
| 缺血半暗带体积 /ml | 83（46~146） | 84（42~144） |
| TOAST 分型 | | |
| 颅内动脉粥样硬化 | 177（44%） | 214（53%） |
| 颅外动脉粥样硬化 | 20（5%） | 10（3%） |
| 心源性栓塞（心房颤动） | 118（29%） | 114（28%） |
| 心源性栓塞（其他来源） | 27（7%） | 23（6%） |
| 夹层 | 7（2%） | 6（2%） |
| 不明来源 | 58（14%） | 41（10%） |
| 前循环闭塞 | 264（81%） | 269（85%） |
| 穿刺 - 再通时间 /h | 0.9（0.7~1.5） | 1.0（0.7~1.6） |
| 静脉溶栓 | 132（32%） | 115（28%） |
| 全麻 | 173（43%） | 172/408（42%） |
| 术后 eTICI 评分 | | |
| 2b | 37（9%） | 43（11%） |
| 2c | 28（7%） | 26（6%） |
| 3 | 342（84%） | 340（83%） |

在强化组中，前 24 小时内服用任何静脉降压药物的患者比例显著高于标准组[379/407（93%）vs. 241/409（59%），$P$<0.000 1]。最常见的静脉注射药物是乌拉地尔[439/577（76%）]、尼卡地平[99/577（17%）]、尼莫地平[87/577（15%）]、硝酸甘油[50/577（9%）]和呋塞米[45/577（8%）]。在第 2 天至第 7 天，接受降压治疗的强化组受试者比例明显高于接受标准组[371/405（92%），267/404（66%），$P$<0.000 1]。强化组 1 小时平均收缩压为（125 ± 18）mmHg，24 小时平均收缩压为（121 ± 13）mmHg，而标准组 1 小时平均收缩压分别为（143 ± 18）mmHg 和（139 ± 19）mmHg（24 小时调整后的平均差值为 −18mmHg，95% $CI$ −19~−17，$P$<0.000 1）。其中，187 例（46%）强化治疗组患者和 51 例（12%）标准组患者在随机分组后的前 24 小时收缩压低于 100mmHg。除了鼻饲喂养和透析的比例强化组患者高于标准组外，在机械取栓术后 7 天内，在临床管理的其他方面没有观察到显著差异。

在 816 例受试者中，强化组和标准组各有 3 例受试者失访，另外，强化组中 6 例受试者出现方案违背、标准组中 5 例出现方案违背。强化组患者在改良 Rankin 量表上的得分低于标准组患者（$OR$=1.37，95% $CI$ 1.07~1.76，如图 8-1-6-2 所示）。校正后的敏感性分析中，强化组的改良 Rankin 量表得分仍然较低。在所有预设的亚组中，主要结果没有显著的异质性。强化组第 7 天的死亡或神经系统恶化发生率高于标准组（$OR$=1.53，95% $CI$ 1.80~1.97），且在随机后 24 小时内即显现出了差异。总体而言，强化组患者 90 天的死亡或残疾发生率（改良 Rankin 量表评分 3~6 分）高于标准组[212/404（53%）vs. 159/406（39%），$OR$=1.85，95% $CI$ 1.36~2.51，$P$=0.000 1]。在存活的患者中，强化组 90 天严重残疾（改良 Rankin 量表评分 3~5 分）的患者比标准组的患者多[46/138（43%）vs. 98/345（28%），$OR$=2.07，95% $CI$ 1.47~2.93，$P$<0.000 1]。对于健康相关生活质量，强化组的身体健康程度差于标准组，但在其他结果中组间差异不显著，包括症状性脑内出血[强化治疗组 23/407（6%），非强化治疗组 25/409（6%）]。在控制了多项家庭误差后，PP 分析的结果是一致的（表 8-1-6-2）。探索性分析显示，亚组与降压治疗对主要和次要临床结果的影响之间没有显著的相互作用。

总的来说，强化组和标准组在严重不良事件方面差异没有显著统计学意义[114/407（28%）vs. 111/409（27%）]；在事后分析中，90 天时判定的复发性脑卒中事件的数量差异没有显著统计学意义[25/407（6%）vs. 20/409（5%）]，没有报告严重低血压发作相关的严重不良事件。

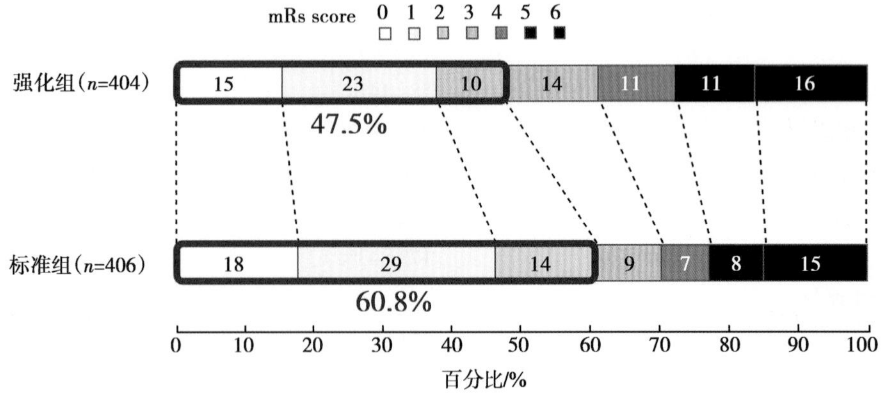


图 8-1-6-2 主要临床终点事件

表 8-1-6-2 安全性和有效性临床结局

| 主要终点事件 | | | | |
|---|---|---|---|---|
| mRS 序贯结果 | | | 1.37（1.07~1.76） | 0.01 |
| 0 | 62/404（15%） | 72/406（185） | | |
| 1 | 91/404（23%） | 116/406（28%） | | |
| 2 | 39/404（10%） | 59/406（15%） | | |
| 3 | 55/404（14%） | 38/406（9%） | | |
| 4 | 45/404（11%） | 2B/406（7%） | | |
| 5 | 46/404（11%） | 32/406（8%） | | |
| 6 | 66/404（16%） | 61/406（15%） | | |
| 次要终点事件 | | | | |
| NIHSS 序贯分析 | | | 1.53（1.18~1.97） | 0.001 |
| <5 | 129/405（32%） | 184/408（455） | | |
| 5~9 | 82/405（20%） | 61/408（15%） | | |
| 10~14 | 70/405（17%） | 55/408（14%） | | |
| 15~19 | 35/406（9%） | 34/408（8%） | | |
| 20~24 | 13/405（3%） | 15/408（4%） | | |
| ≥25 | 39/406（10%） | 29/408（7%） | | |
| 死亡 | 38/405（9%） | 30/408（7%） | | |
| 90 天内死亡或残疾（mRS 3~6 分） | 212/404（53%） | 159/406（39%） | 1.85（1.36~2.51） | <0.000 1 |
| 90 天内重大残疾（mRS 3~5 分） | 146/338（43%） | 98/345（28%） | 2.07（1.47~2.93） | <0.000 1 |
| 90 天内死亡 | 66/406（16%） | 61/408（15%） | 1.14（0.76~1.70） | 0.53 |
| 症状性出血转化 | 23/407（6%） | 25/409（6%） | 0.93（0.51~1.68） | 0.080 |
| 生存质量（EQ-5D-3L） | | | | |
| 行动能力 | | | 1.60（118~2.16） | 0.003 |
| 没有困难 | 172/342（50%） | 214/347（62%） | | |
| 有些困难 | 96/342（28%） | B0/347（23%） | | |
| 不能下床活动 | 74/342（22%） | 53/347（15%） | | |
| 自我照顾 | | | 1.68（1.24~2.27） | <0.000 1 |
| 没有困难 | 162/342（47%） | 206/347（59%） | | |
| 有些困难 | 75/342（22%） | 68/347（20%） | | |
| 无法自己洗脸穿衣 | 105/342（31%） | 73/347（21%） | | |
| 日常活动 | | | 1.78（1.32~2.41） | <0.000 1 |
| 没有困难 | 154/342（45%） | 204/347（59%） | | |

续表

| 次要终点事件 | | | | |
|---|---|---|---|---|
| 有些困难 | 106/342(31%) | 84/347(24%) | | |
| 无法进行日常活动 | 82/342(24%) | 59/347(17%) | | |
| 疼痛/不舒服 | | | 1.20(0.86~1.69) | 0.28 |
| 没有任何疼痛/不舒服 | 234/342(68%) | 252/345(73%) | | |
| 有些疼痛/不舒服 | 96/342(28%) | 78/345(23%) | | |
| 极度疼痛/不舒服 | 12/342(4%) | 15/345(4%) | | |
| 焦虑/抑郁 | | | 1.13(0.79~1.60) | 0.51 |
| 不觉得焦虑/抑郁 | 244/342(71%) | 258/345(75%) | | |
| 有些焦虑/抑郁 | 87/342(25%) | 74/345(21%) | | |
| 很焦虑/抑郁 | 11/342(3%) | 13/345(4%) | | |
| 平均 EQ-5D-3L 分数 | 72.2(22.6; *n*=342) | 76.8(21.7; *n*=346) | −4.49(−1.42~7.55) | 0.004 |

## 四、科学价值

尽管机械取栓治疗脑梗死患者的血管再通率可达 90%,但实现血管再通的患者中仍有半数遗留不同程度的残疾或死亡,显而易见,血管再通并不意味着患者可取得良好预后,其他诸多因素同样影响患者临床转归,包括发病时间、侧支代偿能力、年龄、基础血压、血管闭塞部位等。其中,术后血压管理是改善患者临床预后的重要调控措施。

本研究的主要临床结局指标为 90 天 mRS 评分,结果显示,对于大血管闭塞型急性缺血性卒中机械取栓后成功再灌注(eTICI 2b/2c/3)的患者,术后强化降压治疗可能导致 90 天功能预后变差(校正后 *OR*=1.37, 95% *CI* 1.07~1.76),且可能导致早期神经功能恶化(校正后 *OR*=1.53, 95% *CI* 1.18~1.97)和更高的 90 天残疾率(*OR*=2.07, 95% *CI* 1.47~2.93),但两组间症状性出血转化比例差异无显著统计学意义。该研究直接证实了强化降压有害的结论,于国际上首次探索出了血压管理的收缩压安全值下限(120mmHg),为急性缺血性卒中机械取栓再通后血压管理提供了高级别证据支持。

回望 ENCHANTED2/MT 研究之路,团队完成了 1 828 次筛选,2 758 次标准化随访,5 024 份神经血管影像,16 616 次血压记录,近 30 万条临床数据,研究者用创新的科研思维、严谨的科研态度、规范化的科研能力,成就了这一里程碑式的临床研究。再次感谢参与 ENCHANTED2/MT 的所有科研团队、资助机构,尤其是同意参与本项研究的所有患者及其家属,研究者们将继续奋斗、砥砺前行,更好地利用我国临床研究中天时、地利、人和兼具的独特优势,让更多的技术革新被国际认可,更多的原创器械被全球应用,为全世界脑卒中防治做出更多贡献!

## 参考文献

[1] 周一汉 . 围手术期血压影响急性缺血性卒中血管内治疗患者预后的临床研究和分子机制初探[D]. 上海: 中国人民解放军海军军医大学, 2022.

[2] LOZANO R, NAGHAVI M, FOREMAN K, et al. Global and regional mortality from 235 causes of death for 20 age groups in 1990 and 2010: a systematic analysis for the Global Burden of Disease Study 2010[J]. Lancet, 2012, 380(9859): 2095-2128.

[3] STRONG K, MATHERS C, BONITA R. Preventing stroke: saving lives around the world[J]. Lancet Neurol, 2007, 6(2): 182-187.

[4] BERKHEMER O A, FRANSEN P S, BEUMER D, et al. A randomized trial of intraarterial treatment for acute ischemic stroke[J]. N Engl J Med, 2015, 372(1): 11-20.

[5] GOYAL M, DEMCHUK A M, MENON B K, et al. Randomized assessment of rapid endovascular treatment of ischemic stroke[J]. N Engl J Med, 2015, 372(11): 1019-1030.

[6] JOVIN T G, CHAMORRO A, COBO E, et al. Thrombectomy within 8 hours after symptom onset in ischemic stroke[J]. N Engl J Med, 2015, 372(24): 2296-2306.

[7] CAMPBELL B C, MITCHELL P J, KLEINIG T J, et al. Endovascular therapy for ischemic stroke with perfusion-imaging selection[J]. N Engl J Med, 2015, 372(11): 1009-1018.

[8] SAVER J L, GOYAL M, BONAFE A, et al. Stent-retriever thrombectomy after intravenous t-PA vs. t-PA alone in stroke[J]. N Engl J Med, 2015, 372(24): 2285-2295.

[9] NOGUEIRA R G, JADHAV A P, HAUSSEN D C, et al. Thrombectomy 6 to 24 hours after stroke with a mismatch between deficit and infarct[J]. N Engl J Med, 2018, 378(1): 11-21.

[10] ALBERS G W, MARKS M P, KEMP S, et al. Thrombectomy for stroke at 6 to 16 hours with selection by perfusion imaging[J]. N Engl J Med, 2018, 378(8): 708-718.

[11] NOGUEIRA R G, LIEBESKIND D S, SUNG G, et al. Predictors of good clinical outcomes, mortality, and successful revascularization in patients with acute ischemic stroke undergoing thrombectomy: pooled analysis of the Mechanical Embolus Removal in Cerebral Ischemia(MERCI) and Multi MERCI Trials[J]. Stroke, 2009, 40(12): 3777-3783.

[12] MULDER M, ERGEZEN S, LINGSMA H F, et al. Baseline blood pressure effect on the benefit and safety of intra-arterial treatment in MR CLEAN(Multicenter Randomized Clinical Trial of Endovascular Treatment of Acute Ischemic Stroke in the Netherlands)[J]. Stroke, 2017, 48(7): 1869-1876.

[13] GOYAL N, TSIVGOULIS G, PANDHI A, et al. Blood pressure levels post mechanical thrombectomy and outcomes in large vessel occlusion strokes[J]. Neurology, 2017, 89(6): 540-547.

[14] MARTINS A I, SARGENTO-FREITAS J, SILVA F, et al. Recanalization modulates association between blood pressure and functional outcome in acute ischemic stroke[J]. Stroke, 2016, 47(6): 1571-1576.

[15] GOYAL N, TSIVGOULIS G, PANDHI A, et al. Blood pressure levels post mechanical thrombectomy and outcomes in non-recanalized large vessel occlusion patients[J]. J Neurointerv Surg, 2018, 10(10): 925-931.

[16] ANDERSON C S, HUANG Y, LINDLEY R I, et al. Intensive blood pressure reduction with intravenous thrombolysis therapy for acute ischaemic stroke(ENCHANTED): an international, randomised, open-label, blinded-endpoint, phase 3 trial[J]. Lancet, 2019, 393(10174): 877-888.

[17] MISTRY E A, MISTRY A M, NAKAWAH M O, et al. Systolic blood pressure within 24 hours after thrombectomy for acute ischemic stroke correlates with outcome[J]. J Am Heart Assoc, 2017, 6(5): e006167.

[18] 首次发现脑卒中患者取栓再通后血压管理下限[N]. 文汇报, 2022-10-29.
[19] 龚雯, 丁汀. 研究发现卒中患者取栓再通后血压管理下限[EB/OL]. [2022-11-01]. http://www.kepu.gov.cn/www/article/dtxw/ee88e91cf2384ec292cbef4f8f7f3db1.

（张小曦　张磊　杨鹏飞　刘建民）

## 第七节　直接取栓还是桥接治疗？急性大血管闭塞术前溶栓治疗的临床研究

目前对于发病4.5小时内的大血管闭塞导致的急性脑梗死患者，标准的治疗措施是静脉溶栓后尽快进行血管内取栓治疗。但在现实世界中，由于诸多因素的限制，这两种方法的紧密结合有时并不理想。如何进一步提高急性缺血性卒中患者血管内治疗的效率及效果是永恒不变的话题，因此是否可以跳过静脉溶栓直接动脉取栓，成为全世界的学者关注研究的焦点。围绕这一科学问题，上海长海医院脑血管病中心在我国41家大型卒中中心开展前瞻性、多中心的RCT（DIRECT-MT），以高级别循证证据证实直接动脉取栓治疗，并不劣于现有指南推荐的静脉溶栓后桥接取栓的标准治疗方法。研究结果于2020年发表于*The New England Journal of Medicine*。

### 一、研究背景

脑卒中是国人致死、成人致残的首要病因。其中，急性大血管闭塞性缺血性卒中是危害最严重的卒中类型。快速开通闭塞血管，恢复脑血流，挽救缺血脑组织是该类疾病治疗的关键。以往最快捷、有效的治疗方法是静脉溶栓，即通过静脉注射溶栓药物溶解血栓，但严格要求患者自发病起4.5小时内赶到医院接受治疗，且本身药物具有诸多限制，尤其对大血管闭塞的再通率低，因此在临床上获益的患者比例并不高。近年来，微创动脉取栓新方法进展迅速，且疗效不断提高，正在快速普及。该治疗通过大腿切口将取栓器具送进血管，到达引发卒中的阻塞血管，移除血栓，使血管再通。2015年，以MR CLEAN为代表的五项随机对照试验研究证实，静脉溶栓后进行血管内取栓治疗可以明显改善患者的临床结局、降低残死率，血管内介入联合静脉溶栓治疗也成为急性大血管闭塞的标准治疗方式。

然而，在这一常规治疗方式下，“脑梗死动脉取栓前是否需要实施静脉溶栓”这一问题一直困扰着脑血管医生，成为了全世界学者关注的研究焦点。一方面，实施静脉溶栓存在潜在的临床获益：①对大血管闭塞仍有10%~30%的再通能力，部分患者在取栓前即获得血流再灌注；②可软化血栓，从而减少取栓次数、缩短再通时间、提高取栓效率；③对远端小血管内血栓产生持续溶解效应，更好地恢复血流；④对于动脉取栓失败的病例，静脉溶栓或是实现血管再通唯一可尝试的方法。然而，静脉溶栓也可以能带来一定的弊端，如：①可能增加发生颅内出血的风险；②可延迟动脉取栓开始时间；③使血栓崩解，造成远端血管栓塞；④溶栓药物存在一定的过敏反应和神经毒性；⑤限制早期其他抗栓药物的应用；⑥可能增加治疗费用。以往一些观察性的研究针对这一问题进行了系列的研究，但临床结果并不一致，且受到了研究偏倚极大的影响。因而，开展随机对照试验研究，明确大血管闭塞患者取栓术前静脉溶栓的安全性和必要性对于临床决策有着重要的指导意义。

针对这一科学问题，上海长海医院脑血管病研究团队自2016年起在国内41家中心牵头开展了前瞻性多中心随机对照研究DIRECT-MT，并在全球率先完成了预期研究目标，证实直接动脉取栓的治疗效果不劣于静脉溶栓后桥接动脉取栓的标准治疗方法，为大血管闭塞患者取栓术前静脉溶栓的决策提供了重要的循证医学证据。

## 二、研究设计和方法

### （一）研究人群和分组

DIRECT-MT研究是一项由研究者发起，对结局进行盲法评估的多中心、前瞻性、随机、开放标签的非劣效研究。DIRECT-MT研究旨在对血管内取栓术联合或不联合阿替普酶静脉溶栓治疗急性缺血性卒中进行疗效评估。研究纳入的是既适合阿替普酶静脉溶栓，也适合血管内取栓术的急性缺血性卒中患者。发病在4.5小时以内的前循环急性大血管闭塞型缺血性卒中患者，通过集中随机，分为直接取栓组（单独血管内取栓术）和联合治疗组（取栓术前启动阿替普酶静脉溶栓，阿替普酶按照0.9mg/kg剂量给予）。本研究的纳入标准包括：患者年满18岁；CT血管造影（CTA）显示颈内动脉颅内段闭塞（累及或不累及末端）、大脑中动脉$M_1$段和/或$M_2$段近端闭塞预计在发病4.5小时内能够接受阿替普酶静脉溶栓治疗；NIHSS量表[NIHSS范围：0分（无症状）~42分（最严重的神经功能缺损）]评分≥2分。本研究的纳入标准不包含对于早期脑缺血程度的评估，这一评估通常是通过Albertaz中项目早期计算机断层扫描评分（Alberta Stroke Program Early Computed Tomography Score，ASPECTS；范围0~10分，评分较高表示早期缺血变化较轻）对基线CT结果进行判断。本研究的排除标准包括：患者在卒中前有功能残疾，或者根据AHA/ASA发布的指南，患者有阿替普酶静脉用药的禁忌证。本中前功能残疾的定义为mRS量表[范围：0分（正常）~6分（死亡）]评分大于2分，功能残疾情况由经治医师根据患者或其家属提供的信息进行评估。

### （二）研究终点和统计分析

该研究为非劣效设计，非劣效界值确定为0.8。主要结局是两组术后90天的改良Rankin量表评分的整体分布情况，采用校正共同*OR*评估（95% *CI*下限是否≥0.8）。我们根据研究中对照组的改良Rankin量表（mRS）的分布情况进行样本量估计，对照组的分布情况来自MR CLEAN试验中的干预组：mRS 0分（3%）；mRS 1分（9%）；mRS 2分（21%）；mRS 3分（18%）；mRS 4分（22%）；mRS 5分（6%）和mRS 6分（21%）。根据上文分析，我们假设试验组临床良好预后率升高4%（mRS=0分升高1%，mRS=1分升高1%，mRS=2分升高2%），相当于试验组Vs对照组的共同*OR*为1.163。本试验主要目的在于验证非劣效性，即双侧95% *CI*的下限未越过事先指定的共同*OR*非劣效界值0.8。在5 000次模拟运行中，我们计算了既定样本量下试验结果为阳性的比例。最后得到，当样本量为710时，双侧α=0.05，可提供80%的可信度发现真正的非劣治疗效果。分析中，我们将利用协变量校正治疗效果，这可使需要的样本量降低约15%。计算5%的脱落率后，目标样本量为636例，试验组和对照组各318例。次要结局：90天内死亡；取栓术前成功再灌注率，术后24~72小时血管再通的患者比例，术后24小时和5~7天（或出院时）的NIHSS评分；最终梗死病灶体积；90天时改良Rankin评分的比较，90天时的欧洲五维五水平量表（EQ-5D-5L）评分；90天时的巴塞尔指数（Barthel index）评分。安全性结局包括所有出血和症状性颅内出血；新流域栓塞，术中动脉穿刺部位发生假性动脉瘤和腹股沟血肿，5~7天时在另外的血管区域出现脑梗死，以及 90 天之内的病死率。此外，还对包括死亡和缺血区域再灌注情况等的多个次要结局进行了评估。

### （三）缺失值和异常值处理

试验开始前制订统计分析计划，数据库锁定后按照统计分析计划进行统计分析编程及逻辑学检测编程，之后进行模拟数据库测试，根据结果出具统计分析报告书。

#### 1. 基线定义

本研究中，基线值定义为手术（筛查访视）前所收集的基线数据。基线期间有多次数据时，除非特别说明，否则原则上以最后获得的数据为准。

#### 2. 缺失数据

我们将在需要时报道所有所统计变量的缺失比例。

基线资料缺失时将适时采用回归插补法进行插补。

如果存在大量的有效性和安全性数据缺失，则在分析之前应对缺失的数据进行评估。并在数据库锁定之前提出和确定解决方案。

对于在研究期间死亡的患者，在他们的分析中，所有未评估的临床结果测量将分配最差的分数，如表 8-1-7-1 所示。

表 8-1-7-1 临床结果的最差评分

| 临床结果 | 最差评分 / 分 |
|---|---|
| mRS | 6 |
| NIHSS | 42 |
| 巴塞尔指数 | 0 |

## 三、结果解读与社会贡献

DIRECT-MT 研究的时间表如图 8-1-7-1 所示。

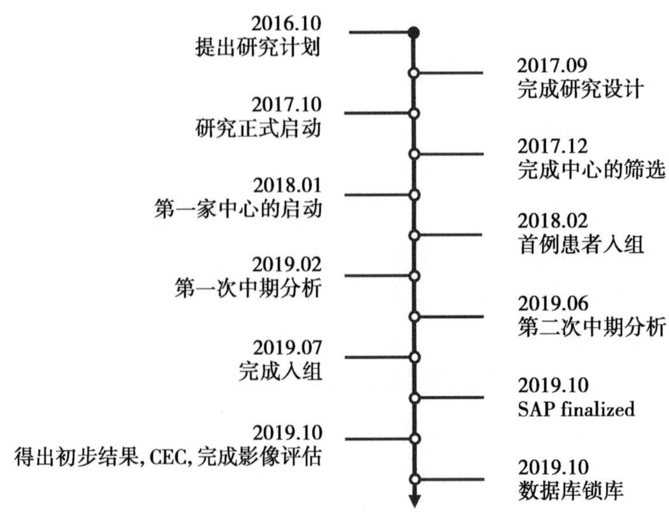
2016.10
提出研究计划
2017.09
完成研究设计
2017.10
研究正式启动
2017.12
完成中心的筛选
2018.01
第一家中心的启动
2018.02
首例患者入组
2019.02
第一次中期分析
2019.06
第二次中期分析
2019.07
完成入组
2019.10
SAP finalized
2019.10
得出初步结果，CEC，完成影像评估
2019.10
数据库锁库

图 8-1-7-1 DIRECT-MT 研究的时间表

## （一）结果解读

DIRECT-MT研究自2018年1月15日获得组长单位上海长海医院伦理委员会批准，于2018年2月23日入选第一例受试者，截至2019年7月2日共入组656例受试者（图8-1-7-1）。本研究采用非劣效性设计，共筛选了1 586例发病在4.5小时以内的前循环急性大血管闭塞型缺血性卒中患者，其中656例符合入排标准，按照1∶1的比例随机分配至直接取栓组（327例）和桥接治疗组（329例）（图8-1-7-2）；主要结局是术后90天改良Rankin量表评分的整体分布情况，分析结果显示，基于20%的可信界值，直接取栓组不劣于桥接治疗组（*OR*=1.07，95% *CI* 0.81~1.40，*P*=0.04）（图8-1-7-3）；次要结局分析中，直接取栓组在术前成功再灌注的比例（2.4% vs. 7.0%）和最终成功再灌注的比例（79.4% vs. 84.5%）均低于桥接治疗组，两种指标*OR*的置信区间均包括1，由于缺乏针对多重比较的计划性置信区间调整，因此无法得出两种指标存在差异性的结论。安全性结果显示，直接取栓组和桥接治疗组90天病死率分别为17.7%和18.8%，症状性颅内出血发生率分别为4.3%和6.1%，差异均无统计学意义。

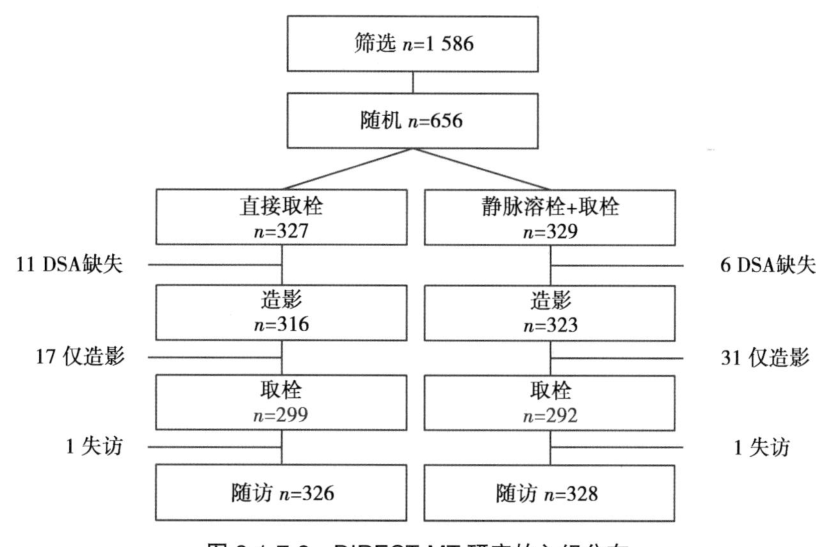


图8-1-7-2　DIRECT-MT研究的入组分布

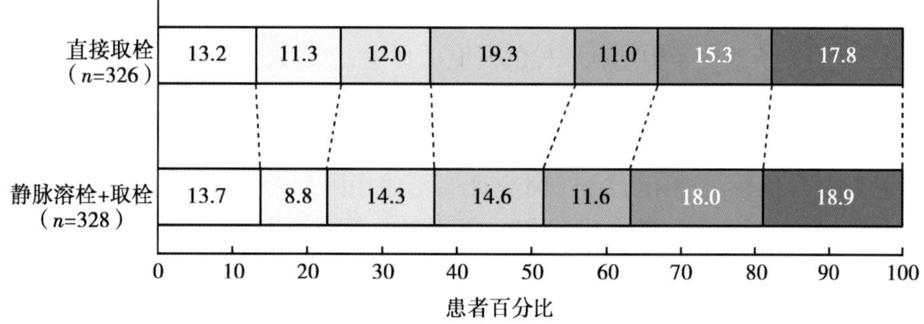


图8-1-7-3　DIRECT-MT研究主要终点指标两组90天mRS的分布情况

这一研究结果表明，直接动脉取栓的治疗效果并不比现有指南推荐的静脉溶栓后桥接动脉取栓的标准治疗方法差（图 8-1-7-4），这意味着未来各个中心可以根据患者病情和自身救治条件，选择直接动脉取栓。在该治疗理念指导下，有望减少救治环节，加快救治速度，节省医疗资源和患者费用，帮助更多患者获得及时的救治和更好的预后。当然，DIRECT-MT 研究也面临着一定的研究局限，比如不同国家和地区的急诊流程可能存在差异，不同人种特征也存在差异，其他人群中取栓术前静脉溶栓的安全性和有效性仍有待进一步研究。

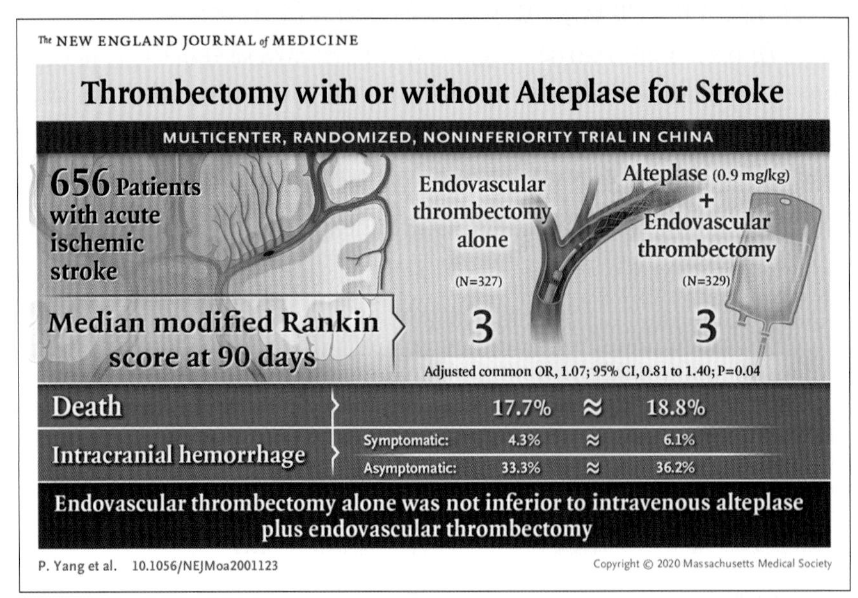


图 8-1-7-4　DIRECT-MT 研究入组了 656 例大血管闭塞患者，研究证实，在 20% 的置信范围内，在卒中后 4.5 小时内，直接取栓不劣于阿替普酶联合取栓术的疗效，两组脑出血发生率相似

（二）社会贡献

作为我国神经介入领域第一个高质量的临床研究，DIRECT-MT 改变世界对我国卒中诊疗现状的认知。我国卒中中心建设起步与欧美等国家相比较晚，以卒中中心建设为抓手的脑卒中防治工程项目极大地提高了我国卒中救治水平（图 8-1-7-5）。DIRECT-MT 所有研究中心都是经过层层遴选的高级卒中中心单位，其研究结果中所展示的脑卒中诊疗的效率也令世人瞩目。患者在完成随机化到实施静脉溶栓的时间中位数仅为 7 分钟，到动脉手术穿刺的时间中位数也仅为 31 分钟和 36 分钟。这说明参研的中心都具有非常顺畅的脑卒中急诊绿色通道。这一数据放眼全球也属于先进行列，体现了我国医疗机构强大的组织能力和执行力。同时，在以往关于急性卒中动脉取栓的研究项目中，亚裔人种的病例数据均极为缺乏，而本项目全部纳入我国卒中患者，对于未来研究对比不同人群的卒中差异同样具有重要意义。

在直接取栓逐步成为急性大血管闭塞型缺血性卒中的一线治疗方法后，能不能进一步简化治疗方式值得期待。DIRECT-MT 研究证明不使用阿替普酶的取栓术不劣于使用了阿替普酶的桥接治疗，那么它可能会简化和改善卒中患者的治疗过程，从而获得更好的结果。同时，因为血管再通治疗是一个时间敏感的手术，对于急性卒中患者来说，每一分钟都很重要。如果能跳过溶栓，那么它就有可能跳过阿替普酶的使用而减少治疗所需的时间，从而实现更快、更有效的卒中治疗，也可能减轻了医保系统和患者的经济负担。

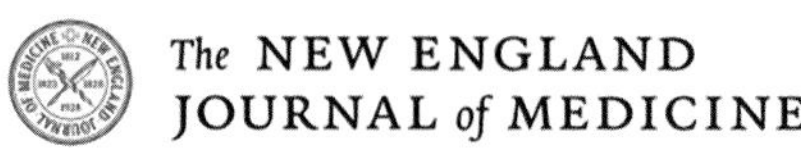


The NEW ENGLAND JOURNAL of MEDICINE

ORIGINAL ARTICLE

Endovascular Thrombectomy with or without Intravenous Alteplase in Acute Stroke

P. Yang, Yongwei Zhang, L. Zhang, Yongxin Zhang, K.M. Treurniet, W. Chen, Y. Peng, H. Han, J. Wang, S. Wang, C. Yin, S. Liu, P. Wang, Q. Fang, Hongchao Shi, J. Yang, C. Wen, C. Li, C. Jiang, J. Sun, X. Yue, M. Lou, M. Zhang, H. Shu, D. Sun, H. Liang, Tong Li, F. Guo, K. Ke, H. Yuan, G. Wang, W. Yang, Huaizhang Shi, Tianxiao Li, Z. Li, P. Xing, P. Zhang, Y. Zhou, H. Wang, Y. Xu, Q. Huang, T. Wu, R. Zhao, Q. Li, Y. Fang, Laixing Wang, J. Lu, Y. Li, J. Fu, X. Zhong, Y. Wang, Longde Wang, M. Goyal, D.W.J. Dippel, B. Hong, B. Deng, Y.B.W.E.M. Roos, C.B.L.M. Majoie, and J. Liu, for the DIRECT-MT Investigators*

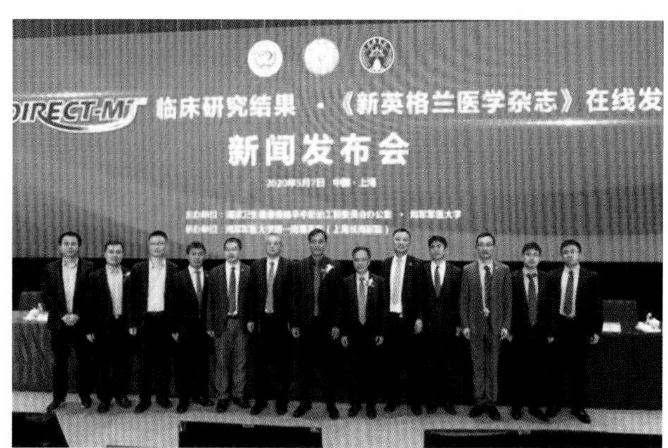


图 8-1-7-5 2020 年 5 月 7 日，由上海长海医院刘建民教授领衔的 DIRECT-MT 研究，在线发表在医学期刊《新英格兰医学杂志》上，引起国内外学术界的轰动

DIRECT-MT 研究也改变了世界对我国卒中领域临床科研工作者的认识。目前我国急性卒中诊疗规范证据，多数来自欧美临床研究，我国很多理念与新技术评价并未得到国外认可。主要原因在于尽管中国医生技术应用的经验与创新已经与国际水平并列，但临床研究能力和水平，尤其是专业团队的方法学能力尚存在一定差距。项目组始终遵循国际临床研究的理念和最高标准，建立了各项标准化操作指南，建立了国内第一家神经影像判读标准化核心实验室，建立了第一套基于国人习惯的标准化临床随访判读体系；建立国际化研究顾问委员会和数据安全与监察委员会，邀请本领域最著名的专家对项目进行指导和监督；建立国际化网站，及时公布研究进度；锻造高水平研究队伍，在完成分区域的项目培训外，对逐个中心进行专项培训。基于系列举措的保障，研究较预期提前，研究质量也得到国外同行的称赞。

同时，DIRECT-MT 研究也极大地激发了国内临床研究开展的信心和热情。在 DIRECT-MT 研究的引领下，研究团队 2022 年于 *The Lancet* 发表了大血管闭塞取栓术后血压控制的 Enchanted-MT 研究，神经介入领域先后涌现了如 BAOCHE、ATTENTION、ANGE-ASPECT 等系列高质量的临床研究，极大地推动了我国在脑血管病研究领域的地位和学术影响。

## 参考文献

[1] 刘建民 . 聚焦前沿，DIRECT-MT 研究成果将改写中外卒中救治指南[J]. 中华医学信息导报，2020，35(19)：16.

[2] LOZANO R，NAGHAVI M，FOREMAN K，et al. Global and regional mortality from 235 causes of death for 20 age groups in 1990 and 2010：a systematic analysis for the global burden of disease study 2010[J]. Lancet，2012，380(9859)：2095-2128.

[3] 王陇德，常继乐，张宗久 . 中国脑卒中防治报告(2019)[M]. 北京：人民卫生出版社，2020.

[4] BERKHEMER O A，FRANSEN P S，BEUMER D，et al. A randomized trial of intraarterial treatment for acute ischemic stroke[J]. N Engl J Med，2015，372(1)：11-20.

[5] GOYAL M，DEMCHUK A M，MENON B K，et al. Randomized assessment of rapid endovascular treatment of

ischemic stroke[J]. N Engl J Med, 2015, 372(11): 1019-1030.

[6] JOVIN T G, CHAMORRO A, COBO E, et al. Thrombectomy within 8 hours after symptom onset in ischemic stroke[J]. N Engl J Med, 2015, 372(24): 2296-2306.

[7] SAVER J L, GOYAL M, BONAFE A, et al. Stent-retriever thrombectomy after intravenous t-PA vs. T-PA alone in stroke[J]. N Engl J Med, 2015, 372(24): 2285-2295.

[8] WARNER J J, HARRINGTON R A, SACCO R L, et al. Guidelines for the early management of patients with acute ischemic stroke: 2019 Update to the 2018 Guidelines for the early management of acute ischemic stroke[J]. Stroke, 2019, 50(12): 3331-3332.

[9] CAMPBELL B C, MITCHELL P J, KLEINIG T J, et al. Endovascular therapy for ischemic stroke with perfusion-imaging selection[J]. N Engl J Med, 2015, 372(11): 1009-1018.

[10] SENERS P, TURC G, NAGGARA O, et al. Post-thrombolysis recanalization in stroke referrals for thrombectomy: incidence, predictors, and prediction scores[J]. Stroke, 2018, 49(12): 2975-2982.

[11] MENON B K, AL-AJLAN F S, NAJM M, et al. Association of clinical, imaging, and thrombus characteristics with recanalization of visible intracranial occlusion in patients with acute ischemic stroke[J]. JAMA, 2018, 320(10): 1017-1026.

[12] BHATIA R, HILL M D, SHOBHA N, et al. Low rates of acute recanalization with intravenous recombinant tissue plasminogen activator in ischemic stroke: real-world experience and a call for action[J]. Stroke, 2010, 41(10): 2254-2258.

[13] BELLWALD S, WEBER R, DOBROCKY T, et al. Direct mechanical intervention versus bridging therapy in stroke patients eligible for intravenous thrombolysis: a pooled analysis of 2 registries[J]. Stroke, 2017, 48(12): 3282-3288.

（张永鑫　张　磊　杨鹏飞　刘建民）

## 第八节　晚期食管鳞癌一线免疫治疗联合化疗临床研究

食管鳞癌是中国“特色”癌种，与西方国家不同，我国食管癌在病理类型上以鳞癌为主，且发病率高，每年新发病例数占全球约一半，其中晚期病例占比大。长期以来，晚期食管鳞癌的治疗以化疗为主，但化疗已至瓶颈期，患者生存获益较少，然而靶向治疗亦难以突破。免疫治疗是提高食管鳞癌疗效与延长生存期的新希望，但其最佳使用方式仍未明确。本研究在晚期食管鳞癌一线标准化疗的基础上，选用紫杉醇联合顺铂的TP方案，与程序性死亡受体1（programmed death-1，PD-1）单抗卡瑞利珠单抗（SHR-1210）联用，探索化疗联合免疫治疗与化疗的疗效、安全性的对比。通过一项大型的随机对照Ⅲ期临床研究ESCORT-1st研究，发现对于晚期食管鳞癌，与单纯的TP化疗方案相比，TP联合PD-1单抗的免疫联合治疗方案可以显著地提高患者的客观有效率（objective response rate，*ORR*，72.1% vs. 62.1%），延长无进展生存时间中位数（median progression-free survival，mPFS，6.9个月 vs. 5.6个月）及总生存时间中位数（median overall survival，mOS，15.3个月 vs. 12.0个月）。安全性方面，免疫治疗的加入并未显著增加不可耐受的不良反应，耐受性仍然良好。本研究在病理类型的选择上，仅入组食管鳞癌患者；在化疗方案的选择上，充分考虑不同化疗方案的有效性及免疫激活效应，采用TP化疗方案；免疫治疗药物的选择上，使用中国医药企业自主生产的PD-1单抗；研究设计针对中国国情，为中国患者带来更有效的获益；研究成果发表在国际权威医学杂志《美国医学会杂志》（*The Journal of the American Medical Association*，*JAMA*）。

## 一、研究背景

根据2020年全球癌症数据统计结果，食管癌的发病率和死亡率分别占全球恶性肿瘤的第七位和第六位，是重大的全球疾病负担。全球不同区域的食管癌具有不同的病理类型，西方国家以腺癌为主，而我国则以鳞癌为主。因此，食管鳞癌是我国特色癌种，需依托我国自身开展的研究来改善疾病现状。在我国，食管癌的发病率和死亡率远高于全球水平，分别占到我国恶性肿瘤发病率和死亡率的第六位和第五位，占到全球病例数的近一半。因此，对于我国，食管癌这一公共卫生问题更为棘手。

早期食管鳞癌可以通过手术或放化疗取得根治，但通常患者在初诊时已处于进展期或晚期。对于晚期不可切除、复发、转移性食管鳞癌，经过长期的探索，既往的一线标准治疗为以铂类为基础的联合方案的化疗，包括PF（5-氟尿嘧啶+顺铂）、TP等方案，但治疗效果并不满意，缓解率为30%~60%，OS中位数多为1年以内。靶向治疗为多种肿瘤的治疗带来了革新，但对于食管鳞癌，多年来的探索并未带来治疗上的重大改变，研究进展非常缓慢。虽然针对多条信号通路的靶向药物在晚期食管鳞癌中做了大量探索，如抗表皮生长因子受体（EGFR）、抗成纤维细胞生长因子受体（FGFR）、抗血管生成治疗等，但疗效有限，且目前仍未用于一线治疗，并未给食管鳞癌患者的获益带来质的飞跃。食管鳞癌的治疗仍存在巨大的提升空间。

免疫系统在肿瘤的杀伤清除中起到非常关键的作用，肿瘤细胞可通过免疫检查点分子，如程序性死亡受体配体1（programmed death-ligand 1，PD-L1）的表达/上调来产生抗肿瘤免疫逃逸。与食管腺癌相比，食管鳞癌的PD-L1分子表达水平更高，并且食管鳞癌中高水平的PD-L1表达与更差的预后相关。抗PD-1单抗免疫治疗已广泛用于多种肿瘤的治疗，在食管鳞癌中，从经治患者到初治患者，针对抗PD-1单抗治疗也进行了大量探索。多项食管鳞癌二线PD-1单抗对比化疗的Ⅲ期临床研究显示，PD-1单抗免疫治疗的*ORR*为12.6%~20.3%，相比于单纯化疗所取得的10%以内的*ORR*，有一定的提高，但OS也只有8~10个月。因此，仍然期待单独PD-1单抗治疗具有更佳的治疗效果，进一步延长患者生存时间。

在一线治疗中，PD-1单抗联合化疗较单纯化疗，可进一步提高*ORR*，改善PFS及OS。但既往研究设计上，仍存在着一定的缺陷。如KEYNOTE-059研究入组食管癌病理类型既包括腺癌，也包括鳞癌，研究结果对于我国病理类型主要为食管鳞癌的情况并不适用。另一个主要缺陷是采用的化疗方案不统一，部分研究采用研究者选择的化疗方案，如PF/TP，未充分考虑不同化疗方案的免疫激活作用。化疗可以通过多种机制调节肿瘤免疫微环境，比如增加肿瘤细胞的免疫原性、抑制免疫抑制性的通路等，不同的化疗药物，具有不同的免疫激活潜能。既往研究报道，紫杉醇具备多种免疫调节功能，包括促进肿瘤中$CD68^+$免疫细胞、自然杀伤（NK）细胞、细胞毒性T淋巴细胞（CTL）等的浸润，促进抗原呈递细胞的成熟，以及减少循环的骨髓源性抑制细胞等。因此，TP方案是与PD-1单抗免疫治疗联用的一个优势选择。

卡瑞利珠单抗是一种人源化 PD-1 单克隆抗体，由江苏恒瑞医药股份有限公司研发，已在多种癌种中取得适应证，应用于临床抗肿瘤治疗。本研究的设计立足我国国情，采用我国医药企业自主生产的 PD-1 单抗卡瑞利珠单抗，使用具备较好的免疫激活潜能的 TP 方案，开展 PD-1 抗体卡瑞利珠单抗联合 TP 方案对照安慰剂联合 TP 方案一线治疗晚期食管癌的随机、双盲、安慰剂对照、多中心Ⅲ期临床研究，以期待为中国患者带来更好的获益。

## 二、课题设计

### （一）研究设计及入组人群

ESCORT-1st 研究采用随机、双盲、安慰剂对照的多中心研究设计，选择既往未接受过系统抗肿瘤治疗的不可切除的局部晚期、复发或远处转移的食管鳞癌患者，受试者按照 1∶1 的比例随机分配至试验组（卡瑞利珠单抗 + 紫杉醇 + 顺铂）或对照组（安慰剂 + 紫杉醇 + 顺铂），分层因素：肝转移（有或无）；是否接受过根治性同步放化疗（是或否）。化疗联合免疫治疗 / 安慰剂每 3 周为一个给药周期，最长 6 周期，随后改为维持治疗，维持治疗每 3 周为一个给药周期，最长治疗时间为 2 年。两组患者接受试验用药，直至疾病进展、不良反应不可耐受、开始新的抗肿瘤治疗、撤回知情、研究者判断受试者需要退出研究治疗或直至受试者已经接受了最长 2 年时间的治疗。

研究分为筛选期、试验期、随访期。筛选期为 28 天，进行受试者的筛选检查和评估，判断是否符合入排标准。符合入排标准的受试者进入试验期，按照方案规定给药、检查和评估。肿瘤影像学评价每 6 周（±7 天）一次，直至（并包括）第 48 周，此后每 9 周（±7 天）一次，退出研究治疗时需完成安全性检查和影像学评估。随访期包括安全性随访、生存随访和肿瘤进展随访。从末次用药开始，安全性随访共 90 天，生存随访每 30 天进行一次；对于非 PD 组的受试者应接受肿瘤进展随访，继续按照每 6 周（±7 天）一次，直至（并包括）第 48 周，此后每 9 周（±7 天）一次的频率进行影像学评估，直至疾病进展、开始新的抗肿瘤治疗、撤回知情、失访或死亡。

研究设计示意图如图 8-1-8-1 所示（备注：SHR-1210 即卡瑞利珠单抗）。

### （二）入组人群

本研究入组既往未接受过系统抗肿瘤治疗的不可切除的局部晚期、复发或远处转移的食管鳞癌患者，具体的入排标准如下。主要的入组标准：18~75 岁；经组织学或细胞学确诊的不可切除的局部晚期 / 复发（不能接受根治性放化疗或根治性放疗等根治性治疗）或远处转移的食管鳞癌；既往未接受过系统抗肿瘤治疗。对于接受过新辅助、辅助和根治性同步放化疗的患者，末次治疗时间至复发或进展时间超过 6 个月可以筛选；根据实体瘤疗效评价标准（RECIST 1.1），至少具有一个可测量病灶；须提供组织样品进行生物标志物（如 PD-L1）分析；ECOG 评分 0~1 分；预期生存期≥12 周；重要器官的功能符合要求；同意相应时期内的避孕措施；自愿加入研究且依从性良好。主要的排除标准：BMI<18.5kg/m$^2$ 或筛选前 2 个月内体重下降≥10%（同时需要考虑大量胸腔积液或腹水对体重的影响）；首次用药前 6 个月内有胃肠道穿孔和 / 或瘘管病史；肿瘤明显入侵食管病灶相邻器官（大动脉或气管）导致具有较高的出血或瘘管风险；存在不可控的、需要反复引流的胸腔积液、心包积液或腹水；既往对单克隆抗体、卡瑞利珠单抗任何成分、紫杉醇、顺铂和其他铂类药物有过敏史；既往接受过抗 PD-1 或抗 PD-L1 抗体治疗；既往药物 / 手术治疗短于规定的洗脱期；既往抗肿瘤治

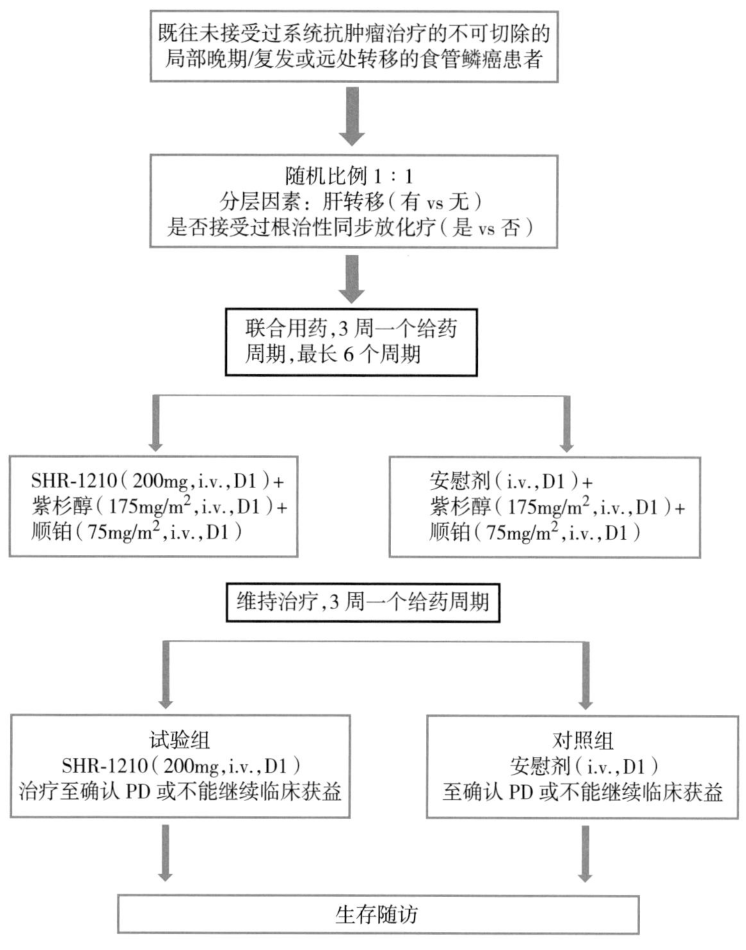


**图 8-1-8-1　研究设计示意图**

疗不良反应未恢复至≤常见不良反应术语评定标准（CTCAE）1 级（脱发除外）；首次使用研究药物前 4 周内发生过严重感染（CTCAE 2 级）；肿瘤中枢神经系统转移；有活动性的自身免疫性疾病；有免疫缺陷病史；受试者具有未能良好控制的心血管临床症状或疾病；有间质性肺病病史（除外未使用过激素治疗的放射性肺炎）、非感染性肺炎病史；有活动性肺结核感染；受试者存在活动性乙型肝炎（HBV DNA≥2 000IU/mL 或 $10^4$copies/mL），丙型肝炎（丙肝抗体阳性，且 HCV RNA 高于分析方法的检测下限）；首次使用研究药物前曾诊断为任何其他恶性肿瘤，除外具有低风险转移和死亡风险的恶性肿瘤（5 年生存率 >90%），如经充分治疗的基底细胞或鳞状细胞皮肤癌或宫颈原位癌除外；妊娠期或哺乳期妇女；经研究者判断，受试者有其他可能导致其被迫中途终止研究的因素。

### （三）样本量计算及统计分析

本研究为平行设计，基于卡瑞利珠单抗联合 TP 方案（试验组）与安慰剂联合 TP 方案（对照组）的 PFS 和 OS 的比较来计算样本量。假设如下：PFS 和 OS 的 *HR*（试验组 / 对照组）分别为 0.67 和 0.73，对照组的 mPFS 和 OS 中位数分别为 5 个月和 10 个月。单侧 $\alpha$=0.005，可信度为 90%，计划收集到 378 例 PFS 事件，估计 PFS 最终分析时间为 22.0 个月。

计划 OS 有两次期中分析，将采用 Lan-DeMetsα 消耗函数分配 α，采用 O' Brien & Fleming 法预设优效边界（EAST 6.4.1）控制总体单侧 α=0.02，第一次期中分析在收集到大约 269 例（66%）OS 事件时（约为 22.1 个月）进行，第二次期中分析在收集到 347 例（85%）OS 事件时（约为 28.4 个月）进行。OS 的最终分析将在收集到 408 例 OS 事件时进行，在确保其总体 I 型错误不超过单侧 α=0.02 的前提下，可以获得大于 85% 的可信度。入组期和随访期均约 18 个月，按照 1∶1 的比例随机化分配，总共需要约 520 例受试者，考虑 5% 的脱落率，计算共需入组约 548 例受试者。由于新冠疫情，考虑脱落率放大至 15%，最终入组 596 例受试者。

有效性评估纳入所有接受随机的人群，不良反应评估纳入所有接受过至少 1 次研究治疗的人群。OS、PFS 和缓解持续时间（duration of response，DoR）通过 Kaplan-Meier 方法进行估计，并用 log-rank 检测方法进行组间比较。*ORR* 和疾病控制率（disease control rate，*DCR*）通过 Clopper-Pearson 方法估计 95% *CI*，组间比较通过 Cochran-Mantel-Haenszel 检测进行。所有的统计检验均为双侧检验，显著性水平为 0.05。所有的统计分析均使用 SAS 软件（9.4 版本）。

### （四）研究目的

#### 1. 主要研究目的

比较卡瑞利珠单抗联合 TP 方案与安慰剂联合 TP 方案治疗晚期食管癌患者的 PFS（独立影像评价）和 OS。

#### 2. 次要研究目的

比较卡瑞利珠单抗联合 TP 方案与安慰剂联合 TP 方案治疗晚期食管癌患者的 PFS（研究者评价）、6 个月和 9 个月 OS 率、客观缓解率（*ORR* 和 *DCR*），并评价两组的 DoR；评价卡瑞利珠单抗联合 TP 方案与安慰剂联合 TP 方案相比治疗晚期食管癌患者的安全性。

#### 3. 探索性研究目的

检测抗卡瑞利珠单抗抗体的发生比例；评价肿瘤组织中 PD-L1 表达与疗效之间的关系。

### （五）分组和盲法

本研究为双盲、安慰剂对照设计，已经签署知情同意书且符合入选标准的受试者，由研究者登录随机系统，录入受试者的基本信息、分层因素进行操作，获得随机化号码。试验组和对照组随机的比例为 1∶1，区组分层随机化可保证随机的均衡性。为了保持盲态，卡瑞利珠单抗和安慰剂采用相同的包装。采用双盲技术，由特定的研究护士配置卡瑞利珠单抗和安慰剂，且试验过程中配药护士不参与受试者的给药。受试者、研究者以及参加受试者治疗或临床评价的申办方工作人员或其指定人员均不知晓分组情况。

### （六）治疗过程具体实施

紫杉醇和顺铂使用需按照说明书进行相应的预处理，各研究药物的具体用药方法如表 8-1-8-1 所示。

## 三、结果概况

从 2018 年 12 月 3 日至 2020 年 5 月 12 日，来自全国 60 家医院的共 751 例受试者通过筛选，其中 596 例成功入组，分别有 298 例随机分组至试验组和对照组。两组受试者之间的基线特征相当（表 8-1-8-2）。

表 8-1-8-1　具体用药方法

| 给药方法 | 卡瑞利珠单抗 / 安慰剂 | 紫杉醇[a] | 顺铂[a] |
|---|---|---|---|
| 给药剂量和给药途径 | 200mg i.v.d. | 175mg/$m^2$ i.v.d. | 75mg/$m^2$ i.v.d. |
| 输液速度 | 不少于 20 分钟，不超过 60 分钟，包括冲洗阶段 | 超过 3 小时或根据研究中心临床实践 | 约 60 分钟或根据研究中心临床实践 |
| 给药前预处理 | 不需要预处理 | 根据研究中心临床实践给予给药前预处理 | 根据研究中心临床实践给予给药前预处理 |
| 给药时间 | d1 | d1 | d1 |
| 联合用药给药顺序 | 第一天依次给予 SHR-1210/ 安慰剂，紫杉醇和顺铂 | | |
| 联合用药给药频率 | 每 3 周为一个给药周期（最长 6 周期） | | |
| 单药维持给药频率 | 每 3 周为一个给药周期 | | |
| SHR-1210/ 安慰剂总给药时间 | 最长 2 年 | | |

注：a. 如果受试者的体重相对于基线（第一次用药当日）体重波动小于 10%，则基线体重被用来计算体表面积，据此计算化疗药物给药量。反之，则按计划给药当日的实际体重计算化疗药物给药量。为了方便给药，方案允许计算的每次输注总剂量有 ±5% 的偏差；i.v.d.. 静脉滴注。

表 8-1-8-2　试验组与对照组间基线特征对比

| 基线特征 | 受试者数量 / 例（比例 /%） | |
|---|---|---|
| | 卡瑞利珠单抗 + 化疗（*n*=298） | 安慰剂 + 化疗（*n*=298） |
| 年龄 / 岁 | | |
| 中位数（四分位距） | 62（56~66） | 62（56~67） |
| <65 | 201（67.4） | 185（62.1） |
| 性别 | | |
| 男 | 260（87.2） | 263（88.3） |
| 女 | 38（12.8） | 35（11.7） |
| ECOG 评分 | | |
| 0 分 | 71（23.8） | 66（22.1） |
| 1 分 | 227（76.2） | 232（77.9） |
| 分化程度 | | |
| 中高分化 | 107（35.9） | 86（28.9） |
| 低分化 | 87（29.2） | 82（27.5） |
| 不确定 | 104（34.9） | 130（43.6） |
| 转移累及器官个数 | | |
| 1 | 138（46.3） | 157（52.7） |
| ≥2 | 160（53.7） | 141（47.3） |

续表

| 基线特征 | 受试者数量 / 例（比例 /%） | |
|---|---|---|
| | 卡瑞利珠单抗 + 化疗（$n$=298） | 安慰剂 + 化疗（$n$=298） |
| 转移部位 | | |
| 淋巴结 | 276（92.6） | 274（91.9） |
| 肺 | 92（30.9） | 87（29.2） |
| 肝 | 69（23.2） | 68（22.8） |
| 骨 | 31（10.4） | 21（7.0） |
| PD-L1 表达 | | |
| <1 | 126（42.3） | 130（43.6） |
| ≥1 | 166（55.7） | 163（54.7） |
| <5 | 145（48.7） | 155（52.0） |
| ≥5 | 147（49.3） | 138（46.3） |
| <10 | 188（63.1） | 195（65.4） |
| ≥10 | 104（34.9） | 98（32.9） |
| 不确定 | 6（2.0） | 5（1.7） |
| 既往治疗 | | |
| 手术 | 119（39.9） | 99（33.2） |
| 食管切除术 | 116（38.9） | 95（31.9） |
| 其他 | 3（1.0） | 4（1.3） |
| 抗肿瘤药物 | 75（25.2） | 73（24.5） |
| 辅助治疗 | 54（18.1） | 56（18.8） |
| 根治性放化疗 | 15（5.0） | 16（5.4） |
| 新辅助治疗 | 15（5.0） | 8（2.7） |
| 其他 | 1（0.3） | 1（0.3） |
| 放疗 | 54（18.1） | 42（14.1） |

随访时间中位数为 10.8 个月，两组每个药物的相对剂量强度均为 100%。试验组和对照组分别有 78 例（26.2%）和 27 例（9.1%）的受试者仍在接受研究药物治疗。停止研究药物治疗的原因主要为疾病进展，包括试验组的 141 例（47.3%）和对照组的 189 例（63.4%）受试者。在停止研究药物治疗后，试验组和对照组分别有 119 例（53.0%）和 158 例（53.0%）接受了后续抗肿瘤治疗。

共有 309 例死亡事件发生，其中 135 例（45.3%）发生于试验组，174 例（58.4%）发生于对照组。卡瑞利珠单抗联合 TP 方案与 TP 方案相比，显著地延长了食管鳞癌受试者的 OS［15.3 个月（95% *CI* 12.8~17.3 个月）vs. 12.0 个月（95% *CI* 11.0~13.3 个月）］，*HR*=0.70，*P*=0.001（图 8-1-8-2A）。

共有 428 例疾病进展事件发生，其中 199 例（66.8%）发生于试验组，229 例（76.8%）发生于对照组。卡瑞利珠单抗联合 TP 方案与 TP 方案相比，显著地延长了食管鳞癌受试者的 PFS［6.9 个月（95% *CI* 5.8~7.4 个月）vs. 5.6 个月（95% *CI* 5.5~5.7 个月）］，*HR*=0.56，*P*<0.001（图 8-1-8-2B）。

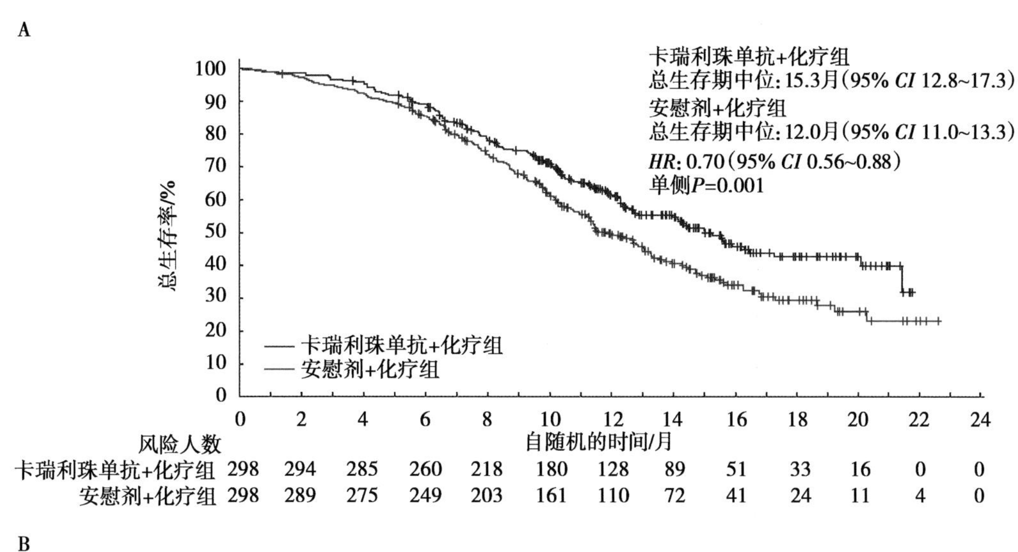


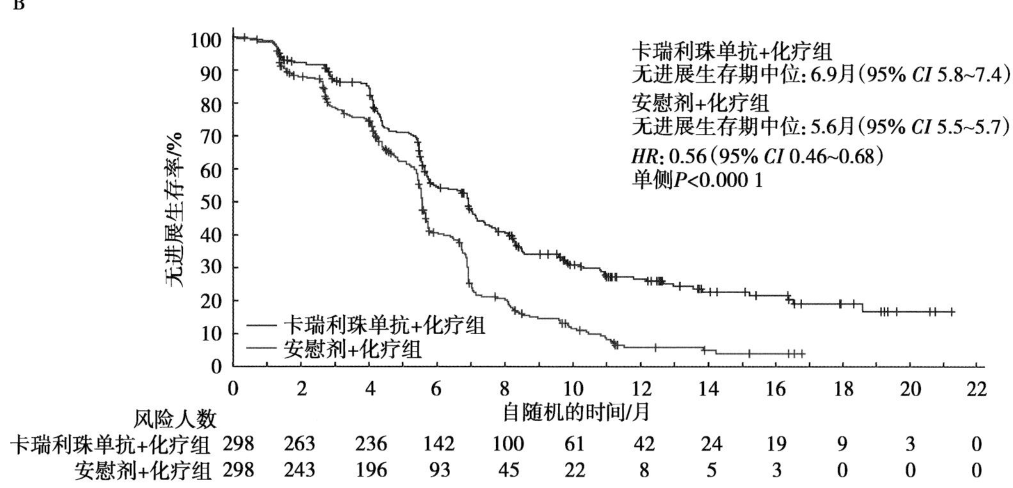


**图 8-1-8-2 试验组与对照组使用 Kaplan-Meier 方法估计的生存曲线**

A. 总生存期 Kaplan-Meier 曲线；B. 无进展生存期 Kaplan-Meier 曲线。

试验组的 6 个月 OS 率为 89.2%（95% *CI* 85.1%~92.2%），12 个月 OS 率为 61.5%（95% *CI* 55.4%~67.1%），18 个月 OS 率为 42.7%（95% *CI* 35.3%~50.0%），对照组的 6 个月 OS 率为 85.5%（95% *CI* 80.9%~89.0%），12 个月 OS 率为 49.8%（95% *CI* 43.6%~55.6%），18 个月 OS 率为 29.5%（95% *CI* 22.9%~36.3%）。两组的研究者评估的 PFS 与独立影像评估的结果是相当的。试验组与对照组的 DoR 中位数分别为 7.0 个月（95% *CI* 6.1~8.9 个月）和 4.6 个月（95% *CI* 4.3~5.5 个月）。

试验组与对照组分别有 215 例和 185 例受试者达到了至少部分缓解的疗效。研究

者评估的 *ORR*，试验组与对照组分别为 72.1%（95% *CI* 66.7%~77.2%）和 62.1%（95% *CI* 3%~67.6%），试验组的 *ORR* 提高幅度为 10.1%（95% *CI* 2.6%~17.6%），差异具有统计学意义（*P*=0.009）。试验组与对照组的疾病控制率分别为 91.3% 和 88.9%，差异为 2.3%，*P*=0.33。

预设的亚组分析显示，在大多数的亚组，试验组相比于对照组在 OS 上的优势差异并没有显著的统计学意义，提示卡瑞利珠单抗联合 TP 方案相对于 TP 方案单纯化疗的获益是普遍存在的。特别关注的是 PD-L1 低表达的人群。本研究中，对于 PD-L1 表达小于 1% 的人群和 PD-L1 表达达到 1% 或以上的人群，试验组相比于对照组的 *HR* 分别是 0.79（95% *CI* 0.57~1.11）和 0.59（95% *CI* 0.43~0.80）。同样地，在大部分的亚组中，试验组相比于对照组在 PFS 上的优势也普遍存在。对于 PD-L1 表达小于 1% 的人群和 PD-L1 表达达到 1% 或以上的人群，试验组相比于对照组的疾病进展 *HR* 分别是 0.62（95% *CI* 0.46~0.83）和 0.51（95% *CI* 0.39~0.67）。提示卡瑞利珠单抗加入 TP 方案的受试者获益不受 PD-L1 表达水平的限制。

不良反应方面，试验组中 296 例（99.3%）受试者出现了治疗相关不良反应，对照组中 288 例（97.0%）出现了治疗相关不良反应。不良反应的具体情况如表 8-1-8-3 所示。3 级及以上的治疗相关不良反应在试验组和对照组的发生率分别为 63.4% 和 67.7%，其中最为常见的 3 级及以上的治疗相关不良反应为中性粒细胞下降［119（39.9%）vs. 129（43.4%）］，白细胞下降［72（24.2%）vs. 79（26.6%）］和贫血［52（17.4%）vs. 40（13.5%）］。治疗相关的严重不良反应在试验组和对照组分别为 30.2% 和 23.2%，最常见的是肺炎［17（5.7%）vs. 8（2.7%）］。在试验组中，有 135 例（45.3%）受试者出现了导致研究药物中断的治疗相关的不良反应，而对照组中出现这一反应的人数是 71 例（23.9%）。此外，在试验组中，有 36 例（12.1%）受试者出现了导致至少一种研究药物永久停药的治疗相关的不良反应，而对照组中出现这一反应的人数是 28 例（9.4%）。治疗相关的死亡，在试验组与对照组出现的情况是相当的，分别为 9 例（3.0%）和 11 例（3.7%）。

**表 8-1-8-3 不良反应**

| 不良反应类型 | 受试者数量 / 例（所占比例 /%） | | | |
|---|---|---|---|---|
| | 卡瑞利珠单抗 + 化疗（*n*=298） | | 安慰剂 + 化疗（*n*=297） | |
| | 所有分级 | ≥3 级 | 所有分级 | ≥3 级 |
| 治疗相关不良反应 | 296（99.3） | 189（63.4） | 288（97.0） | 201（67.7） |
| 反应性皮肤毛细血管增生 | 238（79.9） | 3（1.0） | 32（10.8） | 0 |
| 贫血 | 229（76.8） | 52（17.4） | 217（73.1） | 40（13.5） |
| 白细胞下降 | 202（67.8） | 72（24.2） | 194（65.3） | 79（26.6） |
| 中性粒细胞下降 | 201（67.4） | 119（39.9） | 186（62.6） | 129（43.3） |
| 恶心 | 150（50.3） | 4（1.3） | 154（51.9） | 5（1.7） |
| 乏力 | 141（47.3） | 6（2.0） | 129（43.4） | 8（2.7） |
| 脱发 | 135（45.3） | 1（0.3） | 147（49.5） | 0 |
| 食欲下降 | 129（43.3） | 2（0.7） | 134（45.1） | 5（1.7） |

续表

| 不良反应类型 | 受试者数量 / 例（所占比例 /%） | | | |
|---|---|---|---|---|
| | 卡瑞利珠单抗 + 化疗（$n$=298） | | 安慰剂 + 化疗（$n$=297） | |
| | 所有分级 | ≥3 级 | 所有分级 | ≥3 级 |
| 呕吐 | 117（39.3） | 10（3.4） | 106（35.7） | 6（2.0） |
| 血小板下降 | 77（25.8） | 8（2.7） | 73（24.6） | 6（2.0） |
| 体重下降 | 77（25.8） | 2（0.7） | 67（22.6） | 8（2.7） |
| 血肌酐升高 | 69（23.2） | 1（0.3） | 54（18.2） | 0 |
| 丙氨酸转氨酶升高 | 46（15.4） | 3（1.0） | 42（14.1） | 3（1.0） |
| 低白蛋白血症 | 46（15.4） | 0 | 36（12.1） | 0 |
| 感觉减退 | 44（14.8） | 0 | 48（16.2） | 2（0.7） |
| 免疫相关不良反应 | 252（84.6） | 0 | 98（33.0） | 0 |
| 反应性毛细血管增生 | 238（79.9） | 0 | 32（10.8） | 0 |
| 甲状腺功能减退 | 34（11.4） | 0 | 13（4.4） | 0 |
| 瘙痒 | 20（6.7） | 0 | 7（2.4） | 0 |
| 甲状腺功能亢进 | 16（5.4） | 0 | 3（1.0） | 0 |
| 皮疹 | 16（5.4） | 0 | 6（2.0） | 0 |
| 肺炎 | 15（5.0） | 0 | 9（3.0） | 0 |
| 血促甲状腺素下降 | 10（3.4） | 0 | 1（0.3） | 0 |

免疫相关的不良反应是免疫治疗的临床研究中较为关注的方面，据评估数据，试验组中 252 例（84.6%）出现了免疫相关的不良反应，而对照组有 98 例（33.0%）受试者出现了免疫相关的不良反应。其中 3 级及以上免疫相关不良反应的发生例数分别为 28 例（9.4%）和 15 例（5.1%）。最常见的免疫相关不良反应为毛细血管增生[238（79.9%）vs. 32（10.8%）]，这个反应主要是由卡瑞利珠单抗所导致的，为预期的不良反应。这个不良反应的发生程度主要为 1~2 级[235（78.9%）vs. 32（10.8%）]，仅卡瑞利珠单抗组有 3 例（1.0%）受试者出现了 3 级的毛细血管增生。

本研究对受试者的生活质量也进行了评估。试验组和对照组分别有 298 例受试者纳入生活质量评分的分析。采用 QLQ-C30 和 QLQ-OES18 评估表进行受试者的生活质量评估。QLQ-C30 表中 15 个维度中的 13 项，在试验组和对照组间差异无显著统计学意义，QLQ-OES18 表中 13 个维度中的 7 项在试验组和对照组间差异无显著统计学意义。然而，36 周的生活质量评估显示，QLQ-C30 量表中的部分指标在卡瑞利珠单抗联合 TP 方案的试验组显示出了显著的优势，包括整体健康状态（差异：2.6，95% *CI* 0.0~5.2）、疼痛（差异：−3.1，95% *CI* −5.3~−0.9）。同样的是，QLQ-OES18 量表中的部分指标也在试验组出现了显著优势，包括进食情况（差异：−2.8，95% *CI* −4.8~−0.7）、吞咽唾液困难（差异：−2.2，95% *CI* −5.9~−0.8）。具体生活质量的对比情况如图 8-1-8-3 所示。

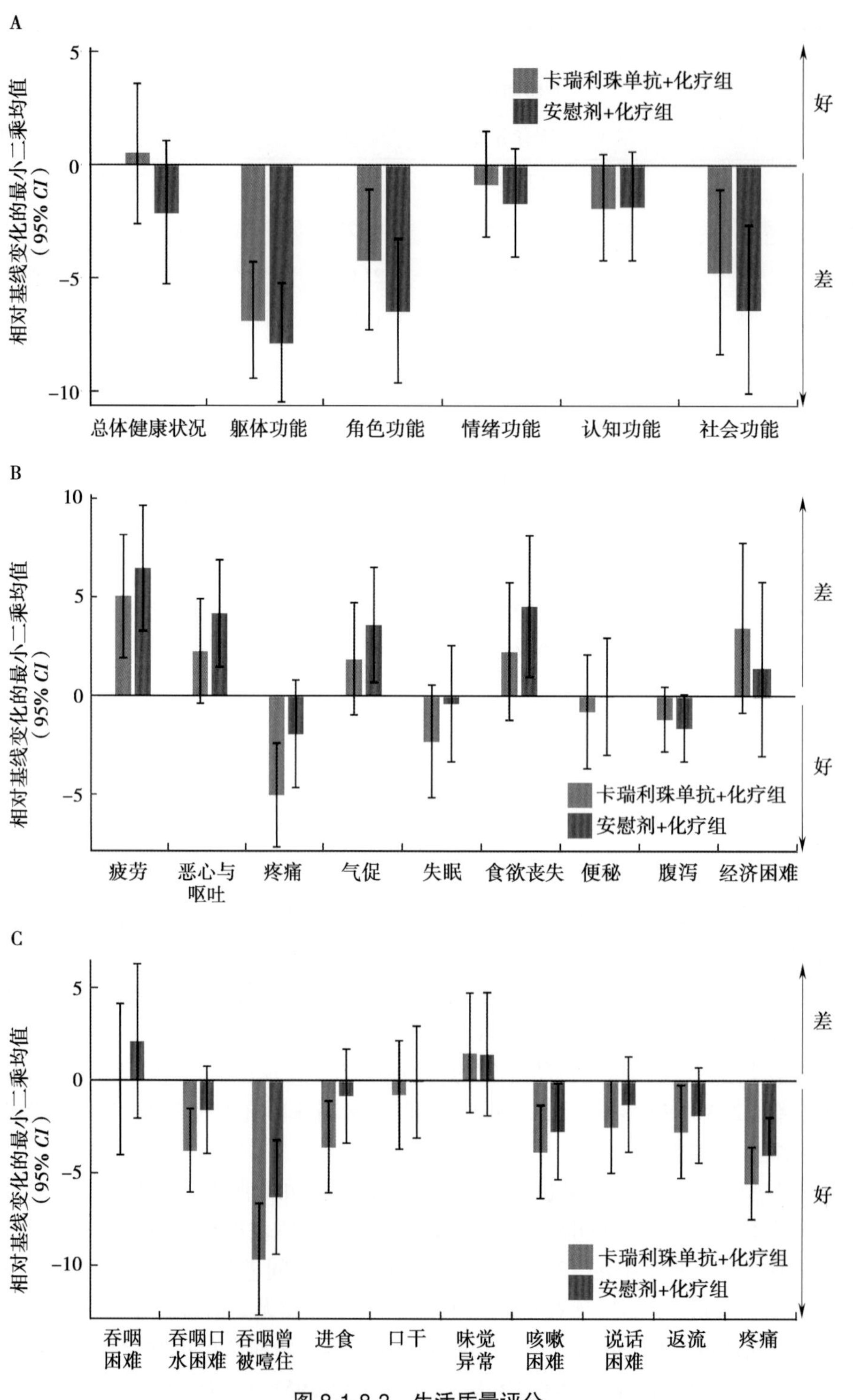


**图 8-1-8-3 生活质量评分**

A. 基于 EORTC QLQ-C30 量表，分数越高表示总体健康状况和功能领域评分越好；B. 基于 EORTC QLQ-C30 量表，分数越高表示症状领域和单一条目评分越差；C. 基于 EORTC QLQ-OES18 食管癌量表，分数越高表示食管癌相关症状评分越差。图中误差线表示 95% 置信区间。

## 四、科学价值

食管癌是一种具有“中国特色”的消化道肿瘤，ESCORT-1st 研究是首个针对食管鳞癌一线免疫联合治疗的Ⅲ期临床研究。结果表明，与标准一线化疗方案相比，卡瑞利珠单抗联合紫杉醇和顺铂的 TP 方案一线治疗晚期食管癌患者，可显著延长患者的生存时间，提高有效率，且具有良好的安全性。该研究取得了近 20 年来食管鳞癌治疗上的重大突破。该项研究具有多方面的重大意义和价值。

首先，这是一项完全针对食管鳞癌而不包括腺癌的随机对照研究，食管鳞癌和腺癌的生物学特征差异很大，因此该研究的结果对食管鳞癌具有更重要的价值。在我国，食管癌的病理类型主要为鳞癌，而对于医学及科学研究较为发达的西方国家，食管癌的病理类型主要为腺癌，西方国家关于食管癌的研究多为纳入腺癌或腺鳞癌，缺乏针对我国特色病种的聚焦。本研究完全针对食管鳞癌，契合我国国情，研究成果具有重大的临床指导价值。

其次，在化疗方案的选择上，对比国际国内食管鳞癌的治疗指南，紫杉醇联合顺铂的 TP 方案在我国的指南中尤其推荐，并在临床实践中广泛应用。紫杉醇联合顺铂化疗方案的选择充分考虑了我国临床实践的特点。此外，该方案的选择还考虑了不同化疗药物的免疫激活效应，紫杉醇具有较好的免疫激活效应，与 PD-1 单抗联用有协同增效价值。因此，本研究选择了在中国应用更为广泛且与免疫联合协同疗效更好的化疗方案——紫杉醇 + 顺铂的 TP 方案作为对照。

最后，本研究使用我国自主研发的原始创新免疫药物卡瑞利珠单抗。针对中国患者使用国产新药开展的临床研究，研究成果用以指导中国患者的临床应用，可靠性强；经济实惠，可及性高。这是本研究最突出的特点和科学价值。

## 参考文献

[1] SUNG H, FERLAY J, SIEGEL R L, et al. Global Cancer Statistics 2020: GLOBOCAN Estimates of Incidence and Mortality Worldwide for 36 Cancers in 185 Countries[J]. CA Cancer J Clin, 2021, 71(3): 209-249.

[2] PENNATHUR A, GIBSON M K, JOBE B A, et al. Oesophageal carcinoma[J]. Lancet, 2013, 381(9864): 400-412.

[3] 郑荣寿，张思维，孙可欣，等 . 2016 年中国恶性肿瘤流行情况分析[J]. 中华肿瘤杂志，2023，45(03)：212-220.

[4] PETRASCH S, WELT A, REINACHER A, et al. Chemotherapy with cisplatin and paclitaxel in patients with locally advanced, recurrent or metastatic oesophageal cancer[J]. Br J Cancer, 1998, 78(4): 511-514.

[5] KU G Y. Systemic therapy for esophageal cancer: chemotherapy[J]. Chin Clin Oncol, 2017, 6(5): 49.

[6] OOKI A, OSUMI H, CHIN K, et al. Potent molecular-targeted therapies for advanced esophageal squamous cell carcinoma[J]. Ther Adv Med Oncol, 2023, 15: 17588359221138377.

[7] CHEN D S, MELLMAN I. Oncology meets immunology: the cancer-immunity cycle[J]. Immunity, 2013, 39(1): 1-10.

[8] TENG M W, NGIOW S F, RIBAS A, et al. Classifying cancers based on T-cell infiltration and PD-L1[J]. Cancer Res, 2015, 75(11): 2139-2145.

[9] SALEM M E, PUCCINI A, XIU J, et al. Comparative molecular analyses of esophageal squamous cell carcinoma, esophageal adenocarcinoma, and gastric adenocarcinoma[J]. Oncologist, 2018, 23(11): 1319-1327.

[10] QU H X, ZHAO L P, ZHAN S H, et al. Clinicopathological and prognostic significance of programmed cell death ligand 1(PD-L1) expression in patients with esophageal squamous cell carcinoma: a meta-analysis[J]. J Thorac Dis, 2016, 8(11): 3197-3204.

[11] CASARI C, NOVYSEDLAK R, VACHTENHEIM J, et al. Novel treatment options in metastatic esophageal carcinoma: checkpoint inhibitors in combination therapies[J]. Pharmacology, 2023, 108(1): 37-46.

[12] YANG J, JANJIGIAN Y Y. Immune checkpoint blockade and targeted therapies in esophageal cancer[J]. Thorac Surg Clin, 2022, 32(4): 467-478.

[13] TSUCHIKAWA T, MIYAMOTO M, YAMAMURA Y, et al. The immunological impact of neoadjuvant chemotherapy on the tumor microenvironment of esophageal squamous cell carcinoma[J]. Ann Surg Oncol, 2012, 19(5): 1713-1719.

[14] GALLUZZI L, BUQUÉ A, KEPP O, et al. Immunological effects of conventional chemotherapy and targeted anticancer agents[J]. Cancer Cell, 2015, 28(6): 690-714.

[15] DENARDO D G, BRENNAN D J, REXHEPAJ E, et al. Leukocyte complexity predicts breast cancer survival and functionally regulates response to chemotherapy[J]. Cancer Discov, 2011, 1(1): 54-67.

[16] DEMARIA S, VOLM M D, SHAPIRO R L, et al. Development of tumor-infiltrating lymphocytes in breast cancer after neoadjuvant paclitaxel chemotherapy[J]. Clin Cancer Res, 2001, 7(10): 3025-3030.

[17] PFANNENSTIEL L W, LAM S S, EMENS L A, et al. Paclitaxel enhances early dendritic cell maturation and function through TLR4 signaling in mice[J]. Cell Immunol, 2010, 263(1): 79-87.

[18] SEVKO A, MICHELS T, VROHLINGS M, et al. Antitumor effect of paclitaxel is mediated by inhibition of myeloid-derived suppressor cells and chronic inflammation in the spontaneous melanoma model[J]. J Immunol, 2013, 190(5): 2464-2471.

（魏小丽　骆卉妍　徐瑞华）

## 第九节　提高中晚期鼻咽癌疗效的高效低毒治疗新模式

鼻咽癌是一种头颈部恶性肿瘤，高发于中国，尤其是我国华南地区，每年新发病例数占全球的48%，且发病人群以中青年为主，严重危害我国人民的生命健康。鼻咽癌的发病部位隐匿且毗邻重要生命器官（如脊髓、颅底），因此难以对其进行手术。然而鼻咽癌细胞对高能射线非常敏感，所以放疗逐渐成为鼻咽癌的主要治疗手段。

对于放疗后达到临床完全缓解的患者，由于顽固的肿瘤微小转移灶，约25%的患者仍然会出现远处转移，是鼻咽癌治疗失败的主要原因，需要加用全身化疗才能进一步提高疗效。然而，由于放疗后患者身体耐受性差，继续加用高强度的传统化疗（也称辅助化疗）不仅未能有效减少转移，而且严重不良反应发生率高达42%，成为制约疗效提高的瓶颈，因此，如何突破传统化疗模式，探讨可有效抑制鼻咽癌转移的新型治疗策略，是临床上亟待解决的一大难题。

对此，中山大学肿瘤防治中心马骏研究团队提出了放疗后小剂量、长时间口服卡培他滨的节拍化疗模式，其可通过抑制血管生成、免疫调节等机制持续抑制微小残留肿瘤，同时提高机体耐受性。马骏研究团队通过一项多中心、前瞻性临床试验发现在放疗后使用“节拍卡培他滨辅助化疗”可将治疗失败风险显著降低45%，且严重不良反应发生率减少3/5，完成率达74%。同时卡培他滨口服用药方便可及，易于向基层推广。该研究打破了传统化疗的疗效瓶颈，建立了国际领先、高效低毒且简单易行的鼻咽癌治疗新标准。该研究由中国学者独立完成，以论著（article）形式发表于医学顶尖期刊《柳叶刀》。

## 一、研究背景

鼻咽癌是一种地域分布极不均衡的头颈部恶性肿瘤，对华南地区、东南亚和北非的公共卫生构成了重大威胁，2018年全球约有13万鼻咽癌病例，其中流行区域的病例占70%以上。在局部区域晚期鼻咽癌患者中，特别是在预后不良的亚组，几乎完全通过放化疗来实现肿瘤的控制。基于顺铂的同期放化疗是当前放化疗策略的基石，其被认为可通过减少高危患者的远处转移来延长生存。然而，尽管大多数患者在根治性放化疗后可以达到临床完全缓解，但无论是否使用诱导化疗，约30%的患者仍会出现疾病局部区域复发或远处转移。因此，鼻咽癌的临床实践迫切需要额外的辅助治疗以减少疾病复发与死亡风险。

不幸的是，在根治性放化疗的基础上加入辅助化疗在鼻咽癌中的获益仍存在争议。既往研究表明，无论使用顺铂和氟尿嘧啶，还是吉西他滨和顺铂 的辅助化疗方案，所有结局参数均未观察到显著差异。在根治性放化疗后应用辅助化疗，可能由于常规化疗方案的严重不良反应和患者的低耐受性，辅助治疗的疗效往往也不佳。因此，我们亟须更为有效的辅助治疗方案。

节拍化疗是指在不延长停药期的情况下，长期高频而规律给予低剂量化疗药物的抗肿瘤模式，具有不良反应轻、依从性好等优点。生物学上，节拍化疗主要通过靶向血管生成发挥抗肿瘤活性，其他机制包括免疫激活和直接杀伤肿瘤细胞等作用。临床上，一些临床试验也显示了节拍化疗在乳腺癌和结直肠癌等其他恶性肿瘤中的有效性。既往几项回顾性研究报道称，口服氟尿嘧啶类药物的节拍辅助化疗可显著减少高危鼻咽癌患者的复发。因此，节拍化疗是鼻咽癌的一个潜在辅助治疗选择。

卡培他滨是一种便捷的口服氟尿嘧啶类药物，在再复发性和/或转移性鼻咽癌患者中已取得明确的临床获益，用口服卡培他滨替代静脉输注氟尿嘧啶可降低药物毒性而不牺牲对局部区域晚期鼻咽癌的疗效。因此，卡培他滨是一个有希望应用于节拍化疗的候选药物。然而，在新诊断的局部区域晚期鼻咽癌患者中，节拍卡培他滨的有效性和安全性仍不清楚。鉴于此，本团队开展了一项多中心、随机、对照Ⅲ期临床试验，以评估节拍卡培他滨辅助化疗在接受了根治性放化疗的高危局部区域晚期鼻咽癌患者中的疗效以及安全性。

## 二、课题设计

本研究是一项平行设计、多中心、随机对照Ⅲ期试验，研究目标是比较节拍卡培他滨辅助化疗和单纯临床观察之间的疗效和不良反应差异。本试验以1∶1的比例将进行了根治性放化疗后高危局部区域晚期鼻咽癌患者随机分组，分别接受节拍卡培他滨辅助化疗，以及单纯临床观察。

### （一）研究设计和参与者

来自中国14家医院的患者被纳入这项开放标签、平行、随机对照Ⅲ期临床试验。本试验纳入标准：年龄在18~65岁；组织学证实患非角化性高危局部区域晚期鼻咽癌（Ⅲ~ⅣA期，排除复发风险较低的T3~4N0和T3N1），分期依据的是美国癌症联合委员会/国际抗癌联盟（American Joint Committee on Cancer/Union for International Cancer Control，AJCC/UICC）第8版分期系统。符合条件的患者须先完成推荐的标准治疗，包括根治性放化疗（调强放疗联合同期顺铂化疗），联合或不联合诱导化疗（基于顺铂的2或3个周期的方案）。其他纳入标准：患者经根治性放化疗后无局部区域残留或远处转移；在随机分组前12~16周内完成最后一次放疗；ECOG评分为0或1分；血液学和肝肾功能良好。

关键排除标准：标准治疗前接受过鼻咽部或颈部放疗或化疗；放疗前或放疗期间接受过手术（诊断程序除外）、生物治疗或免疫治疗；正在或打算接受其他化学疗法、生物疗法或免疫疗法；有癌症史；患有干扰口服药物能力的疾病；有重度合并症；哺乳期或妊娠期。在进行任何治疗之前，患者同意登记并接受标准治疗。

### （二）试验组与对照组

试验组（节拍卡培他滨组）患者口服卡培他滨，剂量为650mg/m$^2$，每日2次，持续1年。如果出现不可接受的不良反应、证实的疾病复发、撤回同意或满足停药标准，则停用研究药物。对照组（标准治疗组）则仅接受临床观察。

随机分组前，患者需接受局部区域残留或远处转移的基本评估：完整病史，体格检查，鼻咽镜检查，鼻咽部和颈部的MRI或CT，腹部和胸部的CT，骨骼闪烁显像。如果可行，应检测血浆EB病毒（EBV）DNA水平。当患者检测到血浆EBV-DNA或怀疑存在局部区域残留或远处转移时，应采用正电子发射计算机断层显像（PET/CT），必要时进行活检或细针穿刺。基线评估在随机分组前2周内完成。

研究前3年内每3个月评估一次疗效，之后每6个月评估一次。对疑似局部区域复发或远处转移的患者可考虑进行细针穿刺或活检。对节拍卡培他滨组，在基线时进行一次安全性评价，前3个月每3周进行一次，之后每6周进行一次，直至治疗完成或中止，中止治疗后需进行1个月的随访。对标准治疗组，在基线时进行一次安全性评价，然后每3个月进行一次，直至1年或观察中止。卡培他滨相关不良反应分级采用CTCAE 4.0版。根据研究协议，主治医生将会对引起不良事件的剂量进行调整。

### （三）结局

主要终点为无失败生存（failure-free survival，FFS），其定义为在意向治疗人群中，从随机化开始至疾病复发（远处转移或局部区域复发）或由于任何原因导致患者死亡（以两者先发生的为准）的时间。次要终点包括OS、无远处转移生存期（distant failure-free survival，D-FFS）、无局部区域复发生存期（locoregional failure-free survival，LR-FFS）和安全性。OS定义为从随机分组后出现死亡的时间；D-FFS定义为从随机分组至证实远处转移或任何原因的死亡的时间；LR-FFS定义为从随机分组至证实局部区域复发或任何原因死亡的时间。当以局部区域复发作为终点事件进行分析时，将首次失效事件为远处转移的患者定义为删失，反之亦然。如果首次观察到的终点事件为远处转移和局部复发的复合（二者同时观察到），那以任何一个结局为终点事件时，该病例都认为是发生了终点事件。在最后一次随访时，对没有远处转移或局部复发的存活患者或失访的患者定义为删失。

## 三、结果分析

### （一）患者的基线特征和治疗情况

在2017年1月至2018年10月，研究团队在14家医院纳入了406例患者，并随机分配到节拍卡培他滨组（$n$=204）或标准治疗组（$n$=202）。两组患者的基线特征平衡良好（表8-1-9-1）。所有患者中，332例（82%）患有$N_2$或$N_3$期疾病。根据实践指南，大多数患者[316（78%）]在根治性放化疗前接受了2或3个周期的基于顺铂的诱导化疗，并且两组之间不同肿瘤和淋巴结分期的患者诱导化疗实施情况相似。

表8-1-9-1 患者基线特征*

| 特征 | 节拍卡培他滨组（$n$=204） | 标准治疗组（$n$=202） |
|---|---|---|
| 年龄/岁 | | |
| 中位数 | 45 | 46 |
| 范围 | 22~65 | 18~65 |
| 性别/例（所占比例/%） | | |
| 男性 | 161（79） | 150（74） |
| 女性 | 43（21） | 52（26） |
| ECOG体能状态评分/例（所占比例/%）† | | |
| 0分 | 109（53） | 115（57） |
| 1分 | 95（47） | 87（43） |
| 原发肿瘤分期/例（所占比例/%）‡ | | |
| $T_1$ | 5（2） | 6（3） |
| $T_2$ | 27（13） | 31（15） |
| $T_3$ | 83（41） | 77（38） |
| $T_4$ | 89（44） | 88（44） |
| 淋巴结分期/例（所占比例/%）‡ | | |
| $N_1$ | 39（19） | 35（17） |
| $N_2$ | 105（51） | 113（56） |
| $N_3$ | 60（29） | 54（27） |
| 总分期/例（所占比例/%）‡ | | |
| Ⅲ | 69（34） | 73（36） |
| ⅣA | 135（66） | 129（64） |
| 诱导化疗/例（所占比例/%） | | |
| 有 | 158（77） | 158（78） |
| 无 | 46（23） | 44（22） |

续表

| 特征 | 节拍卡培他滨组（$n$=204） | 标准治疗组（$n$=202） |
|---|---|---|
| 诱导化疗方案 / 例（所占比例 /%） | | |
| 多西他赛 - 顺铂 | 113/158（72） | 120/158（76） |
| 多西他赛 - 顺铂 - 氟尿嘧啶 | 35/158（22） | 28/158（18） |
| 吉西他滨 - 顺铂 | 10/158（6） | 10/158（6） |
| 诱导化疗周期 / 例（所占比例 /%） | | |
| 2 个周期 | 45/158（28） | 46/158（29） |
| 3 个周期 | 113/158（72） | 112/158（71） |
| 同期顺铂给药 / 例（所占比例 /%） | | |
| 每三周 1 次 | 196（96） | 193（96） |
| 每周 1 次 | 8（4） | 9（5） |

注：*. 节拍卡培他滨组患者在同期放化疗后（联合或不联合诱导化疗）接受节拍卡培他滨作为辅助治疗，标准治疗组患者在同期放化疗（联合或不联合诱导化疗）后接受临床观察，两组患者的基线特征无显著差异，由于四舍五入，百分比总计可能不是 100；†. 东部肿瘤协作组体能状态评分（ECOG）为 0 或 1 分，分别表示无症状和有症状但能走动；‡. 肿瘤和淋巴结分类和疾病分期依据美国癌症联合委员会第 8 版癌症分期系统。

节拍卡培他滨组从放疗完成到随机分组的时间中位数为 14 周（*IQR* 13~15 周），标准治疗组为 15 周（*IQR* 13~15 周）。有 5 例患者退出试验，因此没有对他们开始随机分组的干预。安全性人群包括节拍卡培他滨组的 201 例患者和标准治疗组的 200 例患者。符合方案人群包括 397 例患者（节拍卡培他滨组 199 例和标准治疗组的 198 例），排除了 4 例不符合条件的患者：3 例（1 例节拍卡培他滨组和 2 例标准治疗组）未接受至少 200mg/m$^2$ 的同步顺铂化疗，1 例节拍卡培他滨组接受了 1 个周期的同步顺铂化疗和 2 个周期的同步奈达铂化疗。

在开始节拍卡培他滨治疗的 201 例患者中，治疗时间中位数为 12.1 个月（范围 0.4~12.2 个月）。节拍卡培他滨组中，共 37 例（18%）患者出现了药物减量，其中 28 例患者（14%）的卡培他滨剂量减少了一个水平（至起始剂量的 75%），另外 9 例患者（4%）减少了两个水平（至起始剂量的 50%）。节拍卡培他滨组中，由于不良反应导致的药物中断、药物减量，以及药物终止分别发生在 52 例（26%），28 例（14%），以及 10 例（5%）患者中；4 例（2%）患者因疾病复发导致中止治疗。节拍卡培他滨组中，149 例（74%）患者完成了为期 1 年的治疗。卡培他滨的相对剂量强度中位数为 98.1%（*IQR* 72.0%~100%）。

（二）疗效

总体随访时间中位数为 38 个月（*IQR* 33~42 个月），若从标准治疗开始计算，相当于 45 个月（*IQR* 40~49 个月）。我们记录到共 82 例疾病复发或死亡事件（全部试验人群中 20% 的患者），包括节拍卡培他滨组 204 例患者中的 29 例（14%）和标准治疗组 202 例患者中的 53 例（26%）。在意向治疗人群中，节拍卡培他滨组疾病复发或死亡的累积发生率为 16.6%，标准治疗组为 29.0%。节拍卡培他滨组的 3 年 FFS 率为 85.3%（95% *CI* 80.4%~90.6%），标准治疗组为 75.7%（95% *CI* 69.9%~81.9%）（复发或死亡的分层 *HR*=0.50，95% *CI* 0.32~0.79，*P*=0.002）（图 8-1-9-1A）。这个 *HR* 相当于疾病复发或死亡风险降低 50%，表明节拍卡培他滨组患者的 FFS 显著长于标准治疗组患者。符合方案人群也显示了相似的结果（复发或死

亡的非分层 *HR*=0.48，95% *CI* 0.30~0.77）。

在安全性分析时，节拍卡培他滨组 204 例患者中 12 例（6%）和标准治疗组 202 例患者中 25 例（12%）出现死亡。节拍卡培他滨组的 3 年总生存率优于标准治疗组［93.3%（95% *CI* 89.7%~97.1%）vs. 88.6%（95% *CI* 84.2%~93.2%）；死亡的分层 *HR*=0.44，95% *CI* 0.22~0.88；*P*=0.018］（图 8-1-9-1B）。同样的是，节拍卡培他滨组的 3 年 D-FFS 率优于标准治疗组［89.4%（95% *CI* 85.1%~94.0%）vs. 82.1%（95% *CI* 76.8%~87.8%）；远处转移或死亡的分层 *HR*=0.52，95% *CI* 0.30~0.88；*P*=0.014］。节拍卡培他滨组的 3 年 LR-FFS 率优于标准治疗组［92.6%（95% *CI* 88.7%~96.6%）vs. 87.8%（95% *CI* 83.1%~92.7%）；局部区域复发或死亡的分层 *HR*=0.50，95% *CI* 0.25~0.98；*P*=0.041］（图 8-1-9-1C、D）。

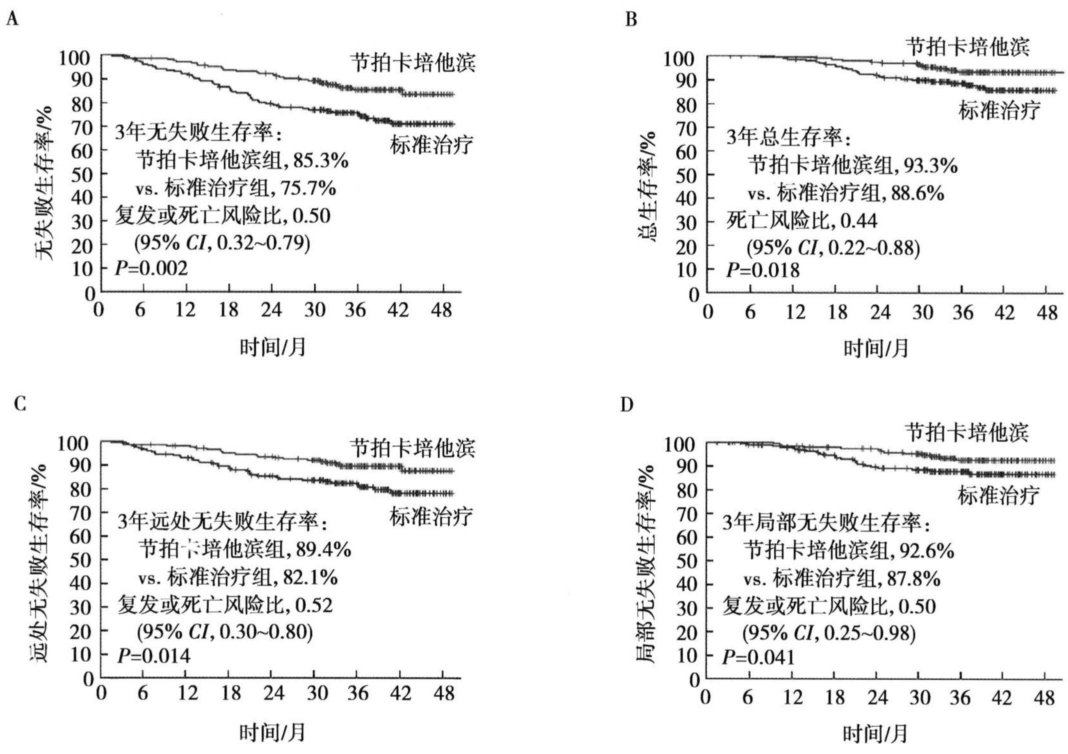


**图 8-1-9-1　意向治疗人群中的无失败生存率（A）、总生存率（B）、无远处转移生存率（C）和无局部区域复发生存率（D）的 Kaplan-Meier 分析**

采用分层 Cox 比例风险模型计算风险比和 95% 置信区间。主要终点为无失败生存［定义为从随机化开始至疾病复发（远处转移或局部区域复发）或由于任何原因导致患者死亡的时间］。次要终点包括总生存、无远处转移生存、无局部区域复发生存。删失的数据用记号表示。

在所有患者亚组中，我们都观察到了节拍卡培他滨在无失败生存方面的一致益处，包括不同的肿瘤和淋巴结分期的患者、不同疾病分期的患者。值得注意的是，无论患者是否接受了诱导化疗，均可从节拍卡培他滨辅助化疗中获益。随机分组前，节拍卡培他滨组 204 例患者中 144 例（71%）和标准治疗组 202 例患者中 146 例（72%）接受了放疗后血浆 EBV-DNA 检测，节拍卡培他滨组 204 例患者中 15 例（7%）和标准治疗组 202 例患者中 13 例（6%）进行了放疗后 PET/CT 扫描。在一项事后探索性分析中，我们观察到在接受或未接受放疗后血浆 EBV-DNA 检测的患者之间，以及进行或未进行放疗后 PET/CT 扫描的患者之间的疾病复发或死亡风险无明显差异。

（三）安全性

总体而言，安全性分析集包括 401 例患者（节拍卡培他滨组，*n*=201；标准治疗组，*n*=200）（表 8-1-9-2）。在节拍卡培他滨组和标准治疗组中，1 级或 2 级不良事件的发生率分别为 73%（147/201）和 51%（101/200）；3 级不良事件发生率分别为 17%（35/201）和 6%（11/200）。除了节拍卡培他滨组中 1 例（<1%）患者出现 4 级中性粒细胞减少外，未报告其他 4 级或 5 级不良事件。节拍卡培他滨组中，最常见的不良事件是手足综合征，出现在了 117 例患者（58%）中，其中 18 例（9%）患有 3 级手足综合征；最常见的血液学不良事件（即发生在超过 20% 的患者中）包括贫血［71 例（35%）］和白细胞减少［54 例（27%）］；而其他常见的非血液学不良事件包括疲劳［55 例（27%）］和恶心［44 例（22%）］。大多数不良事件为 1 级或 2 级。除手足综合征外，节拍卡培他滨组和标准治疗组的 3 级或 4 级不良事件发生率相似。两组均未报告严重不良事件发生。

表 8-1-9-2 不良事件*

| 不良反应种类 | 节拍卡培他滨组（*n*=201） | | | 标准治疗组（*n*=200） | | |
|---|---|---|---|---|---|---|
| | 任何级别 | 1~2 级 | 3~4 级 † | 任何级别 | 1~2 级 | 3~4 级 † |
| | 发生不良事件的患者数 / 例（所占比例 /%） | | | | | |
| 任何不良反应 | 182（91） | 147（73） | 35（17） | 112（56） | 101（51） | 11（6） |
| 血液学不良反应 | | | | | | |
| 白细胞减少 | 54（27） | 48（24） | 6（3） | 39（20） | 33（17） | 6（3） |
| 中性粒细胞减少 | 37（18） | 30（15） | 7（4） | 25（13） | 20（10） | 5（3） |
| 贫血 | 71（35） | 70（35） | 1（<1） | 51（26） | 49（25） | 2（1） |
| 血小板减少 | 24（12） | 23（11） | 1（<1） | 19（10） | 19（10） | 0 |
| 非血液学不良反应 | | | | | | |
| 手足综合征 | 117（58） | 99（49） | 18（9） | 0 | 0 | 0 |
| 疲劳 | 55（27） | 54（27） | 1（<1） | 36（18） | 36（18） | 0 |
| 恶心 | 44（22） | 42（21） | 2（1） | 21（11） | 21（11） | 0 |
| 感觉神经病 | 37（18） | 34（17） | 3（1） | 16（8） | 14（7） | 2（1） |
| 食欲下降 | 36（18） | 36（18） | 0 | 18（9） | 18（9） | 0 |
| 体重下降 | 27（13） | 30（15） | 0 | 13（7） | 13（7） | 0 |
| 呕吐 | 26（13） | 25（12） | 1（<1） | 14（7） | 14（7） | 0 |
| ALT/AST 水平升高 | 23（11） | 23（11） | 0 | 15（8） | 15（8） | 0 |
| 黏膜炎或口腔炎 | 21（10） | 20（10） | 1（<1） | 9（5） | 9（5） | 0 |
| 腹泻 | 19（9） | 18（9） | 1（<1） | 4（2） | 4（2） | 0 |

注：*. 列出了至少 10% 的患者报告的治疗相关不良事件或节拍卡培他滨组中出现的 3 级及以上级别的治疗相关不良事件，均依据不良事件的最高通用术语标准分级。安全性分析包括开始接受随机分配的治疗或观察的所有患者（安全性人群）。患者可能发生多种不良事件。ALT. 丙氨酸转氨酶；AST. 天冬氨酸转氨酶。

†. 节拍卡培他滨组 1 例患者（<1%）发生 4 级中性粒细胞减少。未报告其他 4 级或 5 级不良事件。

（四）总结

在这项随机对照Ⅲ期临床研究中，我们招募了一批高危局部区域晚期鼻咽癌患者（不包括 T3~4N0 和 T3N1 疾病），发现在根治性放化疗后使用节拍卡培他滨辅助治疗可显著改善 FFS，将疾病复发或死亡的风险降低了 50%，3 年 FFS 率组间差异绝对值估计为 9.6%（节拍卡培他滨组为 85.3%，标准治疗组为 75.7%）。节拍卡培他滨作为辅助治疗的疗效主要归因于降低了远处转移的风险。

放化疗结束后最初 6 个月内鼻咽癌患者耐受性差是基于顺铂的常规辅助化疗方案容易失败的关键原因：在之前的研究中只有 50%~60% 的患者完成了规定的辅助化疗方案。与常规化疗相比，节拍化疗具有耐受性好、不良反应轻的优点。此外，这种低成本且方便可及的治疗策略，对于资源有限的国家（例如鼻咽癌流行的地区）是改善患者生存结局的有吸引力的方案。总体而言，节拍化疗可能是鼻咽癌患者一个理想的辅助治疗选择。在对两项使用顺铂和氟尿嘧啶传统辅助化疗方案的随机试验的亚组分析中，Lee 及其同事发现，氟尿嘧啶的剂量是辅助治疗期间改善远处转移控制的唯一因素。此外，有回顾性研究表明，在使用口服氟尿嘧啶类药物的节拍辅助化疗后，生存结局有所改善。因此，本试验对口服氟尿嘧啶类药物卡培他滨进行了研究，结果显示在高危局部区域晚期鼻咽癌中持续 1 年给予低剂量卡培他滨（按体表面积 650mg/m$^2$，每日 2 次）的有效性。值得注意的是，与我们之前评估多西他赛、顺铂和氟尿嘧啶（TPF）或吉西他滨和顺铂（GP）诱导方案疗效的试验中的局部区域晚期鼻咽癌患者相比，本研究中的患者疾病复发风险更高，这是因为排除了 T3N1 期患者，且更大比例的患者［332（82%）］被归类为 N2、N3 期疾病。此外，需要注意的是，虽然我们在这里使用了“低剂量”一词，但单位时间内节拍卡培他滨的累积剂量与常规给药方案（按体表面积 1 000mg/m$^2$，每日 2 次，持续给药 2 周，然后停药 1 周）基本相当。

节拍卡培他滨的 3 级或更高级别不良事件发生率为 17%（35/201），其不良反应似乎轻于其他常规辅助化疗方案，如顺铂和氟尿嘧啶（42%），吉西他滨和顺铂（>80%）。此外，节拍卡培他滨组未观察到任何严重不良事件发生。然而，值得注意的是，接受节拍卡培他滨治疗的患者中，包括手足综合征、贫血、疲劳、白细胞减少和恶心在内的不良事件发生率仍然较高，尽管这些不良事件通常是可控的。

## 四、科学价值及社会贡献

我们的研究发现，在根治性放化疗后使用节拍卡培他滨辅助治疗可显著改善高危局部区域晚期鼻咽癌患者的 FFS，且其安全性可控。

需要注意的是，这项研究是在流行地区进行的，因此未来需在欧洲和北美等非流行地区进一步阐明节拍卡培他滨辅助治疗的有效性，这将有助于进一步推广该治疗模式的全球应用。

另外，未来对节拍卡培他滨辅助治疗的研究包括探索其在鼻咽癌患者中的最佳时长。鉴于鼻咽癌患者在放化疗结束后 2 年内复发风险最高，因此为期 1 年的辅助治疗是否已经足够尚未清楚。此外，节拍化疗和免疫治疗联合使用的有效性和安全性也值得进一步探索。既往临床前研究提示节拍辅助化疗具有免疫调节作用，与基于抗 PD-1 单抗的免疫疗法有协同作用，在一项小型试验中也显示了帕博利珠单抗与贝伐珠单抗联合节拍环磷酰胺治疗复发性卵巢癌患者有良好的治疗前景。

此外，肿瘤的研究已经进入精准医疗的时代，大量研究持续地探索着与肿瘤发生发展相关的分子机制，多种分子生物学标志物被证明可反映肿瘤的生物学特异性。未来探索可有效预测节拍化疗疗效的分子标志物是践行个体化治疗的切实可行的方向。

## 参考文献

[1] BRAY F, FERLAY J, SOERJOMATARAM I, et al. Global cancer statistics 2018: GLOBOCAN estimates of incidence and mortality worldwide for 36 cancers in 185 countries[J]. CA Cancer J Clin, 2018, 68(6): 394-424.

[2] CHEN Y P, CHAN A T C, LE Q T, et al. Nasopharyngeal carcinoma[J]. Lancet, 2019, 394(10192): 64-80.

[3] CHEN Y P, ISMAILA N, CHUA M L K, et al. Chemotherapy in combination with radiotherapy for definitive-intent treatment of stage Ⅱ-ⅣA nasopharyngeal carcinoma: CSCO and ASCO Guideline[J]. J Clin Oncol, 2021, 39(7): 840-859.

[4] CHEN Y P, TANG L L, YANG Q, et al. Induction chemotherapy plus concurrent chemoradiotherapy in endemic nasopharyngeal carcinoma: individual patient data pooled analysis of four randomized trials[J]. Clin Cancer Res, 2018, 24(8): 1824-1833.

[5] HUI E P, MA B B, LEUNG S F, et al. Randomized phase Ⅱ trial of concurrent cisplatin-radiotherapy with or without neoadjuvant docetaxel and cisplatin in advanced nasopharyngeal carcinoma[J]. J Clin Oncol, 2009, 27(2): 242-249.

[6] SUN Y, LI W F, CHEN N Y, et al. Induction chemotherapy plus concurrent chemoradiotherapy versus concurrent chemoradiotherapy alone in locoregionally advanced nasopharyngeal carcinoma: a phase 3, multicentre, randomised controlled trial[J]. Lancet Oncol, 2016, 17(11): 1509-1520.

[7] LI W F, CHEN N Y, ZHANG N, et al. Concurrent chemoradiotherapy with/without induction chemotherapy in locoregionally advanced nasopharyngeal carcinoma: long-term results of phase 3 randomized controlled trial[J]. Int J Cancer, 2019, 145(1): 295-305.

[8] ZHANG Y, CHEN L, HU G Q, et al. Gemcitabine and cisplatin induction chemotherapy in nasopharyngeal carcinoma[J]. N Engl J Med, 2019, 381(12): 1124-1135.

[9] CHEN L, HU C S, CHEN X Z, et al. Concurrent chemoradiotherapy plus adjuvant chemotherapy versus concurrent chemoradiotherapy alone in patients with locoregionally advanced nasopharyngeal carcinoma: a phase 3 multicentre randomised controlled trial[J]. Lancet Oncol, 2012, 13(2): 163-171.

[10] CHEN L, HU C S, CHEN X Z, et al. Adjuvant chemotherapy in patients with locoregionally advanced nasopharyngeal carcinoma: long-term results of a phase 3 multicentre randomised controlled trial[J]. Eur J Cancer, 2017, 75: 150-158.

[11] CHAN A T C, HUI E P, NGAN R K C, et al. Analysis of plasma Epstein-Barr virus DNA in nasopharyngeal cancer after chemoradiation to identify high-risk patients for adjuvant chemotherapy: a randomized controlled trial[J]. J Clin Oncol, 2018: JCO2018777847.

[12] PASQUIER E, KAVALLARIS M, ANDRÉ N. Metronomic chemotherapy: new rationale for new directions[J]. Nat Rev Clin Oncol, 2010, 7(8): 455-465.

[ 13 ] BOCCI G, KERBEL R S. Pharmacokinetics of metronomic chemotherapy: a neglected but crucial aspect[J]. Nat Rev Clin Oncol, 2016, 13(11): 659-673.

[ 14 ] WANG X, WANG S S, HUANG H, et al. Effect of capecitabine maintenance therapy using lower dosage and higher frequency vs observation on disease-free survival among patients with early-stage triple-negative breast cancer who had received standard treatment: the SYSUCC-001 Randomized Clinical Trial[J]. JAMA, 2021, 325(1): 50-58.

[ 15 ] SIMKENS L H, VAN TINTEREN H, MAY A, et al. Maintenance treatment with capecitabine and bevacizumab in metastatic colorectal cancer(CAIRO3): a phase 3 randomised controlled trial of the Dutch Colorectal Cancer Group[J]. Lancet, 2015, 385(9980): 1843-1852.

[ 16 ] BISOGNO G, DE SALVO G L, BERGERON C, et al. Vinorelbine and continuous low-dose cyclophosphamide as maintenance chemotherapy in patients with high-risk rhabdomyosarcoma(RMS 2005): a multicentre, open-label, randomised, phase 3 trial[J]. Lancet Oncol, 2019, 20(11): 1566-1575.

[ 17 ] PATIL V M, NORONHA V, JOSHI A, et al. Phase Ⅰ/Ⅱ Study of palliative triple metronomic chemotherapy in platinum-refractory/early-failure oral cancer[J]. J Clin Oncol, 2019, 37(32): 3032-3041.

[ 18 ] TWU C W, WANG W Y, CHEN C C, et al. Metronomic adjuvant chemotherapy improves treatment outcome in nasopharyngeal carcinoma patients with postradiation persistently detectable plasma Epstein-Barr virus deoxyribonucleic acid[J]. Int J Radiat Oncol Biol Phys, 2014, 89(1): 21-29.

[ 19 ] LIU Y C, WANG W Y, TWU C W, et al. Prognostic impact of adjuvant chemotherapy in high-risk nasopharyngeal carcinoma patients[J]. Oral Oncol, 2017, 64: 15-21.

[ 20 ] CHEN J H, HUANG W Y, HO C L, et al. Evaluation of oral tegafur-uracil as metronomic therapy following concurrent chemoradiotherapy in patients with non-distant metastatic TNM stage Ⅳ nasopharyngeal carcinoma [J]. Head Neck, 2019, 41(11): 3775-3782.

[ 21 ] LEE A W, NGAN R K, TUNG S Y, et al. Preliminary results of trial NPC-0501 evaluating the therapeutic gain by changing from concurrent-adjuvant to induction-concurrent chemoradiotherapy, changing from fluorouracil to capecitabine, and changing from conventional to accelerated radiotherapy fractionation in patients with locoregionally advanced nasopharyngeal carcinoma[J]. Cancer, 2015, 121(8): 1328-1338.

[ 22 ] PAN J J, NG W T, ZONG J F, et al. Proposal for the 8th edition of the AJCC/UICC staging system for nasopharyngeal cancer in the era of intensity-modulated radiotherapy[J]. Cancer, 2016, 122(4): 546-558.

[ 23 ] TANG L L, CHEN Y P, MAO Y P, et al. Validation of the 8th Edition of the UICC/AJCC Staging System for nasopharyngeal carcinoma from endemic areas in the intensity-modulated radiotherapy era[J]. J Natl Compr Canc Netw, 2017, 15(7): 913-919.

[ 24 ] AMIN M B, GREENE F L, EDGE S B, et al. The Eighth Edition AJCC Cancer Staging Manual: continuing to build a bridge from a population-based to a more "personalized" approach to cancer staging[J]. CA Cancer J Clin, 2017, 67(2): 93-99.

[ 25 ] LAI S Z, LI W F, CHEN L, et al. How does intensity-modulated radiotherapy versus conventional two-dimensional radiotherapy influence the treatment results in nasopharyngeal carcinoma patients? [J]. Int J Radiat Oncol Biol Phys, 2011, 80(3): 661-668.

[ 26 ] XIAO W W, HUANG S M, HAN F, et al. Local control, survival, and late toxicities of locally advanced

nasopharyngeal carcinoma treated by simultaneous modulated accelerated radiotherapy combined with cisplatin concurrent chemotherapy: long-term results of a phase 2 study [ J ]. Cancer, 2011, 117(9): 1874-1883.

[ 27 ] ANDRÉ N, BANAVALI S, SNIHUR Y, et al. Has the time come for metronomics in low-income and middle-income countries? [ J ]. Lancet Oncol, 2013, 14(6): e239-e248.

[ 28 ] LEE A W, TUNG S Y, NGAN R K, et al. Factors contributing to the efficacy of concurrent-adjuvant chemotherapy for locoregionally advanced nasopharyngeal carcinoma: combined analyses of NPC-9901 and NPC-9902 Trials [ J ]. Eur J Cancer, 2011, 47(5): 656-666.

[ 29 ] ZHOU G Q, WU C F, DENG B, et al. An optimal posttreatment surveillance strategy for cancer survivors based on an individualized risk-based approach [ J ]. Nat Commun, 2020, 11(1): 3872.

[ 30 ] PEEREBOOM D M, ALBAN T J, GRABOWSKI M M, et al. Metronomic capecitabine as an immune modulator in glioblastoma patients reduces myeloid-derived suppressor cells [ J ]. JCI Insight, 2019, 4(22): e130748.

[ 31 ] HE X, DU Y, WANG Z, et al. Upfront dose-reduced chemotherapy synergizes with immunotherapy to optimize chemoimmunotherapy in squamous cell lung carcinoma [ J ]. J Immunother Cancer, 2020, 8(2): e000807.

[ 32 ] GHONIM M A, IBBA S V, TARHUNI A F, et al. Targeting PARP-1 with metronomic therapy modulates MDSC suppressive function and enhances anti-PD-1 immunotherapy in colon cancer [ J ]. J Immunother Cancer, 2021, 9(1): e001643.

[ 33 ] ZSIROS E, LYNAM S, ATTWOOD K M, et al. Efficacy and safety of pembrolizumab in combination with bevacizumab and oral metronomic cyclophosphamide in the treatment of recurrent ovarian cancer: a phase 2 nonrandomized clinical trial [ J ]. JAMA Oncol, 2021, 7(1): 78-85.

[ 34 ] BRAY F, FERLAY J, SOERJOMATARAM I, et al. Global cancer statistics 2018: GLOBOCAN estimates of incidence and mortality worldwide for 36 cancers in 185 countries [ J ]. CA: a cancer journal for clinicians, 2018, 68(6): 394-424.

[ 35 ] TANG X R, LI Y Q, LIANG S B, et al. Development and validation of a gene expression-based signature to predict distant metastasis in locoregionally advanced nasopharyngeal carcinoma: a retrospective, multicentre, cohort study [ J ]. The Lancet Oncology, 2018, 19(3): 382-93.

[ 36 ] Chen Y P, Liu X, Zhou Q, et al. Metronomic capecitabine as adjuvant therapy in locoregionally advanced nasopharyngeal carcinoma: a multicentre, open-label, parallel-group, randomised, controlled, phase 3 trial [ J ]. The Lancet, 2021, 398(10297): 303-313.

[ 37 ] 李萍 . 2021 年度“中国生命科学十大进展”揭晓 [ EB/OL ]. (2022-01-10) [ 2022-01-15 ]. http: //www.kepu.gov.cn/www/article/dtxw/fdb271cd4a3444ad8250a18ae1ffbd73.

[ 38 ] 仪器谱 . Lancet 连续取得进展！中山大学马骏团队揭示卡培他滨节拍辅助治疗显著改善晚期鼻咽癌患者的存活预后 [ EB/OL ]. [ 2022-01-01 ]. https: //ibook.antpedia.com/x/640879.html.

（马 骏）

# 第十节　低危鼻咽癌患者单纯调强放射治疗对比同期放化疗的前瞻性、随机对照、非劣性Ⅲ期临床研究

## 一、研究背景

鼻咽癌在流行病学、生物学行为和治疗策略上与其他头颈部肿瘤有着明显的不同。鼻咽癌具有明显的地区及人群聚集性。根据国际癌症研究署（International Agency for Research on Cancer，IARC）的数据，中国鼻咽癌患者约占 40%。

根据既往的研究资料，Ⅱ期（第 7 版 AJCC 分期）鼻咽癌患者约占所有就诊鼻咽癌患者的 20%~30%，此类患者采用单纯二维常规放疗的生存结果对比早期（Ⅰ期）患者相对较差。目前，根据在二维常规放疗基础上化疗的相关研究结果，美国 NCCN 建议“同期放化疗 + 辅助 / 诱导化疗，或仅同期放化疗”作为Ⅱ期鼻咽癌的标准治疗方案。在多项回顾性的研究中，在二维常规放疗的基础上化疗是否给Ⅱ期鼻咽癌患者带来额外生存获益仍有争议。最终，Chen 等在一项前瞻性随机对照Ⅲ期临床试验中证实，同期化疗可以提高采用二维常规放疗的Ⅱ期鼻咽癌患者的 5 年无远处转移生存率及总生存率，从而确立了同期化疗在Ⅱ期鼻咽癌治疗中的作用。

近年来，由于调强放射治疗（intensity-modulated radiotherapy，IMRT）的推广，鼻咽癌的放疗取得了里程碑式的进步。IMRT 可以提供更好的靶向肿瘤，因此有专家推测在 IMRT 的基础上，化疗可以带来的生存获益将减少。既往的两项小样本回顾性研究显示，Ⅱ期鼻咽癌患者在 IMRT 基础上增加化疗，其生存获益不尽相同。然而后续来自广州和上海的四项大样本回顾性研究均未能证明同期顺铂化疗可以在 IMRT 的基础上给Ⅱ期鼻咽癌患者带来进一步的生存获益。另外，随着化疗的生存获益的减少，其带来的不良反应依然存在，进一步降低了化疗的治疗比例将对临床决策产生重要影响。既往多个临床试验及荟萃分析证实，以铂类为基础的化疗明显增加了患者的治疗相关不良反应 、相关死亡风险 以及治疗费用。因此，Ⅱ期鼻咽癌患者在 IMRT 时代是否仍需要同期化疗尚不明确，其证据级别较低且存在争议，是亟须研究的重要科学问题。

另一方面，IMRT 带来的局部控制率提高也必然会影响鼻咽癌的预后风险分布。既往的研究表明 IMRT 治疗下 T3N0M0 期的鼻咽癌患者的生存与Ⅱ期相似；而在 N 分期上，有研究表明，中国 2008 分期系统较第 7 版 AJCC 分期预测价值更高，也有数据表明在第 7 版 AJCC 分期为 N1 期而中国 2008 分期为 N2~3 期的患者（颈部淋巴结包膜外受侵，颈部淋巴结横断面最大径≥3cm，阳性淋巴结位于Ⅳ区和 / 或Ⅴb 区）不适于归为低危患者。除了根据侵犯的解剖结构制定的 TMN 分期外，血浆 EBV-DNA 水平也可准确预测Ⅰ~Ⅱ期鼻咽癌的远处转移风险。因此，在本研究中 IMRT 时代低危组人群，纳入了Ⅱ期及 T3N0M0 期，并排除了颈部淋巴结包膜外受侵，颈部淋巴结横断面最大径≥3cm、阳性淋巴结位于Ⅳ区和 / 或Ⅴb 区、治疗前血浆 EBV-DNA≥4 000copies/mL 的鼻咽癌患者。另一方面，随着生存获益空

间的减少,化疗带来的不良反应将降低治疗比例,这在临床决策上显然是重要的。

基于上述研究背景,研究团队决定开展一个随机对照非劣性Ⅱ期临床试验来明确 IMRT 时代同期顺铂化疗在低危鼻咽癌治疗中的价值。

## 二、课题设计

### (一)研究目标

目标:明确顺铂同期化疗在低危鼻咽癌中的治疗价值。

主要目的:评价低危鼻咽癌患者行单纯调强放射治疗组的 FFS 是否不差于同期放化疗组。

次要目的:比较两组患者的 OS、LR-FFS、D-FFS、肿瘤的近期缓解率、治疗相关不良反应和顺应性以及生活质量。

### (二)研究内容

比较单纯调强放射治疗组和顺铂同期放化疗组的患者的 FFS、OS、LR-FFS、D-FFS、肿瘤的近期缓解率、治疗相关不良反应和顺应性以及生活质量。

### (三)研究方案及技术路线(包括研究的样本量、入选标准、排除标准、退出标准,研究结果的评价指标和方法、知情同意、伦理学等内容)

#### 1. 研究的样本量

本研究的主要终点为 FFS,我们进行了下列假设。

$H_0$:单纯调强放射治疗组的 3 年 FFS 率不差于同期放化疗组超过 10%。

$H_A$:单纯调强放射治疗组的 3 年 FFS 率差于同期放化疗组超过 10%。

既往的研究资料显示同期放化疗组的 3 年 FFS 率约为 90%,采用 $\alpha$ 为 0.05 单侧检验,判断界值为 10%,检验功效为 80%,单纯调强放射治疗组和同期放化疗组按 1∶1 的比例随机分配,假定试验过程中的退组率和失访率共计为 3%,采用单侧 log-rank 检验来比较两组 3 年 FFS 率的差异,计算得出将有约 338 例患者被随机分至两组(每组 169 例),大约需 2 年的时间完成患者入组。

#### 2. 入选标准

(1)病理类型为非角化性癌(WHO 的病理分型)。

(2)分期为 $T_{1\sim2}N_1/T_{2\sim3}N_0$(根据第 7 版 AJCC 分期标准)。

(3)无远处转移($M_0$ 期)。

(4)机能状态:卡氏评分(Karnofsky scale,KPS)>70 分。

(5)正常的骨髓功能:白细胞计数 $\geqslant 4\times10^9$/L,血红蛋白 ≥ 90g/L 以及血小板计数 $\geqslant 100\times10^9$/L。

(6)正常的肝功能:ALT、AST<1.5 倍的正常值上限(upper limit of normal,ULN),同时 ALP<2.5×ULN 以及胆红素 <1.5×ULN。

(7)正常的肾功能:肌酐清除率 >60mL/min。

(8)患者必须被告知本研究的基本内容并签署知情同意书。

#### 3. 排除标准

(1)颈部淋巴结包膜外受侵,或颈部淋巴结横断面最大径≥ 3cm,或阳性淋巴结位于Ⅳ区和 / 或Ⅴb 区的鼻咽癌患者。

（2）治疗前血浆 EBV-DNA ≥ 4 000copies/mL。

（3）病理类型为角化性鳞状细胞癌或基底鳞状细胞癌（WHO 的病理分型）。

（4）年龄 >70 岁或 <18 岁。

（5）治疗为姑息性。

（6）既往有恶性肿瘤病史，经过充分治疗的皮肤基底细胞癌或鳞状细胞癌以及宫颈原位癌除外。

（7）妊娠期或哺乳期的妇女（对生育年龄的妇女要考虑妊娠试验检查；治疗期间要强调进行有效避孕）。

（8）既往接受过放射治疗（若为非黑色素瘤的皮肤癌且既往病灶位于放疗的靶区之外，则除外）。

（9）原发灶和颈部转移病灶接受过化疗或手术治疗（诊断性治疗除外）。

（10）伴有其他严重疾病，可能会带来较大风险或影响试验的顺应性。例如：需要治疗的不稳定的心脏疾病，肾脏疾病，慢性肝炎，控制不理想的糖尿病（空腹血糖 >1.5 × ULN），以及精神疾病。

**4. 退出标准**

（1）疾病进展。

（2）伴发可能明显影响临床状态评估或需要中断试验药物治疗的疾病。

（3）出现不可接受的治疗相关不良反应。

（4）患者可在任何时候以任何原因退出本研究。

**5. 分层和随机**

（1）分层：患者根据试验中心和分期（T2N0，T1N1，T2N1，T3N0）进行分层。

（2）随机

符合入组标准的患者按 1 : 1 的配置比例随机分配到组 1 和组 2。随机的分层因素为试验中心和分期。采用区组随机，区组大小由统计设计人员确定，且每个区组内包含的组 1 和组 2 的患者数相等。按照 Freedman 等推荐的方法，只有统计设计人员知道区组的大小，而对执行随机的人员和其他试验研究人员均采用盲法。统计设计人员制作的随机信封（上面标明分层情况）只有在患者登记和签署知情同意书后才能打开。各试验中心筛选合适的患者并签署知情同意书后打电话给中山大学肿瘤防治中心执行随机的人员获得随机号，每个患者都将获得一个唯一的研究编号，并且在整个试验过程中保持不变。

符合入组标准的患者将被随机分配到：组 1（单纯调强放射治疗）或组 2（同期放化疗）。

**6. 治疗方案**

（1）放射治疗

1）放疗技术：采用调强放射治疗（IMRT）。

2）放疗计划设计：大体肿瘤体积（gross tumor volume，GTV）应由 MRI 或 CT 扫描决定。临床靶体积（clinical target volume，CTV）应包括 GTV 可能局部浸润侵犯的所有区域，包括整个鼻咽腔，颅底，双侧咽后和锁骨以上的颈部淋巴结引流区。尽可能保护正常组织。

3）剂量和分割方式：原发灶放疗每天 1 次，每周 5 次，原发灶每次放疗剂量为 2~2.27Gy，GTV 总剂量 >66Gy，预防照射区域总剂量 >50Gy。正常组织限量：脑干 <60Gy，颞叶 <60Gy，视交叉 / 视神经 <60Gy，脊髓 <45Gy。

（2）化疗方案

同期化疗：顺铂 100mg/$m^2$ d1，每 3 周 1 次，共 3 程。

备注：顺铂化疗的当日及前后一日需水化，记录用顺铂使用后的液体出入量，补充因呕吐和利尿导致的额外液体丢失量。顺铂应用前后应给予镇吐药。化疗期间，患者每周至少接受一次临床检查和实验室检查。如果放疗结束时只进行了两程同期化疗，可于结束后的一周内再行一程化疗，该程化疗同样视为同期化疗。

**7. 研究结果的评价**

（1）疗效

1）主要研究终点：FFS 时间定义为从随机分组到首次发生治疗失败（包括局部原发灶、颈部淋巴结的复发，远处转移，以及局部原发灶、颈部淋巴结在放疗结束 16 周后的残留）的时间间隔，如无治疗失败则到最后一次随访时间。

2）次要研究终点：OS 时间定义为从随机分组到任何原因引起的死亡的时间间隔，如无死亡，则到最后一次随访时间。D-FFS 时间定义为从随机分组到发生远处转移的时间间隔，如无远处转移，则到最后一次随访时间。在 LR-FFS 分析时，计算时间从随机分组到首次局部原发灶或颈部淋巴结治疗失败（包括局部原发灶或颈部淋巴结的复发，或放疗结束 16 周后的残留），如无治疗失败则到最后一次随访时间；如果患者死于远处转移或并发的其他疾病，但未出现局部原发灶或颈部淋巴结治疗失败，则其无局部复发生存时间至最后一次随访，且为删失数据。

3）其他：放疗近期疗效评估包括放疗结束后 13~16 周鼻咽及颈部 MRI 或 CT，电子鼻咽镜、胸片、腹部超声、全身骨扫描等检查，以评价近期疗效。放疗近期疗效根据 1.1 版的实体瘤治疗疗效评价标准（RECIST）进行评价。

（2）治疗相关不良反应

1）3 级以上的急性放疗相关不良反应发生率（血液学或非血液学不良反应）。

2）3 级以上的急性同期放化疗相关不良反应发生率。

3）晚期治疗相关不良反应的发生时间：从随机分组到最早的 3 级以上晚期治疗相关不良反应出现的时间间隔（如果涉及内分泌功能障碍或颞叶损伤，则出现 1 或 2 级治疗相关不良反应的最早时间也应记录）。

4）治疗的顺应性。

5）生存质量：采用 EORTC 生命质量测定量表 QLQ-C30 进行评价。

6）安全性评估和不良反应评价：安全性评价由对所有不良事件和严重不良事件的监测和记录，以及对血液学、血生化和尿指标的规律监测，加上体格检查的表现共同组成。治疗期间每周对治疗相关不良反应进行评估，急性不良反应的评价都将按照 NCI CTCAE 4.0 的评分进行，放疗晚期治疗相关不良反应评价则采用 RTOG 放疗晚期治疗相关不良反应评估标准。

（3）随访

患者在试验的前 3 年至少每 3 个月随访一次，接下来每 6 个月随访一次。随访方式采用记录患者返院复查资料，或由主管医生签名的信访、电话随访等，以评价患者的疗效及不良反应的恢复情况，近期及远期不良反应的情况。随访内容包括体格检查，电子鼻咽镜，鼻咽及颈部 MRI/CT，胸部 X 光 /CT，肝脏超声 /CT，骨扫描，EBV-DNA 拷贝数，EB 病毒早期 IgG 抗体（EB EA-IgA）及抗 EB 病毒 IgA 抗体（EB VCA-IgA）等。局部治疗失败应通过鼻咽病理活检确定；区域治疗失败应通过颈部淋巴结细针穿刺细胞学检查确定。如果难以进行病理检查但影像学上有典型的表现，如有颅底骨质破坏进展、软组织进行性增大、淋巴结坏死或进行性增大，则可临床诊断局部或区域治疗失败。MRI 下的颅底骨质破坏在治疗结束鼻咽肿瘤全消后的相当一段时间内仍可能存在，需结合临床及其他检查判断是否为残留病灶：如症状、体征、EBV-DNA 水平、MRI 的动态变化、PET 及 MRI 弥散加权成像等。远处转移应通过病理检查确定。假如对远处转移的原发灶有疑虑，应检测 EBV-DNA 以明确是否为鼻咽来源。如果难以进行病理检查但临床和 / 或影像学上有典型表现，则可临床诊断远处转移。

**8. 知情同意**

研究者必须得到独立伦理委员会的许可。研究者有责任向参与此次试验的患者解释各项要参与的试验拟定步骤，而且需要提供可行的治疗选择。患者有权利拒绝参加试验，研究者必须保证患者能一直得到适合临床病情的常见标准治疗。所有登记参加的患者有权利终止各自的试验。知情同意书：每个入组患者必须签署知情同意书。知情同意书的复印件和研究者及伦理委员会的联系方式必须提供给有要求的患者。在研究者解释清楚此次临床试验的各个项目之后，患者应该在知情同意书上签字。知情同意书必须得到伦理委员会的同意通过，知情同意书应有中文版。

**9. 伦理学问题**

（1）试验组患者的受益与风险

受益：试验组患者可以避免过度治疗（同期化疗），减少了治疗相关不良反应，提高了生存质量。

风险：试验组可能因未行同期化疗而导致复发或转移的风险增大。如果放疗后临床评估提示有肿瘤残留或转移的可能，可行手术或辅助化疗等挽救治疗。

综合评估：既往研究证实低危鼻咽癌单纯调强放疗不会增加复发或转移的风险，减少同期化疗可以减少治疗相关不良反应，提高生存质量，预期利大于弊。

（2）所有入组病例必须签署知情同意书。

（3）本临床试验已获本单位伦理委员会批准。

**10. 统计分析**

采用 log-rank 检验比较试验组和对照组的 FFS 以评价疗效。OS、D-FFS、LR-FFS 及无晚期并发症生存等次要研究终点采用同样方法进行比较。采用两样本率的检验方法比较两组的急性治疗相关不良反应发生率和肿瘤近期缓解率。所有疗效指标的分析均基于意向性分析原则（intent-to-treat）进行，检验水准为单侧 $P<0.05$。拟采用多因素 Cox 回归模型对相关预后因素进行分析，具体为基于条件参数估计的前进法（Cox model Forward conditional）。

## 三、结果分析

经过初筛后最终 341 例患者入组，并按 1∶1 的比例随机分配到单纯调强放射治疗组（172 例）和同期放化疗组（169 例）。病例收集单位包括中山大学肿瘤防治中心、佛山市第一人民医院、梧州市红十字会医院、中山大学附属第五医院及华中科技大学同济医学院附属协和医院。所有患者病理类型均为非角化性癌，163 例患者病理组织检测了 EB 病毒编码的小 RNA（Epstein-Barr virus-encoded RNA，EBER），其中 97.5% 为阳性。患者的基线特征如表 8-1-10-1 所示。

表 8-1-10-1 基线特征

| 因素 | 患者例数（所占比例 /%） | |
|---|---|---|
| | 单纯调强放射治疗组（$n$=172） | 同期放化组（$n$=169） |
| 年龄 / 岁 | | |
| 中位数（区间） | 48（22~65） | 48（23~65） |
| 性别 | | |
| 男 | 117（68） | 122（72） |
| 女 | 55（32） | 47（28） |
| 吸烟史[a] | | |
| 有 | 130（76） | 125（74） |
| 鼻咽癌家族史 | | |
| 无 | 15（9） | 20（12） |
| KPS 评分[b] | | |
| 70~80 分 | 1（1） | 1（1） |
| 90~100 分 | 171（99） | 168（99） |
| 咽旁间隙受侵 | | |
| 是 | 122（71） | 115（68） |
| 淋巴结最大径 >20mm | | |
| 是 | 29（17） | 39（23） |
| 血红蛋白水平 /（$g \cdot dL^{-1}$） | | |
| 中位数（*IQR*） | 146（136~156） | 144（134~154） |
| EBV-DNA>1 000copies/mL | | |
| 是 | 17（10） | 18（11） |
| 病理类型[c] | | |
| 非角化型 | 172（100） | 169（100） |
| EBER | | |
| 阳性 | 74/76（97） | 85/87（98） |
| 分期[d] | | |
| $T_2N_0$ | 28（16） | 21（12） |
| $T_3N_0$ | 43（25） | 44（26） |
| $T_1N_1$ | 36（21） | 33（20） |
| $T_2N_1$ | 65（38） | 71（42） |

注：a. 吸烟史包括既往及目前吸烟情况，但不包括电子烟、嚼用烟草等情况。

b. KPS 评分是 Karnofsky（卡氏）功能状态评分标准，评分范围从 100 到 0，得分越高，健康状况越好。

c. 世界卫生组织（WHO）将鼻咽癌分为三种组织学类型：Ⅰ型（角化型）、Ⅱ型（非角化型）和Ⅲ型（非角化型未分化）。非角化型组织学类型通常被认为是病毒介导的鼻咽癌。

d. 根据第 7 版 AJCC TNM 分期系统：$T_1$ 鼻咽、口咽或鼻腔无咽旁侵犯；$T_2$ 咽旁；$T_3$ 颅底和 / 或鼻旁窦的骨质结构；$N_0$ 无区域性淋巴结转移；$N_1$ 单侧颈部、单侧或双侧咽后淋巴结，锁骨上窝以上且大小≤6cm。

在单纯调强放疗组，172 人中有 165 人（95.9%）完成了符合方案的治疗，1 人未完成治疗（<1%）。未完成放射治疗，另外有 6 例患者接受同期放化疗，其中 5 例（2.9%）不同意进入试验组，1 例（<1%）在治疗过程中有疾病进展改为同期放化疗。同期放化疗组的 169 例患者全部（100%）完成治疗。

在同期放化疗组中，治疗组接受至少 1 周期的同期化疗。

在同期放化疗组中，169 例患者中有 102 例（60.4%）接受 3 程的顺铂同期化疗，62 例（36.7%）接受 2 程，5 例（3.0%）1 程。未接受治疗的 3 程化疗主要原因是不良反应和患者拒绝。总体而言，169 例患者中有 150 例（88.8%）患者接受了至少 200mg/m$^2$ 的顺铂同期化疗。两组患者完成放射治疗所需的时间和放射治疗剂量差异并无显著统计学意义。

在低危鼻咽癌患者中，3 年 FFS 率在单纯调强放射治疗组和同期放化疗组相似（90.5% vs. 91.9%，差值 −1.4%，非劣效 $P$<0.001）。同样，3 年 OS 率（98.2% vs. 98.6%，$P$=0.30），LR-FFS 率（94.0% vs. 94.3%，$P$=0.42），D-FFS 率（95.8% vs. 97.6%，$P$=0.23）在两组间均相似（图 8-1-10-1）。

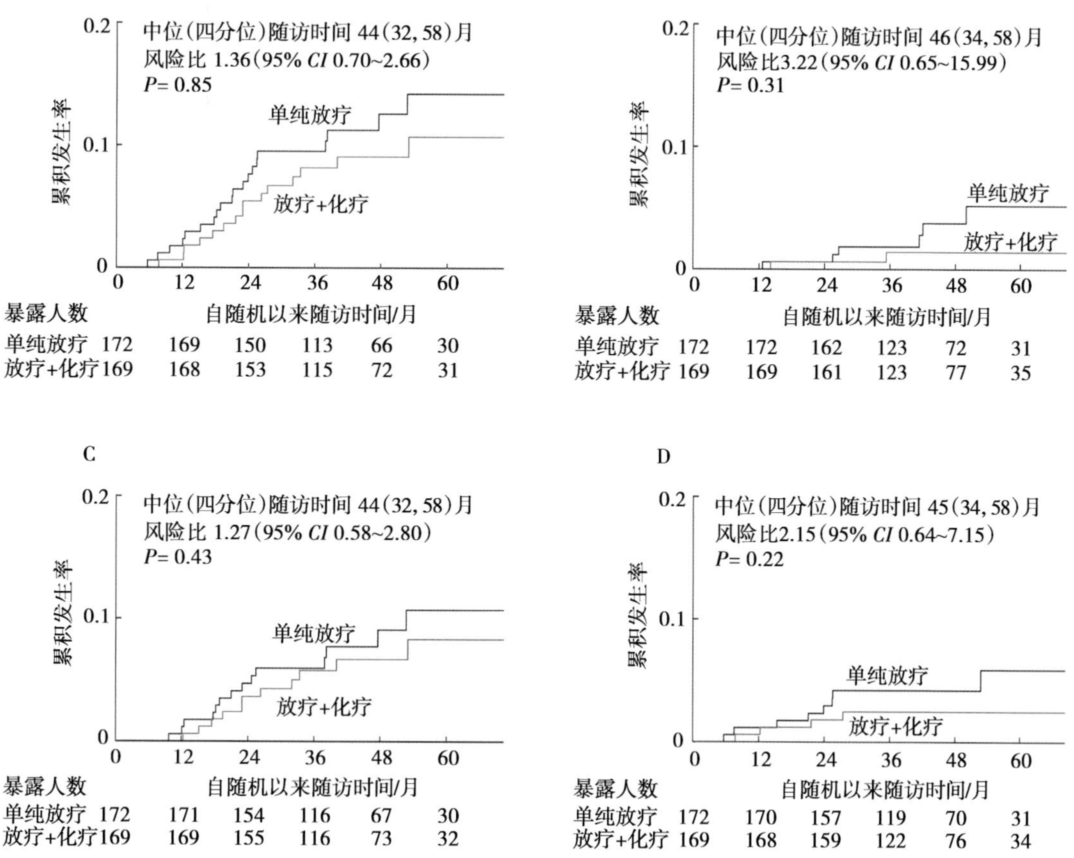


**图 8-1-10-1 单纯调强放射治疗组和同期放化疗组生存曲线比较**

A. 任何复发或死亡的累积发生率；B. 死亡的累积发生率；C. 局部 / 区域复发或死亡的累积发生率；D. 远处转移或死亡的累积发生率。

根据基线特征进行亚组分析，不同治疗组与不同亚组之间没有观察到显著的交互作用。有无化疗对 FFS 率的影响在所有亚组中都是一致的，包括年龄、KPS 评分、性别、T 和 N 分期以及总分期（图 8-1-10-2）。多因素分析也显示同期化疗对 FFS 率的影响不是独立预后因素。

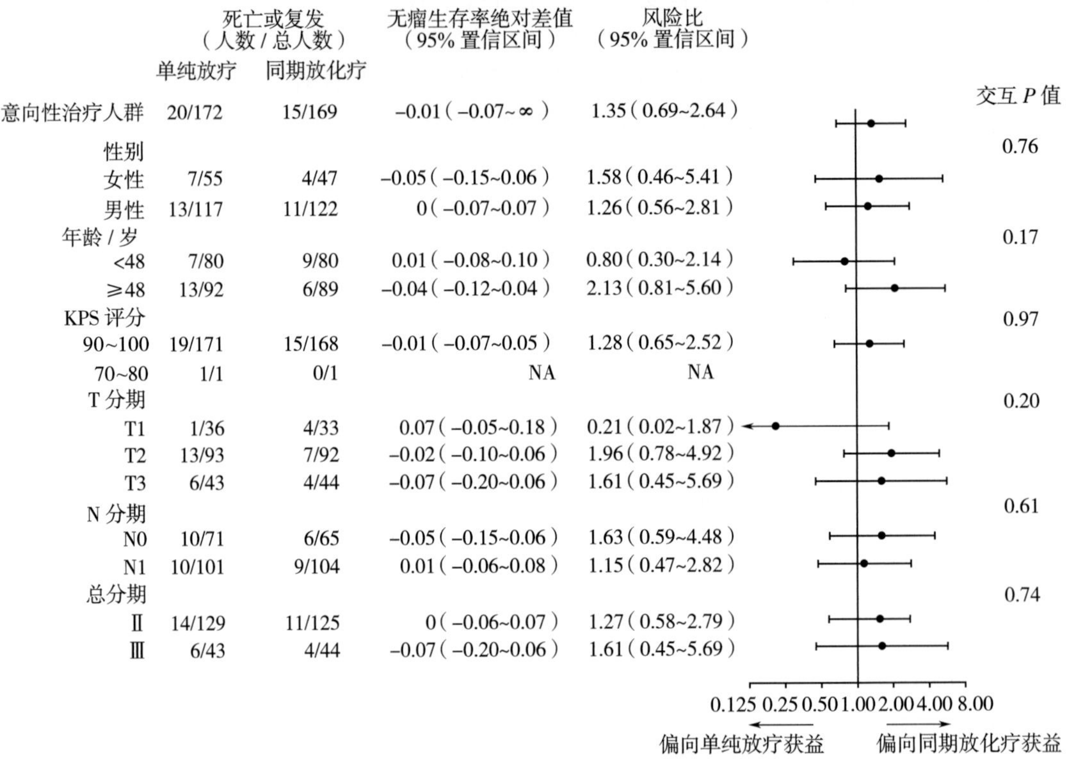

死亡或复发（人数 / 总人数）
无瘤生存率绝对差值（95% 置信区间）
风险比（95% 置信区间）
单纯放疗
同期放化疗
交互 P 值
意向性治疗人群 20/172 15/169 −0.01（−0.07~∞） 1.35（0.69~2.64）
性别 0.76
女性 7/55 4/47 −0.05（−0.15~0.06） 1.58（0.46~5.41）
男性 13/117 11/122 0（−0.07~0.07） 1.26（0.56~2.81）
年龄 / 岁 0.17
<48 7/80 9/80 0.01（−0.08~0.10） 0.80（0.30~2.14）
≥48 13/92 6/89 −0.04（−0.12~0.04） 2.13（0.81~5.60）
KPS 评分 0.97
90~100 19/171 15/168 −0.01（−0.07~0.05） 1.28（0.65~2.52）
70~80 1/1 0/1 NA NA
T 分期 0.20
T1 1/36 4/33 0.07（−0.05~0.18） 0.21（0.02~1.87）
T2 13/93 7/92 −0.02（−0.10~0.06） 1.96（0.78~4.92）
T3 6/43 4/44 −0.07（−0.20~0.06） 1.61（0.45~5.69）
N 分期 0.61
N0 10/71 6/65 −0.05（−0.15~0.06） 1.63（0.59~4.48）
N1 10/101 9/104 0.01（−0.06~0.08） 1.15（0.47~2.82）
总分期 0.74
Ⅱ 14/129 11/125 0（−0.06~0.07） 1.27（0.58~2.79）
Ⅲ 6/43 4/44 −0.07（−0.20~0.06） 1.61（0.45~5.69）
0.125 0.25 0.50 1.00 2.00 4.00 8.00
偏向单纯放疗获益
偏向同期放化疗获益


**图 8-1-10-2 不同亚组 FFS 率比较**

在不良反应方面，与同期放化疗组比较，单纯调强放射治疗组 3 级或 4 级血液学不良反应和非血液学不良反应的发生率显著降低［单纯调强放射治疗组 vs. 同期放化疗：28（17%）vs. 78（46%）］，包括白细胞下降［2（1%）vs. 17（10%）］、中性粒细胞下降［3（2%）vs. 11（7%）］、恶心［1（1%）vs. 22（13%）］、呕吐［2（1%）vs. 25（15%）］、食欲下降［8（5%）vs. 49（29%）］、体重下降［1（1%）vs. 8（5%）］、黏膜炎［16（10%）vs. 32（19%）］。而且，单纯调强放射治疗组的 1 级或 2 级不良反应发生率也显著降低。在晚期不良反应方面，73%（121/165）的患者在单纯调强放疗组中出现了晚期不良反应，而同期放化疗组为 80%（136/169）（表 8-1-10-2）。单纯调强放疗组 1 级或 2 级周围神经病变的发生率较低（4% vs. 10%，$P$=0.02）和甲状腺功能减退（19% vs. 36%，$P$=0.001）。3~4 级晚期不良反应在两组间差异无显著统计学意义（4% vs. 2%，$P$=0.48）（表 8-1-10-2）。

表 8-1-10-2 急性及晚期不良反应比较

| 不良反应（所占比例 /%） | 单纯调强放射治疗组（$n$=165） | | 同期放化疗组（$n$=169）[a] | |
|---|---|---|---|---|
| | 1/2 级 | 3/4 级 | 1/2 级 | 3/4 级 |
| 急性不良反应 | | | | |
| 血液学 | | | | |
| 白细胞 <4 000/μL | 37（22） | 2（1） | 103（61） | 17（10） |
| 血红蛋白 <10g/L | 27（16） | 0 | 127（75） | 3（2） |
| 中性粒细胞 <2 000/μL | 12（7） | 3（2） | 60（36） | 11（7） |
| 血小板 <$10^5$/μL | 2（1） | 1（1） | 41（24） | 1（1） |
| 非血液学 | | | | |
| 黏膜炎 | 116（70） | 16（10） | 113（67） | 32（19） |
| 口干 | 33（20） | 0 | 50（30） | 0 |
| 皮炎 | 31（19） | 0 | 54（32） | 0 |
| 体重下降 | 28（17） | 1（1） | 94（56） | 8（5） |
| 食欲下降 | 22（13） | 8（5） | 28（17） | 49（29） |
| 呕吐 | 14（8） | 2（1） | 48（28） | 25（15） |
| 恶心 | 14（8） | 1（1） | 57（34） | 22（13） |
| 吞咽困难 | 5（3） | 1（1） | 22（13） | 3（2） |
| 发热 | 0 | 0 | 0 | 1（1） |
| 肌酐升高 > 正常值上限 | 16（10） | 0 | 58（34） | 1（1） |
| ALT> 正常值上限 | 10（6） | 0 | 34（20） | 1（1） |
| GGT> 正常值上限 | 8（5） | 1（1） | 28（17） | 0 |
| AST> 正常值上限 | 3（2） | 0 | 14（8） | 0 |
| ALP> 正常值上限 | 1（1） | 0 | 7（4） | 0 |
| 晚期不良反应 | | | | |
| 口干 | 90（55） | 0 | 96（57） | 1（1） |
| 听力下降 | 66（40） | 1（1） | 80（47） | 1（1） |
| 皮肤颈部软组织损伤 | 35（21） | 1（1） | 50（30） | 0 |
| 甲状腺功能减退 | 31（19） | 4（2） | 60（36） | 1（1） |
| 周围神经损伤 | 6（4） | 0 | 17（10） | 0 |
| 颞叶损伤 | 6（4） | 0 | 6（4） | 0 |
| 张口困难 | 3（2） | 0 | 3（2） | 0 |
| 骨坏死 | 1（1） | 0 | 0 | 0 |

注：a. 在生活质量方面，108 例（65.5%）单纯调强放疗组患者和 109 例（64.5%）同期放化疗组患者随访到所有有效时间点的生活质量数据（开始治疗至整个放疗期间每周评估一次）两组治疗前的基线特征和生活质量差异无显著统计学意义。单纯调强放射治疗组在放射治疗期间症状较轻（疲倦、恶心和呕吐、疼痛、呼吸困难、失眠、食欲不振、便秘），总体生活质量较好（总体健康状况、身体功能、角色功能、情感功能、认知功能、社会功能；所有类别均 $P$<0.001）。ALT. 丙氨酸转氨酶；GGT. γ- 谷氨酰转移酶；AST. 天冬氨酸转氨酶；ALP. 碱性磷酸酶。

## 四、科学价值

本研究利用临床分期结合临床预后不良因素及分期指标 EBV-DNA 定义了“低危”鼻咽癌患者：Ⅱ期和 T3N0 亚组，并在此基础上继续排除了其他不良预后因素患者，包括颈部淋巴结包膜外受侵、颈部淋巴结最大径≥3cm，或阳性淋巴结位于Ⅳ区和 / 或Ⅴb 区的，治疗前血浆 EBV-DNA≥4 000copies/mL。研究证实对于低危鼻咽癌患者，单纯调强放疗与同步放化疗疾病控制相当，安全性高，放疗不良反应低且生活质量高，是一项有效且安全的治疗方法。该研究由中国学者独立完成，研究入选 2022 年美国临床肿瘤学会（ASCO）年会大会口头报告并被评为“best of ASCO”，以论著（article）形式发表于医学顶级期刊 JAMA。JAMA 副主编 Ethan Basch 教授在 JAMA 发表视频同期述评，认为研究结果将改变临床实践，不但能应用于高发区，同样适用于欧美等低发区，惠及全球患者。

## 五、社会贡献

随着诊疗技术的进步，“早诊早筛”“关口前移”理念的推进，今后鼻咽癌患者的分期结构也将随之发生变化，低危鼻咽癌患者的比例可能会有所提升，低危鼻咽癌患者治疗策略和生活质量也愈显重要。本研究首次创新低危鼻咽癌患者的“减毒”治疗策略，让患者治疗效果不降低的同时，明显减少治疗中严重胃肠道反应、骨髓抑制、严重黏膜反应、体重下降等不良反应，同时耳毒性、甲状腺功能减退等晚期不良反应也大幅度降低，将使 20% 鼻咽癌患者受益，今后有望改写临床鼻咽癌治疗指南，造福更多鼻咽癌患者。

## 参考文献

[1] JEMAL A, BRAY F, CENTER M M, et al. Global cancer statistics[J]. CA Cancer J Clin, 2011, 61(2): 69-90.

[2] CHEN L, MAO Y P, XIE F Y, et al. The seventh edition of the UICC/AJCC staging system for nasopharyngeal carcinoma is prognostically useful for patients treated with intensity-modulated radiotherapy from an endemic area in China[J]. Radiother Oncol, 2012, 104(3): 331-337.

[3] MAO Y P, LIANG S B, LIU L Z, et al. The N staging system in nasopharyngeal carcinoma with radiation therapy oncology group guidelines for lymph node levels based on magnetic resonance imaging[J]. Clin Cancer Res, 2008, 14(22): 7497-7503.

[4] XIAO W W, HAN F, LU T X, et al. Treatment outcomes after radiotherapy alone for patients with early-stage nasopharyngeal carcinoma[J]. Int J Radiat Oncol Biol Phys, 2009, 74(4): 1070-1076.

[5] CHUA D T, SHAM J S, KWONG D L, et al. Treatment outcome after radiotherapy alone for patients with stage Ⅰ-Ⅱ nasopharyngeal carcinoma[J]. Cancer, 2003, 98(1): 74-80.

[6] SONG C H, WU H G, HEO D S, et al. Treatment outcomes for radiotherapy alone are comparable with neoadjuvant chemotherapy followed by radiotherapy in early-stage nasopharyngeal carcinoma[J]. Laryngoscope, 2008, 118(4): 663-670.

[7] CHUA D T, MA J, SHAM J S, et al. Improvement of survival after addition of induction chemotherapy to radiotherapy in patients with early-stage nasopharyngeal carcinoma: subgroup analysis of two phase Ⅲ trials

[J]. Int J Radiat Oncol Biol Phys, 2006, 65(5): 1300-1306.

[8] XU T, HU C, WANG X, et al. Role of chemoradiotherapy in intermediate prognosis nasopharyngeal carcinoma [J]. Oral Oncol, 2011, 47(5): 408-413.

[9] CHEN Q Y, WEN Y F, GUO L, et al. Concurrent chemoradiotherapy vs radiotherapy alone in stage Ⅱ nasopharyngeal carcinoma: phase Ⅲ randomized trial[J]. J Natl Cancer Inst, 2011, 103(23): 1761-1770.

[10] KWONG D L, SHAM J S, LEUNG L H, et al. Preliminary results of radiation dose escalation for locally advanced nasopharyngeal carcinoma[J]. Int J Radiat Oncol Biol Phys, 2006, 64(2): 374-381.

[11] KAM M K, TEO P M, CHAU R M, et al. Treatment of nasopharyngeal carcinoma with intensity-modulated radiotherapy: the Hong Kong experience[J]. Int J Radiat Oncol Biol Phys, 2004, 60(5): 1440-1450.

[12] LEE N, XIA P, QUIVEY J M, et al. Intensity-modulated radiotherapy in the treatment of nasopharyngeal carcinoma: an update of the UCSF experience[J]. Int J Radiat Oncol Biol Phys, 2002, 53(1): 12-22.

[13] LAI S Z, LI W F, CHEN L, et al. How does intensity-modulated radiotherapy versus conventional two-dimensional radiotherapy influence the treatment results in nasopharyngeal carcinoma patients? [J]. Int J Radiat Oncol Biol Phys, 2011, 80(3): 661-668.

[14] PENG G, WANG T, YANG K Y, et al. A prospective, randomized study comparing outcomes and toxicities of intensity-modulated radiotherapy vs. conventional two-dimensional radiotherapy for the treatment of nasopharyngeal carcinoma[J]. Radiother Oncol, 2012, 104(3): 286-293.

[15] LEE A W, NG W T, CHAN L L, et al. Evolution of treatment for nasopharyngeal cancer: success and setback in the intensity-modulated radiotherapy era[J]. Radiother Oncol, 2014, 110(3): 377-384.

[16] THAM I W, LIN S, PAN J, et al. Intensity-modulated radiation therapy without concurrent chemotherapy for stage Ⅱb nasopharyngeal cancer[J]. Am J Clin Oncol, 2010, 33(3): 294-299.

[17] LEE A W, TUNG S Y, CHUA D T, et al. Randomized trial of radiotherapy plus concurrent-adjuvant chemotherapy vs radiotherapy alone for regionally advanced nasopharyngeal carcinoma[J]. J Natl Cancer Inst, 2010, 102(15): 1188-1198.

[18] LUO S, ZHAO L, WANG J, et al. Clinical outcomes for early-stage nasopharyngeal carcinoma with predominantly WHO Ⅱ histology treated by intensity-modulated radiation therapy with or without chemotherapy in nonendemic region of China[J]. Head Neck, 2014, 36(6): 841-847.

[19] XU T, SHEN C, ZHU G, et al. Omission of chemotherapy in early stage nasopharyngeal carcinoma treated with IMRT: a paired cohort study[J]. Medicine, 2015, 94(39): e1457.

[20] ZHANG L N, GAO Y H, LAN X W, et al. Propensity score matching analysis of cisplatin-based concurrent chemotherapy in low risk nasopharyngeal carcinoma in the intensity-modulated radiotherapy era[J]. Oncotarget, 2015, 6(41): 44019-44029.

[21] SU Z, MAO Y P, TANG J, et al. Long-term outcomes of concurrent chemoradiotherapy versus radiotherapy alone in stage Ⅱ nasopharyngeal carcinoma treated with IMRT: a retrospective study[J]. Tumour Biol, 2016, 37(4): 4429-4438.

[22] ZHANG F, ZHANG Y, LI W F, et al. Efficacy of concurrent chemotherapy for intermediate risk NPC in the intensity-modulated radiotherapy era: a propensity-matched analysis[J]. Sci Rep, 2015, 5: 17378.

[23] DU C R, YING H M, KONG F F, et al. Concurrent chemoradiotherapy was associated with a higher severe late toxicity rate in nasopharyngeal carcinoma patients compared with radiotherapy alone: a meta-analysis

based on randomized controlled trials[J]. Radiat Oncol, 2015, 10: 70.

[24] SU S F, HAN F, ZHAO C, et al. Long-term outcomes of early-stage nasopharyngeal carcinoma patients treated with intensity-modulated radiotherapy alone[J]. Int J Radiat Oncol Biol Phys, 2012, 82(1): 327-333.

[25] TANG L L, GUO R, ZHANG N, et al. Effect of radiotherapy alone vs radiotherapy with concurrent chemoradiotherapy on survival without disease relapse in patients with low-risk nasopharyngeal carcinoma: a randomized clinical trial[J]. JAMA, 2022, 328(8): 728-736.

[26] 张帆,张媛,李文斐,等. 适形调强放射治疗时代同期化疗对中危鼻咽癌的治疗价值探讨[J]. 中山大学学报(医学科学版), 2015, 36(04): 615-623.

[27] 金厅. 基于临床分期的鼻咽癌精准综合治疗方案研究[D]. 苏州大学, 2021.

(唐玲珑 马 骏)

# 第十一节 胚胎植入前非整倍体检测与否的活产率比较研究

现代社会逐渐降低的生育率引发各界的广泛关注,而不孕不育人口的增加进一步导致了低生育率,辅助生殖技术(俗称“试管婴儿”)已成为目前治疗不孕症的重要手段。如何规范辅助生殖技术的临床应用以及进一步提升助孕成功率是当前生殖医学领域的重要任务。围绕上述难题,本中心牵头开展了一系列大样本、前瞻性随机对照试验(RCT),明确了冷冻胚胎移植技术对于改善多囊卵巢综合征患者和非排卵障碍不孕患者囊胚移植妊娠结局的临床应用价值,解决了不孕症治疗的巨大争议,成果陆续发表于顶级医学期刊 *New England Journal of Medicine* 和 *The Lancet* 等,引起了全世界生殖医学同行的广泛关注,并被国内外多项指南采纳,被认为具有推动“试管婴儿临床标准变革”的重要意义。本中心也被哈佛医学院妇产科主任 Robert L. Barbieri 称赞为“全球生育治疗领域临床试验的领导者”。但如何进一步提升“试管婴儿”成功率仍然是目前辅助生殖领域的关键难题。因此,本研究团队围绕用于胚胎筛选的胚胎植入前非整倍体检测技术,继续深入研究,设计开展了一项多中心、前瞻性 RCT,联合 14 家国内生殖医学中心,并与美国宾夕法尼亚州立大学和耶鲁大学合作,历时 5 年,在国际上首次以累积活产率作为主要结局指标,发现胚胎植入前非整倍体检测技术的额外应用并不能改善预后良好不孕症患者的妊娠结局,成果再次发表于 *New England Journal of Medicine*。

## 一、研究背景

体外受精(in-vitro fertilization, IVF)是一种成熟的辅助生殖助孕技术,多胎妊娠是 IVF 的主要并发症之一,可增加妊娠期和围产期母胎并发症的发生风险。因此,选择性单胚胎移植(elective single embryo transfer, eSET)逐渐被临床上所采用,并被认为是降低多胎妊娠发生率的最有效的治疗方式。选择最佳的胚胎进行移植可提高每次移植后的活产率,尤其是在目前单囊胚移植的背景下。除了传统的形态学评分外,胚胎的遗传学状态也与妊娠结局有关,如非整倍体。非整倍体是指个别染色体数目的增加或减少,以及染色体片段的重复或缺失,其比例随年龄的增加而增高,可导致种植失败、流产等不良妊娠结局。一项 RCT 表明,移植单个整倍体囊胚和移植两个未检测的囊胚之间的持续妊娠率(≥24 周)相当。因此,采用二代测序(next generation sequencing, NGS)进行胚胎植入前非整倍体检测(preimplantation genetic testing for aneuploidy, PGT-A)被认为会有助于胚胎选择。

PGT-A 是应用范围最广的一种“三代试管婴儿”技术。“三代试管婴儿”,即胚胎植入前遗传学检测,是在普通“试管婴儿”的基础上延伸出来的,在超促排卵、取卵、体外受精并获得胚胎后,通过遗传学检测筛选出正常的胚胎放入宫腔,进而阻断出生缺陷、降低不良孕产结局风险的一项技术,是出生缺陷的一级预防措施;包括胚胎植入前单基因病检测(preimplantation genetic testing for monogenic defects, PGT-M)、胚胎植入前染色体结构异常检测(preimplantation genetic testing for chromosomal structural arrangements, PGT-SR)和 PGT-A。

一些研究表明 PGT-A 在高龄妊娠女性中可以提高第一次胚胎移植后的活产率。然而,PGT-A 在预后良好女性中能否改善活产率仍存在巨大争议。虽然一些 RCT 数据显示,与传统试管授精相比,PGT-A 能提高持续妊娠率;但最近的两项临床研究结果表明,PGT-A 并没有改善 35 岁以下妊娠女性的持续妊娠率或活产率。这些研究主要关注第一次胚胎移植后的妊娠结局,而不是一个取卵周期后的累积活产率;后者被认为是以患者为中心的、评估治疗成功率的最重要的结局指标。累积活产率可以反映丢弃一些可用胚胎(如嵌合体、检测假阳性胚胎等)的累积影响,而第一次胚胎移植后的妊娠结局无法进行评估,尤其在探究 PGT-A 临床疗效的研究中。同时,已发表临床研究设计的不合理之处,如两组干预措施不一致、大量失访和结局指标设置不当,例如未报告活产率或围产期并发症,以及统计分析方法的局限性和相对较小的样本量,均限制了既往研究的科学性。同时,考虑到 PGT-A 治疗过程中活检技术的有创性、检测结果的准确性差异(假阳性结果和假阴性结果)以及嵌合体胚胎的情况,在传统的胚胎形态学筛选基础上,增加对胚胎的整倍体性筛选,能否提高 IVF 的有效性及安全性,目前仍缺乏高质量证据。尽管如此,PGT-A 目前已在世界范围内普遍使用,根据美国疾病控制和预防中心 2018 年发布的《生殖诊所成功率报告》,在实施胚胎移植的所有 IVF 周期中,高达 37.7% 的人群使用了“三代试管婴儿”技术,其中大多数为 PGT-A。因此,急需一项设计合理的临床研究明确该项技术的有效性和安全性。

围绕该问题,我们设计了这项临床试验,在预后良好的年轻女性中,比较 PGT-A 根据 NGS 和形态学标准选择胚胎和常规 IVF 仅根据形态学标准选择胚胎后的累积活产率。

## 二、课题设计

### (一)试验设计和监管

本试验是一项多中心、随机对照、非劣效性临床试验,在国内 14 家教学型生殖医学中心完成。患者纳入时间为 2017 年 7 月至 2018 年 6 月;随访完成时间为 2020 年 2 月。

本试验在各中心获得了伦理委员会批准,并获得了患者的知情同意。我们成立了旨在监管试验数据和安全的审查委员会。所有数据的输入、管理和分析工作均在担任数据协调中心的山东大学附属生殖医院进行。

### （二）患者纳入标准和排除标准

**1. 纳入标准**

（1）拟行第1周期IVF或卵胞质内单精子注射（intracytoplasmic sperm injection，ICSI）助孕的患者。

（2）女方年龄≥20岁且≤37岁。

（3）胚胎培养第5日优质囊胚数（Gardner评分标准≥4BC）≥3枚。

后两者即满足预后良好的条件。

**2. 排除标准**

（1）具有以下子宫异常，如子宫畸形、未治疗的纵隔子宫、黏膜下子宫肌瘤、多发性子宫内膜息肉或严重宫腔粘连。

（2）存在辅助生殖技术及妊娠的禁忌证或患有对妊娠有明确影响的疾病。

（3）有明确指征或计划行PGT-M或PGT-SR助孕，如单基因病、染色体平衡易位等。

（4）接受供卵或供精治疗。

### （三）研究过程和随机分组

控制性超促排卵方案可采用长方案或短方案，使用促性腺激素释放激素激动剂（gonadotropin-releasing hormone agonist，GnRH-a），或者采用拮抗剂方案，使用促性腺激素释放激素拮抗剂（gonadotropin-releasing hormone antagonist，GnRH-ant），具体由当地研究者决定。长方案包括在前一周期的黄体中期给予GnRH-a，并在实现垂体脱敏后给予促性腺激素。短方案包括在月经周期第2日或第3日给予GnRH-a，并在2日后给予促性腺激素。拮抗剂方案包括在月经周期第2日或3日给予促性腺激素，卵泡平均直径达到12mm时给予GnRH-ant。待至少有两个卵泡的平均直径达到≥18mm之后，临床医师给予患者人绒毛膜促性腺激素、GnRH-a或上述两种药物，进行扳机诱导卵母细胞成熟。扳机34~36小时后在经阴道超声引导下进行取卵。所有体外受精均采用ICSI技术。所有胚胎均培养至囊胚期，囊胚形态学评分采用基于囊胚扩张、内细胞团和滋养外胚层发育的Gardner标准。

胚胎培养第5日，获得3枚或更多优质囊胚（评分≥4BC）的患者将进行随机分组。随机分组通过区组随机化方法，以1:1的比例将符合条件的患者分配至PGT-A组或常规IVF组。PGT-A组患者于胚胎培养第5日按照形态学评分挑选3枚优质囊胚，实施滋养外胚层活检并采用NGS技术检测，并进行单囊胚单管冷冻保存；按照NGS检测结果选择整倍体囊胚依次移植；常规IVF组患者于胚胎培养第5日按照形态学评分挑选3枚优质囊胚，进行单囊胚单管冷冻保存；按照形态学评分选择囊胚依次移植。每个试验中心自行选择二代测序平台（Illumina NextSeq 550或Ion PGM/Proton）。

所有胚胎冷冻保存，每次移植两组均实施冷冻单囊胚移植。如果第一次移植后未能获得活产，并且PGT-A组有剩余整倍体胚胎或者IVF组有根据形态学标准判定的可移植胚胎，则继续实施单囊胚移植。只有随机分组后1年内的研究胚胎移植（每组最多3次）数据被纳入试验分析。

子宫内膜准备方案（采用自然周期、人工周期或促排卵周期）和黄体期支持方案均按照当地常规诊疗方案进行。对于随机分组后1年内最多3次胚胎移植所获得的妊娠，我们均随访至活产或妊娠终止；随机分组后1年进行胚胎移植的活产数据，随访时间可长达21个月。本试验详细记录了所有妊娠和新生儿结局。

（四）结局指标

本研究的主要结局指标是随机分组后 1 年内最多 3 次胚胎移植的累积活产率。次要结局指标包括良好活产结局的发生率（定义为妊娠 37 周或之后活产，新生儿体重 2 500~4 000g，并且无严重先天畸形）、累积生化妊娠率、累积临床妊娠率、累积妊娠丢失率、多胎妊娠率、妊娠期持续时间、新生儿体重、孕期和新生儿并发症的累积发生率，以及获得活产所需的胚胎移植次数。三级结局指标包括第一次胚胎移植后的妊娠率、妊娠丢失率和活产率。

生化妊娠的定义为胚胎移植后 14 日的血清人绒毛膜促性腺激素水平≥25mU/mL；临床妊娠率的定义为妊娠 7 周超声显示宫内妊娠囊；继续妊娠的定义为妊娠 11 周超声显示宫内活胎；活产定义为妊娠 28 周后分娩有生机儿。累积活产率的计算方法是在随机分组后 1 年内，PGT-A 组移植所有整倍体研究胚胎或常规 IVF 组移植最多 3 枚囊胚后，在妊娠 28 周或之后获得活产的妇女人数除以分配到该组的妇女总人数。

（五）统计学分析

我们假设，移植 PGT-A 筛选后的整倍体囊胚与连续最多 3 次移植常规 IVF 形态学筛选的囊胚相比，前者的累积活产率不会比后者高出 7% 以上（常规 IVF 与 PGT-A 相比的非劣效性界值为 7%）。上述假设考虑了非整倍体为假阳性诊断的可能以及 PGT-A 组决定不移植嵌合体胚胎的情况。我们估计每组中 3 次单囊胚移植后的累积活产率为 65%。按照检验效能为 80%，单侧 α 为 0.05，每组需要纳入 575 例患者。我们假设退出率为 5%，则本试验需要纳入 1 208 例患者。

本研究的主要结局指标遵循意向性（intention-to-treat，ITT）分析原则，包括接受随机分组的所有患者。连续变量采用均值（± 标准差）表示；非正态分布变量采用 Wilcoxon 秩和检验方法进行组间差异的比较。分类变量采用频率和百分比表示，通过卡方检验方法进行比较。有缺失变量不纳入所涉变量的分析中，失访患者被视为未获得活产。我们还进行了符合方案集分析，第一次胚胎移植后妊娠结局分析，后续各次胚胎移植后妊娠结局的事后分析，以及依照促排卵方案、胚胎移植的子宫内膜准备方案和母亲年龄的预设的亚组分析。

对于主要结局，双侧 $P$ 值小于 0.05 被认为具有统计学意义。次要结局和亚组分析未进行多重性校正。所有分析均使用 SAS 软件 9.4 版进行。

## 三、结果分析

（一）患者

本项目中共计筛查了 1 812 例不孕女性；其中，1 212 例符合纳入标准并进行了随机分组（每组 606 例）；1 146 例（94.6%）完全遵从研究方案。两组的基线特征和促排卵治疗后的结果无明显差别。

PGT-A 分析的 1 809 枚胚胎中，1 262 枚（69.8%）为整倍体胚胎，311 枚（17.2%）为非整倍体胚胎，211 枚（11.7%）为嵌合体胚胎，25 枚（1.4%）为未明确诊断。PGT-A 组有 17 例患者（2.8%）没有整倍体胚胎。PGT-A 检测采用的不同二代测序平台之间结果差异无显著统计学意义。每组 606 例患者中，PGT-A 组中有 29 例（4.8%）、常规 IVF 组中有 37 例（6.1%）退出本项目或偏离研究方案（图 8-1-11-1）。

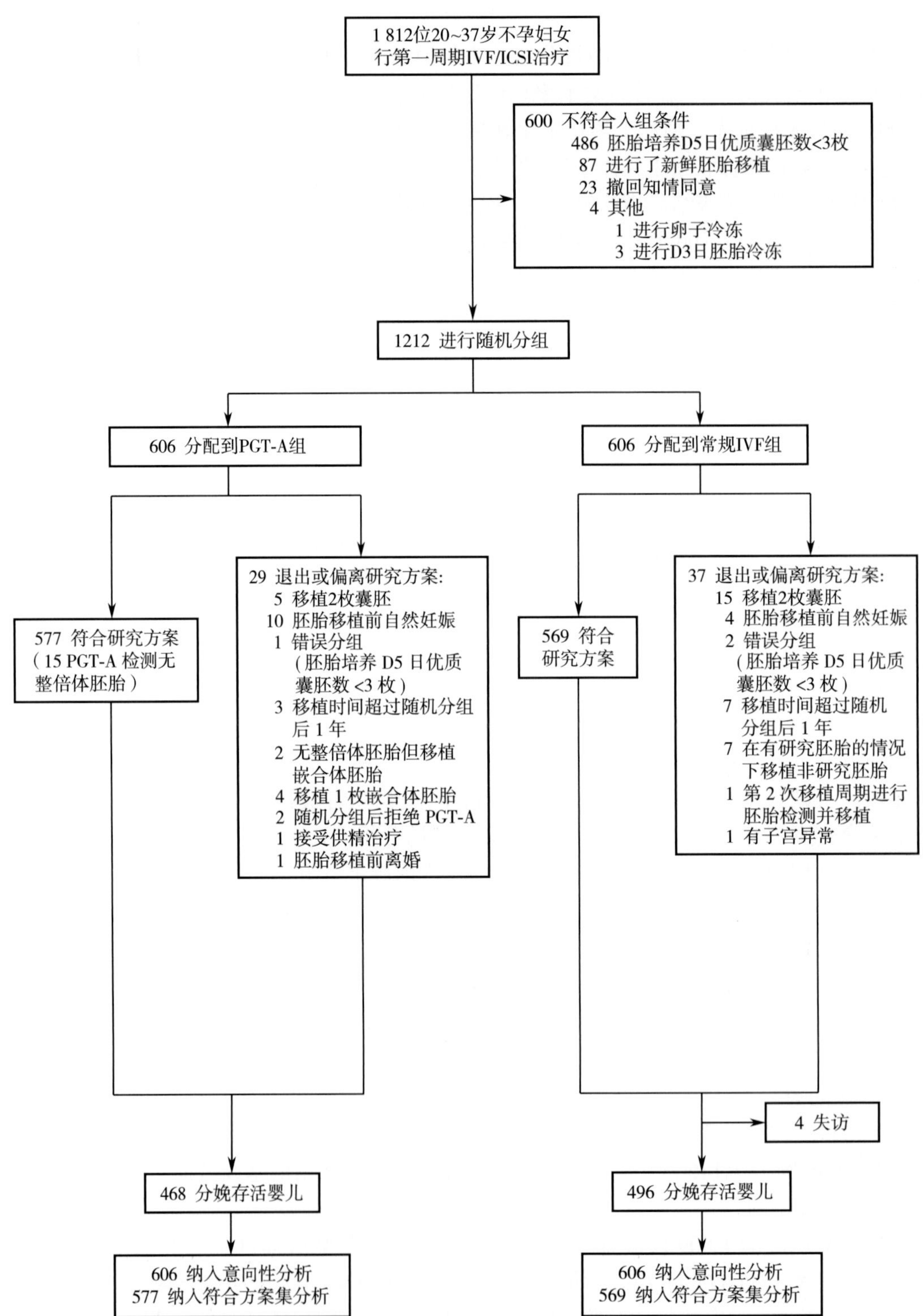


图 8-1-11-1 试验纳入流程和结局

### （二）主要和次要结局指标

通过ITT分析，PGT-A组的累积活产率为77.2%（468/606），而常规IVF组为81.8%（496/606）（绝对差异为–4.6%，95% *CI*，–9.2~–0.0；*P*<0.001），符合常规IVF的非劣效性标准（表8-1-11-1）。

**表8-1-11-1　累积活产率和次要结局指标**

| 结局[*] | PGT-A组（*n*=606） | 常规IVF组（*n*=606） | 率比（95% *CI*） |
|---|---|---|---|
| 首要结局指标：累积活产数目（所占比例/%）[†] | 468（77.2） | 496（81.8） | 0.94（0.89~1.00） |
| 单胎 | 462（76.2） | 478（78.9） | 0.97（0.91~1.03） |
| 双胎 | 6（1.0） | 18（3.0） | 0.33（0.13~0.83） |
| 次要结局指标 | | | |
| 累积生化妊娠数目（所占比例/%） | 526/606（86.8） | 571/606（94.2） | 0.92（0.89~0.96） |
| 累积临床妊娠数目（所占比例/%） | 505/606（83.3） | 556/606（91.7） | 0.91（0.87~0.95） |
| 累积继续妊娠数目（所占比例/%） | 479/606（79.0） | 514/606（84.8） | 0.93（0.88~0.98） |
| 出生体重/g | | | |
| 单胎 | | | |
| 平均值 | 3 417 ± 488 | 3 449 ± 488 | |
| 观察数 | 462 | 478 | |
| 双胎 | | | |
| 平均值 | 2 500 ± 714 | 2 605 ± 420 | |
| 观察数 | 12 | 36 | |
| 累积妊娠丢失数目/总数目（所占比例/%） | | | |
| 累积生化妊娠丢失 | 31/526（5.9） | 41/571（7.2） | 0.82（0.52~1.29） |
| 累积临床妊娠丢失 | 46/526（8.7） | 72/571（12.6） | 0.69（0.49~0.98） |
| 早孕期 | 37/526（7.0） | 60/571（10.5） | 0.67（0.45~0.99） |
| 晚孕期 | 9/526（1.7） | 12/571（2.1） | 0.81（0.35~1.92） |
| 良好活产结局-数目（%）‡ | 378/606（62.4） | 385/606（63.5） | 0.98（0.90~1.07） |
| 获得活产的妊娠期持续时间/周 | 39.2 ± 1.7 | 39.1 ± 1.6 | |
| 观察数 | 468 | 496 | |
| 获得活产移植的胚胎数目 | 1.2 ± 0.4 | 1.3 ± 0.6 | |
| 获得活产移植周期数 | 1.1 ± 0.4 | 1.3 ± 0.5 | |
| 未使用冻胚数目 | 5.2 ± 3.2 | 5.5 ± 2.9 | |
| 未获得活产妇女未使用冻胚数目 | 4.4 ± 2.8 | 4.9 ± 2.9 | |
| 获得活产的时间/月 | 12.5 ± 2.0 | 12.4 ± 2.3 | |
| 观察数 | 466 | 496 | |

注：*. 加减值表示平均值 ± *SD*。除主要假设的统计推论是在比较常规IVF组和PGT-A组的非劣效性框架下进行之外，所有比较在计算时均以常规IVF组作为参照。二次分析中未进行多重性校正，因此不能根据这些风险估算值的95% *CI*推断确切的治疗结局。

†. 非劣效性 *P*<0.001。为了获得一例活产，需要治疗的患者人数为21.7例（95% *CI* 10.9~1 250例）。

‡. 良好活产结局的定义为妊娠37周或之后活产，新生儿体重2 500~4 000g，并且无严重先天畸形。

两组自随机分组到获得活产的所需时间差别无显著统计学意义。PGT-A 组获得活产所需移植的平均胚胎数为（1.2 ± 0.4）枚，常规 IVF 组为（1.3 ± 0.6）枚。PGT-A 组累积临床妊娠丢失发生率为 8.7%，常规 IVF 组为 12.6%（率比为 0.69；95% *CI* 0.49~0.98）。两组获得良好活产结局的患者比例无明显差异。分别对第 1、2、3 次移植后的妊娠结局进行组间比较，两组活产率、生化妊娠率、临床妊娠率、持续妊娠率和妊娠丢失率差别均无显著统计学意义；常规 IVF 组中有更多的患者进行了第 2 次或第 3 次胚胎移植：常规 IVF 组和 PGT-A 组分别有 192 例和 119 例进行了第 2 次胚胎移植，有 49 例和 5 例进行了第 3 次胚胎移植。

中度或重度卵巢过度刺激综合征、异位妊娠、产科或围产期并发症、先天性异常的发生率在两组间差异也无明显统计学意义。

符合方案集分析的结果与 ITT 分析大体一致：PGT-A 组的累积活产率为 78.3%（452/577），而常规 IVF 组为 84.0%（478/569）（绝对差异为 –5.7%，95% *CI* –10.3%~–1.1%）。

亚组分析结果如图 8-1-11-2 所示。

| 变量 | PGT-A | IVF | 绝对差值（95% *CI*） | 率比 PGT-A 对 IVF（95% *CI*） |
|---|---|---|---|---|
| | | 三次冻胚移植后的累积活产率 | | |
| 年龄（岁） | | | | |
| ≤30 | 324/404（80.2） | 342/416（82.2） | –2.0（–7.4，3.3） | 0.98（0.91，1.04） |
| >30，≤35 | 128/173（74.0） | 131/160（81.9） | –7.9（–16.7，1.0） | 0.90（0.81，1.01） |
| >35 | 16/29（55.2） | 23/30（76.7） | –21.5（–45.1，2.1） | 0.72（0.49，1.06） |
| 卵巢刺激方案 | | | | |
| 长方案 | 220/288（76.4） | 242/281（86.1） | –9.7（–16.1，–3.4） | 0.89（0.82，0.96） |
| 短方案 | 56/78（71.8） | 59/73（80.8） | –9.0（–22.5，4.4） | 0.89（0.74，1.06） |
| 拮抗剂方案 | 192/240（80.0） | 195/252（77.4） | 2.6（–4.6，9.9） | 1.03（0.94，1.13） |
| | | 每次移植周期活产率 | | |
| 内膜准备方案 | | | | |
| 第 1 周期冻胚移植 | | | | |
| 自然周期方案 | 146/204（71.6） | 140/220（63.6） | 7.9（–0.9，16.8） | 1.12（0.98，1.28） |
| 激素替代方案 | 215/340（63.2） | 205/337（60.8） | 2.4（–4.9，9.7） | 1.04（0.92，1.17） |
| 促排卵方案 | 21/32（65.6） | 24/37（64.9） | 0.8（–21.8，23.3） | 1.01（0.72，1.43） |
| 第 2 周期冻胚移植 | | | | |
| 自然周期方案 | 16/26（61.5） | 31/56（55.4） | 6.2（–16.6，29.0） | 1.11（0.76，1.63） |
| 激素替代方案 | 48/79（60.8） | 57/108（52.8） | 8.0（–6.3，22.3） | 1.15（0.90，1.48） |
| 促排卵方案 | 10/14（71.4） | 18/28（64.3） | 7.1（–22.4，36.7） | 1.11（0.72，1.71） |

率比（95% *CI*）

0.5 1 1.5 2

IVF 更优 PGT-A 更优

**图 8-1-11-2 不同亚组的活产率**

此外，我们对两组随机分组后 1 年内发生的所有胚胎移植以及其他方式受孕的妊娠结局进行了事后分析。两组的活产率差异无显著统计学意义，PGT-A 组的活产率为 85.3%，常规 IVF 组为 82.5%（率比为 1.03，95% *CI* 0.98~1.09）。

## 四、科学价值和社会贡献

本研究共涉及 1 212 例预后良好的不孕女性，我们发现常规 IVF 治疗所获得的累积活产率并不比 PGT-A 差，反而数值更高。尽管临床妊娠流产率在 PGT-A 组中似乎较低，但这一差异并未转化为较高的累积活产率或较短的平均活产所需时间。两组的新生儿出生体重、产妇或新生儿并发症及先天性异常发生率无明显差异。

在不孕症治疗的临床试验中，活产率被认为是以患者为中心的最重要结局指标，而单次取卵后的累积活产率可以评估一个完整 IVF 治疗周期的妊娠结局，是这一观点的逻辑性延伸。既往临床研究发现，预后良好的妇女进行 PGT-A 后，第一次胚胎移植后的胚胎种植率或持续妊娠率优于或类似于常规 IVF 治疗。然而，研究结果显示，常规 IVF 后的累积活产率不仅不低于 PGT-A，而且在数值上更高（81.8% vs. 77.2%）。

对于 PGT-A 后的不良结果有两种可能的解释。首先，不移植嵌合体胚胎和非整倍体检测后可能存在的假阳性和假阴性结果，其将影响 PGT-A 治疗的有效性。根据滋养外胚层活检结果，嵌合胚胎的比例为 3%~20%。研究表明，嵌合体胚胎可能发育成可以存活的整倍体新生儿，活产率从 30%~47% 不等。尽管有 6 例患者坚决要求移植嵌合体胚胎，但出于安全考虑，我们的研究方案是不建议移植嵌合体胚胎的。此外，滋养外胚层活检的结果不能完全代表胚胎前体内细胞团的遗传学组成，同时随后的细胞分裂也可能消除异常细胞。基于这种不确定性以及目前的技术限制，例如污染和优先扩增（短片段 DNA 的拷贝数总是比长片段的拷贝数多），结果不可避免出现假阴性或假阳性，进而导致可移植胚胎的浪费或异常的胚胎移植。其次，我们仅在 PGT-A 组患者中进行了滋养外胚层活检，两组存在操作的不平衡性，如同之前文献报道的对卵裂期胚胎的影响，活检过程可能存在潜在的危害。

既往发表的两项涉及年龄大于 36 岁高龄孕产妇的临床研究显示 PGT-A 不能有效改善累积活产率。同样，我们也发现无论母亲年龄≤35 岁还是 >35 岁，PGT-A 均未显示出明显益处。此外，另外两项纳入预后良好女性的研究（其中一项包括从不同国家 34 家诊所招募的患者，并在多个大洲 9 个实验室进行遗传学检测）的结果显示，PGT-A 不能改善第一次胚胎移植后的持续妊娠率和活产率。同样，我们也发现第一次冷冻胚胎移植后，两组之间的持续妊娠率和活产率没有显著差异。我们还注意到，当每次移植单独分析时，两组之间三次移植后的妊娠结局差异均没有显著统计学意义，但分析累积妊娠结局时，PGT-A 则更低。这再次证明了累积活产率作为临床试验主要结局指标的重要性。

PGT-A 治疗的目的是帮助患者生出健康的孩子，并降低种植失败、自然流产等妊娠失败的相关风险。在本研究中，ITT 分析结果表明，PGT-A 治疗后早期流产风险较低，这与上文提到的高龄孕产妇的两项研究结果一致。此外，两组生化妊娠丢失率差异未见显著统计学意义，提示通过形态学标准选择与通过 PGT-A 选择的胚胎可能具有同样的种植潜能，但 PGT-A 选择的胚胎在早期妊娠过程中流产风险更低。

我们的研究有一些局限性。我们只纳入了对活产良好预后的年轻女性，PGT-A 组只挑选并检测了 3 枚胚胎，也只分析了 1 年内最多 3 次移植的妊娠结局。因此，本研究的结果可能不适用于预后不佳的人群（例如，反复妊娠丢失或反复胚胎种植失败等）或有更多胚胎可进行检测和移植的情况。同时，我们对所有患者进行了 ICSI 操作，这可能不能反映常规 IVF 的真实过程，并限制了本研究结果的应用普遍性。此外，两组患者中有 5%~6% 偏离了研究方案，最常见的原因是在移植前自然受孕或移植了两个囊胚。然而，符合方案集分析的结果与 ITT 分析是大体一致的，尽管前者并不能有效地进行随机组间的比较。

综上所述，我们发现常规 IVF 治疗所获得的累积活产率并不比 PGT-A 差，反而数值上更高。

该研究发表的同时，*New England Journal of Medicine* 同期配发了 Sounding Board 评论。

作者为美国国家医学科学院院士 Eli Y. Adashi 教授，他指出目前 PGT-A 这项价格不菲且有创的技术在世界范围内被普遍应用，但近 30 年来国际上尚无设计合理的研究令人信服地证实 PGT-A 的有效性，包括在累积活产率方面，现有证据并不足以支持在常规的临床实践中应用 PGT-A。评论呼吁："创新必须负责任，我们要对有潜在风险的新型辅助生殖技术进行仔细研究。" 本团队的试验结果进一步支持了以上观点，该研究成果的发表是辅助生殖遗传学领域的新突破，明确了 PGT-A 并不适用于预后良好、非高龄且无遗传学指征的患者，为规范其临床应用提供了强有力的科学依据。

在我国，PGT-A 的应用指征相对严格，包括女方高龄、不明原因反复妊娠丢失、不明原因反复种植失败以及严重畸形精子症。然而，在世界范围内，尽管并无高质量证据证明 PGT-A 的效果，但辅助生殖技术产业仍在积极推广 PGT-A，包括声称 PGT-A 可改善 IVF 结局。其造成的后果是因生育问题就医的夫妇可能会倾向于接受 PGT-A，这种情况在国外私立诊所中可能更为严重。考虑到各个 IVF 诊所之间存在的竞争关系，一对夫妇如果坚持要求进行 PGT-A 治疗，医师也可能很难抵御患者带来的压力。因此，该研究一经发表便在国际上引发了关于 PGT-A 临床应用安全性的广泛讨论。美国 NIH 生殖生物学和医学科主任、美国生殖医学会（American Society for Reproductive Medicine，ASRM）前任会长 Alan H. DeCherney 教授在 *New England Journal of Medicine* 上发表评论，与文章作者讨论了该临床研究的设计和社会意义，并指出了胚胎筛选对于降低自然流产率的重要作用。此外，国外 STAT+today、《纽约时报》等多家媒体报道了该研究成果，并呼吁应严格选择 PGT-A 的适用人群。随后该论文被广泛引用，入选了"全球前 1% 高频次被引论文"。

目前，明确 PGT-A 的应用范围、避免 PGT-A 的过度应用仍然非常重要。因此，未来需要更多高质量临床研究明确 PGT-A 在女方高龄、不明原因反复妊娠丢失、不明原因反复种植失败以及严重畸形精子症等高风险人群中的有效性和安全性。

## 参考文献


[1] PANDIAN Z, GIBREEL A, BHATTACHARYA S. In vitro fertilisation for unexplained subfertility[J]. Cochrane Database Syst Rev, 2015(11): CD003357.

[2] Practice Committee of Society for Assisted Reproductive Technology, Practice Committee of American Society for Reproductive Medicine. Elective single-embryo transfer[J]. Fertil Steril, 2012, 97(4): 835-842.

[3] BHATTACHARYA S, KAMATH M S. Reducing multiple births in assisted reproduction technology[J]. Best Pract Res Clin Obstet Gynaecol, 2014, 28(2): 191-199.

[4] UBALDI F M, CAPALBO A, COLAMARIA S, et al. Reduction of multiple pregnancies in the advanced maternal age population after implementation of an elective single embryo transfer policy coupled with enhanced embryo selection: pre- and post-intervention study[J]. Hum Reprod, 2015, 30(9): 2097-2106.

[5] MACKLON N S, GERAEDTS J P, FAUSER B C. Conception to ongoing pregnancy: the "black box" of early pregnancy loss[J]. Hum Reprod, 2002, 8(4): 333-343.

[6] FARFALLI V I, MAGLI M C, FERRARETTI A P, et al. Role of aneuploidy on embryo implantation[J]. Gynecol Obstet Invest, 2007, 64(3): 161-165.

[7] SUGIURA-OGASAWARA M, OZAKI Y, KATANO K, et al. Abnormal embryonic karyotype is the most frequent cause of recurrent miscarriage[J]. Hum Reprod, 2012, 27(8): 2297-2303.

[8] MARGALIOTH E J, BEN-CHETRIT A, GAL M, et al. Investigation and treatment of repeated implantation failure following IVF-ET[J]. Hum Reprod, 2006, 21(12): 3036-3043.

[9] FORMAN E J, HONG K H, FERRY K M, et al. In vitro fertilization with single euploid blastocyst transfer: a randomized controlled trial[J]. Fertil Steril, 2013, 100(1): 100-107.

[10] SCHOOLCRAFT W B, KATZ-JAFFE M G. Comprehensive chromosome screening of trophectoderm with vitrification facilitates elective single-embryo transfer for infertile women with advanced maternal age[J]. Fertil Steril, 2013, 100(3): 615-619.

[11] WU M Y, CHAO K H, CHEN C D, et al. Current status of comprehensive chromosome screening for elective single-embryo transfer[J]. Obstet Gynecol Int, 2014: 581783.

[12] RUBIO C, BELLVER J, RODRIGO L, et al. In vitro fertilization with preimplantation genetic diagnosis for aneuploidies in advanced maternal age: a randomized, controlled study[J]. Fertil Steril, 2017, 107(5): 1122-1129.

[13] SACCHI L, ALBANI E, CESANA A, et al. Preimplantation genetic testing for aneuploidy improves clinical, gestational, and neonatal outcomes in advanced maternal age patients without compromising cumulative live-birth rate[J]. J Assist Reprod Genet, 2019, 36(12): 2493-2504.

[14] GRECO E, LITWICKA K, MINASI M G, et al. Preimplantation genetic testing: where we are today[J]. Int J Mol Sci, 2020, 21(12): 4381.

[15] DAHDOUH E M, BALAYLA J, GARCIA-VELASCO J A. Comprehensive chromosome screening improves embryo selection: a meta-analysis[J]. Fertil Steril, 2015, 104(6): 1503-1512.

[16] YANG Z, LIU J, COLLINS G S, et al. Selection of single blastocysts for fresh transfer via standard morphology assessment alone and with array CGH for good prognosis IVF patients: results from a randomized pilot study[J]. Mol Cytogenet, 2012, 5(1): 24.

[17] SCOTT R T, UPHAM K M, FORMAN E J, et al. Blastocyst biopsy with comprehensive chromosome screening and fresh embryo transfer significantly increases in vitro fertilization implantation and delivery rates: a randomized controlled trial[J]. Fertil Steril, 2013, 100(3): 697-703.

[18] MUNNE S, KAPLAN B, FRATTARELLI J L, et al. Preimplantation genetic testing for aneuploidy versus morphology as selection criteria for single frozen-thawed embryo transfer in good-prognosis patients: a multicenter randomized clinical trial[J]. Fertil Steril, 2019: 1071-1079.

[19] OZGUR K, BERKKANOGLU M, BULUT H, et al. Single best euploid versus single best unknown-ploidy blastocyst frozen embryo transfers: a randomized controlled trial[J]. J Assist Reprod Genet, 2019, 36(4): 629-636.

[20] WILKINSON J, ROBERTS S A, VAIL A. Developments in IVF warrant the adoption of new performance indicators for ART clinics, but do not justify the abandonment of patient-centred measures[J]. Hum Reprod, 2017, 32(6): 1155-1159.

[21] MASTENBROEK S, REPPING S. Preimplantation genetic screening: back to the future[J]. Hum Reprod, 2014, 29(9): 1846-1850.

[22] Atlanta: centers for Disease Control and Prevention. 2018 assisted reproductive technology fertility clinic

success rates report. [ Z ]. ( December 2020 ) [ 2023-06-30 ]. https: //www.hfea.gov.uk/about-us/publications/research-and-data/fertility-treatment-2018-trends-and-figures/fertility-treatment-2018-quality-and-methodology-report/.

[ 23 ] SHI Y, SUN Y, HAO C, et al. Transfer of fresh versus frozen embryos in ovulatory women [ J ]. N Engl J Med, 2018, 378 ( 2 ): 126-136.

[ 24 ] GARDNER D K, SCHOOLCRAFT W B. In vitro culture of human blastocyst [ M ]//JR M. Toward reproductive certainty: infertility and genetics beyond 1999. Carnforth: Parthenon Press, 1999: 378-388.

[ 25 ] JOSHI N, KISSIN D, ANDERSON J E, et al. Trends and correlates of good perinatal outcomes in assisted reproductive technology [ J ]. Obstet Gynecol, 2012, 120 ( 4 ): 843-851.

[ 26 ] ROECA C, JOHNSON R, CARLSON N, et al. Preimplantation genetic testing and chances of a healthy live birth amongst recipients of fresh donor oocytes in the United States [ J ]. J Assist Reprod Genet, 2020, 37 ( 9 ): 2283-2292.

[ 27 ] EATON J L, TRUONG T, LI Y-J, et al. Prevalence of a good perinatal outcome with cryopreserved compared with fresh donor oocytes [ J ]. Obstet Gynecol, 2020, 135 ( 3 ): 709-716.

[ 28 ] DUFFY J M N, BHATTACHARYA S, BHATTACHARYA S, et al. Standardizing definitions and reporting guidelines for the infertility core outcome set: an international consensus development study [ J ]. Fertil Steril, 2021, 115 ( 1 ): 201-212.

[ 29 ] Clinical management of mosaic results from preimplantation genetic testing for aneuploidy ( PGT-A ) of blastocysts: a committee opinion [ J ]. Fertil Steril, 2020, 114 ( 2 ): 246-254.

[ 30 ] GRECO E, MINASI M G, FIORENTINO F. Healthy babies after intrauterine transfer of mosaic aneuploid blastocysts [ J ]. N Engl J Med, 2015, 373 ( 21 ): 2089-2090.

[ 31 ] VICTOR A R, TYNDALL J C, BRAKE A J, et al. One hundred mosaic embryos transferred prospectively in a single clinic: exploring when and why they result in healthy pregnancies [ J ]. Fertil Steril, 2019, 111 ( 2 ): 280-293.

[ 32 ] ZHANG L, WEI D, ZHU Y, et al. Rates of live birth after mosaic embryo transfer compared with euploid embryo transfer [ J ]. J Assist Reprod Genet, 2019, 36 ( 1 ): 165-172.

[ 33 ] CAPALBO A, RIENZI L. Mosaicism between trophectoderm and inner cell mass [ J ]. Fertil Steril, 2017, 107 ( 5 ): 1098-1106.

[ 34 ] VICTOR A R, GRIFFIN D K, BRAKE A J, et al. Assessment of aneuploidy concordance between clinical trophectoderm biopsy and blastocyst [ J ]. Hum Reprod, 2019, 34 ( 1 ): 181-192.

[ 35 ] BOLTON H, GRAHAM S J L, VAN DER AA N, et al. Mouse model of chromosome mosaicism reveals lineage-specific depletion of aneuploid cells and normal developmental potential [ J ]. Nat Commun, 2016, 7: 11165.

[ 36 ] SINGLA S, IWAMOTO-STOHL L K, ZHU M, et al. Autophagy-mediated apoptosis eliminates aneuploid cells in a mouse model of chromosome mosaicism [ J ]. Nat Commun, 2020, 11 ( 1 ): 2958.

[ 37 ] MASTENBROEK S, TWISK M, VAN ECHTEN-ARENDS J, et al. In vitro fertilization with preimplantation genetic screening [ J ]. N Engl J Med, 2007, 357 ( 1 ): 9-17.

[ 38 ] VERPOEST W, STAESSEN C, BOSSUYT P M, et al. Preimplantation genetic testing for aneuploidy by microarray analysis of polar bodies in advanced maternal age: a randomized clinical trial [ J ]. Hum Reprod,

2018, 33(9): 1767-1776.

[39] SERMON K, CAPALBO A, COHEN J, et al. The why, the how and the when of PGS 2.0: current practices and expert opinions of fertility specialists, molecular biologists, and embryologists [J]. Mol Hum Reprod, 2016, 22(8): 845-857.

（倪天翔　颜军昊　陈子江）

# 第二章

# 其他类型临床研究

## 第一节 结直肠癌及癌前病变结肠镜筛查的质量控制研究

随着我国居民饮食结构逐渐西化改变，结直肠癌（colorectal cancer，CRC）在我国的发病率逐渐升高。根据2022年最新肿瘤登记数据显示，CRC已超越胃癌，成为我国发病率最高的消化系统恶性肿瘤，发病例数仅次于肺癌，居于所有恶性肿瘤的第二位。考虑到我国人口老龄化趋势的加剧，CRC发病率仍有进一步升高的空间。实践经验充分证明，CRC筛查是降低肿瘤发病率和病死率最有效的方法。然而，当前筛查的理念尚未被广大民众接受，用于CRC筛查的结肠镜资源十分有限，筛查过程中的质量控制也未形成广泛共识，适合我国国情的筛查方案和质量控制体系尚待建立。基于以上亟待解决的临床瓶颈，自2017年起，国家消化系统疾病临床医学研究中心（上海）从CRC风险分层评分和质量控制关键——退镜时间出发，开展了一系列高质量临床研究，初步建立了适合中国人群的CRC风险分层筛查方案和结肠镜质量控制（退镜时间）标准，研究成果相继发表于*Gastroenterology*、*Journal of Hematology & Oncology*、*Clinical Gastroenterology and Hepatology*和*American Journal of Gastroenterology*等消化领域顶级期刊，获得了包括英国内镜质控中心主席Thomas和美国消化内镜学会和胃肠医师协会前主席Douglas在内诸多著名学者的高度评价。借此机会，本团队希望对论文的研究背景、课题设计、结果概况及科学与社会价值作一介绍，期望能够起到抛砖引玉的效果，供广大同道审阅参考，也非常期望能够收到各位同道宝贵的建设性意见，共同交流进步。

### 一、研究背景

结直肠癌（colorectal cancer，CRC）是世界范围内高发的消化系统恶性肿瘤。我国CRC的发病率虽然在早年间较低，但随着生活条件的改善，居民饮食习惯更偏向高油高脂饮食，CRC的发病率和病死率呈现出逐年上升的趋势。2020年全球癌症统计数据显示，在全球范围内，CRC的发病率居所有恶性肿瘤第三位，死亡率居第二位。国家癌症中心发布的2022年全国癌症统计数据显示，CRC发病率已经超过胃癌、肝癌和乳腺癌，成为仅次于肺癌，发病率排名第二的恶性肿瘤(图 8-2-1-1),而 CRC 死亡率仅次于肺癌、肝癌和胃癌,是导致我国居民死亡的重要原因之一。在我国,CRC 已经位居消化系统恶性肿瘤发病率与患病率的首位。此外,由于 CRC 的总体恶性程度相较于其他消化道癌症低,患者“带癌生存”时间相对较长,基数相对较大,致使 CRC 也成为我国目前患病数最多的消化系统癌症,导致了较为严重的疾病负担。绝大多数 CRC 发现时已为中晚期,即使经过以手术切除为主的综合治疗,大部分患者不仅远期生存效果不佳、生活质量极差且治疗费用高昂。当前,我国 CRC 的 5 年生存率远不及欧美日韩等发达国家,甚至只能达到其 15 年前的生存率水平。未来,随着我国人口老龄化趋势的加剧,CRC 的高发态势很大可能会进一步加剧,防控态势将更加严峻。鉴于此,CRC 已逐渐成为我国当前和未来一段时间内癌症预防的重点,具有十分重要的临床和社会意义。

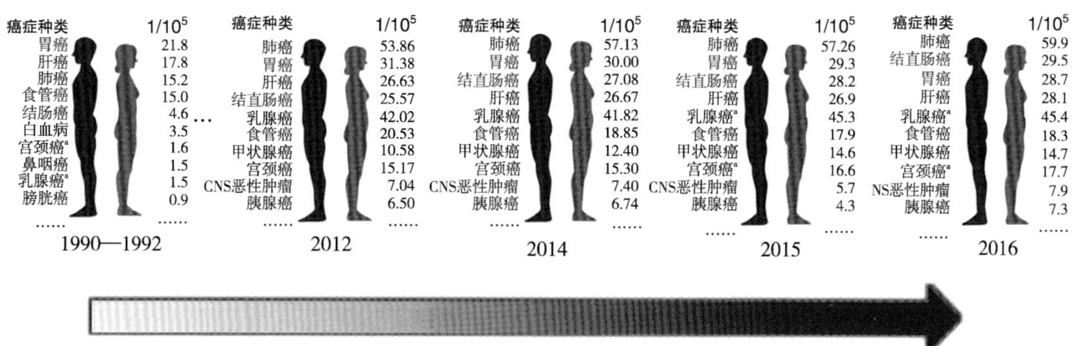


图 8-2-1-1 我国结直肠癌发病率顺位变化趋势

a. 仅女性。

研究表明,通过 CRC 筛查,早期发现并切除癌前病变可显著降低 CRC 的发生率和死亡率。常见的 CRC 筛查技术有:粪便隐血试验、新型生物标志物、CT 结肠镜成像、乙状结肠镜和结肠镜检查等。其中,结肠镜检查作为一项侵入性的检查手段被广泛用于结直肠疾病的筛查、诊断和治疗,不仅可通过内镜和视频系统在直视下发现结直肠肿瘤性病变(colorectal neoplasia,CN,包括 CRC 和所有癌前病变),也可对可疑病变进行活检和病理检查完成确诊,更可直接对癌前病变和早期 CRC 进行切除,同时达到预防和治疗的效果;通过同时对 CRC 和癌前病变的早期发现和处理,结肠镜可实现既预防 CRC 又降低 CRC 死亡率的双重效果,具有安全和准确等特点。目前,结肠镜是美国最常用的内窥镜检查,并且是其筛查 CRC 的首选方法。统计数据显示,美国公众接受 CRC 筛查依从率高达 60%,筛查的普及大幅降低了美国 CRC 患病率和死亡率。鉴于结肠镜检查的高度准确性和强大诊疗能力,其已逐渐成为 CRC 和其他结肠疾病在筛查、诊断和随访监测等方面的金标准。

结肠镜检查作为 CRC 筛查的金标准,其结果对受检者之后的诊疗方案和其他筛查方法准确性的判断有着决定性作用;但实际上,结肠镜检查并不能检出结直肠内所有的病变,结肠镜检查的质量高度依赖于内镜医师的经验和技术,在不同医院和医师之间有着高度的异质性,可能存在相当比例的病变漏诊,既往一项系统综述显示,结肠镜检查对包括腺瘤在内各种息肉的漏检率高达 22%,但是目前对于结肠镜检查过程中腺瘤的漏诊水平却缺乏高质量的研究证据。为系统性阐明结肠镜的漏诊情况，本研究团队进行了一项大型荟萃分析，其包含 43 项基于高质量背靠背结肠镜检查的临床研究（含超 1.5 万例背靠背结肠镜检查），结果发现即使是经验丰富的结肠镜医师在合格的退镜时间（withdrawal time，WT）和较高的肠道准备质量（bowel preparation quality，BPQ）下，仍然可能遗漏超过 1/4 的腺瘤性病变和接近 10% 的进展期腺瘤（advanced adenoma，AA），而形态扁平者则可能有超过四成被漏诊。相关研究结果于 2019 年发表于美国胃肠病学协会官方杂志 *Gastroenterology*，入选 2019 年基本科学指标数据库（ESI）热点论文，3 年被 *BMJ*、*Nature Medicine*、《内科学年鉴》等引用 273 次，发表至今一直为 ESI 高引论文、*Gastroenterology* 十大高影响力临床研究。

值得注意的是，腺瘤漏诊正是结肠镜检查后筛查或随访间期内结直肠间期癌发生的最主要原因。结直肠间期癌又称为结肠镜检查后结直肠癌，指于结肠镜筛查或监测时未发现，而在推荐的下一次检查之前发生的 CRC。调查报告显示，结直肠间期癌可占到所有 CRC 总量的 8%~9%，给公众健康和医疗安全带来严重的威胁。而结直肠间期癌的发生风险取决于结肠镜医师检查时的腺瘤检出率（adenoma detection rate，ADR），ADR 每提高 1%，受检者未来再发生结直肠间期癌的风险将降低 3%，间期癌导致的死亡风险也将降低 5%。因此，提高结肠镜质控对于 CRC 筛查具有重要意义。国内外相关研究表明，对结肠镜检查进行质量控制能够提高 CRC 筛查的有效性。加强结肠镜质控可显著提高 ADR，使患者大幅受益，并进一步提升其筛查依从性和形成良性循环。因此，所有结肠镜医师都应注意强化结肠镜检查质量控制。结肠镜质量控制的具体指标，包括肠道准备、盲肠插镜成功率、ADR 和腺瘤漏诊率（adenoma miss rate，AMR）及其他指标，WT 即为其中重要的质控指标之一，但国内尚缺乏高质量临床研究提供充分的循证医学证据。针对这一临床瓶颈，本团队对结肠镜的 WT 开展了一系列深入探索和研究。

结肠镜检查虽具有高度准确性和强大的诊疗能力，但目前被用于 CRC 筛查仍存在一些问题。结肠镜检查仅在美国等少数医疗资源较为丰富的国家被直接推荐用作一线 CRC 筛查手段，而绝大多数国家目前均采用粪便隐血试验（fecal occult blood test，FOBT）作为 CRC 的初筛手段，初筛阳性的患者再接受结肠镜检查，以提高 CRC 筛查效率。以我国 CRC 筛查适龄人群和结肠镜开展情况为例，2020 年中国消化内镜诊疗技术调查报告和 2012 年第 6 次全国人口普查显示，我国每年开展诊断性结肠镜例数约为 1 116 万例，而 CRC 筛查适龄 50~75 岁人群可达 2.9 亿，即使将目前所有诊断性结肠镜资源均运用于 CRC 筛查，其完成一轮 CRC 筛查理论上需 26 年；而若将筛查年龄提前到 45 岁，则需要筛查人群总数将超 4 亿，理论上完成筛查需要超过 36 年，远超我国结肠镜资源的可承受范围；考虑到临床实践中仅有较低比例的结肠镜能被用作 CRC 筛查和近年来我国日趋严峻的人口老龄化趋势，实际需要的筛查时间与结肠镜资源可能更为巨大。我国目前的结肠镜资源难以支撑起基于结肠镜检查的国家层面 CRC 筛查计划。除此之外，结肠镜作为一项侵入性的检查手段，临床实践中本身具有一定比例的不良事件风险，包括但不限于穿孔、出血、肝脾损伤、吸入性肺炎，以及麻醉意外等并发症；相当比例的公众也对结肠镜检查表现出明显的抗拒态度；对所有适龄人群，特别是低风险人群进行结肠镜检查，不仅可能浪费宝贵的结肠镜资源，导致大量低效无意义的结肠镜检查，更可能会增加这类人群出现结肠镜相关不良事件的风险，加剧公众拒绝 CRC 筛查和结肠镜检查的倾向，不利于我国 CRC 的筛查推广与综合防治。因此，探索基于风险分层的 CRC 筛查是建立适合我国国情 CRC 筛查策略的必然选择，采用可推广性强的非侵入性方法进行初筛，初筛高风险或阳性的人群再进行结肠镜检查，这不仅有利于扩大筛查范围，也有望提高筛查的依从性和效率，适合于我国结肠镜资源不足的实际国情。

目前使用范围最广的CRC初筛方法为FOBT，在种类上免疫化学法FOBT（fecal immunochemical test，FIT）已逐渐取代愈创木脂法FOBT成为主流的粪便隐血检测方法，因为FIT可特异性识别人体消化道出血，不受饮食中动物血液的影响，在CRC筛查中的灵敏度和特异度均优于后者。尽管FIT对于CRC的诊断敏感性与特异性较高，可达到79%与94%，但对于早期CRC和癌前病变，FIT的诊断敏感性却十分有限。其原因在于，多数情况下发生出血时肿瘤已处在发生发展的晚期，因而针对出血的筛查手段对于癌前病变的筛查性能有限。我国的CRC筛查实践尚需进一步优化，以提高对癌前病变的筛查效能。

综上所述，加强结肠镜质控并探索适合我国国情的CRC风险分层筛查策略对于CRC的防控具有重要意义，本团队以CN为核心和纽带，通过高质量临床研究对这两大板块进行系列研究，为我国结直肠肿瘤防控工作提供重要的理论依据，在结肠镜资源有限的国情下，探索出适合中国人群的CRC筛查方法。

## 二、结肠镜质量控制——退镜时间

### （一）WT对ADR的影响

#### 1. 研究现状

针对结肠镜质量的控制与评估，美国消化内镜学会（ASGE）和美国胃肠病协会（ACG）制定并推出了以BPQ、ADR、盲肠插镜成功率及WT为核心的质控体系。在结肠镜检查中，ADR水平与人群间期癌的发生风险呈现明显的负相关关系，且不会出现明显的“平台”或“天花板”效应。而进一步的研究表明，在一定的WT范围内，平均WT越长，ADR越高；WT每延长1分钟，ADR提高3.6%；当WT到达8分钟以后，间期CRC发生可能性达到最低并且保持稳定。鉴于此，WT在结肠镜质控体系中具有重要意义。

国际上多个结肠镜质控指南普遍建议，对于每一名结肠镜医师而言，阴性结肠镜的平均WT应达到或超过6分钟，其主要基于 *The New England Journal of Medicine* 的研究发现（WT≥6分钟的结肠镜医师的ADR明显高于WT<6分钟的结肠镜医师）。但随后一系列研究报告显示，WT更长（8~11分钟）的结肠镜医师与WT仅有6分钟的结肠镜医师相比，前者往往具有更高的ADR和SSL检出率（sessile serrated lesion detection rate，SDR）；在这些WT长度中，WT≥9分钟的结肠镜医师常表现出最高的ADR。然而，一些观察性研究也观察到更长WT似乎并不总能改善结肠镜检查质量；研究结论的差异可能源于回顾性或观察性偏倚，延长WT带来的获益可能受到受试者和结肠镜医师等混杂因素的影响。

因此，6分钟的WT虽然可能保证结肠镜医师对结直肠病变基本的检出能力，但却未能达到足够高的检查准确性，以实现对结直肠腺瘤和SSL充分的检出能力。基于数项观察性研究结果与多个前瞻性研究的事后分析以及结肠镜实践的实际考虑，本团队选择9分钟作为目标WT。尽管延长WT至9分钟是一项提高结肠镜检查质量的适宜技术，具备经济便捷且易于推广的特点，但目前尚无RCT证明将结肠镜医师的WT从6分钟延长到9分钟可明显提高其ADR。

### 2. 课题设计

本研究团队为探究 9 分钟的 WT 对 ADR 的影响，于 2018 年 1 月至 2019 年 7 月间进行了一项纳入 1 027 例患者的多中心随机对照试验。

符合条件的受试者被随机分为 9 分钟和 6 分钟组。为更加准确和规范地调节结肠镜医师的退镜速度，我们预先设置好了一项 6 分钟或 9 分钟 WT 方案的计时器软件。该计时器软件在结肠镜医师确认退镜开始后启动，通过暂停计时器，所有息肉活检和息肉切除及相关准备的时间被从 WT 计算中剔除。在结肠镜退镜过程中，以结肠肝曲和结肠脾曲为节点将结直肠分为三个节段，在 6 分钟退镜方案中，各节段分别检查 2 分钟，计时器在第 1、3、5、6 分钟末响起；在 9 分钟方案中，各节段分别检查 3 分钟，计时器相应地在第 2、5、8、9 分钟响起，内镜医师于结肠镜退镜过程中需根据计时器的提醒来保持退镜速度的平稳（图 8-2-1-2）。当计时器响铃时，操作计时器的研究人员立即提醒结肠镜医师以确保响铃被结肠镜医师听到。同时，当结肠镜医师到达盲肠，退镜至肝曲、脾曲和肛门时，操作计时器研究人员应立即记录到达相应位置的实际 WT，结肠镜医师负责确认这些部位的到达并提醒研究人员进行记录。但是，试验方案中计时器的使用或提醒目的并非强制要求结肠镜医师必须在第 6 分钟或第 9 分钟停止退镜，而是提醒结肠镜医师应以不同的速度保持退镜。当遇到困难的退镜检查或冗长结直肠时，研究方案允许结肠镜医师适当延长 WT 以充分保护受试者权益；所有数据，包括具有异常 WT（超过预设 WT 1 分钟）的受试者数据均被纳入意向性（intention-to-treat，ITT）分析，但具有异常 WT 的受试者数据被视为对试验方案的违背，被排除于符合方案（per-protocol，PP）分析。

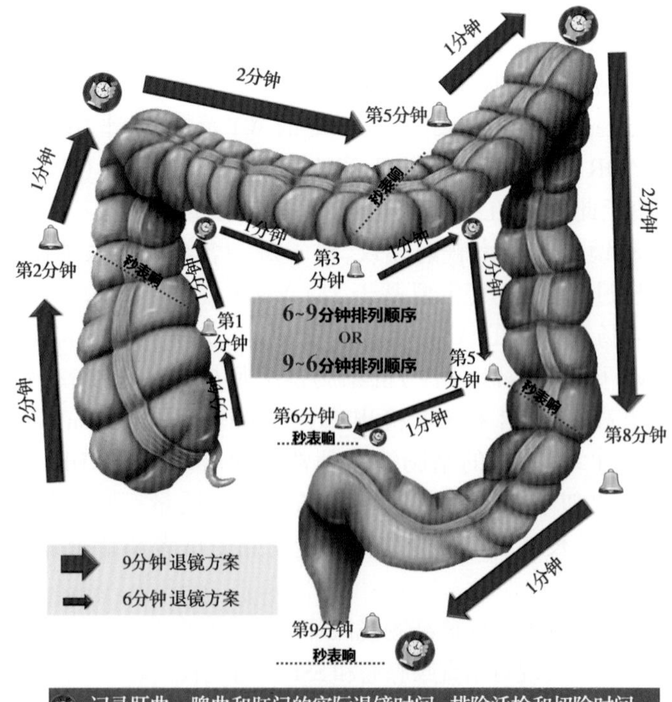


图 8-2-1-2 结肠镜退镜 9 分钟和 6 分钟方案

本试验的主要结果指标是结直肠腺瘤的检出率，即 ADR。与此同时，ADR 在不同亚组的水平也进行了分析和比较，包括但不限于结肠镜检查指征、受试者年龄、性别、BMI、亚太结直肠筛查评分（Asia-Pacific Colorectal Screening Score，APCS）、是否使用镇静结肠镜、结肠镜医师经验和 BPQ 等。次要结果指标包括依据部位、病变大小、形态和组织病理学分类的 ADR 水平；其他病变类别，如 CRC 和 SSL 等病变的检出率；息肉检出率（polyp detection rate，PDR）、结肠镜平均腺瘤检出数（adenoma per colonoscopy，APC）、结肠镜相关不适发生率、结肠镜相关不良事件发生率和受试者对结肠镜检查的满意度等。

**3. 结果分析**

结果显示，9 分钟组的 ADR 明显高于 6 分钟组（36.6%~27.1%，$P$=0.001），且该结果不受适应证、性别、年龄、BMI 和镇静等混杂因素的影响（图 8-2-1-3）。与 6 分钟组相比，9 分钟组近端结肠的 ADR 增加显著（11.9%~21.4%，$P$<0.001），两组间远端结肠的 ADR 差异无统计学意义（18.9%~19.6%，$P$<0.76）；9 分钟退镜策略下内镜经验较少的内镜医师（≤5 000 次结肠镜检查）ADR 提升明显（36.8%~23.5%，$P$=0.001），经验丰富的结肠镜检查者（>5 000 次结肠镜检查）组间无显著差异。

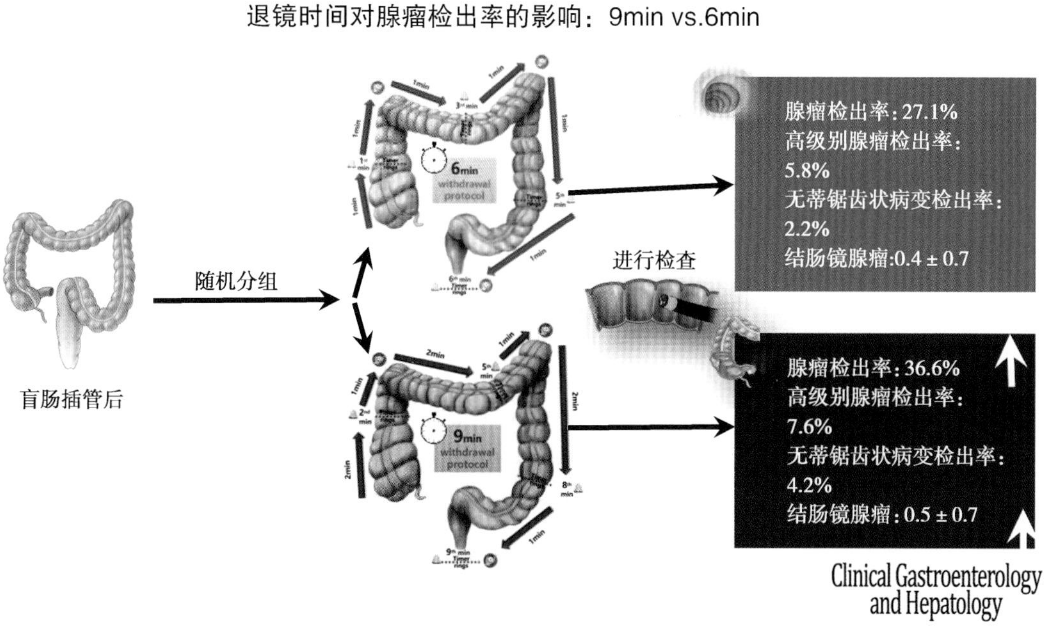

图 8-2-1-3 与 6 分钟退镜方案相比，9 分钟退镜方案显著提高腺瘤检出率

最后我们得出结论，将 WT 从 6 分钟延长至 9 分钟可以显著提高结肠镜检查的 ADR、APC 和 PDR，同时对受试者的舒适度、满意度和安全性无明显影响。通过 ITT 分析、PP 分析和实际 WT 分层分析、受试者和腺瘤层面的亚组分析，我们不仅证实了 9 分钟 WT 相较于 6 分钟 WT 优势的稳健性，同时也表明近端结肠和经验较少（基线 ADR 较低）的结肠镜医师可能会从 9 分钟 WT 中获益更多。在校正结肠镜医师及内镜中心分部差异以及其他混杂因素后，9 分钟 WT 是被多因素 logistic 回归模型确认为增加腺瘤检出的独立预测因素。

作为锯齿状息肉中最重要的癌前病变，SSL 常位于近端结肠，呈现扁平形态，而且容易在常规结肠镜检查时被漏诊。本研究发现延长 WT 至 9 分钟有增加结肠镜医师 SDR 的趋势（*ITT*：2.2% vs. 4.2%，*P*=0.15；*PP*：1.3% vs. 4.0%，*P*=0.04）。但是，由于中国人群 SSL 的发病率相对欧美人群较低，更加确切的结论需要大样本 RCT 验证。

**4. 科学价值与社会贡献**

本前瞻性 RCT 研究提出了相比于以往回顾性研究更具有参考价值的循证医学证据。准确记录并分析了每次结肠镜检查的 ADR 及与之对应的 WT，并且通过随机化将具备不同 CRC 风险的受试者尽可能均匀地随机分配到两组，通过施予不同 WT 直接验证延长 WT 能否提高结肠镜医师的病变检出能力，避免了结肠镜医师个体特征和差异以及大量混杂因素对研究结论的影响。

尽管本研究中平均 ADR 已超过目前推荐的最低阈值 25%，通过延长 WT 至 9 分钟我们仍能够进一步提高结肠镜医师的 ADR，以尽可能地降低受试者未来发生间期 CRC 的风险。临床实践中，我们应鼓励基线 ADR 高于最低阈值的结肠镜医师力争达到 40%、50% 等更高的 ADR 水平，以尽可能减少腺瘤的漏诊。

虽然 WT 不应该被视为结肠镜质量控制的主要质控指标，或 ADR 的替代质控指标，因为 WT 的监测缺少病理证据，有可能在临床实践中被绕开或操纵；但我们当前的发现至少提供了加强 WT 作为 ADR 辅助质控指标的研究证据，9 分钟 WT 应考虑作为结肠镜检查新的 WT 基准，以辅助 ADR 进一步改善结肠镜检查质量。本研究已发表于美国消化病学会官方期刊 *Clinical Gastroenterology and Hepatology*（影响因子为 13.6），该试验在实施阶段即受到英国内镜质控中心主席托马斯教授的高度关注，期待该研究为 WT 标准提供新的证据；论文发表后，欧美诸多著名内镜学家高度评价了本研究对确立新 WT 标准的意义，为给全体国民提供均衡化高质量结肠镜服务的目标实现创造了良好条件。

**（二）WT 对 AMR 的影响**

**1. 研究现状**

然而，作为 9 分钟 WT 在结肠镜质控领域的初探研究，前一阶段的多中心平行对照 RCT 在纳入人群、研究深度和评价指标上尚存在一定的局限性。第一，其仅能阐明 9 分钟 WT 能够提高结肠镜医师的 ADR，无法回答延长 WT 能否降低 AMR 这一关键临床问题；第二，前一阶段试验纳入人群的结肠镜检查指征包含诊断、监测和筛查等多种类型，各种类型人群之间 CRC 风险和基线腺瘤的水平存在较大差异，单纯平行对照的 RCT 设计尽管可通过随机化使干预组与对照组之间混杂因素尽可能保持均衡，但受试者本身的腺瘤水平波动可能给试验结果带来偏倚，影响结果的稳健性与可推广性；第三，试验方案允许结肠镜医师在遇到 BPQ 不佳和冗长结肠等困难情况时适当延长 WT，也可在 BPQ 极佳和短直结肠等情况下适当缩短 WT，以保证受试者不会因参加试验而使其结肠镜检查质量降低，与此同时也导致了实际退镜过程违反试验方案比例过高，此不足可能对结果的稳健性产生比较明显的影响。

为确认 9 分钟 WT 相较于 6 分钟 WT 在 AMR 和 ADR 等方面是否存在优势，以及为 9 分钟 WT 是否能作为新的结肠镜质量控制指标提供更加深入和全面的证据，我们继续开展了进一步研究，在筛查人群中探索 9 分钟 WT 对 AMR 的影响。

2. 课题设计

本项研究于 2021 年 3 月至 2021 年 12 月期间开展，是一项多中心、背靠背随机对照试验。733 例无症状受检者在同一天内接受了前后两次连续的筛查结肠镜（背靠背结肠镜）检查，为减少结肠镜插镜的困难程度和受试者疼痛程度，试验采取分段背靠背结肠镜的方式进行。受试者被随机分为两组：先 9 分钟组（9minute first，9MF，*n*=366）先以 9 分钟退镜，然后以 6 分钟退镜；或先 6 分钟组（6minute first，6MF，*n*=367）先以 6 分钟退镜，然后以 9 分钟退镜。本研究分别进行了意向性分析和符合方案分析，研究的主要结果指标是 AMR。

3. 结果分析

从意向性分析的结果来看，相较于 6MF，9MF 明显降低了病变及受试者层面的 AMR、进展期腺瘤漏诊率（advanced adenoma miss rate，AAMR）且不影响结肠镜医师的病变检出效率（0.45 vs. 0.46，*P*=0.79）（图 8-2-1-4）。此外，相较于 6 分钟 WT，9 分钟 WT 在第一次退镜（42.3% vs. 33.5%，*P*=0.02）和第二次退镜（21.8% vs. 9.8%，*P*<0.001）中均表现出较高的 ADR。最后，符合方案分析、实际 WT 分层分析、敏感性分析、相关性分析和多因素 logistic 回归分析的结果均一致确认，与 6 分钟 WT 相比，9 分钟 WT 明显提高了结肠镜检查质量，改善了包括 ADR、AMR 和 AAMR 等在内的一系列结肠镜质控指标。

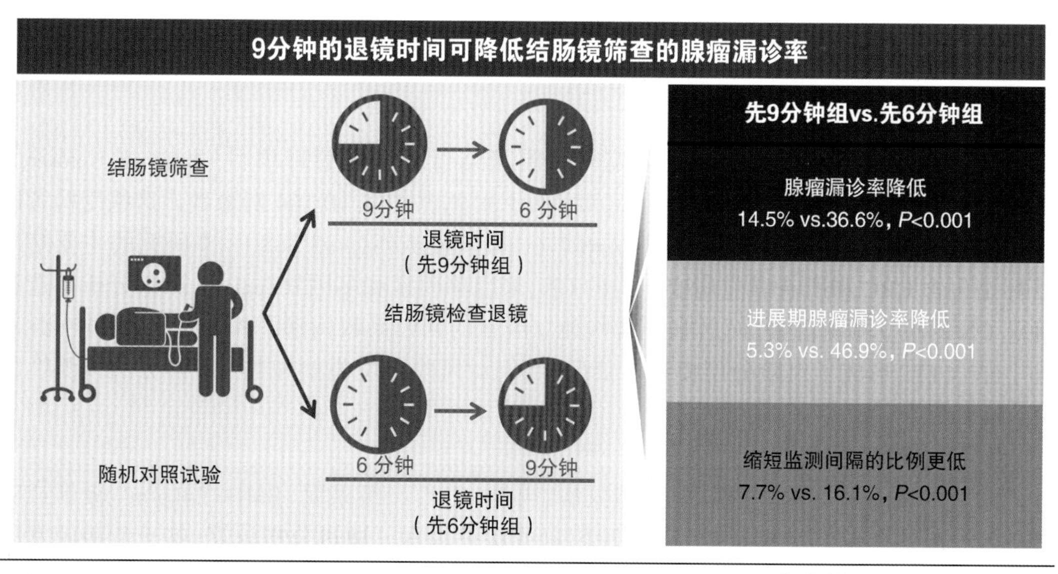


图 8-2-1-4　延长退镜时间至 9 分钟可以降低腺瘤漏诊率

4. 科学价值与社会贡献

该研究已于美国胃肠病学杂志 *American Journal of Gastroenterology*（影响因子为 12.1）发表。结合本试验和前期的研究成果，除改善 ADR 之外，9 分钟 WT 在不影响病变检出效率的同时，显著降低了筛查结肠镜检查的 AMR 和 AAMR。9 分钟 WT 有望成为新的结肠镜检查质控标准，以监控和改善结肠镜检查质量。

本研究团队关于结肠镜退镜时间的研究成果受到国际同行的高度评价，并被 AGA 和 ASGE 引用采纳，确立 9 分钟 WT 为提高结肠镜检查 ADR 的关键指标之一。美国消化内镜学会前主席 Douglas K Rex 评论道，当指南重新修订时有望进一步延长标准 WT 至 9 分钟。

## 三、国家结直肠息肉管理项目（NCPC）

### （一）研究现状

大量研究表明，结肠镜检查是降低 CRC 发病率和死亡率的有效手段，但我国 CRC 筛查仍处于试点阶段，尚存在医疗资源相对有限和分配不均等问题。与英国结肠镜检查现状十分相似，我国结肠镜资源中仅有 10%~20% 被用于 CRC 的筛查，而大部分结肠镜资源被具有非特异性消化道症状（non-specific gastrointestinal symptoms，NSGS）的低危人群占据，限制了我国结肠镜资源的利用率和结直肠肿瘤的检出率。

通过建立风险分层模型优化 CRC 筛查策略，可以放大有限的卫生资源效益、减轻医疗负担。近年来 CRC 发病愈发年轻化，早发性 CRC 发病率增加，生活方式和风险因素持续影响着所有年龄层次的 CRC 发病风险。国外相关指南推荐 45 岁或 50 岁以上人群进行结肠镜筛查，但这种年龄“一刀切”式的划分方法可能不符合当前筛查实践。因此，在结肠镜诊断率低下、早发 CRC 筛查需求增加和结肠镜资源有限的多重困境下，本团队计划建立一项基于 FIT 和危险因素的风险分层模型，为中国人群的 CRC 筛查和结肠镜实践提供证据参考。

### （二）课题设计

本研究团队协同国内 175 家医院开展国家结直肠息肉管理项目（National Colorectal Polyp Care，NCPC），覆盖全国 27 个省区市，历时 3 年，共纳入 10 164 例患者。这些受检者以 2 : 1 的比例被随机分配到建模队列（$n$=6 776）和验证队列（$n$=3 388）。本研究的主要结果指标是包含 CRC 和所有癌前病变在内的 CN，采用单因素和多因素 logistic 回归分析筛选和确定 CN 的独立预测因素，而后基于这些独立因素的回归系数构建了 NCPC 评分，并在此基础上结合 FIT 形成了风险分层模型。最后，我们对风险分层模型和 NCPC 评分的预测性能进行了比较和验证。

### （三）结果分析

通过回归分析，我们发现高龄、糖尿病、男性、CRC 一级亲属、BMI≥24kg/m$^2$、吸烟或吸烟史、饮酒、阴性结肠镜史是 CN 的危险因素或保护因素。通过分析计算，基于危险因素的赋分被构建形成 NCPC 评分，其取值范围为 0~28 分；通过与人群 CN 平均危险水平比较，NCPC 评分被分为 3 个风险等级：低风险为 0~14 分，中风险为 15~17 分，高风险为 18~28 分。FIT 可对三个风险等级人群发生 CN 和进展期 CN（advanced colorectal neoplasia，ACN）的风险进一步分层（所有 $P$<0.001）。因此，NCPC 评分与 FIT 联合组成了风险分层模型（表 8-2-1-1），中 / 高风险 NCPC 评分或 FIT 阳性的受试者被分类为风险分层模型的高危人群，并推荐接受结肠镜检查。

表 8-2-1-1　结直肠肿瘤 NCPC 评分与风险分层模型

| 变量 | 类别 | 分值 / 分 | 变量 | 类别 | 分值 / 分 | 总分 /FIT | 危险级别 |
|---|---|---|---|---|---|---|---|
| 年龄 | <35 岁 | 0 | 吸烟 | 从不 | 0 | 总分 <15 分，且 FIT 阴性 | 低危 |
| | 35~44 岁 | 7 | | 当前 | 2 | | |
| | 45~50 岁 | 9 | | 过去 | 2 | | |
| | 50~60 岁 | 11 | 饮酒 | 从不 | 0 | | |
| | ≥60 岁 | 13 | | 当前 | 2 | | |
| 性别 | 女性 | 0 | | 过去 | 0 | | |
| | 男性 | 2 | 家族史 | 无 | 0 | 总分≥15 分，或 FIT 阳性 | 中高危 |
| BMI | <24kg/m$^2$ | 0 | | 有 | 2 | | |
| | ≥24kg/m$^2$ | 1 | 阴性肠镜史 | 无 | 3 | | |
| 糖尿病 | 无 | 0 | | 有 | 0 | | |
| | 有 | 3 | | | | | |
| 总分 | 0~28 分 | | | | | | |

基于建模队列的分析显示，中 / 高风险 NCPC 评分受试者 CN（21.8%/32.8% vs. 11.0%，$P$<0.001）和 ACN 的发病率（4.3%/9.2% vs. 2.0%，$P$<0.001）明显高于低风险受试者；一致的结果在建模队列与验证队列之间以及在 NSGS 队列与无症状队列之间均得到确认，并在各组之间具有相似的相对危险度和相近的预测性能。本风险分层模型可在仅利用 52.7% 结肠镜资源的前提下，有效识别出 73.5%CN、82.6%ACN 和 93.6%CRC；此外，在年轻受试者中，此风险分层模型可在仅占用 25.6% 结肠镜资源的同时，有效识别出 55.8% 早发性 ACN 和 72.7% 早发性 CRC。

**（四）科学价值与社会贡献**

NCPC 评分系统的这些指标在生活中较为常见且均可通过简单沟通获取，这有利于未来在 CRC 筛查中推广。NCPC 可为以往“被忽视”的 NSGS 人群提供一项科学且易于实施的 CRC 筛查指导策略，使其筛查实践从“无所适从”过渡到“有规可循”的理性选择，也可解决在无症状人群和 NSGS 人群同时存在时区分结肠镜检查指征的难题，进一步改善结肠镜质量控制。与单独 NCPC 评分相比，FIT 和 NCPC 评分联合形成风险分层模型可在保持相似特异性的情况下，实现更高水平的风险分层性能，更加准确地预测 CN、ACN 和 CRC 发生，这项发现进一步在中国人群中确认了 FIT 和 NCPC 评分的互补价值。

本研究于 2022 年发表于国际肿瘤学顶尖期刊 *Journal of Hematology & Oncology*（影响因子为 23.2）。该结直肠肿瘤风险分层模型为我国结直肠肿瘤筛查工作提供了重要的理论依据，有望在结肠镜资源有限的国情下，探索出适合中国人群的结直肠癌筛查策略。

结直肠癌是影响我国居民健康的重要公共卫生问题，在造成严重社会负担的现状下，本团队证明了延长 WT 至 9 分钟能明显改善结肠镜医师的腺瘤检出与漏诊情况，为进一步优化筛查结肠镜质量控制和更新 WT 质控标准提供了切实可靠的高质量临床研究证据；同时，我们的发现有望为我国 CRC 分层筛查策略提供有益参考，协助探索适合我国国情和人群特征的 CRC 分层筛查模式。目前本团队正在持续深入开展结肠镜质控与 CRC 筛查研究，以期进一步提高我国的结肠镜检查质量与 CRC 筛查效率。

## 参考文献

[1] SUNG H, FERLAY J, SIEGEL R L, et al. Global Cancer Statistics 2020: GLOBOCAN estimates of incidence and mortality worldwide for 36 cancers in 185 countries[J]. CA Cancer J Clin, 2021, 71(3): 209-249.

[2] ZHENG R, ZHANG S, ZENG H, et al. Cancer incidence and mortality in China, 2016[J]. Journal of the National Cancer Center, 2022, 2(1): 1-9.

[3] ZHENG R, ZENG H, ZHANG S, et al. National estimates of cancer prevalence in China, 2011[J]. Cancer Lett, 2016, 370(1): 33-38.

[4] ALLEMANI C, MATSUDA T, DI CARLO V, et al. Global surveillance of trends in cancer survival 2000-14 (CONCORD-3): analysis of individual records for 37 513 025 patients diagnosed with one of 18 cancers from 322 population-based registries in 71 countries[J]. Lancet, 2018, 391(10125): 1023-1075.

[5] ALLEMANI C, WEIR H K, CARREIRA H, et al. Global surveillance of cancer survival 1995-2009: analysis of individual data for 25,676,887 patients from 279 population-based registries in 67 countries (CONCORD-2)[J]. Lancet, 2015, 385(9972): 977-1010.

[6] SANKARANARAYANAN R, SWAMINATHAN R, BRENNER H, et al. Cancer survival in Africa, Asia, and Central America: a population-based study[J]. Lancet Oncol, 2010, 11(2): 165-173.

[7] 赵胜兵. 基于结直肠肿瘤性病变的风险分层筛查模型及结肠镜退镜时间标准的探索建立[D]. 上海：中国人民解放军海军军医大学, 2022.

[8] ZAUBER A G, WINAWER S J, O'BRIEN M J, et al. Colonoscopic polypectomy and long-term prevention of colorectal-cancer deaths[J]. N Engl J Med, 2012, 366(8): 687-696.

[9] REX D K, BOLAND C R, DOMINITZ J A, et al. Colorectal cancer screening: recommendations for physicians and patients from the U.S. Multi-Society Task Force on Colorectal Cancer[J]. Gastroenterology, 2017, 153(1): 307-323.

[10] RASTOGI A, WANI S. Colonoscopy[J]. Gastrointest Endosc, 2017, 85(1): 59-66.

[11] SIEGEL R L, WARD E M, JEMAL A. Trends in colorectal cancer incidence rates in the United States by tumor location and stage, 1992-2008[J]. Cancer Epidemiol Biomarkers Prev, 2012, 21(3): 411-416.

[12] VAN RIJN J C, REITSMA J B, STOKER J, et al. Polyp miss rate determined by tandem colonoscopy: a systematic review[J]. Am J Gastroenterol, 2006, 101(2): 343-350.

[13] ZHAO S, WANG S, PAN P, et al. Magnitude, risk factors, and factors associated with adenoma miss rate of tandem colonoscopy: a systematic review and meta-analysis[J]. Gastroenterology, 2019, 156(6): 1661-1674.

[14] ROBERTSON D J, LIEBERMAN D A, WINAWER S J, et al. Colorectal cancers soon after colonoscopy: a pooled multicohort analysis[J]. Gut, 2014, 63(6): 949-956.

[15] ADLER J, ROBERTSON D J. Interval colorectal cancer after colonoscopy: exploring explanations and solutions[J]. Am J Gastroenterol, 2015, 110(12): 1657-1664.

[16] KAMINSKI M F, REGULA J, KRASZEWSKA E, et al. Quality indicators for colonoscopy and the risk of

interval cancer[J]. N Engl J Med, 2010, 362(19): 1795-1803.

[17] CORLEY D A, LEVIN T R, DOUBENI C A. Adenoma detection rate and risk of colorectal cancer and death [J]. N Engl J Med, 2014, 370(26): 2541.

[18] REX D K, SCHOENFELD P S, COHEN J, et al. Quality indicators for colonoscopy[J]. Am J Gastroenterol, 2015, 110(1): 72-90.

[19] SCHREUDERS E H, RUCO A, RABENECK L, et al. Colorectal cancer screening: a global overview of existing programmes[J]. Gut, 2015, 64(10): 1637-1649.

[20] 国家消化系统疾病临床医学研究中心,国家消化道早癌防治中心联盟,中华医学会消化内镜学分会,等. 中国早期结直肠癌筛查流程专家共识意见(2019,上海)[J]. 中华内科杂志, 2019, 58(10): 736-744.

[21] GHEVARIYA V, DUDDEMPUDI S, GHEVARIYA N, et al. Barriers to screening colonoscopy in an urban population: a study to help focus further efforts to attain full compliance[J]. Int J Colorectal Dis, 2013, 28(11): 1497-1503.

[22] HULL M A, REES C J, SHARP L, et al. A risk-stratified approach to colorectal cancer prevention and diagnosis[J]. Nat Rev Gastroenterol Hepatol, 2020, 17(12): 773-780.

[23] ROBERTSON D J, IMPERIALE T F. Stool testing for colorectal cancer screening[J]. Gastroenterology, 2015, 149(5): 1286-1293.

[24] KANTH P, INADOMI J M. Screening and prevention of colorectal cancer[J]. BMJ, 2021, 374: n1855.

[25] LEE J K, LILES E G, BENT S, et al. Accuracy of fecal immunochemical tests for colorectal cancer: systematic review and meta-analysis[J]. Ann Intern Med, 2014, 160(3): 171.

[26] NIEDERMAIER T, BALAVARCA Y, BRENNER H. Stage-specific sensitivity of fecal immunochemical tests for detecting colorectal cancer: systematic review and meta-analysis[J]. Am J Gastroenterol, 2020, 115(1): 56-69.

[27] IMPERIALE T F, GRUBER R N, STUMP T E, et al. Performance characteristics of fecal immunochemical tests for colorectal cancer and advanced adenomatous polyps: a systematic review and meta-analysis[J]. Ann Intern Med, 2019, 170(5): 319-329.

[28] MAY F P, SHAUKAT A. State of the science on quality indicators for colonoscopy and how to achieve them[J]. Am J Gastroenterol, 2020, 115(8): 1183-1190.

[29] SHAUKAT A, RECTOR T S, CHURCH T R, et al. Longer withdrawal time is associated with a reduced incidence of interval cancer after screening colonoscopy[J]. Gastroenterology, 2015, 149(4): 952-957.

[30] JOVER R, HERRÁIZ M, ALARCÓN O, et al. Clinical practice guidelines: quality of colonoscopy in colorectal cancer screening[J]. Endoscopy, 2012, 44(4): 444-451.

[31] NAPOLEON B, PONCHON T, LEFEBVRE R R, et al. French Society of Digestive Endoscopy(SFED) guidelines on performing a colonoscopy[J]. Endoscopy, 2006, 38(11): 1152-1155.

[32] LEE B I, HONG S P, KIM S E, et al. Korean guidelines for colorectal cancer screening and polyp detection[J]. Clin Endosc, 2012, 45(1): 25-43.

[33] BARCLAY R L, VICARI J J, DOUGHTY A S, et al. Colonoscopic withdrawal times and adenoma detection during screening colonoscopy[J]. N Engl J Med, 2006, 355(24): 2533-2541.

[34] BUTTERLY L, ROBINSON C M, ANDERSON J C, et al. Serrated and adenomatous polyp detection increases

with longer withdrawal time: results from the New Hampshire Colonoscopy Registry[J]. Am J Gastroenterol, 2014, 109(3): 417-426.

[35] DE WIJKERSLOOTH T R, STOOP E M, BOSSUYT P M, et al. Differences in proximal serrated polyp detection among endoscopists are associated with variability in withdrawal time[J]. Gastrointest Endosc, 2013, 77(4): 617-623.

[36] HILSDEN R J, DUBE C, HEITMAN S J, et al. The association of colonoscopy quality indicators with the detection of screen-relevant lesions, adverse events, and postcolonoscopy cancers in an asymptomatic Canadian colorectal cancer screening population[J]. Gastrointest Endosc, 2015, 82(5): 887-894.

[37] KUMAR S, THOSANI N, LADABAUM U, et al. Adenoma miss rates associated with a 3-minute versus 6-minute colonoscopy withdrawal time: a prospective, randomized trial[J]. Gastrointest Endosc, 2017, 85(6): 1273-1280.

[38] COGHLAN E, LAFERRERE L, ZENON E, et al. Timed screening colonoscopy: a randomized trial of two colonoscopic withdrawal techniques[J]. Surg Endosc, 2020, 34(3): 1200-1205.

[39] SAWHNEY M S, CURY M S, NEEMAN N, et al. Effect of institution-wide policy of colonoscopy withdrawal time > or = 7 minutes on polyp detection[J]. Gastroenterology, 2008, 135(6): 1892-1898.

[40] ADLER A, WEGSCHEIDER K, LIEBERMAN D, et al. Factors determining the quality of screening colonoscopy: a prospective study on adenoma detection rates, from 12, 134 examinations (Berlin colonoscopy project 3, BECOP-3)[J]. Gut, 2013, 62(2): 236-241.

[41] GELLAD Z F, WEISS D G, AHNEN D J, et al. Colonoscopy withdrawal time and risk of neoplasia at 5 years: results from VA Cooperative Studies Program 380[J]. Am J Gastroenterol, 2010, 105(8): 1746-1752.

[42] CROCKETT S D, NAGTEGAAL I D. Terminology, molecular features, epidemiology, and management of serrated colorectal neoplasia[J]. Gastroenterology, 2019, 157(4): 949-966.

[43] HILSDEN R J, ROSE S M, DUBE C, et al. Defining and applying locally relevant benchmarks for the adenoma detection rate[J]. Am J Gastroenterol, 2019, 114(8): 1315-1321.

[44] ZHAO S, YANG X, WANG S, et al. Impact of 9-minute withdrawal time on the adenoma detection rate: a multicenter randomized controlled trial[J]. Clin Gastroenterol Hepatol, 2022, 20(2): e168-e181.

[45] ZHAO S, SONG Y, WANG S, et al. Reduced adenoma miss rate with 9-minute vs 6-minute withdrawal times for screening colonoscopy: a multicenter randomized tandem trial[J]. Am J Gastroenterol, 2023, 118(5): 802-811.

[46] GAVIN D R, VALORI R M, ANDERSON J T, et al. The national colonoscopy audit: a nationwide assessment of the quality and safety of colonoscopy in the UK[J]. Gut, 2013, 62(2): 242-249.

[47] CHEN H, LI N, REN J, et al. Participation and yield of a population-based colorectal cancer screening programme in China[J]. Gut, 2019, 68(8): 1450-1457.

[48] WANG K, MA W, WU K, et al. Long-term colorectal cancer incidence and mortality after colonoscopy screening according to individuals' risk profiles[J]. J Natl Cancer Inst, 2021, 113(9): 1177-1185.

[49] FERLITSCH M, REINHART K, PRAMHAS S, et al. Sex-specific prevalence of adenomas, advanced adenomas, and colorectal cancer in individuals undergoing screening colonoscopy[J]. JAMA, 2011, 306(12): 1352-1358.

[50] CHIU H M, CHING J Y, WU K C, et al. A risk-scoring system combined with a fecal immunochemical test is

effective in screening high-risk subjects for early colonoscopy to detect advanced colorectal neoplasms[J]. Gastroenterology, 2016, 150(3): 617-625.

[51] STEGEMAN I, DE WIJKERSLOOTH T R, STOOP E M, et al. Combining risk factors with faecal immunochemical test outcome for selecting CRC screenees for colonoscopy[J]. Gut, 2014, 63(3): 466-471.

[52] ZHAO S, WANG S, PAN P, et al. FIT-based risk-stratification model effectively screens colorectal neoplasia and early-onset colorectal cancer in Chinese population: a nationwide multicenter prospective study[J]. J Hematol Oncol, 2022, 15(1): 162.

（赵胜兵　隋向宇　张　颂　卫佳慧　柏　愚　李兆申）

## 第二节　EAST 研究：人工智能新型食管细胞学用于筛查食管鳞癌和胃食管结合部腺癌

食管癌发病和死亡例数在全球分别排名第七位和第六位，对人类健康造成严重危害。食管癌主要包括两种病理类型——鳞状细胞癌和腺癌，二者在病理特点和地区分布上具有显著的差异性。食管鳞癌（esophageal squamous cell carcinoma, ESCC）主要发生于食管中上段，是中东亚、东非、拉丁美洲等地区的主要食管癌类型；食管腺癌主要发生于食管下端，在欧美国家占大多数，与贲门癌和近端胃癌合称为胃食管结合部腺癌（adenocarcinoma of the esophagogastric junction, AEG）。

ESCC 和 AEG 在我国均呈现出严峻的高发态势，2018 年我国 ESCC 和 AEG 发病例数分别占全球总数的 57.5% 和 60.8%。ESCC 和 AEG 总体 5 年生存率均不足 30%，主要原因在于 80% 以上的患者在确诊时肿瘤已进展至中晚期。绝大部分 ESCC 和 EAG 患者在早期没有明显症状，在出现吞咽困难症状后往往已错过早诊早治机会。因此，在高风险人群中大力推行筛查是实现早期诊断，提高防控效果的必由之路。遗憾的是，目前 ESCC/AEG 的早期筛查手段十分有限，既无特异性肿瘤标志物，也无特征性影像表现，上消化道内镜检查几乎是唯一可靠的筛查方法。然而，内镜属侵入性检查，无症状人群依从性较差，并且中国内镜诊疗资源配置不足，难以覆盖数以亿计的筛查目标人群。研发一种简便、高效、准确的食管和胃食管结合部癌内镜前初筛手段对破解当前的瓶颈有重要意义。

针对上述重大临床需求，上海长海医院消化内科李兆申院士、王洛伟教授团队在国际上首创了机器学习联合食管细胞学筛查食管癌及贲门癌，并发起了一项全国性、前瞻性、多队列筛查试验——EAST（Esophageal cAncer Screening Trial），构建并验证了食管癌筛查预警新模型，论文于 2023 年 5 月发表于消化病学顶级期刊《柳叶刀・胃肠病学》（2022 年 IF=35.7）。

### 一、研究背景

食管细胞学检查是指采用特定器材收集食管脱落细胞，并对采集到的细胞样本进行形态学观察或生物标志物测定的技术。20 世纪 60 年代，河南医学院沈琼教授响应党和国家号召，为解决以河南林县为代表的地区食管癌高发病率、高病死率的严峻问题，创造性发明了食管拉网细胞采取器，并创立了食管拉网细胞学检查流程和食管和胃食管结合部癌脱落细胞学诊断标准。当时尚无纤维胃镜和电子胃镜，食管癌筛查和诊断依赖于硬质食管镜检查，拉网细胞学的创立大大推动了食管和胃食管结合部癌筛查的推广，为20世纪我国食管癌高发区防治工作做出了卓越贡献。20世纪70年代以来，国内外团队合作在我国河南开展了一系列筛查研究，评价了拉网细胞学用于筛查食管癌的可行性与准确性。结果显示，食管拉网细胞学对ESCC和AEG及其癌前病变筛查的灵敏度较低，病变漏诊风险超过50%。此外，拉网细胞学检查过程中球囊充气后拉出过程可引起受检者明显不适，患者耐受性较差。基于上述原因，食管拉网细胞学目前已基本停止应用，未广泛应用于我国ESCC和AEG高发区人群筛查。

在传统拉网细胞学检查的启发下，研究团队改良了细胞采集器（图8-2-2-1），采用高分子材料和穹顶三叶状设计，显著增加了与食管的接触面积和细胞采集数量，单次细胞获取数量提升至约600万个。在此基础上，首次创新性应用深度学习算法识别玻片中的异常细胞，经由细胞病理医师确认后做出细胞学诊断（图8-2-2-2）。经过上述改进，人工智能新型食管细胞学在1 844例社区无症状人群筛查中灵敏度达90.0%，特异度达93.7%，研究结果于2021年9月发表于《美国胃肠病学杂志》。

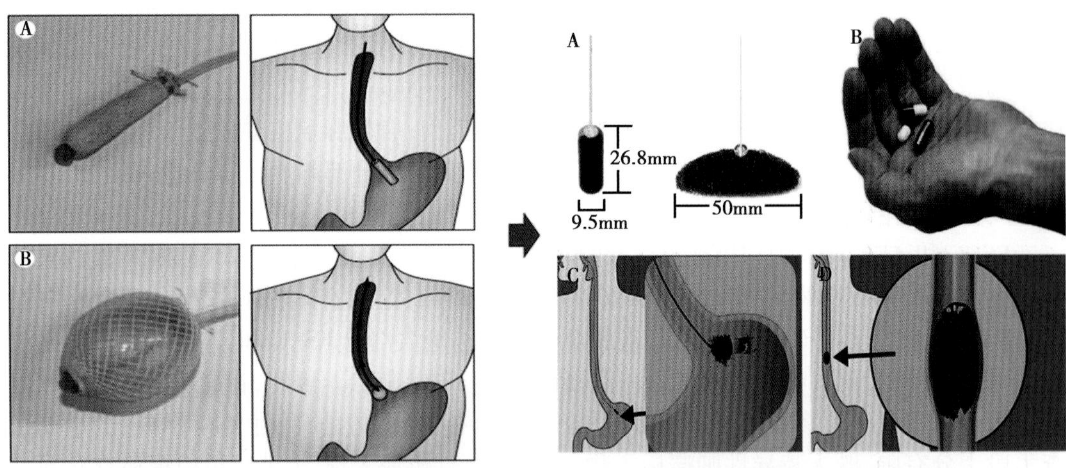


图8-2-2-1 传统球囊拉网细胞采集器（左）和团队研发的新型食管细胞采集器（右）

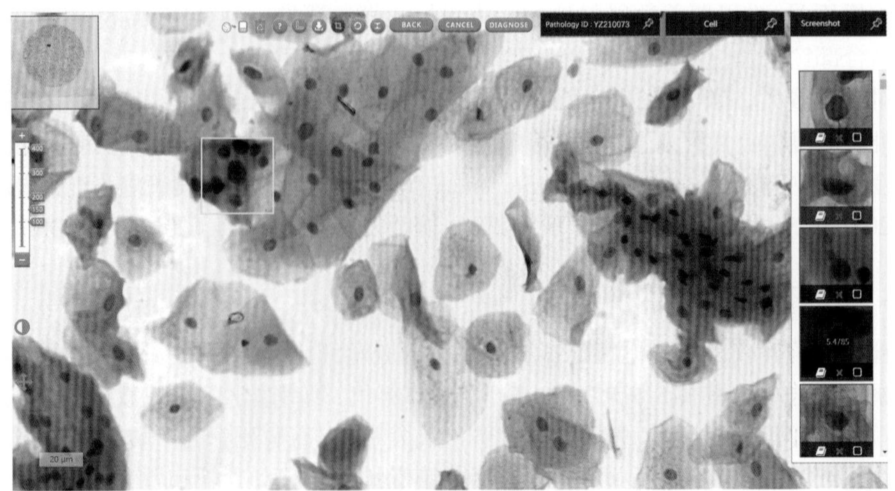


图8-2-2-2 人工智能食管细胞学辅助诊断系统（黄框内为人工智能识别的异常细胞）

在此基础上，EAST研究进一步将受试者人群扩展至来自全国食管癌高发区的社区筛查和医院机会性筛查人群，并探索整合数字化细胞学特征和流行病学危险因素构建多模态机器学习模型，进一步降低筛查过程中对细胞病理医师确认诊断的人力和经验依赖性，使筛查结果更加客观化、定量化，并更加有利于在高发区大规模人群筛查中推广应用。

## 二、研究设计

### （一）总体设计和纳入人群

EAST研究是一项全国性、多队列、前瞻性的预测模型构建与验证研究，研究方案在ClinicalTrials注册，注册号为NCT04609813。本研究中的多模态预测模型建立和报告遵循了《针对个体预后或诊断的多因素预测模型透明报告规范》（*Transparent Reporting of a Multivariable Prediction Model for Individual Prognosis or Diagnosis Guidelines*，TRIPOD）。研究方案由上海长海医院伦理委员会批准（批准号CHEC2020-088）并经其他参与机构备案审查，全部受试者均提供了书面知情同意书。

项目自2021年1月至2022年6月主要在我国ESCC和AEG高发区开展，高发区定义为2016年年龄标化发病率高于15/10万的地区。筛查的开展形式主要包括医院机会性筛查和基于社区的组织性筛查，为了使研究纳入的人群更加具有代表性，全面反映筛查应用实际，本研究开展的场景包括二三级医院和社区。

#### 1. 医院机会性筛查场景

纳入在上述研究地区39家三级或二级医院接受筛查性上消化道内镜检查的40~75岁受试者。排除标准包括：①出现报警症状，包括吞咽困难、呕血和黑便；②一年内接受过上消化道内镜检查；③有已知的食管癌或癌前病变病史；④有已知的食管胃底静脉曲张或食管狭窄；⑤有食管或胃部手术史；⑥合并凝血功能障碍、服用抗凝药或抗血小板药；⑦患有严重器质性疾病，预期寿命小于5年者；⑧拒绝签署书面知情同意者。根据TRIPOD指南推荐，模型训练集和外部验证集应有一定的非随机差异性，进而更好地评估所训练模型在不同人群中的泛化能力。因此，本研究选用了我国天然的自然地理和人文地理分界线——秦岭淮河线对数据集进一步划分（北方地区与南方地区）。因训练集比测试集需要更多的数据样本，我们将有较多参与机构的北方地区的研究人群划入训练队列，将南方地区研究人群划入验证队列Ⅰ。

#### 2. 社区筛查场景

为了进一步验证模型在社区筛查场景的应用效果，本研究在江苏省食管癌高发地区纳入了5个社区的筛查人群作为验证队列Ⅱ，人群的纳入标准为40~75岁社区居民，排除标准与医院机会性筛查人群相同。医院与社区筛查受试者纳入与研究实施流程如图8-2-2-3所示。

### （二）研究实施过程

#### 1. 受试者招募与危险因素调查

在医院机会性筛查场景，研究人员在各协作医疗机构的门诊或内镜检查登记处对预约上消化道内镜检查的连续受检者进行入排标准核对与入组邀请。在社区筛查场景，社区工作人员通过发送短信的方式招募40~75岁年龄范围的受试者。经过详细的研究内容告知与解释，符合标准的受试者最终被纳入本研究。入组后，所有受试者均完成了结构化的线上问卷调查，调查内容包括人口学信息和风险因素暴露情况，如性别、年龄、BMI、居住地、教育水平、吸烟和饮酒习惯、饮食习惯、牙齿脱落情况、ESCC和AEG家族史以及个人病史。

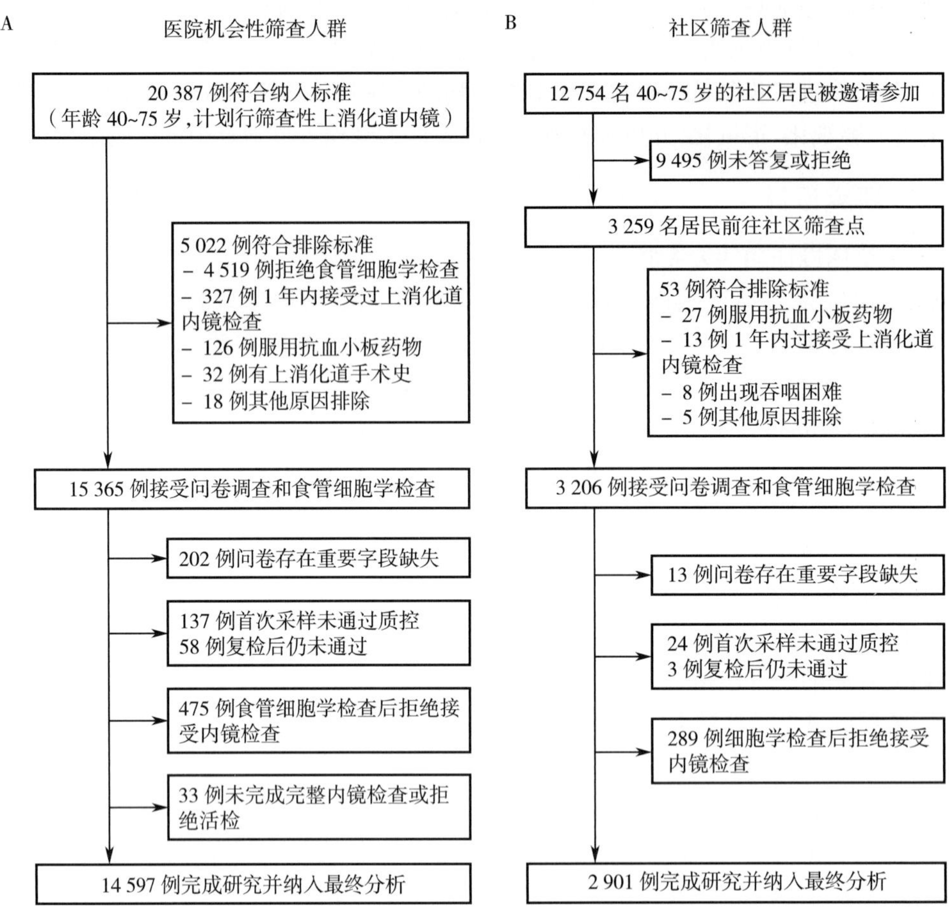


**图 8-2-2-3　受试者纳入与研究实施流程图**

A. 医院机会性筛查人群的纳入与研究实施；B. 社区筛查人群的纳入与研究实施。

### 2. 食管细胞采集与样本检测

由经过培训的护士在门诊、内镜中心或社区诊所的研究专区内完成细胞采样。新型细胞采集器随水吞咽后，装填于胶囊外壳内的细胞富集材料在略低于贲门处膨胀成穹顶三叶状，在牵拉提线缓慢取出同时富集食管和贲门部细胞。细胞富集器在取出后放入固定液中保存，运送到实验室进行统一样本处理。在中心实验室，振荡重悬细胞样本，每例受试者的样本制备成 30 张液基细胞学玻片。使用 Feulgen-Eosin 法染色后经数字病理系统扫描形成全视野数字化细胞学图像。对于制片剩余的液基细胞学样本，放置于保存液或制作成细胞蜡块长期保存，为后续进一步开展相关研究提供样本储备。

经过前期的深度学习算法训练，研究应用的数字病理系统目前具备自动化细胞识别与计数（基于 SegNet 算法）、细胞良恶性分类辅助诊断（基于 ResNet 算法）和贲门腺上皮细胞目标检测（基于 CenterNet 算法）等功能。数字病理系统识别和检测样本包括质控和异常细胞识别两个步骤。质控合格的标准定义：样本总细胞计数 >300 万个且样本中存在贲门腺上皮细胞。如细胞学样本质控不合格，则在上消化道内镜检查前对受试者进行第二次采样，如第二次采样样本判定为合格，则纳入分析；如第二次样本仍不合格，则将该例受试者排除。

完成样本自动化质控后，数字病理系统自动识别样本中异常细胞，并以黄色识别框指示其坐标定位。

对于划入验证队列的受试者样本，将 AI 识别出的异常细胞交由对受试者内镜结果不知情的两名细胞病理医师确认，并做出细胞学诊断（后文称“AI 辅助细胞学”）。细胞学诊断包括未见上皮内病变或恶性细胞（negative for intraepithelial lesion or malignancy，NILM）、非典型细胞（atypical cell，AC）、上皮内低度病变（low-grade intraepithelial lesion，LIL）、上皮内高度病变（high-grade intraepithelial lesion，HIL）及癌。此部分诊断结果将用于后续分析中比较多模态预测模型与 AI 辅助下细胞病理医师的诊断准确性。

**3. 上消化道内镜与病理活检**

受试者在细胞学检查后 10 天内接受上消化道内镜检查，内镜医师对受试者细胞学检查结果不知情，要求使用 Lugol 染色内镜、窄带成像或蓝激光成像内镜对食管全长和贲门进行仔细检查，每个可疑病变区域至少取活检样本 1 块。未取活检患者以内镜检查结果为“金标准”，取活检患者以活检组织病理学为“金标准”，在参与研究单位行外科和内镜切除术的患者以手术样本病理结果为“金标准”。

**（三）结局指标**

定义研究主要预测目标为食管和胃食管结合部高级别病变，该复合终点包括经组织学证实的、发生在食管或胃食管结合部（Z 线近端或远端 5cm 范围内）的癌和高级别瘤变（high-grade intraepithelial neoplasia，HGIN）。评价模型效能的结局指标包括模型受试者工作特征曲线下面积（area under the receiver operating characteristics curve，AUROC）、模型平均精度（average precision，AP）、灵敏度、特异度、阳性预测值、阴性预测值，以及需内镜筛查人数（number needed to scope，NNS）。AP 定义为模型在所有召回率（即灵敏度）下精确率的平均值，相当于本研究中的精确率 - 召回率（precision-recall，PR）曲线下面积。NNS 定义为检出 1 例高级别病变所需的内镜筛查例次。除对模型预测高级别病变的诊断效能指标进行评价外，研究还评价了 AI 辅助细胞学的诊断效能，以及模型对高级别病变中不同亚组（鳞状上皮 vs. 腺上皮；早期病变 vs. 进展期病变）的诊断效能。

**（四）多模态特征提取与预处理**

以专用云数据平台对本研究产生的所有数据和数字化图像进行存储和管理。流行病学特征来源于问卷调查，性别、居住地、吸烟状况、饮酒状况、饮酒后脸红、腌制食品偏好、热烫饮食偏好、牙齿脱落情况、家族史和个人肿瘤史均被编码为二分类变量；吸烟程度、饮酒程度和牙齿脱落数量被编码为有序变量；年龄和吸烟指数被视为连续型变量。据报道，BMI 对 ESCC 和 AEG 发病风险的作用并不一致，甚至可能作用相反，故本研究未将 BMI 作为预测特征。流行病学特征中的缺失数据占比不足 5%，以多重插补法对缺失数据进行了填补。

数字化细胞学图像特征通过前期训练的深度学习算法加以提取。成立由细胞病理学专家和计算机图像计算专家组成的特征定义和提取专家小组，根据细胞病理医师在诊断中对恶性病变特征的判断标准，图像计算专家完成对关键诊断特征的数学化描述，初步形成特征池后再由病理专家进行最终确认与筛选。玻片中 AI 识别的异常细胞计数通过 SegNet 和 ResNet 输出结果完成提取，其他特征通过抽取算法卷积层内部特征图，或通过特征间进一步整合与运算完成提取。专家组研讨后共定义了 53 个特征，包括 AI 异常细胞计数和 52 个数字化细胞特征。52 个数字化细胞特征分别在 30 张玻片中的所有细胞中，和 30 张玻片 DNA

指数最高的 10 个细胞（下简称 top10 细胞）中各提取一次，最终形成了 105 个（AI 异常细胞计数 +52 个特征 ×2 次提取）源于数字化细胞学图像的特征。除异常细胞计数外，其余细胞学特征均为该特征在所有细胞或 top10 细胞中的均值或方差，进而将细胞子图水平特征聚合为受试者样本水平特征。多模态特征提取与预测模型构建过程如图 8-2-2-4 所示。

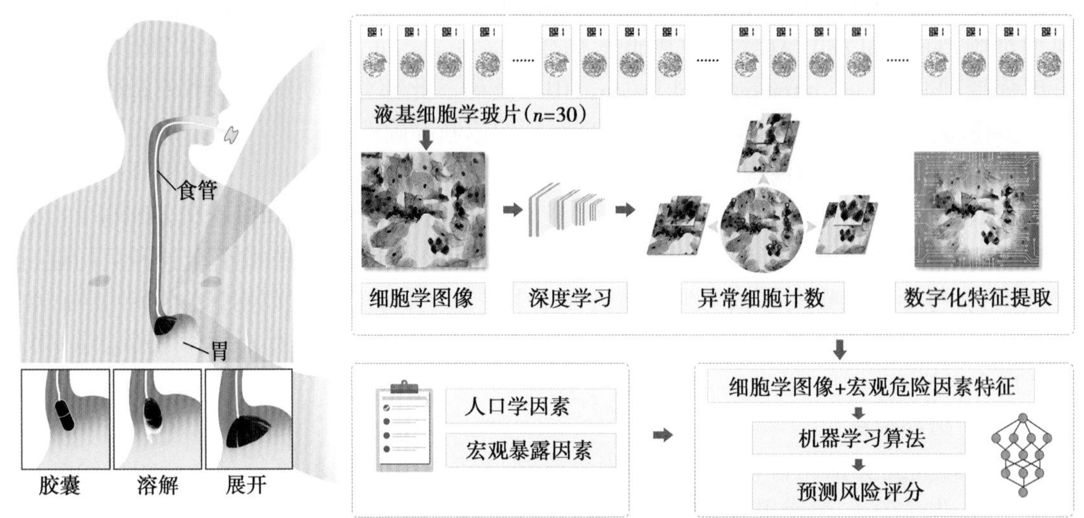


图 8-2-2-4　多模态特征提取与预测模型构建过程示意图

### （五）机器学习与统计分析

#### 1. 样本量计算

为了更好地反映筛查人群的疾病谱特征，研究纳入的所有高级别病变均为在筛查中前瞻性检出。目前尚无较为公认的机器学习模型训练和验证的样本量计算规则，本研究参考了 Riley 等 2020 年于 British Medical Journal 发表的预测模型训练集的样本量估算方法：假设研究人群中预测目标（高级别病变）的患病率为 2%，模型预测参数预估为 100 个，收缩系数为 0.90，表观 $R^2_{\text{Nagelkerke}}$ 的优化预期为 0.05，计算得所需最大样本量为 9 908 例。因此，预计在训练集纳入 10 000 例受试者，预计筛查目标病变 200 例。根据 TRIPOD 规范推荐，验证集应至少保证 100 例目标病变，因此验证集至少纳入 5 000 例筛查受试者。研究中训练集的实际样本量为 7 899 例，其中高级别病变 201 例；验证集Ⅰ的实际样本量为 6 698 例，其中高级别病变 127 例。为进一步验证模型在社区筛查的有效性，验证集Ⅱ共纳入 2 901 例受试者，其中高级别病变 36 例。

#### 2. 机器学习模型的训练与验证

模型的数据集划分、训练和外部验证过程如图 8-2-2-5 所示。本研究共训练了六个机器学习分类器，包括：logistic 回归、自适应提升算法（adaptive boosting，AdaBoost）、轻量梯度提升机（light-gradient boosting machine，LightGBM）、极致梯度提升算法（extreme gradient boosting，XGBoost）、随机森林以及支持向量机（support vector machine，SVM）。在训练集中采用合成少数类过采样技术（synthetic minority oversampling technique，SMOTE）解决数据集不平衡问题，总计合成了 6 030 个少数类别新样本（阳性样本）以使训练集达到平衡。为了保证比较的公平性，对 SVM 的特征数据集在训练前进行数据标化预处理，防止特征量纲不一致对训练造成的干扰。logistic 回归模型构建使用向后法特征筛选，预先为 AdaBoost、LightGBM、XGBoost、随机森林和 SVM 算法定义超参数空间，采用网格参数搜索和 3 折交叉验证进行模型超参数优化，优选 3 折交叉验证中平均 AUROC 值最高的超参数组合，并在模型外部验证前予以固化。

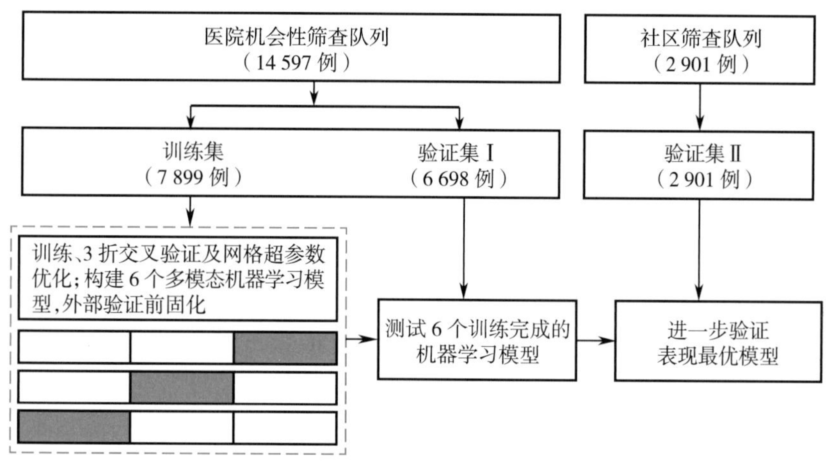


图 8-2-2-5　数据集划分、模型训练与测试流程图

在验证集 I 中对每个训练完成的机器学习分类器计算 AUROC 和 AP，AUROC 或 AP 的 95% *CI* 计算及假设检验比较均采用 Bootstrap 法自助抽样 2 000 次完成。对测试集中性能表现最好的分类器进一步分析其最佳临界值，并在验证集 II（社区筛查队列）中加以验证。以约登指数最高点定义 ROC 曲线的最佳临界值，以最佳临界值计算模型预测高级别病变的灵敏度、特异度、PPV 和 NPV。使用 Agresti-Coull 法计算灵敏度、特异度、PPV 和 NPV 的 95% *CI*。灵敏度和特异度的差异通过 McNemar $\chi^2$ 检验进行比较，PPV 和 NPV 的差异通过一般得分检验进行比较。使用 Shapley 加和解释法（SHapley Additive exPlanations，SHAP）评价每个特征对模型输出的贡献度。将模型的输出概率定义为预测风险评分（predicted risk score，PRS），并使用 Platt Scaling 法校准输出概率，绘制校准曲线并计算 Brier 得分。使用决策曲线分析对不同风险阈值之间的临床净获益进行评估，进而评价模型的临床效用。此外，我们还对 AI 辅助的细胞学诊断和异常细胞计数单个特征的性能表现进行了评价，并与构建的多模态机器学习模型进行比较。

### 3. 敏感性分析

本研究主要目标病变——高级别病变为复合终点，包括 ESCC、AEG 及相关的 HGIN。因此，多模态机器学习模型在训练中共同学习 ESCC 和 AEG，并将 ESCC 与 AEG 合并预测，即预测结果阳性提示可能存在 ESCC 或 AEG，进而筛选出高危人群，在后续内镜检查中进一步加以明确诊断。然而，考虑到 ESCC 和 AEG 病理类型不同，存在一定异质性，将两者合并训练和预测可能导致部分特征混淆，特别是人群中 ESCC 病例数多于 AEG，合并训练可能会影响模型对 AEG 预测效果。为了验证我们将 ESCC 与 AEG 合并进行训练和预测的假设是否合理，我们设置了一组敏感性分析。即排除数据集中的全部鳞状上皮病变，仅纳入腺上皮病变（AEG 和 HGIN）和正常人群，按照前文所述的相同流程，纳入相同的预测特征，应用相同的 6 种分类器算法，从头训练并验证仅针对腺上皮病变的多模态机器学习预测模型，并与原模型对腺上皮病变的预测效果进行比较。本研究中所有的统计检验均采用双侧检验，以 *P* 值小于 0.05 认为有统计学意义。机器学习及统计分析通过 Python（3.7.3 版）和 R 软件（4.2.1 版）完成。

## 三、结果解读

### （一）研究人群基线特征

2021 年 1 月 1 日至 2022 年 6 月 30 日，共计 18 571 例受试者完成了新型食管细胞富集器采样，其中 161 例（0.9%）样本的初次质控结果为不合格，61 例（0.3%）重复采样后仍未合格并被排除分析。此外，研究排除了 1 012 例问卷信息或内镜检查结果不完整的受试者，最终纳入 17 498 例符合条件受试者，其中医院机会型筛查人群 14 597 例、社区筛查人群 2 901 例，每例受试者细胞采集数量细胞数中位数为 $3.48 \times 10^6$［*IQR*（3.24~3.74）$\times 10^6$］个。医院机会型筛查人群中北方地区入组的划入训练集（*n*=7 899）、南方地区入组的划入验证集Ⅰ（*n*=6 698），社区筛查人群均被划入验证集Ⅱ（*n*=2 901）。在训练集、验证集Ⅰ和验证集Ⅱ人群中，高级别病变的患病率分别为 2.5%（201/7899）、1.9%（127/6689）和 1.2%（36/2901）。

### （二）多模态机器学习模型训练与效能评价

在训练集中，所有模型均达到了较高的 AUROC 和 AP 值。在验证集Ⅰ中，6 种候选机器学习模型的 ROC 和 PR 曲线如图 8-2-2-6A 和图 8-2-2-6B 所示，LightGBM 和 XGBoost 的 AUROC 最高，分别为 0.960（95% *CI* 0.937~0.977）和 0.960（95% *CI* 0.944~0.973）。就 AP 而言，LightGBM 的性能表现最佳（0.482，95% *CI* 0.470~0.494）（见图 8-2-2-6）。综上，基于 LightGBM 算法的多模态机器学习模型在验证集Ⅰ中的 AUROC 和 AP 均达到了最优表现，且在训练集中未见严重过拟合，因此作为最终选定模型并进行后续分析（后简称 LightGBM 模型）。

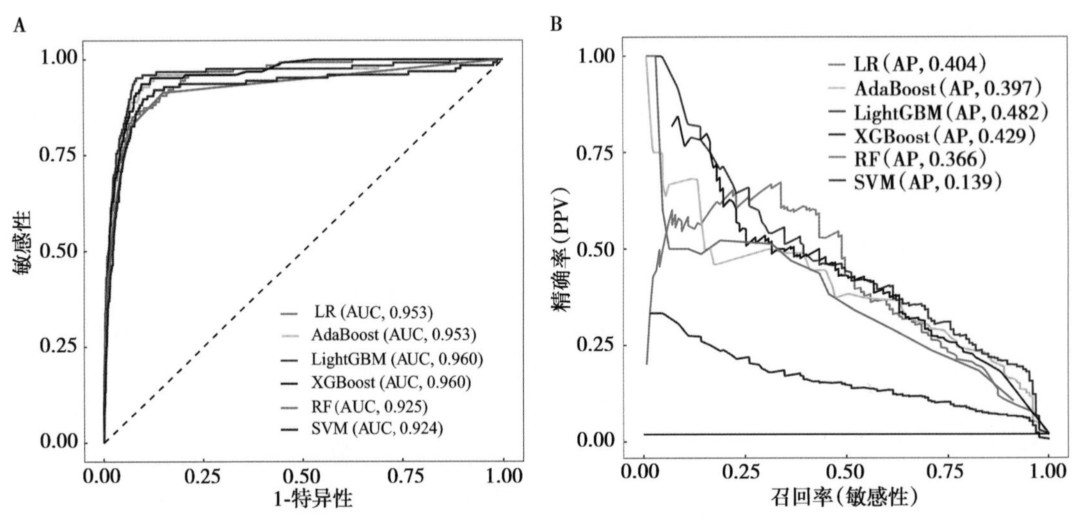


图 8-2-2-6 6 种候选机器学习模型在验证集Ⅰ中预测高级别病变的效能表现

A. ROC 曲线；B. PR 曲线。LR. logistic 回归；AdaBoost. 自适应提升算法；LightGBM. 轻量梯度提升机；XGBoost. 极致梯度提升算法；RF. 随机森林；SVM. 支持向量机。

### （三）最优模型与 AI 辅助细胞学诊断的效能比较

我们比较了 LightGBM 模型与 AI 辅助细胞学的诊断准确性。结果显示：LightGBM 模型的 AUROC 与 AI 辅助细胞学相近（0.960 vs. 0.955，$P$=0.749；差异 0.005，差异的 95% *CI* −0.011~0.020），并显著优于使用 AI 异常细胞计数单个特征（0.960 vs. 0.936，$P$=0.002；差异 0.024，差异的 95% *CI* 0.007~0.039）（图 8-2-2-7A）。此外，LightGBM 模型的 AP 也与 AI 辅助细胞学相近，并显著优于使用异常细胞计数单个特征（图 8-2-2-7B）。通过 ROC 分析中最大约登指数求得模型最优的预测概率临界值为 0.25，即模型输出概率≥0.25 时判定为阳性。LightGBM 模型在最优临界值下的灵敏度为 94.5%（95% *CI* 88.8%~97.5%）、特异度为 91.9%（95% *CI* 91.2%~92.5%）、PPV 为 18.4%（95% *CI* 15.6%~21.5%）。

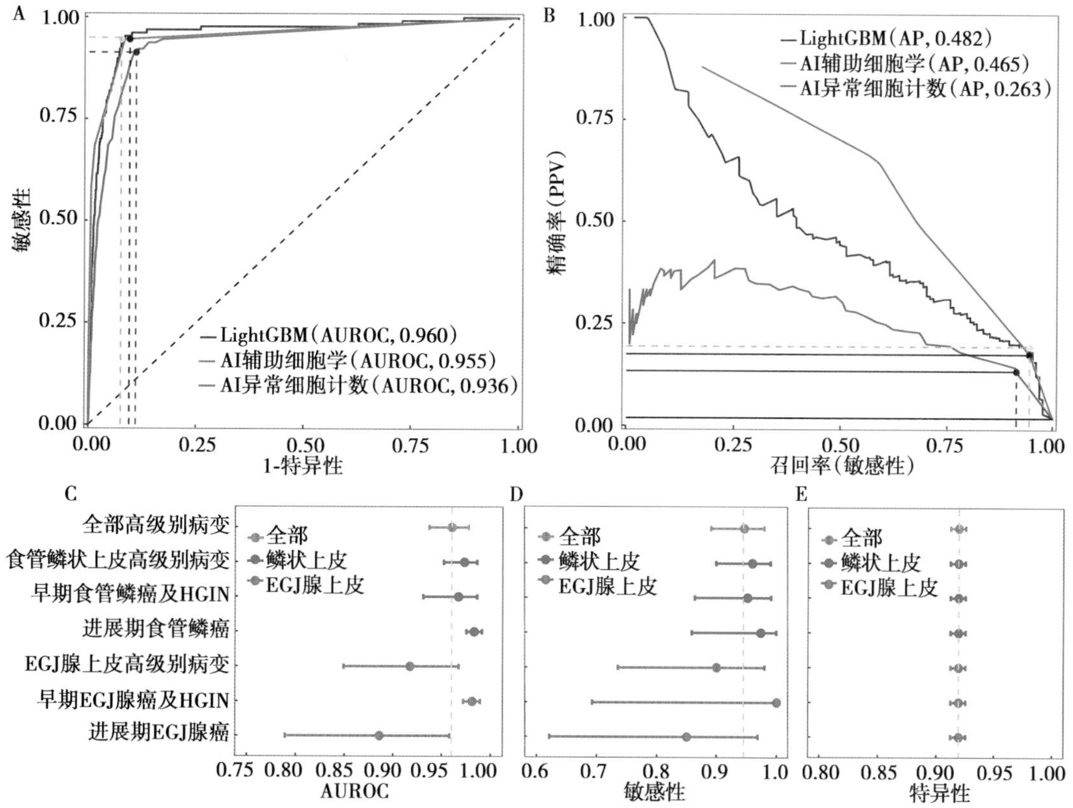


**图 8-2-2-7　最优机器学习模型的预测效能评价及与 AI 辅助细胞学的比较**

A. LightGBM 模型、AI 辅助细胞学及异常细胞计数的 ROC 曲线（图中深蓝色对角虚线代表无效分类器，曲线上的点代表约登指数最高时的临界点，过临界点的水平和垂直虚线指示对应的灵敏度和特异度）；B. LightGBM 模型、AI 辅助细胞学及异常细胞计数的 PR 曲线（图底部深蓝色虚线代表无效分类器，曲线上的点代表约登指数最高时的临界点，过临界点的水平和垂直虚线指示对应的精确率和召回率）；C. LightGBM 模型对不同病变亚型的 AUROC；D. LightGBM 模型对不同病变亚型的灵敏度；E. LightGBM 模型对不同病变亚型的特异度；AP. 平均精度；AUROC. ROC 曲线下面积；EGJ. 胃食管结合部；HGIN. 高级别上皮内瘤变；LightGBM. 轻量梯度提升机。

受空间限制，图 C~E 共用纵坐标标值。

### （四）模型对不同亚型病变的诊断效能

图 8-2-2-7C~E 显示了 LightGBM 模型对高级别病变中不同亚型的预测效能。LightGBM 模型在食管鳞状上皮病变表现出比贲门腺上皮病变更高的 AUROC（0.973 vs. 0.918，*P*=0.073）。具体而言，进展期 ESCC 的 AUROC 显著高于进展期 AEG（0.983 vs. 0.886，*P*=0.040）（图 8-2-2-7C）。LightGBM 模型预测不同亚型病变的灵敏度波动在 85.0%~100.0% 之间，但两两比较差异均未显示出显著统计学意义（图 8-2-2-7D）。模型预测不同亚型病变的特异度则高度一致（91.9%，95% *CI* 91.2%~92.5%）（图 8-2-2-7E）。

### （五）模型校准度和决策曲线分析

LightGBM 模型输出的预测概率（PRS）通常不反映实际概率，因此采用 Platt Scaling 对 LightGBM 模型的 PRS 进行校准，得出实际概率估计与 PRS 的映射关系如式 8-2-2-1 所示。

$$实际概率估计=\frac{exp(6.37\times PRS-6.41)}{1+exp(6.37\times PRS-6.41)} \quad （式 8-2-2-1）$$

模型校准后的 Brier 得分为 0.014，绘制校准曲线后显示校准曲线较靠近对角线，斜率为 1 的假设检验 *P*=0.644、截距为 0 的假设检验 *P*=0.257，均提示模型校准度良好（如图 8-2-2-8A 所示）。由于筛查人群的实际患病风险普遍较低，为了更好体现 PRS 的分层效应，在后续分析中应用未校准的 PRS。决策曲线分析显示，在不同的高风险阈值下，应用 LightGBM 模型的净临床获益优于均接受内镜筛查与均不接受内镜筛查，提示临床效用良好（如图 8-2-2-8B 所示）。

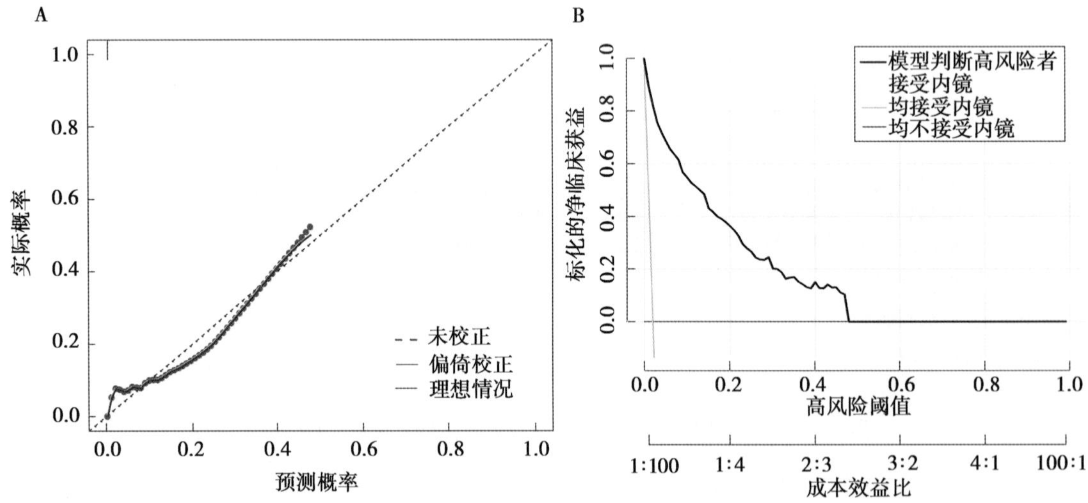


图 8-2-2-8 LightGBM 模型的校准曲线与决策曲线分析

A. 校准曲线；B. 决策分析曲线。

### （六）模型的可解释性

为了打破机器学习的预测黑箱，让预测过程具有临床可解释性，我们根据平均 SHAP 绝对值分析了验证集 I 中贡献度排名前 15 位的特征对模型输出的相对影响（图 8-2-2-9）。其中，异常细胞计数、受试者年龄、样本中所有细胞的核高度方差、受试者性别（男性）和样本中所有细胞的核宽度方差贡献了模型的大部分预测能力（平均 SHAP 绝对值分别为 1.53、0.32、0.17、0.12 和 0.10）。

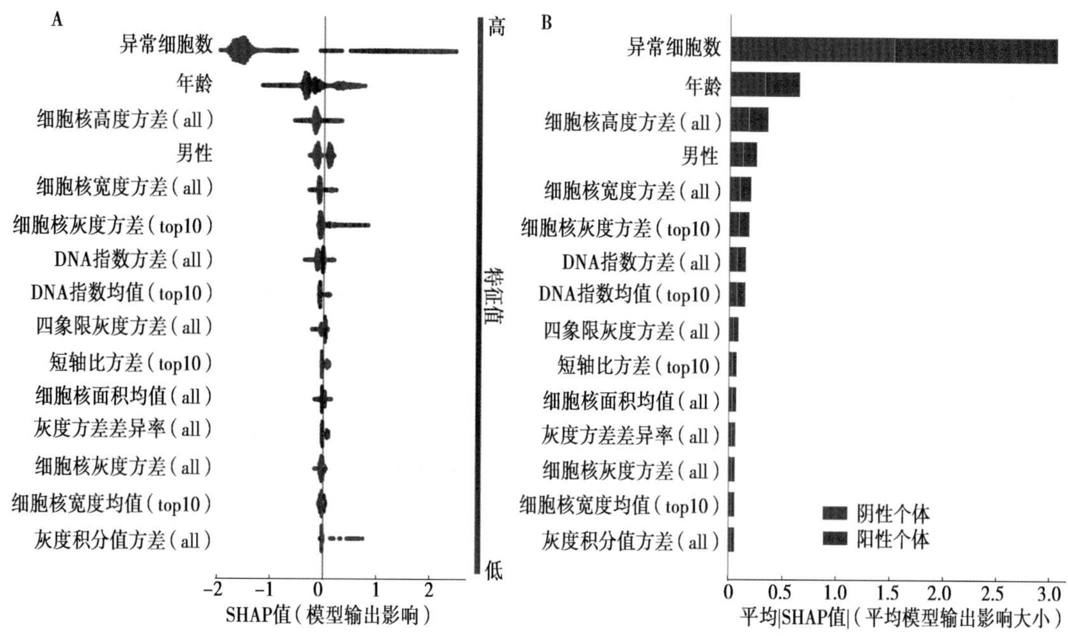


图 8-2-2-9　LightGBM 模型的可解释性分析与特征贡献度

A. 根据平均 SHAP 绝对值确定的贡献度排名前 15 位特征的 SHAP 值分布（每个样本在图中表示为一个数据点，x 轴表示 SHAP 值，颜色编码反映特征值）；B. 贡献度排名前 15 位特征的平均 SHAP 绝对值；SHAP. Shapley 加和解释；纵坐标中 all 代表特征提取自样本中所有细胞，top10 代表提取自 DNA 指数前 10 的细胞。

### （七）模型预测风险评分在筛查中的分层作用

根据 LightGBM 模型在验证集 I 中 ROC 曲线的最优临界点，将 PRS<0.25 的受试者定义为低风险组，0.25≤PRS<0.5 为中风险组，PRS≥0.5 为高风险组。图 8-2-2-10 显示了 PRS 和对应的风险分组在受试者中的分布情况，在验证集 I 的 6 698 例受试者中，6 045 例（90.3%）属于低风险组，189 例（2.8%）属于中风险组，464 例（6.9%）属于高风险组。低、中、高风险组的高级别病变患病率分别为 0.12%（95% *CI* 0.05%~0.25%）、7.4%（95% *CI* 4.4%~12.2%）和 22.8%（95% *CI* 19.3%~26.9%）。如仅中高风险组受检者（9.7%）接受内镜检查，NNS 可在 NPV 保持 99.9% 的情况下由 52.7 降至 5.4，进而使所需内镜筛查的人数大幅度下降。

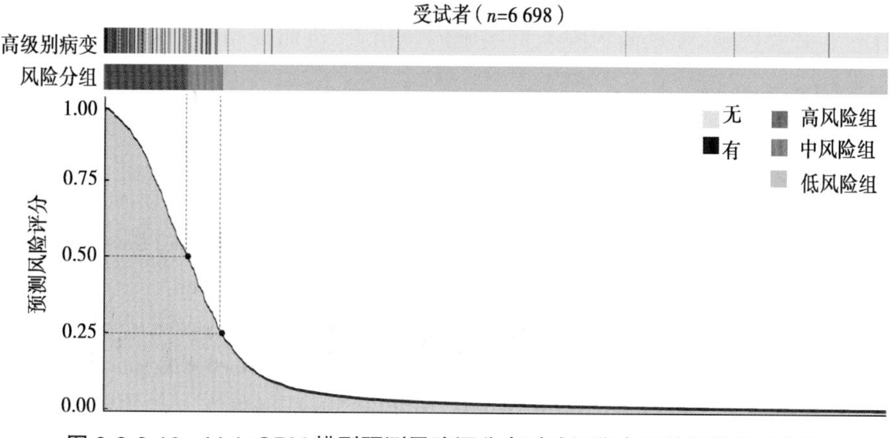


图 8-2-2-10　LightGBM 模型预测风险评分在对验证集人群的风险分层作用

### （八）模型的社区筛查验证

模型在验证集Ⅱ（社区人群）中的 AUROC 为 0.964（95% *CI* 0.920~0.990）。根据在验证集Ⅰ中确定的最优 PRS 临界值，社区筛查受试者中 2 693 例（92.8%）、62 例（2.1%）和 146 例（5.0%）被分别定义为低、中、高风险组，预测高级别病变的灵敏度、特异度和 PPV 分别为 97.2%（95% *CI* 84.3%~100.0%）、94.0%（95% *CI* 93.0%~94.8%）和 16.8%（95% *CI* 12.3%~22.6%），并使 NNS 从 80.6 降至 5.9，使需要内镜筛查的人数减少了 92.8%。AI 辅助细胞学在验证集Ⅱ中的预测效能表现与 LightGBM 模型相似。

### （九）敏感性分析

针对腺上皮病变的 LightGBM 模型与原包含鳞状上皮病变的 LightGBM 模型相比，预测腺上皮病变的 AUROC（0.915 vs. 0.918，$P$=0.870）差异无统计学意义，并且与 AI 辅助细胞学相近（0.915 vs. 0.905，$P$=0.705）。模型可解释性分析显示，针对腺上皮病变的 LightGBM 模型与原模型的主要贡献特征相近。上述结果提示，虽然 ESCC 和 AEG 在流行病学与细胞形态上具有一定异质性，但本研究中将二者纳入同一个复合终点进行预测的方法并不影响对二者的预测效能。本研究所提取的多模态特征对鳞状上皮和腺上皮病变均具有适用性和预测价值。

## 四、科学价值及社会贡献

本研究在国际上首次报道了机器学习联合食管细胞学筛查食管鳞癌和胃食管结合部腺癌，并表现出优异的诊断准确性和筛查效率，填补了当前食管鳞癌和胃食管结合部腺癌缺乏简便、高效筛查方法的瓶颈问题。在《柳叶刀 · 胃肠病学》发表本研究结果的同期，美 NIH 的 Sanford Dawsey 教授和荷兰阿姆斯特丹大学 Lucas Duits 教授发表联名评论文章，题为“A Substantial Advance for Screening of Oesophageal Cancer”，对研究予以高度评价。

食管癌具有独特的流行病学特征，高发区在地理上具有聚集性，高发地区比其他地区发病率和死亡率可高出 10 倍，部分地区甚至超过肺癌成为排名第一位的肿瘤死因。因此，在食管癌高发地区开展有组织性的基于人群的筛查，是提高高发地区食管癌早诊率，降低死亡率和发病率的关键举措。国际和国内食管癌高发区大多数位于欠发达地区，医疗设施和专业人员均有限，难以支持开展大规模人群的内镜筛查和人工细胞病理学诊断。本研究构建的人工智能食管细胞学筛查新方法采样方便、诊断快捷且无须依赖细胞病理医师，大大提高了食管癌筛查的人群可及性，具有在高发地区人群中大规模推广应用优势。基于新方法，团队提出了“高危因素识别 - 食管细胞采集 - 内镜检查确诊”的食管癌筛查新模式，可减少低风险人群的非必要内镜，筛选高风险人群实施内镜精查，进而提高筛查效果和效率。

## 参考文献

［1］GAO Y, XIN L, FENG Y, et al. Feasibility and accuracy of artificial intelligence-assisted sponge cytology for community-based esophageal squamous cell carcinoma screening in China［J］. Am J Gastroenterol, 2021, 116（11）: 2207-2215.

［2］GAO Y, XIN L, LIN H, et al. Machine learning-based automated sponge cytology for screening of oesophageal squamous cell carcinoma and adenocarcinoma of the oesophagogastric junction: a nationwide, multicohort, prospective study［J］. Lancet Gastroenterol Hepatol, 2023, 8（5）: 432-445.

［3］HE Z, KE Y. Precision screening for esophageal squamous cell carcinoma in China［J］. Chin J Cancer Res,

2020, 32(6): 673-682.

[4] LIU Z, GUO C, HE Y, et al. A clinical model predicting the risk of esophageal high-grade lesions in opportunistic screening: a multicenter real-world study in China[J]. Gastrointest Endosc, 2020, 91(6): 1253-1260.

[5] CAI Q, ZHU C, YUAN Y, et al. Development and validation of a prediction rule for estimating gastric cancer risk in the Chinese high-risk population: a nationwide multicentre study[J]. Gut, 2019, 68(9): 1576-1587.

[6] 高野. 基于新型食管细胞富集器和深度学习的食管癌筛查新方法的建立及验证[D]. 中国人民解放军海军军医大学, 2023.

（高 野　王洛伟　李兆申）

## 第三节　中国农村固体燃料使用与心血管和全因死亡风险的关联性

使用固体燃料进行烹饪和取暖产生的室内空气污染是造成全球健康损失和疾病负担的主要危险因素之一。据估计，全球约有 24 亿人仍然主要使用以煤炭、木柴、动物粪便等为代表的固体燃料作为其主要家庭能源，特别是中低收入国家和地区，包括中国目前仍约有 4.5 亿人使用固体燃料。在传统炉灶或开放性炉灶中燃烧固体燃料烹饪或取暖，会产生大量如 $PM_{2.5}$、一氧化碳（carbon monoxide, CO）、一氧化氮（nitric oxide, NO）、挥发性有机化合物（volatile organic compounds, VOC）以及多环芳烃（polycyclic aromatic hydrocarbons, PAH）等污染物，这些污染物可通过呼吸道进入人体，严重影响人体健康。过去几十年，一些研究发现了固体燃料使用与呼吸系统疾病（如：急性呼吸道感染、慢性阻塞性肺疾病和肺癌等）发病风险升高之间的关联，但固体燃料使用对心血管疾病的影响却不甚明确。心血管疾病作为当今世界上对人类最具威胁的疾病之一，高居全球致死病因的首位，在 2019 年约占全球死亡总数的 1/3 以上。但在中国，长期使用固体燃料烹饪和取暖与心血管死亡和全因死亡风险有何关联，以及从固体燃料转向清洁燃料和使用炉灶通风对这种关联有何影响尚不清楚。因此，本团队基于中国慢性病前瞻性研究队列（China Kadoorie Biobank, CKB），使用自我报告的固体燃料使用情况数据和死亡登记数据，分析了固体燃料使用与心血管死亡和全因死亡风险的关联性，并探讨了停止使用固体燃料或改善炉灶通风是否会降低相关死亡风险，相关成果发表于 JAMA。

### 一、研究背景

据 WHO 统计，全球约有 24 亿人仍在使用固体燃料（煤炭、生物质）烹饪或取暖，且主要集中在 LMICs。固体燃料燃烧会产生大量空气污染物，如 $PM_{2.5}$、CO、NO、VOC 和 PAH 等，如不及时排出室外，可导致严重的室内空气污染，从而危害人体健康。据全球疾病负担研究（GBD）估计，每年约有 390 万人因固体燃料使用导致室内空气污染（household air pollution, HAP）的所致疾病过早死亡，是最主要的环境风险因素之一。不仅如此，固体燃料燃烧产生的 $PM_{2.5}$ 可从室内空气逸散于室外空气中，农村地区住宅 $PM_{2.5}$ 排放可占环境 $PM_{2.5}$ 的 20%。据统计，部分地区可有高达 37% 和 39% 的室外空气污染可归因于使用固体燃料烹饪或取暖造成的 HAP，2010 年固体燃料烹饪造成的 HAP 间接导致了约 37 万死亡和 990 万伤残调整寿命年（disability-adjusted life years, DALY）的损失。因此，不管是直接还是间接，固体燃料使用已造成了全球范围内沉重的健康与经济负担。

已有广泛的研究探索了固体燃料使用与呼吸系统、心血管系统以及神经系统等之间可能存在的关联性，但目前仅有呼吸系统疾病与固体燃料使用之间的关联性得到了较为明确的验证。一项对28万中国非吸烟人群的队列研究表明，与长期使用清洁燃料相比，长期使用固体燃料烹饪的调查对象慢性阻塞性肺病发病 *HR*=1.10（95% *CI* 1.03~1.18）、慢性下呼吸道感染发病 *HR*=1.47（95% *CI* 1.41~1.52）、急性下呼吸道感染发病 *HR*=1.16（95% *CI* 1.09~1.23）、急性上呼吸道感染发病 *HR*=1.59（95% *CI* 1.48~1.71）、其他上呼吸道疾病发病 *HR*=1.56（95% *CI* 1.40~1.73）、呼吸系统疾病死亡 *HR*=1.56（95% *CI* 1.28~1.89）。也有研究表明，暴露于HAP的人群患呼吸系统疾病的风险显著增加，由肺炎导致的五岁以下儿童过早死亡中，有50%以上可归因为吸入了室内空气污染带来的细颗粒物。这些研究都表明，固体燃料燃烧产生的颗粒物等物质，可以通过影响呼吸道上皮细胞结构与功能、干扰巨噬细胞功能、竞争性抑制血液携氧能力、诱导氧化应激和炎症反应以及DNA甲基化等途径，影响多种疾病的发生与发展，特别是呼吸系统疾病。然而，目前固体燃料使用与心血管疾病发病和死亡风险的相关证据还不明确。据2019年发布的全球疾病负担研究结果显示，心血管疾病是全球首位致死原因，心血管死亡人数已达1 856万，约占所有非传染性疾病死亡的44%。探索心血管疾病相关的危险因素，特别是在一定的政策措施和政府行动下可改变的危险因素，具有重大的公共卫生意义。

2019年全球疾病负担研究发现，使用固体燃料导致的HAP大约造成了231万人死亡，其中因心血管疾病死亡107万人。然而，可靠的流行病学证据仍然很少，特别是关于固体燃料使用与心血管死亡率之间的关联性。以前的研究以横断面或病例对照设计为主，在证据效力上仍不充分。迄今为止，仍然只有较少的研究探讨了烹饪或取暖固体燃料使用与心血管及全因死亡的风险，其结果存在一定的差异且不全面。此外，很少有研究分别检查用于烹饪和取暖的固体燃料使用情况，尽管它们的暴露模式有所不同。另外值得注意的是，目前的研究尚未有效评价使用固体燃料转向使用清洁燃料或在烹饪和取暖过程中使用通风设施对相关死亡风险的影响，更多的前瞻性研究可能有助于揭示它们之间的关联。

我国高度重视生态文明、能源安全以及居民健康，积极推动了多项家用能源清洁转型的行动并取得显著成效，但是仍然面临缺乏对家用固体燃料所致的心血管疾病死亡和全因死亡、家庭能源清洁化转型或通风措施带来的健康效益的系统化研究。因此，本项研究通过利用全国范围的大型前瞻性队列研究，分析了中国农村固体燃料使用情况与心血管和全因死亡风险的关联，探讨了家庭能源改善以及通风可能带来的健康效益，为完善相关能源政策、改善居民生活环境以及身体健康提供了有价值的证据参考。

## 二、课题设计

### （一）研究设计

研究人群来源于CKB，这是一项为评估已确定和新出现危险因素在各种慢性病病因学中的作用，确定基因、生活方式、环境因素以及不同基因之间相互作用对主要慢性病风险的复杂相互作用，探索及确定将特定风险因素与不同疾病联系起来的生物学机制而构建的大型前瞻性研究队列，在2004年至2008年期间，从中国10个地区招募了512 000多例成年人，并在基线和随访中收集了其完整的数据。

研究设计、方法和参与者特征已被详细描述过。简而言之，在2004年6月至2008年7月期间，利用具有全国代表性的疾病监测点系统从全国选择了5个农村地区和5个城市地区。最初共邀请了 1 801 167 名年龄在 35~74 岁之间、没有重大残疾的登记居民，其中 502 176 人参加了基线调查。此外，还有 10 715 名基线年龄在 30~79 岁之间到调查诊所就诊的居民也被纳入其中。因此，最终研究共招募了 512 891 例年龄在 30~79 岁之间的参与者。

调查工作由训练有素的卫生工作人员通过标准化电子问卷完成，收集调查对象的社会人口学特征（年龄、性别、教育水平和家庭收入）、生活行为方式（吸烟、被动吸烟、饮酒、饮食和体育活动）、家庭空气污染暴露情况和个人病史等信息。电子问卷采用了严格的逻辑和错误检查，以最大限度地减少数据缺失与错误。使用标准卷尺、BMI 成分分析仪（TBF-300GS）和 UA-799 数字血压计等仪器完成了身高、体重、腰围和血压等身体测量，使用 SureStep Plus 系统完成了现场随机血糖测试，并通过专门研发的系统直接录入计算机。基线调查完成后，约 4%（$n$=19 788；11 627 例农村人口和 8 161 例城市人口）的调查对象被随机抽取进行进一步的随访调查，收集与基线相同的信息，平均随访时间间隔为 2.7 年。

（二）家用固体燃料暴露评估

调查员通过标准化问卷获得了每位研究对象在最近 3 个住宅中的烹饪频率、取暖燃料使用情况和炉灶通风情况（烟囱或排气扇）的详细信息，以及每位调查对象在各个住宅中居住的持续时间（以年为单位）。如果调查对象存在一定频率的烹饪或取暖活动（至少每月进行烹饪和冬季取暖），则进一步询问其在烹饪和取暖过程中所使用的主要燃料类型，包括天然气、电力、煤炭、木柴 / 木炭和其他燃料，以及“集中供暖”。如果同时使用超过一种类型的燃料，则只记录使用最为频繁的一种能源作为主要家用能源。

在本研究中，煤炭和木柴 / 木炭被认为是“固体燃料”，而天然气和电力被认为是“清洁燃料”，因为它们产生的空气污染物往往比固体燃料要少得多。关于通风情况只询问了与烹饪炉灶有关的通风问题，因为供暖通常是在最小的通风条件下进行的，以保持室内环境温暖。

在烹饪燃料使用情况方面，每月烹饪 <1 次的调查对象被视为不进行烹饪活动，而对于每周进行≥1 次烹饪活动的调查对象，则根据其基线调查时住所内所使用的主要烹饪燃料类型，将其进一步划分为清洁燃料使用者和固体燃料使用者。同样，在取暖燃料使用情况方面，根据其使用的主要取暖燃料类型，将其划分为清洁燃料使用者和固体燃料使用者。此外，我们还通过汇总调查对象在住宅中使用固体燃料的持续时间，计算了每位调查对象暴露于固体燃料烹饪或取暖的持续时间，从而评估其长期暴露情况。

最后，本研究基于调查对象烹饪频率和不同地区供暖时间情况，对每位调查对象的烹饪和取暖暴露分别进行加权。烹饪的权重系数计算方法：每周都进行烹饪活动为 0.5，而每日都进行烹饪活动为 1.0。取暖的权重系数计算方法是将 1999—2013 年各地区平均气温低于 8℃的月数除以 15 年来气温低于 8℃的总月数（180 个月），因此得到四川、甘肃、河南、湖南地区参与者的权重系数分别为 0.19、0.42、0.27 和 0.18。然后根据烹饪频率或每个研究地区每年供暖月份的比例，将权重系数与报告的固体燃料使用时间相乘，从而计算出加权暴露时间。此外，我们还通过利用基线调查时最近 3 处住宅中的燃料使用信息，获得了调查对象从使用固体燃料到使用清洁燃料的家庭能源使用转变情况。

（三）随访和结局测量

从基线调查开始到 2014 年 1 月 1 日，通过使用中国疾病监测点系统，以一个唯一的国家识别号，定期收集了每位参与者的心血管和全因死亡的相关信息，并通过健康保险数据库和当地的居住和行政记录加以佐证。死亡原因由训练有素的卫生工作人员根据《疾病和有关健康问题的国际统计分类》第 10 次修订版进行分类，具体标准如下。

对于少数在死亡前未得到医疗照顾的研究对象（<5%），由训练有素的医疗卫生人员进行标准化尸检，并根据其家庭成员或照顾者所描述的症状或体征确定可能的死亡原因。本研究分析的主要结局为心血管疾病死亡（I00-I25、I27-I88 和 I95-I99），主要包括缺血性心脏病死亡（I20-I25）、卒中死亡（I60-I61 和 I63-I64）、其他心血管疾病死亡和全因死亡。

（四）统计分析

本研究共纳入了来自 5 个农村地区的 286 705 例参与者，并排除了以下人员：①年龄 <35 岁的参与者（*n*=5 891），因为在该年龄组的参照组（清洁燃料使用者）中没有死亡记录；②自我报告有医生诊断的冠心病、卒中或短暂性脑缺血发作的参与者（*n*=8 578）；③自我报告的基本信息不可靠的参与者（如，在最近 3 个住所中的总居住年数大于其基线调查时的年龄，*n*=2 132）。最后，共纳入 271 717 例受试者，其中 10 892 例受试者参与了随访调查。

研究人群的基线特征按烹饪和取暖暴露的类型以（均值 ± 标准差）或百分比的形式加以描述，并根据参与者的年龄、性别和研究区域进行适当调整。在基线和随访调查时具有完整暴露信息的子样本中，使用加权 κ 统计量评估烹饪和取暖暴露的再现性。每 10 万人年的死亡率根据年龄、性别和研究地区进行调整，绝对率差（absolute rate difference，*ARD*）采用暴露组的调整死亡率减去对照组的调整死亡率来计算。Cox 比例风险回归模型被用来分别计算与使用清洁燃料的参与者相比，使用固体燃料进行烹饪或取暖的参与者相关的心血管（总体和亚型）和全因死亡的 *HR* 和 95% *CI*。所有 Cox 回归模型均按年龄（以 5 年为间隔）、性别和研究区域进行分层，并进一步调整了已确定的部分危险因素，包括：吸烟、被动吸烟、饮酒、身体质量指数、身体活动水平；与社会经济地位相关的变量，包括教育、家庭收入和饮食（食用腌制蔬菜、新鲜水果、肉类、鱼类、乳制品、大米、家禽和鸡蛋）；炉灶通风情况。最后，在最终的模型中，还对烹饪和取暖暴露进行了相互调整。

除此之外，本研究还通过与一直使用清洁燃料进行烹饪和取暖的参与者比较，分别分析了固体燃料使用时间 <20 年、20~<40 年和≥40 年的参与者其心血管和全因死亡的风险，并分析比较了从使用固体燃料转为使用清洁燃料的参与者与持续使用固体燃料的参与者之间的死亡风险差异以及在使用固体燃料过程中有无通风的参与者之间的死亡风险差异。

## 三、结果分析

在 271 717 例参与者中，平均年龄为（51.0 ± 10.2）岁，59% 为女性。总体而言，66% 和 60% 的参与者分别报告了定期烹饪和冬季取暖，其中 84% 和 90% 的参与者报告了基线固体燃料的使用（表 8-2-3-1）。总的来说，与清洁燃料使用者相比，使用固体燃料烹饪和取暖的参与者年龄较大，更有可能是女性，受教育程度和家庭收入都较低。吸烟在报告使用固体燃料烹饪的人中不那么普遍，但在所有取暖类别中都相似（表 8-2-3-1）。

在平均 7.2（1.4）年的随访期内，271 717 例参与者中共记录了 15 468 例死亡事件，包括 5 519 例心血管死亡（缺血性心脏病死亡：1 687 例；卒中死亡：3 027 例；其他心血管死亡：805 例）。在烹饪燃料使用情况方面，与使用清洁燃料的参与者相比，使用固体燃料的参与者发生心血管死亡（*ARD*=135，95% *CI* 77~193；*HR*=1.20，95% *CI* 1.02~1.41）和全因死亡（*ARD*=338，95% *CI* 249~427；*HR*=1.11，95% *CI* 1.03~1.20）的风险显著更高。在取暖燃料使用情况方面，使用固体燃料的参与者发生心血管死亡（*ARD*=175，95% *CI* 118~231；*HR*=1.29，95% *CI* 1.06~1.55）和全因死亡（*ARD*=392，95% *CI* 297~487；*HR*=1.14，95% *CI* 1.03~1.26）的风险也更高，如表 8-2-3-2 所示。

表 8-2-3-1　根据参与者基线居住地的烹饪和取暖燃料类型和生活行为表示的基本特征[a]

| 基本特征 | 烹饪（所占比例 /%）[b] | | | | 取暖（所占比例 /%）[c] | | | | 总计（所占比例 /%）[d] |
|---|---|---|---|---|---|---|---|---|---|
| | 清洁燃料 | 煤炭 | 木柴 / 木炭 | 不经常烹饪 | 清洁燃料 | 煤炭 | 木柴 / 木炭 | 不取暖 | |
| 参与人数 | 26 559 | 89 066 | 61 926 | 91 265 | 14 817 | 84 942 | 62 330 | 50 522 | 27 1217 |
| 年龄均值（标准差）/ 岁 | 48.2（9.6） | 51.7（9.9） | 55.2（10.3） | 50.8（10.5） | 48.1（10.2） | 50.5（10.1） | 51.8（10.6） | 50.8（10.3） | 51.0（10.2） |
| 女性 | 72.6 | 81.6 | 81.7 | 10.9 | 56.1 | 58.9 | 60.5 | 56.9 | 58.6 |
| 社会经济因素 | | | | | | | | | |
| 高中及以上学历 | 20.7 | 9.3 | 4.7 | 12.0 | 26.2 | 10.5 | 8.8 | 9.0 | 9.2 |
| 家庭收入≥20 000 元 / 年[e] | 46.0 | 31.8 | 23.3 | 37.4 | 41.7 | 21.8 | 23.4 | 16.2 | 32.0 |
| 生活习惯因素 | | | | | | | | | |
| 吸烟 | | | | | | | | | |
| 男性 | 67.9 | 73.5 | 70.3 | 72.9 | 67.7 | 73.1 | 72.4 | 66.9 | 72.2 |
| 女性 | 3.1 | 3.3 | 3.7 | 3.7 | 4.3 | 4.4 | 4.3 | 3.9 | 3.7 |
| 饮酒 | | | | | | | | | |
| 男性 | 35.9 | 32.0 | 27.4 | 29.9 | 34.1 | 28.1 | 26.1 | 25.0 | 30.1 |
| 女性 | 2.5 | 1.8 | 2.3 | 2.7 | 2.6 | 2.0 | 2.5 | 2.4 | 2.7 |
| 食物消费≥4d/ 周 | | | | | | | | | |
| 新鲜水果 | 25.1 | 15.3 | 8.3 | 17.1 | 26.1 | 11.4 | 11.2 | 19.9 | 13.2 |
| 肉类 | 81.3 | 75.2 | 63.6 | 76.0 | 83.3 | 70.0 | 69.3 | 64.5 | 26.0 |
| 家禽 | 22.6 | 15.5 | 9.5 | 16.5 | 17.5 | 5.7 | 4.5 | 6.0 | 86.5 |
| 鱼类 | 33.3 | 26.3 | 19.9 | 26.4 | 29.9 | 19.2 | 16.3 | 20.1 | 75.9 |
| 腌制蔬菜 | 45.5 | 45.0 | 49.5 | 46.6 | 42.2 | 45.7 | 44.9 | 43.9 | 52.4 |
| 乳制品 | 18.0 | 7.2 | 2.9 | 9.1 | 23.8 | 6.8 | 7.2 | 7.7 | 93.9 |

续表

| 基本特征 | 烹饪（所占比例 /%）[b] | | | | 取暖（所占比例 /%）[c] | | | | 总计（所占比例 /%）[d] |
|---|---|---|---|---|---|---|---|---|---|
| | 清洁燃料 | 煤炭 | 木柴 / 木炭 | 不经常烹饪 | 清洁燃料 | 煤炭 | 木柴 / 木炭 | 不取暖 | |
| 鸡蛋 | 73.7 | 67.6 | 61.0 | 64.9 | 73.7 | 66.1 | 64.7 | 64.8 | 34.5 |
| 大米 | 87.0 | 82.7 | 76.0 | 81.2 | 86.6 | 75.8 | 77.3 | 76.6 | 19.5 |
| 身体活动，代谢等效活动（标准差）/（$h \cdot d^{-1}$） | 21.4（14.7） | 23.6（12.4） | 24.0（13.0） | 22.8（16.2） | 19.1（11.5） | 21.5（14.6） | 22.4（13.1） | 22.4（12.7） | 23.4（14.4） |
| 体格检查均值（标准差） | | | | | | | | | |
| 身体质量指数 /（$kg \cdot m^{-2}$） | 23.7（3.2） | 23.4（3.4） | 22.7（3.3） | 23.2（3.1） | 23.8（3.2） | 23.3（3.4） | 23.0（3.1） | 23.2（3.3） | 23.2（3.3） |
| 收缩压 /mmHg | 130.9（20.4） | 132.8（21.4） | 132.2（22.5） | 131.9（20.1） | 130.2（18.5） | 131.1（21.4） | 130.7（21.9） | 131.8（19.7） | 132.4（21.2） |
| 基线自我报告健康状况 | | | | | | | | | |
| 高血压 | 11.3 | 10.1 | 7.5 | 9.4 | 10.2 | 7.7 | 7.5 | 7.6 | 8.9 |
| 呼吸系统疾病 | 13.3 | 14.4 | 13.1 | 14.5 | 16.3 | 15.7 | 15.6 | 16.7 | 13.4 |
| 糖尿病 | 5.5 | 5.8 | 3.3 | 5.1 | 6.2 | 3.8 | 4.3 | 4.5 | 4.0 |
| 健康状况不佳 | 8.8 | 11.4 | 13.2 | 12.5 | 11.9 | 13.9 | 14.5 | 15.7 | 10.6 |
| 其他暴露 | | | | | | | | | |
| 被动吸烟≥5d/ 周 | 47.8 | 47.8 | 43.4 | 46.6 | 53.8 | 55.8 | 55.8 | 48.0 | 46.4 |
| 炉灶通风 | 72.2 | 63.1 | 68.5 | 67.4 | | | | | 66.6 |

注：a. 除年龄、性别、吸烟和饮酒外，所有因素都根据年龄、性别和研究区域进行了调整。年龄数据根据性别和研究区域进行了调整，性别、吸烟和饮酒数据根据年龄和研究区域进行了调整。空单元格表示没有关于炉灶取暖通风的信息。清洁燃料包括电力、煤气 / 天然气或集中供暖。

b. 不经常烹饪表示每月烹饪≤1 次。

c. 浙江的参与者被排除在外（$n$=56 813），因为只有 0.6% 的浙江居民报告在基线时取暖。未指明燃料使用情况（$n$=1 793）的参与者也被排除在外。

d. 最后一列报告数据排除了年龄 <35 岁（$n$=5 891）；自我报告医生诊断的冠心病、卒中或短暂性脑缺血发作（$n$=8 578）；自我报告信息不可靠（$n$=2 132）的参与者，未排除未指明燃料使用情况和不进行烹饪或取暖活动的参与者。

e. 以 2018 年 1 月的汇率计算，人民币 100 元约等于 15 美元。

表 8-2-3-2　根据基线烹饪和取暖燃料类型划分的调整后心血管疾病和全因死亡风险[a]

| 死因 | 烹饪 | | | | | | 取暖 | | | | | |
|---|---|---|---|---|---|---|---|---|---|---|---|---|
| | 死亡人数 | 死亡率/10万人年[b] | 死亡率差/10万人年[b] | 模型1 HR（95% CI）[c] | 模型2 HR（95% CI）[d] | 模型3 HR（95% CI）[e] | 死亡人数 | 死亡率/10万人年[b] | 死亡率差/10万人年[b] | 模型1 HR（95% CI）[c] | 模型2 HR（95% CI）[d] | 模型3 HR（95% CI）[e] |
| 总心血管疾病 | | | | | | | | | | | | |
| 清洁燃料 | 180 | 184 | 135（77~193） | | | | 148 | 172 | 175（118~231） | | | |
| 固体燃料 | 2 957 | 319 | | 1.39（1.19~1.63） | 1.23（1.05~1.45） | 1.20（1.02~1.40） | 3 809 | 347 | | 1.54（1.29~1.85） | 1.29（1.07~1.55） | 1.29（1.06~1.55） |
| 缺血性心脏病 | | | | | | | | | | | | |
| 清洁燃料 | 42 | 62 | 34（−4~72） | | | | 45 | 46 | 53（25~81） | | | |
| 固体燃料 | 899 | 96 | | 1.28（0.93~1.77） | 1.15（0.83~1.59） | 1.12（0.81~1.56） | 1 280 | 109 | | 1.37（0.99~1.89） | 1.17（0.84~1.63） | 1.13（0.82~1.59） |
| 脑卒中 | | | | | | | | | | | | |
| 清洁燃料 | 107 | 91 | 85（54~116） | | | | 78 | 75 | 112（79~146） | | | |
| 固体燃料 | 1 612 | 176 | | 1.39（1.13~1.70） | 1.21（0.98~1.48） | 1.16（0.94~1.44） | 2 049 | 187 | | 1.74（1.36~2.24） | 1.43（1.11~1.86） | 1.45（1.12~1.88） |

续表

| 死因 | 烹饪 | | | | | | 取暖 | | | | | |
|---|---|---|---|---|---|---|---|---|---|---|---|---|
| | 死亡人数 | 死亡率 / 10 万人年[b] | 死亡率差 / 10 万人年[b] | 模型 1 *HR*（95% *CI*）[c] | 模型 2 *HR*（95% *CI*）[d] | 模型 3 *HR*（95% *CI*）[e] | 死亡人数 | 死亡率 / 10 万人年[b] | 死亡率差 / 10 万人年[b] | 模型 1 *HR*（95% *CI*）[c] | 模型 2 *HR*（95% *CI*）[d] | 模型 3 *HR*（95% *CI*）[e] |
| 其他心血管疾病 | | | | | | | | | | | | |
| 清洁燃料 | 31 | 31 | 17（−13~47） | | | | 25 | 41 | 10（−25~45） | | | |
| 固体燃料 | 446 | 48 | | 1.59（1.08~2.33） | 1.45（0.98~2.14） | 1.42（0.98~2.13） | 480 | 51 | | 1.04（0.71~1.53） | 1.01（0.64~1.60） | 1.00（0.63~1.59） |
| 全死因 | | | | | | | | | | | | |
| 清洁燃料 | 855 | 563 | 338（249~427） | | | | 628 | 540 | 392（297~487） | | | |
| 固体燃料 | 7955 | 901 | | 1.26（1.17~1.36） | 1.12（1.04~1.21） | 1.11（1.03~1.20） | 8 780 | 932 | | 1.32（1.20~1.46） | 1.15（1.04~1.26） | 1.14（1.03~1.26） |

注：a. 清洁燃料包括电力、煤气 / 天然气或集中供暖。固体燃料包括煤炭、木柴或木炭。在对烹饪燃料的分析中，排除了 2 401 例未报告燃料类型的参与者和 91 265 例不进行烹饪的参与者，纳入 177 551 例参与者进行分析［清洁燃料使用者 26 559 人（195 392 人年）；固体燃料使用者 150 992 人（1 097 985 人年）］。在对取暖燃料的分析中，排除了 56 813 例来自浙江的参与者、50 522 例未进行取暖活动的参与者和 1 793 例未报告燃料类型的参与者，纳入 162 089 例参与者进行分析［清洁燃料使用者 14 817 人（103 860 人年）；固体燃料使用者 147 272 人（1 060 159 人年）］。

b. 根据年龄、性别和研究地区对每 10 万人年死亡率进行了调整，死亡率差 = 暴露组调整后的死亡率 − 对照组的死亡率。在 271 217 例参与者中，共记录 15 468 例死亡，包括 5 519 例心血管疾病死亡（缺血性心脏病死亡：1 687 例；脑卒中死亡：3 027 例；和其他心血管疾病死亡：805 例）。

c. *HR*：hazard ratio，风险比；95% *CI*：95% confidence interval，95% 置信区间；模型 1 结果根据年龄、性别和研究区域进行了分层调整。

d. 模型 2 在模型 1 的基础上，额外调整了受教育水平、收入、饮酒、吸烟、被动吸烟、身体活动、身体质量指数、饮食状况（食用新鲜水果、腌制蔬菜、肉、鱼、乳制品、大米、家禽和鸡蛋）和炉灶通风状况。

e. 模型 3 在模型 2 的基础上，在分析归因于烹饪或取暖燃料使用的死亡风险时，再分别调整了参与者的烹饪或取暖活动。

在所有参与者中，固体燃料使用持续时间较长的参与者其心血管和全因死亡的发生风险较高（趋势 *P*<0.001）。在烹饪方面，与一直使用清洁燃料的参与者相比，使用固体燃料时间<20 年、20~<40 年和≥40 年的参与者心血管死亡的 *ARD* 分别为 110（95% *CI* –4~224）、95（95% *CI* –9~199）和 179（95% *CI* 74~284），调整后的 *HR* 分别为 1.50（95% *CI* 1.36~1.65）、1.49（95% *CI* 1.39~1.59）和 1.73（95% *CI* 1.61~1.86）；全因死亡的 *ARD* 分别为 249（95% *CI* 117~381）、299（95% *CI* 179~419）和 446（95% *CI* 322~570），相应的 *HR* 分别为 1.16（95% *CI* 1.10~1.22）、1.25（95% *CI* 1.20~1.30）和 1.33（95% *CI* 1.27~1.39）。而在取暖方面，心血管死亡的 *HR* 分别为 1.34（95% *CI* 1.16~1.53）、1.18（95% *CI* 1.08~1.29）和 1.33（95% *CI* 1.26~1.40），*ARD* 分别为 222（95% *CI* 35~409）、145（95% *CI* –25~315）和 229（95% *CI* 62~396）；全因死亡的 *ARD* 分别为 92（95% *CI* –555~739）、26（95% *CI* –614~666）和 169（95% *CI* –469~807），相应的 *HR* 分别为 1.31（95% *CI* 1.19~1.43）、1.26（95% *CI* 1.19~1.33）和 1.30（95% *CI* 1.26~1.35），如图 8-2-3-1 所示。

A 烹饪燃料

| | 死亡人数 | 死亡率/10万人年 | 死亡率差/10万人年（95% *CI*） | 风险比（95% *CI*） |
|---|---|---|---|---|
| 心血管死亡 | | | | |
| 使用清洁燃料 | 101 | 172 | 对照组 | 1.00（0.75, 1.34） |
| 使用固体燃料 | | | | |
| 1~19年 | 208 | 394 | 222（35, 409） | 1.34（1.16, 1.53） |
| 20~39年 | 509 | 317 | 145（–25, 315） | 1.18（1.08, 1.29） |
| ≥40年 | 3 092 | 401 | 229（62, 396） | 1.33（1.26, 1.40） |
| 趋势：$\chi^2$=8.4（*P*=0.004） | | | | |
| 全因死亡 | | | | |
| 使用清洁燃料 | 468 | 773 | 对照组 | 1.00（0.87, 1.14） |
| 使用固体燃料 | | | | |
| 1~19年 | 510 | 865 | 92（–555, 739） | 1.31（1.19, 1.43） |
| 20~39年 | 1439 | 799 | 26（–614, 666） | 1.26（1.19, 1.33） |
| ≥40年 | 6831 | 942 | 169（–469, 807） | 1.30（1.26, 1.35） |
| 趋势：$\chi^2$=17.1（*P*<0.001） | | | | |

0.5 1 1.5 2
风险比（95% *CI*）

B 取暖燃料

| | 死亡人数 | 死亡率/10万人年 | 死亡率差/10万人年（95% *CI*） | 风险比（95% *CI*） |
|---|---|---|---|---|
| 心血管死亡 | | | | |
| 使用清洁燃料 | 61 | 144 | 对照组 | 1.00（0.77, 1.31） |
| 使用固体燃料 | | | | |
| 1~19年 | 522 | 254 | 110（–4, 224） | 1.50（1.36, 1.65） |
| 20~39年 | 980 | 239 | 95（–9, 199） | 1.49（1.39, 1.59） |
| ≥40年 | 1455 | 323 | 179（74, 284） | 1.73（1.61, 1.86） |
| 趋势：$\chi^2$=18.1（*P*<0.001） | | | | |
| 全因死亡 | | | | |
| 使用清洁燃料 | 361 | 391 | 对照组 | 1.00（0.89, 1.12） |
| 使用固体燃料 | | | | |
| 1~19年 | 1632 | 640 | 249（117, 381） | 1.16（1.10, 1.22） |
| 20~39年 | 2987 | 690 | 299（179, 419） | 1.25（1.20, 1.30） |
| ≥40年 | 3336 | 837 | 446（322, 570） | 1.33（1.27, 1.39） |
| 趋势：$\chi^2$=30.0（*P*<0.001） | | | | |

0.5 1 1.5 2
风险比（95% *CI*）

图 8-2-3-1 根据长期使用固体燃料烹饪和取暖划分的心血管和全因死亡风险

烹饪燃料相关分析中，在基线时从固体燃料转为清洁燃料的参与者（*n*=15 475）被排除，共162 076例参与者被纳入最终分析。四种燃料使用情况的参与人数（人年）分别为：使用清洁燃料11 084人（82 206人年），使用固体燃料1~19年41 171人（304 674人年），使用固体燃料20~39年76 072人（553 267人年），使用固体燃料≥40年33 749人（240 044人年）。取暖燃料相关分析中，在基线时从固体燃料转为清洁燃料的参与者（*n*=5 757）被排除，共156 332例参与者被纳入最终分析。四种燃料使用情况的参与人数（人年）分别为：使用清洁燃料9 060人（61 981人年），使用固体燃料1~19年8 292人（59 486人年），使用固体燃料20~39年45 460人（333 602人年），使用固体燃料≥40年93 520人（667 071人年）。10万人年死亡率根据年龄、性别和研究地区进行了调整，死亡率差 = 暴露组死亡率 – 对照组死亡率。*HR*根据年龄、性别和研究区域进行分层，并根据教育水平、收入、饮酒、吸烟、被动吸烟、身体活动、身体质量指数、饮食状况（食用新鲜水果、腌制蔬菜、肉、鱼、乳制品、大米、家禽和鸡蛋）和炉灶通风状况以及烹饪和取暖暴露情况进行调整。

与持续使用固体燃料的参与者相比，在基线调查前从使用固体燃料烹饪转向使用清洁燃料烹饪的参与者心血管死亡（*ARD*=138，95% *CI* 71~205；*HR*=0.83，95% *CI* 0.69~0.99）和全因死亡（*ARD*=407，95% *CI* 317~497；*HR*=0.87，95% *CI* 0.79~0.95）的风险均显著降低。在取暖方面观察到了相似的结果，即在基线调查前从使用固体燃料取暖转向使用清洁燃料取暖的参与者心血管和全因死亡的*ARD*分别为193（95% *CI* 128~258）和492（95% *CI* 383~601），*HR*分别为0.57（95% *CI* 0.42~0.77）和0.67（95% *CI* 0.57~0.79）（表8-2-3-3）。此外，与烹饪时没有炉灶通风的固体燃料使用者相比，烹饪时有炉灶通风的固体燃料使用者心血管死亡风险（*ARD*=33，95% *CI* –9~75；*HR*=0.89，95% *CI* 0.80~0.99）和全因死亡风险（*ARD*=87，95% *CI* 20~153；*HR*=0.91，95% *CI* 0.85~0.96）也较低，如表8-2-3-3所示。

## 四、科学价值与社会贡献

迄今为止，对固体燃料使用与心血管和全因死亡风险之间关联性的前瞻性研究仍然较少。一项对上海女性的前瞻性队列研究发现，与从不使用固体燃料的女性相比，曾经使用固体燃料的女性发生缺血性心脏病和全因死亡的风险都更高，且心血管死亡的发生风险随着固体燃料的使用时间延长而升高。另一项伊朗人群的队列研究也发现，与使用天然气相比，使用煤油 / 柴油、木柴以及动物粪便等作为燃料的人群的全因死亡和心血管死亡风险都更高。这些结果都表明了固体燃料使用对心血管死亡的风险，但也存在着样本量相对较小、未区分使用固体燃料烹饪和取暖的健康损害差异、未能分析能源转型和使用通风设施可能产生的影响等问题，此项研究对固体燃料使用的心血管和全因死亡风险的证据是一个更全面、系统的补充和完善。

这项研究发现，固体燃料使用时间越长，心血管和全因死亡的风险越高，而那些从固体燃料转向清洁燃料的人心血管和全因死亡的风险较低。我国农村地区家庭能源结构差异较大，但固体燃料的使用仍然很普遍，而且缺乏对家用固体燃料导致的环境与健康危害的致病机制和预防干预策略措施的系统研究，居民也缺乏对固体燃料的健康危害的基本认知。本研究的结果为制定卫生健康政策、开展居民健康教育和健康促进活动、推动家庭能源转型政策提供了理论依据与科学指导。

表 8-2-3-3 基线调查前将固体燃料转为清洁燃料或使用炉灶通风的参与者的心血管疾病和全因死亡风险[a]

| 燃料转型或炉灶通风情况 | 烹饪 | | | | 取暖 | | | |
|---|---|---|---|---|---|---|---|---|
| | 死亡人数 | 死亡率/10 万人年[b] | 死亡率差/10 万人年[b] | *HR*（95% *CI*）[c] | 死亡人数 | 死亡率/10 万人年[b] | 死亡率差/10 万人年[b] | *HR*（95% *CI*）[c] |
| 燃料转型情况[d] | | | | | | | | |
| 心血管疾病死亡 | | | | | | | | |
| 持续使用固体燃料 | 2 957 | 319 | 138（71~205） | 对照组 | 3 809 | 347 | 193（128~258） | 对照组 |
| 固体燃料到清洁燃料 | 119 | 181 | | 0.83（0.69~0.99） | 46 | 154 | | 0.57（0.42~0.77） |
| 全因死亡 | | | | | | | | |
| 持续使用固体燃料 | 7 955 | 901 | 407（317~497） | 对照组 | 8 780 | 932 | 492（383~601） | 对照组 |
| 固体燃料到清洁燃料 | 492 | 494 | | 0.87（0.79~0.95） | 159 | 440 | | 0.67（0.57~0.79） |
| 炉灶通风情况（使用固体燃料）[e] | | | | | | | | |
| 心血管疾病死亡 | | | | | | | | |
| 无通风 | 1 235 | 291 | 33（-9~75） | 对照组 | | | | |
| 有通风 | 1 722 | 258 | | 0.89（0.80~0.99） | | | | |
| 全因死亡 | | | | | | | | |
| 无通风 | 3 136 | 797 | 87（20~153） | 对照组 | | | | |
| 有通风 | 4 819 | 710 | | 0.91（0.85~0.96） | | | | |

注：a. 清洁燃料包括电力、煤气/天然气或集中供暖。固体燃料包括煤炭、木柴或木炭。空格表示没有取暖的炉灶通风情况。

b. 根据年龄、性别和研究地区对每 10 万人年死亡率进行了调整，死亡率差 = 暴露组调整后的死亡率 – 对照组死亡率。

c. 结果根据年龄、性别和研究区域进行分层，并调整了受教育水平、收入、饮酒、吸烟、被动吸烟、身体活动、体重指数、饮食状况（食用新鲜水果、腌制蔬菜、肉、鱼、乳制品、大米、家禽和鸡蛋）、炉灶通风、烹饪和取暖活动。

d. 持续使用清洁燃料进行烹饪（$n$=11 084）和取暖（$n$=9 060）的参与者分别被排除于相关分析之外。在当前住宅使用清洁燃料、前两个住宅使用固体燃料或“其他燃料”的参与者（45 人为烹饪活动，37 人为取暖活动）也被归类为“固体燃料到清洁燃料”。最终，166 467 例参与者被纳入烹饪相关分析［持续固体燃料使用者 150 992 人（1 097 985 人年），由固体燃料转为清洁燃料使用者 15 475 人（113 186 人年）］；153 029 例被纳入取暖相关分析［持续固体燃料使用者 147 272 人（1 060 159 人年），由固体燃料转为清洁燃料使用者 5 757 人（41 879 人年）］。

e. 基线时使用清洁燃料烹饪的参与者（$n$=26 559）被排除在外，150 992 例基线时使用固体燃料进行烹饪的参与者被纳入炉灶通风情况分析［烹饪炉灶有通风的参与者 55 589 人（410 422 人年），烹饪炉灶无通风的参与者 95 403 人（687 563 人年）］。

此外，本研究发现使用炉灶通风与降低心血管和全因死亡风险显著相关。与完全改用清洁燃料相比，安装通风设施的成本相对较低。现存的多项干预研究也表明，通风良好的炉灶可以有效地降低个人的室内空气污染暴露，改善心血管健康。以上研究证据表明，如果短时间内难以完成家用能源清洁转型，改善通风不失为一种方便、有效的替代方案，在中低收入国家和地区进行推广，具有重大的公共卫生意义。

## 参考文献

[1] LEE K K, BING R, KIANG J, et al. Adverse health effects associated with household air pollution: a systematic review, meta-analysis, and burden estimation study[J]. Lancet Glob Health, 2020, 8(11): e1427-e1434.

[2] World Health Organization. Household air pollution[EB/OL]. (2023-12-15)[2023-12-26]. https://www.who.int/news-room/fact-sheets/detail/household-air-pollution-and-health#:~:text=Household%20air%20pollution%201%20Overview%20Worldwide%2C%20around%202.3, and%20climate%20change%20...%205%20WHO%20response%20.

[3] GORDON S B, BRUCE N G, GRIGG J, et al. Respiratory risks from household air pollution in low and middle income countries[J]. Lancet Respir Med, 2014, 2(10): 823-860.

[4] BRUCE N, PEREZ-PADILLA R, ALBALAK R. Indoor air pollution in developing countries: a major environmental and public health challenge[J]. Bull World Health Organ, 2000, 78(9): 1078-1092.

[5] EZZATI M, KAMMEN D M. Indoor air pollution from biomass combustion and acute respiratory infections in Kenya: an exposure-response study[J]. Lancet, 2001, 358(9282): 619-624.

[6] REGALADO J, PÉREZ-PADILLA R, SANSORES R, et al. The effect of biomass burning on respiratory symptoms and lung function in rural mexican women[J]. Am J Respir Crit Care Med, 2006, 174(8): 901-905.

[7] BATES MICHAEL N, CHANDYO RAM K, VALENTINER-BRANTH P, et al. Acute lower respiratory infection in childhood and household fuel use in Bhaktapur, Nepal[J]. Environ Health Perspect, 2013, 121(5): 637-642.

[8] PO J Y T, FITZGERALD J M, CARLSTEN C. Respiratory disease associated with solid biomass fuel exposure in rural women and children: systematic review and meta-analysis[J]. Thorax, 2011, 66(3): 232-239.

[9] SALVI S, BARNES P J. Is exposure to biomass smoke the biggest risk factor for COPD globally? [J]. Chest, 2010, 138(1): 3-6.

[10] LAN Q, CHAPMAN R S, SCHREINEMACHERS D M, et al. Household stove improvement and risk of lung cancer in Xuanwei, China[J]. J Natl Cancer Inst, 2002, 94(11): 826-835.

[11] LEE K M, CHAPMAN R S, SHEN M, et al. Differential effects of smoking on lung cancer mortality before and after household stove improvement in Xuanwei, China[J]. Br J Cancer, 2010, 103(5): 727-729.

[12] ROTH G A, MENSAH G A, FUSTER V. The global burden of cardiovascular diseases and risks: a compass for global action[J]. J Am Coll Cardiol, 2020, 76(25): 2980-2981.

[13] SMITH K R, BRUCE N, BALAKRISHNAN K, et al. Millions dead: how do we know and what does it mean?: methods used in the comparative risk assessment of household air pollution[J]. Annu Rev Public Health, 2014, 35: 185-206.

[14] YUN X, SHEN G, SHEN H, et al. Residential solid fuel emissions contribute significantly to air pollution and associated health impacts in China[J]. Sci Adv, 2020, 6(44): eaba7621.

[15] LIAO J, JIN A Z, CHAFE Z A, et al. The impact of household cooking and heating with solid fuels on ambient PM2.5 in peri-urban Beijing[J]. Atmospheric Environment, 2017, 165: 62-72.

[16] CHAFE Z A, BRAUER M, KLIMONT Z, et al. Household cooking with solid fuels contributes to ambient PM2.5 air pollution and the burden of disease[J]. Environ Health Perspect, 2014, 122(12): 1314-1320.

[17] GAKIDOU E, AFSHIN A, ABAJOBIR A A, et al. Global, regional, and national comparative risk assessment of 84 behavioural, environmental and occupational, and metabolic risks or clusters of risks, 1990-2016: a systematic analysis for the Global Burden of Disease Study 2016[J]. Lancet, 2017, 390(10100): 1345-1422.

[18] CHAN K H, KURMI O P, BENNETT D A, et al. Solid fuel use and risks of respiratory diseases: a cohort study of 280, 000 Chinese never-smokers[J]. Am J Respir Crit Care Med, 2018, 199(3): 352-361.

[19] LIN H-H, MURRAY M, COHEN T, et al. Effects of smoking and solid-fuel use on COPD, lung cancer, and tuberculosis in China: a time-based, multiple risk factor, modelling study[J]. Lancet, 2008, 372(9648): 1473-1483.

[20] DHERANI M, POPE D, MASCARENHAS M, et al. Indoor air pollution from unprocessed solid fuel use and pneumonia risk in children aged under five years: a systematic review and meta-analysis[J]. Bull World Health Organ, 2008, 86(5): 390-398C.

[21] ALI M U, YU Y, YOUSAF B, et al. Health impacts of indoor air pollution from household solid fuel on children and women[J]. J Hazard Mater, 2021, 416: 126127.

[22] ROTH G A, MENSAH G A, JOHNSON C O, et al. Global burden of cardiovascular diseases and risk factors, 1990-2019: update from the GBD 2019 Study[J]. J Am Coll Cardiol, 2020, 76(25): 2982-3021.

[23] FATMI Z, COGGON D. Coronary heart disease and household air pollution from use of solid fuel: a systematic review[J]. Br Med Bull, 2016, 118(1): 91-109.

[24] KIM C, SEOW W J, SHU X O, et al. Cooking coal use and all-cause and cause-specific mortality in a prospective cohort study of women in Shanghai, China[J]. Environ Health Perspect, 2016, 124(9): 1384-1389.

[25] QIU S, CHEN X, CHEN X, et al. Solid fuel use, socioeconomic indicators and risk of cardiovascular diseases and all-cause mortality: a prospective cohort study in a rural area of Sichuan, China[J]. Int J Epidemiol, 2022, 51(2): 501-513.

[26] CHAN K H, LAM K B H, KURMI O P, et al. Trans-generational changes and rural-urban inequality in household fuel use and cookstove ventilation in China: a multi-region study of 0.5 million adults[J]. Int J Hyg Environ Health, 2017, 220(8): 1370-1381.

[27] CHEN Y, SHEN G, LIU W, et al. Field measurement and estimate of gaseous and particle pollutant emissions from cooking and space heating processes in rural households, northern China[J]. Atmospheric Environment, 2016, 125: 265-271.

[28] CHEN Z, LEE L, CHEN J, et al. Cohort profile: the Kadoorie Study of Chronic Disease in China(KSCDC)[J]. Int J Epidemiol, 2005, 34(6): 1243-1249.

[29] CHEN Z, CHEN J, COLLINS R, et al. China Kadoorie Biobank of 0.5 million people: survey methods, baseline characteristics and long-term follow-up[J]. Int J Epidemiol, 2011, 40(6): 1652-1666.

[30] LEWINGTON S, LACEY B, CLARKE R, et al. The burden of hypertension and associated risk for cardiovascular mortality in China[J]. JAMA Intern Med, 2016, 176(4): 524-532.

[31] BRAGG F, HOLMES M V, IONA A, et al. Association between diabetes and cause-specific mortality in rural and urban areas of China[J]. JAMA, 2017, 317(3): 280-289.

[32] WANG S, LUO K. Life expectancy impacts due to heating energy utilization in China: distribution, relations, and policy implications[J]. Sci Total Environ, 2018, 610-611: 1047-1056.

[33] YANG G H, STROUP D F, THACKER S B. National public health surveillance in China: implications for public health in China and the United States[J]. Biomed Environ Sci, 1997, 10(1): 1-13.

[34] LI R, CHAMBLESS L. Test for additive interaction in proportional hazards models[J]. Ann Epidemiol, 2007, 17(3): 227-236.

[35] MITTER S S, VEDANTHAN R, ISLAMI F, et al. Household fuel use and cardiovascular disease mortality: golestan Cohort Study[J]. Circulation, 2016, 133(24): 2360-2369.

[36] MCCRACKEN J P, SMITH K R, DÍAZ A, et al. Chimney stove intervention to reduce long-term wood smoke exposure lowers blood pressure among Guatemalan women[J]. Environ Health Perspect, 2007, 115(7): 996-1001.

[37] QUANSAH R, SEMPLE S, OCHIENG C A, et al. Effectiveness of interventions to reduce household air pollution and/or improve health in homes using solid fuel in low-and-middle income countries: a systematic review and meta-analysis[J]. Environ Int, 2017, 103: 73-90.

[38] CLARK M L, BACHAND A M, HEIDERSCHEIDT J M, et al. Impact of a cleaner-burning cookstove intervention on blood pressure in Nicaraguan women[J]. Indoor Air, 2013, 23(2): 105-114.

（喻 快 邬堂春）

## 第四节 中国成人糖尿病流行与控制现状的流行病学研究

随着我国社会经济发展和人们生活方式改变，以心脑血管疾病、恶性肿瘤、糖尿病等为主的慢性非传染性疾病已经成为影响我国居民健康的严重挑战。获得具有全国代表性的慢性非传染性疾病患病率数据及其年龄、性别与地域分布将有助于国家制定慢病防控策略，从而针对性地选择高危人群进行重点防控。

糖尿病是心脑血管疾病的主要危险因素。虽然各次调查采用的糖尿病诊断标准不尽相同，但中国糖尿病患病率正迅速增长。2010 年，美国糖尿病学会（American Diabetes Association，ADA）将糖化血红蛋白（HbA1c）作为诊断糖尿病的标准之一写入学会 2010 年糖尿病诊疗指南。由于既往全国糖尿病调查均未进行 HbA1c 检测，因此无法根据 2010 年 ADA 诊断标准估测我国糖尿病患病情况，也无法根据 ADA 血糖控制良好的标准（HbA1c<7.0%）估测我国糖尿病控制现状。因此，本研究团队与中国疾病预防控制中心（Chinese Center for Disease Control and Prevention，CDC）慢病中心合作开展了 2010 年中国慢病监测暨糖尿病专题调查，相关调查结果已于 2013 年 9 月 4 日发表于《美国医学会杂志》。

### 一、研究背景

慢性非传染性疾病已经成为全球死亡和疾病负担的主要原因。据统计，相比 1990 年，2010 年全球约有 3 450 万人死于慢性非传染性疾病。其中，全球糖尿病相关死亡人数自 1990 年到 2010 年翻倍增长至 130 万人。除此之外，2010 年全球约有 1 290 万人死于心脑血管疾病（包括缺血性心脏病和卒中），而糖尿病作为主要慢病之一，也是心脑血管疾病的主要危险因素。

国际糖尿病联盟（International Diabetes Federation，IDF）在第六版 IDF 糖尿病地图中提示 2013 年全球糖尿病患者达到 3.82 亿，其中 80% 的患者来自中低收入国家。我国糖尿病患病率近些年同样增长迅速，虽然各次调查采用的糖尿病诊断标准不尽相同，但中国糖尿病患病率正迅速增长。2007 年全国调查报告显示，中国糖尿病患病率为 9.7%，即约有 9 240 万成年人患有糖尿病。

2010 年，ADA 将 HbA1c 作为糖尿病的诊断标准之一纳入 2010 年糖尿病诊疗指南。正如空腹血糖和口服葡萄糖 2 小时后血糖检测结果可能并不完全一致，HbA1c 检测结果与基于血浆葡萄糖得到的检测结果可能也会有所不同。然而，既往全国糖尿病流行现状调查均未进行 HbA1c 检测，因此既无法根据 2010 年 ADA 诊断标准估测我国糖尿病患病情况，也无法根据 ADA 血糖控制良好的标准（HbA1c<7.0%）估测我国糖尿病控制现状。因此，基于 2010 年 ADA 诊断标准，为了更好估测我国糖尿病患病流行和控制现状，我们在 2010 年对具有全国代表性的 98 658 例 18 岁及以上的调查对象进行了空腹血糖、口服葡萄糖 2 小时后血糖和 HbA1c 检测。

## 二、研究设计

### （一）研究人群

本研究人群来自 2010 年“中国慢病及其危险因素监测”调查，该项调查是基于中国疾病预防控制中心国家疾病监测点系统进行的，纳入了国家疾病监测点系统的 162 个疾病监测点。监测点覆盖了中国 31 个省、自治区和直辖市的主要地理区域。为了保证监测样本人群的全国代表性，调查在各个监测点实施复杂、多阶段、分层整群抽样方法选取了在各自居住地居住 6 个月以上的≥18 岁的居民。分层因素包括性别（男性、女性）、城乡（城市、农村）及地理分布（东部、中部、西部）共 12 层。多阶段分层整群抽样的第一阶段是使用与人口规模成比例（probability proportional to size，PPS）的整群抽样方法在每个监测点随机抽取 4 个乡镇（街道、团）；第二阶段，在随机抽取的 4 个乡镇（街道、团）内，按照 PPS 的整群抽样方法随机抽取 3 个行政村（居委会、连）；第三阶段，从所抽取的每个行政村（居委会、连）内按照整群简单随机抽样的方法随机抽取 1 个村民 / 居民小组，每个小组至少 50 个居民户；第四阶段，在每个抽中的居民户内，使用 Kish 表方法随机选取≥18 岁的常住居民 1 人（表 8-2-4-1）。最终，98 658 人参加本次调查，总体应答率为 90.5%。

**表 8-2-4-1　2010 年中国慢病及其危险因素监测调查对象的抽样过程**

| 抽样阶段 | 样本分配 | 抽样方法 |
|---|---|---|
| 第一阶段 | 随机抽取 4 个乡镇（街道、团） | 与人口规模成比例的整群抽样（PPS） |
| 第二阶段 | 随机抽取 3 个行政村（居委、连） | 与人口规模成比例的整群抽样（PPS） |
| 第三阶段 | 随机抽取 1 个村民 / 居民小组（至少 50 户） | 整群随机抽样 |
| 第四阶段 | 每个家庭随机抽取 1 人 | Kish 表法 |

### （二）数据采集

本次调查数据采集包括问卷调查、体格检查和实验室检查三个部分。由统一培训的调查员以面对面询问的方式通过标准问卷询问调查对象的基本信息、吸烟、饮酒、饮食、身体活动状况以及高血压、糖尿病等慢性疾病与用药史。体格检查内容包括身高、体重、腰围和血压测量,均采用统一长度、统一精确度的仪器,由培训合格的专业人员按照统一方法进行测量。所有调查对象需在空腹10~12小时后进行空腹血糖和HbA1c检测。自诉无糖尿病病史的调查对象进行口服葡萄糖耐量试验,并在服糖后2小时采集静脉血。血糖测量相关的静脉血样使用抗凝管采集并在2小时内进行离心,2~8℃低温保存,在采血48小时内于各监测点实验室完成检测。HbA1c在采样后4周内于中心实验室(上海市内分泌代谢病研究所)完成检测。

为了保证数据采集的可靠性和准确性,调查的每一个环节都实行了严格的质量控制。所有参加研究的工作人员均须经过严格培训并考核合格后方可参加调查。调查问卷由国家项目工作组统一印制并分发,并附有统一的填写说明。各省(自治区、直辖市)质量控制组定期对10%调查问卷的填写情况进行抽查。本次调查所需仪器设备的生产厂商和品牌规格由国家项目工作组指定,主要技术资料由国家项目工作组统一印制、发放。中心实验室、各监测点实验室均严格按照标准实验流程进行操作,保证实验室检测结果的准确性和可靠性。各个监测点的数据录入采用国家项目工作组统一编制、下发的录入程序。数据录入工作与现场调查工作同步进行,采取“双人独立录入”方式,核对无误后将数据上报项目工作组,由工作组负责对上报监测数据的汇总、清理及反馈。

#### (三)结局定义

依据2010年ADA标准,糖尿病定义为:①自我报告既往由医疗人员诊断糖尿病;②空腹血浆葡萄糖水平≥126mg/dL(7.0mmol/L);③口服葡萄糖2小时血浆葡萄糖水平≥200mg/dL(11.1mmol/L);④HbA1c浓度≥6.5%。糖尿病知晓率定义为调查对象自我报告既往由医疗人员诊断糖尿病的比例;糖尿病治疗率定义为所有满足上述糖尿病诊断标准的调查对象中接受降糖药物治疗的比例;糖尿病控制率定义为糖尿病患者接受降糖治疗且HbA1c水平低于7.0%的比例。

#### (四)统计分析

连续变量以均值(95% *CI*)展示,分类变量则以百分比(95% *CI*)展示。糖尿病的患病率及其95% *CI*按照总体和不同亚组进行展示。我们进一步根据中国2010年人口普查数据估测了中国成人糖尿病年龄标化患病率。

为了保证样本人群的全国代表性,所有计算均经过加权处理。加权系数由我国2010年人口普查数据和本次调查抽样方案估算得出。采用多变量二项式Logit分析探讨人口统计学特征、生活方式因素和代谢因素与糖尿病患病的关联。本研究将双侧*P*值小于0.05定义为具有统计学意义。所有统计分析均使用SAS系统9.3版和SUDAAN软件10.0版进行。

### 三、结果分析

调查结果显示,中国成人糖尿病患病率为11.6%(95% *CI* 11.3%~11.8%),男性和女性人群分别为12.1%(95% *CI* 11.7%~12.5%)和11.0%(95% *CI* 10.7%~11.4%)。既往确诊糖尿病患病率为3.5%(95% *CI* 3.4%~3.6%),男性和女性人群中分别为3.6%(95% *CI* 3.4%~3.8%)和3.4%(95% *CI* 3.2%~3.5%)。新诊断糖尿病患病率为8.1%(95% *CI* 7.9%~8.3%),男性和女性人群中分别为8.5%(95% *CI* 8.2%~8.8%)和7.7%(95% *CI* 7.4%~8.0%)(表8-2-4-2)。不管是男性还是女性,居住于城市的中国成人糖尿病患病率相对居住于农村的中国成人更高;居住于经济发达地区的中国成人糖尿病患病率相对居住于经济不发达地区的中国成人更高;超重及肥胖人群糖尿病患病率相对正常体重人群更高(表8-2-4-2及图8-2-4-1)。不管男性还是女性,糖尿病患病率随着年龄逐渐增长,且50岁前男性糖尿病患病率高于女性,60岁之后女性糖尿病患病率高于男性(图8-2-4-1)。

表 8-2-4-2　中国 18 岁及以上成人糖尿病患病分布情况

<table>
<tr><th rowspan="3">特征</th><th colspan="10">预估患病率（95% CI）/%</th></tr>
<tr><th rowspan="2">成人糖尿病患者</th><th colspan="2">血糖</th><th rowspan="2">糖化血红蛋白 >6.5%</th><th rowspan="2">空腹血糖 >126mg/dL 和 / 或 2 小时 >200mg/dL</th><th rowspan="2">空腹血糖 >126mg/dL 和 / 或糖化血红蛋白 26.5%</th><th rowspan="2" colspan="2">2 小时后血糖 >200mg/dL 和 / 或糖化血红蛋白 >6.5%</th><th rowspan="2">空腹血糖 >126mg/dL，2 小时后血糖 >200mg/dL，和 / 或糖化血红蛋白 >6.5%</th><th rowspan="2">先前诊断为糖尿病的患者</th></tr>
<tr><th>空腹 >126mg/dL</th><th>2 小时后 >200mg/dL</th></tr>
<tr><td>总计</td><td>11.6（11.3~11.8）</td><td>4.5（4.4~4.7）</td><td>3.5（3.4~3.7）</td><td>4.6（4.4~4.7）</td><td>6.2（6.0~6.4）</td><td>6.9（6.7~7.2）</td><td colspan="2">6.2（6.0~6.4）</td><td>8.1（7.9~8.3）</td><td>3.5（3.4~3.6）</td></tr>
<tr><td colspan="11">性别</td></tr>
<tr><td>男性</td><td>12.1（11.7~12.5）</td><td colspan="2">5.0（4.7~5.2）</td><td>3.8（3.5~4.0）</td><td>4.6（4.4~4.9）</td><td>6.6（6.4~6.9）</td><td>73（7.0~7.6）</td><td>6.4（6.1~6.7）</td><td>8.5（8.2~8.8）</td><td>3.6（3.4~3.8）</td></tr>
<tr><td>女性</td><td>11.0（10.7~11.4）</td><td colspan="2">4.0（3.8~4.3）</td><td>3.3（3.1~3.5）</td><td>4.5（4.3~4.7）</td><td>5.7（5.4~6.0）</td><td>6.6（6.3~6.9）</td><td>6.0（5.7~6.2）</td><td>7.7（7.4~8.0）</td><td>3.4（3.2~3.5）</td></tr>
<tr><td colspan="11">地区</td></tr>
<tr><td>城市</td><td>14.3（13.9~14.8）</td><td colspan="2">5.0（4.8~5.3）</td><td>4.1（3.8~4.3）</td><td>5.3（5.0~5.5）</td><td>6.8（6.5~7.1）</td><td>7.7（7.3~8.0）</td><td>7.0（6.7~7.3）</td><td>8.8（8.5~9.1）</td><td>5.6（5.3~5.8）</td></tr>
<tr><td>农村</td><td>10.3（10.0~10.6）</td><td colspan="2">4.3（4.1~4.5）</td><td>3.3（3.1~3.5）</td><td>4.3（4.0~4.5）</td><td>5.9（8.7~6.2）</td><td>6.6（6.4~6.3）</td><td>5.8（5.6~6.1）</td><td>7.8（7.5~8.1）</td><td>2.5（2.4~2.7）</td></tr>
<tr><td colspan="11">年龄组，年</td></tr>
<tr><td>18~29 岁</td><td>4.5（4.1~5.0）</td><td colspan="2">2.1（1.8~2.5）</td><td>1.3（1.0~1.6）</td><td>2.1（1.8~2.4）</td><td>2.7（23~3.1）</td><td>3.4（3.0~3.9）</td><td>2.7（2.3~3.1）</td><td>3.8（3.4~4.2）</td><td>0.7（0.6~0.9）</td></tr>
</table>

续表

| 特征 | 预估患病率（95% *CI*）/% | | | | | | | | | |
|---|---|---|---|---|---|---|---|---|---|---|
| | 成人糖尿病患者 | 血糖 | | 糖化血红蛋白 >6.5% | 空腹血糖 >126mg/dL 和 / 或 2 小时 >200mg/dL | 空腹血糖 >126mg/dL 和 / 或糖化血红蛋白 26.5% | 2 小时后血糖 >200mg/dL 和 / 或糖化血红蛋白 >6.5% | | 空腹血糖 >126mg/dL，2 小时后血糖 >200mg/dL，和 / 或糖化血红蛋白 >6.5% | 先前诊断为糖尿病的患者 |
| | | 空腹 >126mg/dL | 2 小时后 >200mg/dL | | | | | | | |
| 30~39 岁 | 6.6（6.1~7.1） | 3.2（2.9~3.6） | | 2.0（1.8~2.3） | 2.6（2.4~3.0） | 4.0（1.6~4.4） | 4.4（4.0~4.8） | 3.6（3.2~3.3） | 5.1（4.7~5.3） | 1.5（1.3~1.8） |
| 40~49 岁 | 11.3（10.8~11.8） | 5.0（4.7~6.4） | | 3.4（3.1~3.7） | 4.4（4.1~4.8） | 6.5（6.1~6.9） | 7.1（6.7~7.5） | 5.9（5.5~6.3） | 8.1（7.7~8.6） | 3.2（2.9~3.4） |
| 50~59 岁 | 17.6（17.0~18.3） | 6.4（6.0~6.9） | | 5.1（4.7~5.5） | 7.1（6.7~7.5） | 8.7（8.2~9.2） | 103（9.7~10.8） | 9.3（8.8~9.8） | 11.8（11.2~12.3） | 5.9（5.5~6.2） |
| 60~69 岁 | 22.5（21.6~23.4） | 7.0（6.4~7.5） | | 6.9（6.4~7.5） | 8.6（8.0~9.3） | 10.5（9.9~11.2） | 11.8（11.1~12.6） | 11.6（10.9~12.3） | 14.1（13.4~14.9） | 83（7.8~8.9） |
| >70 岁 | 23.5（22.3~24.7） | 7.7（6.9~8.5） | | 8.2（7.4~9.0） | 8.3（7.5~9.2） | 12.4（11.5~13.4） | 12.2（11.2~13.2） | 12.7（11.7~13.7） | 15.5（14.4~16.6） | 8.0（7.3~8.8） |
| 经济发展情况 | | | | | | | | | | |
| 不发达国家 | 9.9（9.5~10.4） | 4.2（3.9~4.8） | | 3.3（3.0~3.6） | 4.5（4.2~4.9） | 5.8（5.4~6.1） | 6.7（6.3~7.0） | 6.1（5.7~6.4） | 7.9（7.5~8.3） | 2.1（1.9~2.3） |
| 中等发达国家 | 10.5（10.1~11.0） | 3.9（3.7~4.2） | | 3.2（3.0~3.5） | 4.1（3.8~4.3） | 5.6（5.3~5.9） | 6.2（5.9~6.5） | 5.6（5.3~5.9） | 73（7.0~7.7） | 3.2（3.0~3.4） |
| 发达国家 | 14.3（13.9~14.7） | 5.5（5.2~5.8） | | 4.1（3.8~4.3） | 5.1（4.9~5.4） | 7.2（6.8~7.5） | 8.0（7.3~8.4） | 6.9（6.6~7.2） | 9.1（8.7~9.5） | 5.2（4.9~5.5） |

续表

<table>
<tr><th rowspan="3">特征</th><th colspan="11">预估患病率（95% $CI$）/%</th></tr>
<tr><th rowspan="2">成人糖尿病患者</th><th colspan="2">血糖</th><th rowspan="2">糖化血红蛋白 >6.5%</th><th rowspan="2">空腹血糖 >126mg/dL 和 / 或 2 小时 >200mg/dL</th><th rowspan="2">空腹血糖 >126mg/dL 和 / 或糖化血红蛋白 26.5%</th><th rowspan="2" colspan="2">2 小时后血糖 >200mg/dL 和 / 或糖化血红蛋白 >6.5%</th><th rowspan="2">空腹血糖 >126mg/dL，2 小时后血糖 >200mg/dL，和 / 或糖化血红蛋白 >6.5%</th><th rowspan="2">先前诊断为糖尿病的患者</th></tr>
<tr><th>空腹 >126mg/dL</th><th>2 小时后 >200mg/dL</th></tr>
<tr><td colspan="12">BMI</td></tr>
<tr><td><25.0kg/m$^2$</td><td>8.3（8.0~8.6）</td><td colspan="2">3.2（3.1~3.4）</td><td>2.4（2.2~2.5）</td><td>2.9（2.7~3.1）</td><td>4.5（4.3~4.7）</td><td>4.9（4.7~5.1）</td><td>4.2（4.0~4.4）</td><td>5.9（5.6~6.1）</td><td>2.4（2.3~2.5）</td></tr>
<tr><td>25.0~29.9kg/m$^2$</td><td>17.0（16.5~17.6）</td><td colspan="2">6.6（6.2~6.9）</td><td>5.3（5.0~5.7）</td><td>7.1（6.7~7.5）</td><td>8.8（8.4~9.2）</td><td>10.1（9.7~10.6）</td><td>9.2（8.8~9.6）</td><td>11.5（11.1~12.0）</td><td>5.5（5.2~5.8）</td></tr>
<tr><td>>30.0kg/m$^2$</td><td>24.5（23.1~26.0）</td><td colspan="2">9.9（9.0~11.0）</td><td>8.4（7.5~9.4）</td><td>12.8（11.7~13.9）</td><td>13.3（12.1~14.5）</td><td>16.6（15.4~17.9）</td><td>15.2（14.0~16.5）</td><td>18.1（16.9~19.5）</td><td>63（5.6~7.1）</td></tr>
<tr><td colspan="12">腰围</td></tr>
<tr><td>男 性 <90cm 或女性 <80cm</td><td>7.9（7.6~8.2）</td><td colspan="2">3.2（3.0~33）</td><td>2.2（2.1~24）</td><td>2.7（2.5~2.8）</td><td>4.4（4.2~4.6）</td><td>4.7（4.3~4.9）</td><td>4.0（3.8~4.1）</td><td>5.7（5.4~5.9）</td><td>2.2（2.1~2.4）</td></tr>
<tr><td>男 性 >90cm 或女性 >80cm</td><td>19.1（18.6~19.6）</td><td colspan="2">7.3（7.0~7.7）</td><td>6.2（5.8~6.5）</td><td>8.5（8.1~8.9）</td><td>9.8（9.4~10.2）</td><td>11.6（11.1~12.0）</td><td>10.7（10.3~11.2）</td><td>13.0（12.6~13.5）</td><td>6.0（5.8~6.3）</td></tr>
</table>

注：SI 换算系数：将血糖换算成 mmol/L，乘以 0.055 5。
数据经过加权处理。

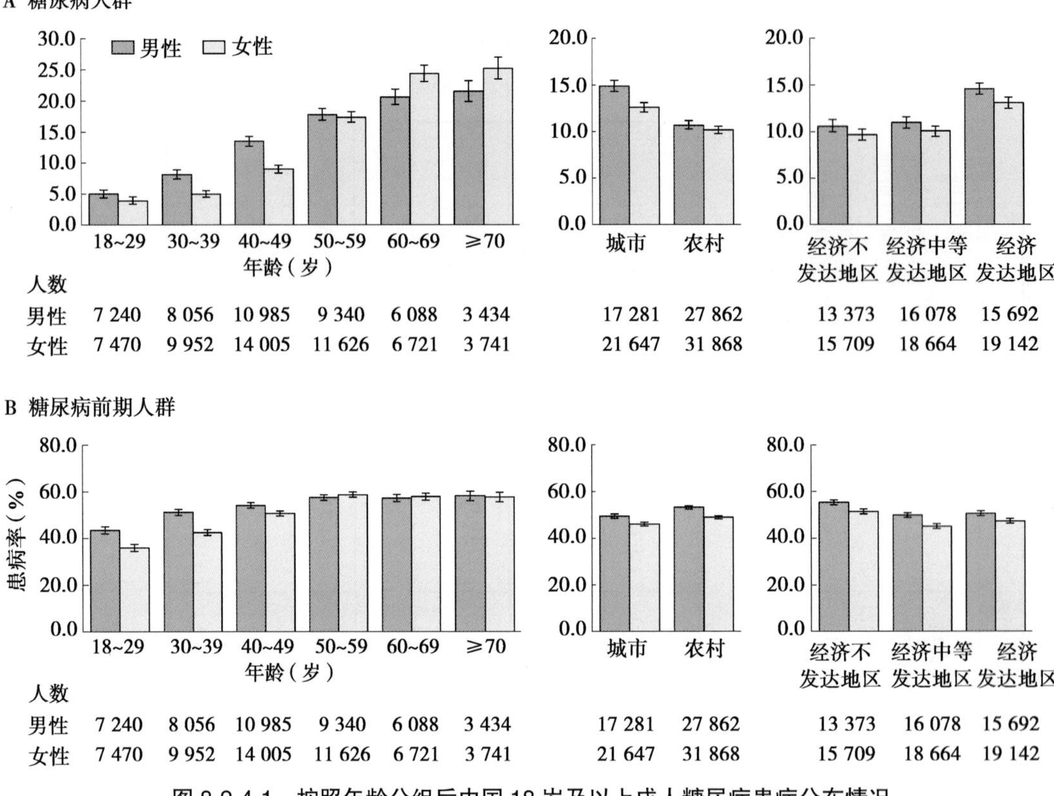


**图 8-2-4-1 按照年龄分组后中国 18 岁及以上成人糖尿病患病分布情况**

18 岁及以上中国成人糖尿病知晓率为 30.1%（95% *CI* 29.1%~31.1%），男性和女性人群中分别为 29.7%（95% *CI* 28.3%~31.2%）和 30.5%（95% *CI* 29.1%~31.9%）。在满足诊断标准的所有糖尿病患者中，只有 25.8%（95% *CI* 24.9%~26.8%）的患者已接受或正在接受降糖药物治疗，男性和女性人群中分别为 25.5%（95% *CI* 24.2%~26.9%）和 26.2%（95% *CI* 24.9%~27.5%）。在接受药物治疗的糖尿病患者中，39.7%（95% *CI* 37.6%~41.8%）的患者血糖控制良好，男性和女性人群分别为 40.7%（95% *CI* 37.6%~43.7%）和 38.6%（95% *CI* 35.9%~41.3%）（表 8-2-4-3）。城市居民的糖尿病知晓率、治疗率和控制率均高于农村居民。居住于经济发达和中等发达地区的中国成人糖尿病知晓率、治疗率和控制率均高于居住于经济相对不发达地区的中国成人。

依据上述诊断标准所得患病率数据进一步可以推测，中国 2010 年可能有多达 1.139 亿成人糖尿病患者（男性 6 050 万人，女性 5 340 万人）。进一步使用多项式 Logit 回归分析发现男性、高龄、居住于城市、糖尿病家族史、超重、肥胖、向心性肥胖、收缩压升高、总胆固醇升高、低密度脂蛋白胆固醇升高以及甘油三酯升高均与糖尿病患病风险升高密切相关；而目前吸烟、目前饮酒、高密度脂蛋白胆固醇升高和居住于中等发达地区与糖尿病患病风险降低密切相关（表 8-2-4-4）。

表 8-2-4-3 中国 18 岁及以上成人糖尿病知晓、治疗及控制情况

| 特征 | 知晓率或治疗率或控制率（95% *CI*）/% | | | | | | | | |
|---|---|---|---|---|---|---|---|---|---|
| | 总计 | | | 男性 | | | 女性 | | |
| | 知晓率 | 治疗率 | 控制率 | 知晓率 | 治疗率 | 控制率 | 知晓率 | 治疗率 | 控制率 |
| 总计 | 30.1（29.1~31.1） | 25.8（24.9~26.8） | 39.7（37.6~41.8） | 29.7（28.3~31.2） | 25.5（24.2~26.9） | 40.7（37.6~43.7） | 30.5（29.1~31.9） | 26.2（24.9~27.5） | 38.6（35.9~41.3） |
| 地区 | | | | | | | | | |
| 城市 | 38.7（37.2~40.3） | 32.7（31.3~34.2） | 40.8（38.1~43.5） | 38.7（36.5~40.9） | 32.6（30.5~34.7） | 39.5（35.7~43.6） | 38.8（36.7~40.9） | 32.9（31.0~35.0） | 42.2（38.7~45.9） |
| 农村 | 24.6（23.3~25.9） | 21.5（20.3~22.7） | 38.6（35.6~41.7） | 23.8（22.0~25.7） | 20.9（19.2~22.7） | 41.8（37.2~46.4） | 25.5（23.7~27.3） | 22.1（20.5~23.8） | 35.4（31.5~39.4） |
| 年龄组 | | | | | | | | | |
| 18~29 岁 | 15.8（12.7~19.6） | 13.5（10.6~17.1） | 56.3（43.6~68.2） | 17.6（13.2~23.1） | 16.0（11.8~21.4） | 58.9（42.8~73.2） | 13.4（9.5~18.5） | 10.1（6.8~14.8） | 50.6（31.4~69.5） |
| 30~39 岁 | 23.0（20.1~26.3） | 19.4（16.6~22.5） | 42.9（34.7~51.4） | 23.3（19.4~27.7） | 19.8（16.1~24.0） | 43.4（32.6~54.9） | 22.6（18.4~27.4） | 18.8（14.9~23.3） | 42.0（30.7~54.1） |
| 40~49 岁 | 27.9（25.9~30.0） | 23.8（21.9~25.9） | 38.0（33.5~42.6） | 29.2（26.5~32.1） | 25.3（22.6~28.1） | 40.3（34.4~46.4） | 25.9（23.0~29.0） | 21.6（19.0~24.5） | 33.8（27.4~40.9） |
| 50~59 岁 | 33.2（31.4~35.1） | 28.3（26.6~30.2） | 37.3（33.8~41.0） | 33.1（30.4~35.9） | 27.7（25.1~30.3） | 37.8（32.6~43.4） | 33.3（30.9~35.9） | 29.1（26.7~31.6） | 36.8（32.1~41.7） |
| 60~69 岁 | 37.1（35.0~39.4） | 32.8（30.8~35.0） | 38.9（35.2~42.8） | 35.4（32.2~38.7） | 30.6（27.5~33.8） | 39.4（33.4~45.6） | 38.7（35.8~41.6） | 34.8（32.0~37.7） | 38.6（34.0~43.5） |
| >70 岁 | 34.2（31.5~36.9） | 29.0（26.5~31.6） | 39.8（34.9~45.0） | 34.8（30.8~39.0） | 30.2（26.4~34.4） | 37.2（30.1~44.9） | 33.7（30.2~37.4） | 28.1（24.9~31.6） | 41.9（35.3~48.8） |

续表

| 特征 | 知晓率或治疗率或控制率（95% *CI*）/% | | | | | | | | |
|---|---|---|---|---|---|---|---|---|---|
| | 总计 | | | 男性 | | | 女性 | | |
| | 知晓率 | 治疗率 | 控制率 | 知晓率 | 治疗率 | 控制率 | 知晓率 | 治疗率 | 控制率 |
| 经济发展情况 | | | | | | | | | |
| 不发达国家 | 20.7（19.0~22.6） | 17.6（16.0~19.3） | 35.6（30.8~40.8） | 20.9（18.4~23.5） | 17.5（15.2~20.0） | 39.8（32.6~47.5） | 20.6（18.2~23.1） | 17.7（15.5~20.0） | 30.9（25.0~37.5） |
| 中等发达国家 | 30.5（28.8~32.4） | 26.3（24.7~28.1） | 37.8（34.2~41.5） | 28.7（26.2~31.3） | 24.9（22.6~27.4） | 37.4（32.2~42.9） | 32.7（30.2~35.3） | 28.0（25.6~30.5） | 38.1（33.4~43.2） |
| 发达国家 | 36.4（34.8~37.9） | 31.3（29.8~32.8） | 42.5（39.7~45.4） | 36.8（34.6~39.1） | 31.7（29.5~33.9） | 42.9（38.8~47.2） | 35.8（33.7~38.0） | 30.9（28.9~32.9） | 42.1（38.4~45.8） |
| BMI | | | | | | | | | |
| <25.0kg/m² | 29.0（27.6~30.5） | 24.7（23.4~26.1） | 40.4（37.3~43.5） | 28.4（26.4~30.5） | 24.3（22.5~26.3） | 40.6（36.2~45.2） | 29.7（27.6~31.8） | 25.1（23.2~27.1） | 40.1（36.0~44.3） |
| 25.0~29.9kg/m² | 32.4（30.9~34.0） | 28.0（26.6~29.5） | 38.9（35.9~41.9） | 32.4（30.2~34.7） | 27.8（25.7~30.0） | 40.1（35.8~44.7） | 32.5（30.4~34.7） | 28.3（26.3~30.3） | 37.5（33.6~41.6） |
| >30.0kg/m² | 25.9（23.3~28.8） | 22.6（20.1~25.4） | 40.1（33.7~46.8） | 25.1（21.0~29.6） | 21.8（17.9~26.2） | 43.4（33.1~54.2） | 26.7（23.3~30.4） | 23.4（20.1~26.9） | 37.2（29.6~45.5） |
| 腰围 | | | | | | | | | |
| 男性 <90cm 或女性 <80cm | 28.2（26.7~29.7） | 23.8（22.4~25.2） | 42.9（39.6~46.2） | 28.6（26.8~30.5） | 24.1（22.4~25.9） | 43.0（38.9~47.2） | 27.3（24.8~29.8） | 23.0（20.8~25.4） | 42.6（37.2~48.2） |
| 男性 >90cm 或女性 >80cm | 31.7（30.4~33.0） | 27.6（26.3~28.9） | 37.4（34.8~40.0） | 31.3（29.1~33.5） | 27.5（25.4~29.6） | 37.8（33.5~42.4） | 32.0（30.4~33.7） | 27.7（26.2~29.3） | 37.0（34.0~40.2） |

注：1. 知晓率被定义为在所有糖尿病患者中报告有医生诊断的糖尿病病史的人的比例；治疗率被定义为服用糖尿病药物的患者比例。在所有糖尿病患者中，对照组定义为接受糖尿病药物治疗的糖尿病患者中糖化血红蛋白水平低于 7.0% 的个体比例。

2. 数据经过加权处理。

表 8-2-4-4　中国 18 岁及以上成人糖尿病的危险因素关联分析[a,b]

| 风险因素 | 糖尿病 OR（95% CI） | P | 前驱性糖尿病 OR（95% CI） | P |
|---|---|---|---|---|
| 男性 | 1.52（1.40~1.64） | <0.001 | 1.23（1.16~1.29） | <0.001 |
| 年龄每增长十岁 | 1.55（1.51~1.59） | <0.001 | 1.26（1.24~1.28） | <0.001 |
| 城市户口 | 1.15（1.08~1.23） | <0.001 | 0.99（0.94~1.03） | 0.56 |
| 糖尿病家族史 | 2.59（2.32~2.88） | <0.001 | 1.11（1.02~1.21） | 0.01 |
| 初中以上教育经历 | 1.02（0.95~1.09） | 0.55 | 0.91（0.87~0.95） | <0.001 |
| 吸烟史 | 0.84（0.77~0.91） | <0.001 | 0.95（0.90~1.01） | 0.09 |
| 饮酒史 | 0.86（0.79~0.92） | <0.001 | 1.02（0.97~1.07） | 0.38 |
| 体重情况[c] | | | | |
| 超重 | 1.31（1.21~1.41） | <0.001 | 1.19（1.12~1.25） | <0.001 |
| 肥胖 | 2.03（1.78~2.32） | <0.001 | 1.52（1.37~1.70） | <0.001 |
| 向心性肥胖 | 1.64（1.51~1.77） | <0.001 | 1.17（1.11~1.24） | <0.001 |
| 运动量 105 MET-h/ 周 | 0.99（0.96~1.02） | 0.53 | 1.06（1.04~1.08） | <0.001 |
| 收缩压每升高 22mmHg | 1.47（1.42~1.52） | <0.001 | 1.17（1.14~1.20） | <0.001 |
| 胆固醇 | | | | |
| 总计每升高 43mg/dL | 1.65（1.47~1.85） | <0.001 | 1.61（1.46~1.76） | <0.001 |
| LDL 每升高 31mg/dL | 1.10（1.01~1.20） | 0.03 | 0.97（0.91~1 04） | 0.46 |
| HDL 每升高 12mg/dL | 0.70（0.66~0 73） | <0.001 | 0.79（0.76~0.82） | <0.001 |
| 甘油三酯每升高 118mg/dL | 1.12（1.07~1.18） | <0.001 | 0.93（0.89~0.97） | 0.002 |
| 中等发达国家 vs. 不发达国家 | 0.80（0.74~0.87） | <0.001 | 0.77（0.74~0.81） | <0.001 |
| 发达国家 vs. 不发达国家 | 1.00（0.92~1.09） | 0.93 | 0.89（0.84~0.94） | <0.001 |

注：SI 换算系数：将总胆固醇、低密度脂蛋白胆固醇（LDL）和高密度脂蛋白胆固醇（HDL）转化为 mmol/L，乘以 0.025 9；甘油三酯转化为 mmol/L，乘以 0.011 3。

a. 葡萄糖调节状态缺失 1 432 个值，当前吸烟缺失 4 个值。体重指数缺失值 85 个，腰围缺失值 75 个。

b. 连续变量的数字是 1 个标准差的值。

c. BMI 25.0~29.9kg/$m^2$ 为超重，BMI>30.0kg/$m^2$ 为肥胖。向心性肥胖的定义为男性腰围在 90cm 或以上，女性腰围在 80cm 或以上。

## 四、科学价值与社会贡献

我国以往开展的糖尿病流行病学调查多采用空腹血糖和口服葡萄糖 2 小时血糖来诊断糖尿病。本次调查在具有全国代表性的大样本人群中首次采用最新的糖尿病诊断标准（纳入 HbA1c≥6.5%）作为诊断标准之一。本项大规模全国性调查结果表明糖尿病早期防控仍是我国值得高度关注的重要公共卫生问题。

我们的研究发现，2010 年中国 18 岁及以上成年人中约有 11.6% 可能患有糖尿病。不到三分之一（30.1%）的糖尿病患者知晓自身患有糖尿病，约四分之一（25.8%）的糖尿病患者正在接受糖尿病治疗，其中仅略多于三分之一（39.7%）的糖尿病患者接受治疗后血糖得到了充分控制。糖尿病应当成为不容忽视的公共卫生问题，如果缺少有效的干预措施，糖尿病及其相关并发症（包括心血管疾病、卒中和慢性肾脏疾病等）患病率将大幅度升高。

HbA1c是血液红细胞中的血红蛋白与葡萄糖结合的产物，可以反映2~3个月内平均血浆葡萄糖浓度，因此，它成为评估糖尿病患者长期血糖控制状况的关键指标。由于HbA1c检测的标准化不断取得进展，国际专家委员会于2009年推荐将HbA1c≥6.5%作为糖尿病的诊断标准。2010年，美国糖尿病协会（ADA）正式确立了这一标准。而在2011年，世界卫生组织（WHO）发布了一份咨询报告，正式推荐使用HbA1c≥6.5%来诊断糖尿病。众多研究还显示，HbA1c≥6.5%与糖尿病的多种并发症的发生和发展有着紧密的联系。因此，在空腹血糖和口服葡萄糖2小时后血糖检测的基础上，进一步采用HbA1c≥6.5%作为糖尿病的诊断标准，有助于更早地发现更多的糖尿病患者，从而及时进行干预治疗。

近年来全球糖尿病的患病率和患病人数不断增长，但糖尿病的知晓率和治疗率却维持较低水平。中国的糖尿病知晓现状亦面临同样问题。本次调查中，新诊断糖尿病占所有糖尿病的70%，即每10个糖尿病患者中有7人并不知晓自身的疾病状态。更为重要的是，由于本次调查是我国历史上第一次在具有全国代表性的大样本人群中检测HbA1c水平，因此首次报道了我国按照2010年ADA标准诊断的糖尿病患病情况，并且首次在全国代表性人群中明确了糖尿病患者的血糖控制状况。由于ADA采用HbA1c≥6.5%作为糖尿病诊断标准，HbA1c<7.0%作为糖尿病控制标准，因此HbA1c水平在6.5%~6.9%的糖尿病患者即使不接受任何治疗（包括生活方式干预），也将被认为血糖控制良好。鉴于此，本调查仅在接受降糖药物治疗的糖尿病患者中评估了血糖控制状况。结果表明，在已接受药物治疗的糖尿病患者中，不到一半的患者血糖控制达标。由此可见，我国糖尿病的防控工作面临着严峻挑战。由糖尿病引起的心血管疾病、卒中、慢性肾病、失明、截肢等多种并发症给患者本人及其家庭带来了极大的身心和经济负担。对整个国家而言，糖尿病带来的社会和经济负担尚难以估量。除外糖尿病及其并发症所产生的巨大医疗开支，由于糖尿病患者年龄多在40~60岁，为社会生产力的中坚力量，患糖尿病带来的冲击将进一步影响国家经济的发展。从公共卫生角度，由于70%的糖尿病患者并不知晓自身的疾病状态，如何有效筛查使广大民众能够尽早发现疾病将是糖尿病公共卫生防控的重点之一。另外，在广泛开展面向大众的健康教育与健康促进行动的同时，不仅要重视糖尿病患者的早期诊治，更应关注最可能发展为糖尿病的高危人群，重点实施预防控制策略。

本研究发表之后，研究团队持续关注中国成人糖尿病患病及控制情况。2013年由中国疾病预防控制中心慢病中心开展的全国调查结果表明，中国18岁及以上成人糖尿病患病率为10.9%（95% *CI* 10.4%~11.5%）；糖尿病患者中知晓率为36.5%（95% *CI* 34.3%~38.6%）、治疗率为32.2%（95% *CI* 30.1%~34.2%），控制率为49.2%（95% *CI* 46.9%~51.5%）。2015—2017年，甲状腺疾病、碘水平和糖尿病流行病学调查（Thyroid Disorders，Iodinestatus and Diabetes Epidemiological Survey，TIDE）研究结果进一步提示中国18岁及以上成人糖尿病患病率为12.8%（95% *CI* 12.0%~13.6%）；糖尿病患者中知晓率为43.3%（95% *CI* 39.2%~47.5%）、治疗率为49.0%（95% *CI* 44.5%~53.4%），控制率为49.4%（95% *CI* 39.4%~59.4%）。2018年中国疾病预防控制中心慢病中心开展的最新一轮全国调查结果进一步提示，中国18岁及以上成人糖尿病患病率为12.4%（95% *CI* 11.8%~13.0%）；糖尿病患者中知晓率为36.7%

（95% *CI* 34.7%~38.6%），治疗率为 32.9%（95% *CI* 30.9%~34.8%）、控制率为 50.1%（95% *CI* 47.5%~52.6%）。由此可见，我国成人糖尿病患病仍处于增长阶段，糖尿病患者知晓率、治疗率和控制率虽有所上升，但仍有待进一步提高与关注。

我国糖尿病防控刻不容缓。我们需要从整个人群层面积极推进生活方式干预，减少糖尿病发生发展的危险因素，如限制摄入高热量、高脂肪及高盐食物，同时提倡增加新鲜水果和蔬菜的摄入，多食用富含纤维素和不饱和脂肪酸的食物，并减少碳酸饮料的消费。此外，我们还需积极控制体重，尽早戒烟，并适当增加体力活动。对于 40 岁以上、超重或肥胖、长期不良生活方式或具有糖尿病、心血管疾病家族史的高危人群，应定期进行血糖检测，以便及早发现糖尿病。综上所述，我们需致力于营造一个促进健康的环境，提升公众对疾病早期预防的意识，鼓励个人自我管理，并加强公共卫生服务，这样才能切实有效地实现糖尿病的早预防、早治疗。

本研究已于 2013 年发表于国际顶尖医学期刊《美国医学会杂志》（JAMA），全面评估了我国成人糖尿病患病率及按照不同年龄、性别和地域分布的糖尿病患病及控制情况，为制定国家糖尿病防控策略提供了科学数据。近年来，在前期研究基础上，本研究团队持续深入关注糖尿病及其相关危险因素、并发症的早期防控研究，承担了国家重点研发计划等重要课题项目。研究团队将继续重点关注糖尿病的早期筛查、早期诊断和有效治疗，构建糖尿病及其并发症的防诊治研究体系，为国家部署代谢性疾病的防控战略提供科学依据和解决方案。

## 参考文献

[1] LOZANO R, NAGHAVI M, FOREMAN K, et al. Global and regional mortality from 235 causes of death for 20 age groups in 1990 and 2010: a systematic analysis for the Global Burden of Disease Study 2010[J]. Lancet, 2012, 380(9859): 2095-2128.

[2] MURRAY C J, VOS T, LOZANO R, et al. Disability-adjusted life years (DALYs) for 291 diseases and injuries in 21 regions, 1990-2010: a systematic analysis for the Global Burden of Disease Study 2010[J]. Lancet, 2012, 380(9859): 2197-2223.

[3] International Diabetes Federation. IDF Diabetes Atlas 6th edition[EB/OL]. (2013-01-01)[2023-12-26]. https://diabetesatlas.org/atlas/sixth-edition/.

[4] YANG W, LU J, WENG J, et al. Prevalence of diabetes among men and women in China[J]. N Engl J Med, 2010, 362(12): 1090-1101.

[5] 钟学礼. 全国 14 省市 30 万人口中糖尿病调查报告[J]. 中华内科杂志, 1981, 20(11): 678-683.

[6] PAN X R, YANG W Y, LI G W, et al. Prevalence of diabetes and its risk factors in China, 1994. National Diabetes Prevention and Control Cooperative Group[J]. Diabetes Care, 1997, 20(11): 1664-1669.

[7] GU D, REYNOLDS K, DUAN X, et al. Prevalence of diabetes and impaired fasting glucose in the Chinese adult population: international Collaborative Study of Cardiovascular Disease in Asia (InterASIA)[J]. Diabetologia, 2003, 46(9): 1190-1198.

[8] American Diabetes Association. Diagnosis and classification of diabetes mellitus[J]. Diabetes care, 2010, 33 Suppl 1(Suppl 1): S62-S69.

[9] YANG G, HU J, RAO K Q, et al. Mortality registration and surveillance in China: history, current situation

and challenges[J]. Popul Health Metr, 2005, 3(1): 3.

[10] NATHAN D, BALKAU B, BONORA E, et al. International Expert Committee report on the role of the A1C assay in the diagnosis of diabetes[J]. Diabetes Care, 2009, 32(7): 1327-1334.

[11] WHO Guidelines Approved by the Guidelines Review Committee. Use of Glycated Haemoglobin(HbA1c) in the Diagnosis of Diabetes Mellitus: Abbreviated Report of a WHO Consultation[M]. Geneva: World Health Organization, 2011.

[12] WANG L, GAO P, ZHANG M, et al. Prevalence and ethnic pattern of diabetes and prediabetes in China in 2013[J]. JAMA, 2017, 317(24): 2515-2523.

[13] LI Y, TENG D, SHI X, et al. Prevalence of diabetes recorded in mainland China using 2018 diagnostic criteria from the American Diabetes Association: national cross sectional study[J]. BMJ, 2020, 369: m997.

[14] XU Y, WANG L, HE J, et al. Prevalence and control of diabetes in Chinese adults[J]. JAMA, 2013, 310(9): 948-959.

[15] 徐瑜,毕宇芳,王卫庆,等. 中国成人糖尿病流行与控制现状:2010 年中国慢病监测暨糖尿病专题调查报告解读[J]. 中华内分泌代谢杂志, 2014,(3): 184-186.

[16] 佚名. 如何看待最新的中国糖尿病患病率数据[J]. 糖尿病天地(临床), 2014, 8(8): 364-366.

(毕宇芳　宁 光)